제3판

정신병리학 입문

제3판 정신병리학 입문

This Edition was published by Jipmoondang in 2020, Seoul, Korea.

A Primer of
Psychopathology

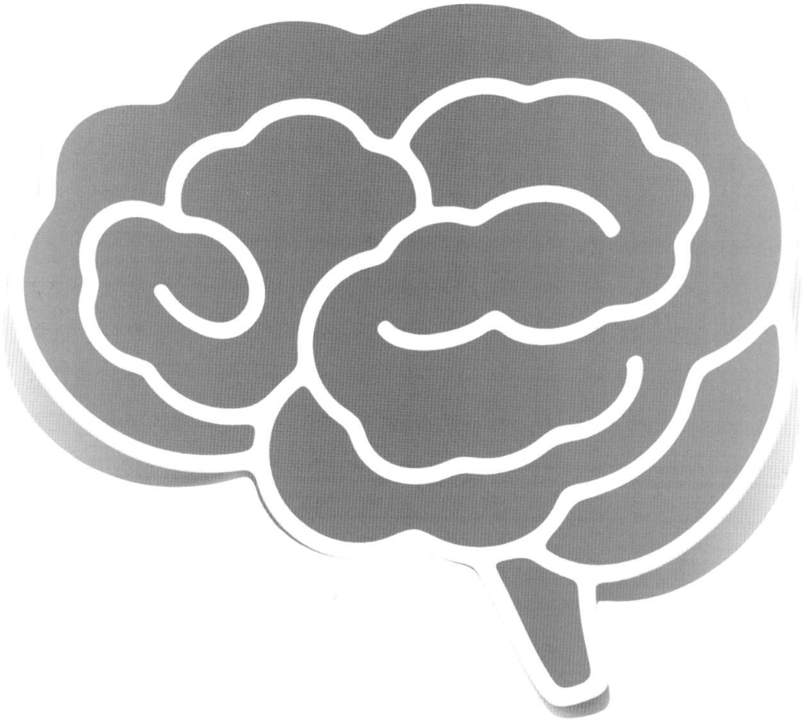

제3판

정신병리학 입문

송지영 경희대학교 의과대학 명예교수

집문당

저자 **송지영**(宋芝永)

송지영은 1977년 경희대학교 의과대학을 졸업하고 1984년 동 대학에서 의학박사학위를 취득하였다. 캐나다 웨스턴 온타리오대학 정신과에서 정신신체의학을 연구하였으며, 대한민국의학한림원 정회원, 대한신경정신의학회 정회원이다. 한국정신신체의학회 회장, 대한진단분류정신병리학회 회장, 경희의료원 메디칼아카데미 소장, 동대문구 치매지원센터장을 역임하였다. 2017년 경희대학교에서 정년퇴직하고 현재 경희대학교 의과대학 명예교수, 송지영정신건강의학과 원장이며 정신병리학과 사법정신의학에 대해 연구하고 있다.

저서로는 본서의 모체였던『정신증상-기술과 이해』(2009년, 집문당)가 있으며,『의식장애의 진단법』,『정신분열병의 시작-망상의 게슈탈트분석의 시도』, 칼 야스퍼스의『정신병리학 총론』(2014년, 아카넷) 등의 번역서,「히스테리아(전환장애)의 소실과 진화적 뇌신경부조화 반응가설」,「정신분열병환자의 환청에 대한 대처방식」,「정신분열병 환자에서의 병식과 사회적 단서 인식능력간의 관계 연구」등 다수의 논문이 있다.

제3판 정신병리학 입문

2020년 8월 20일 1판 1쇄

저자 | 송지영
발행인 | 임동규
발행처 | **(주)집문당**
등록 | 1971. 3. 23. 제2012-000069호
주소 | 03134 서울시 종로구 돈화문로 82, 5층
전화 | +82-1811-7567
이메일 | sale@jipmoon.com
홈페이지 | www.jipmoon.com

ISBN 978-89-303-1883-9 93510

가격 40,000원

이 도서의 국립중앙도서관 출판시도서목록(CIP)은 e-CIP홈페이지(http://www.nl.go.kr/ecip)와
국가자료공동목록시스템(http://www.nl.go.kr/kolisnet)에서 이용하실 수 있습니다.
(CIP제어번호: CIP2020030583)

제3판에 부쳐

21세기 우주시대에 웬 100년도 더 지난 낡은 용어를 펼치는가?

이미 박물관에 가 있어야 할 개념을 왜 다시 불러내는가?

개정된 DSM-5와 ICD-11에서 과연 무엇이 어떻게 달라졌는지 살펴보면, 내용은 전과 비해 크게 다르지도 않은데 이름이 달라져 마치 새로운 것처럼 보인다. 긴 영어 병명은 읽기에도 벅차다. 무엇보다 내가 힘들게 느끼는 이유는 이들 내용과 체계가 다분히 기계적이라는 선입감이 있기 때문이다.

그렇다. 프랑스의 피넬, 에스퀴롤, 마냥, 독일의 슈나이더, 크레치머, 크레펠린, 야스퍼스를 거치지 않고서는 지금 내가 마주하고 있는 망상, 우울증, 조울병, 강박증의 무게감을 느낄 수 없다. 이들의 업적을 통해서, 또 지금에 이른 용어와 개념의 배경을 알지 못한 채, 단지 몇 가지 증상의 나열과 조합으로 병명을 맞추려 하면 나는 가벼움을 느낀다.

환자의 증상은 시간이 가면서 모양이 계속 달라진다. 나는 이를 정지된 상태로 파악하고 치료로 진입하려고 한다. 조금 지나면 증상은 다시 변한다. 내가 환자와의 흐름에 올라타야 하는데, 증상에 머뭇거리고 환자 파악을 한답시고 정지된 상태에 머물다 보면 곧바로 관계의 괴리(乖離)상태가 된다. 이런 점에서 환자를 제대로 이해하는 일은 정신병리현상에 대한 지식이 녹아든 태도의 문제로 귀결된다. 그렇다 해도 우선은 지식, 그것도 단편적인 것이라도 필요하다. 이 책에 담겨 있는 것은 바로 이것이다. 그러나 결국 그 이상이 되어야 한다.

이번 제3판에서는 지난 개정판 위에 치매, 수면장애, 섭식장애 항목을 보완하였다. 그리고 개념 변천의 내용을 일부 첨삭하였다. 그래도 계속 마음에 걸리는 것은, 용어 '정신분열병', '조울병'을 지금의 '조현병', '양극성 장애'로 모두 교체하지 않은 것이다. 당연히 공식적인 용어로 바꾸어야 마땅하다. 최근의 내용은 일부 바꾸었지만, 예전의 연구 결과와 내용에서는 이것이 당시의 상태를 나름대로 반영한다고 보았기 때문에 그냥 두었다. 100년 전, 50년 전의 '정신분열병'과 지금의 '조현병'을 나란히 둘 수 있을지 의문이다. 아주 다른 것은 아니지만 아주 같은 것도 아니다. 이를 통하여 독자에게는 또 다른 혼란을 가중(加重)시키는 것같아 마음이 무겁다. 향후의 연구 결과를 통해 새로이 밝혀지는 내용은 '조현병', '양극성 장애'로 표기하는 것이 옳다.

이 책은 저자가 확립한 학문적 체계를 담은 정신병리학책이 아니다. 단지 소중하다고 생각한 정신병리학 관련 증상과 개념 여러 조각을 모아놓은 입문서인 것이 맞다. 나의 능력은 이 정도이다.

그러나 부끄럽더라도 이렇게 책을 내놓는 이유가 있다. 우리나라에서 새로운 개념 체계나 증후군이 개발되는 데 아주 조금은 도움되리라 생각하기 때문이다.

이번 개정에 집문당 편집부 전정아 부장의 꼼꼼한 작업, 그리고 이번 개정 출판을 촉구하여 나의 게으름을 일깨워준 임동규 사장이 없었더라면 이 책은 빛을 보지 못하였을 것이다. 크게 감사한다.

이 작은 책자를 앞으로 새로운 개념과 정신증상군을 제시할 (지금은 젊은) 미래의 정신의학자에게 바친다.

2020년 6월 21일

효산다실(曉山茶室)에서

저자 삼가 씀

개정판 머리말

2009년 나의 책(『정신증상: 기술과 이해』)이 출간된 후에 다시금 내용을 살펴보니 여러 부분에서 탈자와 오자가 계속 눈에 띄었다. 다른 과학서적도 물론 그러하지만 특히 정신병리학에서는 더욱더 조사(助辭) 하나도 소홀히 할 수 없다. 좀 더 분명한 정의와 분류를 위해서 용어 사용과 단어 선택에 신중을 기하고, 이곳저곳에서 발견된 오자와 탈자를 바로잡았다. 이와 함께 정신 장애 진단 분류란 제목하에 한 개 챕터를 추가하였다. 정신병리학의 목적이 결국 진단과 치료에 적용하는 것이므로 이 내용은 이미 초판에 포함되었어야 할 부분이었다. 늦게나마 추가하게 된 것이 송구스러울 뿐이다. 관련된 여러 자료를 검토하고 참조하다 보니 내용은 자꾸 늘어나기만 했다. 상세한 설명은 전체적인 흐름을 놓치기 쉬울 수밖에 없었으며, 반대로 간략히 내용을 정리해 보니 오늘날 사용하는 평범한 용어의 변천내용을 파악하는 데에는 턱없이 부족하였다. 그래서 결국 중간 정도의 분량으로 도표를 통한 개념 흐름을 집어넣고 정신증상과 분류의 많은 갈래를 몇 개로 묶어 정리해 보았다. 이렇게 수정 보완하여 '정신병리학 입문(入門)'이란 이름으로 새롭게 선을 보이고자 한다.

조만간에 새로 개정된 정신질환 분류가 선을 보일 것이다. 그러나 그 역사적 배경을 아는 것과 모르는 것은 커다란 차이가 있을 것이다. 새로 첨가한 챕터를 통해서 향후 진단 분류의 방향을 가늠하는 데 조금이나마 도움이 된다면 다행으로 여길 뿐이다.

그동안 무엇보다 기뻤던 일은 이 책이 출간되고 1년 후에 '2010년도 대한민국 학술원 우수 학술도서'로 선정된 일이다. 그림도 없고 읽기 지루한 책일 뿐만 아니라, 멋진 디자인의 눈에 띄는 책이 아님에도 불구하고 우수도서로 선정된 것은 근간의 인문학에 대한 관심과도 연관이 없지 않을 것이고, 또 학문의 기본을 갖추어야 진정한 학문의 힘이 생긴다는 공감대에 기인한 것으로도 생각한다. 이 책이 우수 학술도서로 선정됨으로써 저자는 물론 출판사도 큰 용기를 갖게 되었다.

정신의학을 전공하는 사람에게는 그렇지 않아도 읽을거리가 넘쳐서 고생이 많은 지금, 이 책을 통해서 임상에 즉시 적용할 수 있는 영역이 많지 않아 보일 수 있다. 그러나 필자가 병원에서 정신과 전공의와 함께 이 책의 이곳저곳을 음미하며 토론해 보고 나중에 그 소감을 들어보니, 의외로 환자 보는 데 좀 더 신중해지고 상세히 보게 된다는 말을 들었다. 좀 더 많은 시간을 투자하여 정신병리학의 기초 지식을 쌓아야 가능하겠지만 우선 이 책에 나오는 용어 정도를 잘 알고 있다면 최소한 환자 진료에 좀 더 신중해질 것은 물론 환자가 호소하는 증상에 대하여 무엇은 알고 무엇은 잘 모르겠다는 의식이 확장될 수 있을 것이다.

이 책이 기존 책의 내용을 수정 보완한 것이라고 하지만 앞으로 한두 차례 더 수정 보완되어야 할 것이다. 향후에는 최근의 참고문헌을 대폭 보강하고 국내 연구 결과도 인용하여 한국인의 특성을 반영하는 정신병리학으로 접근해가고자 한다.

새로이 책을 내는 데 흔쾌히 수락하여주신 집문당 임동규 사장님과 꼼꼼히 오탈자를 잡아내어 제대로 된 문장으로 다듬어 읽기 좋게 도와주신 편집부 김진경 님께도 심심한 감사의 뜻을 전하고 싶다.

2011년 늦가을 효산다실(曉山茶室)에서
저자 삼가 씀

초판(『정신증상: 기술과 이해』) 머리말

정신과 의사 생활 30년이 지났건만 아직도 환자가 나타내는 현상을 우리말로 어떻게 표현할지 몰라 당황하고 쩔쩔맨다. 환자의 말과 행동을 눈으로 보고 귀로 들으면서도 머릿속에서는 'depression, referential idea'의 용어를 먼저 떠올린다. 한국말을 하는 내가 한글 용어가 아닌 영어로 환자 상태를 생각하고 있는 것에 스스로 부끄러워했다. 이렇게 영어로 생각하면서 어찌 환자와 의사소통하는 데 어려움이 없겠는가? 이 책은 이렇게 나와 비슷한 경험을 한 정신과 의사에게 우리말로 정신증상을 올바로 기재하고 이해하는 데 도움이 되고자 하는 바람으로 엮은 것이다.

정신병리학이 제대로 정립되지 않고서는 환자 상태에 대해 정확히 기술(記述)하는 것은 물론 치료 반응과 예후에 대한 평가도 어렵다. 정신병리학 지식이 축적되어야 앞으로 한국인 증상의 특성이나 새로운 증후군을 발견할 수 있을 것이다. 생물학적 연구를 포함하는 정신의학 연구에서도 정신증상을 정확히 기재하는 것은 필수적인 부분이다. 그러나 국내에 정신병리학 개론서라고 할 만한 책은 없었다. 정신병리학에 대한 개괄은 교과서 속의 한 장(章)에 불과하다. 과거 대한신경정신의학회의 용어위원회에서 용어를 정리한 바 있었지만, 이는 단지 용어에 대한 한글 번역에 그쳤다. 근래에는 『마음의 증상과 징후』(Sims A. 저, 김용식 등 번역)가 애독되고 있어 그나마 다행이기는 하다. 번역서를 넘어서서 우리 손으로 만든 정신병리학 책이 있었으면 했다. 정신병리학의 필요성을 절감하였으나 용어 정리 작업을 혼자 힘으로 해내기는 벅차다고 생각하여 수년 전에 대한신경정신의학회에 정신증상 사전 편찬 사업을 간곡히 건의한 바 있다. 그러나 당시 학회에서는 용어 정리 작업조차 순조롭지 못한 터에 연일 당면한 문제 해결에 도저히 관심을 가질 입장이 되지 못하였다. 결국 내가 혼자서 얼마간의 용어라도 포함하는 정신병리학 책을 엮어내야겠다고 결심하였다.

정신병리학뿐만 아니라 현대의학 전체가 그러하듯이, 서구의 정신병리학은 당대의 철학, 심리학, 물리학, 생물학의 이론을 적용하여 발전·변화되어 온 것이다. 현재 사용하는 정신과 용어 하나하나에는 나름대로의 역사와 문화적 배경이 있다. 우리는 단지 실용적인 면을 보아 이들을 차용(借用)해 오고 있다고 할 수 있다. 각 용어에 대한 배경 지식이 뒷받침되지 않고서는 그 의미와 개념이 분명해질 수 없을 것이다. 이러한 역추적 과정을 거쳐야만 비로소 우리말로 된 용어 정립이 가능해질 것이다. 이러한 방향을 염두에 두고 용어 정리 작업을 진행해 갔다. 자료를 수집하고 정리하기 3년여. 시간은 자꾸 흘러갔다. 더 이상 늦추어서는 안 되겠다는 시점에 뜻밖에 아산사회복지재단으로부터 저술 연구비를 지원받는 영광을 얻었다. 그리고 집필 1년 반이 흘렀다. 작성한 내용은 검토를 반복할수록 틀린 내용이 끊임없이 나타났다. 내 자신이 조금만 더 강박증 경향이 높았더라면 이 작업은 영원히 종료하지 못했을 것이다. 연구비 수혜에 따른 연구 종료 시점이라는 굴레가 있었기에 이 작업을 종료—물론 작업의 완성이 아니다—할 수 있었던 것이다. 굴레를 통해서 자유롭게 된 셈이다.

이 결과물은 결코 내 자신이 쓴 것이라고 할 수 없다. 그간 수집·정리해 온 정신증상 관련 용어의 조각을 모으고 정리한 것이라는 표현이 더 적절할 것이다. 특히 참고하였던 일어 문헌의 다수는 일어에 능통하셨던 선친(先親)께서 번역해 주신 것에 힘입은 것이다. 하늘에서 이 책을 보시면 기뻐하실 것이다. 『마음의 증상과 징후』도 많은 도움이 되었다. 이 책은 이미 정신과 용어에 대한 한국어의 번역에 많은 노력을 기울인 결과물이었기 때문이다.

지금 다시 보아도 책의 제목이 만족스럽지 않다. 평범하게 '정신병리학 개론'이나 '원론'으로 붙일까도 했지만 결코 그만한 정도의 내용을 담지는 못한다고 생각한 나머지, 단지 평범하게 정신증상을 잘 쓰기 위함과 전반적으로 이해하기라는 의미로 제목을 삼았다. '정신병리학 입문'도 고려하였으나 그러기에는 내용도 많고 자세한 부분도 있어 그만두었다.

이 책을 낼 수 있게 된 것은 2006년 가을부터 6개월간의 안식년이 결정적인 기회가 되었다. 그간 모아놓은 자료를 정리하고 추가할 시간이 주어진 것이다. 캐나다와 미국에서 체류하면서 수개월간 거의 종일 중단 없이 작업할 수 있었기에 어느 정도 책의 형태를 만들 수 있었다. 만일 평소처럼 매일 환자 진료와 회의를 해 가면서 틈틈이 작업을 했다면 10년은 족히 더 걸렸을 것이다. 임상의사로서 6개월의 안식 기간이 주어진 것은 결코 작은 행운이 아니다. 이렇게 귀중한 시간을 허락하여 집필 작업을 할 수 있게 해 주신 경희대학교 총장, 학장, 병원장 여러분께 깊이 감사하고 싶다.

또한 정신병리학 문헌 연구회 회원 모두에게도 감사한다. 1년 이상 언어의 장애에 대한 문헌을 검토하고 논의한 바가 없었더라면 이 책 속의 언어 장애에 대해서는 집필할 수 없었을 것이다. 더욱이 본 연구회에서는 현재 야스퍼스의 '정신병리학 총론' 독일어 원본의 한글화 작업이 진행 중에 있으므로 수년 후에 이 책이 출간되면 한국의 정신병리학은 크게 발전하리라 확신한다. 그리고 이 책의 내용을 함께 검토하고 도움을 준 경희대학교 의과대학병원 신경정신과 의국원 여러분께 고마움을 표한다. 또한 집문당 임경환 사장의 인문학에 대한 특별한 관심과 꼼꼼하게 수정 · 편집을 해 준 전정아 씨, 최정미 부장에게 깊은 감사의 말씀을 전하고 싶다.

연구비를 받아서 무엇보다 뿌듯했던 점은 그동안 정신병리학 관련 책 중에 사고 싶었던 책을 무려 30권 이상 샀으며, 좋은 만년필과 샤프펜을 사서 쓸 수 있었다는 것이다. 잉크는 무려 10병이나 구입했으며 노트는 책상 귀퉁이에 세 뼘 높이로 쌓여 있을 정도였다. 언제 또다시 이런 만용과 사치를 부릴 수 있을 것인가! 아산사회복지재단에 거듭 감사할 뿐이다.

선인들은 함부로 글을 짓지 말라고 경계하였다. 이 말을 염두에 두기는 했으나 계속 찜찜하다. 이 책 속에 필자의 의견은 극히 일부분에 불과하다. 그럼에도 불구하고 내용을 읽어보면 의미가 불명하거나 연결이 부드럽지 않아 거슬리는 부분이 적지 않게 눈에 띄어 등에서 땀이 난다. 게으르고 기대고 싶은 마음으로 이삼십 년 전 즈음에 독일어와 일어에 능통하였던 원로 의사께서 이러한 작업을 미리 해 놓았더라면 나의 작업의 상당 부분은 줄어들었을 텐데 하는 공상도 하였다. 인용해야 할 많은 부분이 일어와 독어 문헌이고 철학, 심리학이 관련된 내용이기 때문이다.

정신병리학의 용어와 개념 정리 작업은 그 양은 많고 지루한 작업인 데 비해서 빛은 그리 나지 않는 작업이라 할 수 있다. 그렇다 하더라도 이것이 누군가는 해놓아야 할 일이라면, 이 작은 노력이 한국 정신병리학 발전의 자극제가 되길 기원할 뿐이다.

2009년 5월 초여름 효산다실(曉山茶室)에서

저자 삼가 씀

일러두기

1. 한글 용어 뒤에 한자와 외국어 용어를 쓰고, 이어서 용어의 저자와 연도를 표시하였다. 예: 망상(妄想, delusion, Kreapelin E., 1901)

2. 국어 외에 한자와 영어, 독일어를 표시하였다. 한자 표기로 의미를 파악하는 데 도움이 되고자 하였고 독일어 원어를 기재한 이유는 영어 번역 내지는 한글 번역이 적절하지 않은 경우도 있을 것이기 때문에 후에 수정을 해서라도 바로잡고자 하려는 의도에 의한 것이다. 외국어 용어의 경우, 독일어는 Ⓓ, 프랑스어는 Ⓕ, 라틴어는 Ⓛ, 그리고 영어는 Ⓔ로 표시하였다. 이 중 프랑스어는 우리에게 특히 낯선 용어이다. 그러나 정신증상의 많은 용어가 프랑스어로 기재된 바가 있다. 이에 대한 관심을 촉구하기 위해 표시한 것이다.

3. 문장의 어깨에 번호를 표시하여 각주를 달았다. 흐름에 지장을 줄 수도 있으나 보다 분명한 의미 전달을 위해서 가능한 한 상세한 각주를 달았다. 한글 용어에서도 한자어인 경우에는 사전적 의미를 각주로 달아서 지금의 젊은 세대가 이해하기에 편의를 주고자 했다.

4. 용어의 제정자를 표시한 것은 정신의학 발달의 역사적 관점에서 이름은 중요하기 때문이다. 과거의 여러 학자의 이름을 반복해서 제시함으로 해서 문장의 흐름에 방해된다기보다는 이를 통해서 이들 학자가 정신의학 발달에 기여한 공로를 거듭 생각하여 자연스럽게 이름이 기억되기를 기대하였다.

5. 외국인 이름은 성과 이름의 약자로 표시하였다(예: Jaspers K.). 이름이 같은 장(章) 내에서 자주 반복되는 경우에는 한글로 표기하였다. 예: Jaspers K. → 야스퍼스

6. 우울병은 우울증으로 통일하였다. 그리고 병명 '정신분열병'은 2011년에 조현병(調絃病)으로 공식적인 명칭이 변경되었다. 그러나 이제까지의 문헌과 일관성을 고려하여 그대로 '정신분열병'으로 썼다.

7. 참고문헌은 책 뒤에 일괄 제시하였다.

8. 색인은 한글과 외국어로 구분하여 제시하였다.

차 례

제 II 부 정신증상학 각론

제Ⅲ부 정신 장애 진단 분류와 정신병리학의 과제

표 차례

그림 차례

제I부

정신병리학의 기본 개념

제1장 정신병리학의 발전

1. 정신병리학의 역사적 배경
2. 여러 정신병리학의 탐구 방식의 차이
3. 정신병리학의 필요성
4. 한국의 정신병리학

제1장 정신병리학의 발전

1장에서는 현대 정신병리학이 성립되기까지의 배경과 정신병리학의 특성, 그리고 그 필요성에 대해서 알아본다.

1. 정신병리학의 역사적 배경

현상학과 기술 현상학(記述現象學)

정신병리학이란 용어는 15세기 말 독일의 Störring G.(1860~1947)이 정신의학 연구를 체계적으로 하기 위한 방법론의 기초 개념으로 사용한 것이 처음이다. 현대 정신병리학의 기초는 야스퍼스(Jaspers K., 1883~1969)에 의해서 이루어졌다. 그는 Dilthey W.(1833~1911)의 이해 심리학과 후설(Husserl E., 1859~1938)의 현상학 이론의 영향을 받아 독자적인 방법론을 확립하였다.

원래 현상학이란 용어는 Hegel G.W.F.(1770~1831)에 의해 사용되었으나 정신병리학에 영향을 준 것은 브렌타노(Brentano F., 1838~1917)와 그의 제자 후설의 현상학이다.

야스퍼스는 현상학적 방법을 정신병리학에 처음으로 도입하였는데, 그는 후설의 현상학 개념의 일부분을 활용하여 현상학적 방법의 범위를 개인의 심적 체험에 관한 기술(記述)로 한정시켰다. 이것은 환자의 주관적인 체험 그대로를 기술한다는 의미로 기술 현상학(記述現象學)이라 한다.

브렌타노의 현상학이 정신병리학에 큰 영향을 미친 것은 지향성(志向性, intentionality)과 간주관성의 개념이다. 그는 '심리학적 현상은 모두 그 현상 자체 속에 대상(對象)으로밖에는 부를 수 없는 것을 포함한다'고 했다. 달리 말하면 정신현상은 병적이라고 부를 수 있는 그 어떠한 것도 포함하며 이는 어떤 대상을 지향(志向)하고 있다. 예로서, 환청을 경험하는 것도 타자(他者)를 지향하고 있기 때문에 성립되는 것이다. 그리고 간주관성(間主觀性, intersubjectivity)[1]이란 타인도 나와 마찬가지로 주관적으로 존재한다는 것을 아는 일이다. 이것은 객관적인 세계상(世界象) 성립에 중요한 개념이다. 객관적인 세계가 존재한다는 감각은 '나'에 의해 존재하는 듯한 세계가 '타인'에게도 동시에 존재한다는 사실을 이해한다는 의미이다. 후설은 간주관성을 자기와 타자의 초월론적 의미로서 함께 있는(共生), 또는 상호성으로 파악하였다. 그는 '세계(世界)나 사물은 각 사람에게 달리 나타나면서, 이들은 주관에 대립하여 그 자체로서 존재한다'고 하였다. '여기'에 위치하는 나는 타자가 위치하는 '거기'에로 자기 이입(移入)하고, 마치 내가 거기에 있는 것같이 체험하는 일을 통해서 타아(他我)가 구성된다고 생각하고, 나의 자아와 타(他)의 자아와의 공통성을 이끌어냈다[2].

1) 상호(相互) 주관성, 공동(共同) 주관성이라고도 한다. 현상학에서 '사이(間)'에 대한 설명을 보면, 살아가는 데에서 세계와 관계하는 자기 주체의 장소를 '자기(自己)와 자기(自己)의 사이', 더 나아가서 '자기와 세계의 사이'의 관계가 자신에게 있다는 관점이다. 사람과 사람(자기와 타자)의 '사이'가 자기와 자기 자신의 '사이'이기도 하다는 관점은 키르케고르(Kierkegaard S., 1813~1855)가 그의 저서 『죽음에 이르는 병』(1849)에서 인간의 자기(自己)를 '관계는 관계 그 자신과 관계하는 관계'라는 것과 '이것은 관계를 설정한 타자와의 관계'라고 한 것에 따른 것이다.
간주관성은 자기존재를 타자와 불가결한 관계로 보는 점에서 정신의학에서 중요한 개념이 된다. 내성능력이 부족한 정신분열병 환자의 중심적 문제의 하나로서 간주관성의 장애가 환자 자신의 입으로 직접 표현된다. 환자는 타자와 '이전부터의' 연결을 잃고 타자(他者)의 입장에서 선천적(先天的)인 '자리 바꾸기'를 할 수 없고, 이 때문에 그때마다 새로운 것에 의식적으로 '자기의 자리 바꾸기'를 다시 하게 된다 (Blankenburg W.).

후설의 현상학은 의식의 본질적 구조를 분석하여 기술하는 것이다. '사상(事象) 자체로'라는 말은 단순히 사실을 기술하는 것이 아니라 사실의 본질을 직관에 의해 파악하려는 것이다. 그러기 위해서는 현상학적 환원의 방법이 필요한데, 여기에는 형상적 환원(形相的 還元, eidetic reduction)과 초월론적 환원(超越論的 還元, transcendental reduction)이라는 순서가 포함된다. 형상적 환원이란 개별적·구체적 대상에 대한 의식으로서 초경험적인 순수 본질의 영역으로 이행하여 어떤 사물의 형상(形相, eidos)을 직관(直觀)하는 방법이다. 이때 직관이란 한 사물에 우연적이고 가변적인 모든 것에서 벗어나 그것의 변하지 않는 본질적 구조에 대한 직관을 의미한다. 이런 환원 중에 남는 순수한 의식이야말로 직접 분명히 증명되는(明證) 근원적 현상이다. 이렇게 환자의 경험과 행동을 기술하는 데에는 관찰자 혹은 기술자(記述者)가 어떠한 가정(假定)도 갖지 않고 관찰한 것을 기재해야 하며, 그 과정에는 타인에 대한 공감적 경험을 중요시한다[3]. 또한 타인의 내적 세계는 시간과 공간, 물질세계, 인과론 같은 경험 범주[4]의 분석을 통해서 파악된다. 야스퍼스는 이렇게 파악된 것은 과학적 연구의 대상이 된다고 생각했다.

이러한 기술 현상학은 1910년대에 시작된 현상학적 정신병리학 발달에 기여했다. 현상학적 정신병리학은 후설의 후기 현상학과 그 후 하이데거(Heidegger M., 1889~1976), 사르트르(Sartre J-P., 1905~1980), 메를로퐁티(Merleau-Ponty M., 1908~1961)의 영향에 의한 것으로, 빈스방거(Binswanger L., 1881~1966)가 제창한 것이다. 그는 후설의 현상학과 하이데거의 철학에서 유래하는 현존재분석(Daseinanalyse Ⓓ)[5]을 정신의학에 적용하여 인간을 현상학적으로 파악하려 했다. 현존재분석은 현상학적 인간학이며

2) 후설의 『데카르트적 성찰』(1931)에서 인용한 것임.

3) 이러한 현상학적 방법은 그 후에 Minkowski E.의 구조(構造) 분석(structural analysis)으로 이어졌다.

4) 하이데거의 범주(範疇) 현상학(categorical phenomenology)에 의한 개념이다.

5) existential analysis 혹은 ontoanalysis라고도 한다.

현상학적 경험과학이다. 빈스방거는 인간 존재를 '세계 내 존재'(In-der-welt-sein)로서의 현존재의 입장에서, 독자적인 의미 방향성과 '상승과 낙하'라는 인간 본질의 특징을 묘사했다. 현상학적 인간학은 정신현상뿐만 아니라 신체현상에 대해서도 지향성을 생각했다. 빈스방거는 신체현상인 구토증을 보이는 소녀의 예를 들면서 '수용할 수 없기에 토해내는 것을 그칠 수 없다'는 신체언어가 어머니에게 향해진다는 실상을 현상학적으로 보여주었다. 여기서는 환자를 상황적으로 보려 하고 또 환자와의 관계상황을 직시할 수 있는 입장으로 정신병리학자의 입장을 옮기는 작업(상황으로의 현상학적 환원)을 중요시한다.

정신병리학의 발전

정신병리학이란 용어는 다음의 몇 가지 의미를 포함한다. ① 야스퍼스가 시작한 기술(記述) 현상학을 기반으로 하는 것, ② 어떤 사상을 기반으로 정신 이상을 파악하려는 것, ③ 임상 정신의학과 거의 같은 의미로 쓰는 것, ④ 증상으로부터 진단해가는 과정, ⑤ 치료자와의 관계를 중요시하는 것 등이다. 그러나 어떠한 경우라도 증상학을 기초로 하는 점에서는 동일하다.

야스퍼스는 자연과학적인 인과론적 관점을 반대하고, 동기의 이해와 추체험을, 감정이입(感情移入)을 기반으로 한 이해와 구별하였다. 야스퍼스는 환자의 증상이 심리적으로 추체험할 수 있는 경우를 정적(靜的, static) 이해라 하고, 동기와의 연관을 알 수 있는 경우를 발생적 이해라 하였다. 또한 이해할 수 없는 경우에 이것은 어떤 병적 진행(進行, process)에 의한 것이기 때문에 마치 설명이 가능한 것처럼 지나치게 기술하기보다는 정신현상의 심적 근본을 이해할 수 있는 것인지 아닌지의 여부로부터 직관적으로 전체를 파악하려 했다[6]. 그는 또 초월적 차원의 것을 경험적 차원으로

6) 그의 명저 『정신병리학 총론』(1913) 속에 나타난 기본 개념이다.

환원시켜 인과론적(因果論的)으로 파악하려는 것을 '그런 것 같은 이해(as if understanding)'라 하면서 프로이트(Freud S., 1856~1939)가 무의식적 내용을 이해하려는 것이 이에 해당된다고 비판하였다.

야스퍼스는 증후학에 있어서 전체상(全體像)을 우선시하고 환자의 내면을 중시하는 관점을 정착시켰다. 이렇게 개개의 증상을 분석하는 데 우선하여 병의 모습(병상) 전체를 파악하려는 경향은 이후에 Goldstein K.(1878~1955)의 게슈탈트 심리학과 인간학으로 이어지고, 또 한편으로는 Rümke H.C.(1893~1967)의 '치매(프레콕스) 느낌'과 같은 독특한 개념을 키우는 토양이 되었다. 이후에 정신병리학은 질병단위와 질병 분류에 대한 관심이 줄고 증후학이 개개 환자의 내면생활을 표현하는 주관적, 철학적 색채를 띠게 됨으로써 임상으로부터 다소 멀어졌다. 1910~20년대의 하이델베르크에서 야스퍼스를 중심으로 Wilmanns K.C.(1873~1945), Gruhle H.W.(1880~1958), Mayer-Gross W.(1889~1961) 등의 기술 현상학의 입장에서 활약한 한 무리의 정신의학자를 하이델베르크 학파라고 부른다. 2차 세계대전 후에 이들을 계승한 Schneider K.(1887~1967)는 경험이원론을 세우고 『임상병리학』(1950)을 저술하였다. 그는 이론에 구애됨이 없이 임상 상황의 입장에서 명쾌하고도 간결한 진단 체계를 세운 것으로 유명하다.

이후 미국에서 꽃을 피운 역동정신의학은 다양한 모습으로 발전하였다. 정신 장애를 왜곡된 대인관계로 본 Sullivan H.S.(1892~1948), 신프로이트 학파인 Fromm E.(1900~1980)와 Horney K.(1885~1952) 등의 개인의 발달과 대인관계 개념, 1950년대에 큰 반향을 일으킨 일련의 가족병리 연구(Lidz T., 1958; Bateson G., 1956; Wynne L.C., 1958 등) 등이 그 예이다. 또한 Haltmann H.(1894~1970)의 자아 자율성이나 Erikson E.H.(1902~1994)의 동일성 이론, Kohut H.(1913~1981)의 자기심리학(self-psychology)이 있으며 영국의 Klein M.(1882~1960)의 정신발달 이론으로서 대상이론이 유명하다. 프랑스의 Lacan J.(1901~1981)는 무의식이 언어에 의해 구조화된 것이라고 주장한 바 있다.

이렇게 정신활동을 여러 요소로 세분하고 증상을 꺼내어 재구성하는 증후학적인 방법론에 반대하고, 인간을 요소로 분할할 수 없는 총체로 보고 정신 장애를 인간의 전체구조의 변용으로 파악하려는 입장이 인간학(人間學, anthropology)이다. 이런 사고 방식은 야스퍼스에 근거를 둔 것으로 당시의 실존 철학의 영향과 함께 역동정신의학의 영향을 받은 것이다. 여기서는 환자의 생활사(生活史)를 중요시하고, 병이 든 한 개인의 생활 방식을 더듬어가면서 이해의 범위를 넓힌다. 이로써 인간학은 야스퍼스의 '병적 진행'의 개념을 넘어서고자 하였다. Minkowski E.(1895~1973)[7]는 베르그송(Bergson H., 1850~1941)의 철학에 힘입어 자폐 개념을 발전시켰으며, 빈스방거는 현상학적 인간학을, 독일의 Zutt J.와 Kulenkampff C.(1956)는 이해 인간학을 제창하였다.

1960~70년대에는 기존의 정신병 개념에 이의를 제기하고 정신의학 자체를 부정하는 움직임이 생겼다. Laing R.D.와 Szas J., Mannoni M. 등에 의한 반정신의학(antipsychiatry)이 그것이다. 이러한 움직임은 18세기 이래 서구의 합리주의에 의문을 제기하고 과학적 이성에 의해 형성된 정신의학을 비판하면서 정신의학의 탈의학화(demedicalization)가 촉진된 결과이다. 그러다가 1970년대 후반부터는 정신의학이 재의학화(remedicalization)의 길로 나가게 되고, 특히 정신약물학 발전과 함께 뇌신경 전달 물질과 수용체의 변화 등 정신질환의 유력한 생리화학적 가설이 대거 출현하였다. 아직도 많은 정신과 의사들은 내인정신병에 무언가 생물학적 기반이 존재한다는 견해를 갖고 있지만, 오늘날 정신 장애의 원인과 결과의 많은 부분은 불분명한 상태에 있다.

7) Minkowski E.: Ey H.와 함께 20세기 프랑스를 대표하는 정신의학자이다. Bleuler E.의 제자로서 Scheler M.의 현상학과 Bergson H.의 철학의 영향을 크게 받았다. 저서로는 『정신분열병』, 『살아나는 시간』(1933), 『정신병리학 제요(提要)』(1968)가 있다.

그동안 미국을 중심으로 중요시되던 역동정신의학이 감퇴되면서 다시 과거처럼 정신증후학과 분류학에 관심을 갖게 되었다. 이는 과거 영국과 유럽의 전통인 개인의 존엄성(dignity)과 면밀한 관찰의 중요성에 다시금 눈을 돌리게 된 것이다. 미국 정신의학회의 진단과 통계 지침 3판(Diagnostic and Statistical Manual of Mental Disorders: DSM-III, 1980)은 이전의 분류가 Meyer A.(1866~1950)의 부적응반응의 개념에 기반을 둔 것이었는데 이와는 달리 이러한 변화를 반영시킨 결과다. DSM-III는 Kraepelin E.(1856~1926)의 질병단위 개념, 야스퍼스의 병적 진행의 개념과 병인론적 가설을 기반으로 하였으므로 Kraepelin의 부활이라고도 할 수도 있다. 한편으로는 병의 원인은 묻지 않고 증후학에 철저하려는 의미에서 오히려 Esquirol J.E.D.(1772~1848)에 근접했다고도 볼 수 있다. 이로써 광범위한 통합적인 진단 시스템이 구축되고 국제간의 연구가 가능하도록 신뢰도와 타당성이 높은 진단 기준을 만들었다. 그러나 그 결과는 만족스럽지 못하였다. 그 이후에 DSM-III-R(1987), DSM-IV(1994), DSM-IV-TR로 연이어 개정되고 국제질병분류-제10판(International Classification of Disease and related Health Problems, 10th Edition: ICD-10, 1992)에도 영향을 미쳤으나 임상 현실과 규격화된 진단 기준 사이에서 많은 문제점이 제기되었다. 첫째, 주어진 장애의 특징적인 증상 몇 개만 기준에 포함되고 상태 기술에서 광범위한 기술(記述)이 부족하다. 단지 진단을 내리기 위한 최소한의 증상을 제시하고, 이 기준에 들지 않으면 그 외의 증상이나 징후는 무시된다. 이로써 진단 기준은 단지 진단의 '문지기 역할(gate keepers)'을 할 뿐이다. 둘째, 이러한 진단체계는 정신과 환자에 대해 비인간적인 영향을 초래한다(dehumanizing impact). 평가 기준표에 의거하여 진단을 내리는 나머지 그 개인 자체에 대한 이해는 매우 부족하다. 셋째, 진단의 타당성이 부족하여 연구에 부적합한 면이 해결되지 못하였다(Andreasen N.C., 2007).

2013년도에 DSM-5가 개정되고, ICD-11이 2018년에 개정 발표되면서 이러한 문제는 개선되었다. 그러나 단지 이름만 바뀌고 내용은 그대로인 경우가 있기도 하고 많은 부분은 여전히 불분명한 상태이다.

이러한 문제에 대한 해결책으로서 현상학을 기반으로 한 정신병리학의 필요성이 다시금 제기되고 있다(Mullen P.E., 2007; Fink M. & Taylor M.A., 2008). 즉 야스퍼스의 개념을 기반으로 한 현상학적 이해와 정신병리학에 대한 연구가 절실히 요구되는 시점이라고 할 수 있다.

2. 여러 정신병리학의 탐구 방식의 차이

정신병의 대표적 증상인 망상을 예로 들어 여러 정신병리학적 관점의 차이점을 알아본다. 이로써 기술 정신병리학(記述精神病理學, descriptive psychopathology)의 장점과 한계점을 이해하고자 한다(新福尙武와 島薗安雄, 1980).

기술 정신병리학에서는 망상을 진성(眞性)망상과 망상양(妄想樣) 관념으로 분류한다. 진성망상은 병적으로 착오에 의해 만들어진 판단(Jaspers K.)이고 망상이란 관련됨이 없는 관계부여(關係附與)다(Gruhle H.G.). 슈나이더(Schneider K.)는 야스퍼스의 개념인 망상지각을 '합리적으로나 감정적으로 이해될 만한 동기 없이 실제의 지각에 이상한 의미가 부여되는 것'이라 하였다. 이 경우에 의미부여란, 예외가 있기는 하지만 자기관계(自己關係) 부여의 성질이다. 망상지각은 착각이 아닌 실제의 지각이며 실제의 모습(事象)이다. 여기서 이상한 점은 일상생활에서 흔하게 체험하는 아무런 변함이 없는 지각에도 특별한 의미를 부여한다는 것이다. 환자가 왜 이러한 의미를 부여하는지는 합리적으로 이해할 수도 없거니와 환자의 감정 상태로부터 추론할 수도 없다. 야스퍼스는 감정적 배경으로부터 규정된 체험양식(體驗樣式)을 '망상양(樣) 관념(觀念)'이라고 불렀지만, 슈나이더는 이것을 '망상양 체험 반응'이라고 하고, 정신분열병과 이상 체험 반응에 절대적인 경계선을 그었다. 즉, 원발성(原發性)이며 인과관계를 이끌어낼 수 없는 망상지각(妄想知覺)이 있으면 체험 반응이 아니라 정신분열병의 증상으로 본 것이다. 망상착상(着想)은 지각에 대한 이상한 의미 부여가 아닌 단순한 착상(着想)이다. 예로서, 지각이 착상의 계기가 되었더라도 이상한 의미부여가 없다면 그때 떠오른 착상은 망상착상일 수가 있는 것이다. 그러나 망상착상을 여타의 착상과 구별한다는 것은 그 구조상 원칙적으로 불가능하기 때문에 임상적으로는 많은 분열병성 망상착상을 이상인격 발전(異常人格 發展)이나 이상 체험 반응과 구별한다. 정신분열병 환자의 망상착상이 체험적으로는 비(非)정신병 환자의 착상과 분명히 구별되는 것으로 보지만 심리학적으로는 구별할 수 없다. 어느 착상을 망상착상으로 보느냐, 또는 다른 착상으로 보느냐 하는 것은 전반적인 정신증상과의 관련 여부에 따라 결정한다. 망상착상 이외에 망상지각(妄想知覺)이나 환청이 있으면 정신분열병이라는 진단을 내릴 수 있지만, 망상착상이 단독으로 나타나는 경우도 흔히 있기 때문에 그런 경우에는 정신분열병으로 진단 내리기 곤란하다. 그러나 망상지각은 여타의 정신증상을 수반하는 수가 많지만 단독으로 나타난다고 해도 그 지각에 대한 이상한 의미 부여라는 구조(構造) 때문에 정신병적인 현상임이 분명하다.

역동 정신병리학에서는 망상을 인과관계(因果關係)의 가정(假定)으로부터 정신역동기제에 의해 이해하려 한다. 여기서는 기술(記述) 현상학에서와 같이 망상양 반응과 진성(眞性) 망상에 절대적인 경계가 없다. 더욱이 망상지각과 망상착상을 엄밀하게 구별할 필요도 없다. 동기(動機), 반응, 방어기제를 통해서 망상 발생의 구조를 설명하고, 망상을 단일 증례로서가 아닌 정신증상 전체로서, 망상도 그 일부로서 인과 관계를 역동적으로 이해하고자 하는 것이다. 따라서 망상의 발생 양식(樣式)을 엄밀히 기재하여 정신병의 진단을 내리는 따위의 방법은 취하지 않는다.

기술(記述) 정신병리학의 범주에 들어가지만 역동적 심리기제도 받아들여 다원적(多元的) 진단법을 취하고 있는 크레치머(Kretschmer E., 1888~1964)는 망상의 발생에 관하여 '개인의 행동 변화에 내적 인자(內的因子)가 어느 정도 관여하였으며, 또 심인성 인자가 얼마나 관여되고 있는가?', '그 어느 인자가 과거, 현재를 통하여 역동적으로 활발하였는가?', '어느 쪽이 망상양(妄想樣) 변화를 유발하였는가?'라는 방법으로 진행시킨다. 문제는 인격(人格)과 그 내적 구조변화와 외부의 체험 반응이다. 이들은 전체적으로 여러 가지 원인 요소와 그들 각각의 상호관계, 역동적 관계의 구조분석(構造分析)을 추구한다. 비교적 가벼운 망상양 반응의 발생에는 내인성 하층(下層)의 변화를 전혀 필요로 하지 않는다. 망상양 발전이 무겁고 길수록 내인성 하층의 동요가 그 기반(基盤)에 있다고 본다. 그러나 그 경우에도 정신분열병 관계뿐 아니라 사춘기의 위기, 식물성 신경계(植物性神經系)나 내분비 변화, 생명력의 변화 등도 동시에 고려한다. 사춘기에는 눈에 띄지 않는 내인성 변화가 있고 그것이 인격구조에 영향을 미쳐, 무엇인가 특별한 심적 장치(心的 裝置) 같은 것이 발동되기 시작하면, 새로운 내인성 기반이 형성되고 그 위에 제2의 새로운 인격 형성이 시작된다. 정신증상을 형성하거나 인격의 변화를 초래하는 강한 정동 체험이 있으면 내인성 기반도 정신 반응적인 영향을 받게 된다. 내인성과 정신반응성의 상호(相互)작용, 즉 복합적 체험 자극에 대하여 내인성 하층이 어떻게 되는가는 민감(敏感) 관계 망상에서 볼 수 있다.

이러한 크레치머의 고찰 방법에 대하여 슈나이더는 '정신병은 본래의 인격으로부터는 이해할 수 없다. 정신병은 인격 발전의 한계를 넘어 버린 것이다. 단지 정신증상은 인격을 소재(素材)로 해서 나타나며 인격의 특징에 따라 형성되는 것이기 때문에 망상의 내용이 인격이나 체험을 반영하고 있는 것이다. 따라서 망상의 주제나 내용은 환자의 인격, 체험을 통해 이해할 수는 있지만 거기에 망상이 존재한다는 사실이 이해된 것은 아니다. 이해가 가능한 곳에 망상은 없다'라고 비판하였다.

현상학적 인간학[8]에서는 현존재분석이라는 인간학적 해석을 가한다. 여기서는

8) 인간학적 정신병리학은 현존재분석, 이해적 인간학, 현상학적 인간학 등을 포함한다.

망상을 단일 증상으로 취급하지는 않는다. 여러 가지 다른 성질의 환각이나 망상을 망상증상군으로 묶고, 망상을 정신환자의 변화된 세계 내 존재(世界內存在)의 표현으로서 파악한다. 망상증상군을 가진 환자의 특유한 세계를 인간학적으로 이해하기 위하여 정신증상을 상세히 기술하는 동시에, 환자의 현존재분석을 하여 정신환자를 전체로서 이해하고자 한다. 이 인간학적 고찰방법의 특징은 현존재분석의 형식적인 최종결과에 있는 것이 아니라 망상증상군의 의미를 해명해 가는 연구의 과정에 있는 것이다. 따라서 망상환자의 현존재 변화의 구조를 남김 없이 이해할 수는 없을지라도 그 과정에서 얻어지는 인간학적 통찰은 불분명하게나마 망상증상군을 통하여 망상환자의 세계 내 존재의 일부라도 파악할 수 있게 해 준다.

3. 정신병리학의 필요성

정신병리학은 야스퍼스의 기술현상학(혹은 기술 정신병리학)을 기초로 발전해 왔으나 근래에는 관심이 줄어든 분야이다. 그러나 뇌신경 과학이 눈부시게 발전하고 있는 오늘날, 정신병리학과 현상학적 관점에 대한 관심이 다시 증가하고 있다. 정신병리학은 다음의 여러 가지 이유에서 그 필요성이 더욱 강조된다. 첫째, 정신병리학은 인간 정신을 이해하기 위한 기초적인 학문이다. 정신병리학은 정신분열병이나 정동장애와 같은 비교적 심각한 정신질환을 연구하고 치료방법을 개발하기 위해 정신의학에서 기초적으로 꼭 필요한 분야이다.

둘째, 정신병리학은 인접학문 분야와 융합을 통한 연구가 필요한 분야이다. 최근에 인간의 정신을 이해하기 위한 생물학적 연구가 크게 발전하면서 정신의학과 인문학의 학문적 간극이 벌어지고 있다. 인간에 대한 이해는 생물학적, 정신적, 사회적 측면이 통합되었을 때 가능하다는 점을 감안하면 이는 결코 바람직하지 못한 현상이다. 정신병리학은 어떤 영역보다 인문학과의 학문적 융합이 필요한 분야이다.

셋째, 정신증상에 대한 기본 개념이 확립되어야 정신의학의 발전이 가능하다. 인간 정신에 대한 이해는 정상 발달과 행동에 대한 이해와 함께 이상 행동 및 정신 장애에 대한 면밀한 연구를 통해서 가능하기 때문이다.

4. 한국의 정신병리학

국내의 정신병리학과 관련된 학회로 한국 정신병리–진단분류학회가 1991년에 창립되어 다양한 영역의 정신병리 연구와 진단 분류에 관해 노력하고 있다. 정신병리학 연구는 위 학회에서 발행되는 잡지 『정신병리학』을 통해서 진단 분류 체제의 문제점이나 정신병리의 중요한 개념에 대해 발표되고 있다. 정신병리학에 관한 국내의 연구 결과물을 보면 번역물이 몇 편 있으며 저작물은 드물다. 저작물로는 이병윤의 『정신의학 사전』(1981)이 있고, 번역물로는 『정신병리학의 기초』(*Foundation of Psychopathology*, Nemiah J.C. 저, 1961; 유범희 번역, 1992), 『임상 정신병리학』(*Klinische Psychopathologie*, Kurt Schneider 저, 1992; 이부영 · 한오수 번역, 1996), 『ICD-10 정신 및 행태 장애 한국판』(*World Health Organization*, 이부영 번역, 1998), 『마음의 증상과 증후』(*Symptoms in Mind*, Sims A. 저, 3rd ed., 2003; 김용식 등 번역, 2006)이 있다. 그리고 정신분열병을 게슈탈트 관점에서 분석한 정신병리학의 명저인 『정신분열병의 시작–망상의 게슈탈트 분석의 시도』(Klaus Conrad 저, 1966; 송지영 번역, 2004)와 『의식 장애의 진단법』(原田憲一 저, 1997; 송지영 번역, 1999)이 있다.

야스퍼스가 인간의식과 세계 내 존재(being-in the world)로서의 인간을 과학적 관점에서 저술한 『정신병리학 총론』(*Allgemeine Psychopathologie*)은 정신병리학을 이해하는 기본 도서이다. 야스퍼스는 정신증상을 여타 학설에 집착함이 없이 현상학적(phenomenological)으로 기술하고 정의 · 분류함으로써, 시간이 지난 오늘날에도 정신병리학의 기본적인 개념을 제공하고 있다. 독어판 *Allgemeine Psychopathologie*(초판 1913년, 최종 수정판 1959년)가 *General Psychopathology*로 영역(英譯)된 것은 1963년이고, 일역(日譯) 출간은 1960년(岩波書店, 東京)에 이루어졌다. 국내에서는 한국 정신병리-진단분류학회와 연관된 연구 그룹인 정신병리 문헌연구회가 이 책을 '정신병리학 총론'이란 책명으로 2014년 번역 완료하였다.

오늘날 과학의 다른 영역도 그러하지만 정신의학, 특히 정신병리학에서는 앞에서도 살펴본 바와 같이 우리나라 철학, 사회학, 국어학, 문학, 심리학의 발전이 필수적이다. 그 이유는 이들 학문과 함께 통합된 정신병리학이 되어야만 인간 이해에 좀더 가까이 다가갈 수 있기 때문이다.

이 책에서는 여러 정신증상을 규정해 보고자 하며 증상의 배경이 되는 철학적, 심리학적 견해를 덧붙여 보고자 한다.

제2장 정상과 이상, 정신증상과 증후군

1. 정신의학에서 정상과 이상
2. 정신증상과 증후군

제2장 정상과 이상, 정신증상과 증후군

1. 정신의학에서 정상과 이상

정상(normal)이란 규준(規準, norm)에 들어가는 것이고 이상(異常, abnormal)은 규준에서 이탈하는 것이다. 규준에는 평균(平均) 규준과 가치(價値) 규준(value norm), 개인적 기준(individual norm)이 있다.

평균 규준은 통계적(statistical)으로 평균에 해당하는 것, 많은 수에서 보이는 것, 통상적인 것으로서 이 범위에 속하면 정상이고 평균에서 벗어나거나 비(非)통상적인 것은 이상으로 간주한다. 가치 규준은 한 개인이나 사회에서 인정되는 특정한 가치를 갖는 것으로 이상적(理想的, the ideal)인 것을 정상으로 삼는 것이다. 특정의 이상(異常)한 이념은 증상이 되고, 가치를 갖지 못하거나, 혹은 이념에 반하면 이상으로 간주된다. 가치 규준에 의거할 때 각 개인뿐만 아니라 사회와 문화의 가치관이 각기 다르기 때문에 정상과 비정상의 기준은 달라진다.

개인적 기준이란 한 개인이 특정 기간에 걸쳐 유지하는 일관된 기능 수준으로서, 다른 특정한 기간에 기존의 기능과 차이가 있으면 그 개인에 있어서는 이상(異常)에 해당된다. 그러나 이들 세 가지 의미에서 정상에 속한다 하더라도 특정 소수 집단에서의 기준으로 볼 때 비정상으로 보는 경우가 있다. 이를 유형적 비정상(類型的非正常, topological abnormality)이라 한다(김용식 등, 2006).

정신 현상에 대해서 평균 규준을 정하기란 매우 어려운 일이다. 지능(知能)인 경우에는 지능 지수(IQ)를 이용하여 수량적으로 측정하면 정규 분포를 보이므로 객관적으로 지능의 정도를 정할 수 있다. 지능이 평균보다 낮거나 높으면 이상으로 정하는 것이다. 그러나 감정이나 의지, 성격처럼 수량화하기 곤란한 것은 평균 규준을 정할 수 없다.

건강과 질병이라는 개념은 가치 규준에 따른 개념이다. WHO의 정의(1946)에 따르면, 질병(병, 병적)이란 평균에서 동떨어진, 생존에 불리한 상태이다. 그리고 병적인 이상 성격으로 판정할 때에도, 평균에서 치우친 것과 함께 그 성격이상으로 인하여 자신이 고뇌하는가, 사회가 고뇌하는가 하는 슈나이더(Schneider K.)의 정신병질(精神病質)의 정의처럼 가치 규준이 사용된다.

일반적으로 정신적(精神的)[1])으로 건강하다는 표지(標識)는 ① 정신장애가 없고, 행동에 뚜렷한 이상이 없이 안정되어 있고, 유연하여 환경에 적응이 가능하다. ② 단순히 환경의 요구에 순응할 뿐만 아니라, 역사적으로 보아 올바른 사회 발전에 공헌하는 방향으로 적응이 가능하다. ③ 성격이 잘 통합되어 있고 자신과 사회를 제대로 인식할 수 있는 상태다(新福尙武와 島薗安雄, 1980).

1) 정신(精神)은 육체(肉體)에 대립되는 개념이며 물질적인 것을 초월한 영적인 존재다. 한자 정(精)은 몸의 근본으로서 정(精)과 신(身)의 기본은 기(氣)이다(동의보감). 신(神)은 몸의 주인으로서 판단력, 인식작용과 비슷한 것이다. 신이 약해지면 결정적인 순간에 판단력이 약해져 대사를 그르치게 된다. 즉, 정신이란 몸의 근본이고 주인이 되는 것이다. 기(氣)는 이것의 뿌리로서 기가 약해지면 신이 약해지고 정(精)이 보존되어야 기가 충만해진다. 정기신(精氣神)을 줄인 것이 정신, 정기(精氣), 또는 신기(神氣)이다(조용헌, 2006).
정신이란 용어와 같은 뜻으로 쓰지만 의미가 애매한 우리말의 '마음'이 있다. 마음이란 사람의 몸에 깃들어서 지정의(知情意)의 정신작용을 하는 것, 또는 그 바탕이 되는 것이다. 생각하고 있는 일, 선악을 구분하는 일, 기분, 인정(人情), 성의(誠意)의 의미를 포함한다. '정신'보다는 좀더 개인적이고 주관적이다. 심리학에서 쓰는 의식의 의미도 있고 이념이란 의미도 있다. 중국철학사에서는 마음(心)에 관한 개념이 중요한 주제였다. 주자의 이기이원론(理氣二元論)에서는 마음을 성(性: 천리, 天理)과 정(情: 인욕, 人欲)으로 구분하고 육상산(陸象山)은 마음을 이(理: 천리의 법칙)와 같다는 심즉이설(心卽理說)을 말하였다. 퇴계선생은 마음에 중점을 두어 실천을 강조하는 심학(心學)을 매우 중요시하였다. 불교에서의 심(心)은 우주에 존재하는 모든 것을 색(色: 물체)과 심(心)의 2법(法)으로 나누었을 때의 마음이며, 이는 정신과 그 작용을 의미한다.

질환(疾患, illness)이란 건강과 대치되는 병(病)적인 것이고, 이는 질환에 의한 것뿐만 아니라 인간이 사회에서 생존해 가는 데 곤란한 상태를 말한다. 질병(疾病, disease)이란 질병단위(disease entity, Kraepelin E.)나 진행마비와 같이 일정한 병의 원인, 증상, 경과, 예후, 병리조직학적 소견을 보이는 병적 상태를 말한다. 이는 자연 과학적(생물학적) 개념에 의거한 것이다. Griesinger W.(1817~1868)는 오래 전에 정신질환을 뇌의 질병이라고 말한 바 있다. 이것은 기질성 정신 장애에는 합당하지만 정신병적(psychotic) 장애와 신경증적(neurotic) 장애, 인격 장애의 경우에는 적합하지 않은 개념이다. 정신병(精神病, psychosis)이란 보통의 정신질환을 의미하고, 전형적인 것은 기질성 정신 장애처럼 슈나이더가 말하는 신체적 원인이 분명한 정신병을 지칭한다. 여기에는 비기질성이나 반응성으로 생기는 이상 체험 반응, 신경증과 생후에 나타난 정신지체는 포함되지 않는다. 정신분열병과 조울병 같은 소위 내인성 정신병은 아마 장래에 기질적 원인이 발견되리라는 전제를 근거로 정신병에 포함시킨 것이다. 그러나 심인성(心因性)인 것도 이상 현상이 심각하기도 하고, 자아장애나 의식의 장애, 환각, 망상 등에 의해 현실 검증력의 장애를 초래하기에, 이런 경우에는 반응 정신병이나 심인성 정신병이라 부른다.

정신 장애(精神障碍, mental disorder)란 정신병이나 반응의 이상(이상 체험 반응 또는 신경증), 성격이상, 정신 지체 등, 정신의 병적인 상태 모두를 아우르는 용어이다. ICD-10에서는 질환과 질병이란 용어 대신에 장애(disorder)를 사용했는데, 이는 괴로움과 여러 개인적 수준의 기능 저해를 수반하는, 임상적으로 인지 가능한 일군의 증상이나 행태의 존재라고 정의하였다(이부영, 1998).

정신 장애에는 신체증상과 정신증상이 있고, 정신증상에는 객관적 증상과 주관적 증상이 있다.

2. 정신증상과 증후군

정신증상의 주관성과 객관성

정신증상이란 환자의 심리상태이며, 환자가 의사에게 제시해 주는 여러 가지 정신현상(情神現象)이다. 정신증상은 크게 셋으로 나눌 수 있다. 정신기능의 기초이며 정신활동 전체를 지탱하는 의식(意識)의 이상, 객관적 증상, 그리고 주관적 증상이 그것이다. 객관적 증상은 관찰자에 의해 지각되는 겉으로 드러나는 증상이다. 이것은 행동으로 표현되는 것으로 표정, 언어 표현, 행동, 검사받는 태도, 필적, 작품(일기, 그림, 조각) 등이 해당된다. 그리고 환자의 성격 변화, 지능과 기억의 이상, 병식의 유무, 의사소통이 잘되는지의 여부도 객관적인 것이다.

주관적 증상은 망상, 환각(幻覺), 강박사고, 신체감의 이상(體感異常), 감정 등 환자 자신이 직접 체험하는 것이다. 이것은 환자와 면접을 통해서 알 수 있는 것이다.

그러나 감정 상태의 변화나 의욕(意慾)의 이상(異常)은 주관적, 객관적 증상이 함께 나타난다. 즉, 주관적인 감정의 이상은 동시에 얼굴 모습이나 동작, 언어로 표현된다.

정신증상은 환각이나 망상처럼 정상적인 심리상태에서는 나타나지 않는 현상과, 우울(抑鬱)과 불안 같은 정상적인 정신상태의 범위 내에서 나타나는 현상을 포함한다. 여기서 정상과 이상(異常)과의 구별의 문제가 생기는데, 이는 어느 하나의 현상으로 판단하기보다는 종합적으로 판단할 수밖에 없다.

소통성과 병식

환자의 주관적 증상을 잘 알기 위해서뿐만 아니라, 객관적인 증상이 잘 표현되기 위해서는 환자와 의사 사이에 원활한 의사소통이 필수적이다. 소통성(疏通性, accessibility)

이란, 환자와 의사 사이에 생각과 감정이 통하는 정도로서, 의사가 환자와 같이 있으면서 체험(혹은 체험되는 것)을 통해 파악되는 것이다. 이때 서로에게 공통적인 관심과 주의를 갖는 강한 공감(共感)을 갖는다. 래퍼(rapport)[2]나 접촉(contact)도 거의 같은 의미로 쓰지만, 접촉은 비교적 표면적인 의사소통을 의미하고 래퍼는 정신치료 시에 치료자와 환자 간에 친밀한 공감적 관계가 형성되어 좋은 신뢰 관계를 맺는 경우이다. 정신분열병에서는 소통성 불량이나 결여를 자주 보인다. 이들 환자에서 볼 수 있는 주위 세계와의 심적 교류가 되지 않는 비(非)소통성(ununderstandable, Bleuler E.)은 정신분열병을 규정하는 요소증상(要素症狀)으로 간주된다. 그리고 거절적인 태도, 반항, 무관심, 어린애 장난 같은 소통성의 장애에 의해서 의사는 치매 느낌(praecox feeling)을 받는다. Minkowski E.(1927)는 Bleuler E.의 자폐(自閉) 개념을 발전시켜 정신분열병의 기본 장애로서 '현실(現實)과 생생히 살아 있는 접촉의 상실(a loss of vital contact with realtity)[3]'을 말하였다. '살아 있는 접촉'이란 인격이 외부 세계와 조화를 이루면서 발전하는 심적(心的) 생활의 동적(動的)인 요소로서, 이는 베르그송이 말한 '생기(生氣)의 비약(飛躍)'과 Janet P.가 말한 현실 기능과 비슷한 것이다. 정신분열병 환자가 창조성과 유연성이 부족하고, 혼자 만족하여 상동적으로 되는 것은 이러한 기능의 감퇴로 설명한다. 그는 이러한 인격의 해체(解體)를 완화 내지는 대체(代替)시키려는 시도가 분열병적 태도(schizophrenic attitude)로 표현된다고 했다[4](濱田秀伯, 2001).

환자와 의사와의 소통은 병식이 있고 없음에 따라 영향을 받는다. 병식(病識, insight into disease)은 현재와 과거에 걸쳐 환자 자신에게 문제점이나 질환이 있다는 자기 인식이고, 증상의 원인과 의미를 현실적이고도 논리적으로 이해하는 것이다[5]. 환자

2) 라뽀, 라폴, 소통관계 등의 여러 기재가 있다. 발음에 의거하여 래퍼라고 하였다.

3) 원어는 perte du contact vital avec la réalitéⒻ임.

4) 태도로는 병적 몽상(病的夢想), 병적으로 기분이 나쁨, 병적인 후회를 들었다.

자신이 개개의 질병 증상이나 병 전체에 관해서, 혹은 그 종류와 중한 정도를 옳게 판단할 수 있으면 병식이 있다고 평가한다. 신체질환자는 자신의 신체 상태에 변화를 느끼는 동시에 질병에 대한 인식을 갖는다. 그러나 정신병 환자는 병식이 없는 경우에 자신의 변화에 대해서 병감(病感)[6]은 느끼지만 자신의 상태에 대해서 객관적으로 바라보지는 못한다.

병식은 기질성과 비(非)기질성을 불문하고 정신질환 전반에서 사용되지만 정신분열병에서 특히 문제가 된다. 병식의 결여는 정신분열병 진단의 근거가 되고 호전의 지표(指標)가 되기도 한다. 치매에서 병식의 결여란 판단 장애에 속한다. 이러한 병식은 병의 경과나 시간에 따라서 변모하며, 일부에서는 뇌의 기능 장애와 관련된 것으로 보고 있다.

그렇지만 문제는, 환자의 병식 유무를 판단하기가 매우 어렵다는 점이다. 현재까지 알려진 병식에 대한 특징은 다음과 같이 요약된다(송지영 등, 2006). ① 정신분열병의 병식 결여는 정신증상의 심한 정도와 일치하지 않는 경우가 많다. ② 정신증의 호전과 병식 호전은 비례하지 않는다. 그리고 병식 결여는 급성기 이후에도 존재하며, 이는 정신병적 증상과 무관하다. ③ 병식 결여는 정신분열병과 양극성 장애에서 나쁜 예후와 관련된다. ④ 조증이나 정신증을 동반한 단극성 우울증에서 심하게 병식이 손상되는 경우가 있다. 그리고 일부 강박 장애에서 병식 장애가 관찰된다. ⑤ 병식은 약물 투여의 비순응이나 자살과 관련된다(남윤영 등, 2003). ⑥ 병식의 결여는 전두엽 기능의 저하와 관련되는 것 같다. ⑦ 사회에서 폭력적 행동과 병식 문제가 자주 거론되며, 병식의 유무는 정신과 병실에 입원을 결정하는 주요 인자가 된다.

5) Pick A.(1892)는 병에 대한 인식을 질병 의식(疾病意識, Krankenheitsbewußtsein Ⓓ)이란 명칭으로 기재하였고, Jaspers K.(1913)는 질병의 종류와 중요함에 대해서 바르게 판단하는 환자의 태도라고 정의하였다.

6) 병감은 병이 있고 자신이 변화되었다는 단순한 느낌으로서 병식과는 구별된다.

Amador X.F. 등(1994)은 221명의 정신분열병 환자의 57.4%가 중등도에서 고도(高度)로 자신의 정신 장애를 자각하지 못했다고 하였다.

insightⒺ는 통찰(洞察)이라는 의미도 있다. 정신치료에서 어떤 문제점에 대한 무의식적 동기에 대해서 각기 분리되어 있던 요소들이 하나로 합쳐지면서 돌연히 어떤 의미로 파악되는 직관적인 체험으로 '아하! 경험(Aha-experience, Bühler K.)'이라고 한다.

직관(直觀)과 프레콕스 느낌

환자가 정신과 의사에게 나타내는 증상과 소통성은 각 질병에 따라 다르다. 의사가 정신 장애를 진단하는 데에는 이성(理性)에 의한 것과 감정(感情)에 의한 것이 서로 보완적으로 작용한다. 빈스방거는 분명한 증상이 발견되지 않으면 질병의 존재를 직관적(直觀的)으로 확신하는 감정진단(feeling diagnosis)을, 슈나이더는 즉석진단(卽席診斷)[7]을, 민코프스키는 통찰진단(洞察診斷, diagnostic penetration)을 제안하였다.

정신분열병은 환자의 표정과 태도, 이상 체험의 형식과 내용 등 현재의 병상태를 통해 종합적으로 판단해야 한다. 이때 언어나 표지(標識)로서는 표현할 수 없는 직관(直觀)이 작용한다. 네덜란드의 정신과 의사 Rümke H.C.(1941)는 인간이 접근 본능을 갖고 있다고 하면서, 정신분열병에서는 이 본능이 감소되거나 상실되어 의사가 가까이 하려 해도 환자가 몸을 사려 접근이 곤란해진다고 했다. 이로써 의사는 상대방이 이질적 존재라는 느낌을 갖게 되고, 환자에게 감정이입을 행하기 어려워진다. 그는 어떤 종류의 단절, 이상한 주저함(hesitation), 곤혹감, 내적 불확실감, 압박감, 좌절감과 낯선 느낌(feeling of strange)[8] 등을 통합한 특징을 프레콕스 느낌, 혹은 치매 느

7) 원어는 AnhiebsdiagnoseⒹ이며 영역(英譯)은 diagnosis on the spur of moment임.

낌(praecox feeling)이라고 하였다. 이것은 증상을 분석하여 얻어진 것이 아니라 면접자가 포괄하여 갖는 직감적(直感的)인 인상이다. 슈나이더의 1급 증상이 없을 때, 2급 증상이나 소통성, 표출 증상 등을 통해서 정신분열병이라고 진단하는 것은 치매 느낌을 체험하기 때문이다. 이것은 그 무엇인가가 표정으로 나타나는 것으로, 언어로서는 표현할 수 없는 구성요소(構成要素, structure element)에 기인한 것이다. 단일 체험이 아닌 그 어떤 것이기 때문에 이것은 타인에게 전달하거나 가르쳐 줄 수 없는 것이다. 치매 느낌은 과거에는 진성(眞性) 정신분열병과 가성(假性) 정신분열병을 구별하는 표지(標識)로 보았으나, 이후에 임상 경과를 통해 소실되기도 하는 가역적인 감정으로 밝혀지면서 그 중요성을 잃었다.

정신의학적 진단과 증상

질병(disease)을 제대로 분류하기 위해서는 원인에 의거해야 한다. 그러나 정신질환(mental illness)의 원인이 밝혀지기 전까지는 우리 정신과 의사는 환자 치료에 도움이 되는 최적의 실용적인 방식을 도입해야 할 것이다. 의학의 역사에서 질환(illness)의 원인이 밝혀지기 전에 증후군(syndrome)의 개념이 통용되었으며, 이 증후군은 원인이 규명되면 질병단위(disease entity)로 인정된다. 그 한 예로서, 코르사코프 증후군(Korsakov syndrome)은 처음에 작화증이 음주자에서만 보인다는 점이 중요한 사항이었다. 그 후에 시간과 장소에 대한 지남력 상실이나 다행감(euphoria), 기억 등록의 장애, 작화증, 일방(一方)사고(tram-line thought)[9]의 증상들이 모여 증후군으로 되었다. 이후에 알코올성 기억 상실증이 뇌신경의 유두체(mammillary body)에 심한 손상으로 생

8) 원어는 sentiment d'etrangteⒻ임.

9) 한번 생각이 정해지면 다른 쪽으로 생각을 바꿀 수 없고, 장시간 불필요하게 그 생각만 한다. 완고한 생각이다.

긴다는 점이 밝혀지면서 코르사코프 정신증(Korsakov's psychoses)이란 질병으로 정착되었다. 즉 이 경우에는 증상 → 증후군 → 질병(disease)의 순서로 발전된 것을 보여준다.

과거에는 정신 장애를 뇌의 병변에 의한 것인지 아닌지에 따라서 기질성(器質性)과 기능성 상태(functional state)로 나누었다. 그러나 이러한 구분은 더 이상 사용하지 않는다. 근래 많은 정신질환에서 신경생리적 과정(process)이 밝혀졌기 때문이다. 한때 기능성 장애라고 불렀던 정신분열병이나 조울병은 유전적 요소와 신경병리적 이상이 알려지면서 기질적 원인의 가능성은 더욱 커졌다.

이렇게 그 원인이 밝혀지지 않은 정신분열병이나 조울병은 진단 또한 분명하지 않다. 슈나이더가 말한 바와 같이, 정신분열병과 순환병(조울병) 사이에는 단지 유형(類型)에 따른 감별이 있을 뿐이다. 즉, 정신분열병이라고 할 때 이것은 단지 '우리가 정신분열병이라고 흔히 부르고 있는 바와 일치'하는 것에 지나지 않는다. 내인성 정신병 중에 다소라도 전형적인 순환병이 있으면 그것을 제외한 나머지는 정신분열병이라고 간주하는 것이다. 그리고 여러 정신증상 중에서 순환병 증상에 해당되지 않는 것은 모두 묶어서 정신분열병 증상이라고 한다. 왜냐하면, 정신분열병이라고 일컫는 병의 모습 중에서 되풀이해서 출현하는 공통적인 것을 추출해 낼 수 없기 때문이다.

정신질환을 진단하는 데에는, 환자가 호소하는 바를 객관적으로 파악하고 검사결과와 함께, 표시할 수 있는 증상을 정리해서 꿰맞추는 것이 아니라, 환자가 호소하는 바를 평가해 나감과 동시에 환자의 표정과 행동, 언어표현을 자세히 관찰하고, 그 당시 의사 자신이 받은 인상까지 가미하여 종합적으로 판단하게 된다.

환자의 이상 체험(異常體驗)을 제대로 파악하려면, 환자의 얼굴에 나타나는 경직(硬直)이나 냉랭함, 일부러 척하는 모습, 저항하거나 토라짐 등의 모습을 살피면서, 관찰자의 인상과 선입관(先入觀)에 구애됨이 없이 이상 체험을 있는 그대로 기술해야 한다. 여기에는 풍부하고도 생생한 언어를 구사해야 한다. 그러나 정서 둔마나 자폐증과 같은 정신분열병을 가정하는 듯한 술어를 처음부터 사용하는 태도는 좋지 않다. 막연한 정신현상을 분명한 술어로 표현하거나 전형적인 병의 상태로 기술하면, 그 이후부터는 이미 상정한 진단에 부합되는 현상만을 기술하는 오류에 빠지기 쉽기 때문이다. 이러한 태도는 피해야 한다.

증상 파악 방식의 세 부류

정신증상을 파악해 나가는 정신병리학적 방법으로는 기술(記述) 정신병리학(Jaspers K., Schneider K., Gruhle H.W. 등), 역동 정신병리학(Freud S., Meyer A., Fromm K., Sullivan H.S. 등), 인간학적 정신병리학(Binswanger L., Boss M., Zutt J. 등)이 있다(1장. 정신병리학의 발전 참조).

야스퍼스는 정신증상을 상세하고도 정확히 기술하기 위해서, 환자의 체험에 감정이입을 하거나 추적 체험(追跡體驗)을 통한 현상학적 방법 위에, 특유의 인식방법으로 이해와 설명이란 개념을 도입했다. 심적 현상의 상호 연관에는 이해 관련과 인과 관련이 있다. 이해(理解, comprehension)란 상대방의 심적인 것이 관찰자에게 '알았다'로 되는 것이다. 이해는 정적 이해(靜的理解, static understanding)와 발생적(發生的) 이해로 구분된다. 정적 이해는 상대방의 모든 마음 상태를 관찰자의 마음속에서 묘사해 내고, 그 심적 체험 각각의 성질을 있는 그대로 파악하는 것으로서, 이는 횡단(橫斷)적 이해이다. 예로서, 환청에 대해서 환자 자신이 상세히 진술하는 것을 듣고 나서, 환자가 체험하는 환청의 성질과 상태를 파악하는 경우이다. 발생적 이해란, 심적 현상이 다른 심적인 것으로부터 발생하는 것, 즉 심적 현상의 종단(縱斷)적 구조로, 의미의 연관이 누구에 의해서도 분명한 사실로서 증명된다. 예로서, 사랑하는 아이를 병으로 잃은 어머니가 일과성 우울증에 걸린 경우, 이에 대한 심리적 인과관계를 알아보아 병의 발생을 발생적으로 이해하는 것이다. 이에 반해서 설명(說明, explanation)은 자연과학적인 인과 관계를 알아내는 것이다. 정신병에는 심리적 동기와 관련이 없어서 이해할 수 없는 경우도 많지만, 이와 같은 정신증상을 기술하여 정신병을 분류하거나 유형화(類型化)하는 것이 기술(記述) 정신병리학이다. 한편 정신증상을 관찰하고 기술할 뿐 아니라, 역동적(力動的)인 인과관계를 통하여 병 발생의 기전(機轉)과 병의 다양한 모습을 갖게 된 인자를 규명하여 해석하는 것은 역동 정신병리학이다. 그리고 환자의 세계 내(世界內) 존재의 변화된 모습을 분명히 해서 환자의 현존재 구조[10]를 이해하기 위해, 그 표현인 정신증상을 전체로 파악하고 정신증상의 의미를 알아 가는 것은 인간학적 정신병리학이다.

기술 정신병리학은 내인성 정신병이나 기질적 요인이 분명한 정신병의 증상 기재에 적합하다. 그러나 신경증에 대한 이해는 역동 정신병리학이 보다 더 유용하다. 내인성 정신병의 기질성 원인은 아직도 불분명한 상태이다. 현재의 정신분열병이나 순환병이라는 진단은 기술 정신병리학의 관점에 따른 것이다. 그리고 이들 환자의 현존재의 변화를 전체로서 이해하려는 인간학적 정신병리학도 가치가 크다.

정신증상의 표출

정신증상으로는 일차적인 것과 질병의 병적 진행(process)의 직접적인 결과에 따른 것이 있다. 이러한 일차 증상에 따른 반응으로서 심리적인 작업을 통한 이차 증상이 있다.

심적(心的) 상태가 밖으로 나타나는 것은 표출(表出, expression)이다. 신체는 표출의

10) 현존재(Dasein Ⓓ): 실존철학에서 하이데거는 인간이 자기 존재를 묻는 유일한 존재라는 점에서 현존재라고 하였다. '터-있음'으로 번역하기도 한다. 내가 그것에 대해 개방(開放)되어 있다는 의미에서 하이데거는 '인간만이 존재에게 개방된 채 존재 앞에 세워지고, 그리하여 존재와 관련된 채로 머무르면서 존재에 응답한다'고 하였다.

장(場, field)이다. 정신 상태와 감정은 얼굴 표정, 태도, 몸짓, 말투, 목소리 등의 신체의 움직임으로 표출된다. 신체의 움직임 중 표정(mimicracy)은 주로 얼굴 운동에 의한 것이고, 팔 다리에 의한 몸짓(gesture)과 전신에 의한 것(pantomime)이 있다. 이 중 가장 중요한 것은 얼굴에 나타나는 표정이다[11]. 얼굴 표정에 현재의 심적 상황, 특히 감정의 변화가 잘 나타나며, 이뿐만 아니라 지성(知性), 의욕(意慾), 습관 등의 인격(人格) 전체가 표출된다. 기분 장애 환자의 유쾌함, 우울, 불안, 고민 등의 감정 변화나, 히스테리[12] 환자의 과장적이고도 연극적인 다양한 표정, 그리고 정신분열병 환자의 경직되고 무표정하며 자폐적인 모습이 얼굴에 나타난다.

몸놀림이나 동작 또한 정신증상의 표현이다. 조증 환자는 유쾌하고 말이 많으며, 이리저리 활발히 움직인다. 우울증 환자는 고뇌에 젖어 머리를 숙이고, 낮은 목소리로 띄엄띄엄 느리게 이야기하며 동작은 축 처져있다. 와해형 정신분열병 환자의 공허한 웃음이나 어린이 같은 태도, 긴장형 정신분열병 환자의 납굴증(臘屈症), 현기증(衒奇症), 상동증, 혼미, 그리고 히스테리 환자의 연기하는 듯한 몸짓이나 동작 등도 이들 환자의 정신상태가 겉으로 표현되는 모습이다.

다음은 정신과 의사가 환자와 만났을 때 얻어지는, 병의 모습을 형성하는 상태상(狀態像)과 증후군에 대해 알아본다. 정신증상의 단일 증상(의식, 지능, 주의, 감각, 지각, 사고, 기억, 감정의 이상異常)은 이 책의 각론에서 취급될 것이다.

11) 얼굴은 얼의 꼴, 즉 마음의 모습이다. 내면의 마음상태가 그대로 얼굴에 드러난다는 의미이다(정민, 2007).

12) 히스테리란 용어는 오늘날 많이 쓰이지 않는 용어이다. ICD-10의 해리성 장애의 일부, DSM-IV의 전환 장애, 또는 과거의 전환히스테리에 해당하는 것이다. 임상적으로 여전히 유용하다고 사료되어 이 용어를 사용하였다.

상태상(狀態像)

환자가 의사에게 나타내는 표정, 행동, 언어표현, 이상 체험, 병식 결여와 같은 일과성 현상을 상태상(狀態像)이라 한다. 이것은 질환의 전체 과정과는 구별된다. 정신증상으로는 환청, 망상 같은 단일 증상과 우울 상태처럼 행동과 감정 면에서 이상 증상이 복잡하게 섞인 현상이 있다. 특히, 감정은 인간의 심신상태를 반영하는 주관적이면서도 수동적인 복합적인 심리상태이다. 정상 기분에서 심적 동기에 의해 나타나는 우울감정은 심인성(반응성) 우울증이다. 그러나 순환성 우울증의 우울기분이나 뇌의 기질적 질환과 내분비 변화에 따른 우울감정도 있다. 이들이 질적(質的)으로 동일한 우울감정인지 아닌지는 구별하기 어렵다. 이렇게 여러 요인에 의해서 나타나는 주관적, 혹은 객관적인 우울증상은 단지 우울상태라는 상태상으로 기재(記載)하는 것이 병명을 붙이는 것보다 현실적이다. 과거에는 조광(躁狂), 울광(鬱狂), 편집광, 착란광, 우둔함(치둔, 痴鈍, obtuse)[13]과 같은 상태상이 질환명을 대신하여 쓰였다. 그 후 Kahlbaum K.L.(1828~1899)과 크레펠린(Kraepelin E., 1856~1926) 등에 의해서 비로소 질병단위(疾病單位)라는 용어를 쓰기 시작한 것이다(新福尙武와 島薗安雄, 1980).

현재 정신과 영역에서 진단하는 병명은 유형에 따른 병명이지 기질적 원인이 확립된 질병단위로서의 병명이 아니다. 크레펠린이 체계화하고자 했던 질병단위에 대항하여 Hoche A.(1864~1943)는 특정한 증후군을 중시하였다. 이렇게 증후군이냐 질병단위냐의 논란은 정신분열병을 중심으로 한 내인성 정신병에서 계속되었다. 정신분열병과 조울병과의 경계, 혹은 혼합된 형태인 비정형 정신병(Leonhard K.; Pauleikhoff B.; 黑澤良介)이나 경계성 장애(Hoch P.와 Polatin P.)에서는 질병단위보다는 상태상을 중시한다.

13) 치둔: 정신지체와 치매에서 멍청해 보이는 상태를 말함.

Petrilowitsch N.(1960)은 상태상(狀態像)이 질병에 대한 정신병리학적 추구의 방법으로 중요하다고 하면서 크레치머의 다차원 진단법을 높이 평가하였다(1장. 정신병리학의 발전 참조). 환자에게 좁은 의미의 진단인 병명을 붙여버리면 정신병리학적으로 추구하고자 하는 흥미와 노력을 잃게 된다. 그러나 다차원 진단법을 통해서는 병 발생에 관련된 여러 인자를 다원적으로 추구해 갈 수 있는 이점이 있다.

상태상을 형성하는 인자로는 병상의 내용에 특징을 부여하는 병상 형성적(病像形成的, pathoplastic, Birnbaum K., 1919) 인자와 질병 과정에 직접 영향을 미쳐 질병에 특이한 성격을 부여하는 병상 성인성(病像成因性, pathogenetic) 인자가 있다. 병상 형성적 인자로는 환자의 체질, 지능, 연령, 성별, 성격, 교양, 체험, 환경, 전(前)형성적 인자[14], 유발인자(誘發因子), 소질인자(素質因子) 등이 있다. 유발인자란, 예로서 노인성 정신병에서 뇌동맥 경화증이 상태상에 영향을 주는 경우이다. 소질인자란, 정신지체인의 정신분열병은 정신분열병을 일으키는 소질인자에 의해 생긴다고 보는 경우이다[15]. 병상 성인성 인자는 질병의 원인에서 유래하는 것이기 때문에 상태상으로 정신병을 진단하는 경우에는 결정적인 역할을 한다. 정신분열병의 경과를 통해서 볼 때 인격 전체가 침해되는 것은 아닌 것과 같이, 병상 성인성 인자는 정신분열병 환자의 인격을 부분적으로 침해하는 데 그치고, 병상 형성적 인자는 환자마다 각기 다르기 때문에 정신분열병의 상태상이 다양하게 나타나는 것이다.

역동적(力動的) 정신병리학에서는 병상 형성적 인자를 중요시하고, 인간학적 정신병리학에서는 야스퍼스의 심적연관(心的連關)을 이해한다는 이해의 개념과 크레치머의 다원적 진단을 활용하지만, 본질적으로는 환자의 특수한 현존재(現存在) 양식을

14) 예컨대 중독성 정신병의 증상에 우울 기분이 있다가 중독이 치유된 후에도 우울 기분이 계속되는 경우가 있다. 이것을 전(前)형성적 인자의 작용 때문이라고 본다.

15) 소질(素質, diathesis)과 소인(素因, disposition)은 '스스로 준비하다'는 어원(語源)에서 나온 용어이다. 소인은 질병에 걸리기 쉬운 질병 준비성을, 소질은 특수한 증상을 나타내기 쉬운 경향의 의미로 쓴다. 요인이 되는 바탕이라는 소지(素地)나 토양(土壤, terrain)이란 용어를 쓰기도 한다.

해명하려 하므로 질병단위와 상태상에는 관심이 없다.

비록 상태상이 임상적으로 가치가 크다고는 하지만 아직 상태상에 대한 통일된 내용은 없다. 근래 原田憲一(2008)은 임상에서 자주 보게 되는 상태상 여섯 개를 들었다. ① 우울 기분, 의욕 저하, 자책감을 포함하는 우울상태, ② 불안, 긴장, 건강염려증, 공포증을 포함하는 불안 · 긴장상태, ③ 환각 · 망상상태, ④ 정신운동성 흥분, 조증성 흥분, 불쾌감, 분노, 자극민감성을 포함하는 흥분상태, ⑤ 기억 감퇴, 인지 장애(치매), 정신분열성 결함을 포함하는 만성 결함상태, ⑥ 의식 장애를 포함하는 섬망상태가 그것이다. 그러나 정신질환의 진단을 상태상(狀態像)에 두거나 병의 경과에 두더라도 원칙적으로는 상태상을 기초로 하는 것이며, 이 상태상의 병상 성인성 인자와 병상 형성적 인자를 상세하게 추구함으로써 병의 감별과 유형화(類型化)가 가능한 것이다(新福尙武와 島薗安雄, 1980).

정신 증후군

상태상의 특징을 좀더 쉽게 부여하기 위해서 증후군의 개념을 만들었다. 즉 상태상의 유형이면서 다양한 변이에 하나의 질서를 주듯이 증상을 조합시켜 하나의 종합된 증후군을 도출해 내는 것이다. 증후군은 증상들의 덩어리로서 하나의 특이한(unique) 것이다. 증상은 다른 증후군에도 있을 수 있으나 이 증상들이 모여서 특정한 군을 형성하는 것은 유일하기 때문이다. Kahlbaum K.L.은 정신질환의 경과와 성과를 관찰하여 상태상 속에 몇 가지 증상이 서로 친화성을 갖고 결합하여 증후군을 형성하고 있음을 발견하고, 파과병(破瓜病, HebephrenieⒹ), 긴장병(緊張病, KatatonieⒹ), 유파과병(類破瓜病, HeboidophrenieⒹ), 순환병(ZyklothymieⒹ)과 같은 병의 형(病型, type)[16]

16) 그가 기재한 긴장병은 나중에 크레펠린에 의해서 조발성 치매의 한 형(型)으로 되고, Bleuler E.에 의해서 증후군으로 취급되었다.

을 고안하였다. Bleuler E.가 정신분열병을 정신분열병 군(群)(SchizophrenienⒹ)이라 한 것도 환자에게 나타나는 다양한 상태상을 중요시했기 때문이다. 슈나이더도 정신분열병과 순환병은 둘 사이에서 유형에 따른 감별이기 때문에, 내인성 정신병 중 다소라도 전형적인 순환병을 제외한 나머지를 정신분열병이라 하면서, 우울증과 정신분열병을 엄밀하게 구별하지 않았다. 그리고 그는 생명 현상의 역동을 생명 전체로부터 통제되는 기능군의 상호작용으로 파악하고, 이 기능군(機能群)은 정상적인 정신생활을 구성하는 하나의 통일체이지만, 이것이 정신병에 의해 선택적으로 침범당하면 사고 탈취의 군(群), 비약성(飛躍性)의 군, 혼선(混線)의 군으로 나뉜다고 하였다.

오늘날 말하는 정신 증후군이란, 질병단위와 요소적(要素的)[17] 현상인 단일 정신 증상의 중간에 해당된다. Pichot P.와 中島宏(1960)의 정신 장애 분류의 시안(試案)에서 '증후군은 증상이 공통성에 의거하여 결합된 것이다. 즉 하나의 증후군 속에 있는 각 증상의 연관성은 여타의 증후군에 속하는 증상과의 관계보다 좀더 긴밀하게 결합되어 있다. 증후군은 현재의 상태를 나타내는 것이다'라고 하였다.

앞으로 정신질환이 의학의 발달로 기질적 원인이 밝혀져 정신 장애가 새롭게 분류되겠지만, 정신 증후군은 시대나 문화, 개인 정신생활의 분화도(分化度)에 따라 다소 변화할 수는 있으나 질병단위와는 별개의 것으로 계속 존재할 것이다. 그 이유는 환각이나 망상 증후군의 경우 중독성 정신병뿐만 아니라 내인성 정신병에서도 나타나기 때문이다(新福尙武와 島薗安雄, 1980). 현재 국제 질병 분류(ICD-10)나 미국의 진단과 통계 지침(DSM-5)이 사용되고 있다[18]. 현재의 정신질환의 명칭은 정신과 의사가 임시로 붙여 놓은 명칭일 뿐이다. 정신 증후군은 환자가 표출하는 있는 그대로의 모습을 나타낸다는 점에서 그 의의가 크다고 할 수 있다.

17) 요소적: elementary.

18) ICD-11이 2017년에 개정되어 2022년부터 공식적으로 사용될 예정이다.

제3장 정신질환의 경과

제3장 정신질환의 경과

1. 병의 시작

병의 경과(course)란 병이 순차적으로 펼쳐 나타나는 양식(樣式)을 말한다. 병의 경과는 병이 시작하는 모습, 이후의 경과, 그리고 마지막 단계의 성과, 혹은 종착점으로 나눌 수 있다.

병이 시작(onset)하는 모습에는 뜻밖에 별안간 나타났다가 사라지는 돌발성(突發性, paroxysmal), 병이 갑작스레 일어나거나 급히 악화되는 급성(急性, acute), 이보다는 조금 천천히 일어나는 아(亞)급성(subacute), 모르는 사이에 점진적으로 진행하여 발병하는 잠행성(潛行性, insidious), 그리고 언젠가는 병이 나타날 수 있는, 혹은 준비되어 있는 잠복성(潛伏性, latent)이 있다.

조증 삽화는 급작스럽게 수일간에 시작하며 우울증은 수주간에 걸쳐 점진적으로 일어난다. 또 단극성 우울증보다 양극성 우울증의 발생이 더 갑작스럽다(Keitner G.I. 등, 1996). 대부분 조증 삽화 발생 전에는 경조증 증상이 수일에서 수주간 나타난다. 이때 흔한 전구증상은 수면 장애이다[1]. 그러나 임상에서 각 질환의 발병 시기를 정확히 알아내기란 쉽지 않다.

1) 수면 장애는 환자의 77%에서 있었으며(Jackson A. 등, 2003), 조증의 행동증상은 환자의 가족이 환자 자신보다 두 배나 더 잘 알아차렸다(Keitner G.I. 등, 1996).

2. 경과의 모습

병의 경과에 따른 모습으로는 점차 증상이 나빠지는 악화성(exacerbation)이 있으며, 죽음에 이르는 치사성(致死性, fatal), 점차 나아지는 회복성(recoverable), 증상이 나아져 증후학적 기준에 들지 않는 완화(remissive), 병이 일어나기 전 상태로 돌아갈 수 있는 가역성(reversible), 그리고 병이 나아지지 않고 오래 지속되는 만성(慢性, chronic)이 있다. 그 외에 주기성(periodic), 순환성(cyclic), 갑자기 멈추는 돈좌성(頓挫性, abortive)[2], 일과성(一過性, transient), 병이나 증상이 쉬었다 다시금 일어나는 간헐성(間歇性, intermittent), 삽화성(插話性, episodic) 등이 있다.

진행성(progressive)이란 병이 진행함과 동시에 일정한 차례에 따라 이어지는 체계적인(systemic) 경과를 취하는 것으로서 만성 망상병이 이에 속한다. 체계적이면서 진행성 경과를 취하는 만성 망상병(Magnan V., 1892)은 변질이 없는 사람에게서 잠복기, 피해기, 과대망상기, 치매기의 4개 병기(病期)가 차례대로 규칙적으로 나타나면서 경과한다. 이와는 달리 변질이 있는 사람에게서 생기는 급성(急性) 망상 상태는 돌발 망상(délire d'emblée Ⓕ)이라 해서 변질의 영향으로 망상이 규칙성 없이 다양한 모습으로 변화하여 체계적인 경과를 취하지 않다가 돌연 치유된다.

3. 병상과 삽화

병의 과정의 한 양상인 병상(病相, phase)[3]은 달(月)이 차고 기우는 것처럼 병이 얼마

2) 의학용어집(대한의사협회, 2001)에는 abortive를 '불발'로 번역하였다.

3) phase를 '위상(位相)'이라고 번역하면, 시간(時間) 생물학(chronobiology)에서는 한 주기(週期) 중의 어

의 기간 동안 나타났다가 사라지는 현상을 말한다. 이는 일정한 길이를 갖고 순환(cycle) 반복한다[4].

조용한 안정기(또는 의식 명료기, lucid interval), 혹은 휴지기(休止期, intermission)[5]를 사이에 두고 규칙적으로 반복하는 것은 주기(周期, period)라 한다[6]. 조울병에서 그 전형(典型)을 볼 수 있으며 비정형 정신병과 주기성 정신분열병(periodic schizophrenia)에서도 보인다(Polonio P., 1954). 병상(病相)이 빈번히 반복되어 거의 휴지기를 알 수 없는 조울병은 병상(病相) 빈발형 기분 장애(rapid cycling affective psychosis)[7]이고, 이러한 환자를 급속 순환형 환자(rapid cycler)라 부른다. 아직 치료되지 않은(未治) 조울병의 우울 병상(病相)은 6~9개월간 지속되고, 조증 병상은 이보다 짧아서 3~6개월 정도 지속된다. 병상이 반복되면서 휴지기(休止期)는 단축되는 경향이 있다. 4번째 병상까지가 특히 증상이 심하다(민성길 등, 2006).

삽화(插話, episode)는 일상생활의 흐름 속에 끼어 들어가는 이질적(異質的)인 정신 이상 상태를 말한다. 길이는 대개 짧고 후유증을 남기지 않고 소실된다. 단 1회뿐이라면 일과성(一過性, transient)과 같고 반복되면 병상(病相, phase)과 구별이 어렵다. 주요 우울 장애(major depressive disorder)의 삽화는 6~13개월간 지속되며, 재발의 빈도는 20년에 5~6회이다. 첫 발병 후 25%가 6개월 내에 두 번째 삽화가 생기며 재발이 반복될수록 삽화의 지속기간은 길어지고, 삽화 사이의 간격은 짧아진다. 주요 우울 장

느 시점에서의 상태를 말하고, 심리학에서는 발달 단계의 한 시기를 나타낸다.

4) 뇌전증의 경우는 비록 증상이 반복하여 나타나기는 하지만 병의 기간이 단시간이어서 발작(spell 혹은 fit)이라 한다.

5) 휴지(休止): 하던 것을 그침. 휴지가 간결(間缺)이나 간헐(間歇)보다 이해하기 쉽다. 간헐은 그쳤다 이어졌다 하는 것이다. 그 사이에는 정상상태이므로 증상이 그친다는 의미로 휴지라는 표현이 좋다.

6) 이 중에는 월(月) 주기(circalunar rhythm)와 연(年) 주기(circannual rhythm)가 있다.

7) ICD-10(이부영, 1994)에서는 급성순환성 기분 장애로 기재되었다. 이것은 Bauer 등(1994)의 대규모 연구에 의한 것이다. 120명의 급속순환성 양극성 장애에서 45%가 양극성-II 장애였으며 1년 내에 삽화수가 많았다. 여성에서 호발한다. 아직 양극성-I형에서 더 많은지 II 형에서 많은지는 불명하다.

애가 2~4회 재발된 이후에 5~10% 정도에서 조증이 나타나 양극성 장애로 된다(대한신경정신의학회, 2005).

그리고 우울증 삽화 발생 이전 3~12개월에 스트레스가 있었음을 알 수 있다. 스트레스는 초기 삽화의 시작과 관계되고, 직업과 관련된 사건은 조증 삽화와 관련이 크다. 그리고 우울 삽화의 유발인자로는 사별, 이별, 직업 변화, 이사 등이 있다.

삽화성 정신병(episodic psychosis)은 정신지체(情神遲滯)에서 기분의 변동과 망상이 일과성으로 생기는 것이고, 삽화성 사춘기 몽환 상태[8]는 청년기에 의식 변화가 생기는 간뇌(間腦) 질환을 말한다(濱田秀伯, 2001). 삽화성 몽롱 상태(Kleist K., 1926)는 돌발성의 몽롱 상태(twilight state)가 수일간 지속되는 비정형 정신병이다. 삽화성 긴장병과 삽화성 혼미(episodic stupor)도 비정형 정신병의 한 유형이다.

4. 주기성과 순환

주기성(週期性, periodicity)은 삽화가 일정한 간격을 두고 되풀이하여 나타나는 것이고, 순환(循環, cycle)은 주기적으로 자꾸 되풀이되어 도는 것이다. 예로서, 짧은 병상을 빈번하게 반복하는 단극성 우울 장애는 반복성 단기 우울 장애(recurrent brief

8) 몽환(夢幻) 상태(oneiroid state): 현실과 공상, 현실과 꿈이 들락날락하는 꿈과 같은 상태를 몽양(夢様) 상태(dreamy state, Jackson J.H., 1876)라 한다. 정신 운동 발작 시 몽양상태에서 시간과 공간이 과장되어 체험되고 기시·미시감과 이인증을 수반한다. 몽환(夢幻, oneiroid), 또는 몽환 상태는 꿈꾸는 듯한 상태에서 환상적인 장면의 환시를 주 증세로 하고, 불안·황홀 등의 정동 변화를 수반한다. 의식의 동요는 드물고 착란과 지남력도 눈에 띄지 않으며, 나중에는 꿈에서 깨어난 듯이 자신의 상황을 분명하게 깨달을 수 있다. 몽환양(夢幻様) 체험형(oneiroid experience form, Mayer-Gross W., 1924)은 환상적 표상 능력의 소인을 가진 환자에게 생기는 몽환증과 비슷한 내인(內因) 정신병의 한 형태이다(濱田秀伯, 2001).

depression disorder, ICD-10)[9]이다.

극성(極性, polarity)의 경우 조울병에서 우울상태나 조(躁)상태의 삽화(혹은 병상, 病相)가 2회 이상 반복할 때 오직 하나의 병상(주로 우울 병상)을 가지면 단극형(unipolar type)이고, 상반되는 조증상태와 우울상태의 병상을 번갈아 반복하여 나타내면 양극형(bipolar type)이라 한다. 이는 순환형이라고도 부른다.

순환(cycle)의 길이는 삽화의 시작에서 다음 번 삽화의 시작까지를 말한다. 순환의 길이 변동은 중간에 증상이 없는 기간의 변동을 반영한다. 왜냐하면 삽화의 기간은 그 개인에 있어 일정하기 때문이다. 치료는 삽화의 자연적인 길이(기간)를 변화시킨다.

양극성 장애에서 순환의 길이는 재발되면서 대개는 단축된다. 즉 삽화가 더욱 빈번해진다. 이렇게 삽화 수가 증가하면서 상태가 좋은 기간은 줄어든다. 크레펠린(Kraepelin E.)은 조울병(manic depressive illness)에서 '삽화 수가 증가하면서 보통 기분

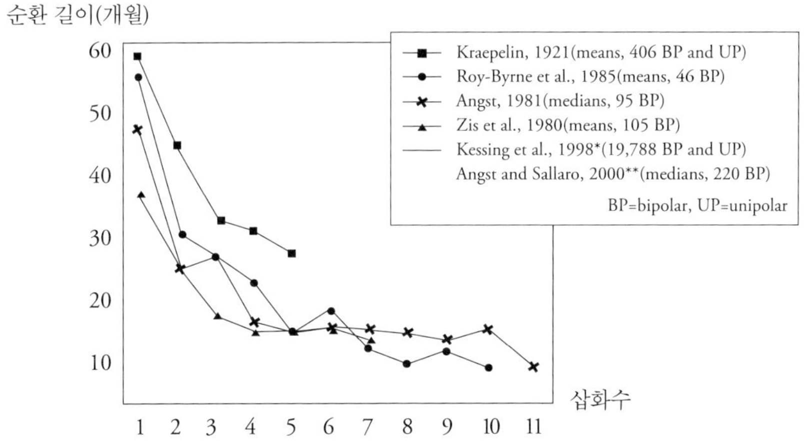

그림 3-1: 양극성 장애에서 순환(cycle) 길이와 삽화 수와의 상관(Goodwin F.K. & Jamison K.R., 2007)

9) 이것은 과거 Augst J. 등(1985)이 반복성 단기 우울증(recurrent brief depression)으로 기재한 것이다.

(euthymia)의 간격이 줄어든다.'고 처음 기술한 바 있다. 이것은 이후에 양극성 장애의 병인설의 하나인 점화 모델(kindling model)[10]의 주요 개념이 되었으며, 이로써 삽화는 시간이 갈수록 더 잦아질 것이라고 예측하였다. [그림 3-1]은 양극성 장애에서 순환(cycle) 길이와 삽화의 수와의 상관을 나타낸 것이다(Goodwin F.K. & Jamison K.R., 2007). 현재까지의 연구를 보면, 양극성 장애에서 처음 몇 회(3~5회)의 삽화 동안 순환의 길이가 줄어들지만 이후에 더 잦아지는지에 대해서는 아직 일치된 소견이 없다. 단지 일부 양극성 장애에서 순환의 길이가 점차 짧아지는 것으로 보고 있다.

순환(循環) 정신병(circular psychosis, Falret J-P., 1854)에서는 조증성 흥분, 휴지기(休止期), 우울의 3개의 병상을 규칙적으로 반복한다. 여자에서 호발하며 유전성이 크고 뚜렷한 망상은 드물다. 각 병상은 회복성으로 치매로 이행되지는 않는다. 일생 반복된다는 점에서 예후는 불량하다. 그리고 2상(相) 정신병(double form psychosis, Baillarger J., 1854)[11]은 한 번의 삽화 중에 조증과 우울증 2개의 병상을 동시에 갖고 병상 사이에는 긴 휴지기를 보인다. 이 두 개의 장애는 결국 오늘날의 조울병과 모습은 같다. 그러나 과거의 마니아(mania)와 멜랑콜리 속에는 감정의 장애뿐만 아니라 긴장병의 일부와 지금의 비정형 정신병도 포함되어 있었기 때문에, 지금의 용어와는 의미가 같지 않다는 점에 유의해야 한다. 교대(交代) 정신병이나 주기성(週期性) 정신병(periodic psychosis, Ballet G.)도 조울병의 옛 명칭이다. 유(類)순환 정신병(cycloid psychosis)은 오늘날의 비정형 정신병에 해당된다. 이것은 다양한 병의 모습을 반복하고 예후가 좋은 정신병이다. Kleist K.(1921)는 이것을 정형(定型) 정신병 중 순환 정신병에 대응하는 독립된 비정형 정신병으로 기재하고, 운동 정신병(motility psychosis)[12], 흥분·

10) 점화효과(點火効果, kindling effect, Goddard G.V. 등, 1969): 동물 뇌의 일정 부위에 역치 이하의 전기 자극을 반복하면 이후에는 역치 이하의 자극으로도 경련 발작을 일으키는 현상을 말한다.

11) 원어는 folie à double formeⒻ임.

12) 운동 정신병(motility psychosis): 급성으로 발병한다. 때로 움직임이 많거나 전혀 움직임이 없는 대조적인 병상(病相)이 교대로 나타나며, 주기성으로 재발을 반복한다. 긴장병과는 구별된다.

억제성 착란 정신병, 불안(-행복) 정신병의 유형으로 구분하였다. 결국 병적(病的)인 소질 위에 저절로 발병하고, 움직임이 많거나(多動) 움직이지 않는 경우(無動), 흥분과 혼미, 황홀과 불안이라는 양극성 요소를 가진 병상(病相)의 형태로 경과하고, 삽화 후에는 회복된다.

청년기의 주기성 정신병으로는 사춘기 주기성 정신병(高木降郎, 1959), 약년(若年)[13] 주기성 정신병(山下格, 1999) 등이 알려져 있다. 전자는 12~15세경에 조울증, 환각 · 망상, 의식 장애, 자율신경 증상을 반복하고, 후자는 10~20세경에 월경 주기에 맞춰서 정신운동 장애를 반복하는 급성 정신병으로서 긴장병과 유사한 점이 많다.

5. 장기간의 성과(long-term outcome)

병이 장기간의 경과로 다다르게 되는 것이 성과(成果, outcome)[14]이다. 정신질환의 장기간 경과에 대해서는 1990년이 되어서야 비로소 우울증의 경과를 기술(記述)하는 용어가 통일되면서 그간의 연구 결과를 객관적으로 비교 평가할 수 있게 되었다(Frank E. 등, 1991). 질환의 경과, 혹은 치료 성과(outcome)에 관한 용어로는 반응(response, 혹은 responder), 호전(improvement), 치료 효과(therapeutic effect), 유효(efficiency), 치료 성과(treatment outcome), 성공(success)과 실패(failure), 변화(change)와 변화 없음(nonchange), 치유, 경쾌, 치료되지 못한 것(未治), 사망 등 다양하다. 또 이들 상태의 변모형(變貌型, modifier)으로서 완전(full, 혹은 complete), 부분(partial, 혹은 incomplete), 현저함

13) 약년: 젊은 나이.

14) 전귀(轉歸)보다는 귀착이 나은 용어로 보인다. 의미로 보아서는 '성과'가 쓰기 쉽다고 사료되어 이를 사용하였다.

(marked, 혹은 significant), 경도(mild), 좋음(good), 나쁨(poor) 등으로 구분한다(高川壽亮과 神庭重信, 2004).

치료 관점에서 보아 치료 개시부터 완화되기까지는 급성기 치료(acute phase treatment)이고, 완화된 후부터 회복까지는 계속 치료(continuation treatment), 그리고 회복에 도달된 후에 재발(새로운 삽화의 출현)을 막기 위한 치료는 유지치료(maintenance treatment)이다.

그러나 이들 용어의 기준은 각 정신 장애에 따라 다르고, 또 연구자마다 각기 달리 적용하고 있다. 이것은 여러 정신 장애의 경과가 각기 다르기 때문이다. 이 중 우울증만이 여타의 장애에 비해 어느 정도 국제적으로 적용 기준이 확립되어 있는 실정이다. 정신분열병의 경우에는 많은 부분에서 합의에 이르지 못하고 있을 뿐만 아니라 연구자마다 평가기준이 달라서 성과를 파악하기 어렵다.

병의 성과와 관련하여, 현재 주로 급성기 치료에서 이용되는 용어는 다음과 같다(그림 3-2 참조).

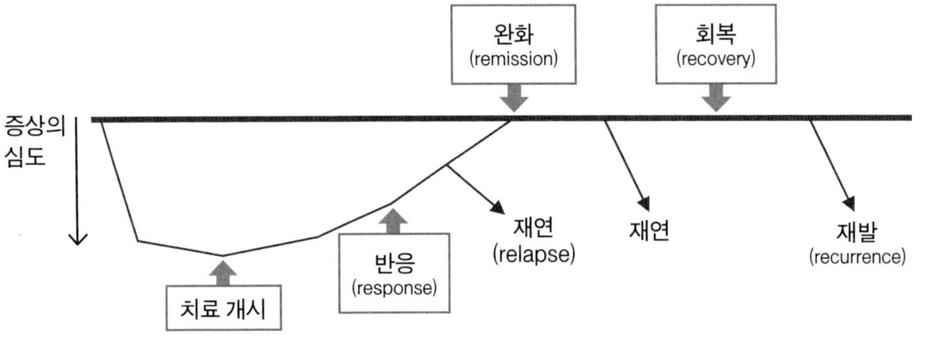

그림 3-2: 주요 우울 장애 삽화의 반응, 완화, 회복, 재발, 재연(Kupfer D.J., 1991에서 발췌)

① **반응**(response, 혹은 responder): 치료에 대한 반응을 증상 평가척도의 절단점(cut-off)을 이용해서 평가기준으로 삼거나, 증상, 혹은 전체 상태의 변화율로 정한다. 치료 개시 후에 충분히 개선되어 증후학적으로는 진단 기준을 이미 만족시키지는 않지만 아직 의미 있는 증상이 남아 있는 경우이다.

주요 우울 장애에서 치료 반응이라 하면 우울척도(Hamilton Depression Scale) 점수가 50% 이상 감소된 상태, 즉 기저상태(baseline)보다 우울증의 심한 정도가 반감된 시점으로 정한다.

정신분열병에서 반응에 대한 판정 기준은 통일되어 있지 않다. Clinical Global Impression(CGI)을 이용하여 중등도 개선 내지 현저한 개선을 반응으로 본 연구가 많으며[15] 양성 및 음성 증후군 척도(Positive And Negative Syndrome Scale: PANSS) 점수에서 20% 이상 감소한 경우로 정한 것도 있다. 여기서 20%의 근거는 없으며 연구자가 임의로 정하여 판정하였다[16].

공황 장애에서의 반응은 발작의 빈도에 중점을 두었다. 3개월에 걸쳐 2주일간 발작이 없는 경우를 기준으로 할 때 인지치료로는 90%의 반응을 보였고 이미프라민(imipramine) 투여로는 55%의 반응을 나타냈다(Clark D.M., 등 1994).

② **완화**(緩和, remission)[17]: 증상이 개선되고, 증후학적으로 진단 기준을 만족시키지 않을 뿐 아니라 극히 경미한 증상만 남아 있는 경우이다. 지연 완화(late remission)는 오랜 경과 뒤에 정신분열병 증상이 갑자기 감소되어 일부의 증상만이 남아 있는 잔류상태를 말한다.

15) 예로서, 정신분열병 치료 저항군에서 종래의 치료를 계속하여 반응을 보인 경우는 7%에 불과하였으며, 클로자핀(clozapine) 투여로 34%에서 반응을 보였다(高川壽亮과 神庭重信, 2004).

16) 리스페리돈(risperidone) 투여로 57%에서 반응을 보였다. 이는 PANSS(Positive and Negative Symptom Scale) 점수가 20% 이상 감소된 율인 것이다(高川壽亮과 神庭重信, 2004).

17) 관해(寬解)는 국어에 없는 용어이다. 어원으로 보아 remittre는 '느슨하게 하다'라는 의미로서 '나아지는, 경감, 누그러지는 것'을 의미한다. 완화가 적절한 번역어로 생각한다.

양극성 기분 장애 환자 75명을 대상으로 한 4년간의 자연경과 연구(naturalistic follow-up study, Tohen et al., 1990)에서 28%의 완화율을 보였다[18]. 정신분열병에서는 장기 추적 조사 결과 완화율은 10~60%였다. 환자의 20~30%는 거의 정상생활을 하였으나 20~30%는 중등도의 증상을, 40~60%는 일생 동안 심각한 장애를 보인다(Sadock B.J. & Sadock V.A., 2007). 기분 장애가 이들보다 좋다고는 하지만 이들의 20~25%는 심한 장애를 장기간 지속적으로 나타낸다. 그러나 임상에서 사회 적응의 기준은 남녀가 각기 다르고, 주위에서 수용하는 정도도 다르기 때문에 개개인의 적응 수준은 다양하다. 정신분열병의 완화 판정 기준은 연구자마다 다르다. McLine-Harvard Fist-episode 연구(Tohen M. 등, 2000)에서는 초회 정신병 삽화 환자를 대상으로 6개월간 추적 조사를 할 때 DSM-IV의 정신분열병 A기준에서 2개 이하이고, CGI 2 이상을 포함하여 직업과 거주의 기능 상태를 평가했다. 이것을 증후군 회복(syndrome recovery)이라 정하였는데 이것은 거의 완화에 해당된다[19]. Lieberman J. 등(1993)은 초회 삽화 환자에서 망상 등의 증상이 있다고 해도 그 빈도가 적거나 행동에 영향 없고, CGI에서 경도 이하의 현저한 개선 상태가 2개월 이상 지속된 경우를 완화로 정의하였다[20]. 이 외에 망상과 환각 등의 증상이 없는 상태가 3개월 이상 지속되는 경우로 정한 것도 있다[21].

18) 그러나 이러한 경향이 10년 후까지 계속 간다면 결국 1%에도 미치지 못하는 완화율이 된다. 상당히 저조한 완화율이다. 과거에 크레펠린(1921)은 조울병의 완화율을 좋게 보고한 바 있다. 그가 대상으로 한 459명의 조울병 환자 중에 1회 이상의 삽화가 55%이고 3회 이상은 28%라고 하였다. 그러나 후에 조사해보니 1회 삽화인 예도 대부분 만성화되어 장기간 입원하거나 다수의 삽화를 가진 경우였다(Goodwin F.K. & Jamison K.R., 2007).

19) 이 결과에 의하면 6개월 이내 증상 회복률은 36%였다.

20) 이로써 완화율은 6개월에 75%, 12개월에 85%였다.

21) 정신분열병 초회 삽화로 치료 개시 후 6개월 내 50%, 1년 내 75%의 완화율을 보였다. 그리고 10년이 경과해도 완화되지 않는 환자는 14%였다. 그러나 이 경우 음성증상도 포함되므로 완화라 부르기에는 매우 느슨한 기준이라고 할 수 있다(Eaton W.W. 등, 1998).

공황 장애에서는 2개월 이상, 발작이나 공포증상, 예기불안이 없는 상태를 완화로 정한 경우(Pollack M.H. 등, 1991)[22]와 2개월 이상 발작이 없고 경도의 공포가 있어도 회피를 동반하지 않은 경우(Keller M.B. 등, 1994)가 있다.

③ **회복**(recovery): 정상, 혹은 평상시의 상태로 되돌아가는 것이다. 이것은 급성기 치료의 목표가 된다. 완화상태가 일정 기간 이상 지속되면 회복이라고 할 수 있다. 이때의 회복은 질병 그 자체로부터 회복이란 의미는 아니고 질병 삽화(episode)로부터의 회복이다.

우울증에서 치료 반응 상태가 2개월 이상 지속되고 새로운 삽화가 보이지 않으면 회복이라고 판정한다(DSM-5와 ICD-10의 기준). 또는 증상이 없는 상태가 4~9개월간 지속되면 회복으로 간주하기도 한다(Depression Guideline Panel, 1993). Keller M.B. 등(1992)은 Psychiatric Status Rating에서 증상이 없거나 아주 경미한 경우를 회복으로 정하였다[23].

기분 장애 환자를 20년간 장기간 추적 연구한 결과, 양극성 장애의 24%, 단극성 우울증의 30%는 회복되었다. 환자는 추적 기간의 80%에서 질병이 없는 상태였다(Angst J. 등, 2005). 그리고 기분 장애 환자의 40년간 추적 연구(Angst A. & Preisig M., 1995)에서 전체의 16%가 68세에서 회복상태였으며[24] 52%는 여전히 재발하였다.

정신분열병에서 회복이란 용어를 과연 쓸 수 있을지는 의문이다. DSM-IV 기준으로 양성 증상이 없고, 음성 증상이 2개 이상 있어도 경한 상태라면 이를 잔류상태로 판정한다. 그리고 이것조차 소실되면 회복이라고 정한다. 통상 망상, 환각 등의 핵심 증상이 완화되어 6개월 이상 지속되면 삽화에서 회복되었다고 판정한다. Chestnut lodge 연구(McGlashan T.H., 1984)에서는 정신분열병 환자를 15년간 추적하

22) 이로써 2년 뒤의 완화율은 46%를 보였다.

23) 이 경우 우울증의 회복률은 6개월에 40%였고, 5년 후에 12%는 회복되지 않았다.

24) Global Assessment Scale score가 60 이상이고 지난 5년간 삽화 출현이 없는 경우로 하였다.

는 데 전체적인 기능을 5단계로 평가하였다. 회복은 완전 고용 상태이며 증상이 없어져 치료를 필요치 않는 정도로 가족과 사회기능을 유지하는 경우로 정하였다. 이로써 DSM-III 기준을 적용하였을 때 정신분열병의 회복률은 6%였으며, 단극성 우울증은 21%, 양극성 장애는 11%였다. 그리고 정신분열병의 진단 기준에 들지 않고 5년 이상 입원하지 않았으며, GAF(Global Assessment of Functioning) 기능 평가상 65점 이상, 항정신병 약물을 복용하지 않거나 먹더라도 소량이면 회복이라고 정하기도 하였다(Torgalsboen A.K., 1999). Tsuang M.T. 등(1979)의 Iowa 500 연구에서는 30~40년을 추적하여 증상, 사회기능, 직업 등 여러 측면을 다차원 척도로 평가하여 그 성과가 양호로 평가된 환자는 결혼에서 21%였으며 주거에서 34%, 직업에서 35%, 증상에서는 20%를 나타냈다.

공황 장애는 만성 장애로서 경과가 매우 다양하다. 장기 추적 조사 결과는 많지 않다. 약 30~40%의 환자가 증상 없이 지내고, 50%는 일상생활에 지장이 없을 정도의 경미한 증상을, 그리고 10~20%는 지속적으로 증상을 갖고 있었다(Sadock B.J. & Sadock A.V., 2007).

④ **재연**(再燃, relapse)[25]: 일단 치료에 반응했지만 회복으로 판정되기 전에 질병 삽화의 진단 기준을 만족하는 상태로 되돌아가는 경우이다. 또는 완화, 혹은 부분 완화 기간 중에 증상이 다시 생긴 경우이기도 하다. 이는 동일한 질병 삽화의 지속이라고 볼 수 있다.

주요 우울 장애는 만성병질환으로 재연될 가능성이 크다. 첫 삽화로 입원한 이후 1년 동안 회복률은 50%이고, 이후 재발을 반복할수록 회복률은 줄어든다. 퇴원 후 첫 6개월 이내 재연율은 25%이고 2년 이내에는 30~50%, 5년 이내에는 50~70%가 재연한다. 양극성 장애는 주요 우울 장애보다 예후가 더 나쁘다. 환자의 45%는 재

25) 엄밀한 의미로는 재연과 재발이 구별되지만 임상에서는 혼용하여 일괄하여 '재발'로 쓴다.

연을 경험하고 40%는 만성화된다(Sadock B.J. & Sadock A.V., 2007). 단극성 우울증은 3회 재발 이후에는 재연의 가능성이 높아진다[26]. 그러나 많은 연구에서 삽화의 숫자와 평가 정의가 달라서 재연율의 결과도 다르다. 재연의 평가를 단지 입원만을 기준으로 하면 그 율은 줄어든다. 그러나 치료적 개입 연구에서는 재발을 높게 산정하는 경향이 있다는 점을 유념해야 한다.

정신분열병에서 유지 치료 1년 후의 재연율은 38%, 2년 후에는 58%에 달하였으며(Crow T.J. 등, 1986), 공황 장애에서는 증상이 완화된 이후 1년 이내 다시 진단 기준에 만족하는 상태로 되는 경우는 약 30%였다(Mavissakalian M. 등, 1986). 또 이미프라민 투여 후에는 40%, 인지치료 후에는 5%의 재연율을 보였다(Clark D.M. 등, 1994).

⑤ **재발**(再發, recur): 이미 회복이라고 판정된 후에 질병 삽화의 진단 기준을 만족하는 상태가 다시 출현한 경우이다. 이는 새로운 에피소드의 출현이라고 할 수 있다. 재발을 반복하면 재현(再現, recurrence)이라 하고, 나았거나 나아지던 병이 다시 덧나는 것은 도짐(recrudescence)[27]이다. 이는 휴지기가 짧고, 원래의 병이 수그러들지 않는다는 뉘앙스가 있다.

⑥ **자살**: 장기간의 병의 종착점으로 사망이 있으며 자살은 조기 사망의 주요 요인이다.

양극성 장애에서의 자살은 초기에 흔하고, 주요 우울 장애에서는 남자가 여자보다 자살률이 높다. 기분 장애에서 자살로 인한 사망은 정상인에 비해 6배 높다. 40년간 기분 장애 환자에 대한 연구(Angst J. & Preisig M., 1995) 결과 16%는 만성병적 상태였고 7.8%는 자살로 생을 마감하였다.

26) NIMH collaborative program on the psychobiology of depressive clinical study 결과 단극성 우울증의 5년 후 재연율은 64%, 10년 후에는 80%로 증가하였다(Mueller T.I. 등, 1999).

27) 재연(再燃)으로 번역하기도 했다. 이는 잠잠해진 것이 다시 떠들고 일어나는 것이다. 도지다, 혹은 다시 덧나다의 의미로서 '도짐'이라고 번역하였다.

정신분열병에서 자살은 조기 사망의 가장 큰 요인이다. 20~25%는 자살을 시도하고, 10~13%는 자살로 사망한다. 이는 일반인의 20배에 해당하는 높은 율이다 (Sadock B.J. & Sadock A.V., 2007). 공황 장애는 40~80%에서 우울증을 동반하기에 이로 인하여 자살을 한다.

6. 진행

진행(進行, process)[28]이란 정신 장애의 특정한 경과 양식으로서 독일권에서 주로 쓰는 용어이다. 병상(病相, phase)이나 인격 발전(personality development)과 비슷한 개념으로, Jaspers K.가 질투 망상에 대한 연구에서 제창하였던 진행성(進行性) 파괴성 병변(病變)을 나타내는 개념이다. 병적 진행(病的進行)이라고도 한다. 그는 정신장애를 크게 어떤 체험에 대하는 반응, 인격의 발전, (병적) 진행의 세 유형으로 나누었는데 이 중에 하나가 병적 진행이다.

병상(病相)의 경우에는 생겨난 정신생활의 변화가 가역성이고, 얼마간 지속되다가 다시 예전으로 되돌아간다. 그리고 인격은 연령에 따라서 성장하고 환경에 반응해 가면서 발전해 간다. 인격 발전의 경우는, 이상한 상태에 있어도 본래의 인격으로부터 심적인 원인 등에 의해 발전적으로 생겨났다는 점이 이해 가능하다. 즉, 전체로서는 동일하기 때문에 이해할 수 없는 굴절(屈折, knickⒹ)은 생기지 않는다. 이와는 달리, 어느 시점에서부터 지금까지의 그 사람과는 다른 이질적(異質的)인, 또는 전혀 새로운 정신생활의 변화가 생겨나, 이후에 그 변화가 지속되는 경우는 (병적) 진행이라

28) 과정이란 번역도 있으나 의미로 보면 '지속적인 변화'이므로 진행이라 쓴다.

한다.

진행에는 기질적 뇌의 병적(病的) 진행(organic brain process)과 정신적 병적 진행(mental process)이 있는데, 이들은 모두 이해 불가능하다.

기질적 뇌의 진행에서는 이질적 요소가 끊임없이 반복해 나타나고, 정신생활은 심하게 파괴되며, 심리학적으로 이해 불능한 심리현상이 얽히고설켜 불규칙한 경과를 보인다. 그렇다고 불치(不治)라고 할 수는 없고 병상(病相)을 반복하기도 하고 또는 치유되기까지 한다. 그리고 정신적 병적 진행에서는, 어느 시점으로부터 이질적인 변화가 생기고, 변화한 상태 속에서는 어느 정도 이해 가능한 심리학적 연관이 나타난다. 이전과 마찬가지로 전체로서 통합되는 경과를 보이기도 한다. 그러나 일단 일어난 변화는 역행하여 회복하는 것이 아닌 비가역성이어서 말기 상태에까지 이르거나, 일부는 그 도중에 잔류(殘有)상태에 이른다. 무엇보다도 경미한 경우에는 환자의 전체 생활사(生活史) 속에서 오직 한 번만의 굴절(knick)이 일어난 것 같은 인상을 주기도 한다.

정신의학에서 보통 진행(進行)이라고 하면, 후자의 정신적 병적 진행을 지칭한다. 정신분열병 중에서 양호한 진행성 경과를 갖는 것이 있기 때문에, 이것과 구별하기 위해서 진행성 정신분열병(process schizophrenia)이란 명칭을 쓰기도 한다[29].

진행성 뇌전증(process epilepsy)은 진행하여 인격 변화를 초래하는 뇌전증이다. 진행 후 정신병(psychose post-processuelleⒹ, Nodet C-H., 1937)은 기질 역동설로써 설명한 파라프레니아(paraphrenia)로서 공상적인 증상이 선행하고 병적 진행에 의해서 해방(解放)현상을 보인다. 여기에는 정신분열병, 조증, 우울증 각각에 대응하는 공상, 과대, 멜랑콜리의 세 가지 파라프레니아(paraphrenia)가 있다.

29) 진행성 정신병(process psychosis)도 진행성 정신분열병을 의미한다. 이는 진행성으로 경과하여 황폐와 결함 상태에 이르는 것으로 정신분열병에서 중요시되는 장애이다.

7. 결함, 잔류상태 및 만성

결함(缺陷, defect)[30]이란 질병이 진행하면서 남겨진 신체기능이나 정신기능의 상실 상태를 말한다. 치매와 정신지체에서는 지적 능력의 결함을 보이며, 정신분열병에서는 만성·진행성의 경과를 갖고 증상이 나아지다가 사소한 계기로 인해 증상이 도지기(재연, 再燃) 쉽고 슈프(SchubⒹ)[31]의 경과를 취한다. 슈프를 반복하여 말기에는 감정과 의욕의 둔마가 뚜렷한 황폐(deterioration)[32]에 이른다. 또는 병세가 멈추고, 어느 정도 인격 수준이 저하(abasement of personality level)되어 안정되기도 한다. 이를 정신분열성 결함, 또는 결함성 정신분열병(defect schizophrenia)이라 부른다. 결함의 정도와 병 모습(像)은 매우 다양하다. 사고(思考), 감정, 의지의 각 측면은 단조롭고 밋밋해지며, 대인 접촉은 표면적으로 된다.

순수(純粹) 결함(pure defect)은 Huber G.(1960)가 제창한 것으로 정신분열병, 조울병, 기질성 질환에서 공통적으로 나타나는, 비특이적이며 비가역적인 결함을 말한다. Conrad K.(1958)의 에너지 포텐셜의 감퇴와 Janzarik W.(1959)의 역동 공허화(力動空虛化, dynamic deplation) 개념과 비슷하다. 전반적으로 심적(心的) 에너지 저하를 본질로 하고, 욕동(欲動)[33]의 감퇴, 쉬 피로, 집중력 저하, 결단력 부족, 감정 상실, 건강 염려, 신체감의 이상, 강박적 반성, 자극성의 항진과 억제 결여 등의 주관적 호소를 주 증세로 하며, 객관적으로는 비소통성, 감정 둔마, 고립성이 보인다. 뇌영상 검사상 뇌간(腦幹)의 병변이 의심되기도 한다. 항정신병약물의 도입으로 인하여 증상 표

30) 어원은 de: 아래로, facio: 만들다.

31) 슈프(Schub)란 병이 일시적으로 나아졌다가는 다시 나타나면서 단계적으로 악화되는 것으로, 점차로 인격 수준이 저하되는 뉘앙스를 담고 있다. 영어의 exacerbation에 해당된다. 병세의 악화, 혹은 추진(推進)이다. 병세가 날로 악화된다는 의미로 병세(病勢)증악기(增惡期)라고도 한다.

32) 과거에는 이를 분열성 치매로 불렀다.

33) 욕동(欲動, drive)은 정신 활동의 기초가 되는 힘(力)이다. 사람은 이것에 의거하여 행위를 한다.

출(表出)이 억제된 나머지 순수 결함을 나타내는 환자는 상대적으로 늘어났다(濱田秀伯, 2005). 정신분열병의 약물 치료 효과가 크게 개선되면서 부정적 의미와 비가역성이란 뉘앙스를 가진 결함이란 용어 대신에 정신분열병의 잔류 증상을 의미하는 두 번째 굴절(屈折, Zweiten Knick Ⓓ, Mayer-Gross W., 1922), 종말 상태(Endzustand Ⓓ, Bleuler M., 1972), 종말 단계(end state, Marinow A., 1971), 정지기(靜止期, 宇野昌人, 1971) 등의 용어로 부르는 경향이 있다.

결함성 정신분열병과 유사한 것으로서 Carpenter W.T. Jr. 등(1988)은 정신분열병 환자 중에 음성증상이 지속적이며 일차적 특성을 갖는 정신분열병의 결핍증후군(deficit syndrome)을 제시한 바 있다. 최근에 이들 환자의 병전 특성, 치료 반응, 경과, 생물학적 지표 등의 소견을 통해서 이는 특정한 생물학적 동질성을 갖는 군(群)으로 추정하고 있다(황복진 등, 2007).

잔류(殘留)상태(residual state)[34]는 정신분열병이 일정 기간을 지나서 급성기 증상이 소실되거나, 혹은 뚜렷하지 않게 되면서 비교적 안정된 상태를 말한다. 일상생활은 가능하나 대인관계상 소통이 원활하지 못하고, 면담과 심리 검사상 사고와 감정 장애가 발견된다. 잔류 정신분열병이라고도 한다. 영어권에서는 결함과 거의 동의어로 사용하는데, 정신병 후(後) 우울증(postpsychotic depression, McGlashan T.H., 1976)처럼 회복이 가능한 것까지 포함시키기도 한다. 소진(消盡, burn-out)에는 잔류상태의 의미도 있다. Conrad K.(1958)는 잔류상태를 정신분열병의 주요 징후로 거론한 바 있다.

병이 나아지지 않고 오래 지속되는 경우는 만성(慢性, chronic)이다. 병상(病相)이 계속되고, 통상 2년 이상 증상이 회복되지 않는 조울병은 만성 우울증(chronic depression), 혹은 지연성(遲延性) 우울증(prolonged depression)이라 한다.

만성 병적 상태는 양극성 장애의 16%, 단극성 우울증의 13%에서 보였다(Angst J.

34) 잔유는 국어사전에는 없는 용어이다. ICD-10(이부영, 1998)에는 잔여로 썼고 신경정신의학(2005)에는 잔류로 썼다. 남아 있다는 의미에서 잔존이나 잔류가 나은 용어로 사료된다.

등, 2005). 내인성 우울증이 만성화한 경우는 만성 일차성 주요 우울증(chronic primary major depression)이고, 신체질환과 그 외의 정신질환으로부터 생긴 것은 만성 이차성 우울증(chronic secondary depression)이라 하여 구별한다. 우울 신경증의 만성형은 만성 하등(下等) 우울증(chronic low-grade depression)이다. 이중(二重) 우울증(double depression, Keller M.B., 1982)은 우울 신경증의 만성 경과에 내인성 우울증이 겹치는 것이다.

난치성 우울증(intractable depression), 치료 저항(抵抗) 우울증(therapy-resistant depression)도 치료에 반응을 보이지 않는 것으로, 결과적으로 대부분 만성 우울증에 포함된다. 그러나 만성화되지 않는 경우도 있으므로 꼭 같은 의미는 아니다. 만성화의 원인으로는 병상(病相)의 지속과 함께 부적절한 치료, 계속되는 환경 압박, 환경의 변화, 그리고 일종의 잔류상태 등이 있다.

8. 예후

예후(豫後, prognosis)는 병에 걸렸을 때, 그 병이 앞으로의 경과와 성과가 어떠할 것인가에 대해 의학적으로 전망하는 것이다. 발병을 일으키는 요인은 위험 인자(risk factors)이고, 생긴 병의 경과와 성과를 좌우하는 것은 예후 인자(prognostic factor)이다.

유전(遺傳) 예후(genetic prognosis)는 발단자(發端者, proband)가 가지고 있는 유전 질환이 혈연자에게 걸릴 확률을 말한다. 경험적 유전 예후(empirical prognosis)는 유전 형식이 확정되지 않은 질환, 특히 정신질환에서 다수의 가계(家系) 조사를 통해 위험률을 산출하여 유전 예후를 추정하는 것으로 Rudin E. 등(1934)으로부터 시작되었다[35].

35) 가계 조사로부터 어떤 형질(形質, 생긴 모양과 성질)의 유전 형식을 밝히는 학문을 계보학(系譜學, genealogy)이라 한다.

Luxemburger J.H.에 의하면 배우자의 이환을 무시하고 전체 혈연자(血緣者)의 경험적 유전 예후는 정신분열병에서 약 16%, 조울병에서는 22%가 된다.

어느 개인과 가계에 질환에 걸리기 쉬운 유전적 바탕이 되는 것은 유전 소질(hereditary predisposition)이고, 병에 걸리기 쉬운 정도는 이환성(罹患性, liability), 혹은 질환 감수성(susceptibility)이라 한다. 그러나 유전적 요인을 갖고 있다 하더라도 질환이라 부르는 표현형을 취하기까지에는 역치(閾値), 증상으로 나타나는 정도인 침투율(penetrance), 그리고 환경적 요인이 작용한다.

9. 기타

환각제(LSD나 마리화나) 사용을 중지한 후에 사용 당시에 가졌던 이상(異常) 체험이 재현되면 플래시백(flashback phenomenon, Horowitz M.J., 1969)이다. 이는 무언가 유발요인을 갖는 경우가 많은데, 다른 약물을 쓸 때 생기면 증폭효과(增幅效果, booster effect, Keup W., 1970)라 한다. 이것은 약물을 만성적으로 투여함으로 해서, 일부 과민성이 오히려 높아지는 역(逆)내성 현상(reverse tolerance phenomenon, Seevers M.H., 1963)으로 설명하기도 한다.

정신분열병에서 초발 시에 보였던 것과 유사한 증상이 경과 중에 재현되는 현상을 이력현상(履歷現象, hysteresis)[36]이라 한다. 정신분열병을 경험한 이력(혹은 경력)이

36) 원어는 '나중에 오는 것'이라는 뜻이다. 어떤 물리량이 그 때의 물리조건만으로는 일의적으로 결정되지 않고, 그 이전에 그 물질이 경과해 온 상태의 변화 과정에 의존하는 현상이다. 이 현상이 뚜렷하게 일어나는 것으로는 강(強)자성체(磁性體)의 자기(磁氣)이력현상과 탄성체(彈性體)의 탄성(彈性)이력현상이 있다. 이때의 상태변화와 상태변화를 일으키는 물리량 사이의 그래프는 히스테리시스곡선을 이룬다. 여기서 자기(磁氣)이력이란 물질의 자화(磁化)가 작용할 때의 자기장 값만으로 정해지는 것이 아니

환자의 반응 준비성과 반응의 형태를 조건화시킨다. 생활 사건이 유발 요인으로 작용하여 어느 기능계가 우월해짐과 동시에 다른 기능계로 변화되는 것이 방해를 받아 해리 현상과 정보의 취합 장애가 생긴다고 설명한다.

계속 나아가는 병의 경과 중에 정신병 삽화가 일과성으로 도지는 것은 반향 효과(echo-effect)이고, 항(抗)정신병 약물로 억압되던 증상이 약을 줄이거나 중단하면서 급격히 재연되는 현상은 급성 재연(kipprezidizⒹ)이다.

증상이 갑자기 변하는 것은 위기(crisis)라 한다. 이는 악화뿐만 아니라 회복 시에도 사용한다.

....

라 그 물질의 과거의 자기적 이력에도 의존한다는 것을 뜻한다.

제4장 성격, 인격과 체질

1. 성격과 인격
2. 인격
3. 기질
4. 성격
5. 병전 성격
6. 성격과 심인 반응
7. 성격과 신체 건강
8. 성격의 발달과 붕괴
9. 인격의 이상
10. 체질
11. 변질

제4장 성격, 인격과 체질

동일한 상황이나 같은 자극에 대해서 사람들은 달리 반응하고 서로 다른 행동을 한다. 그리고 정신 장애 환자의 일부는 특징적인 성격이 있는 것 같다. 이런 경우에는 성격 특성으로 인하여 정신 장애로 발전되는 것은 아닌가 하는 의문을 갖게 된다. 본 장에서는 성격과 인격의 의미를 보고, 인격의 유형, 정신 장애와 인격의 상관성, 인격의 이상, 그리고 이것과 연관된 체질에 대해서 알아본다.

1. 성격과 인격

성격과 인격이라는 용어는 국내는 물론 외국에서도 혼용(混用)하고 있다. 대다수의 정신의학과 심리학에서는 '성격'으로 일괄하여 기술하고 있다.

성격의 사전적 의미는, '사람의 정신생활의 모든 면을 나타내는 각 개인의 특유한 감정, 의지, 행동 따위의 경향으로서 인격의 한 요소'(신기철 등, 1989)이다.

인격(人格)이란, 사람이 사람으로서의 가치를 갖는 데 필요한 정신적 자격이다. 즉 인격은 가치적 개념으로 본다. '그 사람은 인격자이다'라는 말은 '훌륭한 사람'이라는 의미이다. 성격은 이러한 가치의 개념이 제외된 그 개인의 특성이라고 할 수 있다. 인격(人格)이라는 용어는 일본에서 personality, PersonlichkeitⒹ를 번역한 것

(1902)이고, character는 1930년대에 '성격'으로 번역한 것에 따른 것이다(박아청, 2001). 윤리학에서 말하는 인격에는 진위(眞僞), 선악(善惡)을 판단하는 능력이 포함되어 있다. 이러한 윤리적 가치판단을 포함한 자각적, 통일적, 이론적 특징을 갖는 정신적 존재라는 다양한 의미가 포함되어 있기 때문에 학술적으로는 그냥 '퍼스널리티'로 쓰거나 성격과 인격을 혼용하고 있는 것이다.

저자는 인격을 성격 위에 가치개념이 더해진 것으로 보고, 성격은 인격의 한 부분으로 한정시킨 의미로 기술하고자 한다. 그리고 외서(外書)에 기재된 personality와 character의 번역어로는 위 의미에 해당되는 경우만 인격으로 하고, 그 외에서는 성격으로 표현하였다.

2. 인격

인격(人格, personality)이란, 일상생활에서 대체적으로 변하지 않고 예견할 수 있는 지(知), 정(情), 의(意), 그리고 사회적인 측면을 총괄한 개인의 특징이다. 신체, 심리, 사회의 어떤 면에 대해서도 누구와도 바꾸어 놓을 수 없는 개성(個性, individuality)으로 표현되기도 한다. 어원은 고대 로마시대에 배우가 연극에서 썼던 가면(假面)을 나타내는 라틴어 persona[1])에서 유래한다.

인격은 기질(temperament), 성격(character), 지적(知的) 능력(intelligence)으로 구성된다. 기질은 인격에 대한 생물학적 영향으로서, 태어날 때부터 활동, 각성, 사회성에 영향을 주는 어떤 성향이고, 성격은 적응 과정에서 일관적으로 표출되는 개인 특유의 행

1) personaⓛ: per: 통하다, sono: 말하다. 이 당시 가면은 속임의 의미가 아니라 특성을 나타내는 것으로 사용되었다.

동 및 사고방식이다. 그리고 지능은 전반적인 인격 기능을 수행하는 요소이다(민성길 등, 2006).

인격은 일정한 구조와 지속성을 가지고 있어서, 고정된 것도 아니고 신체적, 심리적인 여러 조건으로부터 형성되고, 생활 체험에 의해서 변화된다. 이러한 인생(人生) 행로에 따른 인격의 추이(推移)[2)]를 발달(development)이라고 부른다[3)].

인격화(personalization)란 정신 활동이 자신의 것으로서 체험되는 것을 말한다. 만일 이것을 잃게 되면 이인증(depersonalization)이 된다.

3. 기질

기질(氣質, temperament)은 감정 반응, 기분 변화, 그리고 자극으로 촉발된 그 개인의 특정한 양상을 말한다. 이는 어떤 행동을 얼마나 잘 해내는지의 능력이나 행동의 동기(motivation)와 구별되는 것으로, 어릴 때부터 성인기까지 전 생애 동안 비교적 안정적으로 지속되는 내적표현형(endophenotype)의 하나이다. 기질은 인격발달에 큰 영향을 미치며(Goldsmith H.H., 1982) 성격유형의 범위를 정하는 중요한 요인이 된다.

크레치머(Kretschmer E., 1921)는 기질을 촉발성(觸發性, affectability)과 욕동(drive)이라는 두 개의 주요 인자에 의해 개성(個性)이라는 일반적인 특징으로 나타나는 정동성(情動性, affectivity)이라고 하였다. 기질은 다음과 같이 정신의 질(質)적인 면에 영향을 미친다고 했다. ① 정신 감수성(感受性)에 영향을 주어서 정신 자극에 과민하거나 무디게 반응한다. ② 기분 색조에 영향을 준다. 심적 내용에서 유쾌함과 불쾌함이 구별

2) 추이: 시간이 흐름에 따라 사물의 상태가 변하여 가는 일.

3) 불어로는 évolution에 해당되는데 이것은 병의 경과라는 의미도 갖고 있다.

되어 즐겁거나 슬퍼진다. ③ 감정의 흐름을 진전시키거나 멈추게 하는 정신 템포(속도)에 영향을 준다. ④ 운동의 속도(빠른지, 느린지)뿐만 아니라 유연함이나 원활함과 같은 정신운동성에 영향을 준다(加藤正明 등, 2001).

Thomas A.와 Chess S.(1997)는 생후 수개월 이내의 영아기부터 행동 면에서 개인 간의 차이가 관찰되고, 부모의 양육 태도와 양육 방법이 아동의 심리발달을 완전히 결정한다는 증거가 없으며[4], 아동의 고유한 행동 양식은 상당 부분 타고나는 것으로 이를 기질이라 하였다. 아동의 기질은 외부자극, 기회, 기대, 요구에 대한 반응으로 표현되며, 이를 통해서 아동의 기질을 9개로 나누었다(박진균 등, 2004; 홍성도 등, 2002). 이러한 개인차에 대해서 유전성, 생리적 근거, 쌍생아 연구, 문화적 차이 등에 대해 연구가 많았다. 근래에는 중추 신경전달물질의 기능과 연관된다는 견해가 크다. Cloninger C.R.의 사회생물학적 모델과 차원(dimensional) 모델이 그 예가 된다(강병조, 1995).

4. 성격

성격(性格, character)의 성(性)은 사람의 본성이나 본바탕을 말한다. 성격이란 한 인간이 환경에 적응해 나가는 과정에서 비교적 일관되게 나타나는 개인 특유의 행동 및 사고방식이다.

성격을 보는 관점은 두 가지가 있다. 하나는 평면적인 관점으로, 주로 기질적인 성격으로서 변하지 않는 성격의 근본 특성을 찾아보려는 특성 이론이다. 다른 하나는,

4) 그는 아동의 정신적 장애에 대해 어머니에게 지나치게 큰 책임을 묻고 있다고 하였다.

평면이 아닌 다양한 차원으로 구성되어 있는 사회적인 성격, 혹은 외부로 나타나는 성격을 유형으로 나누어 그 특성을 파악하려는 것이다.

성격은 5개의 특성으로 요약된다. 즉, ① 내적 속성(內的屬性): 성격은 직접 관찰될 수 없고 단지 표현되는 바를 관찰하여 간접적으로 측정할 수밖에 없다. ② 통합성(統合性): 정신신체적 체계들(생물, 사회, 심리적 측면)이 통합되어 전체로서 작용하는 과정이다. ③ 고유성(固有性): 개인의 특징적인 행동양식을 갖는다. 개인의 사고 과정이나 감정은 독특하며 이것은 개인 간에 차이가 있다. ④ 일관성(一貫性): 개인의 독특함은 시간에 따라서 변하지 않는 지속성을 가지며, 상황이 바뀌어도 개성이 그대로 유지되는 항상성(恒常性)이 있다. 단, 시간에 따라 달라지는 비안정성(非安定性)은 피상적인 것으로 본다. ⑤ 역동성(力動性): 성격은 내적 역동성(정신역동설)과 외적 역동성(상황과의 관계에서 표출되는)을 가지며, 이것은 정신 장애를 나타내는 방식과 밀접히 연관된다.

성격을 크게 유형론과 특성이론에 의거하여 알아보고, 또한 성격 구조론을 살펴본다.

1) 성격유형론

성격은 그 사람의 통일체라는 의미에서 유일한 것이고, 성격의 본질을 이해하기 위해서 성격을 유형으로 나누어 성격의 본질을 이해하고자 하는 것이다. 유형화는 단지 현상학적 특징에 의한 분류이고 질적 구조를 명료히 하는 것이다. 그 유형을 나누는 방식이나 기준, 종류는 다양하다[5]. 성격유형은 근대의 Bahnsen D.(1867)가 효시로 그는 체형과 심리적 특성에 따라서 성격을 구분하였다.

5) 성격의 모습과 형성 과정을 조사하는 것은 성격학(性格學, characterology)이다.

성격유형론은 크레치머(Kretschmer E., 1888~1964) 이후에는 큰 진전이 없는 실정이다. 그 이유는 성격 연구가 유형론에서 특성론으로 옮겨가고, 독일의 성격학이 미국의 퍼스널리티 가설(theory of personality)로 주도권이 넘어갔으며, 또 의학심리학적 성격론에서 사회심리학적 퍼스널리티론으로 변천되었기 때문이다. 그러나 임상에서는 아직도 환자의 성격 특성을 파악하는 데 타인과 구별되는 성격유형에 관심을 갖게 된다.

성격유형론은 체액설에 따른 것과 체형, 체질, 기질에 따른 것으로 나누어 본다.

(1) 체액설에 따른 성격유형

이는 매우 오래된 개념과 용어로서, 비록 현대의학적인 의미는 없어도 일반인에게 여전히 친숙하고 많이 사용하는 용어라는 점에서 의의가 있다.

히포크라테스의 체질 개념[6]을 Galenus(A.D. 200년경)는 체액 병리설로 보충하고 다혈형(多血型, sanguine), 우울형(melancholic), 담즙형(膽汁型, choleric), 점액형(粘液型, phlegmatic)의 네 가지 체질(기질)로 나누어 각각의 특징적인 성격을 제시하였다. 다혈형은 혈액이 과다하고 활동적이며 자신만만하다. 우울형은 흑담즙(black bile)이 과다한 것으로 우울, 비관적인 특성을 보인다. 담즙형은 황담즙(yellow bile)의 과다로 인하여 쉽게 화내고 행동이 조급하며 폭력성 경향이 있으며, 점액형은 점액(phlegm)이 과다한 것으로 감정이 무디고 무기력한 특성이 있다고 하였다.

6) 그는 체질의 특성을 강함과 약함, 따뜻함과 차가움, 건조와 습한 것으로 구별하였다.

(2) 체형, 체질, 기질에 따른 성격유형

① 크레치머의 기질 유형론

크레치머는 성격을 인간의 감정과 의지적 반응 가능성의 총체로 보고, 기질(氣質)을 개인의 생체 내의 생리적 기초와 연관된 성격의 하위구조로 보았다. 즉, 성격이란 인간행동의 다양한 표현의 전체이고, 기질은 그 기반에 있는 생리적인 요소를 포함한 속성으로 보았다. 성격은 후천적인 것도 포함되나 기질은 선천적인 것이므로, 성격의 핵심부위인 기질은 선천적인 것이고 성격의 신체적인 부분이라고 하였다.

그는 '한 유형은 그 유형의 확고한 중심을 갖는 것이지 확실한 경계를 갖는 것은 아니다. 유형은 단지 핵심을 갖고 결정할 뿐이지 경계를 정할 수는 없다. 이행(移行)이 불분명한 여러 예에서 분명한 것, 혹은 서로 비슷한 형태의 핵심이 유형'이라 하였다. 그는 일곱 가지의 기질을 세 개의 체격유형에 각각 대응시켰다(Kretschmer E., 1921). 비만형(pyknic) 체격은 순환기질(cyclothymic)[7]로서 ⓐ 경조성(輕躁性), ⓑ 동조성(同調性)[8], ⓒ 우울성 기질을 포함시켰고, 마른형 체격(leptosomic)은 분열기질(schizothymic)[9]로서 ⓐ 과민성, ⓑ 분열기질의 중간형, ⓒ 둔감성 기질에, 그리고 투사형 체격(athletic)은 점착기질(viscous temperament)[10]에 대응시켰다. 또 그는 기질과 정신질환의 연관성에 대해서, 분열기질이 성격이상에 다다를 정도가 되면 분열병질(schizoid)이

7) 순환기질(cyclothymic temperament): 사교적이고 현실적이며, 타인과 잘 어울린다.

8) 환경에 잘 융화하는.

9) 분열기질(schizothymic temperament): 건강한 마른 체격의 소유자는 분열병질에서 보이는 기질의 일부가 보일 수 있다. 고도의 감각적으로 섬세한 사람, 냉정한 지배자와 이기적인 사람, 고독한 이상주의자, 무미건조하거나 둔감한 사람, 격정적인 예술가, 정밀한 이론가, 형이상학자, 광신자 등이 예가 된다(크레치머).

10) 점착기질(粘着氣質): 점착성은 둔감하고 끈질긴 면을 특징으로 한다. 행동은 절도가 있으며 말이 적고 고집이 세다. 느리고 감수성은 둔하며 변화에 둔감하다. 사회생활은 성실하다. 이러한 특징은 기질뿐만 아니라 신체와 생리적인 면에서도 관찰된다.

되고 나아가 정신분열병이 된다고 보았다. 그리고 순환기질도 순환병질(cycloid)을 거쳐서 순환병(조울병)에 이른다고 보았다(加藤正明 등, 2001).

② 셸던의 신체 유형과 성격

셸던(Scheldon W.H., 1973)은 사람마다 각기 다른 내부 장기와 신경계, 내분비선의 기능을 가지며, 이에 해당하는 성격이 조성된다고 추정하고, 생리적, 면역학적, 심리적인 점과 체형(體型)의 특성을 포함하는 전체적인 관점에서 성격을 파악하려 했다. 체형과 심리학적 특성은 크레치머의 견해와 비슷하지만, 그는 특정 정신질환이 아니라 정상인을 기반으로 본 점이 다르다. 이러한 셸던의 인간 행동의 심리적 측면에 대한 관점은 후에 생물유전학에 영향을 미쳤다.

그는 체형을 내장 기능이 우세한 내배엽형(endomorphy), 뼈와 근육이 두드러진 중배엽형(mesomorphy), 피부와 신경계 기능이 발달된 외배엽형(ectomorphy)으로 나누고, 행동 특성에 따라 세 가지의 기본적인 기질(temperament)이 섞여서 다양한 형태의 성격이 나타난다고 설명하였다. 세 가지 기질의 행동특성을 보면, ① 내장(內臟) 강세 기질(viscerotonia)[11]은 내배엽형의 체형으로서, 유쾌하고 사교적이며 안락함과 음식을 즐기는 경향이 크다. 또 사람과 애정에 대한 욕구가 크다. ② 근골격(筋骨格) 강세 기질(somatotonia)은 중배엽 체형으로서, 자기 주장이 강하며 공격적, 지배적이다. 활동성이 강하고 타인의 감정에 무디다. ③ 뇌신경(腦神經) 강세 기질(cerebrotonia)은 외배엽형의 체격을 나타내며, 예민하고 내향적이다. 구속, 억제, 고통에 예민하고 고독을 즐기는 경향이 있다.

11) '-tonia'를 '-긴장형'으로 번역한 경우가 있으나 내용으로 보아 '-강세 기질'로 번역하였음.

③ 이제마의 체질론과 성격

동양에서는 음양오행설에 기초한 생년월일 또는 출생한 해를 상징하는 동물(띠)로써 그 사람의 인격 특성을 짐작하였다(강병조, 1995). 조선시대 후기에 이제마(李濟馬, 1838~1900)는 폐(肺), 간(肝), 비(脾), 신(腎) 등 네 개 장기의 크고 작음(기능의 차이)에 따라 태양인, 태음인, 소양인, 소음인의 사상인(四象人)으로 나누고, 각 체질에 따른 성격, 기질적 특성, 잘 걸리는 질병, 치료에 적합한 약재와 식품을 규정하였다. 이로써 기존의 한의학에서 새로운 이론인 사상의학을 제창하였다. 사람의 외모, 행동 특성, 일상생활의 특징, 식성(食性), 심리적 특성 등이 체질에 따라 구별된다는 것으로 전인적인 의학 사상에 기반을 둔 견해라고 할 수 있다. 그러나 인간의 체질을 단순히 몇 개로 확정할 수는 없으며, 더욱이 체질에 따라 무슨 음식이 좋은지 나쁜지 등을 나열한 것은 과학적이지 못하다는 비판도 있다. 국내 한의학계에서는 단지 일부 학자의 견해일 뿐이라고도 하며, 현재 사상체질 분류 검사지(QSCC-II)가 개발되어 사용되고 있다(송지영 등, 2003; 최선미 등, 2001).

(3) 심리학적 성격유형론

프로이트(Freud S.)는 인격의 구조물이 성장 과정을 통해 성숙·발달해 간다는 관점에서, 특히 정신성(精神性) 발달(psychosexual development)이라는 5단계의 발달 과정으로 나누고, 각 시기에 고착되면 특징적인 성격을 보인다고 하였다. 구강기(oral stage)에 고착되면 의존적, 수동적, 자기중심적이며, 미숙한 구강적 성격(oral personality)을 보인다. 항문기(anal stage)에 고착되면 지나치게 완고하고 인색, 완벽주의, 강박성, 죄책감, 가학적 · 피학적 성격, 또는 양가감정을 갖는 항문적 성격(anal personality)이 된다. 남근기(phallic stage)에 에디퍼스 콤플렉스에 따른 해결이 불충분하면 자아와 초자아의 발달이 저해되고, 잠재기(latency)에는 동성 간의 동일시, 자신의 성적(性的) 정체성 확립 등, 이후의 사회관계 발전의 기반이 된다. 그러므로 이들 각 시기의 장애는 이에 대응되는 기능이 부족한 성격이 된다고 설명하였다. 한편 융(Jung C.G., 1875~1961)은 심적 에너지(리비도)가 향하는 방향에 따라서 성격을 외향형(外向型, extrovert)과 내향형(內向型, introvert)로 나누고, 또한 정신의 사고, 감정, 직관, 감각 기능 가운데 어느 기능이 우세한가에 따라 사고형, 감정형, 직관형, 감각형으로 분류하여 총 8개의 성격유형으로 나누었다. 이러한 유형론을 근거로 마이어브릭스 성격유형 지표인 MBTI 검사(The Myers-Briggs Type Indicator, Myers I. & McCauley M., 1985)가 제작되어 사용되고 있다.

이 외에 Spranger E.(1914)는 생활 형식을 기초로 하여 경제형, 이론형(理論型), 미(美)를 식별하는 심미형(審美型), 종교형, 권력형, 사회형의 6개 유형으로 나누었으며, Jaensch W.와 Jaensch E.R.는 심적인 모든 기능의 상호작용에 따른 통합형(integrate)와 비통합형(disintegrate)으로 구분하였다. 니체(Nitzche F.W.)는 이지적(理智的)인 아폴로형(apollinisch Ⓓ)과 열정적인 디오니서스형(dionysisch Ⓓ)으로 구분한 바 있다(加藤正明 등, 2001).

(4) 기타

과거 한때 유행하였던 혈액형에 따른 성격론(古川竹二, 1927)은 이미 학계에서 부정된 이론이다. 그러나 일반인 다수는 이것이 여전히 가치가 있는 것으로 잘못 생각하고 있다.

2) 성격의 특성이론

성격유형론의 문제점을 보완하고, 성격을 몇 개의 기본적 단위(특성, trait)로 보아 기술하려고 하려는 것이다. Alloport G.W.(1937)는 성격을 인격의 의지적인 면으로 보는 것에 반대하고, 성격을 개인의 내부에서 그 사람의 독특한 행동과 사고를 규정하는 것으로 보았다. 그는 개인에게 특유한 개별적인 특성, 또는 개인적 경향성(dis position)을 성격의 중심된 특성(central trait)으로 보았다.

Cattel R.(1946)은 개인이 자기 자신이 어떻게 행동할지 예측할 수 있는 것을 성격이라 하고, 요인분석법을 통해서 16개의 성격요인을 추출하였다.

아이젱크(Eysenck H.J., 1916~1997)는 파블로프(Pavlov I.P.)[12]의 신경수준에서의 학습이론을 임상에 적용하고, 성격의 세 가지 요인인 정신병적 경향, 외향성 및 신경증 경향을 제창하였다. 그는 인간행동에 미치는 생물학적 영향력을 중시하고, 파블로프가 제시한 흥분과 억제의 개념을 근거로 하여, 흥분 억제의 속도와 소실되는 속도가 개인마다 차이가 있고 그 차이에 따라 정신행동 증상이 달리 나타난다고 주장하였다(박아청, 2001).

성격의 특성이론에 의거하여 성격을 구성하는 다섯 개의 기본적인 성격요인(Big Five)이 추출되었다(민경환, 2002). 이는 유아에서 성인기까지 비교적 변하지 않는 요소로 알려져 있다. 이들 요인은 타인이 그 사람을 인지할 때의 판단 차원으로서, ① 권력(power): 타인을 지배하는가, 지배받는가, ② 애정(love): 타인에 대해 애정이 깊은가, 적대적인가, ③ 일(work): 일을 진지하게 하는가, 대충하는가, ④ 감정(emotion): 감

12) 파블로프(Ivan Petrovich Pavlov, 1849~1936): 러시아의 생리학, 생화학자. 개를 대상으로 먹이와 신경계에 의해 조정되는 소화기계의 생리기능을 연구하여 무조건 반응, 조건반사, 자극 간의 감별, 반응의 소멸(extinction of response)을 발견하였다. 신경증에 대해서 그는 뇌피질의 흥분성 기능과 억제성 기능의 불균형에 따른다고 하였다. 그리고 그는 제1신호계 우위(優位)의 예술가형과 제2신호계 우위의 사색가형으로 구분하였다.

정이 혼란스러운가, 안정되어 있는가, ⑤ 지성(intellect): 똑똑한가, 그렇지 않은가의 다섯 가지이다. 그러나 이들 요인은 연구자마다 용어가 각기 다르다. Goldberg L.(1981)는 이를, ① 외향성(extraversion): 사교성, 활동성, 자극 추구형과 이에 대비되는 조용하고, 자극회피, ② 우호성(agreeableness): 상냥함, 친숙, 타협적과 이에 대비되는 공격적, 지배적, 비타협적 독립, 혹은 의존, ③ 성실성(conscientiousness): 책임감, 계획성, 원칙지킴과 이에 대비되는 게으르고, 무계획성, ④ 정신안전성, 또는 신경증 경향(neuroticism): 정서 반응형, 공감성, 사려 깊음과 이에 대비되는 냉담함, 이기적, 신경질, 기분의 동요가 쉬움, ⑤ 개방성(openness to experience): 새로움에 수용적, 진취성, 흥미가 큼과 이에 대비되는 기분에 좌우됨의 다섯 가지로 표현하였다.

3) 성격구조론

성격을 상호 연관을 갖는 여러 개의 인자로부터 형성되는 통일체(統一體)로 보는 방식을 성격구조론(構造論)이라 한다. 그 형성 과정과 구조에 대해서는 여러 학파 간에 다양한 이론이 있다. 역동정신의학은 이드, 초자아, 자아의 세 개 구조로 이해한다. 역동적 관점에서 보면, 성격이란 리비도 발달의 단계에서 자아가 갈등을 해결하는 데 동원된 방어가 만성화한 것이고, 성격 특징은 리비도의 고착점(固着點)으로부터 결정된다고 설명한다. Reich W.(1927)는 각 개인의 특유한 기본적 방어 기제를 성격 방어(character defense)로 파악하고, 욕동(欲動)의 해방이 방해 받아 유연성이 부족한 성격(성격의 갑옷, character armor)이 형성되고, 이는 이후 사회와 대인 관계 시에 그 사람의 기본적인 적응 양식을 결정할 뿐만 아니라 신경증이 되는 기반이 된다고 하였다.

성격형성에 대해서는 이 외에도 Skinner B.F.(1904~1990), 파블로프, Watson J.B.(1878~1958) 등에 의한 행동주의적 가설, Bandura A.(1925~)의 인지가설, Rogers C.(1902~1987)와 Maslow A.(1908~1970)에 의한 인본주의적 가설 등이 있다. Lersch P.

(1962)는 층(層)이론의 입장에서 성격(인격)을 사고 · 의지를 포함하는 상부 구조와 욕구와 정동과 같은 내적 감정의 하부 구조로 나누고, 또 이 둘을 지탱하는 생명의 기초(ground of life[13]))의 총 세 개의 층으로 구성된다고 하였다.

오늘날에는 성격을 고정된 기능으로 보기보다는, 하나의 과정으로 보거나 일차원적이 아닌 다차원적 관점으로 이해하는 것이 주된 추세이다. 즉, 기질을 기반으로 사회 환경에 따라 계속 변화해 가는 역학적 성격요인으로 구성된 복합체로 파악하려 한다. 또한 사회적 인지에 의해 성격이 크게 영향을 받는다고 보고, 개인의 인지체계의 특징이나 기능, 기대나 자극가(刺戟價), 자기조절 체계, 감정 등의 내적 변인을 중시한다(Mitchel T.R.과 Shoda Y., 1995; 박아청, 2001).

5. 병전(病前) 성격

정신질환이 나타나기 전에 환자들이 어느 정도 공통적으로 갖는 성격 경향을 병전 성격(premorbid character)이라 한다. 정신분열병의 병전 성격으로는 분열병질과 격정적(激情的) 성격이 있고, 조울병에는 순환기질, 동조성, 집착(執着)기질, 멜랑콜리 친화형 성격이 있다. 그리고 뇌전증의 점착(粘着)기질[14], 조증의 조증 친화형 성격과 신경증이 알려져 있다. 이러한 성격은 원발성격(原發性格)이라고도 부른다.

크레치머 이래, 분열병질(schizoid)이 정신분열병과 친화성이 높다는 점이 인정되었는데, 이후 격정적(激情的) 성격(stormy personality, Arieti S., 1958)이 추가되었다. 이들은 역동정신의학의 입장에서 보면 정신분열병이나 경계선 인격 장애의 병전 성격이

13) 원어는 Lebensgrund Ⓓ임.

14) 크레치머의 기질 유형 참조(4장. 성격, 인격과 체질).

다. 크레치머는 이들의 특징을 마른 체격의 이상기질(異常氣質)[15]로서, 그 표지(標識)는 민감하거나 아니면 둔감함, 엉뚱하지 않으면 완고함, 감정 아니면 사고를 양자택일하는 성향, 자극에 응하지 않거나 긴장, 억압, 경직 등을 들었다. 이들은 비사교적이고 현실로부터 고립·위축되어 집안에 틀어박혀 안정을 얻으려 한다. 행동은 극과 극으로 치닫고, 주위와 논쟁이 계속된다.

조울병의 병전 성격인 순환기질은 분열병질과 대비되는 것으로, 감정과 의지(情意)가 양극성으로 변화하는 것이다(Bleuler E.).

동조성(同調性, syntone, Bleuler E., 1922)은 환경에 융합하고 조화하는 조울병의 병전 성격이고, 집착 성격(immodithymer character, 下田光造, 1932)은 조울병과 재해 신경증에 많은 성격으로, 한 가지 일에 정신을 집중하는 열중성, 철저함, 신중하고 정의감, 책임감이 크고, 한번 생긴 감정은 좀처럼 변하지 않는 특성이 있다. 그러나 이 성격의 본질에 대해서는 논란이 있다.

멜랑콜리 친화형 성격(melancholic type, Tellenbach H., 1961)은 내인성 멜랑콜리 환자에 친화성이 높은 성격유형이다. 질서의식이 강하고, 스스로에게 요구하는 수준이 높다. 양심적이며 타인에게 최선을 다한다. 이들은 일정한 질서에 집착하여 자신을 질서의 한계 속에 가두고, 한계를 넘어서지 못하는 공간적 상황(IncludenzⒹ)과 스스로 요구하는 수준에 이르지 못해 좌절하고, 지난 일만 생각하는 시간적 상황(RemanenzⒹ)에 빠진다. 이러한 전(前)멜랑콜리 상황에서 심신을 내적(內的)으로 통일시키려는 질적 변화(EndokineseⒹ)가 생기면서, 주저주저하고 우유부단(優柔不斷)하는 등의 절망(desperation)을 초기 징후로 하는 내인성 우울증이 발병한다(大熊輝雄, 1991)(12장. 감정의 장애 중 기분 장애와 병전성격 참조).

단극성 조증의 병전 성격으로는 조증 친화형 성격(typus manicusⒹ, von Zerssen D., 1977)

15) 크레치머의 분열병질은 ICD-10의 분열형 장애(schizoid disorder)와 비슷하고, 앞에 기술한 분열기질은 분열성 인격 장애(schizoid persoanlity disorder)와 비슷하므로 자칫 용어가 유사하여 혼란을 준다.

이 있다. 이는 단극성 우울증의 멜랑콜리 친화형 성격에 대비시킨 개념으로서, 권위에 복종하지 않고, 사소한 일에 무관심하며 대담하면서 또한 공상적인 특성이 있다.

신경증 환자는 병전에 일반적으로 과민하고 미성숙하며, 의존적, 완벽주의(perfectionism) 등의 성격이 많다[16]. 신경증 경향(neuroticism)은 성격의 인자(因子)분석을 통하여 추출된 요인의 하나로서 신경증을 일으키기 쉬운, 감정이 불안정한 성격 경향이다. 이와는 달리 정신병적 경향(psychoticism)은 냉정하고 괴팍하며 반사회적인 경향으로, 정신병 환자에서 많고 유전 요인이 크다(Eysenck H.J., 1956). 대인 공포와 소위 사춘기 망상장애 환자 중에는 소심하면서도 경쟁심이 강한 모순된 양면성의 병전 성격이 거론된 바 있다. 크레치머가 말한 민감 관계망상에서는 자신이 무력하고 온전치 못하다는 느낌과 상반되는 강한 자존심과 윤리관을 동시에 갖는 병전 성격이 알려져 있다. 이들 중에는 학동기까지는 활발하다가 전(前)청년기부터 '자신이 없어진다', '소극적으로 되고, 반성만 반복하게 된다'면서 자신의 성격이 변화되는 것을 자각하기도 한다.

그러나 정신 장애의 발병 시기를 정확히 알아내기가 쉽지 않을 뿐 아니라, 병전 성격과 정신증상과의 연관도 단순하지 않다.

성격 신경증(性格神經症, character neurosis)은 특정 증상을 갖는 증상 신경증(symptomatic neurosis)과는 달리 성격 그 자체가 증상으로서의 의미를 갖는 신경증의 한 유형을 말한다. 신경증에 대한 성격의 관여에 대해서 통일된 견해가 없기 때문에 개념은 애매하다. 정신역동적 관점에서 보면 방어 기제가 히스테리, 강박 같은 자아(自我) 이질성(異質性, ego alien) 증상을 만들지 않는 대신에 갈등 해결에서 자아 친화적(親和的, ego syntonic)인 타협 형성을 하는 것으로 보인다. 기본적으로 신경증 상태에 있기 때문에

16) 스와(諏訪望, 1951)는 이것을 내적(內的) 항쟁(抗爭)을 일으키기 쉬운 경우와, 이것에 의하여 생기는 불안을 적절히 처리할 수 없는 것의 두 가지로 요약하고, 강박 신경증에서는 전자, 히스테리에서는 후자의 측면이 겉모습으로 나타난다고 하였다(濱田秀伯, 2001).

주변 환경과의 관계에서 일시적, 혹은 반복적으로 사회생활이 곤란하고 성도착(性倒錯), 괴상한 습관[17], 강박행위 등의 행동 이상을 보인다.

6. 성격과 심인(心因) 반응

어떤 체험으로부터 일어난 정신 장애를 이상(異常) 체험 반응, 또는 심인(心因) 반응(psychogenic reaction)이라 한다. 여기에는 표현된 모습(망상 반응, 우울 반응, 반응성 착란)이나 사건과 상황(구금拘禁 반응, 경악驚愕 반응, 부적응 반응), 배후(背後)에 추정되는 것(목적 반응) 등에 따라 여러 종류의 명칭이 있다. 체험한 것을 능숙하게 잘 소화하여 가공해내면[18] 증상은 생기지 않는다.

야스퍼스(Jaspers K.)는 체험 반응의 표지(標識)로서 세 가지를 들었다. ① 원인과 발병이 시간적으로 결부되고 ② 체험과 반응의 내용이 이해할 수 있는 관계에 있으며 ③ 원인이 없어지면 병적 상태도 소실된다는 것이다.

심인 반응이라고 하면 일반적으로 성격 요인보다는 외부 환경 요인이 강하다는 뉘앙스가 있다. 크레치머(1950)는 심인(心因) 반응을 원시 반응과 성격 반응의 둘로 나누었다. 원시 반응(原始反應, primitive reaction)이란, 비특이적인 하층(下層) 의지적(意

17) 기벽(奇癖)이다. 이는 고치기 어려울 정도로 굳어진 충동적인 버릇(癖)으로서 수집벽(收集癖, collectionism), 팔아치우기 버릇(oniomania), 낭비벽(prodigality), 남 선물 주는 버릇(doromania), 도벽(kleptomania), 불 지르기 버릇(放火癖, pyromania), 병적 도박(pathological gambling), 병적 거짓말(pathological lying), 또는 거짓말증(mythomania) 등이 있다. 이들은 인격의 이상으로 보일 때가 많지만 모두 그런 것은 아니다. 일부는 범죄와 경제 파탄, 가정 파괴와 결부되고, 기분 변동이나 월경(月經)과 관련되기도 한다. 책 수집벽(biblomania)과는 달리 필요도 없는 책을 훔치면 책도벽(bibliokleptomania)이고, 단지 책을 좋아하는 정도라면 책사랑광(愛書狂, bibliophilia)이다.

18) 이것을 체험 가공(assimilation)이라 한다.

志的) 내지는 하층 지성적(知性的) 반응으로서[19], 폭발 반응과 충동 행위로 직접 옮겨지는 단락 반응(短絡反應, short circuit reaction[20])과 같이 강렬한 체험 자극에 의해 직접적이고도 반사적으로 생기는 제1차, 혹은 충동적인 행동 반응이다. 이때 자극과 반응 사이에 전체 성격은 끼어들지 않는다.

성격 반응은 특정 인격에 특정체험 자극이 작용할 때에 한해서 생기는 특유한 반응을 지칭하고, 성격 전체가 자극과 반응의 중간에 관여하여 가공(加工)이 되기 때문에 원시 반응보다 복잡하다. 이때의 반응형태는 성격 기질에 따라서 결정된다. 그 반응 형태는 ① 강력한 반응(과대 망상, 소송광 등), ② 무력한 반응(민감 관계 망상, 강박 등), ③ 순수 자폐성 반응(만성 연애 망상 등)의 세 가지로 구별된다. 크레치머는 성격 반응에서 특정 성격에 특유의 반응을 유발하는 특정 자극을 열쇠 구멍과 열쇠로 비유했다.

슈나이더는 이상(異常) 체험 반응을 외적(外的) 체험으로부터 일어나면서 특정 성격과 무관한(초超성격적인, overcharacteristic) 외적 체험 반응과, 긴장 · 욕동(欲動) 등의 내적 체험으로부터 생기면서 특정 성격(자신감 부족, 민감함 등)과 관련된 내적(內的) 갈등 반응으로 나누었다. 후자는 신경증에 해당되지만 민감(敏感) 관계 망상도 이것에 포함된다. 그는 기질성 정신병의 급성 증상으로 성격 특성의 두드러짐(첨예화, 尖銳化)과 의식 장애를, 그리고 만성 증상으로는 성격의 해체(personality degradation)와 치매를 들었다(Schneider K., 1962). 그리고 성격 해체를 ① 기분이 좋아져 말이 많아지고, 우원(迂遠)[21], 뻔뻔해짐, ② 감정과 동기(動機)의 감퇴, ③ 자제력이 부족해지고 기분 변동

19) 하층(下層) 의지적(意志的) 기제(hypobulischer MechanismusⒹ)와 하층 지성적(知性的) 기제는 층이론(層理論)에 의한 크레치머의 용어이다. 마음의 하층에 있는 원시적인 의지와 지성이 병적인 상태에서 나타나는 것으로 히스테리와 최면 시의 증상은 물론 정신분열병성 사고(思考)나 긴장병 증상(상동증, 자동 복종, 거절증)도 이것으로 설명하였다.

20) 원어는 Kurzschluß reaktionⒹ임. 체험 자극으로 생긴 강력한 충동이 인격이라는 여과체를 거치지 않고 가공됨이 없이 직접 정신운동으로 이어져 행위로 나타나는 것이다. 미성년자가 사생아를 출산하고 고통받은 나머지 영아를 살해하고 방치시킨 예가 있고, 초기 정신분열병이나 중증 정신병질, 치매 초기, 경계선 장애의 행위에서 볼 수 있다(加藤正明 등, 2001).

이 커서 쉽게 화를 내는 형태의 세 가지 유형으로 보았다.

성격 반응에 대한 오늘날의 개념은 Braun E.(1928)에 따른 것이다. 그는 심인 반응을 주로 개인 측에 문제가 있는 경우와 환경 쪽에 문제가 있는 경우로 나누고, 성격 반응의 형태를 ① 우울 반응형, ② 폭발 반응형, ③ 발작 · 몽롱 상태 · 둔주(遁走), ④ 각종 신체증상의 네 가지로 구별하였다. 그리고 성격 반응이 생기기 쉬운 성격은 히스테리 성격과 원시적 성격이라고 하고, 전자는 지적(知的)으로 우수하고 허위적인 데 비해서 후자는 지적으로 빈약하고, 정직 · 소박한 특징이 있다고 하였다.

von Baeyer W.(1966)는 이와 같은 심인-체험 반응의 개념을 넘어서 전구 상황으로부터 내인정신병의 발병에 이르기까지 이해 가능한 의미 연관(意味聯關)을 찾아보고 지속되는 상황인자를 중요시하였다. 그는 내인(內因)의 자립성과 자기 법칙성을 인정하고 상황(狀況)을 내인정신병의 발병을 결정하는 여러 조건 중의 하나로 보았다. 그는 인간학적 상황 개념을 도입하여, 무르익은 상황적 시간(situational time)[22]이 정신병의 발병과 일치된다고 하고, 이러한 상황인자는 결국 이해 가능한 의미연관이라고 했다. 이러한 상황인자의 개념은 이후 내인성 정신병의 임상 연구에 큰 영향을 미쳤다.

체험 반응 중에 향수(鄕愁) 반응(homesickness reaction, Jaspers K.)이 있다. 이것은 집을 떠나 있으면서 익숙하지 않은 환경에 적응하지 못하고 집을 그리워하여 생기는 반응이다. 과거에는 오랫동안 집에 돌아가고 싶은 생각으로, 아이를 살해하거나 방화를 저지르는 향수(鄕愁)범죄도 있었다. 실연(失戀)으로 인한 상사병(相思病)도 이와 비슷한 반응을 보인다.

21) 말하고자 하는 바를 주제에 맞게 직접적으로 하지 못하고 불필요한 세부 사항을 지나치게 언급하는 일.

22) 원어는 Situative ZeitigungⒹ임.

7. 성격과 신체 건강

성격이 신체건강에 미치는 바에 대해서는 type A 행동패턴(Friedman M. & Rosenman R.H., 1974)의 연구가 효시이다. 이제까지 알려진 바로 성격이 건강에 미치는 경로는 네 개 모형에 따른다.

① **스트레스 조절 모형**(stress moderation model): 스트레스가 질병을 유발하는데 성격은 스트레스의 병인적 효과를 조절한다는 가설이다.

② **건강행동 모형**(health behavior model): 성격이 개인의 건강 습관의 질을 결정하고 이를 통해서 건강에 영향을 미치게 된다고 설명한다. 예로서, 흡연이나 과식 같은 습관이 질병 가능성을 높인다.

③ **체질적 소인 모형**(constitutional predisposition model): 누구는 교감신경 반응성이 높고, 누구는 부교감신경 활동이 약한 것처럼 사람마다 유전적으로 특정 질환에 대한 소인이 있다. 이런 소인이 질병과 성격 발전에 동시에 영향을 미친다는 가설이다.

④ **질환행동 모형**(illness behavior model): 성격이 질환행동을 유발하고 이것이 질병으로 이어진다고 설명한다(민경환, 2002).

건강에 영향을 미치는 성격 특성으로 알려진 type A 성격(공격적, 경쟁적이고 조급한)은 관상동맥질환과 관계되고, type C 행동 패턴(부정적 정서 표현, 회피성 성격)은 암에 취약하다(Temoshok L., 1987)[23]. 신경증 경향(정서불안정, 걱정, 우울, 신체증상 호소자)은 질병

23) 이 외의 성격 형태로서 공격성과 적대적인 점이 없고, 성급하지 않으며 성취동기도 부족한 특성을 가진 type B 성격이 있고, 적대감, 분노, 우울, 긴장 등의 부정적 감정을 갖고, 항상 스트레스 상황에서 긴장과 위태로운 상황에 처해 있으면서도 자신의 감정을 표현하지 못하는 type D(D는 distress를 의미함)

과 관련성이 높고(Eysenck H.J.), 인생은 의미가 있고, 통제가 가능하며 도전적인 태도를 가진 강인한 성격(hardy personality)도 질병과 연관된다(Kobasa S.C., 1979)고 한다. 권력 동기[24]가 억제되면 고혈압과 연관되며(McClelland D.C., 1979) 낙관적이거나 부정적 정서 표현 같은 정서적 특성이 신체질병과 관련된다는 설이 있다(고경봉, 2002).

8. 성격의 발달과 붕괴[25]

체험 반응이 오랫동안 고정되면 반응성 성격 발달(reactive character development)[26]이라 하고, 유아기의 심적 충격이 무의식 속에 사로잡히거나 콤플렉스(complex)로 인해 성격이 왜곡되면[27] 신경증성 성격 발달(neurotic character development)이 된다. 망상적 인격 발달이란, 특정한 인격에 강한 감정 체험이 덧붙여져 망상이 생기는 것으로 민감 관계 망상이 한 예가 된다.

성격이 발달하는 도중에 등교를 거부하거나 공부나 일을 하지 않고, 무단가출(無斷家出), 가족과 반목(反目), 밤낮이 바뀐 생활, 목표가 바뀌는 등 생활 태도가 변화되어 이를 공감할 수 없는 상태로 되는 것은 성격 발달의 굴절(屈折, 휨)이라고 한다. 이런 현상은 정신분열병의 분명한 증상이 나타나기 전에 보이기도 한다.

건전한 인격이 정신질환에 의해서 변화되거나 심리기제의 통일성이 상실되는 것을 인격 변화(personality change)라 한다. 인격 변화는 모든 정신질환에서 생기지만 특

성격이 있다. 이들 성격의 소유자는 심혈관계 장애의 위험성이 높다고 알려졌다.

24) 타인을 통제하려 하고, 공격적이며 영향을 미치려는 욕구.

25) 성격 위에 가치관까지 합한 것을 인격으로 기술한다.

26) 원어는 reaktive CharakterentwicklungⒹ임.

27) 어떤 감정에 의해 통합된 심적 내용의 집합이다. 관념 복합체, 혹은 마음의 응어리로 번역된다.

히 정신분열병의 초기와 결함 상태, 그리고 뇌전증에서 문제가 된다. 기질성 뇌질환 시에는 감정과 의지 조절 부족과 함께 고등(高等) 감정과 성찰력(省察力, reflection ability)이 저하되고, 고집을 부리고 피영향성이 커지며 단조로워지는 등의 인격상의 변화를 보인다.

인격의 붕괴(decay of personality)는 병적 진행으로 인하여 인격이 허물어지고, 정신 기능에 본질적인 변화가 초래된 상태이다. 정신분열병의 말기 상태의 황폐(荒弊)와 동일한 개념으로, 인격은 통일성을 잃고, 행동양식이나 감정의 움직임, 사고방식에도 변화가 생긴다. 생각은 맥락을 잃고 감정과 행동에 현실감이 없으며, 감정이 무뎌지고 자폐, 무의욕 상태가 된다. 이는 정신분열병 외에 두부 외상, 뇌염, 치매 말기상태에도 볼 수 있지만, 이 경우에는 지적(知的) 변화가 우선으로 나타나는 점이 다르다.

9. 인격의 이상(異常)

인격 장애(personality disorder)란 대부분의 사람들에서 발견되는 인격의 범위를 벗어나 융통성이 없고 적응을 잘 하지 못하여 기능상 심각한 장애를 보이거나, 또는 주관적인 괴로움을 갖는 경우이다. 어떤 사람의 인격이 정상인지 이상인지를 판단하는 것은 평균을 기준으로 하는 경우와 가치기준에 따르는 경우가 있다(Kant I.). 전자는 평균적인 것에서부터 치우친 것이, 후자는 이상적(理想的) 인격에서 동떨어진 경우 이상(異常)이 된다. 정신 지체나 병의 결과로 생긴 인격 변화는 인격 장애와 구별한다. 그리고 가치 기준을 감안하지 않고 인격의 이상이라고 하면 긍정적인 면을 가진 천재(天才)나 위인(偉人)도 이에 포함된다.

인격의 이상을 처음 기술한 Pinel P.(1809)는 이를 'délire가 없는 마니아(manie sans délireⒻ)'라 불렀다. 즉, 흥분이 강함에도 불구하고 오성[28](悟性)은 정상적으로 보존된 마니아의 특수형으로 보았다. 그러나 그가 말한 마니아는 오성의 모든 기능이 장애된 전반적인 정신병을 의미했기 때문에 정의상 모순이 있어 보인다. 이후 Esquirol J.E.D.(1838)은 monomanie에 인격 이상을 포함시켰으며 Prichard J.C.(1835)는 도덕 파탄자의 개념으로 발전시켰다.

도덕 파탄자(道德破綻者, moral insanity)는 지적(知的) 장애와 환각은 없이 정동과 행동의 이상이 두드러진 정신병을 의미하였다. 원래는 반(反)도덕적, 비(非)사회적이란 어감(語感)은 강조되지 않았던 것 같다. Morel B-A.(1860)은 이것을 변질(變質)[29]에 의한 유전 정신병의 하나로 규정하였고, 이후 유럽에서는 도덕 질환(moral illness)이란 명칭으로 광범위하게 사용되었다. 범죄와 관련되는 경우가 많아서 타고난 범죄인(Delinquente NatoⓁ, Lombroso C., 1876)이나 유파과병[30](HeboidophrenieⒹ, Kahlbaum K.L., 1884)의 개념도 이로부터 생긴 것이다. Bleuler E.(1893)는 이를 성격 질환으로 간주하고 뇌 손상과 정신박약에 따른 도덕관념의 저하와 도덕적으로 어긋난 행동을 하는 것이라고 생각했다.

Koch J.L.A.(1888)는 정신병질적 기반(基盤) 성격(psychopathische MinderwertigkeitenⒹ)을 기재하면서 정신병질(精神病質, psychopathy)[31]이란 용어를 처음 사용하였다. 이는 역사상 학파간에 다른 의미로 사용하여 매우 혼란스런 용어이다. 첫째, 정신병과 정상의 중간의 의미이다. 즉, 정신의 이상이 있어도 정신병에 이르지는 않고 경미한 상태라도 정상적인 행동은 아니다. 둘째는, 정신병과 신경증의 병적성격 또는 전단계

28) 감성과 직관과는 대립되는 고차적인 인식 능력인 추리적 사고.

29) 정상의 모습에서 병적인 면으로 치우친.

30) 유(類)파과병: 파과병에 속하는.

31) 원어는 PsychopathieⒹ임.

로 보는 입장이다. 이는 지헨(Ziechen Th.), 비른바움(Birnbaum K.), 크레펠린 등의 견해이다. 특히 크래치머는 정상적인 기질로서의 분열기질, 정신분열병의 중간 단계인 분열병질을 정신병질이라 하고, 이들은 이행이 가능한 것으로 보았다. 셋째, 병이 아니고 인격이 정상에서 벗어난 상태로서, 슈나이더가 말한 이상(異常)인격을 의미한다.

크레펠린은 교과서 4판(1893)에 정신병질을 기재하고, 5판(1896)에는 한 개 항을 덧붙여서 체질성 기분변화(신경쇠약), 강박정신병, 정동정신병, 성도착(性倒錯)을 포함시켰다. 이것이 7판(1904)에서는 근원성(根源性) 질환상태(original ill state)로서 정신병질 인격(psychopathic personality)[32]이란 이름으로 바꾸었다. 여기에는 타고난 범죄인, 의지결여자(haltlose), 병적(病的) 거짓말쟁이(swindler), 가짜 소송꾼 등이 포함되었다. 그는 교과서 8판(1905~1915)에서 흥분자, 욕동인(欲動人, drive person[33]), 괴짜(odd, eccentricity)[34]를 더해서 7개의 유형으로 정리했다. 이것은 사회적 가치 기준이 두드러진 개념이다. 이후, 독일에서는 1915년경까지 이들을 변질(變質)과 관련된 유전 소질적인 이상으로서 정신병의 전(前)단계 내지는 이행하는 상태로 보았다.

한편, 야스퍼스(1913)는 이상 인격(異常人格)의 명칭에 대해서, 평균으로부터 치우친 종(種)의 변이(變異)와 소질 위에 병적 진행이 첨가된 병적 인격의 두 가지를 거론하면서 정신병질이라는 명칭을 피했다.

슈나이더(1923)는 정신병질 인격을 인격 이상에 가치 기준(價値基準)을 첨가하여 '인격 이상으로 인하여 스스로 이상(異常)함을 괴로워한다든지, 사회를 고통스럽게 하는 것'이라고 하였다[35].

....

32) psychopathische persönlichkeiten Ⓓ임.

33) 원어는 Triebmensch Ⓓ이다. 아무에게나 무슨 일을 저지르고 싶은 것으로 방랑, 음주, 도벽, 성적 일탈로 나타난다(18장. 의지·욕동의 장애 참조).

34) 원어는 Verschrobene Ⓓ임.

35) 이러한 그의 개념은 Grühle H.W.의 갈등 인격과 유사하다. 그는(1918) 외부나 내부로부터 새롭게 부가된 질환의 표현인 psychotisch Ⓓ를 선천적 소인의 변이(變異)인 psychopathisch Ⓓ와 구별하고, 후자

슈나이더는 10개의 인격 유형을 거론하였다. 이는 심리학적인 기준에 의거한 것으로, 사회적 판단에 의한 유형은 채택하지 않았다. 그리고 망상성 인격 이상도 독립시키지 않았다. 이들은 정상과 이행(移行)될 수는 있지만 정신병으로 되는 것은 아니며, 변질 이론과 유전성도 제외되어 있어 오늘날의 인격 장애의 개념에 가깝다. 10가지 유형은 다음과 같다.

① **기분 고양형**(氣分高揚型, hyperthymic): 다혈질로서 쾌활하며 활동적이다. 명랑하고 낙천적인 반면, 철저하거나 신중하지 못하고 경솔하여 주위와 마찰을 일으키기 쉽다. 곧 화해를 하지만 반복된다. 범죄 후에도 반성이 부족하고 의지(意志)가 부족하다.

② **우울형**(depressive): 끊임없이 고민하고 인생이 고뇌에 차 있다. 외견상 활발해 보이기도 하나 마음이 여리고 주눅 들기 쉽다. 시기심이 강한 형도 있다.

③ **자신 결여형**(self unconfident): 소심하고 자신감이 부족하다. 도덕적 양심과 책임감에 사로잡히기 쉽고, 끈임 없이 자신에게 잘못은 없는지 반성하고 고민한다. 크레치머의 민감자(敏感者)가 이것에 해당하며 민감 관계 망상으로 발전하기도 한다. 이 인격에서는 강박 관념이 생기기 쉬워서 작은 일에 쉽게 두려워한다. 대인 공포, 사춘기 망상증도 이 인격과 관계가 깊다.

④ **광신형**(fanatic): 개인, 이념(종교, 사상, 생활신조 등)에서 우세(優勢) 관념에 지배되고, 열성적이다. 전체를 생각하지 않고 오직 한 가지만을 관철시키려는 사람이다. 소송광(訴訟狂)처럼 권리와 배상을 요구하거나 투쟁을 일삼으며 종교나 공상적인 이념에 완고하게 매달리는 별난 사람이다. 일부는 자신의 이러한 점을 알고 비교적 얌전하고 온화하게 행동하기도 한다.

⑤ **과시형**(egotistic): 자신을 실제 이상(以上)으로 평가하고, 자신을 보다 높게 보이

중에서 가정생활에 갈등을 일으켜 고민하는 것을 갈등(葛藤) 인격(conflict personality)이라고 했다.

려는 현시욕(顯示欲, craving for recognition)[36]이 크다. DSM-Ⅳ와 ICD-10의 히스테리 성격, 연기성(演技性) 인격 장애(histrionic personality disorder)[37]에 해당한다. 거짓말쟁이나 사기꾼, 허위성 장애(ICD-10), 뮌하우젠 증후군(Münchausen syndrome)의 일부도 포함된다.

⑥ **기분 가변형**(mood labile)[38]: 보통의 정도로 기분이 변하는 것이 아니라, 급격히 기분이 추락하듯 떨어져 조바심으로 우울해지고 두려움을 갖는다. 기분이 저조해지면 길거리에서 술이나 약을 먹거나 물건을 훔치기도 한다. 반복되면 주기성 기분 변화로 된다. 욕동인(欲動人, Kraepelin E.)[39]의 대다수는 이것에 포함된다. 경계선인격 장애자, 음주벽, 섭식 장애, 뇌염 후유증에서 보인다.

⑦ **폭발형 인격**(explosive personality): 사소한 일로 흥분하고, 격분하기 쉬운 사람이다. 술에 취한 때 자주 보이고, 원시 반응의 형태를 취한다.

⑧ **정서 결여형**(affectless): 동정심(同情心)이나 수치심, 후회, 양심, 도덕심이 없는 냉혈한(冷血漢)이다. 거칠고 잔혹하며 충동적인 행동을 거침없이 한다. 교정(矯正)은 불가능하지만 사회에 적응해가는 사람도 있다. 정신분열병의 회복 시나 유(類)파과병에서 이와 비슷한 경우가 있다.

⑨ **의지**(意志) **결여형**(lack of will): 어떠한 주위 자극에도 쉽게 영향을 받고 유혹되기 쉬운 사람이다. 경범죄자인 경우에, 이들은 쉽게 감화를 받지만 오래가지는 않고 주위 사람의 말에 곧 현혹된다. 좀도둑의 많은 경우가 이에 속한다(Kraepelin E.).

⑩ **무기력형**(無氣力型, asthenic): 여기에는 두 종류가 있다. 하나는 자신의 정신 기능이 부족한 점을 자각하는 사람으로, 기억력 저하나 집중력 저하를 걱정하고 때

36) 원어는 GeltungsbedürfnisⒹ임.

37) histrio: 배우.

38) 원어는 StimmungslabileⒹ임.

39) 앞의 정신병질 항목 참조.

로 이인증을 호소한다. 둘째는 성격상 신체의 이상을 일으키기 쉬운 사람이다. 끊임없이 자신의 몸을 주의 깊게 살피고 사소한 이상(異常)을 확대 · 과장하며 쉬 피로, 불면, 두통, 생리(生理) 불순을 호소한다. 건강염려증, 신경쇠약, 히스테리가 이에 해당된다.

이후에 Pichot P.(1978)는 인격 이상을 그 기원에 의거하여 다음의 네 가지 군으로 나누었다.

① **신경증의 기초가 되는 성격 연구로부터 얻어진 인격 이상군:** 강박 신경증, 히스테리성 인격 장애, 무기력성 인격 장애, 의존성 인격 장애

② **정신병 연구로부터 얻은 인격 이상군:** 망상성 인격 장애, 민감 관계망상과 관련된 회피성 인격 장애, 분열병질 인격 장애, 분열병형 인격 장애, 경계선 인격 장애, 감정성 인격 장애, 순환기질성 인격, 뇌전증을 기본으로 한 폭발성 인격 장애, 폭발성 인격

③ **사회 행동을 관찰하여 얻은 인격 이상군:** 비사회성, 반사회성 인격 장애

④ **어떤 인격 특징이 과장된 인격 이상군:** 자기애성 인격 장애

과거에 슈나이더는 정신병질(psychopathy)을 인격 장애 전체를 의미하는 것으로 썼으나 오늘날에는 한정된 의미로 사용한다. 슈나이더에 의한 독일 전통은 인격 장애와 신경증이 겹친다는 점에서, ICD-10은 이들을 구별하지 않고 동일 축에 포함시켰으며 DSM-IV에서는 별도의 III축에 인격 장애를 기재한다. 그러나 ICD-10과 DSM-IV의 인격 장애의 분류는 모두 범주(範疇, categorical)로 나눈 것으로서 타당성이 확립되지 않았다. 더욱이 이들 인격 장애는 서로 겹치는 경우도 많다. 예로서, 34명의 환자에서 모두 92개의 인격 장애가 진단된다(Sara G. 등, 1996). 또 평가자 간의

일치도도 낮다(Zimmerman M. 등, 1994). 이러한 단점은 차원적 접근으로 보완해보려 노력하고는 있으나 여전히 범주적 접근의 전통이 큰 것이 지금의 현실이다(Casey P.와 Kelly B., 2007).

DSM-IV에서는 인격 장애를 크게, 이상하고 엉뚱한, 연극적인, 그리고 불안정군의 셋으로 나누었다. A군에는 망상성(paranoid), 분열성(schizoid), 분열형(schizotypal)이 포함되고, B군은 반사회성(antisocial), 경계성(borderline)[40], 연기성(histrionic), 자기애성(narcissistic)이, C군은 회피성(avoidant), 의존성(dependent), 강박성(obsessive), 수동공격성(passive aggressive)이 포함되었다.

독일 전통의 배경을 가진 ICD-10의 인격 장애 분류는 DSM-IV와 몇 개 부분에서 차이가 있다(표 4-1에 *로 표시된 것 참조).

DSM-5에서는 이전의 것과 차이가 없으나, ICD-11에서는 크게 달라졌다. 기존의 범주형 대신에 차원적 개념을 적용하고 각각에 심각도를 도입하였다. 5가지의 성격성향영역 명시자(trait domain qualifier)인 부정적 정동(negative affectivity), 강박(anankastia), 고립(detachment), 비(非)사회성(dissociality), 탈억제(disinhibition)를 이용하여,

40) 경계성 장애(borderline case)란 정신병과 신경증의 경계에 있는 일군의 환자를 말한다. 여러 신경증 증상이 있는 범(凡)신경증(panneurosis)과 일과성으로 관계 · 피해 망상 등의 정신병 증상(소小정신증적 삽화, micro-psychotic episode), 폭력, 비행, 이상한 버릇(奇癖), 성적 문란 등, 욕동 조절이 약해지는 것을 특징으로 하여, 이러한 다양한 증상이 미분화되어 변동하기 쉬운 모습을 보인다. 이는 과거에 정신분열병의 전(前)단계, 또는 정신분열병과 신경증의 경계로 생각했다. 근래에는 특유한 인격 구조를 갖는 임상 단위 내지는 증후군으로 본다. 이를 Kraepelin E.는 욕동인(欲動人)이라 기재했고 Falret J-P.는 히스테리로 진단했을 것이다. Bleuler E.라면 역시 정신분열병으로 보았을 것이다.

경계성 인격 구조(borderline personality organization)란 Kernberg O.(1967)가 통합된 전체적인 대상과 관계를 갖지 못하고 부분적 대상 관계(partial object relationship)의 수준에 머무르며, 분열 기제(splitting)를 기반으로 하는 원시적 방어기제가 우위를 차지하는 경계선 장애에서 특유한 인격 구조라고 한 것이다. ICD-10에서는 분열병형 장애(schizotypal disorder, F21)가 경계형 분열병, 위(僞)신경증성 분열병, 분열병형 인격 장애 등을 포함하고 있고, 경계선 인격 장애는 경계형 정서 불안정성 인격 장애(F60.3)에 포함된다. ICD-11의 경계선인격장애, DSM-5에서는 B군(郡)의 경계선인격장애에 해당된다.

표 4-1: DSM-IV와 ICD-10 인격 장애 분류의 비교(이부영, 1998)

DSM-IV	ICD-10
A군	
편집성	편집성
분열성	분열성
분열형	*정신분열병에 포함시킴
B군	
반사회성	비사회적
경계선	정서불안정성 인격
	1) 충동형
	2) 경계형
연극성	히스테리성
자기애성	*없음
C군	
회피성	불안성(회피적)
의존성	의존성
강박성	강박성(anakastic)

이들의 다양한 조합으로 인격장애를 구분하였다. 예로서, 부정적 정동과 고립, 그리고 반사회성이 조합되면 편집성인격장애가 된다.

기타

앞의 분류에 속하지 않는 몇 개의 인격이 있다. 정열적 이상주의자(理想主義者, idéaliste passionnéⒻ, Dide M., 1913)는 모든 활동이 어떤 이상(理想)에 사로 잡혀 있고 공정한 판단이 결여된 병적 기질이다. 유소년 시절부터 내향성이며, 비속(卑俗)함과 친밀함을 거절하는 금욕의 경향, 자폐적인 경향을 보인다. 연애 이상주의자, 신비주의

자, 발명가, 종교나 사회 개혁가, 정치적 교조주의자, 무정부(無政府)주의자 등의 유형으로 나누기도 한다. 분열 기질과 편집증과 관계된다. 순수 연애 망상(pure erotomania, Gatian de Clérambault G.)과는 이것이 일방적으로 사랑을 계속한 후에 원래의 자신 상태로 되돌아가지 않는 점에서 정열적 이상주의자와 다르다.

사회적으로 커다란 뉴스가 되는 잔인한 살인범이나 성범죄자의 경우에 사이코패스(psychopath)라는 용어를 쓰고 있는데, 사이코패시(psychopathy)로 쓰기도 한다. 이들 용어의 근원은 앞에서 설명한 정신병질(psychopathy)이다. 정신병질의 개념은 유럽과 북미권에서 각기 별도로 발전되어 왔기에 용어의 혼란이 생겼다. 저자는 혼란을 줄이기 위하여 정신병질(pcychopathy)은 정신병질로, 근래 사용되는 인격이상의 의미인 pcychopathy와 pcychopath는 각각 사이코패시, 사이코패스로 쓰기로 하여 혼란을 줄이고자 한다.

프랑스의 Pienel P.(1801년)이 처음 기재할 당시 정신병이 아니면서 사회통념에 벗어난 행동을 하는 사람을 pcychopathieⒻ로 지칭한 이후, 영국의 Prichard J.(1835)가 도덕정신병(moral insanity)을 기재하고, Maudsley H.가 도덕정신병자의 범죄와 형사책임능력 연구, Morel B.(1857)의 변질학설을 거쳐 유럽에서는 정신병질의 의미로 발전하였다. 영미권은 특정의 인격장애인 사이코패시로 발전하였다. 이렇게 보면 정신병질 중에 한 부분이 사이코패스라는 인격장애로 발전해 왔다고 할 수 있다.

1930년경에 '사회에 해를 끼치는 사람이란 측면'이 강조되어 사회병질자(sociopathy)라고 하던 것을, Cleckley H.M.(1941년)가 특정의 인격장애를 상세히 기술하였으며, Hare R.D.(1991)는 범죄자의 특성과 재범의 위험성 평가 척도를 개발(Psychopathy checklist-Revised: PCL-R)하고 사이코패시에 대한 기준을 제시하였다.

이들의 특성은 다음과 같다. 지속적으로 반사회적인 행동을 하고, 공감력이 결여되어 있다. 부끄러움이나 죄책감이 없다. 말이 유창하며 타인이 쉽게 호감을 갖으며(피상적 매력) 뻔뻔하고 이기적이다. 두려움이 없으며 고통도 잘 참으며 자기 확신이 크다. 거짓말을 일삼고 속임수에 능하다. 충동적이어서 즉각 만족을 구하며, 욕구 충족을 위해서는 무엇이라도 한다.

사이코패스(혹은 사이코패시)는 진단명이 아니다. 분류상 DSM-5의 반사회성 인격장애에 해당된다고 할 수 있으나 일치되는 것은 아니다. 이들은 범죄, 폭력, 성범죄 등과 관련이 크고[41], 사법(司法)영역에서 형사(刑事) 책임능력, 범죄 예방, 재범 방지 등과 관련하여 논의가 많다.

그런데, 수감 중인 죄수에서 상당수가 설문검사를 통하여 사이코패스가 평가되지만(Edens J.F. 등, 2015), 이런 특성이 일반인 중에 독특한 사람에게서도 있다는 점에서, 이것이 과연 장애에 속하는지, 아니면 인간 존재양식의 하나로 볼 것인지에 대해서도 논란이 있다.

비사회성 인격장애(dissocial personality disorder)는 ICD-10의 진단명이고, DSM-5의 반사회적 인격장애에 해당된다.

가변성 인격(as-if personality, Deutsch H., 1934)은 인격의 통일성과 자아정체성이 확립되지 못한 나머지 일견 적응적인 행동처럼 보이지만, 실제로는 타인과 정서적으로 안정된 관계로 발전시키지 못하고 단지 표면적인 순응상태를 반복한다. 단지 눈앞의 대상과 일시적이고도 표면적인 동일화를 반복하고 일관성이 결여되어 있다. 이렇게 외부세계의 환경에 맞도록 인격이 다양하게 변하는 특징을 카멜레온식(cameleon like)이라고 표현하기도 한다. 경계선 인격 장애에서 볼 수 있다.

사회적 성격(social character)은 어느 집단의 구성원 대다수에 있는 공통적인 성격 특성을 말하는 Fromm E.(1941)의 용어이다. 외국인이 보기에 오늘날의 한국인은 '빨리빨리' 재촉하는 특성이 있다고 말하는데 이것이 한 예가 될 것이다.

41) 이러한 면에서 '반사회적 인격장애는 범죄자, 사이코패시는 법망(法網)을 피해가는 교묘한 일탈자 혹은 정장을 차려입은 뱀 같은 사람'이라는 표현도 있다.

10. 체질

체질(體質, constitution)은 개인의 정신 · 신체적 특징을 총괄하는 것이다. 이를 선천(先天) 유전형(genotype)만으로 한정하는 입장과 생활환경 속에서 후천적으로 획득한 특성(condition, somavariation)을 포함한 표현형(phenotype)으로 보는 입장이 있다. 체질을 ① 주로 형태적으로 관찰할 수 있는 형질(形質) ② 기능적으로 관찰되는 소질(素質) ③ 심리적으로 관찰되는 기질(氣質)의 세 군으로 나누기도 한다(木田大夫, 1949). 형질(形質)은 체형으로 대표되는 형태적인 특징이고, 소질은 생리적 · 병적 반응을 포함한 기능적인 특징을 말한다. 기질에는 성격, 지능 등의 정신적인 특징을 포함한다.

병적 체질(morbid constitution, Dupré E., 1909)은 해석 망상[42]이나 공상 망상 같은 일련의 만성 망상병군 형성에 기반이 되는 이상(異常) 체질이다. Delmas A.와 Boll M.(1927)은 병적 체질을 다음의 5가지로 정리하였다. 이들 체질은 분명한 발병에 선행(先行)해서 일시적인 증상과 행동의 이상으로 나타나므로 병전 성격과 비슷하다.

① **감정성 체질**(constitution émotiveⒻ): 불안이 강하고, 각종 감정 정신병과 연관되어 있다.

② **기분 순환성 체질**(constitution cyclothymiqueⒻ): 조증, 멜랑콜리 등, 주기성 질환의 기반이 된다.

③ **편집성 체질**(constitution paranoïaqueⒻ): 자아의 팽창, 시기, 의심, 완고, 판단 착오 등이 특징이다. 해석 망상과 복권(復權) 망상[43]의 모체가 된다.

42) 해석 망상(délire d'interprétationⒻ): Kraepelin E.의 소송 망상을 뺀 편집증(paranoia)에 해당된다. 어떤 일에 대해서 출발점부터 잘못된 추론(推論)을 하고, 환자의 선천적 편집성 체질 위에 잘못된 연역과 귀납을 행한 결과 개인적인 의미를 갖게 되고, 이것이 모여 조직화(組織化)된 것이다.

43) 자신의 권리, 요구만을 주장하며, 환자는 피해적이고 공격적이다.

④ **도착성**(倒錯性) **체질**(constitution perverse Ⓕ): 성 도착, 도덕 파탄자 등과 관계된다.

⑤ **거짓말 체질**(constitution mythomaniaque Ⓕ): 거짓말, 꾸밈말이 많은 공상(空想) 망상병(10장. 사고의 장애 중에 상상과 공상 참조)이나 히스테리를 초래한다.

특유한 병적 체질 위에 어떤 유발요인 내지는 상황 인자가 첨가되어 정신질환이 형성된다는 관점은 크레치머의 민감(敏感)관계 망상이나 Claude H.의 정신분열병에 적용되었다. 근년에 조울병에서 이와 유사한 관점이 적용되고 있다.

신체병질(身體病質, Somatopathie Ⓓ, Schneider K.)은 정신병질(精神病質)에 대응되는 것으로, 신체가 불안정한 소질로써 신체 부조화(不調和)[44]가 1차적으로 생기는 것을 말한다. 신체병질과 정신병질과의 사이에는 여러 가지의 이행(移行)·혼합형이 있다.

신경계의 신체병질을 신경병질(神經病質, Neuropathie Ⓓ)[45]이라 하고, 선천적으로 자율 신경계가 기능 장애를 일으키기 쉽다[46].

11. 변질

변질(變質, degeneration)은 인간의 정상적인 모습(型)으로부터 병적으로 치우친 체질로 인하여, 병이 원래의 규칙적인 경과를 취하지 않게 된다는 Morel B-A.과 마냥(Magnan V.)[47]의 개념에서 비롯되었다. Magnan V.이 기재한 돌발(突發)망상은 변질

44) 건강 상태가 고르지 못한.

45) 신경학에서 말하는 neuropathy란 신경 장애 일반을 지칭하므로 구별해야 한다.

46) 16장. 신체 인식의 장애의 신경질과는 다르다.

47) Magnan V.(1835~1916): 프랑스의 정신의학자.

자(變質者)에게 일어나는 급성 망상상태이다. 이는 변질이 없는 사람에게서는 네 개의 병의 기간을 단계별로 밟아가는 만성 계통성 망상과는 달리, 변질의 영향으로 인하여 규칙성을 잃고 다양한 형태로 변화되고 체계화되지 못하며 돌연히 치유되기도 한다. 변질자의 다형(多形) 망상이나 급성 착란도 동의어이다.

변질의 징후(sign, stigmata)는 변질을 갖고 있는 사람에서 특징적으로 나타나는 객관적인 소견이다. 두개골(頭蓋骨)의 비대칭이나 치열(齒列) 부정합, 귓바퀴 변형, 손가락이 붙은 합지(合指), 손가락이 많은 다지(多指) 등의 신체 소견이 있고 지적(知的)·감정적 장애나 사회적 부적응 등 정신 면에서도 나타난다. 변질자(dégénéréⒻ)에서 보이는 급성 맹렬정신병(bouffée délirantesⒻ)을 이들에서 보이는 특징적인 정신적 징후라 하고, 이를 만성 망상병과 구별하였다. 이렇게 불안정한 특이 체질(autochthonous labile constitution) 위에 이인증과 착란, 강박 등의 증상이 급성으로 나타나고, 이후에는 주기적으로 동일한 병상(病像)을 반복하는 것을 Kleist K.(1921)는 자생(自生) 변질 정신병(autochthonous degenerative psychosis)이라고 기재하였다. 이는 체질적인 특이성을 특징으로 하는 독립된 질환군으로 보았다는 데 의의가 있다[48]. 후에 Schröder P.(1920)는 주기적으로 긴장병 증상을 보이는 것에 한정시켜 변질 정신병(degeneration psychosis)이라고 명명했다. 이것은 변질을 기반으로 정신분열병과 비슷한 모습을 보이고, 급성 발병과 완화를 주기적으로 반복하는 예후가 좋은 정신병이다. 이는 오늘날의 비정형 정신병에 해당된다.

변질이 가장 가벼운 소인(素因)을 가진 사람(prédisposéⒻ)의 병 모습은 신경쇠약(neurasthenia, Beard G.M., 1869)과 DSM-IV의 순환성 기분 장애(cyclothymic disorder)와 비슷한 것으로 사료된다.

정신의 불균형(disequilibrium)은 중추 신경 속에 유지되던 균형이 변질로 인해서 모

48) 이를 정형(定型) 정신병의 주변에 위치한다고 해서 주변 정신병(boundary psychosis)이라고도 부른다.

든 기능이 고르지 못한 혼란한 상태를 말한다. 애매한 개념이지만 변질 이론이 폐기된 이후, 법과 사회생활에 적응하지 못하는 한 무리의 인격 장애를 정신 불균형으로 표현하였다.

제5장 표정과 행동의 이상

1. 표정
2. 태도
3. 행동의 변화와 행위의 이상
4. 실행증
5. 개인생활의 행동 이상

제5장 표정과 행동의 이상

정신 장애 환자의 정신 상태를 올바르게 파악하기 위해서는, 우선 그 사람이 속해 있는 가정과 직장, 학교에서 행동상의 이상뿐만이 아니라 건강한 면까지도 관찰해야 한다. 그러나 이러한 모든 면에서의 관찰은 불가능하다. 의사는 단지 병원 외래 진찰실이나 입원한 병실에서 환자의 행동이나 표정을 관찰할 수 있을 뿐이다. 더욱이 환자는 자신의 변화에 대한 인식 부족으로 자신의 상태를 표현하지 못하거나, 또는 표현 자체가 아예 없기도 하다.

행동과 표정에서 나타나는 현상과 언어 내용은 객관적인 것으로서, 이를 통하여 진단에 이르는 경우가 대부분이다. 표정과 행동을 관찰하려면 얼굴이나 머리, 사지(四肢), 몸통(軀幹)의 형태나 위치(位置) 또는 움직임을 타인(他人)과 환경의 변화 속에서 보아야 한다. 이 중에 얼굴, 특히 눈에서 정신적인 표출(表出)이 가장 섬세하며 특징적이다.

행동 관찰로는 환자가 이야기하는 양식, 즉 말의 많거나 적음, 억양(抑揚), 큰 소리인지 작은 소리인지, 느린지 빠른지 등을 파악하며, 환자가 쓴 글씨나[1] 그림의 많고 적음과 형태(11장. 언어와 말하기의 이상 참조), 두발 상태나 복장, 장식 같은 것을 관찰한다. 이를 통해서 자아 장애(自我障碍) 증상이나 망상의 유무, 사고가 산만한지, 개념의 이상이 있는지, 또는 인지 장애나 실어증 등의 유무와 그 내용을 알 수가 있다. 그리

1) 환자가 쓴 글씨의 특징이나 필압(筆壓: 글씨 눌러쓰기의 특성)으로부터 그 사람의 특징을 파악할 수도 있다. 파악하는 기술은 필적학(筆跡學, graphology)이다.

고 지능 장애가 있는지, 또는 자살의도에 대한 판단이 가능하다.

행동과 표정을 관찰할 때에는 관찰자(의사)의 표정이나 언어, 태도, 동작이 환자의 표출력(表出力)에 영향을 준다는 점을 유의해야 한다. 의사는 환자에게 친밀감과 신뢰감을 주어야만 상호 인간적인 교류가 가능하다. 감정 표출은 말과 행동으로 나타나거나 주위 변화에 대한 반응동작(反應動作)으로 나타난다[2]. 표출이 빈약해지면 공허한 표정을 하며, 스스로 움직이지도 않을 뿐만 아니라 말도 하지 않는 무관심 상태가 된다. 반대로 사회성이 항진되면 환자는 타 환자의 방이나 간호사실을 돌아다니고, 타 환자의 일을 참견한다거나 사양할 줄 모르며, 의사에게는 멀리에서부터 인사하며 이야기를 거는 등 표출이 늘어난다.

1. 표정

감정 표출은 특히 얼굴 표정(顔貌, facial expression, physiognomieⒻ)[3]으로 표현된다. 표

2) 문학작품에서는 심리뿐만 아니라 외모나 태도에 대한 뛰어난 묘사가 독자에게 큰 공감을 준다. 이태준의 『청춘무성』(이태준, 2001) 속의 다음 문장은 문학적인 표현뿐만이 아니라 자태에 대한 묘사가 훌륭하다. 소설의 여자 주인공 고은심이 윤치원 목사를 사랑하면서 나타나는 변화를 친구인 득주가 관찰한 것이다. '그럴싸하게 보아 그런지 은심의 감정 상태는 확실히 전과 달라 보이는 것이다. 어떤 때는 공연히 발작적으로 기뻐 뛰는 것, 어떤 때는 누구와 말다툼이나 한 것처럼 홀로 창에 기대서서 누가 건드려도 말대꾸도 없이 아무것도 아닌 것을 한정 없이 응시하는 것, 얼굴은 축이 가나 몸맵시는 여물어가는 것, 그리고 누가 기침소리 한번만 이상하게 내어도 떠들썩하는 판에 혼자 갑자기 어른이 된 듯 쓰러뜨리고 참견하지 않는 것, 모두 자기 마음이 자기 혼잣것이 아닌 표였다.'

3) 표정이나 꾸밈새(차림)를 통해서 그 사람의 정신 기능을 알아내는 학문을 관상학(觀相學, physiognomy)이라 한다. 골상학(骨相學, phrenology)은 두개골(頭蓋骨)을 관찰하여 뇌(腦) 내(內) 기관의 발달을 추측하고 정신 기능과 개인의 심리 특성을 해석하는 학설이었다. 이것은 후에 대뇌(大腦) 국소론(局所論)의 선구가 되었다.

정을 관찰하여 환자의 심적인 상태를 파악할 수 있다. 보통 때의 표정은 자연스럽고 건강하지만, 조증상태에서는 표정이 수시로 변하고(hypermimia), 감정은 들뜨고(euphoric) 의기양양(cheerful)하며 침착하지 못하고 상황에 따라 변화하기 쉽다. 우울증 환자는 슬퍼 보이며 희망을 잃고(hopeless) 얼굴에 생기(生氣)가 없으며 눈에 광택이 없다. 시선은 고정되어 있으며 표정이 적어진다(hypomimia).

불안이 크면 음성이 긴장되고 눈을 크게 뜨며, 이마에서 땀이 난다. 긴장하여(tense) 가만있지 못하고 손을 떨면서 걱정스러운 표정을 짓는다.

경미한 의식 장애, 혹은 의식 변모(變貌) 시에는 표정이 없어지고 멍해 보인다. 섬망(譫妄) 시에는 불안이 겉으로 드러난다. 기질성 정신 장애나 내인성 정신병의 초기에서는 내적 체험의 혼란 때문에 생각이 마무리되지 못하고 어찌하면 좋을지 몰라 당황하는 표정을 짓는다. 곤혹(困惑, perplexity)이다. 정신분열병에서는 정신적인 것이 빈곤하고 공허(空虛)한 나머지 무(無)감정(apathetic)으로 표정이 줄거나(poor facial expression) 무표정(amimic)이다. 내면의 긴장이 커져서 굳은 표정(stiff)을 보이거나 의심 때문에 주위를 두리번거린다(periblepsis).

정신 내적 세계가 고르지 못하면 이해하지 못할 모순적인 표정을 보이는 표정 착오(表情錯誤, paramimia), 또는 표정 불일치(discordant facial expression)를 나타낸다. 정신분열병에서 보이는 얼굴 찡그림(facial grimacing), 입 삐죽 내기(SchnauzkrampfⒹ)[4], 헛웃음 등이 이것에 해당한다. 이들 표정은 근육 긴장의 이상을 동반한 매너리즘(mannerism)[5]이나 상동증으로 되기 쉽다.

상대방의 표정과 동작을 무의미하게 그대로 흉내 내는 반향 표정(反響表情, echomimia)이나 반향 동작(echopraxia)은 정신분열병과 착란 상태에서 피영향성이 높아진 경우

4) 영역은 snout cramp임.

5) 매너리즘(mannerism): 일부러 꾸민 듯한 짓이다. 목적이 있는 행동처럼 보이지만 이상하고 내용이 없는 행동이다(18장. 의지 · 욕동의 장애 중 욕동의 이상 참조). 현기증(衒奇症)이라고도 한다.

에 나타나는 표정의 이상이다.

히스테리 환자는 과장된 표정을 보이고, 꾀병의 경우에는 고의로 꾸미는 표정이 있다. 구금(拘禁) 반응이나 전쟁 신경증에서도 비슷한 표정이 나타난다. 우울증에서 겉으로는 웃는 미소(微笑) 우울증(smiling depression)도 이것과 유사하다.

웃고 울기

표정 중에 웃거나 눈물을 흘리는 것은 인간에게만 있는 유일한 현상이다. 쇼펜하우어[6]는 추상적으로 생각했던 일과 현실 사이의 불일치를 갑자기 알아차렸을 때 웃음이 생긴다고 하였으며, 베르그송은 살아 있는 인간에게 무생명적이고도 인위적, 기계적인 기전을 생각하게 하는 그 어떤 것을 깨달음으로써 웃음이 생긴다고 하였다[7]. 그리고 프로이트는 웃음을 억압된 욕동의 갑작스러운 충족으로 보았다. 웃음(laughter)은 활달함의 반응으로 우월감을 담고 있는 경우가 많다. 즐거워서 웃는 것에는 기지(機智, wit), 익살(comic), 해학(諧謔, humor)이 포함된다.

치매같은 광범위한 뇌 기질 장애에서는 조그마한 일로 울거나 웃고 화를 내는 감정실금(感情失禁, emotional incontinence)을 보인다. 이때 자극과 반응 간에 연관성이 있다. 만일, 연관이 없는 자극으로부터 불수의적으로 표정 운동이 유발되는 것은 강제(强制) 울음(forced crying 또는 forced weeping)이나 강제 웃음(forced laughing)[8]이다. 이것은 표정과 일치되는 감정이 수반되지 않고, 환자 자신도 이렇게 일치되지 않는 감정을 억누를 수 없다(12장. 감정의 장애 중 감정실금 항목 참조).

6) Schopenhauer A.(1788~1860): 독일의 철학자.

7) 베르그송(Bergson H., 1859~1941)은 그의 저서 『웃음』에서 사회관습과 질서를 따르지 않는 특정한 방심 상태를 돋보이게 하고 응징하는 사회적인 의사표시라고 하였다.

8) 본인의 의사가 무시되고 따라서 행동된다는 의미에서 '억지'보다는 강제(强制)가 의미에 부합된다고 사료된다. 강제 웃음은 강박 웃음이라고도 한다.

웃음 발작(gelastic seizure)은 뇌전증의 발작 증상으로 생기고, 웃음 졸중(卒中)(gelolepsy)은 기면발작(narcolepsy)에서 웃음으로 유도되는 탈력(脫力) 발작을 말한다. 정신분열병에서 의미 없이 공허하게 웃는 것은 헛웃음(waffle laugh)이다. 이것은 표정의 자동증이다. 환자는 자신도 모르게 웃으면서 '그다지 우습지도 않은데 웃음이 튀어 나온다'고 호소한다.

미소(smiling)는 생후 2개월 이후의 아기에서 볼 수 있다. 생후 6개월까지는 무차별 미소이다가 이후부터는 친밀한 얼굴에 반응하여 미소를 보인다. 미소는 자신의 표현에 거리를 두는 것으로, 보다 높은 차원의 인간만이 갖는 현상으로 본다.

다행증(多幸症, euphoria)과 불안이 섞인 감정상태로 절망하고 있는 듯이 보이는데 익살을 떨면서 농담을 내뱉는 자포자기 농담(galgen humor)이 있다. 우울증과 조증이 혼합된 상태와 진전 섬망에서 볼 수 있는 현상이다(12장. 감정의 장애 참조).

2. 태도

환자의 내면 정신세계는 태도(attitude)와 행동(behavior)으로 표현되고, 몸짓(gesture), 걸음걸이(gait), 말하는 태도(manner of talking), 인사하는 태도 등을 보아 환자의 심적 상태를 유추할 수 있다.

스스로 진찰을 받으러 온 환자는 계속해서 자신의 고통을 호소하고, 질문에 솔직히 대답하며 협조적이다. 그러나 어떤 경우에는 경계하고(guarded), 의심하거나 반항하고(defiant), 입을 다물고 회피하면서 얼버무리거나(evasive), 과묵해지기도(reticent)한다.

불안, 초조상태

한숨을 쉬거나 침대 옆이나 복도에서 서성거리거나 말이 많은 것은 불안 상태의 표현이다. 눈을 두리번거리고 눈 깜박거림이 심하며, 의사를 슬쩍 보고는 바로 딴 곳으로 시선을 돌린다, 손발을 만지작거리고, 서 있다 걷다를 반복하며, 세면장이나 화장실에 가서 침을 뱉는다. 침착하지 못하고, 주의 집중을 못하며 표정은 우울해 보인다. 더 심한 상태가 되면 의사와 자기 방을 오가거나, 앉혀 놓아도 바로 일어선다. 떨리는 목소리로 성급히 지껄이고, 표정은 긴장되어 있으며 호흡이 거칠다. 미간(眉間)에 깊은 주름을 잡고, 얼굴을 찡그리며 머리를 푹 숙이고, 두 손으로는 양 무릎을 강하게 부여잡으며, 낑낑 대면서 힘들어 하며 의사의 팔을 움켜잡는다. 침통한 말과 함께 울기도 한다.

불안이 정신운동 면에서 과다행동으로 나타나 가만히 있지 못하면 초조(焦燥, agitation, 혹은 restlessness)[9]라고 한다. 환자는 침착성이 없고 실내와 복도를 왔다갔다 배회(徘徊)하고, 입원환자라면 외박을 나갔더라도 바로 귀원(歸院)하며 또 다시 외박(外泊)을 요청한다. 얼굴을 움찔거리거나 눈을 깜박거리고, 손가락을 비트는 등 국부적(局部的)인 움직임이 많다. 긴장이 커져서 종종 가정에서의 폭력이나 파괴 행위로 나타나기도 한다.

도피증

의욕이 상실되고 움직임이 저하되며 무기력하고 사람을 싫어한다. 사회적인 교류를 꺼려 도피하고 고독한 생활을 하려 한다. 이는 사회적으로 높은 지위에 있던 사람이 자존심을 지키려고, 혹은 범죄 집단에서 살아온 사람, 우울증이나 정신분열병 환자에서 나타난다. 환자는 자신의 방에 틀어박혀 밖으로 나오지 않는다. 타인과 대화할 때도 시선을 피한다. 이렇게 현실을 피하거나 백일몽과 공상으로 빠지는 것이 도

9) 안달 상태, 또는 조바심이라고도 할 수 있다. 심한 경우는 괴로워 몸부림친다(jactation, 혹은 jactitation).

피증(逃避症, escapism)이다. 자폐도 일종의 도피증이다.

병에 대한 태도

질병 무관심(疾病無關心, anosodiaphoria, Babinski J., 1914)은 자신의 병(예로서 편片마비)을 부인(否認)하지는 않지만 무관심하고 괴로워하는 모습이 없는 것이다. 이는 반측 신체 실인(失認)의 일종으로 본다. 만일 편마비를 무시하면서 무관심한 행동을 한다면 병상태 실인(病狀態失認, anosognosia)이고, 강하게 부정하면 질병 부인(疾病否認, denial of illness)이다[10]. 이들은 서로 이행한다. 우반구 손상에 따른 좌(左)측 편마비에서 많이 나타난다. 마비의 정도와 비례하여 나타나는 것은 아니다. Anton 증후군과 광범위한 기질성 질환에 의한 기능 결손을 부인하는 경우를 포함시키기도 한다(9장. 지각의 장애 중 실인증 참조).

질환 이득(疾病利得, gain from illness)은 환자가 병을 통해 오히려 이득을 얻는 것을 말한다. 무의식 내지는 심리적인 만족을 얻으려는 1차 이득(primary gain)과 이 결과를 통하여 현실적으로 얻는 동정(同情)이나 보상(報償) 같은 2차 이득(secondary gain)이 있다. 1차 이득은 '질환 쪽으로의 도피(flight into illness)'와 거의 동의어이고, 주로 히스테리 (전환) 형성과 관련된다. 2차 이득은 보상(報償) 관련 신경증이나 전쟁(戰爭) 신경증에서 발견된다.

질환의 부담(負擔, degree of suffering)[11]이란 질병 이득과는 반대로, 자신의 병으로 고통을 받는 태도이다. 병으로부터 직접 받는 1차 부담과 그 결과로 생기는 생활의 파

---

10) 병상태 실인(失認)(anosognosia, Babinski J., 1914)은 기질성 질환에 의해 자신의 신체 손상을 무시하고 부인(否認)하는 일이다. 좁은 의미로는 우(右)반구 병변에 의해 좌측 편마비를 부인하는 것을 뜻하지만, 넓은 의미로는 피질맹(皮質盲), 피질농(皮質聾, 또는 피질성 귀머거리)과 Wernicke 실어증, 반맹(半盲), 절단지(切斷肢), 뇌 수술, 실금(失禁)을 인식하지 못하는 것 등이 포함된다.

11) 영역(英譯)은 치료 받으려는 동기(motivation for treatment)이다. 고뇌(苦惱)의 중압(重壓)이라고도 한다.

탄(破綻), 지위의 상실과 같은 2차 부담이 있다. 조증과 약물 남용에서는 가볍지만, 건강염려증과 우울증에서는 질병에 따른 부담이 무겁다고 할 수 있다.

과장하는 태도와 증상 은폐

과장(誇張, exaggeration)은 자신의 병이나 상태를 과장하는 것으로, 꾀병, 가장성(假裝性) 장애(factitious disorder)와 히스테리에서 보인다. 외적 유발 요인이 없이 과장하는 가장성 장애는 의도적으로 병(病)인 척하는(simulation) 꾀병(malingering)[12)]과 구별하기 매우 어렵다.

꾀병이란, 있지도 않은 신체증상이나 정신증상을 호소하고, 혹은 증상이 있다고 해도 이를 과장하여 경제적인 보상 등의 현실적인 이득을 얻거나, 의무나 벌 받는 것을 피해보려는 목적을 갖는 것이다. 꾀병은 흔한 것은 아니고, 대개는 있는 증상을 과장하는 부분(部分) 꾀병의 형태가 많다. 법적 소송과 관련된 경우가 대부분이다. 지속적인 통증이나 기능 상실을 보이면서 이에 합당한 기질성 병리를 발견하지 못하면 전환 장애나 신체형 장애, 꾀병을 의심하게 된다. 그러나 만성 통증환자에서 꾀병 여부를 객관적으로 감별할 방법은 아직 없다(Fishbain D.A. 등, 1999). 더욱이 꾀병은 전환 장애나 성격 이상, 가장성 장애와 겹쳐 있을 수 있기 때문에 평가가 더욱 어렵다. 처음에는 꾀병이다가 증상이 자생적(自生的)으로 생겨 신경증으로 이행(移行)하기도 한다. 꾀병 중에 환각이나 망상, 혼미, 치매 등의 정신병 증상을 가장하면 (심인성) 꾀병 정신병(simulation psychosis, Birnbaum K., 1909)이다. 이와는 달리 정신병(精神病)인 척하는 가성 정신병(假性精神病, pseudomania)은 자신이 죄(罪)를 짓지 않았는데도 자신

12) 어원 malingre: 허약한. DSM-5 진단 기준에서 꾀병은 정신 장애 분류에는 속하지 않고, '임상적인 주의를 끄는 의학적인 상태' 속에 V65.2 꾀병에 해당한다. ICD-11에서도 역시 정신 장애 진단에는 없고 QC30에 꾀병자(의식적 가장)의 '분명한 동기를 갖고 병을 가장하는 사람'에 해당된다.

이 저질렀다고 하는 자기죄(自己罪) 책망벽(責望癖, obsession of self accusation)의 의미도 있다. 이것은 구금자(拘禁者)에게 생기면 구금 정신병에 포함된다.

히스테리(전환 장애) 환자는 신경해부 법칙에 일치하지 않는 근육 마비나 통증 감각의 상실을 호소한다. Romberg 징후 검사[13] 시에 과장되거나 연극적인 태도를 볼 수 있다. 히스테리에서는 증상 형성과 관련된 잠재적인 소망은 있어도 스스로 거짓되게 하는(꾸미는) 자각(自覺)은 없다[14].

히스테리(hysteria)란 히스테리 성격을 기반으로 하여 생기는 심인반응이나 신경증을 말한다. 심적(心的) 갈등이 신체증상으로 전환되는 전환 히스테리(conversion hysteria)와 의식의 일부가 해리되어 인격의 통일성이 상실되는 해리성 히스테리(dissociative hysteria)가 있다(16장. 신체 인식의 장애 참조).

Breuer J.와 프로이트(1895년경)는 발병 기제에 따라서, 충분히 해소시킬 수 없는 감정으로부터 생기는 정체(停滯) 히스테리(retention hysteria), 최면과 비슷한 의식 상태로부터 생기는 최면양(樣) 히스테리(hypnoid hysteria), 의식하면 불쾌해지는 생각들이 억압되어 생기는 방어(防禦) 히스테리(defense hysteria)를 기재한 바 있다. 훗날 프로이트는 히스테리를 포함하는 모든 신경증의 기제를 억압 방어에서 찾았기 때문에 이들 명칭은 더 이상 사용하지 않았다.

전환 장애(히스테리), 가장성 장애, 그리고 꾀병의 주요 감별점은 [표 5-1]과 같다(Resnick P.J., 1997). 신체형 장애를 포함한 전환 장애는 의도적인(意圖性, volitional) 요소가 없다. 이는 내재된 정서적 갈등이 무의식적으로 신체증상으로 전환되기 때문인 것으로 본다. 문제는 이러한 무의적 과정을 수차례의 면담으로 제대로 파악할 수 있

13) 평형기능 검사로서 선 상태, 혹은 일직선 위를 걷게 하여 자세, 균형, 팔다리의 움직임을 관찰한다. 이것 외에 심인성 장애를 의심할 수 있는 징후로는 급격한 양보성 근육 힘의 약화(give-way weakness), 얼굴-손 검사(face-hand test), 후버 징후(Hoover's Sign), 와델 징후(Waddell's sign), 다리 외전검사(leg abduction test) 등이 있다.

14) 히스테리에서 질환에 대한 의지가 있다는 관점(Bonhoeffer K.)도 있다.

표 5-1: 전환 장애(히스테리), 가장성 장애, 꾀병의 감별점(송지영, 2004)

	전환 장애(히스테리)	가장성 장애	꾀 병
동 기	모름	알고 있음	알고 있음
의도성	없음	있음	있음
과 정	무의식적	행동 시에는 무의식적	의식적
타인을 속임	없음	있음	있음
목적 / 이득 추구	정서적 갈등 감소 / 있음(무의식적)	병자 역할 / 없음	개인적 이득 추구 / 있음

느냐 하는 것이다. 그러므로 외적인 상황과의 연결성에서 파악하는 경우가 대부분이다. 이들 환자는 의식적으로 보상을 받으려는 태도는 없다. 가장성 장애는 외적인 현실적 이득에 대한 욕구가 없으면서, 심적(心的)인 필요성에 의해 병자(病者) 역할을 하는 것이다. 환자는 스스로 환자가 되려 하고 자신을 위험한 상황에 놓이도록 한다. 이러한 행동은 대부분 무의식적이다. 즉, 의도적인 행위를 스스로 인식하고는 있지만 행동의 동기는 무의식적인 것이다. 이에 반해서 꾀병은 분명한 목적이 있고 의식적이라는 점에서 구별된다(표 5-1 참조).

환자의 반응과 태도에서 전환 장애 환자가 꾀병 환자와 구별되는 몇 가지 점이 있다. 진단의 전 과정에 협조적이며, 의존적인 태도를 보인다든지 나아지려는 자세를 나타내는 경우에는 전환 장애의 가능성이 높다. 그러나 이와는 달리 꾀병 환자는, 검사에도 비협조적일 뿐 아니라 나으려는 노력도 보이지 않는다. 그리고 전환 장애 환자는 증상과 관련될지도 모를 생활사건에 대한 표현이 부정확하거나 전반적으로 애매한 인상을 준다. 그러나 꾀병에서는 생활 사건의 경과는 물론, 그 결과에 대해서 매우 상세하게 설명하는 경향이 있다(송지영, 2004).

다른 관점에서 보면, 타인을 속이는 것은 꾀병이며, 자신을 속이는 것은 전환 장애

(히스테리)라고 할 수 있다. 그러나 여기서 의식성, 즉 의도적인 것과 무의식성을 구별해 내기란 어렵다.

오늘날 정신과 외래환자 중에는 여러 가지 심신(心身) 상태에 집착하고 집요하게 호소하거나 질병의 공포, 불안, 이인증(離人症), 강박증상을 보이는 경우가 많다. 이는 신체형 장애라는 애매하고도 포괄적인 의미의 병명으로 일괄한다[15]. 이것은 위에서 열거한 장애와는 구별된다. 이들 환자가 나타내는 애매한 표현의 증상은 너무 다양하다. 머리가 무겁다, 띵하다, 가슴이 뜨겁다, 등에서 한기(寒氣)가 난다, 어지럽다, 가슴이 두근거린다, 숨이 답답하다, 밥맛을 모른다, 소변을 자주 본다, 소변에 거품이 난다, 잠을 자도 잔 것 같지 않다, 몸이 무겁다, 몸이 찌뿌드드하다, 생각이 잡히질 않는다, 주의 집중이 안 된다 등이다. 증상은 반복되면서 장기간 지속된다. 환자는 증상 호소와 함께 강한 감정을 동반하며, 미간에 주름을 지우면서 고통스러운 표정을 보인다. 대부분 여성 환자이다.

질환 은폐(隱蔽, dissimulation)는 정신질환자가 고의로 증상을 감추는 것이다. 우울증에서 죽고 싶은 생각을 감추기도 한다. 보통 정신분열병에서 병식이 없는 경우에는 환각, 망상이 감추어지지 않지만, 지식으로서 알고 있으면 남에게 자신을 좋게 보이기 위해서 증상을 숨긴다. 그러나 '말을 해라' 하고 명령하는 환청, '중대한 비밀인데 새어나가지 않을까?'라고 확신하는 망상, 혹은 '마음먹은 대로 움직여지지 않는' 시켜지는 체험 등에 지배되어 말이 없어지는 경우에는 의도적으로 감추는 것이 아니다.

15) 이는 DSM-5의 신체증상 및 관련 장애와 해리장애, ICD-11의 신체 고통 및 신체적 경험의 장애에 해당한다.

의사-환자 관계에서의 태도

환자가 의사를 만나면서 생겨나는 전이(轉移, transference, Freud S., 1895)는 어렸을 때 가정 내 인간관계에서 얻어진 태도가 성장 후 사회에서의 인간관계, 혹은 현재의 치료자에게 옮겨지는 현상을 말한다. 여기에는 신뢰와 사랑 같은 긍정적 전이와 증오와 불신 같은 부정적 전이가 있다. 이것은 정신분석치료에서 환자의 과거를 이해하는 데 중요한 부분이다. 정신분석치료 시에 전이현상이 깊어지면서 환자의 모든 일상생활이 분석가에 대한 사고와 느낌으로 채워지면 전이 신경증이고(대한신경정신의학회, 2005), 정신분석치료 중에 치료자에게 전이된 갈등이 언어로 표현되지 못하고 행동으로 표현되면 행동화(行動化, acting out)라고 한다. Sullivan H.S.(1945)이 말한 대인 왜곡(對人歪曲, parataxic distortion)은[16] 대인관계에서 자신의 체험이 일그러짐, 뒤틀림을 의미하는 것으로 프로이트의 전이와 역전이를 포함하는 개념이다.

순응(順應, compliance)이란 환자가 의사의 지시 사항을 수행하는 정도를 의미한다. 예약 시간을 잘 지키며 병원에 오거나 처방에 따라 약 먹기를 잘 지키는 것이다. 순응은 환자 자신이 스스로의 병을 얼마나 제대로 이해하는가에 달려있다(민성길, 2006).

16) Sullivan H.S.는 인간의 체험양식을 prototaxis, parataxis, syntaxis로 나누었다.

3. 행동의 변화와 행위의 이상

행동과 행위

정신의 내용은 위에서 살펴 본 표정, 태도 외에도 개인과 가정, 사회생활에서의 행동과 행위로 표현된다. 행동(行動, behavior)은 생명체가 보여주는 물리적인 활동으로서 몸의 움직임, 또는 그 동작(몸놀림)을 말한다. 이것은 자극(stimulus)에 대한 반응(reaction)이라는 반사적이고도 수동적인 의미가 있다. 그러나 행위(行爲, conduct, act)란 사람이 행하는 짓, 혹은 자유의사에 따라서 하는 행동이다. 일반적으로 동기(動機)에 기반을 두고 결심(決心)하여 의지적으로 실행하는 인간 특유의 짓이 행동인 것이다. 정상 성인이 물건 매매나 계약 등의 법률상 유효한 행위를 하는 능력은 행위 능력이다. 법정신의학에서는 금치산(禁治產)이나 한정(限定)치산 판정[17], 유언(遺言)이나 계약 능력에 행위 능력의 유무가 문제된다. 가정과 사회생활에서의 이상(異常) 행위는 가족과 친구가 알아차린 후 정신과 진찰을 받게 하거나 입원을 시키기도 한다.

언뜻 보아 동일한 행위라도 그 배경은 의식(意識)의 장애에 의한 것, 욕동(欲動)과 의지의 장애로 인한 것, 환각·망상 등 병적 체험에 지배된 것, 그리고 체험 반응으로 간주할 수 있는 것이 있다.

행위와는 구별되는 운동성(motility)이란 자동적인, 혹은 반사적인 운동이다. 정신활동을 반영하는 운동은 정신 운동성(psychomotor), 혹은 단순히 운동 수행력(motoricity)이라 부른다. 운동 정신병(motility psychosis, Kleist K. & Leonhard K.)은 급성으로 발병하고, 행동이 많거나(흥분) 움직이지 않는 혼미의 양극단을 교대하다가 급속히 치유되어 후유증을 남기지 않는 것이다. 재발하는 비정형 정신병의 한 유형으로서 긴장병

17) 2015년에 성년후견인제도가 시행되면서 과거의 금치산제도와 한정치산제도는 없어졌다. 이로써 장애인에 대한 보호기능이 강화되었다.

과 구별된다(濱田秀伯, 2001).

진찰실에서의 상태와 사회생활에서의 행동

외래 진찰실에서 표정과 태도에 기력이 없거나 적극성이 없고 멍한 상태인 환자는 대부분 사회생활에서도 의욕 없이 누워 지내고 일을 하지 않는 사람이다. 의사의 시선을 피하거나 대화를 꺼리면 직장에서도 외톨이이거나 집에 틀어박혀 살며 사람을 피한다. 대인관계의 장애가 심한 경우에는 사소한 일로 의사에게 화를 내거나 차갑게 원망 어린 눈으로 의사를 대한다. 동작과 태도가 거칠며, 쉬 화를 내고 험상궂은 얼굴, 원한에 찬 듯한 눈초리, 감정적이고도 폭발적인 말씨, 짓궂고 조소적(嘲笑的)인 태도를 보이는 환자는 병동에서나 사회생활에서 폭력행위나 상해를 입힐 가능성이 크다.

행동의 이상과 정신증상

행동의 이상은 특정한 정신증상을 의심할 수 있다. 한숨을 쉬거나 불안, 긴장하는 경우, 또는 의미를 알 수 없는 이상한 행동이나 주위 사람을 경계하는 눈초리로 창문 밖을 살피거나, 혼자 독백하는 환자는 자아 장애 증상이나 망상을 갖고 있는 경우가 많다. 행동의 증가는 밝고 고양된 감정을, 행동의 감소는 어둡고 의기소침한 감정을 동반하기 쉽다.

표정과 자태가 굳어 있고, 행동의 원활(圓滑)함과 아름다움이 결여되면 사고·감정·인간관계의 유연성과 원활함도 감소된다. 이와 같이 면밀한 행동관찰을 통하여 환자의 감정과 사고의 이상을 추정하게 된다(新福尙武와 島薗安雄, 1980).

그러나 일반적으로 특정 원인의 질환에서만 볼 수 있는 특별한 형태의 행동 장애는 없다. 왜냐하면, 동일한 모습의 행동 장애가 여러 가지 원인에 의해 출현하며 동일한 원인의 질환에서도 증상이 없거나 다양한 행동 장애가 나타나기 때문이다. 그러나 몇 개의 행동 장애는 특징적이어서 진단에 도움을 주기도 한다. 정신분열병, 조증(躁病), 전두측두치매, Economo형 뇌염에 의한 흑질(黑質) 장애, 뇌전증 등이 그 예이다.

정신분열병의 증상이 뚜렷하더라도 대인반응이 잘 유지되어 있는 경우에는 증상성 정신분열병으로서, 뇌전증이나 뇌동맥 경화증, 갑상선 기능 장애, 메트암페타민 남용, 뇌염 후유증 등이 발견될 수 있다. 조증이더라도 아무것도 하지 않고, 태도와 표정이 공허하거나 의욕상실, 긴장 상실 등이 있으면 역시 다양한 신체질환을 의심하게 된다. 그러나 말이 많으면서도 상동적이고 대화의 내용은 빈약하거나 주위와 어울리지 않는 행위와 함께 공허하며, 굳은 표정으로 대인 반응이 저하되어 있으면 정신분열병의 가능성이 크다.

환자의 행동 변화는 예후 판단의 지표가 된다. 기질성 정신 장애 이환 초기에 전혀, 혹은 거의 움직임이 없는 환자는 예후가 나쁘다. 그러나 의식 장애가 있는 환자가 팔뚝을 베개 삼아 누운 자세를 보이거나 신체의 움직임이 많아지면 의식 장애의 정도가 가볍거나 회복의 징후일 수 있다. 또 누워 있기만 하던 환자가 침대 위에서 앉은 자세를 취한다거나 침대 옆에 서 있는 경우도 증상 개선의 징조이다(新福尙武와 島薗安雄, 1980).

행동의 이상을 양적 변화와 질적인 변화로 크게 나누어 살펴본다.

(1) 행동의 양적(量的) 변화

① 운동과다와 행동과다

운동성이 증가하면 운동과다(hyperkinesia, 혹은 hypercinesia)라 하고, 의도하지 않았는데 운동이 생기면 불수의(不隨意) 운동이다. 운동과다 증후군(hyperkinetic syndrome)은 소아 정신과 영역의 주요 장애로서, ICD-10의 운동과다성 장애(F 90), DSM-5의 주의력 결핍 · 과잉행동 장애에 해당된다. 이는 반항 · 공격적인 품행 장애(conduct disorder)를 수반하는 경우가 많다.

소아에서 과다행동과 함께 주의력 부복, 충동성을 특징으로 하는 주의력 결핍 과잉행동장애(attention deficit hyperactive disorder: ADHD)는 학업 능력이 저조할 뿐만 아니라 품행장애, 반사회적 행동, 대인관계장애(왕따 당하기 등)가 동반되기도 한다.

이는 1960년대에 미세뇌기능장애(minimal brain dysfunction)로 불렀다. 근래 20여 년 이래부터 성인에서 감정조절 장애와 기능 저하를 포함하는 다양한 증상을 갖는 성인 ADHD에 대한 관심이 커지고, 이에 대한 연구가 많아졌다.

아동기 ADHD 중의 상당수(약 60%)는 그 증세가 성인이 되어도 지속되는데, 과잉행동은 줄고, 주의 집중력 부족과 충동성은 지속된다.

성인 ADHD 환자는 주의 집중력과 감정조절 부족과 행동 문제로 인하여 학업, 직업기능 및 일상기능에 장애를 초래한다. 이들은 계획을 세워 일을 처리하기 어렵고, 꼼꼼하지 못하고 실수가 잦아 직장 생활이 어렵다. 이로 인하여 이직(離職)이 잦거나 실직(失職)하여 생활고에 직면하고, 학생이라면 학업 부진으로 이어진다. 감정기복이 크고 욱하거나 변덕이 심하며(감정조절 부족) 참을성이 부족하다. 눈치 없이 끼어들거나 상대방 말에 집중을 못하여 말귀를 잘 알아듣지 못하는 등 대인 관계가 나쁘고 부부간 불화도 흔하다. 부모 역할에 어려움이 있다. 물건을 잘 잃어버리거나 덤벙대고 시간 약속도 잘 지키지 않고 돈 관리도 제대로 못하는 등 일상기능의 장애가 있다.

이들은 충동적이어서 알코올 남용, 마약 중독, 게임에 빠지는 경우가 많다. 위험한 행동을 하여 과속, 음주운전, 자동차 사고가 잦으며, 범죄로 이어지기도 한다(Katzman M.A. 등, 2017). 이들 중 약 80%에서 주요우울증, 양극성 장애, 불안장애, 물질사용장애, 인격장애가 공존하는데, 이로 인하여 본래의 충동성이나 주의·집중장애 증상은 가려지거나 무시되기도 한다.

행동과다(또는 활동 항진, hyperactivity)는 행동이 증가된 상태로서, 침착하지 못하고 안절부절못하는 것(restlessness)에서부터 홍분(excitement)까지의 폭이 있다(김용식 등, 2006). 바삐 돌아다니고, 조급하여 일을 어지르거나(busiliness), 말이 많고, 전화 걸기 반복, 무턱대고 외출해서는 필요 없는 물건을 계속 사고 돈을 낭비하기 쉽다. 조증, 정신분열병적 상태, 불안, 의지박약(意志薄弱), 그리고 의식 장애 시에 볼 수 있다.

조증 상태에서는 움직임이 많고 말이 많으며, 사회성이 항진되고 얼굴 표정은 밝다. 웃음이 많고, 얼굴을 치켜들고 가슴을 펴고 으스댄다. 불면(不眠) 상태로 밤중에 일어나 운동을 한다든지 이리저리 배회하고, 병동 간호사 실에 와서 먹을 것을 요구하기도 한다. 다른 환자를 깨우고, 병실을 청소하거나 짐 정리를 한다. 눈을 크게 뜨고 눈에 힘이나 적극적 의지가 엿보이며 빛이 난다. 동작에서도 힘이 있고 민첩하다. 행동이 증가되면서 발동성(發動性, impulse)이 항진(亢進)되고 자발성(spontaneity)도 커진다. 창의적인 생각이나 끈기 있는 행동을 하기도 한다. 이것은 행위 성급(zest for action)이다[18].

조증에서는 유쾌한 기분이 수반되지만, 긴장병과 비정형 정신병에서는 무언가 내몰리는 듯한, 지금하지 않으면 안 되는 불안한 기분을 동반하기 쉽다. 조증성 홍분(manic excitement)에서는 감정이 유쾌해지고 행위의 의도를 이해할 수 있지만, 긴장병성 홍분(catatonic excitement)과 의식 장애(섬망, 몽롱 상태)에서의 행동은 당돌하고 부자연스러우며 행동의 동기를 알 수 없는 점이 다르다.

섬망과 치매 환자에서 손으로 무의미하게 만지작거리는[19] 동작을 볼 수 있다. 옷

18) 이것은 적극성(積極性)의 항진이라 할 수 있다. 여기서 적극성이란 자발성, 창의적 사고 등을 포함하는 넓은 개념이다.

19) 가볍게 자꾸 만지는 모양.

이나 시트, 혹은 침대 커버 위에서 머리카락이나 티끌, 털 쪼가리를 모으거나, 아무 의미 없이 잡아 뽑거나 골라내는 행동(floccillation)[20]을 한다.

의도적인 운동이 되지 않고 턱과 사지, 얼굴 근육에 근육경직을 보이는 것은 이상(異常) 운동증(dyskinesia)이다. 항정신병 약물의 부작용으로 나타난다. 운동 폭발은 위기 상황에서 공황 상태에 빠져 격한 행동을 하는 것으로, 일종의 원시(原始) 반응이다.

② 운동저하와 행동 감소

근육의 마비가 없는데도 운동성이 저하된 상태를 운동감소(hypokinesia, 혹은 hypocinesia)라 하고, 여기에는 동작이 둔한 운동완만(bradykinesia)부터 움직임이 없는 무동(無動, akinesia)까지 있다. 이는 추체외로(錐體外路) 장애, 전두엽 손상, 의식 장애, 의지결여증에 의한 것을 포함한다.

행동 감소(underactivity)는 운동성의 저하는 없는데 행동이 전반적으로 감소한 상태이다. 말이 느리고, 표정이나 태도에서 무기력하고 팔팔함이 없다. 심해지면 전혀 움직이지 않는 무동(無動)이 된다. 이런 상태는 2차 세계대전 이후에는 보기 어렵게 되었다. 무동무언증(akinetic mutism)에서도 운동이 저하되어 있다(8장. 의식의 장애 참조).

우울상태에서는 활기를 잃고 풀이 죽어 기운이 없고, 동작은 느려진다. 주위에 대한 관심 표시도 줄어든다. 작은 목소리에 말수도 적다. 누워 있으려만 하고 사람 만나기를 피한다. 눈(眼)을 중심으로 안면(顔面)에 우울한 표정이 느껴진다. 눈은 아래나 옆을 향하며 때로는 눈물짓는다. 위 눈꺼풀은 무겁게 쳐져있다. 목과 상체는 앞으로 굽는다. 자살 기도(自殺企圖)로 이어지기도 한다. 퇴행기 우울증에서는 불안, 초조(agitation)가 심하고 안절부절못한다(restlessness).

감정적 반응이 없으며 무관심하며 아무 것도 하지 않으려는 것은 의지결여(증)

20) carphology, crocidismus, trichologia도 비슷한 의미로 쓰이는 용어이다.

(abulia)이다(18장. 의지 · 욕동의 장애의 욕동의 항진과 감퇴 참조). 정신분열병의 음성 증상이나 기질성 장애에 의한다. 환자는 생산적인 일은 전혀 하지 않는 상태에서부터 활동량이 평균 이하인 것까지 포함된다. 표정과 태도에 기력(氣力)이 없고 적극성(積極性)도 없다. 너무 누워 지낸 나머지 머리에 베개 자국이 나 있다. 의지결여증이나 행동이 감소된 환자에서는 발동성이 감소되거나 소실되어 있다. 그리고 동시에 행동이나 생각이 스스로 생겨나는 자발성도 감소되어 있다.

행동하려고 생각하면서도 행동으로 이어지지 않으면 정신 운동 제지(psychomotor inhibition), 또는 단순히 제지(inhibition)라고 한다. 이것이 강해지면 몸 전체의 움직임이 외부로부터의 자극에 전혀 반응하지 않는 혼미로 된다.

혼미(昏迷, stupor)는 의식 장애가 아니라, 외부세계를 인식하고 있음에도 불구하고 외부세계에 응대(應對)하는 의지가 발동되지 않는 상태이다(8장. 의식의 장애 참조). 원인 질환에 따라 체험하는 내용이 다르다. 긴장병에서는 긴장병성 혼미(catatonic stupor), 우울증의 우울성 혼미(depressive stupor), 심인(心因) 반응으로 나타나는 히스테리성 혼미(hysterical stupor), 그리고 항정신병 약물 부작용에 따른 악성 증후군(neuroleptic malignant syndrome)에서 발열, 근경직, 무동증과 함께 혼미를 보인다[21].

무동발작(無動發作, akinetic seizure)은 뇌전증의 의식 소실에 따른 무동 상태이고, 무동성 뇌전증(akinetic epilepsy)이란 근력을 잃고 넘어지는 발작(發作, drop attack)이다. 일어서지 못하는 발작(astatic seizure)과 탈력(脫力) 발작(atonic seizure)도 동의어다.

의사반사(擬死反射, death feigning)는 동물이 갑자기 위험한 상황에 처하여 죽은 듯이 움직이지 않는 것이다. 발생학적으로는, 인간에서 혼미와 생명을 위협하는 상황에

21) 영어권에서 stupor란 중등도의 의식 장애를 의미한다. 그러므로 우울성 혼미나 긴장성 혼미라고 할 때의 혼미와 의식 저하의 혼미는 다른 의미인 것이다. 혼동하지 말아야 할 부분이다. 이완성(atonic)도 혼미와 거의 같은 의미의 무동 상태이며 이완성 멜랑콜리(melancholia attonita, attonischer Wahnsinnⓓ)는 긴장병의 옛 이름이다.

서 나타나는 감정 마비를, 오래된 뇌의 기능의 발동으로 보는 층(層)이론[22]으로 설명하기도 한다.

(2) 행동의 질적(質的) 변화

행동의 질적 변화에는 몇 개 정신질환에서의 이상 행동, 거절증과 복종증, 강경증, 긴장병, 상동증, 곤혹, 충동행위, 공격성, 강박행위, 운동지속 곤란(증) 등이 있다.

① 몇 개 정신질환에서 행동의 질적(質的) 변화

정신분열병의 행동은 부자연스럽고 당돌하며(disconcerting)[23] 꾸민 듯한 느낌을 준다. 우둔하고(addlepated)[24] 거친(rude) 모습이 있다. 혹은 반대로 지나치게 공손해지기도 한다(attentive). 정신분열병 환자에서는 일반적인 논리와 경험의 법칙에서 벗어난 비현실적인 태도와 비논리적인 사고가 관찰되는데 Bleuler E.(1921)는 이를 비현실

22) Jackson J.H.(1835~1911)이 1811년경에 제창한 진화(evolution)와 해체(解體, dissolution)의 학설로서 잭슨 학설(Jacksonism)이라고도 한다. 그의 학설은 후에 Janet P.와 Bergson H.에 의해 가설화되고 Kraepelin E.와 Bleuler E.에게 큰 영향을 주었다. 그 후 Ey H.에 의해 신(新)잭슨 학설로 발전하였다. 잭슨 학설에 의하면, 신경계는 잘 조직화되어 자동적(自動的)인 기능을 하는 하위(下位) 중추로부터, 조직화되지 않고 수의적(隨意的) 기능인 상위(上位) 중추 쪽으로 진화에 따른 층 구조로 되어 있다고 하였다. 병에 의한 해체는 진화 과정을 역행해서 상위로부터 하위로 진행된다. 침습(侵襲)에 의해 상위 기능이 해방되면 양성(陽性) 증상이 나타난다. 정신병에서는 해체의 심각도, 속도, 인격, 신체와 외적인 환경 등이 관련된다고 했다. Ey H.는 마음을 진화 개념(evolutionary concept)으로 파악하고 정신기능을 위계 역동적으로(hierarchical-dynamic view) 보았다. 마음을 통합적 기능으로 보고 의식을 통합의 중심이라 하였다. 망상이나 환각, 강박증 등의 정신병리 현상은 마음이 분해된 것(disintegrated mind)의 표현으로 본다. 이를 유기역동설(organodynamic theory)이라고 한다. 이것은 데카르트의 심신이원론(dualism)을 극복하고 인간의 행동을 정신사회적, 신경과학적으로 통합해서 이해하여 정신장애를 심신 총합제로서 치료하는 모델로서 적합하다. 신잭손 학설은 근래 뇌신경과학의 발달로 관심을 끌고 있다(Farina B. 등, 2005).

23) 당돌: 어려워하거나 거리낌이 없음.

24) 원뜻: 나사를 돌려 파손시키다.

성(dereism)이라 하였다. 경험과의 연관이 없어지면 현실과 자연스러운 연결이 무시되어 비현실적인 생각(dereistic thinking)이 촉진된다. 또 냉담하고 주변 일에 무관심하며(indifference)[25], 동떨어져(detachment)[26] 있고 매사에 흥미를 잃는다. 세세한 것에까지 생각이 미치지 못하여 요령이 없으며(tactlessness) 조심성도 줄어든다. 조증이나 진행마비, 치매 시에도 볼 수 있다.

편집증(paranoia)과 복권(復權) 망상 환자는 자신이야말로 피해자라 주장하면서 강한 불신감으로 투쟁적으로 되기 쉽다. 뇌전증 환자는 예의 바르고 성실하지만 대응이 늦고 말을 빙빙 돌려 표현한다(우원, 迂遠). 정신 지체와 치매에서는 동작에 섬세함을 잃고 억제력이 저하되어 어린애처럼 보인다. 자신의 요구가 거절당하면 어린애같이 기어서 이동하거나 어린애처럼 의사에게 매달리고 어리광을 부린다. 억지를 부리거나 반항하고 쉽게 화도 낸다. 이를 소아증(小兒症, puerilism)이라고도 한다. 이와는 달리 어린이가 외부 변화에 움직임과 표정이 적고, 말도 적고, 그 태도가 사람을 억누르고 무시하는 듯하면 어른화이다. 어린이가 어린이 같지 않고 순진하지 않으며, 너무 냉정한 모습을 보인다. 소년원(少年院)의 소년·소녀에게서 흔히 볼 수 있다.

만족스러운 무관심(belle indifférenceⒻ, Janet P.)은 히스테리 환자가 고통을 호소하면서도 그다지 괴로워하는 모습을 보이지 않는 태도이다. 환자는 내적인 불안을 신체증상으로 전환시켜 해소하는 것으로 본다(12장. 감정의 장애의 감정의 비상정상적인 표현 참조).

불안이 심하거나 건강염려증 환자는 자신이 작성한 메모를 일일이 세세히 설명한다. 의존적이면서도 의사의 설명에 쉽게 납득하지 못하고 집요하게 자신의 입장만을 호소한다. 강박 증상을 가진 일부 환자는 자신의 호소가 의사에게 제대로 전달되

25) 원뜻: 어느 쪽이라도 좋다.
26) 거리를 두다.

었는지 아닌지를 몇 번이나 확인한다. 이러한 태도는 마치 의식(儀式, ritual)[27]과 비슷하다.

② 거절증과 복종증

외부로부터 주어지는 움직임에 저항하고 거부하는 태도는 거절증(拒絶症, negativism)으로서 밥을 먹지 않는 식사 거절, 대답하지 않는 무언(無言, mutism) 등의 모습으로 표현된다. 명령 거절(instructional negativism)은 거부뿐만 아니라 반대의 행동도 하는 것이다. Jung C.G.(1907)은 사고(思考) 단절이나 사고 탈취(奪取), 그리고 적절히 응답하지 않는 증상은 콤플렉스와 닿는 부분이기 때문에, 사고와 연상(聯想)이 정지되는 일종의 거절증으로 보았다.

맞버팀증(GegenhaltenⒹ, Kleist K.)은 수동적인 운동에 대해서 반사적으로 힘을 주는 것으로 전두엽 손상에서 보이는 현상이다(6장. 신체의 이상과 정신 장애 중 국소증후군 참조).

이와는 반대로, 외부의 지시를 자동적으로 받아들이는 자동 복종증(自動服從症, command automatism 또는 automatic obedience)[28]이 있다. 이것은 의지(意志)의 장애나 피암시성이 과도하게 항진된 상태에서 보인다. 긴장병에서는 전형적인 거절증과 자동 복종증이 동시에, 또는 교대로 나타나기도 한다. 뇌 질환, 증상 정신병, 약물 중독, 히스테리, 최면에서 볼 수 있다.

상대방의 말과 몸짓을 흉내 내는 것은 흉내 내기(imitative movement)이고, 의미도 없이 반사적으로 행동하는 것은 모방 현상, 모방 자동증 혹은 반향(反響) 증상(echo symptom)이라 부른다. 여기에는 반향 언어(echolalia), 반향 동작(echopraxia), 반향 표정(echomimia)이 속한다. 뇌 질환, 치매, 착란 상태, 자폐증, 긴장병에서 보이고, 정상 유

27) 의례를 갖추어 베푸는 형식.

28) 자동적 순종(김용식 등, 2006)이나 명령 자동증이란 역어도 있다.

아에서도 나타난다.

Pick병에서는 같은 말 반복(palilalia)[29], 반향 언어와 함께 함묵증(mutism), 표정언어 상실증(amimia)[30] 등과 같은 증상을 볼 수 있다(Guiraud P., 1936)[31].

또 다른 반향증상으로 감정이 고조되어 타인의 기분과 생각에 공명(共鳴)하는 감정 반향(echothymia)이 있다. 이는 타인의 말과 행동에 감정 없이 흉내 내는 모방 현상과 같은 뜻으로 쓰기도 한다. 사고(思考) 반향은 생각이 소리로 되는 사고화성(思考化聲)이고, 책을 읽을 때 생기면 독서반향(讀書反響)이다.

③ 강경증

강경증(强硬症, catalepsy)은 근육의 긴장이 높아져 외부에서 주어지는 부자연스러운 팔다리의 자세를 계속해서 유지하는 것이다. 자발성이 상실되어 수동적(受動的)이 된다는 의미도 있다. 그리스 · 로마 시대에는 이를 뇌전증의 일부 증상으로 보기도 했다. 19세기 초에 의식 장애를 동반하는 자세 · 동작 증상을 겉모습으로 하는 하나의 임상 단위로 분류되기 시작하면서 KatatonieⒹ와 StuporⒹ로 구별하였다. 그 후 독일에서 긴장병 개념이 확립되고, 일부분의 증상을 납굴증(蠟屈症, waxy flexibility, Wernicke C.)이라 칭했다. 히스테리성 강경증(catalepsie hystériqueⒻ, Chacot J-M.)과 최면성 강경증(hypnotic catalepsy, Bernheim H.)의 경우에도 기재된 용어이다(濱田秀伯, 2001).

29) 어떤 어구를 자발적으로 반복하지만 반복됨에 따라서 그 다음의 말의 속도가 빨라진다. 이것과 함께 운동과 글쓰기에서도 반복을 보인다. 동의어로 자동 반복언어(autoecholalia), 발작성 급속언어(parosysmal tachyphemie)가 있다.

30) 표정언어 상실증은 언어 장애로서, 표현하려는 생각에 어울리는 몸짓(제스처)을 할 수 없는 것이다. 또한 타인의 표정과 몸짓을 흉내 내거나 재현할 수 없다. '네'라고 대답하면서 고개를 좌우로 흔들어 부정하는 뜻처럼 행동하듯이, 생각하는 바와는 다른 부적절하거나 잘못된 행동으로 표현한다. 이는 표정언어 상실증의 운동성(표현성) 측면이다. 또 다른 측면은 감각성(수용성)으로서 타인의 몸짓의 의미를 틀리게 이해하거나 아예 이해하지 못한다. 즉 타인이 고개를 가로 젓는 것을 긍정의 의미로 잘못 이해한다.

31) 80년 이전의 기재이므로 전두측두엽 치매로 하지 않고 Pick병의 명칭을 그대로 두었다.

④ 긴장병

행동의 원활(圓滑)함과 아름다움의 결여란, 주로 신체의 동작이나 말의 흐름이 불규칙하며 딱딱하여 어색해 보이는 것이다. 부자연스러운 행동에는 누워서 머리나 어깨를 베개와 매트 위로 띄워 공중에 올린 채 장시간 불편한 자세를 취하는 경우가 있다. 목적과 의미를 알 수 없는 행동이나 자세로서 머리 높이 손을 들고 위를 쳐다보면서 웃거나[32], 눈을 감고 손을 모아(合掌) 상체를 앞으로 깊이 구부리고 가만히 있는 자세[33], 팔을 쭉 뻗어 장시간 유지하는 상동자세(常同姿勢)[34] 등이 있다.

자세와 동작에서 상동증(常同症)과 강경증(强梗症), 중단(bloking), 함묵증, 거절증(拒絶症), 찌푸린 얼굴, 부자연스러움, 또는 목적과 의미를 알 수 없는 자세와 동작 등 다양한 증상을 보이면 긴장병 증상군(緊張病症狀群)이라 한다. 과거에는 적지 않았으나 근래에는 보기 드물어졌다(18장. 의지 · 욕동의 장애 참조).

긴장병(緊張病, catatonia)은 Kahlbaum K.L.(1874)이 일정한 경과를 거치는 질병단위로 보고, 진행성 마비와 대조되는 외인성 정신병이라고 했던 것인데, 후에 Kraepelin E.이 교과서 4판(1893) 이후에 이것을 조발성(早發性) 치매의 한 형태인 긴장형으로 하고, 이를 순환형, 흥분을 동반하는 주기형, 긴장형으로 나누었다[35].

주기성(週期性) 긴장증(periodic catatonia)은 흥분이나 혼미가 주기적으로 반복되는 것으로 주기형(週期型) 조발 치매에 해당된다. Leonhard K.는 이것을 유(類)순환 정신병(cycloid psychosis)과 비슷한 비계통성 분열병(unsystematized schizophrenia)에 포함시켰다. Gjessing R.과 Gjessing L. 부자(父子)(1932)는 생화학적인 연구를 통하여 자율신

32) 심한 정신 지체(백치, 白痴)에서 볼 수 있다.

33) 스테로이드 중독증에서 볼 수 있다.

34) 정신분열병 환자에서 보인다.

35) Kraepelin E.은 파과병과 긴장병이 혼합된 병 모습을 파과(破瓜)긴장병(hebephrenocatatonia)이라 지칭하였다. 프랑스에서는 지금까지도 긴장병을 hébéphréno-catatonieⒻ라 하여 이들이 혼합된 의미로 쓴다.

경계와 질소 대사의 주기적인 이상을 수반하며 갑상선 호르몬이 예방 효과가 있다고 했다. 긴장증의 증상으로는 40개 이상의 운동 징후가 알려져 있다. 급성 정신 장애로 입원한 환자의 10% 정도에서 볼 수 있으며, 이 중에는 정신분열병보다 기분장애에서 더 많이 나타난다(Tayler M.A. & Fink M., 2003)는 보고가 있었다[36]. 이는 DSM- IV의 기분 장애에 긴장증을 동반하는 것(with catatonic feature)으로 기재된다.

치사성(致死性) 긴장병(lethal catatonia, Stauder K.H., 1934)은 청년층에서 극심한 흥분과 자율신경 증상을 보이고 사망에 이르는 드문 정신병이다. 흥분으로 지치고 쇠약해지며 탈수(脫水)를 보인다. 비정형 정신병과 연관되며 악성(惡性) 긴장병, 혹은 발열(發熱) 긴장병이라고도 한다. Pauleikhoff B.(1969)는 이를 비정형 정신병의 하나인 삽화성(插話性) 긴장병(episodic catatonia)이라 불렀다. 이것은 연령과 발병 양식, 병의 모습, 경과와 치료에 대한 반응이 일정하여 비정형 정신병의 한 임상 단위로 알려져 있다. 20대(代)에서 짧은 전구기 이후 급격히 환각 · 망상이 생기고, 흥분과 혼미를 반복해서 수개월이 경과된 후에는 완전히 회복된다.

늦은 나이에 발생하는 만발성(晩遲發性) 긴장병(Sommer M., 1910)은 40대에 발병하며 여성에게 많다. 우울증에서 긴장 증후군으로 이행하며 진행하여 안정 상태에 이르기도 한다. 유전성이 중요 요인이지만 심적 요소와 갱년기라는 연령 요인도 관여한다. 청년기의 긴장병과는 본질적으로 다르다고 본다.

청동(青銅) 긴장병(bronze catatonia)은 3뇌실 바닥(底)의 종양으로 시상하부가 손상받아 생기는 것으로 Addison병과 유사한 피부가 검어지는 색소 침착과 무기력, 동작의 완만함을 보인다(濱田秀伯, 2001).

36) 저자의 짧은 임상 경험으로 보면 과연 기분 장애에서 많은지는 의문이다. 이에 대한 임상 연구가 필요하다. 특히 긴장 증상이 일과성인 점은 파악 관찰에 어려움이 큰 요인이다.

⑤ 상동증

상동증(常同症, stereotypy, Falret J-P., 1864)은 동일한 동작과 행동을 상황과는 무관하게 목적 없이 자동적으로 반복하는 것이다. 운동 상동, 자세 상동, 언어 상동이 있다. 긴장병 외에 정신지체, 자폐증, 뇌염 후유증, 각성제 중독(급성기), 치매에서 볼 수 있다. 전두엽, 측두엽, 기저핵의 병변과 연관되리라 추정된다. Guiraud P.(1936)는 무언가 의도를 가진 변치 않는 고착(不變固着, invariable fixation)과 단순히 기계적으로 몸놀림만 되풀이하는 것(iteration)으로 나누었다. 보통 전자에서 후자로 진전된다. 강박행위와는 자아 이질성(自我異質性, ego dystonic)이 아니라는 점에서 구별된다.

상동 환각(stereotype hallucination)은 일정한 모습으로 반복하는 지속성 환각을 말한다.

⑥ 곤혹(감)

곤혹(困惑, perplexity, Wernicke C.)[37]은 경미한 의식 장애, 특히 아멘치아(amentia)[38] 환자가 자신의 생각이 정리되지 않는 것을 자각한 나머지 당황하는 것이다. 정신분열병 초기에 환자가 망상 기분과 이상(異常) 체험으로 불안한 나머지 쩔쩔매는 경우에도 사용한다. Goldstein K.(1948)은 건망실어(健忘失語)로 물건 이름이 생각나지 않는 것을 기본 증상으로 하여 범주적(範疇的) 태도(categorical attitude), 또는 추상적 태도(abstract attitude)의 장애를 기반으로 설명하였다[39].

⑦ 충동 행위

목적 없이 욕동(欲動, drive)이 항진되면 충동(衝動, impulsion)[40]이고, 욕동(欲動)이 의

37) 쩔쩔맴.

38) 8장. 의식의 장애 참조.

39) 범주적 태도란 여러 종류의 물건에서 구체적인 서로 다른 점을 넘어서서 공통적인 추상적 속성을 집어내는 능력을 말한다. 이러한 태도를 잃으면 주어진 사물의 구체성(具體性)에 사로 잡혀 일반적인 호칭(呼稱)이 불가능해진다.

지의 통제를 받지 않고 목적 없이 직접 행위로 옮겨지는 행동을 충동 행위(impulsive act)라 한다[41]. 충동성이란 빠르게 반응하며, 여러 가지 일을 깊게 생각하는 사려(思慮)가 부족한 성향이다(이인혜, 2002). 심리학에서는 충동성을 성격 특질로 본다. 이는 처벌에 둔감하고 위험이나 불이익이 있어도 자신이 시작한 행동을 중단하기 어렵고, 행동이 빠르고 미래상황을 미리 계획하기보다는 현재 상황을 중시하며, 모험추구적이고 주의산만으로 결정을 서두르는 성향으로 본다. 이와는 달리 정신병리학에서는 행동장애의 한 징후로 본다. 이는 충동조절장애의 핵심 증상이고 경계선 성격장애나 반사회적 성격장애, 주의력 결핍-과잉행동장애, 주정중독, 물질남용 조현병 등 여러 정신질환의 진단에 기준이 되는 역기능적인 징후이다. 충동행위는 의미도 없이 끊임없이 돌아다니는 운동 충동(motor impulse)[42]과 약간 통합되어 있는 행위 충동(impulse of doing)[43], 그리고 바삐 활동을 하지만 전체로 통일성이 결여된 작업 충동으로 구별한다.

정신분열병에서는 행동이 갑자기 중단되다가 재개(再開)되는 중단(中斷, blocking)과, 능동성을 잃고 외부로부터 시켜지는 사역행동(使役行動, be made act)[44]을 보일 때가 있다. 이때 시켜지는(作爲) 체험이나 자기(自己) 냄새 공포증 같은 자아누수(自我漏洩) 증상도 외견상 충동 행위처럼 보인다. 음주벽과 폭식증(暴食症), 심인성 다음증(多飮症)도 일종의 충동 행위이다. 단락(短絡) 반응(Kretschmer E.)[45]도 이것과 비슷하다(4장. 성격과 심인반응 참조).

40) impulse를 발동성으로도 번역한다(18장. 의지 · 욕동의 장애 참조).
41) 욕동 행위도 거의 비슷하지만, 인격의 제어가 어느 정도 있는 점이 다르다.
42) 원어는 Bewegungsdrang Ⓓ임.
43) 원어는 Tatendrang Ⓓ임.
44) 원어는 gemachte Handlung Ⓓ임.
45) 단락(短絡) 반응: 두 개의 사건이 간단히 신속하게 연관되어 반응함. 즉각 반응과 비슷하다.

⑧ 공격성

공격성(攻擊性, aggression)은 상대방에게 적대적(敵對的)이고 위해(危害)를 가하려는 행동 내지는 이렇게 되도록 하는 본능의 경향을 말한다. 그 기원은 권력에의 의지(will to power, Adler A.), 죽음의 본능(Freud S.), 욕구 불만(Dollard J.)의 설이 있다[46]. 공격성이 자신에게 행해지면 자살이나 자해로 된다. 역동정신치료 과정에서 환자에게 생기는 저항(resistance)과 치료로 증상이 오히려 악화되는 부정적 치료반응(negative therapeutic reaction)도 일종의 공격성으로 본다.

수동·공격성 인격 장애자(passive aggressive personality disorder)는 권위에 반발하며, 지시에 잘 따르지 않으며 당면한 문제를 일부러 지연시키면서 은근히 자신의 공격성을 표현하며 상대방을 기분 나쁘게 한다.

반사회적 성격장애는 정신병질자(psychopaths), 사회병질자(sociopaths), 또는 성격파탄자(character disorder)라는 여러 이름으로 불리는 것으로, 이에는 두 가지 유형, 즉 충동적 공격형(impulsive aggressive type)과 계획적 공격형(premeditated aggressive type)으로 나눌 수 있다(Moeller F.G. 등, 2001). 전자는 범죄 집단의 행동 대원의 특성이라면, 후자는 냉혈한으로 범죄 집단의 우두머리격에 해당된다(신영철, 2002).

46) 공격성은 세 가지 개념으로 구성되어 있다. 즉, ① 죽음 욕동(death drive), 혹은 죽음 본능의 에너지인 'destrudo' ② 착상과 행동으로 분노(angry)하는, 또는 싫어하거나 파괴적인 내용 ③ 강력한 힘으로 해나가는 행위이다. 공격적 욕동(aggressive drive)에 따라 표현되는 경우에 공격성과 격노(激怒, rage), 싫어함(hate)이 혼용된다. 혹자는 격노를 안정된 대상 표상(object representation)이 형성되기 전(前)에 일어나는 원시(原始) 반응(primitive reaction)으로 보고, 싫어함(hate)은 공격성의 대상 지향성 표상(object-directed representation)의 형태라고 해서 구별한다. Freud S.(1915)는 미움을 자아(ego)의 비(非)리비도 반응이라고 하고, 비(非)리비도 자아본능의 중요 부분은 공격성과 가학증(sadism)이라고 했다. 그 후, 'Beyond the Pleasure Principle'(1920)이라는 책에서는 이러한 자아 본능의 개념을 버리고, 본능을 리비도, 혹은 성적(性的) 본능인 eros와 죽음의 본능인 destrudo라고 하였다. 근래 Klein M. 등 대부분의 정신분석학자는 일차성 죽음 본능설을 믿지 않는다. Fairbairn W.R.D.(1889~1964)은 공격성을 본능이 아닌 리비도 욕동의 갈등에 따른 하나의 반응으로 보았으며, Kohut H.(1913~1981)은 자기감(sense of self)이 파괴된 데 따른 산물(產物)로 보았다(加藤正明 등, 2001).

공격자(攻擊者)와 동일화(identification with the aggressor, Freud A., 1936)는 자신에게 위험을 끼치는 대상을 닮는 것이다. 이로부터 벗어나려는 유아기의 방어 기제는 초자아(超自我)를 형성한다.

이와 비슷한 현상으로 스톡홀름 증후군(Stockholm syndrome)이 있다[47]. 인질로 잡혀 있던 사람이 처음에는 두려움에 떨다가 시간이 경과할수록 인질범에게 호감을 갖게 되고, 나중에는 구출하려던 경찰을 적대시하기까지 하였다. 더욱이 이들은 구출된 뒤에는 인질범에게 불리한 증언을 하지 않으려 했다. 이것은 정신과 진단 분류에 올라있는 장애는 아니며, 오히려 일반인에게 친숙한 용어이다. 증상의 특성으로 보면 ICD-10의 급성스트레스 반응(F43.3)에 해당된다고 할 수 있다. 아직 타당성 있는 진단 기준은 없으며 학술적 연구도 부족하다. 대중매체가 만들어낸 편견이 많이 내포된 장애로 본다(Namnyak M. 등, 2008). 이렇게 인질들이 범인에게 느끼는 것과는 달리, 인질범이 인질에게 호감과 지지의 감정을 느낀 나머지 공격성이 줄어드는 리마 증후군[48]이 있다.

⑨ 강박 행위

강박 행위(强迫行爲, compulsive act)는 어떤 행위에 내몰려서 행동하지 않고는 마음이 마무리되지 않는 것이다. 회피 행동이나, 같은 행동을 필요 이상으로 반복하고 장시간 계속한다. 행동은 자신감과 결단(決斷)이 부족해 보이며, 긴장과 불안을 보인다. 불결(不潔)감 때문에 손과 옷을 씻어내는 세정(洗淨) 강박(washing compulsion, ablutomania)이나 양 팔을 구부려 맞잡은 채 발로 문을 여닫는 행동을 보이기도 한다. 또는 손수건

47) 1973년 스웨덴의 스톡홀름의 한 은행에서 무장 강도에 의해 6일간 인질로 잡혀 있던 직원들이 보인 심리반응 현상이다.

48) 1996년 12월 페루의 리마에서 반정부 요원인 인질범이 127일간 인질과 지내면서 인질과 동화되는 심리반응을 보였다.

이나 휴지로 감싼 다음 문의 손잡이를 잡거나, 넘겨준 볼펜의 끝을 손으로 막은 후 몸을 뒤로 제치는 회피 행동49), 가스 밸브나 집 열쇠를 반복해서 확인하는 확인(確認) 강박(checking compulsion) 등이 있다. 그리고 극히 작은 먼지를 장시간 손으로 열심히 털거나(정신분열병 환자) 발음의 하나가 마음에 걸려서 동일한 발음을 되풀이하는 예(뇌염 후유증)도 있다.

강박관념과 망상을 가진 정신분열병 환자가 혈액 검사실에서 자신에게 묻은 피를 보고 병이 옮지 않았는지 걱정하면서 의사에게 거듭 '피가 묻어 있어도 괜찮나요?'라고 묻는다. 의사의 설명에 납득한 것처럼 하다가는 다시 되돌아 와서는 '검사실 책상 위에 묻은 피 때문에 병을 걸리지는 않나요?'라고 되묻는다. 이러한 이상 행동(異常行動)은 스스로 인지하지 못하는 경우도 있고, 때로는 행동의 기반을 알 수 없는 경우도 있다. 망상(妄想)으로 인한 이상 행동과 구별이 어렵기도 한다.

강박성 반복에는 동작의 순서가 일정하여 형식화하는 의식(儀式, ritual, 혹은 ritualistic behavior)으로서 잠자리 들기 의식, 씻어 내기 의식, 옷 입기 의식, 확인 의식 등의 형태가 있다. 머릿속에서 반복하는 말, 기도(祈禱), 숫자 세기, 그리고 계속해서 떠오르는 생각이 억제되지 않고 밖으로는 드러나지 않는 것도 일종의 강박 행위이다50). 강박 행위는 이로 인하여 동작이 느려지고(강박 완만, obsessional slowness) 이로써 전반적인 일상 업무수행에 지장을 초래한다.

작업(作業) 강박은 무언가 하지 않으면 어떤 생각에 사로잡히게 되므로, 무언가 일을 하려 하고 자주 외출하거나 회의에 참가한다. 행동은 침착하지 못하다. 스스로 고민하기도 하지만 스스로 일리가 있다고 생각하는 경우도 적지 않다. 섭식 장애나 정신분열병에서 보인다.

49) 두부 외상(外傷)이나 각성제 남용, 날카로운 물건(선열, 先銳) 공포증 환자에서 나타난다.

50) 심적 행위(mental act)이다.

⑩ 저장(貯藏)장애(hoarding disorder)

과거에 강박적 저장(compulsive hoarding)이던 것인데 DSM-5에서 '강박관련 장애' 속에 독립 진단명이 되었다. 쓸모없는 물건을 수집하고 집안에 온갖 잡동사니를 쌓아놓고는(clutter) 버리지 못한다. 집안에 물건으로 가득 차서 생활하기 곤란해진다. 노인에서 많다. 식품 오염이나 감염, 화재 등의 위험이 있어 자타해의 문제가 있다.

많은 동물을 데리고 살면서 위생이나 관리가 불량하면 동물저장(animal hoarding)이라 한다.

⑪ 운동지속 곤란(증)과 운동 보속

일정한 운동을 지속할 수 없는 것은 운동지속 곤란(motor impersistence, Fischer C.M., 1956)이다. 환자는 시선을 고정할 수 없어 다른 곳으로 돌리고 만다. 지시에 따라서 눈을 감은 채로 그대로 있지 못하고, 혀를 내밀어 보라는 지시에 내민 혀를 유지하지 못하고 곧 다시 집어넣는다. 이것은 우(右)반구 손상 시에 많이 나타난다. 일종의 기능 변천(變遷)이나 주의산만성(distractibility)에 따른 것으로 추정된다. 정신분열병에도 있어서 무심코 어떤 장소가 눈에 들어와 빨려 들어가듯이 보게 된다고 호소한다. 일종의 자동증이나 의지력 부족에 의한 것으로 본다.

운동 보속(運動保續, motor perseveration)[51]은 시작한 운동을 멈추지 못하고 반복하는 것이다. 파킨슨병에서는 두 가지 동작을 동시에 행하기 어려워서 두 가지 행위(two-motor act)의 장애라고 부른다. 정신분열병 후(後) 우울증 시에 행위 하나하나는 잘못된 것이 없는데, 전체를 통합하여 적절히 요리 만들기, 그림 그리기 등에서 정리(整理) 해내기가 어렵고, 어느 정도 단순한 일도 동시에 할 수 없어서 결국 마무리가 어려워지기도 한다(加藤正明 등, 2001).

51) 운동 고집이란 용어도 있다.

4. 실행증

실행증(失行症, apraxia)은 근육과 사지에 운동마비, 실조(失調)[52], 불수의 운동이 없으며, 지시하는 명령은 잘 이해하지만 지시하는 동작을 제대로 행할 수 없는 것이다. ApraxieⒹ라는 용어는 Steinthal(1871)이 처음 사용했고, 지금의 실행증 개념은 Liepmamm H.C.(1900)에 의해 확립되었다. 그는 실행증을 다음의 네 가지로 나누었다(표 5-2 참조).

표 5-2: 실행증의 종류

(1) 운동실행(運動失行, kinetic apraxia): 사지(四肢)운동 실행(limb-kinetic apraxia),
관념 운동 실행(ideo-motor apraxia)
(2) 관념 실행(ideational apraxia)
(3) 구성실행(構成失行, constructive apraxia)
(4) 옷 입기(着衣) 실행(dressing apraxia)

1) 운동 실행

사지(四肢)운동 실행

신체의 일부에 국한된 가장 낮은 차원의 실행증이다. 개개의 신경기능에 이상이 없으면서 운동이 서툴고 숙련된 동작(skills)을 할 수 없다. 실행(失行)이 나타나는 부위에 따라 손가락 실행, 안면 실행, 하지 실행 등으로 나뉜다. 이들은 신경 지배(支配) 실행증(Kleist K.)이라고 하며, 관념운동 실행에 의한 의도적 운동 상실과 겉모습이 같다.

52) 실조(ataxia): 신체운동을 시작할 때 힘을 잃거나 협조운동이 되지 않는 것.

① 손-손가락 실행증(hand-finger apraxia)은 손의 섬세한 동작이 장애되어 단추 채우기나 연필 깎기를 제대로 하지 못한다. 뇌 병소의 반대 측 상지(上肢)에 생긴다.

② 안면 실행증(顔面失行症, facial apraxia)은 습관적인 얼굴 동작을 잘 할 수 없는 것으로 안면 표정의 장애, 눈 뜨고 감기 불능[53], 혀, 입술, 인후의 운동장애, 소리내기와 노래를 부를 수 없다. 이는 양측에 나타나고 여러 행태의 실어증(失語症)과 병합된다. 일반적으로 얼굴 아래 부위에서 강하게 나타나므로 구부(口部) 안면 실행증(buccofacial apraxia)이라고도 한다. 병소는 중심앞이랑(precentral gyrus)의 하부이다.

③ 하지(下肢)에 생기는 것은 구간(軀幹) 하지 실행증(truncopedal apraxia)이라 한다. 보행(步行) 실행증(apraxia of gait), 기립(起立) 보행 실행의 형태가 있다. 병소는 중심앞이랑 상부 1/4 또는 이마이랑(frontal gyrus) 상부이다.

편측(片側) 운동 실행증(unilateral kinetic apraxia, Denny-Brown D., 1958)은 파악(把握) 반사(grasping reflex), 또는 회피 반응(avoiding reaction)을 동반하는 동작 장애로서, 전자는 자석(磁石) 실행증(magnetic apraxia), 후자는 반발(反撥) 실행증(repellent apraxia)이라고 부른다. 각각의 행동 요소가 조합된 연속되는 동작이 서툰 것은 역동(力動) 실행증(dynamic apraxia, Luria A.R., 1966)이라고 한다. 이것은 전두엽 손상에 의한 것이다.

착행(錯行, parapraxia)은 눈에 띄는 실행증이라고 하기에 논란이 많은 용어이다. 이는 보행 실행증을 포함시켜서 운동 시작 곤란증이라는 관점이 있다.

관념 운동 실행

자동적이고 반사적인 운동과는 다른 것으로, 운동 관념에 기반을 둔 의도적(意圖的)인 운동이 관념 운동(觀念運動, ideomotion)이다. 관념 운동 실행(ideomotor apraxia)은

53) 지시에 따라서 눈뜨기를 못하는 눈뜨기 실행증(apraxia of lid opening, Riese W., 1930)과 눈감기를 할 수 없는 눈감기 실행증(apraxia of lid closure, Lewandowsky M., 1907)이 포함된다.

몸의 일부에 국한된 간단한 자동운동은 가능하지만 의도적인 운동은 불가능한 경우이다. 자동적으로 물건 잡기는 가능해도, 일상의 습관화된 몸짓과 태도를 명령에 따라서 의도적으로는 할 수 없는 상태이다. 의도하지 않는 상황에서는 동작을 할 수 있기 때문에 일상생활에 지장은 초래되지 않는다. 이것은 운동 관념은 있지만, 그것을 운동 중추(中樞)로 전달할 수 없어서 지시에 따를 수 없기 때문이다. 즉, 동작을 생각해 내지는 못하고 단지 모방만이 가능하다. 보통 양측성으로 생겨 동작의 시작이 제대로 되지 않는다. 안면과 상지에 많이 나타난다. 병소는 우세반구의 두정엽 하부로 생각된다.

뇌량 손상에 의해 좌상지(左上肢)의 관념 운동 실행증이 생기면 뇌량(腦梁) 실행증(callosal apraxia)인데, 이 경우에는 왼손의 실서(失書, agraphia)를 동반하기도 한다.

교감성(交感性) 실행증(sympathetic dyspraxia)은 좌반구 브로카 영역의 손상으로 우측 편마비를 동반하고, 좌상지(左上肢)에 관념 운동 실행증이 겹친 것이다. 우상지의 실행증은 보이지 않는다.

길항성(拮抗性) 실행증(diagonistic apraxia, 혹은 dyspraxia, Akelaitis A.J., 1944)은 우(右)상지의 동작을 좌상지(左上肢)가 방해하기 때문에 행위를 완수할 수 없는, 일종의 좌우(左右) 협조 운동(協助運動) 장애이다.

2) 관념 실행(증)

관념 실행(ideational apraxia)은 부분적인 단순 행위는 가능하지만 단순 행위가 조합된 복잡한 행위는 할 수 없고, 각 동작의 순서가 혼란되는 것이다. 관념운동 실행은 행위의 계획을 세울 수는 있으나 이를 행하는 것이 불가능한 것이고, 관념 실행은 행위의 계획을 세우는 것 자체가 불가능한 것이다[54]. 예로서, 라이터로 담배에 불을 붙일 때 라이터를 거꾸로 잡거나, 담배를 거꾸로 물고 불을 붙이는 경우이다. Liepmann H.C.는 행위 수행을 위한 관념적 계획(ideational plan)이 불가능하기 때문에 행위가 환기(喚起)되지 않는다고 생각했다. 그러나 이에 관한 신경심리학적인 근거는 불명하다. 이것을 일상생활의 도구를 제대로 사용할 수 없는 조작(操作) 장애로 보기도 한다(Morlaas J., 1928). 우위(優位)반구 두정엽의 광범위한 병소로 추정한다.

3) 구성 실행

구성 실행(構成失行, constructional apraxia, Kleist K., 1934)은 개개 운동의 실행(失行)이 아니라 공간적인 구성 행위가 침범되는 행위 장애이다. 시각 심상과 운동 심상과의 연합을 통괄하는 뇌기능의 장애이다. 일정한 도형을 묘사하거나 나무를 쌓아 형태를 만드는 행위와 같이 목적적이고 모사(模寫)적인 행위를 할 수 없다. 그대로 따라 그린(모사) 도형은 형태가 어지럽고, 좌우상하가 역전되기도 하고 세부 항목을 빠뜨리기도 한다. 뇌의 좌우 어느 쪽의 손상으로도 생기는데, 우세반구(대개 좌측) 두정엽의 병소에서는 Gerstmann 증후군[55]과 건망실어(健忘失語, amnestic aphasia)[56]를 동반하고, 제시된 모델로 몸을 움직여 다가가거나 물건을 덧붙이는 경향인 '다가섬증(closing-in, Mayer-Gross W., 1935)'[57]이 보인다. 우반구 손상에서는 시공간 실인(視空間失

54) 행위 계열화(系列化)의 장애라고도 한다.

55) 신체의 좌우 혼동, 손가락 실인, 쓰기 장애, 계산 못함, 구성실행 등의 증상으로 이루어진다.

56) 말의 환기(喚起)나 물건 호칭에 장애가 있다. 복창과 언어 이해는 잘할 수 있다. 감각실어와 운동실어증 회복기에 보일 때가 많다.

57) 다가섬증(closing-in): 구성 실행증(構成失行症) 환자에서 보이는 증상의 하나로서, 환자는 구성 과제(課題)를 제대로 수행하지 못하고 주어진 모델과 비슷하게 되려고 한다. 예로서, 주어진 모델을 보면서 나무 조각이나 성냥개비로 동일한 모양으로 만들어 보라고 지시하면, 이 모델로 다가가서 나무 조각이나 성냥개비를 모델에 덧붙여 놓는다. 주어진 모델을 그대로 그려 보라고 하면 이 모델 위에 겹쳐 써놓는다. 떨어지라고 지시를 해도 따를 수 없다. 주어진 과제가 어려울수록 증상은 심해지는데, 이는 아마

認)과 반측(半側) 신체 실인을 동반하기 쉽고, 형태 파악이 나쁘며 왜곡한다. 시각(視覺) 실행증(optic apraxia, Poppelreuter W., 1917)으로도 부른다.

편측 모방(模倣) 부전(不全)(unilateral dyscopia, Gazzaniga M.S., 1965)은 뇌량(腦梁) 손상에 의한 오른손의 구성 실행이다. 구성 실행은 인식능력이 크게 손상되기 때문에 실행 실인(實行失認, apractognosia)으로 생각하기도 한다.

4) 옷 입기 실행

옷 입기 실행(apraxia for dressing, 또는 dressing apraxia, Brain L., 1941)[58]은 관념 운동 실행과 관념 실행에 의하지 않으면서 옷 입기나 옷 벗기가 곤란한 것이다. 환자는 의복의 공간 형태와 신체와의 공간 관계를 제대로 맞출 수 없어 의복의 아무 곳이나 잡아 손과 목을 무턱대고 끼워 넣으려 한 나머지 제대로 입을 수가 없다. 대개는 양측성이며, 일측성인 경우는 대개 좌측의 착의가 곤란하다. 관념운동 실행과 관념 실행이 있는 경우에 옷 입기가 곤란한 것은 당연하나, 이것은 독립적인 옷 입기 장애인 것이다.

이 외에 실행성 실서가 있다.

실서에는 실어성 실서(失語性失書)와 실행성 실서(失行性失書)가 있다. 실행성 실서(apraxic agraphia)는 관념운동 실서와 구성(構成) 실서로 대별된다. 관념운동 실서(失行)는 글자는 알고 있으나 펜을 잡고 글을 쓰지 못한다. 구성 실서에서는 구성 실행(失行)의 부분 현상으로서 문자나 말을 구성하는 데 장애되는 것이다(11장. 언어와 말하기의 이상 참조).

도 빈 공간을 두려워하기 때문인 것 같다. 글자를 그대로 베껴 쓰라고 지시해도 글씨본(本) 옆에 베껴 쓰지 못하고, 글씨 바로 위에다 베껴 쓰는 것도 하지 못한다. 치매에서 볼 수 있다.

58) 착의 실행증(着衣失行症)이라고도 한다.

5. 개인생활의 행동 이상

1) 걷기의 이상

보행 장애(gait disturbance)는 잘 걷지 못하는 것이고, 보행 불능(abasia)은 전혀 걸을 수 없는 것이다. 신경 질환에 의한 보행 장애로는, 뇌성 편마비의 편마비성 보행(hemiplegic gait)[59], 척수·소뇌 질환에 의한 운동 실조(失調)성 보행(ataxic gait), 경축성 척수(脊髓) 마비에 따른 경축성 보행(spastic gait)과 가위형 보행(scissor gait), 근육 퇴행위축(dystrophy) 때의 동요성 보행(swaying gait, waddling gait), 뇌염이나 다발성 경화증(multiple sclerosis) 시에 이완성 마비로 인하여 발가락이 밑으로 처져서 걷는 종종걸음(steppage gait, Charcot J-M.), 파킨슨병에서 점차로 보폭이 짧아지고 다리 놀림이 빨라지는 전방돌진(前方突進, propulsion)[60], 그리고 절뚝거리면서(claudication) 질질 끄는 보행(limping) 등이 있다. 소폭(小幅) 걸음은 다발성 뇌경색과 파킨슨병에서 보인다. 다리가 걸상에 달라붙어 걷지 못하는 것은 움츠린 다리 보행(freezing of gait, 혹은 frozen gait)이다. 이는 보행을 시작할 때 많이 나타나지만 방향 전환과 좁은 통로를 걸어 갈 때에도 나타난다(濱田秀伯, 2001).

히스테리나 꾀병의 보행 장애는 이치에 걸맞지 않은 수가 많다. 그렇지만 정신증의 증상은 모두 불합리하고 신경성 증상은 모두 합리적이라고 말할 수는 없는 것이다.

59) 편마비성 보행은 다리가 밖으로 원을 그리듯 걷는 héliopodeⒻ(Charcot J-M.), 혹은 circumduction으로 표현된다.

60) 혹은 가속(加速) 보행(festination gait)이라고 한다.

2) 먹기 장애

시상하부 복내측핵에 포만(飽滿) 중추가 있고, 이곳 외측에 섭식 중추가 있다. 공복 시 혈중 포도당과 인슐린, 유리 지방산 등의 농도변화에 의해 이들이 자극되면 하행성(下行性)으로 전달되어 섭식행동이 유발된다.

식욕(食慾)이 비정상적으로 항진되면 자주 먹고(polyphagia), 많이 먹는다(bulimia). 조증 시에 욕동의 항진으로, 그리고 정신지체나 치매 시에 식욕에 대한 억제력이 저하되어 식욕항진증(hyperorexia)을 보인다. 반대로 식욕이 저하되면 식욕 감퇴, 혹은 무식욕(anorexia)이고, 식욕이 없거나 무언가 이상한 것을 먹으려 하면 식욕 이상증(dysorexia)이라 한다. 식사 거절(拒食, refusal of food)은 식사를 거부하는 것이다. 이는 식욕의 이상이 아니라 식욕은 있으나 섭식을 거부하는 것이다. 그 배경에는 정신분열병의 환청의 명령에 의하거나 피독망상 등에 따른 것, 우울증에서 '나는 먹을 자격이 없다, 먹는 것은 미안하다'는 죄책망상에 의해서, 혹은 빈곤망상에 의한 것, 그리고 히스테리에서 현실적인 이득을 위한 경우가 있다. 그리고 자살 목적, 혼미상태, 신경성 식욕부진증, 거절증의 표현에 의하기도 한다. 완전히 먹지 않는 경우와, 권하면 거절하다가 먹기도 하는 경우, 아침 식사만 먹지 않는 경우(morning anorexia), 야간(夜間)에 식사하거나(night eating) 몰래 훔쳐 먹는 경우도 있다.

식욕저하의 원인으로는 ① 섭식중추의 기질적 장애, ② 우울증 같은 생명 감정의 장애와 동반되어서 나타나는 경우, ③ 신경성 식욕부진증(anorexia nervosa)이 있다[61].

짧은 시간에 비정상적으로 많은 양의 음식을 먹는데, 음식 먹기에 조절력이 상실되면 폭식 삽화(binge eating)이다. 폭식이 반복되고 제거행동(purge behavior)이 겹치면

61) 신경성 식욕부진: Morton R.(1689)이 처음 기재했고, 사춘기 야윔증(puberal emaciation, Meyer J.E.), 히스테리성 무식욕증(apepsia hysterica, Gull W., 1868), anorexie hystérique(F)(Lasègue E.C., 1873), 심적(心的) 무식욕증(anorexie mentale, Huchard, 1883)이라고도 불렸다.

신경성 폭식증(Bulimia nervosa)이다. 그리고 먹지 못하는 것을 먹는 이식증(異食症)과 먹은 음식을 되씹거나 뱉는 되새김장애가 있다(16장. 신체 인식의 장애 참조).

단 것을 과식하는 단 음식벽(癖)(saccharomania)은 중년 이후의 여성에서 의존 대상을 상실한 후에 생기고, 우울증 회복기나 계절성 기분장애에서도 나타난다.

식욕의 질적 이상으로 이식증(異食症, pica)이 있다. 먹을 수 없는 돌이나 흙 등 무엇이라도 입에 넣는 식욕의 도착(倒錯)62)이다. 정신지체, 정신분열병, 치매, 임신 시에 보인다.

자신의 똥을 만지작거리면서 칠하는 똥칠(dung smear)과 똥을 먹는(coprophagia) 경우도 있다. 똥 성애(性愛)(coprolagnia)는 타인의 배설물을 만지거나 핥아서 성적 흥분을 얻으려는 성(性) 목표의 도착증이고, 먹기까지 하면 똥 기호증(coprophilia)이나 오줌 기호증(urophilia)이다.

3) 마시기 장애

폭음 삽화(혹은 갈주벽, 渴酒癖, dipsomania)는 충동적으로 며칠간 폭음하는 에피소드를 반복하다가 한동안 금주하는 것이다. 알코올 중독과는 다르다. 기저에 우울증과 기분 변화를 동반하는 경우가 많고, 뇌전증의 등가증(等價症, equivalent)이나 인격 이상과 연관된다. 비정형 정신병의 경우는 기분 고양(高揚) 시보다는 불쾌한 경우에 더 많이 나타난다.

심인성 다음증(多飮症)(psychogenic polydipsia)은 요붕증(尿崩症)이나 당뇨병 등의 신체 질환이 없는데 심한 입 마름으로 대량의 수분을 섭취하는 경우이다. 강박성 물마시기(compulsive water drinking)라고도 한다. 만성 정신분열병에서는 목마름을 달래기보

62) 도착(倒錯): 본능, 감정 등의 이상으로 사회도덕에 어그러진 행동을 보이는 일.

다는 물마시기 행동이 자동적이고도 상동적으로 나타나는 경우가 많다. 이를 방치하면 저(低)나트륨혈증, 저비중(低比重)뇨를 수반하는 두통, 탈력(脫力), 구토, 경련, 의식 장애를 보이는 물 중독(water intoxication, Rowntree L.G., 1923)으로 된다. 이때 너무 서둘러 전해질을 교정하면 중심교 수초 붕괴증(central pontine myelinolysis)을 초래한다(濱田秀伯, 2001).

4) 배설

유뇨증(遺尿症, 혹은 오줌싸개, enuresis)은 5세가 지나서도 옷이나 침구에 불수의적, 또는 고의적으로 소변을 보는 것이다. 20%에서 학업 문제나 우울증이 동반된다. 유분증(遺糞症, encopresis)은 3개월 이상 적어도 한 달에 한 번 이상 불수의적으로, 또는 고의적으로 적절치 않은 장소에서 대변을 보는 경우이다. 정신지체나 행동 장애를 동반하는 경우가 많다(민성길, 2006).

야간(夜間) 유뇨, 혹은 야뇨증(nocturnal enuresis)은 수면 중에 생기는 불수의적인 배뇨다. 이는 수면 중에 소변을 보고 싶은 생각으로 깨어나서 배뇨하는 야간뇨(nocturia)와 각성시의 불수의적인 요실금(incontinence of urine)과는 구별된다. 배뇨와 배변의 복합 실금은 의식 장애와 치매 시에 보인다. 그러나 정신분열병에서는 황폐화된 경우라도 복합실금은 드물다.

5) 성욕과 성적(性的) 행동의 이상

성욕의 정신적인 측면은 정신성욕(精神性慾, psychosexuality)이다. 자신의 성별을 심리·사회적으로 의식하는 것은 성적(性的) 주체성(gender identity)이다. 이는 생물학적인 성별(性別) 차이를 인식하여 남녀가 각각 자신에게 어울리는 행동과 역할을 구분하고, 성적(性的)으로 사랑하는 대상을 선택하여 교류하는 능력을 말한다. 흔히 남성다움과 여성다움을 뜻한다[63].

성욕이 이상(異常) 항진되면 성욕 과다(hypersexuality, aphrodisia) 또는 색정벽(色情癖, erotomania)[64]이다. 이는 남자의 색정증(色情症, satyriasis)과 여자의 색정증(nymphomania)으로 나뉘는데, 이들은 대개 성적 일탈(벗어남)(sexual aberration)이나 외설 행위, 수음 등 강박성 경향을 띤다.

성욕 감퇴(hyposexuality)에는 남자의 음경 팽창이 저하되는 성적 불구(不具, impotence), 여자에서 극치감이 없는 냉감증(冷感症, frigidity), 혹은 성불감증(anaesthesia sexualisⓁ)이 포함된다. 이 경우에는 동반자와 함께 성적인 만족(eupareunia)을 얻지 못한다. 성욕 감퇴로 성교(性交) 불능(impotentia coeundiⓁ) 내지는 생식(生殖) 불능(impotentia generandiⓁ)이 된다. 성욕은 상대방의 특성에 따라 변화하는데, 기질적 요인 없이 성욕감퇴를 주 증상으로 하는 신경증이면 성(性)신경증(sexual neurosis)이라 한다. 성적(性的) 기능 부전과 함께 두통, 피로감, 현기증, 불면 등의 신경쇠약 증상을 동반하면 성적(性的) 신경쇠약(sexual neurasthenia)이다. 성교공포(性交恐怖, cypri(do)phobia)[65]는 대상이 이성인 경우로서, 성교에 대한 병적 공포를 말한다. 특히 성교로 인한 성병을 두려워하는 경우가 많다.

63) 남성 성(性, maleness)은 성염색체 XY 구조와 관련된 일차적인 것이고, 남성다움(masculinity)은 남성 특유의 충분히 발달된 2차 성징(성적性的 특징)을 말한다.

64) 프랑스에서 말하는 érotomanieⒻ는 연애 망상의 의미이다.

65) 어원은 키프로스 섬(Cyprus)으로서 이곳은 비너스의 탄생지이다.

6) 성욕의 질적(質的) 이상

성욕의 질적 이상은 성도착(性倒錯, sexual perversion, 혹은 sexual deviation)으로서 성적 대상의 도착(倒錯)(inversion)과 성 목표의 도착(perversion)으로 나뉜다. 전자는 다음과 같은 여러 종류가 있다. 동성애(同性愛, homosexuality), 소아 기호증(pedophilia), 노인 기호증(gerontophilia), 동물 기호증(zoophilia), 수간(獸姦, bestiality), 근친상간(incest), 사체 성애(死體性愛, 혹은 시간屍姦, necrophilia), 이성의 옷을 입는 복장(服裝) 도착증(transvestism)[66], 동성의 어린아이 옷과 제복을 입는 여자 동성 복장 도착(cisvestism), 여성 물건 기호증(fetishism)이 있다. 후자인 성 목표의 도착에는 노출증(exhibitionism), 옷을 입은 채 몸을 남의 몸이나 물건에 문질러 성적 쾌감을 얻는 마찰(摩擦) 성애증(frotteurism), 관음증(觀淫症, voyeurism), 성교 훔쳐보기증(mixoscopia), 가학(加虐) 성교(sadism), 피학대 성교(masochism) 등이 포함된다(濱田秀伯, 2001).

성애(性愛)의 이상으로 남성 간의 동성애(homophilia, 혹은 uranism[67])와 여성 간의 동성애(lesbianism, sap(p)hism[68], 혹은 tribadism)가 있다. 성애의 이상 범위는 사회에서 관용하는 정도에 따라 다르다. DSM-IV에서는 성(性)과 성(性) 정체성 장애 속에 sexual perversion과 sexual deviation의 용어 대신에 보다 중립적인 paraphilia란 용어를 썼으며, 동성애란 용어는 독립된 항목에서 제외시켰다. 그리고 반대의 성을 동일시하고 자신의 해부학적 성에 대해 불편해 하는 성전환증(transsexualism)은 복장 도착(服裝倒錯)에서 분리시켜 성 정체성 장애에 포함시켰다. ICD-10에서는 성적(性的) 동일성 장애(F64), (위의 성도착에 해당되는 것은) 성적(性的) 선호 장애(F65), 성적 발달 및 정

66) 어원: vestis는 의복.

67) 고대 그리스 신화에서 세상을 통치한 신 우라누스(Uranus)가 어원이다. Ulrichs K.H.(1862)는 여성 동성애를 urninde, 남성 동성애를 urning으로 불렀다. dionism(Venus Pandemos의 어머니 Dione가 어원임)도 같은 의미로 쓰인다.

68) Sappho: B.C. 600년경 그리스의 Lesbos 섬에서 살았던 여류 시인으로서 동성애자였다.

위(定位, orientation)와 연관된 심리 및 행태 장애(F66)로 나누었다.

DSM-5에서는 '성별(性別)불쾌감(gender dysphoria)'으로, 그리고 ICD-11은 '성별불일치(gender incongruence)로 이름을 바꾸고, 성적장애 항목에서 제외시켰다. 이는 사춘기 전 혹은 그 이후에 자신의 성주체성 혹은 자신이 경험하는 성별(性別)과 태어날 때의 성별 사이의 불일치되는 경우를 말한다. 불일치로 인하여 고통이 있을 수도 있고 없을 수도 있는데, DSM-5에서는 고통이 있을 때를 기준으로 하였다.

7) 수면 장애

불면증은 증상이기도 하고, 하나의 질환으로 볼 수 있다. 수면의 문제는 정신과 임상에서 큰 부분을 차지한다. 1960년대에 수면다원검사가 개발되고 생물학적 연구를 통해 수면에 대하여 많은 부분이 새로워졌다. 최근에 깊은 수면시에 뇌척수액이 주기적으로 순환되는 모습을 영상으로 확인하여 이것이 기억 보존과 노폐물 청소와 관련된다는 점을 알 게 되었다(Fultz N.E., 등, 2019). 수면의 변화는 신체기능의 이상은 물론 인지기능을 포함하는 정신기능에도 영향을 미친다.

한국인의 21~35%가 불면증으로 고통받고 있으며, 65세 이상의 노인에서는 그 빈도가 늘어나 57.7%에 이른다(대한신경정신의학회, 2005; 양창국 등, 1997). 수면의 이상은 잠들기가 어렵거나 유지가 안 되는 경우, 낮에 지나치게 졸린 경우, 그리고 수면 중에 이상(異常) 행동을 보이는 경우로 나눌 수 있다. 불면을 유발하는 것으로 근래 야간뇨, 코골이, 지속적인 기침, 하지불안증후군, 만성통증, 알코올섭취, 카페인 과다섭취 등의 문제가 거론된다. 특정 원인에 따른 이차성 불면증과 원인 불명의 일차성 불면증이란 구분은 더 이상 사용하지 않는다. 또 불면증의 원인으로 의심되는 질환이 있는 경우에도 독립적인 수면장애가 있기 때문에, 이제는 불면증을 증상이 아니라 질병이라는 개념으로 보고 있다(김석주, 2020).

최근 국제수면장애진단 3판(he International Classification of Sleep Disorders-Third Edition(ICSD-3), 2014)에서는 수면장애를 불면증, 수면관련 호흡장애(수면무호흡증 등), 과수면(기면발작 narcolepsy 등), 일주기리듬 수면-각성장애, 사건수면, 수면 관련 운동 장애로 분류하였다. 이 중에 불면증은 과거 2판에서 11개의 아형으로 나눈 것을 3개 (만성, 단기, 기타 불면장애)로 단순화하였다(표 5-3 참조).

표 5-3: 수면장애의 분류[The International Classification of Sleep Disorders – Third Edition (ICSD-3), 2014]

1. 불면증: 단기, 만성(주 3회 이상, 3개월 이상 지속), 기타
2. 수면관련 호흡장애: 수면무호흡증(sleep apnea) 등
3. 과수면(somnolence): 기면발작(narcolepsy), Kleine-Levin 증후군 등
4. 일주기리듬 수면-각성장애
5. 사건수면
    1) 비렘수면 사건수면: 혼동성각성(confusional arousals), 수면보행증(sleepwalking), 야경증(sleep terrors), 수면관련식이장애(sleep-related eating disorder)
    2) 렘수면 사건수면: 렘수면행동장애(REM sleep behavior disorder), 재발성 수면마비(recurrent sleep paralysis), 악몽장애(nightmare disorder)
    3) 기타: 뇌폭발음증후군, 야뇨증(bed wetting), 수면관련 환각
6. 수면 관련 운동장애: 이갈이(sleep-related bruxism), 주기성사지 운동(periodic limb movement disorder), 하지불안증후군(restless leg syndrome)

(1) 사건수면과 수면 관련 운동장애

가) 사건수면(parasomnia)

수면의 질적(質的) 이상으로서 잠에 들 때(입면立眠), 수면 중, 혹은 잠에서 깰 때(출면出眠) 비정상적인 복합운동이나 행동, 감정, 이상한 지각이나 꿈 등, 원치

않는 일(event)을 경험하는 수면장애를 말한다. 이는 비(非)렘수면과 렘수면 사건수면으로 나뉜다. 비렘수면 사건수면에는 혼동성각성, 수면보행증, 야경증, 수면관련식이장애가 있다.

① 혼동성 각성(confusional arousal)이란, 잠에서 깨어나면서 수분간 의식이 흐려진 나머지 횡설수설하거나 지남력 상실, 주변 자극에 둔감하고, 가끔 자타해(自他害) 행동을 하는 경우이다.

② 수면보행증(sleepwalking)[69]은 깊은 잠을 자다가 일어나 단순히 침대에 앉아 있거나, 혹은 앞을 멍하니 쳐다보기도 하고, 벽이나 옷장에 오줌을 누고, 방이나 집 주위를 돌기, 또는 집을 나가 운전을 하고 돌아오기도 한다. 이때 타인이 환자를 깨우기 힘들다. 아침에 깨어나서 자신의 삽화에 대해 기억하지 못한다. 문제는 이런 행동을 하다가 위험한 사고가 생길 수 있다는 점이다. 잠을 못잔 후에 생길 수 있고, 음주, 약물, 열성 질환 등이 원인이 된다. 3~7세 어린이에서 많지만 성인에서도 있다. 수면 중 초기 1/3에서 발생하는데 지속 시간은 10분 이내이다(대한신경정신의학회, 2005).

③ 야경증: 주로 3~8세의 어린이에서 호발하고, 렘수면에서 생긴다. 자다가 심하게 움직이고 소리를 지르면서 강한 불안과 자율 신경증상(빈맥, 발한)이 동반되면 야경증(夜驚症, pavor nocturnus, 또는 night terrors)이다. 낮잠을 자다가 나타나면 주경증(晝驚症, daytime terrors)이라 한다. 아동에서 많고 수면 중 초기 1/3의 깊은 수면 단계에서 생긴다.

④ 수면관련 식사장애(sleep related eating disorder: SRED)는 Schenck C. 등(1991년)이 처음 보고하였다. 젊은 여성에서 많다. 일단 잠이 든 이후에

69) 몽유병(somnambulism)과 동의어로 사용한다.

깨어나서 강박적으로 먹거나 마시는 등의 식사를 한다. 식사 중에는 의식이 흐린데 깨어나도 약간의 각성 정도이다. 타인이 깨우기 어렵다[70]. 아침에 깨어나서 자신의 행동을 기억하지 못한다. 수면다원검사에서 비렘수면 시에 각성 소견을 보인다. 환자는 자기 전에는 불면증 호소가 없고, 공복감이나 갈증이 없이 행동한다. 식사 행동 시에 화상, 열상, 화재, 목에 음식이 걸리는 등의 위험한 상황이 생길 수 있고, 날 것을 먹거나 낮에는 먹지 않는 것도 마구 먹는다. 하지불안증후군, 주기성하지운동장애, 몽유병, 폐쇄성수면무호흡증과 관련되는 경우가 많고, 약물, 특히 수면제(zolpidem, triazolam), 항정신병약물(olanzapine, risperidone), amitriptyline이 영향을 줄 수 있다. 이것은 야간(夜間)식사장애(nocturnal eating disorder)와 구별된다. 야간식사장애는 저녁식사 이후 자기 전에 혹은 자다가 깨어나서 식사를 한다. 식사 중에 의식은 명료하고 다음날 깨어나 자신의 행동을 모두 기억한다. 불면증이 동반되고 아침에는 식욕이 없다. 약 반수에서 생활상의 스트레스, 우울, 불안을 동반한다. 그리고 수면다원검사에서도 이상 소견이 없다는 점에서 수면관련 식사장애와는 다르다. 야간에 멜라토닌치(値)와 leptin의 감소가 식사 조절 장애와 연관되리라 추정하고 있다(Auger R.R., 2006).

⑤ 잠꼬대(sleeptalking, somniloquy): 잠이 든 이후에 단순한 말에서부터 긴 혼잣말, 대화 등 다양하다. 다음 날 깨어나 본인은 자신의 행동을 알지 못한다. 비렘수면 시에 나타나지만 렘수면에서도 보인다. 잠꼬대는 본인의 의식적인 산물로 보지 않기에 법정에서는 신빙성 있는 사실로 인정하지 않는다[71]. 옆에 같이 자는 사람이 괴로울 수 있고, 당사자는 증상

70) 이는 몽유병의 경우와 같다. 그래서 SRED를 몽유병 변형(sleelwalking variant)으로 부르기도 한다.

71) 1981년 미국의 미네소타의 6세 소녀의 경우나 1999년 보스톤 법원에서 10세 소녀 성범죄 사건에 소녀

을 걱정한 나머지 잠자는 장소를 회피할 수 있다. 악몽이나 혼탁성 각성, 수면무호흡증, 렘수면행동장애 등과 동시에 나타날 수 있으므로 감별을 요한다.

⑥ 렘수면 사건수면에 속하는 렘수면 행동장애(REM sleep behavior disorder)는 렘수면 동안에 골격근의 이완이 되지 않아, 꿈을 꾸면서 소리를 지르고, 자리에서 일어나 깨물거나 침 뱉기, 주먹을 휘두르거나 발로 차는 등의 위험한 행동을 한다. 이로 인하여 옆에서 자던 이가 다치거나 환자는 골절상을 입기도 한다. 50세 이상의 남자에서 많다. 항우울제[72], 카페인, rivastigmine의 복용과 연관되기도 하고, 파킨슨병이나 루이소체치매(Lewy body dementia)의 초기, 기면증에서 보이기도 한다(McCann H. 등, 2014).

⑦ 악몽(nightmare)은 무서운 꿈을 꾸다가 놀라 깨어나는 것이다. 이때 빈맥, 진땀, 과호흡 등 불안에 따르는 자율신경계 각성 증상이 동반된다. 대개 수면 후반부의 렘수면에서 발생한다. 깨어나서는 자신의 경험을 기억한다.

⑧ 뇌(腦)폭발음(爆發音)증후군(exploding head syndrome)은 입면이나 출면 시에 폭탄이 터지거나 총소리 같은 큰 소리가 머리에서 들린 나머지, 크게 놀라 뇌의 병이 난 줄 착각한다. 환자는 놀란 나머지 심한 공포감을 동반된다. 번쩍 빛이 보이거나 근육이 수축하기도 하지만 통증은 없는 것이 특징이다. 불면, 수면마비, 악몽 등이 동반되기도 한다(Denis D. 등, 2019).

의 아버지가 들은 아이의 잠꼬대를 범죄 혐의의 근거로 참고한 바 있는 등, 논란이 있다.

72) 항우울제는 렘수면잠복기(REM sleep latency)를 증가시키고, 렘수면(REM sleep)과 깊은 수면(deep sleep)을 감소시킨다.

나) 수면 관련 운동장애

수면 관련 운동장애는 대부분 단순반복성 운동이 입면 시나 수면 중에 나타난다. 여기에는 이갈이(bruxism), 주기성사지운동(periodic limb movement), 하지불안증후군(restless leg syndrome) 등이 포함된다. 특히 하지불안증후군은 임상에서 드물지 않게 경험하게 된다. 이는 감각운동장애로서 주로 저녁이나 밤에, 특히 쉬는 중에 다리가(혹은 팔) 저리거나 스멀스멀한 감각으로 인하여 다리를 가만히 놔두기 어렵고 움직이고 싶어진다. 움직이면 불편감이 나아진다. 이로 인하여 잠들기 어렵거나 자다가 자주 깨고 불면증에 시달린다[73]. 철 결핍, 만성 신부전, 임신이 위험인자이고 항정신병 약물, 항우울제에 의할 수 있다. 이들 중의 80~90%는 주기성 사지 운동(periodic limb movement)을 동반한다. 도파민 신경전달물질의 감소와 관련되리라 추정하고 있다.

다) 주관적 불면증

주관적 불면증(subjective insomnia)은 과거 국제수면장애분류 1, 2판에서 불면증의 한 아형이었다. 역설적 불면증(paradoxical insomnia), 수면상태 오지각(誤知覺, sleep state misperception)과 동의어이다. 이는 개관적인 수면 지표에 이상이 없는데도 스스로 불면을 호소하는 경우이다. '몇 년간 거의 제대로 잔 적이 없다.' '수일간 단 한 숨도 자지 못하였다.'고 호소한다. 환자는 자신의 수면 시간을 과소평가한다. 일반인 대상으로 수면다원검사를 한 결과, 대상자의 62%는 실제보다 30% 이상 덜 잤다고 보고하였다(세계일보, 2007). 여기에는 시간 예측 능력 저하, 잠에 대한 기억의 왜곡이나 집착, 성격 특성, 정보처리의 장애 등이 영향을 준다.

73) 수면 중에 주기적으로 시간당 15회 이상 다리를 차거나 움찔거리는 움직임이 반복되는 나머지 불면이 된다.

라) 기면발작

기면발작(嗜眠發作, narcolepsy)은 낮에 활동 중에 단시간 갑자기 주체할 수 없이 잠이 쏟아지는 수면 발작(sleep attack)과 탈력(脫力) 발작(cataplexy)을 주 증상으로 하고, 수면마비(sleep paralysis), 입면환각(hypnagogic hallucination), 토막잠(nocturnal sleep fragmentation)을 동반한다. 발작은 대개 20분 이내에 끝난다. 15~30세에 발생하며 수면-각성 리듬과 렘(REM)수면의 신경생리적 이상으로 추정된다.

마) 호흡관련 수면 장애

호흡관련 수면 장애로는 수면 무호흡증(sleep apnea syndrome, Guilleminault C. 등, 1976)과 일차성 코골이가 있다. 수면 중 무호흡이 10초 이상 지속되면 이상으로 본다. 한국 중년 남성의 26%, 여성의 17%에서 발견된다(대한신경정신의학회, 2017).

바) 일 주기 리듬 수면 장애

일(日)주기 리듬 수면 장애(circadian rhythm sleep disorder)는 생체와 환경 리듬이 서로 어긋나서 생긴다. 이 중에는 일과성의 시간대역(帶域) 변경 증후군(시차 증후군, jet lag syndrome)과 교대 근무에 의한 것, 수면위상 전진증후군(advanced sleep phase syndrome), 수면위상 지연증후군(delayed sleep phase syndrome), 불규칙 수면-각성 양상 등이 있다. 보통보다 일찍 잠자는 것은 수면위상 전진(前進)증후군이고, 수면위상 지연증후군은 오전 2~6시경에 잠드는 상태가 6개월 이상 지속되며, 수면 다원검사상 총수면량과 수면 단계의 비율은 정상인 경우이다. 낮에 자고 밤에는 깨어있으면 '낮-밤 수면 뒤바뀜'이다. 이는 노인이나 야간 근무자, 뇌간(腦幹) 장애, 뇌염 후유증, 조울병, 정신분열병에서 보이며, 그 외에 문필가(文筆家)나 정상인에서도 있다.

사) 수면 과다

수면 과다(過多)는 Kleine-Levin 증후군에서 볼 수 있다. 청소년 남자에게서 자주 발병하며 수일~수주간 지속적인 경면(傾眠, somnolence), 폭식(暴食, bulimia), 기분이 들뜨거나 정동 불안정(unstable mood), 집중 곤란, 일탈(逸脫) 행위 등이 반복된다. 증상을 겪은 후에는 건망을 남기고 우울 상태로 된다. 이것은 Kleine W.(1925)의 주기성 기면발작(嗜眠發作, periodic narcolepsy)과 Levin M.(1936)에 의한 '주기성 경면과 병적인 배고픔(periodic somnolence and morbid hunger)'을 총괄하여 Critchley M. 등(1962)이 명명한 것이다. 중뇌(中腦)에서 간뇌(間腦)에 이르는 병변이 의심되어 간뇌증(diencephalosis)이라고도 부른다. Pickwickian 증후군(Burwell C.S. 등, 1956)에서도 과다 수면과 수면 시 무호흡을 보인다. 이는 극도의 비만과 청색증(靑色症), 근육경축, 2차성 적혈구 증가, 우심실 비대, 우(右)심장 기능 부전 등의 증상을 특징으로 한다[74].

아) 수면 취함을 동반한 과수면증

아침에 잠이 덜 깨어 있는 시간이 길어져서 낮에도 조는 것은 '수면 취함을 동반한 과수면증'(hypersomnia with sleep drunkenness, Roth B. 등, 1972)이라고 한다.

(2) 다른 정신 장애와 관련된 수면 장애

정신분열병이나 기분 장애, 불안 장애, 섬망 시에 수면 장애가 흔히 동반된다.

74) 디킨스(Dickens C.)의 소설 *The Posthumous Paper of Pickwick Club* 속에 극도의 비만과 함께 코를 크게 골며 낮에도 자면서 지내는 인물을 묘사한 것을 참고로 하여 명명한 것이다. 간뇌(間腦)의 이상이 원인으로 추정된다.

(3) 기타

그 외에 다양한 의학적, 신경학적 상태에서 수면 장애가 생기는 '일반 의학적 상태나 물질에 의한 수면 장애'가 있다.

이와 같은 수면 장애 외에, 각성에서 수면으로 이행하는 반(半)수면 상태 시에 정신 활동이 자아의 통제를 벗어나 자동적으로 되고 환각(입면 시 환각, hypnagogic hallucination)이 나타나기도 한다. 분리각성(分離覺醒, dissociated awakening)도 이와 비슷한 것이다. 이것은 뇌의 일부 기능은 잠을 자고 다른 기능은 깨어 있는 상태이다.

수면에 얽매임이 크고 지나치게 신경을 쓰면 수면 건강염려증(sleep hypochondriasis)이다. 수면 의식(儀式)(soporfic action)[75]은 잠자리에 들기 전에 같은 동작을 반복하지 않으면 안 되는 강박행위로서, 이를 행하지 않으면 잠을 자지 못할 것 같은 공포를 호소한다.

8) 꿈

꿈은 꿈의 내용을 기억하고 보고하는 발현몽(發現夢, manifest dream)과 발현몽의 진정한 의미가 담겨 있다고 여겨지는 잠재몽(潛在夢)이 있다. 잠재몽은 그대로 노출될 때 불편할 수도 있는 감정들에 대해서 자아가 꿈 작업(dream work, Freud S., 1911)을 통해서 변형시킨다. 즉, 여러 요소가 하나로 통합되는 압축의 과정, 원래의 내용이 다른 것으로 치환(置換), 시각적 이미지(image)의 선택, 그리고 이후에 전체로서 통일된 모습으로 수정되는 2차 가공(加工)이 포함된다. 이러한 작업을 고려해서 거꾸로 거슬러 올라가 잠재된 꿈 사고를 분명히 하는 것이 꿈의 해석이다.

75) sopor: 깊은 잠.

신체 자극 꿈(body stimuli dream)[76]은 방광(膀胱)의 충만감이나 통증, 배고픔, 추위 등의 자극으로 꿈을 꾸는 것이다. 미래에 일어날 일을 미리 꿈으로 보듯이 하는 것은 예언 꿈(豫言夢, prophetic dream)이다. 정신분열병 환자가 망상을 이전에 꿈에서 본 내용이라고 하면 망상 추상(妄想追想)이 된다.

9) 자해(自害)와 자살(自殺)

사람은 자기보존을 위해 외부의 침해로부터 자신을 지키고, 가능한 한 생명을 오래 유지하려는 욕구를 가지고 있다. 또한 여러 형태로 신체에 가해지는 위해(危害) 자극에는 고통을 느끼고 자신에게 적합한 자극에는 유쾌감을 갖는다. 이로써 사람은 불쾌한 것을 피하려는 경향을 갖고 있다. 이러한 자기 보존욕구에 반하는 행동으로 자해와 자살이 있다. 자해(自害, self-mutilation)[77]는 자살을 목적으로 하지는 않고 자신의 육체에 상처를 내는 행위이다. 정신분열병에서 망상이나 환각에 따라서 행하거나 우울증, 뇌전증, 히스테리, 인격 이상, 경계선 장애에서도 보인다. 자해 행위가 자책감이 큰 자기(自己) 처벌(self punishment)의 의미를 갖는 경우도 있는데, 이를 부분(部分) 자살(partial suicide, Menninger K.), 또는 의사(疑似) 자살(parasuicide)이라 부른다. 정신분열병이나 신경증에서 머리털, 눈썹을 뽑는 발모광(拔毛癖, trichotillomania)도 일종의 자해행위이다.

자살(suicide)[78]은 그 결과를 예측하고 스스로 의도하여 자신을 죽이는 행위이다. 그러나 실제로 병사(病死)나 사고사(事故死), 타살(他殺)과 혼동되기 쉬운 경우도 많으며, 자살 미수자의 경우를 보면 자살의 동기를 알 수 없는 경우도 많다. 자살의 의도

76) 원어는 Leibreitztraum Ⓓ임.

77) 어원 mutilo: 불구로 되다.

78) 어원은 sui: 자신, caedo: 쳐서 넘어뜨리다.

가 당사자에게 분명한 것은 아니다. Menninger K.(1930)는 의식 아래에 있는 죽음의 의지를 중요시하였으며, 알코올 중독이나 마약 중독자가 만성적으로 자신을 파괴하는 행위를 만성 자살(慢性自殺, chronic suicide)이라고 하였다. 직접 자살하는 것이 아니라 자신이 의도적으로 사형(死刑)될 것을 기대하고 살인이나 중대한 범죄를 저지르는 간접(間接) 자살(indirect suicide, Weber Hv.)도 있다.

순수(純粹) 자살은 외적 상황에 근원을 두어 자기 추구(自己追究)에 의거해서 행해지는 자살[79]이고, 고문(拷問)이나 폭력과 같이 생활조건이 자신의 생리적 조절 능력을 넘어서는 고통스러운 경우에 더 이상 살아 있어도 고통만 계속될 것이라 판단하고 행하는 자살은 평형(平衡) 자살이다(equilibrium suicide, Cohen E.A., 1953). 이 외에 두 사람이 함께 하는 동반자살(double suicide)이 있고 한 가족(家族) 자살(family suicide), 살인에 이어서 자살하는 것 등이 있다. 잘못된 믿음으로 인하여 다수가 동시에 자살하는 집단자살(集團自殺, collective suicide)은 2차 세계대전 당시 태평양 전선에서 일본군이 자행한 옥쇄(玉碎)나 자살 특공대, 1979년 가이아나 인민사원에서 9천 명이 집단자살한 사건이 그 예가 된다.

자살은 자살 경향과 직접적인 동기(動機)가 결부되어 결행한다. 자살 경향은 성격과 소질 위에 성장 과정이 더해져서 준비된 것이고, 동기란 실연(失戀)이나 사랑하는 사람과의 이별, 상실, 파산(破產), 불치병 등이다. 자살 동기에 대해서 사회학자는 환경적 인자를 중시하고, 정신과 의사는 정신병을 포함한 소질에 중점을 둔다. 자살의 심리기제는 ① 갈등 반응으로서의 자기 공격, ② 갈등상태로부터의 도피, ③ 나타내 보이려는 과시(誇示)의 동기가 있다. 슈나이더는 자살을 원발성 자기파괴 충동인 심적(心的) 충동의 이상이라 하고, 이 충동은 강박체험과 구별이 어렵다고 하였다(이부영과 한오수, 1996).

79) 일본의 소설가 미시마유키오(三島有記夫)의 편집증과 피학증에 따른 자살이 이에 해당될 수 있다.

자살하려는 생각이 간절한 것은 자살 사고(suicide idea)이고, 이를 실행으로 옮기는 것은 기도(企圖, attempt)이다. 그 결과 실패에 그치면 미수(未遂)이고 사망에 이르면 수행(遂行)이다. 자살 미수는 완수의 7배 이상으로 많다고 알려져 있다. 자살 미수는 청년이 많고 자살 완수는 노인에서 많다. 그리고 과시형 자살은 젊은이에서 많고 도피성 자살은 노인이 많다[80].

슈나이더는 [표 5-4]와 같이 자살을 분류하였다(濱田秀伯, 2001).

표 5-4: 슈나이더의 자살 분류

1) 정신병성 자살: 우울증, 정신분열병, 뇌전증성 몽롱 상태, 진행 마비, 노인 정신병

2) 비(非)정신병성 자살: 경제적 곤란, 연애 갈등, 불치병에 의한 것
   - a. 도피성 자살: 생활 의욕 감퇴, 우울증, 자존심이 가미된 것
   - b. 충동적 자살: 일시적인 감정 변화, 질투나 분노에 의해 충동적으로 행하는 것
   - c. 연극적(演劇的) 자살: 주위에 영향을 주려는 목적으로 행하는 것

자살의 10% 정도가 정신 장애와 연관된다. 자살기도자의 80%에서 우울증이 발견되고, 정신분열병은 10%, 치매나 섬망이 5% 정도를 차지한다. 우울증에서는 병의 초기와 회복기에 자살이 많다. 정신분열병 환자와 알코올 중독자의 10% 정도는 자살로 생을 마감한다.

자살 시도 후에 생명을 건지면 일시적으로 기분이 들뜨고 말이 많아지는 경우가 있다. 이는 내적(內的) 긴장이 해방되거나 재생체험(再生體驗)에 의한다. 이러한 현상은 뇌 속에서 몰핀양(樣) 물질이 방출되거나 우울증에서 조증으로 전환되는 시점의 생물학적 변화와 비슷한 현상으로 추정하고 있다.

80) 젊은이에서는 음독이 많고 노인에서는 목매기, 물에 빠지기가 많았다.

제6장 신체의 이상과 정신 장애

제6장 신체의 이상과 정신 장애

1. 신체와 정신

신체(身體, body)는 정신(精神)이나 혼(魂)과 대립되는 대상이다. 정신과 신체가 관련된다는 생각은 고대(古代)로부터 신체가 악령에 의해서, 또는 죄지은 것에 대한 벌로써 병이 생긴다는 믿음으로부터 시작되었다. 감정이나 열정(passion)같은 정신적인 면이 신체에 영향을 미친다는 생각은 심인론(心因論)이며, 인간은 사유와 연장(혹은 도구), 즉 정신과 육체라는 두 실체가 결합해 이루어진 것이고, 주체는 나, 곧 정신과 동일하다고 보아 정신을 육체보다 우선한다고 보는 것은 관념론이다.

아리스토텔레스(Aristoteles, B.C. 384~B.C. 322)는 신체를 질료(質料)[1], 혼을 형상(形相)으로 보는 질료 형상론(hylemorphism)을 제창하고 인간을 양자의 합성(合成)으로 파악하려 했다. 이후 서양에서는 신체와 정신은 하나의 통합체라는 개념이 19세기 중반까지 계속되었다.

데카르트(Descartes R., 1596~1650)에 이르러 근대 합리주의의 입장에서 '생각하는 정신'과 '생각하지 못하는' 기계 같은 신체로 나누어 보는[2] 물심 이원론(物心二元論,

1) 질료: 형식 또는 형태를 갖춤으로써 비로소 일정한 것으로 되는 소재(素材). 예로서, 건축에서 구조는 형태이고 재목은 질료가 된다.

2) 그의 견해는 일부 제대로 전달되지 못한 면이 있다고 한다. 데카르트는 정신을 신체로부터 분리한 것이 아니라 정신적인 힘과 신체적인 힘이 상호작용하는 것으로서 송과선(pineal gland)을 그 작용 부위로 보았다. 이는 감정과 신체의 상호작용을 말한 것이라고 할 수 있다.

dualism)이 확립되었다. 신체 없이 정신이 존재할 수 있고, 물체로서의 신체와 정신은 독립된 실체로서 존재하며 양자의 교섭(交涉)은 없다고 했다. 이러한 견해는 기계론적 자연관으로 발전하여 19세기 중반 이후에 의학의 질병 개념이 생물학적 환원론으로 이어졌다.

스피노자(de Spinoza B., 1632~1677)는 동일한 질서에 의거하여 무한히 다른 모습으로 변화될 수 있는 것을 변용(變容, modification)이라 하고, 이 변화된 모습 각각을 양태(樣態, modus)라 하였다. 변화를 일으키는 원인은 바로 실체인데, 이 실체는 다른 것에 의존하지 않고 제 자신이 바로 자기 자신의 원인(자기원인, 自己原因)이라 하였다. 스피노자는 이를 신(神)으로 불렀다[3]. 그리고 인간의 육체와 정신을 합일시키려는 힘인 코나투스(conatus)를 상정하고, 이는 지속하려는 힘, 무의식적 힘이라고 했다. 이것은 마치 동양철학의 기(氣)와 비슷한 개념이다. 그는 정신적인 힘은 육체가 어떤 상태에 있는가에 따라 변화하며, 반대로 정신 상태에 따라 육체도 변화한다고 보았다. 코나투스가 정신과 관련되면 의지이고, 육체와 정신에 동시에 관련되면 욕망이라 하였다. 코나투스는 정신-육체의 합일 속에서 파악된 무의식 개념으로 프로이트의 무의식과는 다른 일종의 생체 무의식이라고 할 수 있다(이진경, 2006).

라이프니츠(Leibniz G.W., 1646~1716)는 그 사람의 본질이 실체이고, 그 사람 각각에 실체가 존재한다고 하였다. 그는 정신을 실체로서 분할할 수 없는 단자(單子, monade)로 보았다. 실체는 자연 안에 있는 '무언가를 스스로 만들어 내는 힘'이고 자연은 이러한 생산적인 힘으로 가득 차 있다고 보았다. 단자는 무의식적인 어두운 표현인 어느 물질(物質)로부터, 밝은 표현을 갖는 이성적(理性的)인 정신까지 연속적으로 이행하기 때문에 신체와 정신의 구별은 정도의 차이에 지나지 않으며, 각각은 독립된 법칙으로 작용하는데, 이것은 신(神)의 예정 조화(豫定 造化)를 기반으로 한다고 했다.

3) 이런 견해는 일원론(一元論, monism)이며 범신론의 입장이다.

'물질이란 존재하지 않는다. 존재하는 것은 오직 지각된 것뿐이다'라는 버클리(Berkeley G., 1685~1753)의 견해는 그 이전까지 지배적이던 '보편적인 것은 오직 이름뿐'이라는 유명론(唯名論, nominalism)을 관념론으로 전환시켰다.

헤겔(Hegel G.W.F., 1770~1831)은 '자연이 곧 주체이고 정신이다. 자연 개개의 현상은 이 절대자가 자신의 모습을 드러낸 것이다'라고 하여 절대 정신을 말하였다. 그는 '현실은 주체의 외부에 있는 것이 아니고, 인식의 대상은 주체 내부에 있다.' 하고, 의식 자신이 갖고 있는 기준을 의식 스스로가 다시 검사하며, 이러한 자기 자신에 대한 의식을 자기의식이라 하였다. 라이프니츠의 '어떠한 인식도 진리라고 생각되는 것에 대한 믿음에서 출발한다'는 견해[4]와 함께 주체(主體)를 의식(意識)과 동일한 것으로 보고, 주체는 통일성을 갖고 투명한 존재이며, 주체가 대상을 비판하고 대상에 의미를 부여하고 대상을 지배하는 중심이라고 보는 것, 즉 주체는 의식적 주체라고 본 것이다. 이러한 견해는 훗날 프로이트(Freud S., 1856~1939)의 무의식 개념에 의해서 크게 수정되었다. 무의식 이론에 의해서 인간 주체는 더 이상 투명한 존재가 아니고, 주체로서 통일적인 중심이 아닌 매우 이질적 복합체이며, 자명한 출발점이 아니라 하나의 결과물이란 견해로 바뀌었다(이진경, 2006).

한편, 베르그송(Bergson H., 1859~1941)은 신체(뇌)를 생활의 유용성, 즉 외부를 지각하고 행동에 의해 습관화된 감각 · 운동 기구로 보았으며, 공간적인 물질과 시간적인 정신은 신체에 느슨하게 서로 침투 · 결합되어 있다고 했다. 이것을 발전시킨 메를로 퐁티(Merleau-Ponty M.)는 신체를 물질도 의식이지도 않은 주체 · 객체적인 두 개의 성질을 가진 것으로 보았다. 슈나이더(Schneider K., 1891~1946)는 경험적으로 신체와 정신의 두 가지 현상을 나타내며, 이 둘은 서로에게 영향을 주고 합해져 있다는 경험이원론(empirical dualism)의 입장을 가졌다.

4) 이러한 견해는 비트겐슈타인(Wittgenstein L.J.J., 1889~1951)의 생각도 비슷하다.

19세기 말, 생물학적 환원론에 대한 반론은 정신분석학과 정신생물학(psychobiology)으로 발전하게 되었다. '마음이 신체의 건강과 질병에 큰 영향을 준다'는 개념을 가진 Rush B.(1745~1813)의 심인론은 이후 프로이트에 의해서 정신분석학으로 꽃을 피웠다. 이것은 Alexander F.(1891~1964)의 내적 갈등에 의해 형성된 신체적 질병이라는 관점에서 탈피하여 특정 원인과 관련된 정신신체 장애의 개념으로 발전되었다. 1950년대에 들어서는 그간 융성하던 정신분석학이 쇠퇴하면서, 정신과 신체는 분리해서 볼 수 없고 전체로서 이해해야 한다는 전체론(全體論, holism)이 대두되면서 정신신체의학이 발전되었다(고경봉, 2002).

캐논(Cannon W.B., 1871~1945)은 내적 환경의 안정이 생명의 필수적인 조건이라는 항상성 원칙(principles of homeostasis)[5)]을 제창하여 전체론의 생리적 기반을 제공하였다. Dunbar H.F.(1902~1959)는 『감정과 신체변화』(*Emotions and Bodily Changes*)(1935)라는 책을 통해서 정신과 신체는 나눌 수 없으며, 단지 관찰하는 면에서 나뉜 것이라 하고 정신신체(psychosomatic)란 용어를 사용하였다. 그는 사랑하는 이의 죽음이나 결혼, 실직 등의 심리적 사건과 생리적 변수와의 관계성을 측정하였는데, 이는 이후 파블로프(Pavlov I.P., 1849~1936)의 자극 치환성(刺戟置換說)에 입각한 조건반사 현상[6)]과 Wolff H.와 Wolff S.에 의한 불안과 위궤양, 위액분비에 관한 정신신체의학 연구로 계승·발전되었다. 이는 의학적 모델의 부족한 점을 지적하고 건강과 질병의 총합된 개념(biopsycosocial model)을 제창한 Engel G.(1913~1999), 정신 신체 장애에서 전체적(holistic)·통합적(integrative) 치료의 필요성을 강조한 Lipowski J.(1924~1997), 그리고 심리사회적 스트레스와 이에 대한 대처능력(對處能力), 자원(資源)에 관한 인지적 평가

5) 신체의 지혜(wisdom of body)라고도 한다. 그는 감정이 중추신경계, 자율신경계, 그리고 소화기계 운동에 미치는 영향에 대해 실험하였다. 그의 연구는 쇼크(shock)와 부신(副腎), 신경계의 관련 연구에 커다란 영향을 미쳤다.

6) 이 이론은 후에 미국의 행동주의 심리학에 크게 공헌하였다.

(ways of coping)와 개념을 제창한 Lazarus R.S.(1922~)로 이어졌다. 오늘날에는 특정(特定) 이론과 함께 전체론이 공존하는 통합의 학문인 정신신체의학으로 발전하고 있다.

한의학에서 보는 정신과 신체의 관계

한의학에서는 오래 전부터 정신과 신체의 상호 연관성을 파악하고, 정신은 신(神)으로, 신체는 형(形)으로 보는 형신론(形神論)에 따라 정신과 신체를 상호 보완적인 것으로 보았다. 신(神)은 생명을 영위하기 위해 수행하는 일체의 정신적 활동으로서 의식, 사유, 감정, 감각으로 나타나며 이러한 작용을 주도하는 것은 심(心)이다. 즉, 심(心)이 정신작용을 총괄한다. 이들 작용은 오장(五臟) 안에서 작용하므로 장기가 안정되고 혈맥 소통이 원활해야 정상적인 정신활동이 가능하다. 신(神)은 선천(先天)의 정(精)으로부터 생성되어 후천(後天)의 장기(臟器)의 영양분을 받아 생명력을 유지한다. 즉 정(精)이 풍부해야 신체가 건강하고 이로써 신(神)이 왕성해지는 것이다. 이런 신(神)은 인체라는 형(形)에 의지한다. 신체인 형(形)은 기(氣), 혈(血), 정(精), 진액(津液), 오장육부(五臟六腑), 경락(經絡), 영위(營衛)라는 기능으로 나타난다. 형(形)과 신(神)이 분리되면 병이 되고, 이들이 상호 보완적일 때에 정상적인 생명 활동이 가능하다. 신체가 잘 유지되어야 정신이 흐트러지지 않는다. 신(神)의 기능이 원활하기 위해서는 혈기(血氣)의 자양이 필요하고 이렇게 되려면 오장(五臟)이 건강해야 한다(홍원식, 1994)고 한다.

본 장에서는 신체적인 원인에 의한 신체 인성(身體因性) 정신 장애의 개념과 그 종류, 그리고 정신신체 장애에 대해 살펴본다.

2. 외인성(外因性), 내인성, 심인성

신체 인성(身體因性, somatogenic)은 병과 증상이 신체에 기인한다는 의미로서, 심인성(心因性, psychogenic)이나 내인성(內因性, endogenic)에 대비되는 용어이다. 이것은 (일반 신체질환에 의한) 증상성과 (뇌 질환에 의한) 기질성을 포함하며, 더 나아가 (독성물질과 약물에 의한) 중독까지 넓게 포함시켜 외인성(外因性, exogenic, exogenous)과 동의어로 쓴다.

내인성(內因性, endogenous)이란, 병이 내부로부터 발생한 자생적(自生的)인 것으로서, 외인성도 심인성도 아닌 듯한 경우에 쓰는 애매한 개념이다. 그 배후에 가정하고 있는 것도 체질, 유전적 취약성, 자가 중독, 미지(未知)의 뇌 장애 등 여러 가지가 있으며 원인이 밝혀지면 이것으로부터 제외시킨다. 내인성 정신병(endogenous psychosis)은 내적 요인에 의해 발생한다고 추정하는 정신병이다. 정신분열병과 조울병이 두 개의 주요 내인성 정신병이며 여기에 본태성(本態性, idiopathic) 뇌전증[7]이 포함되기도 한다. 보통 외적 요인 없이 발생하며 어느 정도의 신체적 기반이 추정되지만 분명한 것은 아니다. 내인성 정신병에 유전적 요소가 작용하리라고 보고 있다. 정신분열병의 쌍생아 연구를 보면 일란성 쌍생아의 일치율이 높다. 내인성 우울증에서는 상황 요소가 영향을 미치고 있다. 이런 점에서 내인성 정신병은 유전적 요소와 환경의 유기적인 관계 속에서 이해해야 한다고 본다. 영미권에서는 내인성이란 용어보다 기능성 정신병이란 용어를 썼다. 기능성 정신병(functional psychosis)에는 내인성 정신병 외에 심인성 정신병도 포함된다.

기능성(機能性, functional)이란 기질적 원인에 의한 것이 아니라 정신 기능의 변화에

7) 원인 불명의 것으로 유전적 요소가 크게 작용하리라고 추정되는 뇌전증이다. 진성(眞性, genuine)뇌전증 또는 잠재성(潛在性, cryptogenic)뇌전증이라고도 한다. endogenic(Endogenität Ⓓ)이란 용어는 Möbius P.J.가 변질(變質)을 기반으로 한 뇌전증에 사용한 것이다.

의한 경우를 말한다. 그러나 정신질환의 상당수에서 세포 수준의 장애가 알려지면서 오늘날에는 더 이상 쓰지 않는 용어가 되었다. 그동안 기능성 정신질환을 신경증(neuroses)과 정신증(psychoses)으로 나누었는데, 이것은 병식의 유무, 성격의 일부의 장애인지 전반적인 장애인지 등에 따른 것이다. 그러나 신경증에서도 병식이 없기도 하고 정신분열병 환자도 병식을 갖고 치료를 받으려 한다. 또 우울증에서 전반적인 성격의 변화를 보이기도 하고 편집증에서는 원래의 성격이 그대로 유지되는 점 등으로 보아, 이러한 구분은 너무 단순한 것으로서 그 효용성이 없다.

내인성이란 용어는 DSM-IV와 ICD-10에 사용되지 않았다. 그렇지만 정신분열병과 조울병이 경미한 경우에는 정신병으로 진단하기 어려울 때가 있으며, 비정신병적 우울상태나 정신분열병이라 해도 신경증적 경향이 큰 예가 적지 않다. 이런 경우에는 기존의 진단보다는 내인성 정신 장애라는 용어가 적합할 수 있다(加藤正明 등, 2001). 내인(內因) 정신병을 Tellenbach H.(1961)는 엔돈(Endonⓓ)의 병적 변동에 의한 심신의 변화로 설명하였다. 엔돈은 심신(心身) 통일의 근원에 어떤 생(生)의 힘(力)을 말하는 것으로 아리스토텔레스(Aristoteles)의 엔텔레히(Entelechyⓛ)[8]와 비슷하다.

심인성(心因性, psychogenic)이란 신체에 의하지 않고 심리 요인으로부터 일어나는 것으로서 체험(體驗) 내용과의 연관성을 이해할 수 있다. 어떤 체험으로부터 일어난 정신 장애를 이상(異常) 체험 반응, 또는 심인(心因) 반응(psychogenic reaction)이라 한다. 심인 반응이라고 하면 일반적으로 성격 요인보다는 외부 환경 요인이 강하다는 뉘앙스가 있다(4장. 성격, 인격과 체질 참조).

8) 이는 생명 에너지와 유사한 것으로 생체(生體)로부터 나와서 스스로 자신을 완성으로 이끄는 생명 에너지이다.

1) 증상(症狀) 정신병(symptomatic psychosis)

신체질환에 동반되어 일어나는 정신 장애 모두를 아우르는 용어이다. 주요 병변이 뇌(腦)에 있는 기질성 정신병과 중독(中毒)에 의한 중독 정신병은 제외된다. 주요 증상은 섬망, 몽롱상태, 아멘치아(amentia)[9], 착란 등의 의식 장애이고, 환각, 망상, 감정 장애, 기억 장애, 자극민감성, 쇠약상태 등이 덧붙여진다. 원인 질환은 감염증(폐렴, 인플루엔자, 티푸스 등), 대사 질환(당뇨병, 전해질 이상, 요독증, 펠라그라 등), 교원병(SLE), 내분비 질환(갑상선기능 항진증과 저하증, Cushing 증후군, Addison 병 등), 혈액 질환(악성 빈혈, 백혈병 등), 호흡기 질환(폐성뇌증, 肺性腦症), 간(肝) 질환(간성 뇌증) 등이 있다. 그리고 수술 후 정신 장애나 암(癌), 인공 신장투석, 장기 이식과 연관된 정신질환이 포함된다. DSM-IV에서는 기질성 장애와 '일반의학상태에 의한 정신장애'에 해당된 것인데, DSM-5에서는 '정신병스펙트럼과 기타 정신증적장애' 항목과 '신경인지장애' 속에 '다른 의학적 상태에 따른 정신증적 혹은 인지적 장애'에 해당된다.

니코틴산(nicotinic acid) 결핍에 따른 pellagra 정신병[10]은 건망증, 섬망, 환각 · 망상, 조울증상을 보이고 치료되지 않으면 치매에 이른다. 만성 주정중독 시에 볼 수 있다. 급성외인 반응형으로 시작하여 건망증후군과 내인정신병의 모습을 나타내는 특징을 가지므로 단일(單一) 정신병(unitary psychosis)[11]의 모델이 된다.

외인(外因) 반응형(exogenous reaction types)은 Bonhoeffer K.(1908)가 주장한 신체질환에 따른 정신병이다. 그는 감염증과 대사질환 등의 다양한 기초(基礎) 질환에 의거하더라도 나타나는 정신증상은 일정하다고 하였다. 즉, 섬망, 뇌전증성 홍분, 몽롱상

9) 아멘치아(amentia)는 경미한 의식혼탁과 함께 지리멸렬 사고(incoherence), 곤혹(困惑, perplexity)을 동반하는 의식 변모의 한 유형이다(8장. 의식의 장애 참조).

10) 어원 pellis: 피부, agria: 거칠다.

11) 다양한 정신 장애를 전체로 하여 하나의 정신병으로 묶는 정신의학의 질병 개념이다. 크레펠린의 조발성 치매과 조울병이 그 예이다.

태(twilight state), 환각증, 아멘치아(환각, 긴장, 착란)의 모습을 보인다. 이것이 지나치면 과민 정동 쇠약상태와 코르사코프(Korsakov)[12]형 기억 장애를 남긴다. 그는 원인과 병의 모습과의 사이에 병의 원인이 되는 중간절(原因的 中間節, etiological inter-limb)[13]을 상정(想定)하고, 병의 모습이 공통적인 것은 이것의 이차적 자가 중독(自家中毒)에 따른 반응으로 생각했다. 이러한 생각은 증상 정신병의 선구적인 개념이었다. 후에 슈나이더는 신체에 기초한 급성 정신병에서 필수 증상이 의식 혼탁(混濁)이라고 하였다. 여기서 외인(外因)이란 신체가 뇌와 정신에 대해 외부(外部)가 된다는 의미로 쓴 것이다. 한편 뇌도 정신에 대해서는 외부라고 할 수 있다.

뇌진탕 정신병(concussion psychosis, Vogt H.)은 의식 장애를 위주로 하는 외인 반응형의 하나이다.

중환자실에서는 감각박탈(sensory deprivation) 또는 감각 과적(過積)(sensory overload)으로 섬망, 환각, 이상 행동을 특징으로 하는 중환자실 증후군(ICU syndrome)[14]을 볼 수 있고, 혈액투석실 이용 환자에서는 장기간의 인공투석의 결과, 대사 장애로 인한 투석 뇌증(透析 腦症, dialysis encephalopathy, Alfrey A.C. 등, 1972)을 볼 수 있다. 언어 장애와 함께 간대성 근경련(myoclonus), 실행증(失行症), 건망증, 성격 변화가 나타난다. 이것이 진행되어 치매에 이르면 투석 치매(dialysis dementia)라고 한다.

2) 기질성(器質性) 정신병

기질성 정신병(organic psychosis)은 오늘날의 진단 방법을 통해 확인 가능한 뇌(腦)의 일차적인 기질성 병변이나 뇌 질환(encephalopathy)에 의한 정신 장애를 말한다. 원인

12) Korsakoff로 쓰기도 한다.

13) 원어는 ätiologisches zwischenglied Ⓓ임.

14) ICU: Intensive Care Unit.

질환으로는 두부 외상, 종양, 혈관 장애, 염증, 변성 질환, 탈(脫)수초 질환(다발성 경화증, 백색질 장애 leukodystrophy), 축적증(지질 증가), 금속 대사 이상(Wilson 병), 뇌(腦) 무산소증(無酸素症) 등이다. 기억·판단의 장애를 중심으로 하는 치매와 인격 변화가 주요 증상이고, 이것 위에 감정 장애, 환각·망상, 국소 증상 등이 더해진다.

이는 DSM-IV에서 기질성이란 용어 대신에 인지장애(cognitive disorder)로 바뀌었고, ICD-10에서는 '증상성을 포함한 기질성 정신장애'(organic, including symptomatic, mental disorder)이던 것으로, DSM-5에서는 '정신병스펙트럼과 기타 정신증적장애' 항목과 '신경인지장애' 속의 '다른 의학적 상태에 따른 정신증적장애'에 해당되고, ICD-11에는 '신경인지 장애' 속의 '다른 의학적 상태에 따른 정신증적 인지적 장애'에 해당된다.

기질성 증후군은 급성, 아급성, 만성의 셋으로 나눈다. 급성에는 섬망, 기질성 혼미(torpor), 몽롱상태(twilight state)가 속하며, 만성 기질성 상태로는 치매가 해당된다.

기질성 정신 증후군(organic psychosyndrome)이란 Bleuler M.(1960)가 만성·미만성(彌滿性)[15] 뇌 병변에서 생기는 것으로, 기억·지남력, 사고, 정동 장애와 이것들의 복합 기능인 목적의식(目的意識)과 고등감정(高等感情)이 장애되고 인격이 변화되는 것을 지칭한 것이다. 원래는 Bleuler E.(1916)가 건망 증후군의 동의어로 사용한 것이다.

뇌 기질성 능력 감퇴란 기질성 질환에 의하여 단기 기억력 저하, 주의 집중 곤란, 피로 등 지적인 기능 모두가 저하되는 것이다. 뇌 병변을 가진 환자는 사소한 곤란한 상황에 처해서 파국 행위(破局行爲, catastrophic behavior, Goldstein K., 1940)를 보이는데, 이는 회복기 정신분열병에서도 볼 수 있다. 뇌 손상 환자의 일부에서는 주어진 과제를 해결할 능력이 부족하여 이에 대한 방어적 반응으로 지나치게 정리정돈을 한다든지, 흥미를 잃어버리거나 회피 행동을 보인다. 환자는 이러한 행동을 통해 당황스

15) 미만성(difussion): 널리 퍼짐.

러운 상황을 피하고 의사소통의 어려움이나 과제 수행에 따른 초조감으로부터 벗어나려는 것이다[16].

뇌 손상 환자의 일부는 주어진 과제를 해결하는 능력이 불안정하여 시간이 경과되면서 그 변동이 심하다. 이는 기능의 결손이라기보다는 자극과 감각 사이에서 자극의 변화와 무관하게 동일한 반응을 반복하는 보속(保續, perseveration)과 융합, 역치(閾値)가 동요되는 등 기능이 시간에 따라 변화되기 때문이다. 이를 기능의 변천(機能變遷, functional vicissitude, von Weizsäcker V., 1950)이라 한다.

기질성 정신증후군에는 다음의 여러 장애가 포함된다.

① 치매와 기억 장애

이것은 기억의 이상과 지능 장애 항목에서 상술한다.

② 섬망(delirium)

이것은 의식 장애 항목에서 상술한다.

③ 뇌진탕 후(腦震蕩後) 증후군(postconcussion syndrome)[17]

이것은 두부외상에 의해 일과성 의식 장애인 뇌진탕(commotio cerebriⓛ) 후에 생기는 기질성 정신 장애다. 혼수가 10분 이상 지속되면 뇌의 심한 손상을 의미한다. 두통, 현기증, 피로감, 건망증, 의욕 저하, 자극민감성, 집중곤란, 불면증 등의 신경 쇠약 증상을 보인다. 뚜렷한 객관적 소견은 없으나 내인(內因) 요소가 어느 정도 관여하

---

16) 파국 반응(catastrophic reaction)은 위협적이거나 충격적인 상황에 적절히 대응하지 못하는 것으로서, 급성의 부적절감과 위험을 느끼고 진땀을 흘리며, 쓰러져버릴 듯한 심신의 쇼크상태인 것이다. 파국 불안(catastrophic anxiety)은 기질성 질환자가 불안과 무원감에 압도된 상태이다. Goldstein K.(1939)은 단순한 과제를 해낼 수 없을 때 평소와는 달리 초조감과 두려움에 빠지는 것이라고 하였다.

17) 어원 quatio: 뒤흔들다. 경도 뇌진탕 증후군(mild concussion syndrome)이라고도 부른다.

는지는 판단하기 어려울 때가 많다. 뇌에 손상이 있으면 뇌좌상(腦挫傷)이다.

④ 통과증후군

의식 장애로부터 회복한 후에는 통과(通過) 증후군의 다양한 경과를 거친다(8장. 의식의 장애 참조).

⑤ 뇌전증

이는 경련 발작(epileptic seizure)을 주 증상으로 하는 만성 뇌질환이다. 신성병(神聖病, morbus divinusⓁ)이란 신(神)과 영적인 힘에 의해 간질병(뇌전증)을 일으킨다고 하는 것으로 발작의 규모가 크다[18]. 간질 발작은 부분 발작(partial seizure)과 전신 발작(generalized seizure)으로 나뉘고, 대발작에는 실신, 간대성 근육 경련 간질(myoclonic epilepsy), 탈력(脫力) 발작(atonic seizure)[19]이 포함된다. 반사(反射) 간질(reflex epilepsy)은 빛에 의해 유발되는 광원(光原) 간질 외에 음악 간질, 놀람 간질, 독서 간질 등 다양하다.

간질 발작 대신에 기분의 변화, 의식 변화, 분열병양(樣) 상태와 같이 정신 신체 증상을 나타내면 등가병(等價病, equivalent, Hoffmann F., 1862)이라 한다.

⑥ 미세(微細) 뇌기능 장애(minimal brain dysfunction)

이것은 지능이 평균이나 그 이상임에도 불구하고 중추신경계의 미세한 기능 이상을 동반해서 학습 장애와 행동의 이상을 보이는 것이다. 1920년대에 Economo형 뇌염 후유증으로 인한 불면, 자극민감성, 주의력 결핍, 정동 장애를 특징으로 하는 뇌손상 행동 증후군(brain damage behavioral syndrome)으로 알려지면서 이후 미세 뇌손상

....

18) 집회병(集會病, morbus comitialisⓁ)이라고도 불렀다. 원어 comitium은 로마의 시민 집회이다. 간질병 환자가 집회 중에 회의장 밖으로 나가면 (선거에서) 득표수를 예상할 수 없어 산회(散會)했다.

19) 탈력 발작은 cataplexy의 번역어로도 사용된다.

(minimal brain damage)이란 명칭이 생겼다. 그러나 뇌손상이 확인되지 않는데 뇌손상이라는 표현은 옳지 않다고 하여 뇌기능 부전(brain dysfunction)이라 부르게 되었다. 현재는 객관적으로 관찰 가능한 과다 행동 장애(hyperkinetic disorder), 주의력 결핍 장애(attention deficit disorder), 주의력결핍 · 과잉활동 장애(attention deficit hyperactivity disorder; ADHD)라는 병명을 사용한다.

⑦ 국소(局所) 증후군

국소 증상, 혹은 초점증상(焦點症狀, focal symptom)은 뇌의 국소 손상에 따른 증상이다. 뇌의 국소 부위의 손상으로 인한 뇌 국소성 정신증상군(localized brain psychosyndrome)은 뇌 손상의 종류와 부위와는 무관하게, 지적(知的) 기능과 기억 장애는 없이 기분과 의욕 증상이 자주 변화하는 공통의 정신증상을 보인다는 Bleuler M.(1943)의 개념이다. 광범위한 영역의 손상으로 전두엽 장애나 후두엽, 뇌간의 장애 등이 있다. 국소증후군에서는 제한된 감각 · 운동 장애와 실어 · 실인 · 실행증을 보인다.

대뇌는 해부 · 기능적으로 좌우가 비대칭으로 되어 있어 대뇌 측향화(大腦側向化, cerebral lateralization)되어 있다. 대뇌의 기능에 대해서 오늘날에는 고차(高次) 기능의 좌우 분화(分化)와 상호 연관(聯關)된 기능에 대하여 많이 알게 되었다.

뇌의 각 부위의 장애에 따른 증상 특징은 다음과 같다.

가) 전두엽 증후군(frontal lobe syndrome)

전두엽의 손상으로 인한 특징적인 증상으로는 통합 능력의 상실(Brickner R.), 추상 능력의 저하(Goldstein K.), 기획 능력의 상실(Häfner H.), 과제 해결의 프로그램 설정(設定)과 수행의 장애(Luria A.R.), 시간적 통합의 장애(Fuster J.M.) 등이 알려져 있다. 신경학적 검사에서는 강제적인 악수, 맞버팀증(GegenhaltenⒹ), 안구 추적운동 장애, 보행 · 평형의 장애, 실금(失禁), 역(逆) 발작[20], 자율신경 증상을 보인다. 신경 심리 장애로서는 관념 운동 실행과 얼굴 실행(失行), 운동의 개시와 유지 곤란(눈뜨기 감기 실행, 운동 무시), 행위가 억제되지 않는 증상(운동 보속증, 도구의 강제적 사용[21]), 이용利用 행동, 모방 행동 등으로 나타남), 시각적 탐색(visual search) 등이 알려져 있다. 정신증상으로는 무관심, 양심 부족, 자제력 부족과 폭력, 무감동과 의욕상실증을 보이고 주의력 부족과 함께 치매로 이행된다. Kleist K.(1934)는 궁륭부(볼록한 부위)와 안와뇌(眼窩腦)의 손상은 증상의 차이를 보인다고 했다. 궁륭부 증후군(convexity syndrome)에서는 발동성의 저하, 의욕상실, 무감정, 무관심으로 되며, 감정이 천박해진다. 말이 적어지고 착상(着想)은 빈곤해지며 무(無)논리적인 사고로 된다. 한 가지 주의나 관심으로부터 딴 것으로 전환(轉換)시키기가 곤란해지고 반향 언어나 반향 동작을 보인다. 안와뇌 장애 증상군(orbital brain syndrome)으로는 천박(淺薄)한 들뜬 기분(익살증, Witzelsucht Ⓓ)과 행동 증가, 공격성과 탈선 행동 같은 억제력 감퇴 행동이 나타난다. 신경계 증상으로서 후각(嗅覺) 장애나 시신경 위축을 동반하기도 한다.

나) 두정엽 증후군(parietal lobe syndrome)

실행증(관념실행, 구성실행, 의상 실행 등), 실인증(시공간, 반측공간 무시, 형태실인, 촉각실인), 실서증, 실어증이 전형적으로 나타난다. 치매나 히스테리(전환 장애)와 구별하기 어렵다. 우세반구 손상 시에는 Gerstmann 증후군[22]이 나타나고 비우세반구 손상 시에는 병상태 실인(anosognosia)과 신체부위 실인을 보인다.

---

20) adversive seizure: 안구와 두부, 체간을 회전시키는 간질 발작을 회전 발작이라 하는데, 이 중에 간질 초점의 반대 측으로 회전하며 나타나는 발작이다. 만약 동측으로 회전하면 행동 측 발작이라 한다.

21) 도구의 강박적 사용 현상(compulsive manipulation of tools): 오른손이 눈앞에 놓인 물건을 의지에 반대해서 강박적으로 사용하고 왼손은 의지를 반영하여 이러한 운동을 억누르려는 현상이다. 병소는 뇌량을 포함한 좌측 전두엽의 내측이다.

22) 계산 불능증, 실서증, 손가락 실인증, 좌우 혼동 증상을 보인다.

다) 측두엽 증후군(temporal lobe syndrome)

우울, 분노, 공포 등의 감정 장애와 후각, 미각의 장애, 의식 장애를 동반한다. 우세반구 손상 시에는 다행감, 환청, 망상, 실어증을 보이며, 비우세반구 손상 시에는 인지 장애와 함께 시각, 음악기능 장애, 불쾌감이 나타난다.

클리버 부쉬 증후군(Klüver-Bucy syndrome)은 Klüver H.와 Bucy P.C.(1951)가 원숭이의 측두엽 손상 실험(양측 측두엽, 편도핵, 갈고리(uncus), 해마를 절제하였다)을 통해서 밝힌 증상군으로서 사람에게서 이와 유사한 증상을 보이는 경우를 지칭한다. 증상으로는 보는 데 장애가 없는데도 마치 보이지 않는 것처럼 행동하는 정신맹(精神盲, psychic blindness), 모든 대상물을 입술로 검사하려는 태도(oral tendency), 시각 자극에 강하게 이끌림, 분노나 공포와 동반하는 감정반응의 완전 소실, 성적 행동 항진(hypersexuality), 식습관의 변화 등이다. 알츠하이머병이나 전두측두엽 치매, 단순헤르페스 뇌염, 두부외상 후에 볼 수 있다[23].

전두측두엽 치매 환자에서는 언어 이해의 장애를 보인다. 언어가 빈곤해지고 말을 바꾸어 말하기가 곤란해지며 말의 본래 의미는 상실된다. 이해, 판단, 사고(思考)의 장애도 심하다. 그리고 실어증(失語症)과 지적 기능 장애와 병행(竝行)해서 심한 성격 변화를 보인다. 원래 그 사람으로서의 무게가 없어지고 경박(輕薄)해진다. 노인성 치매나 뇌동맥 경화증 환자에서는 병전 성격, 특히 대인 관계에 있어서 그 사람의 특징이 상당 부분 남아 있어 경험과 연령에 걸맞은 무게와 절도(節度)를 간직하는 데 비해서 전두측두엽 치매에서는 인격의 무게를 잃은 나머지 감정의 표출이 표면적이며 충동적이다. 또 무관심해져서 방치(放置)하면 주위에 대해 아주 무관심해진다. 자기 남편이 문병을 와도 처음 잠깐 의자를 권하는 체하다가 조금 후에는 아주 딴사람 대하듯 한다. 한 가지

23) 그러나 이들 각 증상과 병소 부위가 상응하는지는 논란이 있다. 변연계 기능이 떨어져 나가는 것으로 설명하는 견해(Geschwind N., 1965)도 있다.

행동에서 다른 행동으로 전환시키기가 어렵다. 글씨를 쓰고 있는 것을 중지시키려 해도 따라 응하지 않고 다른 행동으로 바꿀 수가 없다. 반복(反復) 경향도 뚜렷하다. 그러나 다른 기질성 뇌 장애와는 달리 신체의 움직임이나 표정은 민첩하고 체력도 강하다.

측두엽 저면(底面)의 국소성 손상으로는 심각한 성격 변화가 생긴다. 이는 안와뇌(眼窩腦) 손상의 경우와 비슷하다. 감정이 냉랭(冷冷)하고 충동적이다. 공격적이고 반사회적이며 자신의 능력이나 사회적 지위(地位)에 대한 인식이 부족하다.

측두엽 뇌전증(temporal lobe epilepsy)[24]은 정신운동 발작(psychomotor seizure)이라고도 한다. 발작 전에 미시감, 기시감, 강박증상, 공포 등의 정신증상을 보이기도 한다. 발작 후에 혼미가 있다. 부위에 따라 편도핵 해마 발작과 외측 측두엽 발작으로 나누기도 한다. 전자는 자율신경 증상, 기억 회상, 착각, 의식 혼탁, 자동증이 생기고, 후자는 착각, 환각, 꿈 같은 상태 등의 증상을 보인다. 측두엽 간질의 발작 사이에는 성욕의 감퇴나 글쓰기 과다, 정동 과다, 시각 자극에 대한 반응의 저하(hypometamorphosis) 등의 행동증상을 특징으로 하는 감각·변연결합과다 증후군(syndrome of sensory limbic hyperconnection, Bear D.M., 1979)이 있다.

측두 정신증상군(temporal psychosyndrome)은 측두엽 뇌전증 환자에서 보이는 정신증상을 아우르는 Landolt H.(1960)의 개념이다. 자기와 사회에 대해 무관심하고 표면적이다. 통합 정리하는 능력을 잃고 경험을 통해 배우지 못하는 일종의 뇌 국소 정신 증후군이다.

24) 지적(知的) 소발작(petit mal intellectuelⒻ, Falret J-P., 1861), 지적 전조(知的前兆, aura intellectuelⒻ, Herpin T., 1867), 갈고리 발작(uncinate fits, Jackson J.H., 1899) 등의 동의어가 있다.

라) 후두엽 증후군(occipital lobe syndrome)

후두엽의 후반부는 공간적, 선택적 틀(paradigm)의 기능이 있고, 전두부는 시간적, 결합성(syntagm) 기능이 있다. 이 부위의 손상으로 착시, 환시, 변형시(變形視, metamorphosis), 색채 실인증(color agnosia), 얼굴 실인증을 보인다.

후 대뇌동맥(後大腦動脈)의 경색으로 안톤 증후군(Anton syndrome)을 볼 수 있다. 환자는 자신이 눈이 멀었다는 것(盲)을 부정하고 마치 보고 있는 것처럼 행동한다. 코르사코프 증후군을 동반하기도 한다. 양측의 광범위한 두정·후두엽 병변이 있으면 Bálint 증후군이 생긴다. 정신성 주시(注視) 마비, 시각 실조(失調), 한 개의 대상에 시선을 고정하는 시각성 주의 장애, 시각적인 수의적 협조운동 불능을 보인다.

시각 발작(visual seizure)은 후두엽 뇌전증의 단순 부분 발작으로서, 요소성(要素性)인 것으로는 암점(暗點), 섬광, 변형시(變形視)가 있고 또 복잡한 환시를 보이기도 한다.

마) 변연계(邊緣系, limbic system) 손상

변연계의 병소로 정신운동 발작, 환후(幻嗅), 환미(幻味), 성(性) 반응, 분노, 공포증을 보인다. 해마와 편도가 손상되면 기억 장애와 학습 장애가 생기고, 대상회(cingulate gyrus) 손상 시에는 무감동, 무동증, 무언증을 나타낸다. 편도(amygdala)의 손상으로는 난폭행동이나 충동조절의 이상을 보인다(대한신경정신의학회, 2017).

바) 기저 신경절(basal ganglia) 손상

기저핵 손상과 관련된 병으로는 파킨슨병, Huntington병, Wilson병, Fahr 증후군이 있으며 이들 장애로 인해 행동 장애(무도병 등), 인지 장애(치매)와 정신증상(불안, 우울, 강박증상, 망상, 음성증상 등)을 나타낸다.

사) 기타

간뇌(間腦) 손상으로 정동불안 및 실금, 무면과다, 무동무언증 등의 간뇌 증후군(diencephalic syndrome)이 보인다. 간뇌증(間腦症, diencephalosis)이란 중추성의 자율신경 기능의 이상(체온, 혈압, 발한 조절의 부전), 물과 전해질 대사 장애(요붕증, 핍뇨), 체중 변화(비만이나 수척해짐), 성(性) 기능 이상(사춘기 조숙증, 무월경), 수면 장애가 전면에 나타나고, 때로는 뇌파의 이상, 의식의 변화, 의욕, 감정, 인격 변화 등의 정신증상이 같이 나타나는 것을 지칭한다.

뇌간(腦幹) 증후군(brain stem syndrome)은 중뇌, 교(橋), 연수(延髓, medulla)의 손상으로 생기는 증상의 총칭이다. 동공의 이상(좌우 부동不同, Argyll Robertson 동공, Honer 증후군 등), 안구 운동 장애, 교대성 편마비, 구(球)마비, 추체외로 증상, 해리성 감각 장애, 무언 무동(無動)증, 자물쇠 증후군(locked-in syndrome), 제뇌(除腦) 경직, 수면 장애 등이 보인다.

시상부(視床部) 손상으로는 감각 장애를 보이고 통증이나 과민성을 보인다. 기억 장애나 작화증, 감정의 이상을 보이기도 한다.

단절(斷絶) 증후군(disconnection syndrome)은 뇌의 기능이 분화된 영역 간 연결이 끊어져 고차(高次) 기능의 장애가 생긴다는 설(Sperrry R.W., 1960)로서 이것은 일종의 대뇌 국소론이다. 뇌량(腦梁)의 손상으로 인해 나타나는 좌우 반구의 단절 증후군은 뇌량 증후군(corpus callosum syndrome)이다. 앞 부위 3/4 손상 시에는 왼손의 실행(失行)과 실서(失書)를 보이고, 뒷부분 손상 시에는 왼쪽 시야의 실독(失讀)과 물건 이름대기 장애를 나타낸다. 전체가 절단되면 한쪽으로 주어진 정보의 판단 결여와 좌우의 공동·연합 운동이 장애된다. 혈관 장애나 종양, MarchiaFava-Bignami병에서 볼 수 있다.

⑧ 신체에 기초한 정신병(body-based psychosis)[25)]

이는 기질·증상·중독 정신병과 뇌전증을 묶어 내인정신병으로 대치시킨 슈나이더의 개념이다. 그는 기질성 정신병의 급성 증상으로 성격 특징의 두드러짐(첨예화, 尖銳化)과 의식 장애를, 그리고 만성 증상으로는 성격의 해체(解體)(personality degradation)와 치매를 들었다(Schneider K., 1962). 성격의 해체에는, ㉮ 기분이 좋아져 말이 많아지고, 우원(迂遠)[26)], 뻔뻔해짐, ㉯ 감정과 동기(動機)의 감퇴, ㉰ 자제력 부족과 기분 변동이 커서 쉽게 화를 내는 세 가지 유형을 들었다.

신체에 기초한 정신병 중에 가역성이고 의식 장애가 없는 것으로 통과(通過) 증후군(transit syndrome, Durchgangs syndromⒹ, Wieck H.H., 1956)이 있다(8장. 의식의 장애 참조). 증상에 따라서 건망, 감정, 감정·건망, 환각, 망상, 환각·망상, 발동성 결여의 7가지 형태가 있다. 정도에 따라 경도(우울, 쉽게 피로함), 중등도(발동성의 저하, 정동 장애), 고도(건망, 몽롱 상태)의 3단계로 나눈다. 의식 장애의 회복 과정에 보이며 의식 장애로 이행하기도 하지만 비가역성의 기질성 결함 장애에 대립되는 가역성 기능성 정신병(functional psychosis)의 의미로 사용된다. 외인(外因) 정신병이나 동반 정신병(concomitant psychosis)도 비슷한 용어이다. 통과 증후군은 ICD-11에서 '신경인지장애' 의 '다른 의학적 상태에 따른 정신증적 인지적 장애'에 해당된다.

⑨ 중독(中毒) 정신병

습관성 중독(習慣性中毒, addiction)이란 심리적 의존으로 인해 계속해서 물질을 찾는 행동과 신체적 의존으로 물질 복용을 중단할 수 없어 반복 사용하는 만성 중독 상태가 되어, 결국 심리적·신체적 건강을 해치게 되는 상태다. 스스로 물질[27)]을 얻으려

....

25) 원어는 körperlich begründbare PsychoseⒹ임.

26) 말하고자 하는 바를 주제에 맞게 직접적으로 하지 못하고 불필요한 세부 사항을 지나치게 언급하는 일.

27) 여기서 물질(物質, substance)이란 뇌에 영향을 주어 의식이나 정신상태에 영향을 미치는 물질로서 약

는 욕구를 자제하기 어렵고, 정신·신체적으로 의존하는 약물은 내성(耐性)[28]이 생겨 사용량은 증가한다. 이로 인한 폐해(弊害)는 개인에 머무르지 않고 가족과 사회적으로도 심각한 문제를 일으킨다.

습관(習慣, habituation)이란 물질을 계속 사용함으로써 긴장과 감정적 불편함을 해소하려는 것이다. 그 영향이 사회까지 미치지 않고 신체 의존을 초래하지 않는 경우를 말하지만 약물로 인한 경우에는 그 차이가 분명하지 않다.

근래에는 중독이나 습관이란 용어 대신에 의존(依存, dependence)이란 용어로 많이 쓴다. 더욱이 일반적으로 중독(中毒, intoxication)이라 하면 그 물질에 취해있는 상태를 말하므로 습관성 물질 중독은 물질 의존(dependence)이란 표현이 적합하다. 물질 의존이란 용어는 1960대에 후반부터 정착된 용어로서, 생체와 물질(약물)의 상호작용 때문에 물질을 끊지 못하고 강박적(compulsive)으로 약물을 구하는 정신·신체적인 상태를 말한다. 여기에는 신체적 의존과 정신적 의존이 있다. 신체적 의존(身體的 依存, physical dependence)은 그 물질을 중단이나 감량하면 이탈 증상(離脫症狀, withdrawal symptom)이 생기는 것이고, 정신적 의존(精神的 依存, psychological dependence)은 그 물질을 사용하고 싶다는 욕구를 억제하거나 섭취행동을 통제할 수 없는 것이다. 정신적 의존은 습관성과 비슷한 용어로 쓰인다. 갈망(渴望, craving)은 물질과 관련된 장면, 냄새, 상황 같은 단서에 의해서 유발되는 것으로서, 조건화되고 장기간 지속되는 물질 섭취에 대한 욕구다.

신체적, 혹은 정신적 장애를 일으킬 정도로 과도하게 물질을 복용하면 해로운 사용(harmful use)이고, 물질 남용(濫用, abuse)[29]은 의료 목적을 벗어나 물질(약물)을 사용

물을 포함한 다양한 물질이 포함된다. 정신 활성물질이라고도 한다. 또한 일차적 효과가 뇌기능의 변화를 주지 않고 남용될 수 있는 물질도 있기 때문에 약물이라기보다는 물질이라고 한 것이다.

28) 물질 사용 시 효과가 점차 감소하거나 동일한 효과를 얻기 위해서는 점차 물질(약물)의 용량을 증가시켜야 하는 상태.

29) abuse란 용어는 성(性)폭행(sexual abuse)과 같은 폭행의 의미와 학대(虐待)(예: 아동 학대)의 의미가

하는 것이다. 이는 약리 작용보다는 사회적인 기준에 중점을 둔 것으로, 사회적 또는 직업상 장애를 초래할 정도로 물질을 사용하는 경우이다.

여러 가지의 약물을 동시에 사용하거나(multi-drug abuse) 약을 차례차례로 바꾸어 먹는(poly-drug abuse) 경우도 있다.

금단 증상(禁斷症狀, abstinence symptom, 혹은 withdrawal)은 신체 의존 상태에 있다가 물질(약물)을 중지하거나 감량했을 때 나타나는 정신 · 신체증상이다. 물질(약물)이 체내로부터 소실된다는 의미의 금단 대신에 근래에는 섭취의 중지나 감량이라는 의미의 이탈(離脫, withdrawal)이란 용어를 쓴다[30].

중독 정신병(toxic psychosis)이란 체외(體外)의 유해 물질을 섭취하여 생기는 정신 장애이다. 체내에서 만들어진 독소에 의한 것은 증상(症狀) 정신병으로 취급한다. 급성 중독은 사고나 자살 기도(企圖)로 생기고, 일반적으로는 외인(外因) 반응형의 병 모습을 띤다.

만성 중독은 자신이 좋아하는 습관에 따른 경우가 많고, 직업과 약물 사용에 따른 것도 있다. 이는 ICD-11에서 '정신활성물질 사용으로 인한 정신 및 행동장애'에 해당되고, DSM-5의 '물질 관련 중독장애(substance-related and addictive disorders)'에 해당된다.

여기서는 물질 중에 알코올 중독과 마약 중독에 대해서 살펴본다.

가) 알코올 및 물질 중독

알코올 중독(alcoholism)은 일반 사회에서 허용되는 영양상(營養上)의, 또는 사회적 용도 이상의 주류를 과량으로 계속 마심으로써 신체적, 정신적 기능을 해치는 만성적 행동 장애이다(민성길 등, 2006). 흔히 만성 알코올 중독(chronic alcohol

있다.

30) withdrawal은 '틀어박히다'는 의미도 있는데, 이 경우에는 사회적 위축(social withdrawal)이나 정동 위축(emotional withdrawal)으로 쓴다.

dependence)이나 알코올리즘(alcoholism)이라고 부른다. DSM-5와 ICD-11의 알코올 사용장애(alcohol use disorders)에 속한다.

명정(酩酊, drunkenness, 혹은 intoxication)이란 물질(약물)로 인한 급성 일과성의 중독상태로서 의식 장애와 감정, 기분의 변화와 함께 운동 장애를 보이는 상태를 말한다[31]. 유기용제, 대마, 알코올에 의한 것을 포함하나 좁게는 알코올의 경우에 사용한다. 명정은 Binder H.(1935)의 분류가 유명하다. ㉠ 단순 명정(simple drunkenness)은 기분이 들뜨고 억제가 풀려 말이 많아지는 보통의 술 취한 상태이다. 기억 장애는 있다 하더라도 경도이고, 행위는 평소의 인격과 일치한다. 이로 인한 범법 행위는 형사적 책임상 완전히 책임이 있다고 본다. ㉡ 이상(異常) 명정(abnormal drunkenness): a. 복잡 명정(complicated drunkenness)은 단순 명정으로부터 양적인 이상(異常)을 보이는 상태로서 증상과 경과에 특징적인 점이 있다. 심한 흥분과 그 자신의 인격과는 이질적인 폭력적인 행동이 튀어나온다. 병적 명정과 구별되는 점은 지남력의 장애가 없고, 그 행동과 환경과는 상관관계가 있어 이해가 가능하다는 것이다. 명정 시의 기억은 없으나 대부분의 기억은 유지되며, 망상과 환각은 없다. 공격적이고 간혹 돌발적인 자살도 나타난다. 형사적 책임상 한정 책임을 지게 된다. b. 병적(病的) 명정(pathological intoxication)[32]은 의식 장애가 단순 명정과 복잡 명정과는 질적으로 다른 상태를 보인다. 불안이 기반에 깔려 있으며 섬망, 환각, 몽롱상태를 보인다. 원래의 인격과는 전혀 다른(이질적인) 심한 흥분으로 공격과 폭력행위를 보이며 현실감이 결여되어 있다. 주변의 상황으로부터 이해는 불가능하며 뚜렷한 기억 상실을 보인다. 비교적 소량의 음주로 일어나지만 실제로는 다량인 경우

31) drundkenness는 취한다는 의미이다. 예로서 수면 술취함(sleep drunkenness)이란 용어가 있다. 이는 졸린 것이 길어져서 낮에도 과도히 자고 행동 이상을 나타내는 수면 장애이다.

32) 알코올 특이성 중독이라고도 부른다.

가 많다. 형사 책임은 원칙적으로 무능력(無能力)으로 판정된다(加藤正明 등, 2001).

알코올에 대한 생리적 의존은 내성과 금단증상이 있다는 증거에 의해서 내려진다. 알코올을 지속적으로 섭취하다가 갑자기 중단하거나 감량했을 때 손과 혀의 떨림, 오심 · 구토, 불안, 자율신경 기능항진 등의 금단 증상이 나타난다. 금단 증후군을 초기의 작은 금단(minor withdrawal)과 후기의 큰 금단으로 나누기도 한다(Victor M. & Wolf S.M., 1973). 섬망을 초래하면 알코올 금단 섬망(alcohol withdrawal delirium)이다. 진전(振顫)[33]과 자율신경 기능의 항진을 보이면 진전 섬망(振顫譫妄, delirium tremens)이다.

알코올성 정신병(alcoholic psychosis)은 알코올의 과도한 섭취와 의존에 의한 급성 또는 만성 기질성 정신병을 말한다. 여기에는 여섯 가지가 포함된다. ㉠ 알코올 섭취를 중지하거나 감량으로 인한 이탈(離脫, withdrawal) 증상인 진전 섬망, ㉡ 의식이 명료한 상태에서 환각이 생기는 알코올성 환각증(alcoholic hallucinosis)[34], ㉢ 배우자에에 대한 질투망상을 보이는 알코올성 편집증(alcoholic paranoia), ㉣ 알코올 대사로 인한 치아민(thiamine)과 니코틴(nicontine)산의 부족으로 의식 장애, 눈돌림신경(oculomotor nerve) 마비, 보행실조를 보이는 Wernicke 뇌증(腦症), ㉤ 기억 장애, 지남력 장애, 작화증(作話症, confabulation)을 보이는 건망 증후군인 Korsakov 증후군(혹은 코르사코프 정신병, Korsakov's psychosis), ㉥ 알코올성 치매(癡呆) 등이다.

나) 마약 중독

마약(痲藥, narcotics)은 의학 용어가 아니라 법률 용어이다. ㉠ 아편(阿片, opium) ·

33) 머리, 손, 몸 등에 무의식적으로 일어나는 근육의 불규칙한 운동.

34) 이는 DSM-IV에서 '알코올 유도성 정신병적 장애, 환각 동반'에 해당되었으며, DSM-5에서는 '정신병 스펙트럼과 기타 정신증적 장애' 항목의 '다른 의학적 상태에 따른 정신증적 장애'에 해당된다.

알칼로이드(alkaloid)계 마약인 모르핀, 헤로인, 코데인, ㉡ 코카 · 알칼로이드계인 코카인, ㉢ 합성 마약, ㉣ LSD(lysergic acid diethylamide-25) 등의 환각제, ㉤ 대마(大麻) 등이 포함된다. 흔히 마약 중독(narcotics intoxication)이라면 아편류의 의존상태를 지칭한다. 정신 의존이 매우 강하고 신체 의존과 내성도 빠르게 형성되어 사용량이 점차 증가된다.

코카인(cocaine)은 알칼로이드로서 습관성과 중독성이 매우 강하다. 암페타민(amphetamine)과 비슷한 중독증상을 보인다.

대마 의존(cannabis dependence)은 하시시(hashish)[35]와 마리화나(marijuana)[36]에 포함된 tetrahydrocannabinol(THC)에 의해서 환각이 유도된다. 장기 사용으로 대마 의존증(cannabism)이 된다. 정신의존은 있으나 신체의존은 불분명하다. 반복 사용으로 내성이 생기며 금단증상이 있다.

중추신경 자극제(central nervous system stimulants)는 암페타민, 메트암페타민(혹은 philophon)으로 대표되는 정신 자극제(psychostimulants)이다. 암페타민류 약물에 의해서 정신분열병과 유사한 정신병적 상태(편집, 관계망상, 환청, 환시, 신체상의 변형, 과잉 성적 행동, 착란, 지리멸렬 등)를 암페타민 정신증(amphetamine psychosis)이라 한다. 만성이 되면 정신분열병과 구별하기 어렵다. 이것은 실험 정신병(experimental psychosis), 혹은 본보기 정신병(model psychosis, Beringer K., 1927)의 하나가 된다.

진정 · 수면제 남용은 주로 불면과 불안을 억제할 목적으로 benzodiazepine계 약물을 사용하는 것이다. 의사의 처방으로 남용되기도 하며 수개월간 지속적인 사용 후에 의존이 생길 수 있다.

35) 아랍어로 마(麻)를 뜻한다. 대마의 줄기와 잎으로 만든 것이다.

36) 스페인어로서 대마의 꽃 부위와 잎의 추출물 제제이다.

이것 외에 접착제(接着劑)인 본드나 부탄가스 흡입으로도 환각을 일으킨다. 래커(lacquer)나 도료(塗料)의 용매(예: 시너, thinner)의 남용도 문제가 된다.

국내에서 최근에 여성들이 비만치료제로 사용하는 contrav, phentermine, phendimetrazine, liraglutide, locaserin 등의 약물은 남용, 의존, 혹은 각종의 부작용에 따른 정신장애로 문제가 되고 있다.

3. 정신신체 장애

정신신체 장애는 정신증과 신경증과는 구별하고 있다. 그러나 신경증의 개념으로부터 점차 분화되어 오늘에 이른 부분이 많고 또 현재 신경증과 구분하기 어려운 부분이 있다.

심리적 원인과 연관성을 갖는 장애는 신경증이라 하여 지금도 사용되는 용어이다. 프로이트(1890년대)는 신경증을 무의식의 갈등에서 생기는 정신신경증(psychoneurosis)과 현실의 성적 욕구 불만으로 생긴 현실(現實) 신경증으로 나누었다. 전자에는 히스테리, 공포증, 강박 신경증이, 후자에는 신경쇠약, 불안 신경증, 건강염려증이 포함되었다. 히스테리에는 전환(轉換, conversion)[37] 현상이 있다. 이것은 억압된 무의식의 갈등이 감각계와 수의(隨意)운동계의 신체증상으로 자리 바뀜이 된 것을 의미한다. 증상은 상징적인 의미를 갖고 있다고 본다. 신체가 이러한 상징적인 의미를 갖는 것을 기관 언어(器官言語, organ language), 또는 신체 언어(身體言語, body language)라고 한다[38].

37) 어원 con: 함께, verto: 돌다.

38) 유사한 용어로서 기관 열등성(器官劣等性, organ inferiority)이 있다. 이것은 Adler A.(1907)의 용어이다. 그는 신체와 정신의 약점이나 부족함을 보상하려고 우월함을 추구하는데, 이러기 위해서 공격성

정신적인 것이 신체증상으로 나타나는 것은 신체화(somatization, Stekel W.)이고, 증상이 특정 기관(器官)에 국한되면 기관 선택(器官選擇, organ choice)이라 한다. 이로써 고통을 호소하는 장애는 기관 신경증(organ neurosis, Fenichel O., 1945)이다.

이들 신경증적 장애 중에 의학적 소견이 없는데도 신체증상을 호소하는 것을 1CD-10에서는 신체형 장애[39](F45)로 묶고 이 속에 신체화 장애, 미분화성 신체형 장애, 건강염려증성 장애, 신체형 자율신경계 장애, 지속성 신체형 동통 장애를 포함시켰으며, 기타 신경증적 장애(F48)에는 신경쇠약증을 넣었다. 이들은 DSM-5에서 '손상과 스트레스 관련 장애'와 '신체증상 및 관련 장애' 항목의 '전환장애', '질병불안장애', '의학적 상태에 영향을 미치는 심리적인 요인들' 등에 해당된다.

정신신체 장애(psychosomatic disease)[40]는 발병과 경과에 심적 요인이 강하게 관여하는 신체질환이다. Alexander F.(1950)는 심신반응 기제를 전환(conversion)과 식물신경성 반응으로 구별하고 특정 정동 갈등이 기관(器官) 신경증을 일으킨다고 하였다. 그는 신경성 피부염, 류마티스양 관절염, 기관지 천식, 본태성 고혈압, 소화성 궤양, 궤양성 대장염, 갑상선 기능 항진증의 7개를 대표적인 정신신체 장애라고 하였다.

오늘날 정신신체 장애는 그 범위가 넓다. 성격과 스트레스 등의 심적 요인에 의해 자율신경을 매개로 증상이 나타나는 정신생리성 질환(psychophysiological disorder)과 신체질병 상태와 동반하여 나타나는 정신증상을 포괄한다[41]. 이는 ICD-11에서 '신체고통 혹은 신체경험장애'와 '스트레스 관련 장애'에 해당되고, DSM-5에서는 '손상

충동(aggression impulse)에 이어 '힘의 의지(will to power)'로 나아간다고 하였다. 지나친 보상(overcompensation)이 신경증으로 된다고 했다.

39) 신체 표현성이라는 번역이 좋다고 생각한다. 신체형이라 하면 신체 원인성, 혹은 신체의 형태라는 의미가 우선 연상된다.

40) PsychosomatischⒹ란 용어는 Heinroth J-C.(1818)가 처음 사용하였다.

41) 자율신경계 영역의 증상이 겉모습에 보이는 것을 식물성 신경증(植物神經症, vegetative neurosis)이라 부른다.

과 스트레스 관련 장애', '신체증상 및 관련 장애'에 해당된다. 이들은 전환 장애(轉換障碍)와는 달리 신체증상의 상징적 의미는 없다.

정신신체 장애에서 어떤 질환이나 증후군의 모습이 변화하여 또 다른 것으로 변하는 경우가 있는데 이를 증후군 이동(移動)(syndrome shift, Groen J.J., 1957)이라 한다.

제7장 가정과 사회

1. 가정의 구조와 정신병리
2. 사회와 정신병리

제7장 가정과 사회

가정(family)은 밀착된 인간관계의 가장 기본적인 집단이다. 가정과 이보다 넓은 문화권이 지니는 가치개념과 사회경제적 요소는 정신 장애에 영향을 미친다. 본 장에서는 가정의 구조와 사회·문화와 관련된 정신 장애의 개념에 대해서 살펴본다.

1. 가정의 구조와 정신병리

가정은 개인 인격발달의 기본 틀을 형성할 뿐만 아니라, 감정과 영양(營養)을 공급받으며 문화적 관습과 가치관을 다음 세대로 전해주는 중요한 터전이다. 가족 간의 관계는 대인관계의 기본이 되고 정신질환에서는 주요 원인이 된다. 가족의 질병이나 사망, 이혼, 별거 등에 의해서 가정의 항상성(恒常性, homeostasis)이 깨지면 가족의 위기(family crisis)가 발생한다.

박탈

어머니를 사별하여 잃거나 집에 없는 경우에는 모성 박탈(母性剝奪, maternal deprivation)이 된다. 병원이나 시설에 입원된 아동은 이로 인하여 발달이 지연(發達遲延,

developmental retardation)된다. 또 어머니의 정신질환으로 인하여 자녀가 적절히 사랑을 받지 못하며 성장하면 정신 장애에 취약해진다. 어릴 때 반복해서 어머니 분리 경험을 하면 나중에 커서 남을 사랑할 줄 모르는 정신병질자(psychopathy)가 될 수 있으며, 가정 파탄은 비행(非行, delinquency)과 관련된다. 그리고 아버지의 부재(不在)는 비행이나 반사회적 행동과 관계된다(이병윤 등, 1990).

자식이 대학에 진학하거나 결혼을 하여 집을 떠나거나, 남편이 집에 함께 있지 못하여 집안에 혼자만 남게 되는 환경적인 요인과 함께 갱년기의 호르몬의 변화로 인하여, 주부가 우울증상태에 이르는 경우를 빈 둥지 증후군(empty nest syndrome)이라 한다. 자신이 역할을 잃었다는 생각과 공허감, 불안, 갈등 증상을 보이고 도피 행위의 하나로 술을 입에 대기 시작하면서 알코올중독에 이르기도 한다.

가정의 구조

가정에 갈등이 있을 때, 실제 문제는 다른 데 있는데도 가족 중의 어느 한 사람을 속죄양(贖罪羊, scape goat)으로 삼기도 하고, 부모가 서로 적대적 관계 속에서 아이들과 편을 짜서 특정의 한 사람에게 애정을 박탈시키기도 한다. 정신분열병에서 볼 수 있는 현상으로 거론된 몇 가지의 가족 관계의 이상이 있다. 부모가 자식에게 말과 행동이 서로 모순된 메시지를 줌으로 해서, 개념의 혼란과 사회적응적 행동에 장애를 초래할 수 있는 이중 구속설(二重拘束說, double-bind theory, Bateson G., 1916)이나 부모가 서로 고립되어 있고 자식으로부터 감정적 보상을 원하는 결혼 분파(結婚分派, marital schism), 부모의 어느 한쪽이 강력해서 아이가 자신에게 의존하도록 강요하는 결혼 편중(結婚偏重, marital skew, Lids T., 1958)이 있다. Wynne L.C. 등(1958)은 정신분열병 가족 중에 늘 자기들끼리만 통하는, 그래서 그 가족 밖의 사람들은 이해하지 못하는 대화방식이 있다고 했다. 겉으로 돕는 척하지만 속으로는 독립된 개성의 발전을 막거나 감정적인 표현을 억제하는 거짓 상호배려적(pseudomutual), 혹은 거짓 화난 척(pseudohostile)한다는 것이다. Fromm-Reichmann F.(1948)의 분열인성(分裂因性) 어머니(schizophrenogenic mother)는 어머니의 특징적인 양육 태도와 성격이 정신분열병 발생에 작용한다는 설이다. 이런 어머니는 아이에게 지나치게 비판적, 공격적이고 요구가 지나치며, 불안이 크고 냉담한 성격의 소유자이다. 그리고 만성 정신 장애, 특히 정신분열병 환자와 가족 간에 존재하는 가족관계로서 감정 표출(感情表出, expressed emotion; EE)이 있다. 가족이 환자에게 표출하는 비판적인 표현과 함께 공격적, 적대감, 그리고 지나친 감정개입 같은 부정적인 감정 표출은 정신분열병이나 조울병의 재발률을 증가시킨다. 위의 여러 요인들은 오늘날 정신분열병의 원인이라기보다는 치료의 차원에서 중요시되고 있다.

가정 폭력

가정 폭력(家庭暴力, family violence)은 '가정 구성원 사이의 신체적, 정신적 또는 재산상 피해를 수반하는 행위'라고 정의한다(가정폭력특례법). 따라서 신체에 상해(傷害)를 가하는 행위부터 정신적으로 위해(危害)를 가하는 경우까지 모두 포함된다. 가족 폭력은 주로 배우자와 자식에게 폭행하는 것이다. 가장 심각한 것은 아내 구타(wife abuse)이고 처(妻)가 남편을 폭행하는 경우도 있다.

아내 구타는 가볍게는 폭언이나 자식 앞에서 무안주기를 비롯해서 나체로 구타하기, 강간하기, 구타로 인한 뇌출혈, 안구돌출까지 다양하다. 폭력을 반복하는 남편은 자신의 어머니나 자신이 폭력의 대상이 된 가정에서 성장한 경우가 많으며, 대개 알코올 남용, 약물남용과 관련된다. 빈도는 미국이나 우리나라가 비슷하여 25~30%에 이른다. 구타당한 아내들은 신체증상을 호소하는 수가 많으며 증상이 나아지기 어렵다. 하나의 증상이 나아지면 다른 한 증상이 나빠지는 경우가 많다. 그 이유는 아픈 상태가 유지되어야만 구타를 면하거나 구타의 강도가 약해진 것을 이미 경험했기 때문이다. 따라서 이들은 의학적으로 이해하기 힘든 증상을 호소하며 의사 쇼핑(doctor shopping)을 하는 경향이 크다. 이들은 자신이 당한 폭력에 관해서는 말을 할 수 없으므로 신체증상을 통하여 호소하는 것이다. 그리고 실제 다양한 부위의 상해 소견이 있어도 자신이 잘못하여 넘어졌다, 돌에 걸렸다는 등 의학적으로 타당하지 않은 이유를 대는 경우가 많다(남정현, 1999).

가정 폭력 중 아동 학대(兒童虐待, child abuse)는 일반 초등학교 아동 중 한 달에 1회 이상 구타당하는 경우가 8.2%로서 그 비율이 매우 높다(김광일과 고복자, 1987). 교사가 학생을 폭행하는 것(dippoldism)[1]도 있는데 이것은 일종의 교육 가학증(加虐症)(educatory sadism)이다.

가정 내 폭력 중에서 사춘기의 자녀가 가족(부모나 조부모)을 폭행하는 것은 부모 학대 증후군(battered parents syndrome)이다. 이는 심한 패륜(悖倫, immorality)[2]에 해당된다. 이런 부모 구타는 패륜아(悖倫兒)가 정신분열병이나 경계성 장애 같은 정신증적 장애를 앓고 있거나 그 외에 신경증, 성격의 문제, 그리고 사춘기의 좌절에 따른 행동일 수 있다. 흔히 등교 거부와 관련된다. 대상은 신체적으로 약한 어머니가 많다(김현우, 1995).

공격적이거나 비사회적인 행동이 가정 내, 혹은 가까운 가족의 일원 사이에서만 일어나는 경우는 가족 상황에 국한된 행실 장애(行實障碍, conduct disorder confined to the family context)라고 한다. 집안 물건을 훔치거나 부수기, 불지르기, 옷을 찢거나 물건에 흠집내기를 하고 오직 가족에게만 폭력을 휘두른다.

1) 독일인 교사 Dippold는 학생들을 매질하였는데 지나쳐서 죽게 하였다.
2) 인간의 도리에 어긋나는 도덕(道德) 결함(moral defect)이다.

근친상간

근친상간(近親相姦, incest)은 가까운 혈육 사이의 성관계를 말한다. 이는 불안정한 가정에서 긴장을 완화시키기 위한 이상 행동의 하나이다. 근친상간에 대한 금기(혹은 터부, incest taboo)는 대부분의 문명사회에서 사회 규범으로 되어 있다. 대개 성적 학대(性的虐待, sexual abuse)와 강간(强姦)의 형태를 띠며 희생자는 소아와 여아가 많다. 비록 통계로 제시하기는 어려우나, 미국의 경우 1,500만 명 정도의 여성이 이에 노출된 바 있다고 하여 적지 않은 여성이 이런 문제를 겪는 것으로 본다. 이 중에 2/3는 아버지-딸의 상간(相姦)이고, 더욱이 이런 성적 학대를 경험한 사람의 1/3은 9세 이전에 발생하였다(Sadock B.J. & Sadock V.A., 2007).

결혼과 임신

결혼은 강하고 끈기 있는 적응력을 필요로 하는 부부간의 인간관계이다. 미혼자 중에는 배우자나 부모로서의 역할 수행이 부족한 나머지 결혼을 기피하기도 한다. 이혼은 정신 장애의 빈도를 높인다. 그리고 가정불화나 이혼은 정신 장애의 초기 단계일 수도 있다. 정신 장애로 인한 병적 적응의 결과로 이혼이나 가정불화가 초래될 수 있기 때문이다.

임신이나 산후(産後, postpartum)에 정신 장애의 발생이 높다. 생리적 항상성(生理的恒常性, physiological homeostasis)을 잃거나 감정적인 문제를 처리할 자아기능이 약화되어 정신 장애가 생기는 요인으로 작용한다. 산후 1주일 이내에 생겨서 수일 후에는 나아지는 산후 우울감(postpartum blues)은 산모의 50~80%에서 볼 수 있다(대한신경정신의학회, 2005). 이것은 산후 2주일 이내에 급성으로 발병하고 불안정한 기분(labile mood), 착란(confusion), 망상, 강박적 사고, 환각 증상을 보이는 산후 정신병(産後精神

病, postpartum psychosis)과 구별해야 한다.

산모가 임신 중에 알코올을 남용하여 태어난 아이가 발육부진과 신체기형, 정신지체를 보이면 태아 알코올 증후군(fetal alcohol syndrome)이다. 태어난 아기는 머리가 작고(microcephaly) 양미간이 넓다. 안검열(眼瞼裂)은 짧으며 들창코의 모습이다. 합지증(合指症), 심방(心房)중격 결손과 함께 학습 장애나 주의력결핍·과잉행동 장애를 동반한다.

2. 사회와 정신병리

적응과 부적응

공동(共同) 생활을 하는 인간의 집단을 사회(社會, society)라 한다. 가정에서 국가까지 각각의 사회는 이를 구성하는 개인과의 관계에 의해 그 성격을 달리한다. 사람은 자연 환경과 사회적 조건에 알맞게 자신의 습성이나 생활방식을 변화시켜 환경과 조화로운 관계를 이루어야만 원만히 살아갈 수 있다. 이렇게 자신을 변화시키는 것, 또는 그러한 상태를 적응(適應, adaptation 혹은 adjustment)이라 한다. 이는 수시로 변화하는 환경의 요구에 응하고, 동시에 자신의 요구도 충족할 수 있는 것을 의미한다[3]. 적응에는 계통발생적 적응과 개체발생적 적응이 있다. 순응(順應, adaptation)[4]은 보다 생물학적인 의미로서, 환경에 대응하여 자신이 변화하는 유연성(柔軟性)을 말한다.

3) 이와는 달리 과잉 적응(過剩適應, overadjustment)이 있다. 이는 정신신체 장애 환자가 주위에 심적 노력을 많이 기울이면서 표면상으로는 부적응으로 보이지 않으나 속으로는 갈등과 압박감이 쌓이는 것이다.
4) 적응(adaptation)과 혼용한다.

조절(adjustment)이나 순화(accommodation)와 마찬가지로 감각기관의 작용이 외계의 상황에 익숙해지는 것을 의미한다. 적응에는 생체 측이 노력하여 환경 쪽으로 적극적으로 움직인다는 의미가 포함되어 있다. 사회 속으로 들어가 적응해 나가는 것은 사회 적응(social adjustment), 또는 단순히 사회성(社會性, sociability)이라고 한다. 완전히 적응하면 동화(同化, assimilation)가 된다. 의식 · 무의식적으로 적응하려는 경향은 적응 기제(適應機制, adjustment mechanism)이다. 적응 기제에는 외부로 발산하는 공격적(攻擊的)인 것, 내부로 향하는 도피적(逃避的)인 것, 그리고 방어 기제를 사용하는 방어적(防禦的) 기제의 세 종류가 포함된다.

생체와 환경과의 관계, 균형, 공존을 연구하는 것이 생태학(生態學, ecology)인데, Lewin K.(1948)는 사회집단의 구조에 게슈탈트 이론을 적용하고, 행동은 사람과 환경과의 함수라는 공식 B=f (P · E)을 제창하였다. 그는 특정인격이 어떻게 환경에서 장애로 발전하는지를 보여주었다.

집단에 의해 영향 받는 개인의 행동은 사회행동(社會行動, social behavior)이다. 사회적으로 바람직한 것(social desirability)은 집단 내에서 긍정적으로 평가되는데 사람은 다소라도 이것을 염두에 두고 행동하게 된다. 성격검사나 조사에 답을 할 때는 이러한 영향을 받게 된다. 사회에 대해 긍정적인 자기상(自己像)은 자아 정체성(ego identity)이고, 사회적 지지(社會的支持, social support)는 사회가 개인을 지원하는 물질적, 심리적 움직임을 의미하며, 이는 정신 장애의 발병과 회복, 재발과 관계가 깊은 요소이다.

사회와 집단의 규범(規範, social norm)에 맞는 행동은 동조 행동(同調行動, conforming behavior)이고 규범에 벗어난 행동은 일탈(逸脫) 행동(deviant behavior)이다. 일탈 행동은 비행(非行), 범죄, 매춘, 부랑(浮浪), 음주와 약물 남용 등으로 나타나므로 사회로부터 배제되고 제재(制裁)의 대상이 된다. 일탈 행동의 허용 범위는 사회 구성(社會構成)과 시대에 따라 그 폭이 다르다. 과거 한때 사회 규범으로부터 벗어난 일탈자(逸脫者, deviant)를 정신 장애자로 취급하기도 했다.

환경과 개체 간의 조화로운 관계를 갖지 못하면 부적응(不適應, maladaptation)이고, 사회 적응의 실패는 사회 부적응(social maladjustment)이다. Meyer A.는 정신 장애를 환자의 생활사(生活史)를 통해서 부적응 반응의 결과로 보았다.

비사회성(非社會性, dissocial)이란 자신의 행동과 태도가 그 사회에서 널리 받아들여지고 있는 사회 규범과 현저한 차이가 있어 주목을 받는 경우이다. 책임감이 없고 대인관계 유지가 어려우며 인내심이 부족하여 쉽게 화를 내거나 타인에게 냉담하다. 비사회성 인격 장애라 하면 도덕(道德) 결여성(amoral), 반사회적(antisocial), 비사회적(asocial), 정신병질적(psychopathic), 사회병질적(sociopathic) 인격 장애를 포함한다. 품행 장애[5]는 별도로 한다.

현대 사회에서 개인의 행동이 사회 규범에 얽매이지 않고 자유의지(自由意志)에 의거하여 생기는 일종의 무절제 상태를 아노미(anomie, Durkheim E., 1897)라 한다. 환경이 나빠서 도덕적으로 타락하는 것은 환경증(環境症, miliosis)이다.

현존재(現存在) 질서(DaseinsordnungⒹ)는 주거(住居)나 지위(地位) 같이 인간이 안전하게 생활할 수 있는 질서를 의미하는 Zutt J.(1953)의 개념이다. 이것이 위협을 받아 자신의 입장이 상실(立場 喪失, loss of stand)[6]되면 정신 장애로 된다.

새로운 다른 문화(文化)에 접해서 정신적으로 변화가 생기는 것은 문화변용(文化變容, acculturation)이다. 흔히 개발도상국 국민이 산업 사회에 적응하여 문명화되는 것을 말한다. 농촌에서 도시로 옮겨 적응해가는 경우이다. 이때 부적응이나 대립이 생기면 문화 마찰(cultural conflict)이고, 이로써 개인과 집단에서 정신 장애가 생길 수 있다.

5) 품행(品行) 장애(conduct disorder)는 소아청소년기에 비사회적, 공격적, 도전적 행위를 반복적이고도 지속적으로 하는 것으로, 일부는 성인이 되어 비사회성 인격 장애로 발전되기도 한다. 집단 따돌림, 동물 학대, 불지르기(放火), 기물파괴, 방화, 도둑질, 학교 무단결석과 가출 등의 행위를 보인다.

6) 원어는 StandverlustⒹ임.

일과 직업

일과 직업은 이를 통해서 남과 사귀는 기회가 될 뿐 아니라 성취감을 느끼고 창조적인 활동을 할 수 있다. 작업 과중(作業過重, work overload)은 양적(量的)으로 근로자에게 주어진 시간 동안 그가 해낼 수 있는 것보다 더 많은 작업량을 할당받는 것이다. 양적인 정보 과잉 상태뿐만 아니라, 질적인 면에서 근로자의 지식의 한계를 넘는 정보 과잉으로 일을 처리할 수 없게 된다. 이로써 각종 스트레스 관련 장애가 초래된다. 높은 야망을 가진 사람은 이런 과도한 부담을 스스로 불러들여 과도한 업무를 수행하기도 하고(일벌레, workaholic), 강박증 환자는 일 자체가 불안을 줄여주므로 과도하게 일을 하기도 한다. 정신 장애는 이로 인하여 직장을 얻지 못하거나 직장에서 업무수행이 떨어지기에 결국 직업 기능의 감퇴로 이어진다.

스트레스

정신의학에서는 스트레스(stress)를 외부 힘에 대한 반응으로서 개체가 항상성(恒常性, homeostasis)을 유지하려는 심신(心身)의 긴장상태를 말한다. 최근에는 이러한 항상성을 확장한 개념으로서, 개체가 환경의 변화에 따라 지속적으로 자신의 안정성과 항상성을 이루려는 생리적·행동적 적응 능력을 의미하는 '변화를 통한 항상성(allostasis)'[7]이란 개념이 사용되고 있다. 이는 인체 기관이 외부환경과 유해한 안팎의 자극에 적응하는 데 기관(system)의 특성을 변화시켜 안정 상태를 이루려는 과정을 말한다(Sterling P. & Eyre J., 1988). 이것은 Bernard-Cannon이 말한 항상성(homeostasis)

7) allostasis를 '변화를 통한 항상성'으로 번역하였으나 '스트레스'라는 용어와 마찬가지로 용어의 혼란을 피하기 위해서는 '알로스테시스'란 용어가 더 나을 것도 같다.

이 항상성 유지를 위한 생물학적 변인의 설정치(set-point)[8]를 고정시킨 것과는 달리 이를 재설정(resetting)하면서 적응하는 것을 말한다. 즉, '변화를 통한 안정화(stability through change)', 혹은 '변화를 통한 항상성'이라 할 수 있다. 이는 항상성 개념을 확대한 것이며, 물리적, 정신사회적, 환경자극에 대하여 생리계가 복합적(complex)[9]으로 적응해가는 과정이다(Logan J. & Burksdale D.). 항상성에서는 만일 생물학적 변인의 설정치에서 벗어나면 이 점을 감지하고 부적되먹임(negative feedback)으로 조절된다. 그러나 이러한 조절의 목표는 일상생활에서 고정적인 것이 아니다. 항상 외적 상황이 요구하는 것(demand)에 따라 이 목표는 변화되어야 하고, 이로써 조절에 소요되는 부담(cost)을 최소화할 수 있는 것이다. 매일의 일상생활 속에서 기관은 고정상태가 아닌 요동하는 상태이다. 최근에 급증하는 고혈압이나 당뇨병, 비만, 노화, 약물 중독 등은 항상성 모델로는 설명되지 않고 '변화를 통한 항상성 모델(allostasis model)'로 설명하는 것이 좀더 유용하다. 이러한 생물학적 변인을 재설정하는 자극이 계속되거나 자주 반복하는 경우, 그리고 재설정이 부적당하거나 비효율적으로 작동되지 않으면 '변화를 통한 항상성의 부하(allostatic load)'가 된다. 이러한 과다활동-활동저조로 인하여 소모되면(wear and tear) 결국 질병에 이르게 된다. 예로서, 스트레스 자극으로 음식섭취가 단시간에는 에너지를 높여서 몸을 보호하는 역할을 한다. 그러나 시상하부-뇌하수체-부신 축(hypothalamic-pituitary-adrenal axis)의 활동이 과도해지면 코티솔의 양이 증가하고, 장시간 계속되면 '항상성의 부하'가 되어 인슐린 저항과 이에 따른 당뇨병, 복부비만, 동맥경화, 고혈압이 초래된다. 그리고 뇌신경도

8) 결정적인 생물학적 변인(예: 혈압이나 혈당치 등)을 한정된 틀(set)이나 이상적인 범위(ideal range), 또는 교감신경계 작용이나 부신피질 호르몬 등으로 한정시켰다. 이는 일관성(consistency)을 통한 안정화인 것이다.

9) 예견되는 상황에 적응하기 위해서 혈압이 오르는 경우에 심장의 박동을 늘려 혈액 박출량을 늘리고 혈관은 수축되며 신장에서는 나트륨 이온(Na^+)을 보존한다.

손상을 받아 기억력이 저하되고, 더 진행되면 신경세포의 파괴로 이어진다(Sterling P., 2004).

스트레스로 인한 병에는 A형 성격과 관련된다는 관상동맥 질환을 위시해서, 비만, 당뇨, 각종 피부 질환, 위궤양, 암뿐만 아니라 술, 담배 남용, 약물 남용, 정신질환 등 다양하다.

기술(技術) 스트레스(technostress)는 의학적으로 인정된 용어는 아니다. 이는 현대의 컴퓨터 기술에 건전한 모습으로 적응하지 못하는 적응 증후군으로서, 컴퓨터 기술을 받아들이는 데에 적응이 되지 않는 기술 불안증(technoanxious)과 그 적응이 과도한 기술 의존증(technocentered)의 형태가 있다.

신체적·정신적 충격 후 스트레스 장애(posttraumatic stress disorder: PTSD)[10]는 전쟁이나 대형사고(事故), 강간, 테러 사태, 홍수, 태풍, 지진 같은 자연 재해 등으로, 생명에 위협받을 정도의 심한 정신적 충격을 직접 겪거나 목격한 이후에 나타나는 특정한 불안 장애다. 직접적인 위험 대상이 사라졌음에도 불구하고 증상이 계속된다는 점이 특징이다. 전형적인 증상은 악몽(惡夢)이나 생각으로 충격받은 사건을 재경험(reexperience)하고 충격적인 사건을 떠올릴 만한 장소나 화제(話題)를 피하려 한다. 정서적으로 무감각해지고(emotional numbness) 위험의 가능성에 대한 과도한 경계심을 갖고 작은 자극에도 쉬 놀라며(alarm reaction) 자율신경계의 과잉 각성상태(hyperarousal)를 보인다.

10) 외상후 스트레스 장애로 흔히 쓴다.

사회성 관련 정신 장애

① 사회계층과 정신 장애

사회경제적 상태와 정신 장애의 유병률은 반비례 관계를 보인다. 정신질환자는 직업생활 적응이나 일 수행 능력이 부족하여 무능력해지고 점차 낮은 사회경제 계층으로 밀려 내려가는 하향이동(下向移動, downward mobility)을 보인다. 동시에 장기간의 경제적 부담은 사회계층이 낮은 사람에게 정신병원 입원율을 높인다(Brenner M., 1969). Hollingshead A.B.와 Redlich F.C.(1958)는 사회계층(社會階層, social class)과 정신질환의 발생에 대한 연구에서 정신분열병과 초자아 결함(superego defect)의 장애는 낮은 계층에서 많았고[11], 강박 신경증은 상위 계층에서, 또 중간 계층에서는 오이디푸스 갈등의 문제가 되는 장애가 많았다고 했다.

② 감응성(感應性) 망상장애(induced delusional disorder)

이것은 공유(共有) 정신병 장애(shared psychotic disorder), 정신적 감염(psychic infection), 정신적 역병(疫病)(psychic epidemic), 군중 감응(群衆 感應, mass induction), 감응성 정신병적 장애(induced psychotic disorder), 동조 망상(conform delusion, folie imposéeⒻ) 등 여러 명칭이 있다. 2인조(組) 정신병(folie à deuxⒻ, 혹은 double insanityⒺ, Lasègue E.C.와 Falret J-P.)이 많고 3인(folie à troisⒻ)이나 다수로 되는 집단 정신병(collective psychosis)도 있다. 2인조 정신병의 경우에는 주로 체계화된 망상이 일방적으로 상대방에게 전달되는 전달(傳達) 정신병(folie communiquéeⒻ, Legrand du Saulle H., 1871)과 두 사람이 동시에 같은 증상으로 발병하는 동시(同時) 정신병(folie simultanéeⒻ, Régis E., 1880)을 구별한다. 쌍둥이에서 동일한 병이 걸리기도 하는데(folie gémellaireⒻ), 이때 다른 한 명이 동거하고 있

11) 형무소 수감자의 95%가 이들 계층 출신이었다.

지 않았는데 발병하는 경우도 포함한다. 집단적으로 망상을 포함한 정신병 증상을 나타내면 감응 정신병(感應精神病, induced psychosis)이라 한다. 이것은 정신증상을 갖고 유발시키는 발단자(發端者)로부터 영향을 받은 주위 사람(續發者, 속발자)이 동일한 형태의 정신병적 증상을 갖는 것이다. 피암시성이 높은 동거 가족이나 같은 교단(敎團) 속의 신자(信者), 연대감이 강한 패거리(집단)에서 보인다.

③ 집단 히스테리(mass hysteria)

이것은 유대 관계가 매우 밀접한 집단에서 보이는 히스테리 현상이다. 한 학교의 학급에서, 혹은 수학여행 중의 한 무리, 가족이나 종교, 정치사상(政治思想) 집단에서도 나타난다. 집단 내 한 사람의 감정과 사고가 직접 타인에게 전파된다. 심인 반응으로서 경련, 사지 마비, 실신, 과호흡 등의 신체증상과 함께, 정신적 흥분과 황홀 상태 같은 정신증상을 보인다. 사회적 위기에 당면한 대중(大衆)이 정서적으로 휩쓸리면서 집단 행동으로 내닫는 경우에도 이 용어를 쓴다. 경과는 비교적 단기간에 종결된다.

④ 은거(隱居) **선호자**(laustrophilia)

틀어박혀 지내는 것을 좋아하는 사람은 은거 선호자라 부른다. 이는 갇힌 장소에 대한 공포와 반대 현상이다. 우울증이나 자신감 결여형 정신병질(精神病質), 내성적인 사람에게 볼 수 있다. 항상 침대에만 들어가 누워 있으려는 것은 와상벽(臥床癖, clinomania)이다. 외부세계와 아예 접촉을 끊고 자신의 집에 틀어박히면 자폐증(autism)이다. Bleuler E.(1911)는 '내적(內的) 생활이 상대적이고도 절대적 우위를 갖는 현실로부터의 유리(遊離)'라고 정의하고, 이를 정신분열병의 기본 증상으로 삼았다. 겉모습은 무관심하고 서먹서먹하여 소통이 어렵고 속내[12]를 알 수 없다. 옷차림은

12) 겉으로 드러나지 않는 사정.

허술하고 집안 창문에 커튼을 내리고 지낸다. 겉모습이 이와 비슷한 것으로 우울성 자폐(depressive autism)가 있다. Kranz H.(1955)는 정신분열병의 자폐가 이차적인 데 비해서, 우울성 자폐는 환자의 우울 체험이 주위 세계와 관계하지 않고 자기 자신의 내부로 제한되는 일차적 자폐이기 때문에 정신분열병보다 설득이 더욱 어렵다고 했다.

사회와 교류하지 않고 자기 본인에게만 통용되는 가치관의 세계에서 살면서, 결코 세상 사람에게 폐를 끼치지 않고 기인(奇人, queerman)은 가벼운 정신분열병, 분열병질, 인격 이상, 편집증의 가능성이 있다.

'현실과 생생히 살아 있는 접촉의 상실(perte du contact vital avec la réalitéⒻ)'이란 자폐의 개념을 발전시킨 Minkowski E.(1927)의 용어이다. 그는 이것을 정신분열병의 기본 장애로 보고, 내용이 공허하고 빈곤한 자폐(autisme pauvreⒻ)와 공상으로 풍부해진 자폐(autisme richeⒻ)를 구별하였다[13](濱田秀伯, 2001).

⑤ **억류**(抑留) **정신병**(detention psychosis, Pfister-Ammande M.)

이것은 장기간 억류된 포로나 피난민에서 보이는 정신 장애이다. 불안이 커진 나머지 공격적으로 되고, 집단이 감응(感應)되어 흥분하는 시기와 억제되어 둔감해지는 시기의 두 단계로 진전된다. 이와 반대로 수용 시설로부터 밖으로 나와 자유로운 몸이 되었음에도 불구하고 장기간의 수용으로 인하여 원래의 인간관계를 회복하지

13) Minkowski E.와 Pogues de Fursac J.(1923)는 베르그송의 사상을 인용하여 정신분열병 환자에서 특유한 융통성 없는 획일적(劃一的)인 생활 태도를 병적(病的) 합리주의(morbid rationalism)란 개념으로 설명하였다. 환자는 사물에 관한 판단과 처리에 필요한 비합리적인 요소인 '삶과의 조화감(sentiment d'harmonie avec la vieⒻ)'이 결여되어 있기 때문에 생활 전반에서 극단적인 이념만으로 수행하고 한계성과 중용(中庸)의 감각을 잃는다. 사물의 가치를 단지 수학적이나 계량적인 기준으로 평가하려 하고, 공간적 개념을 과도하게 일반화하는 병적(病的) 기하학주의(幾何學主義, génométrisme morbideⒻ)를 보인다. 이들은 사소한 사회 규범의 어긋남에 격분하고 '끝까지 사리에 맞춘다'는 것 때문에 주위 사람들과 마찰을 빚기 쉽다. 환자는 정돈되고 흐트러지지 않는 것이나 단단한 것(예: 물리 법칙이나 수식數式, 광물鑛物 표본 등)을 선호한다.

못하고 과거처럼 적응해나가지 못하는 자유(自由) 정신병(freedom psychosis)이 있다.

시설증(施設症, institutionalism)[14]은 수용시설에 보호되거나 장기간의 입원 생활로 인하여 환자의 심신이 영향 받는 것이다. 아동의 경우에는 발육 부전이나 정서 장애를 초래하고 노인에서는 퇴행과 의존을, 정신병 환자에서는 자폐와 상동 행위가 생긴다.

⑥ **여행**(旅行) **정신병**(travel psychosis, Nilsson H., 1966)

좁은 의미로는 여행이 계기가 되어 급성정신병이나 망상반응을 보이는 심적 반응이다. 회복된 정신병 환자가 여행을 계기로 재발되는 경우도 있다. 넓은 의미로는 병적 동기와 목적으로 둔주(遁走)나 방랑(放浪)을 계속하는 여행벽(pathological voyage)이나 낯선 문화 증후군(hetero-cultural syndrome)이 포함된다. 이는 언어 소통의 어려움 등 문화적 갈등과 함께 자연환경, 시차(時差), 심신(心身)의 피로, 고립, 불면 등이 복합적으로 작용하여 생긴다고 본다.

이것과 유사한 것으로 거주지거부감(anatopisme mentalⒻ, Courbon P.)[15]은 외국에 체제하는 사람이나 이민자가 생활환경에 익숙해지지 못해 생기는 만성 정신 장애로서 우울증, 신경쇠약, 망상 등이 동반된다.

⑦ **열대**(熱帶) **정신병**(tropical paddy)

열대 지방에서 장기간 고독하게 생활하는 사람에서 심인 반응으로 나타나는 공격성, 자극예민성, 환각, 망상을 동반하는 흥분 상태를 보이는 것이다. 귀향하면 사라진다.

14) 병원증(病院症, hospitalism)이라고도 한다.

15) 어원 topos: 장소.

⑧ 야생아(野生兒, wild child)

야생아는 숲 속 동물(늑대나 곰)에 의해 길러진 인간의 아이를 지칭한다. Linné C.(1758)가 보고한 이래 40례 정도가 보고되었다. 이 중에 Itard J.M.G.(1907)가 보고한 아이 Victor가 유명한 예이다. 이런 아이는 유아기에 인간 사회와 접촉하지 못한 나머지 언어 발달이 불가능하고 서서 걷기가 어렵다. 시각, 청각, 후각은 보통보다 발달되어 예민하다. Victor는 교육을 통해서 음식 먹기와 옷 입는 습관이 가능해졌다.

제 Ⅱ 부

정신증상학 각론

제8장 의식의 장애

1. 의식이란
2. 의식 장애의 객관적 표지
3. 의식 장애의 진단
4. 의식 장애의 종류

제8장 의식의 장애

1. 의식이란

지각(知覺), 사고, 기억 등의 여러 심적(心的) 기능은 의식이 명료해야만 충분한 기능이 가능하다. 따라서 의식(意識, consciousness)[1]은 심적 기능이 행해지는 기반(基盤), 또는 매체(媒體)라고 할 수 있다.

의식은 현재의 정신생활의 전체를 의미한다. '눈을 뜨고 주위에 정신을 쓰고 있으며, 자기 자신에 대해서 알고 또한 외부세계로부터의 자극에 적절히 반응할 수 있는 상태'를 명료(明瞭)한 의식 상태라고 한다. 또한 달리 말하면, 각성된 상태로서 의식 내용이 명료하며, 정신생활의 경과가 질서정연하고 목적 관념에 따라서 행동하기 쉬운 상태(Jaspers K., 1913)인 것이다.

의식은 의식 활동과 의식 내용으로 구성된다. 따라서 의식 장애라고 하면 의식 활동과 의식 내용의 장애를 의미한다. 임상적으로 의식 장애는 의식의 작용면에 역점을 두고 있다. 의식작용은 생리적으로는 각성 기능에 의해 유지되고, 여기에 심리적 현상과 생물적 현상이 겹쳐서 나타난다. 의식은 주관적 내용을 갖는 심리학적 용어이고, 각성은 생리학적인 용어이다.

의식은 생명활동(生命活動)의 중요한 지표이며, 의식의 장애는 뇌(腦)가 심각한 침

1) 어원은 com: 함께, scio: 알다.

습(侵襲)을 받고 있다는 것을 의미하기 때문에 의식 장애의 유무는 임상적으로 매우 중요하다. 더욱이 정신 장애 시의 다양한 내적 체험을 기재할 때 의식의 명료성은 모든 것에 우선하는 전제 조건이 된다. 정신의학 이외의 임상 의학에서는 의식을 객관적이고도 생물학적인 뇌의 활동수준과 각성수준 개념으로 파악한다. 그러나 정신의학에서는 주관적인 현상으로서 파악한다는 점이 다르다.

의식에 관한 연구

심리학 영역에서 의식에 관한 연구는 데카르트(Descartes R.)의 관념론, 로크(Locke J.)의 경험론을 거쳐, 독일에서 자연과학적 방법에 의한 생리학적 심리학과 정신과학적 심리학으로 발전했다. 19세기 이후 의식의 연구는 Brentano F.와 후설(Husserl E.)이 현상학적 심리학을 발전시켜 의식의 본질을 해명하고자 했으며, 이후 Dilthey W.의 이해(理解) 심리학과 Kierkegaard S.의 영향으로 실존철학으로 발전하게 되었다. Jaspers K.의 이해(理解)심리학도 이에 속한다. Brentano F.는 의식되는 내용(內容) 또는 대상과, 그것을 의식하는 작용의 관계를 지향적(志向性) 내재(內在)로 보고 지향성(志向性)을 중시하는 작용(作用)심리학을 제창했다. Wundt W.는 의식을 요소(要素)로 분해하고, 이들 요소가 어떻게 결합되어 있는지를 연구하였다.

James W.(1884)는 정신과 신체의 관계를 자연과학적 방법론의 입장에서 연구하였다. 그는 의식을 체험과 시간이 함께 유동적으로 변화하는 것으로 파악하고 의식의 흐름(stream of consciousness)이라는 개념을 제창하였다. 그에 의하면 의식 내용이란 시시각각 의식에 올라오는 사고, 지각, 표상 등 전체로서의 정신 내용(mental contents)인 것이다. Watson J.B.은 이러한 James W.의 연구를 기초로 해서 행동주의로 발전시켰다. 그는 비교심리학적 연구를 통해서 의식 속의 사실(事實)은 주관적인 것이고, 피검자가 스스로 경험하고 관찰한 바를 보고하는 내용은 객관성을 인정할 수 없다고 하여 심리학의 연구에서 의식을 배제시켰다. 대신 객관적으로 관찰이 가능하고 수량화가 가능한 행동을 과학적 방법으로 추구하였다. 여기에서의 의식은 행동을 발현시키는 조건으로서 인정되는 존재(存在)의 사실(事實)이라는 뜻이다. 이것은 그 후 의식과 행동의 관계를 연구하는 행동과학으로 발전해오고 있다. 프랑스의 Ey H.(1968)는 의식에 현실 체험에 관련된 공시적(共示的, synchronicity)인 의식장(場)과 과거로부터 미래로 이어지는 통시적(通時的, diachronic)인 자아(自我) 의식과 인격을 구분하고, 급성 정신병에서는 전자가, 만성 정신병과 신경증에서는 후자가 주로 장애 된다고 했다. 그리고 기질 역동설(器質力動說)의 입장에서 층(層)구조를 이루고 있는 의식장(意識場)의 해체에 의해 조울병, 환각, 착란, 몽환(夢幻) 등의 상태가 생겨난다고 했다(濱田秀伯, 2001). 또한 구(舊)소련의 학자인 Bechterev V.의 반사학(反射學), Pavlov I.P.의 조건반사학, Kornmilov K.N.의 반응학 등에서는 의식을 존재의 반영으로 보고, 객관적 방법을 통해 의식을 행동과의 관계에서 문제 삼았다. 오늘날에는 이상의 여러 가지 입장이나 방법론이 혼재되어 연구 · 발전되고 있다.

의식의 성질

Wundt W.(1873)는 의식의 넓이, 즉 체험의 시간 · 공간적인 단면을 의식장(意識場, consciousness field)2)이라 하고, 그 속에서 의식은 특별히 주의(注意)가 향하는 의식점(点)에서 가장 밝고 주변(주변周邊 의식, sphere consciousness, Kretschmer E.)에 이를수록 어두워진다고 했다.

의식의 성질은 의식이 밝은지(명료성, 明瞭性)의 여부와 의식장(意識場), 그리고 질적

2) Ey H.는 의식의 본질적인 구성 요소로서 '장(場)'을 말하였다. 이것은 정신활동이 전개되는 공간과 시간인 것으로, 이로부터 자신과 외부세계가 연결되며 외부세계와 자신이 체험되어 인식된다. 장(場)은 힘의 작용이 미치는 범위 혹은 터전의 의미이다. 원어는 BewußtseinsfeldⒹ임.

(質的)인 면으로 볼 수 있다. 의식의 밝음과 넓이는 역비례 관계에 있으므로 특정 대상에 주의를 집중하여 관찰하면(명료성의 증가) 그것 이외의 대상은 파악하기 어렵게 된다. 즉 의식의 범위는 축소된다. 반대로 특정한 대상에 주의를 주지 않고 멍- 하게 있으면 의식장(意識場)은 넓어진다. 의식의 중심 부분에는 정신현상이 형태로서 분화되어 있고 주변부에서는 분화가 충분치 않다. 의식을 무대(舞臺)로 비유하면, 무대 위의 개개 정신현상(의식내용)은 배우와 같이 나타났다가는 사라지곤 한다. 무대조명이 전체적으로 밝게 비춰주면 의식이 명료한 상태이고, 조명이 어두운 것은 의식 혼탁을 의미한다. 집중 조명을 쪼여 나타나는 부분은 주의가 집중하는 의식점(意識点)이라고 할 수 있다. 무대가 협소하게 된 경우는 의식 위축(萎縮)이다.

의식 활동은 정상적인 상태에서 다소(多少)라도 동요하고 있으며, 이에 따라서 의식의 명료성과 범위도 항상 변화하고 있는 것이다. 명료한 의식 활동에는 세 가지 의미가 포함되어 있다. ① 의식이란 무언가의 체험을 마음속에 간직하는 것이다. 예로서, 마취나 혼수, 뇌전증 발작 시에 의식이 소실이 되면 심적 체험도 따라서 없어진다. ② 의식이란 주관이 대상(對象)으로 향하면서(지향, 志向) 지각하고 사고하는 것이다. 즉, 주체와 객체가 분리되어 주체가 대상을 인식하는 것이다[3]. 이로써 주관과 객관이 미분화인 상태이거나 대상으로서 알 수 없는 것, 혹은 알아차리지 못한 것은 의식되지 않는다는 것을 구별할 수 있다. ③ 의식은 자기 자신에게 관련된 의식(자아의식, 自我意識, self-awareness)이다. 이는 대상 의식에 대립하는 것으로, 체험의 주체인 자신에 대한 의식이며[4], 자기반성이 가능한 경우이기도 하다.

3) 인식(認識, cognition)이란, 사물의 성질과 다른 것과의 관계를 바르게 판단하는 일이다. 지식(知識, knowledge)과 거의 같은 의미이지만 이것은 얻어진 성과라는 의미로 쓰인다. cognition을 인지(認知)로 번역하면 유기체가 외부의 정보를 선택적으로 받아들여 적절한 행동을 하기 위해서 능동적인 정보 처리 활동을 하는 것이다. 메타 인지(metacognition)는 자신의 인지를 자각하고 정보 처리 활동을 감시, 제어하는 일이다.

4) 자아(自我)는 I(IchⒹ)의 역어이고 자기(自己)는 self(selbstⒹ)의 역어이다. 자아는 의식하는 작용의 주체

또한 자아가 자기 자신을 의식하는 양식은 네 개의 표지(標識)로 나뉜다(Jaspers K.).

① 능동성의 의식으로서, 이는 자기가 활동하고 있다고 느끼는 것이다. 자기의 지각(知覺), 표상(表象, image, 또는 idea), 사고, 행위가 자신이 행하고 있는 것이라는 의식(실행의식)이다. 이것이 장애가 되면 이인증이나 '시켜지는 체험'으로 된다. 그리고 자기의 지각, 표상, 사고, 감정, 추상(追想, recall), 신체감각이 자신의 것이라는 존재의식(存在意識) 내지는 자기 소속감이 있다. 이것의 장애는 이인증이나 빙의(憑依) 체험에서 나타난다. 이들을 묶어서 능동성 의식의 장애로 부른다.

② 단일성의 의식으로, 자기는 동일한 순간에 있어서 하나(한 사람)라는 의식이다. 이것이 장애되면 자기가 분열되어 두 사람이라는 체험을 하거나, 자신의 반쪽이 별개(別個)의 인간으로 체험하는 중복 체험으로 나타난다.

③ 동일성의 의식으로, 자기가 시간의 경과 속에서 이전부터 동일인이라는 의식이다. 이것이 장애가 되면 현재의 자신이 과거의 자신이 아니라 타인이라고 체험한다.

④ 외부세계와 타인(他人)과는 구별되는 것이라는 의식으로서, 자기와 주위 환경과의 경계, 자기와 타인을 구별하는 의식이다. 이것이 장애되면 외부세계의 일과 모습을 자기와 동일시하고, 자기와 타인의 구별이 불분명하게 된다.

이러한 명료한 의식 활동의 결과로 생긴 내면적 체험(內面的 體驗)이 의식 내용이다. 의식 활동과 의식 내용은 개념상으로는 구별하지만 실제로는 일체(一體)로서 활동한다. 그러므로 의식이 있는 사람이라고 하면, 그가 의식을 갖고 있는 것이 아니라

(主体)이고, 자기는 의식되는 객체로서 현상적 자기(自己, phenomenological self), 혹은 자기의식(self consciousness)이라 한다. 자기의식과 자아의식은 혼용되고 있다.

단지 의식적인 존재인 것이라고 할 수 있다.

의식성과 도덕의식

의식성(意識性)이란 감각과 표상을 수반하지 않는 의식 내용을 지칭한다(Ach N.K., 1905). Jaspers K.(1911)는 감각 소재(素材) 없이 지향(志向)작용이 작동하여 의식성(意識性)이 생긴다고 하면서, 지각(知覺)과 비슷한 실체적(實體的) 의식성과[5] 표상(表象)과 닮은 사고(망상)의식성이 있고, 대개는 후자가 많다고 하였다. 실체적 의식성(consciousness of incarnation)[6]이란, 깜깜한 곳에 '벽이 있다'고 하는 것처럼 감각 소재가 없이 그 존재를 아는 의식성의 착오(錯誤)로서, 이는 환각으로 이행하기도 한다. '왼쪽 뒤로 한 발짝 떨어져 또 한 사람이 있다', '침대에서 자고 있는데, 옆에 여러 사람이 같이 누워 자고 있어 마음에 걸린다'처럼 대상으로는 인물이 많다. 환자는 '그 사람에게 신경이 쓰였다', '간섭을 받았다'면서 자유를 속박당하는 점을 호소한다.

프랑스에서 의식성의 이상에 해당되는 것은 망상성 직감(妄想性直感, intuition délirante(F), Targowra R. & Dublineau J., 1931)으로서, 이는 직접적인 판단, 근거 없는 확신, 그리고 외부의 작용에 의하지 않고 순전히 개인적인 체험이라는 세 가지의 특징이 있다. 이는 해석 망상과 가성(假性) 환각의 중간에 해당된다고 본다(濱田秀伯, 2001).

이것과 이름은 비슷하나 내용이 다른 것으로 실재(實在) 의식(reality consciousness)[7]이 있다. 이는 외부 세계가 실재한다는 직접(直接) 의식이다. 실재 판단(현실 판단)은 대상이 실제로 존재한다는 판단이다. 예로서, 잔상(殘像)에는 실재 의식이 있지만 실재 판단은 수반되지 않는다. Goldstein K.(1913)는 환각과 가성(假性) 환각의 차이를 실

5) 9장. 지각의 장애 참조.

6) 원어는 leibhaftige Bewußtheit(D)임. 9장. 지각의 장애 참조.

7) 현실의식(現實意識)이라고도 한다.

재 판단의 유무에 의거하였다(9장. 지각의 장애 참조).

의식의 또 다른 개념인 도덕의식(moral consciousness)은 선(善)과 악(惡), 옳고 그름을 판단하는 의식이다. 특히 자기에 관련되는 것은 양심(良心, conscience)이다. 정신분석에서는 이것의 기원을 초자아의 발달과 결부시켜 사회적이고도 2차적인 것으로 보았고, 프랑스의 Baruk H.는 1차적인 내적(內的) 기능으로 보았다. 도덕의식의 저하는 감정 결여형(缺如型) 정신병질, 유(類)파과병, 정신분열병의 슈프[8] 후(後)에 보인다. 반면에 민감 관계 망상 등의 무기력(無氣力) 망상에서는 과도한 자기반성과 양심적인 자책(自責)이 강하다(濱田秀伯, 2001).

2. 의식 장애의 객관적 표지

의식 장애의 객관적 표지(標識)로는 주의력(注意力), 지남력, 기억 기능의 장애, 수면-각성 리듬의 변화, 급성 발병과 의식의 동요성, 그리고 비특이적인 증상 등이 있다. 그러므로 의식 장애를 진단하는 데에는 이들 각 기능을 살펴보아야 한다.

① 주의력(注意力, attention)

집중력(集中力)이라고도 쓴다. 주의력은 특정한 대상에 능동적으로 심적(心的) 에너지를 향하도록 하여 의식의 명료성을 높이려는 경향이다. 즉, 산재한 여러 정보 속에

8) Conrad K.는 정신분열병의 트레마기(期)에서 고정화기까지의 전(全) 과정에 'Schub(슈프)'라는 이름을 붙였다. 전통적인 독일의학에서 결핵, 다발성 경화증처럼 비교적 분명한 악화와 개선의 시기를 되풀이하는 만성 경과를 거치는 질환에서 한 개(一個)의 악화기(惡化期)를 부르는 명칭이다. 영어와 프랑스어에는 정확한 대응어(對應語)가 없어 악화(exacerbation)나 삽화(episode)로 번역한다. 한 개의 슈프 속에 트레마(Trema)를 비롯한 각 단계(段階)는 상(相, phase)이다(10장. 사고의 장애 중 망상의 형성 참조).

서 하나로 정하기 위한 행동, 또는 인지적 과정이다. 이는 각성(alertness), 지각, 목적하는 행동을 가능케 하는 핵심 요소이며, 탐색, 재인(再認, recognition), 기억, 반응 선택을 촉진시키거나 억제하기도 한다. 그리고 특정 사항을 효과적으로 다루기 위해서는 주의 · 집중력과 동시에 기타 사항은 무시하는 과정이 필요하다. 주의(注意)에는 반사적인 것과 자신의 의지에 따르는 수의적(隨意的)인 것이 있다. 의식 장애나 조증, 피로 시에는 주의가 산만(散漫, distracted)하고, 주의력 감퇴(hypoprosexia), 혹은 주의 집중 불능(aprosexia)이 된다. 선택적 주의(selective attention)는 다음 행동을 일으키기 위해서 외부 자극으로부터 의미 있는 것을 추출하는 일이다.

인지 이론에 의하면, 정신분열병 환자는 적절한 자극에 초점을 맞추지 못하고 관계없는 자극에 간섭을 받기 쉬워져[9] 주변 자극에 쉽게 산만해지거나 또는 주변 상황에 전혀 주의를 기울이지 않는 주의력 장애를 보인다. Kraepelin E.은 이를 적극적 주의력(active attention)과 수동적 주의력(passive attention)의 둘로 나누었고, Bleuler E. 역시 이 두 가지를 거론하면서 전자는 정동의 둔마와 관련된 동기(動機)결여 때문에 목표 지향적으로 주의를 기울이고 지속하는 데 장애가 생긴 것이고, 후자는 자폐적 경향으로 주변에 무관심해진 것이라고 하였다(Green M.F., 1998). 근래에는 주의력 저하가 정신분열병의 본질적인 장애로서 정보처리 과정의 장애를 반영하는 지표라는 주장이 대두되고 있다(하규섭, 1998). 기분 장애와 불안 장애에서는 일부 만성화된 경우 외에는 특징적인 주의력 장애는 보이지 않는다. 정신분열병 초기와 건강염려증에서는 주의력 과다(hyperprosexia)를 보인다.

방향성(方向性) 주의(directed attention, Mesulam M.M., 1981)란 주의(注意)가 공간 내에서 일정한 방향성을 갖는다는 개념이다. 좌반구는 우측, 우반구는 좌측에 좀더 우세

9) 비슷한 이름인 선택적 부주의(不注意)(selective inattention, Sullivan H.S., 1954)란 자기(自己) 시스템(self system)이 불안을 일으키는 대상을 알아차렸음에도 불구하고 못 본 척 지나치는 정신분석에서의 용어이다.

한데, 반측(反側) 공간을 무시하는 현상은 이것의 장애로 설명한다. 우(右)반구 장애로 인해 좌측의 자극에 알아차리지 못하면 무시(無視) 증후군(neglect syndrome)이다. 반측 공간 실인(失認)을 공간 무시(空間無視, spatial neglect), 반측 신체 실인을 신체 무시(personal neglect)라고 부르기도 한다. 감각 무시(sensory neglect), 동시(同時) 자극과 운동의 소거(消去, extinction)[10], 행위를 해 내려는 기도(企圖)의 장애(intentional disorder), 지각 전위(轉位)(allosthesia), 병태(病態) 실인(失認) 등도 이것에 포함시킨다(9장. 지각의 장애 중 실인증 참조).

주의력 결핍·과잉 행동 장애(attention deficit hyperkinetic disorder, DSM-IV)는 산만하기 쉽고, 침착하지 못한 소아 정신 장애의 하나이다. 이들은 새로운 대상으로 계속 옮겨가는 주의산만성(distractibility)을 보이고, 이로 인하여 학업성취도가 떨어진다.

주의(注意)를 유지하고 있는지를 검사하기 위해서는 현재 진행 중인 면담 중에 들었던 내용이나 진찰실에 출입한 사람에게 주의를 기울였는지를 보고, 간단한 주의력 검사로서 100-7 계산(serial seven)이나 숫자 따라 외우기(digit span)를 시켜본다. 이 검사는 경도의 의식 장애의 유무를 살펴보는 데 유용하다.

흥미(興味, interest)란 마음을 향하게 하여 공감하는 일을 말한다. 치매나 전두엽 손상, 정신분열병에서 주위와 신변에 흥미를 잃고(uninterestedness), 무관심(indifference)으로 되면 표면적인 주의(注意)는 향해 있어도 마음이 깃들어 있지 않다. 자폐(自閉)와 건강염려증에서는 관심이 외부가 아닌 내부만으로 향한다.

분할(分割)집중력(divided attention)은 동시에 두 가지 이상의 행동을 할 때의 상태로서, 강의를 들으면서 필기하기, 아기를 보면서 전화를 하는 등의 경우이다.

10) 소거: 지워 없앰.

② 지남력(指南力, orientation)

시간(time), 장소(place), 자신의 출생, 출신, 경력에 관한 신원(身元, identity)[11], 주변의 상황(상황 지남력, situational orientation) 등 현재 자신의 상황을 바르게 파악하고 있으면 지남력이 정상적으로 유지되어 있다고 한다. 지남력 장애(disorientation)는 판단력, 기억기능, 자아의식의 장애로 인하여 나타나지만 대부분은 의식 장애와 동반해서 나타나기 때문에 의식 장애의 존재 여부를 아는 데 중요한 부분이다. 일반적으로 지남력이 상실되면 처음에 시간 지남력 장애가 나타나고, 이어서 장소, 인물 순으로 장애된다.

연령 지남력 상실(age disorientation, Liddle P.F. 등, 1984)은 만성 정신분열병 환자가 자신의 나이를 실제와는 달리 다섯 살 정도 젊다거나 더 먹었다고 하는 것으로, 이는 일종의 인지 장애나 비껴간 대답(approximate answer)[12]으로도 보인다.

이중(二重) 지남력(double orientation)은 망상과 현실이 공존하여, 환자는 두 개의 세계에서 생활하는 것이고[13], 지남(指南) 강박(orientation compulsion)은 자신이 방금 무엇을 지나쳤는지를 반복해 생각하는 강박 증상의 하나이다. 자기 신체에 대한 지남력(Poeck K., 1964)은 신체도식(身體圖式)의 별칭으로서 Gerstmann 증후군에서 신체의 좌우(左右)를 제대로 알지 못하는 좌·우 지남력 장애(right-left disorientation), 또는 측방(側方) 지남력(lateral orientation) 장애가 좋은 예가 된다.

③ 기억력

기억의 장애는 가족으로부터 병력을 얻을 때 파악되는 경우가 대부분이다. 현재의 기억력을 평가하기 위해서는 몇 분 전에 이야기한 것을 되물어본다거나, 세 개의

11) 이것을 자기 정신(自己精神) 지남력(autopsychic orientation, Wernicke C.)이라고 한다.

12) 근사답변(近似答辯)이라고도 한다.

13) 복식부기(複式簿記, double-entry bookkeeping, Bleuler E.)라고도 불렀다.

단어를 기억시킨 후 몇 분 후에 다시 기억해 내도록 하여 검사한다.

④ 수면-각성 리듬

의식 장애 시에는 낮에 깨고 밤에 자는 리듬이 깨진다. 밤에 일어나 정신운동성 흥분을 보이는 경우가 많다.

⑤ 급성 발병과 동요성

의식 장애에서는 급격히 발병하거나, 의식 장애의 정도가 하루 사이에도 자주 변화한다. 의식 장애의 유무는 이런 특성을 고려하여 종합적으로 판단해야 한다.

⑥ 비특이적인 증상

위에 열거한 장애나 특징 외에, 여타의 정신질환에서 볼 수 있는 증상이 나타나기도 한다. 환각과 착각 같은 지각의 장애가 나타나며, 이에 따른 2차적인 망상을 형성하는 경우도 있다. 감정 장애로는 조증과 우울증이 보이기도 하고, 의욕과 행동 장애로서 흥분하거나 충동적 행동, 쉽게 화를 내거나 반대로 발동성이 저하되어 활동을 하지 않는 경우도 있다.

이 외에 현실 검증력(reality-testing)도 저하된다. 이것은 주관적인 공상이나 소망과 외부 현실을, 또는 관념표상과 외적 지각을 식별하고 자신의 주관적인 인상을 외부 사실과 대조 음미하는 정신 기능(Freud S., 1895)이다. 이는 외부 세계에 적응하기 위한 기본 기능으로써 성장과 함께 발달된다. 격렬한 감정 상태나 의식 장애, 환각 망상이 있는 상태에서 이 현실 검증력은 떨어진다.

3. 의식 장애의 진단

의식 장애(disturbance of consciousness)의 유무를 판단하는 것은 정신과에서 대단히 중요한 작업이다. 이는 문진(問診)을 통해서 주의력과 이해력이 좋은지, 지남력과 기억이 간직되어 있는지, 일반 지식(知識)과 간단한 계산이 가능한지 등을 통해서 판단한다. 그리고 표정, 자세와 태도, 행동의 이상, 자극에 대한 반응이 민첩하고 정확한지, 언어의 이상은 없는지를 관찰하면서 신경학적 소견도 파악해야 한다.

표정에는 정신적인 것이 표출되는지, 눈의 시선이 엉뚱한 방향을 향하거나 무관심한지, 멍한지, 긴장이 없는지를 본다. 자극에 대한 반응으로는 눈썹을 건드리기, 눈을 찌르는 시늉을 해보이기, 피부 꼬집기, 바늘자극에 반응하는지, 이름을 부르거나 소리치면 반응이 있는지를 본다. 신체의 움직임이 있는지 적어졌는지를 관찰하고, 말하기 곤란한지, 낮은 음성이나 분명치 않은 언어인지, 말이 적거나 두서없는 이야기인지를 살핀다. 체위는 천장을 향해 누여진 채로 그대로 있는지, 스스로 체위(體位)를 바꾸는지, 혹은 모로 누울 수 있는지, 앉을 수 있는지 등을 관찰한다. 자세로는 주어진 자세 그대로 축 늘어진 상태인지, 팔과 손을 어떻게 두고 있는지, 스스로 자세를 취하고 있는지 등을 본다.

정신과 의사가 진찰 방법이 숙달되면 '어쩐지 모르게 멍청해 보여 이상하다'는 인상, 혹은 의식이 장애된 느낌[14]을 갖기도 한다.

14) 원어는 Gefühl der BewußtseinsstörungⒹ(feeling of dysfunction in consciousnessⒺ)임.

4. 의식 장애의 종류

의식 장애에는 단순히 양적(量的)인 장애, 복잡한 질(質)적인 이상, 급격한 실신(失神)과 결신(缺神, absence), 그리고 수면과 꿈의 이상이 있다.

의식 혼탁(clouding of consciousness)과 의식의 협착(狹窄)은 의식의 양적(量的) 장애에 속하고, 의식의 변모(change of consciousness)는 의식의 질적(質的) 장애에 해당된다. 의식 혼탁(混濁)은 의식의 밝음의 장애로서 명료성과 각성성(覺醒性)[15]이 저하된 상태를 말한다[16]. 이는 자극에 대응하는 반응에 따라서 단계로 나눈다. 의식(意識)의 상실(喪失), 혹은 소실(消失, loss of consciousness)은 소위 정신활동이 중단된 심한 의식 혼탁을 뜻하고, 오래 지속되거나 극히 짧은 것도 있다. 정도도 경미한 것부터 혼수(昏睡)까지 포함된다.

의식의 변모는 의식혼탁 위에 환각이나 정신운동성 흥분 등의 이상(異常) 정신현상이 가미된 것으로서, 여기에는 섬망, 아멘치아, 몽환 상태, 착란이 속한다(표 8-1 참조). 그러나 문제는 의학의 각 영역에서 의식 장애의 분류는 일치하지 않는다는 점이다. 진료과(診療科)에 따라 환자 대상이 다르고 또, 의식 장애의 객관적 지표가 다르기 때문이다. 그렇다 하더라도 정신과에서 무엇보다 중요한 것은 의식 장애의 유무 판정과 그것이 심한 상태에 있는지, 회복 과정에 있는지를 판단하는 일이다.

그리고 이러한 의식 장애를 일으키는 원인으로는 뇌의 기질성 병변에 의한 경우와 신체질환에 따른 경우, 기능성, 그리고 심인성 요인이 있다(표 8-2 참조).

15) 각성성(覺醒性, arousal 혹은 wakefulness)은 자극에 반응하여 깨어나는 것(각성 반응, arousal reaction)으로, 이는 깨인 성질로서 자연적인 각성상태(覺醒狀態, vigilance)와는 구별한다.

16) 붕괴 의식(zerfallendes BewußtseinⒹ, Mayer-Gross W., 1924)이나 의식 저하(vermindertes BewußtseinⒹ, Bleuler M., 1966)라고도 부른다.

표 8-1: 의식 장애의 종류

1. 의식 혼탁(混濁)	
2. 의식의 협착(狹窄)	
1) 트랜스 상태	2) 몽롱상태
3. 의식의 변모(變貌)	
1) 섬망	2) 아멘치아(amentia)
3) 몽환(夢幻) 상태	4) 착란
4. 의식과 관련된 특수한 상태	
1) 통과(通過)증후군	2) 혼미(昏迷)
3) 실외투증후군	4) 무동(無動)무언(無言)증
5) 잠금 증후군	6) 기타

표 8-2: 원인에 따른 의식 장애의 분류

1) **뇌 기질성:** 뇌 외상, 종양, 염증 등

2) **증후성**[17]**:** 뇌 이외 신체 장기의 질환이나 전신질환으로 인하여 뇌가 이차적인 기능 장애를 일으켜 생기는 경우로서 급성 전염병, 심장병, 대사질환, 내분비 장애, 약물 등

3) **기능성:** 뇌전증발작, 기면발작(narcolepsy)

4) **심인성:** 히스테리

(1) 의식 혼탁

의식 혼탁(意識混濁, clouding of consciousness)은 생리적 수면과 유사한 상태이긴 하지

17) 증후성: 신체인성, 혹은 기질성이라고도 하지만 뇌 기질성과 구별하여 증후성으로 표현한다.

표 8-3: 의식 혼탁의 단계

1) **명식(明識) 곤란상태**: 가장 경미한 의식 혼탁으로 주의 집중력이 저하되고 자발성이 떨어짐. 약간 멍청해 보이지만 지남력이 유지되고 기억력은 약간 감소되어 있다.
2) **혼몽**(昏懜, soporousness, Benommenheit Ⓓ): 분명히 멍한 상태이고 정신활동 전반이 저하되어 있다. 사고 내용이 빈약하고 질문을 잘 이해하지 못한다.
3) **경면**(傾眠, somnolence): 꾸벅꾸벅 졸고 행동도 느리다. 강한 자극에 의해 눈을 뜨고 각성상태로 되지만 그냥 두면 다시 잠으로 빠진다.
4) **기면**(嗜眠, lethargy): 강한 통증 자극을 주거나 몸을 흔들면 일시적으로 각성이 되나, 언어응답은 불명하고 자극을 그치면 곧 본래의 상태로 돌아간다.
5) **혼수**(昏睡, coma): 의식 혼탁이 심한 상태로서, 낮은 혼수(semicoma)에서는 강한 자극에 약간의 반응만을 보이고 자발적인 운동은 없다. 깊은 혼수에서는 어떠한 자극에도 응답(반응)이 없고 모든 정신운동 기능도 상실된다. 심부반사, 각막반사, 동공반사 등도 소실되고 근육은 이완되어 있다.

만 정신기능의 고차적인 기능에서부터 지각, 수의(隨意)운동 같은 저차원의 신체기능까지 단일 형태로 장애되는 것이다. 지각은 선명하지 못하고, 자극에 대한 반응이 느리며, 주의력(注意力)이 고정되고 사고 장애가 나타난다. 이것이 생리적 수면과 다른 점은 충분히 강한 감각자극을 주어도 완전히 각성되지 못하고, 또 비록 각성된다 해도 곧 원래 상태로 되돌아 간다는 것이다. 의식 혼탁은 정도에 따라 3~5단계로 나뉜다. [표 8-3]에 제시된 것 중에 그동안 사용하던 명식(明識) 곤란상태나 혼몽, 기면 등의 용어는 오늘날 거의 사용되지 않고 있다.

근래에는 글라스고우 혼수척도와 같이 의식 정도를 정량적으로 나타내는 척도가 사용되고 있다(표 8-4 참조).

표 8-4: 글라스고우 혼수척도(Glasgow Coma Scale)

a. 눈 뜨 기:	자발적으로 눈 뜸 4	부르면 눈 뜸 3	
	통증 자극에 눈 뜸 2	전혀 눈 뜨지 않음 1	
b. 언어반응:	지남력 있음 5	혼란한 회화 4	혼란한 단어 3
	이해 불능의 발음 2	반응 없음 1	
c. 운동반응:	명령에 따름 6	아픈 데 손을 댄다 5	
	회피한다 4	이상 굴곡 3	
	팔다리 편다 2	반응이 없다 1	

* 총점은 15점, 가장 심한 의식 혼탁은 3점이다.

① **혼몽**(昏懜, Benommenheit Ⓓ)[18]은 경도의 의식 혼탁으로서, 지남력은 보존되고, 깊은 잠은 아니지만 정신활동 전반이 정체(停滯)되어 주의력을 유지하기 어렵다. 생각이 정리되지 않고 섬세함이 부족하다. 영어권의 benumbness(마비된, 엉성함)나 프랑스어권의 obnubilation[19]에 해당한다. Jaspers K.(1913)는 정신병에서의 의식 변화를 세 가지 유형으로 구별하였는데 ① 혼몽(昏懜), ② 활발한 망각(妄覺)[20]과 정동을 동반한 의식 혼탁(getrübtes Bewußtsein Ⓓ), ③ 정상과의 경계는 분명하지만 행위는 정리정돈이 되는 특별한 의식(verändertes Bewußtsein Ⓓ)이 그것이다. 그는 혼몽을 양적(量的)인 의식 장애의 대표적인 현상으로 생각하였다. 혼몽의 가벼운 형태로서 명료한 의식 곤란상태[21], 또는 명료한 의식 불능

18) 일역은 혼몽(昏蒙)이다. 국어사전의 혼몽(昏懜)은 정신이 흐리고 가물가물한 것이다. 정신이 가물가물한 상태로 파악되나 말이 길어 혼몽으로 쓴다.

19) 어원 nubilum: 구름.

20) 잘못된 지각으로 착각이나 환각을 말한다.

21) 원어 Schwerbesinnlichkeit Ⓓ: difficult to reflectiveness Ⓔ.

상태[22]를 설정하기도 한다. 原田憲一(1967)은 증상 정신병에서 보이는 가벼운 의식 혼탁(경미한 혼몽)의 표지(標識)로서, 부주의로 인해 연속 암산이 틀리고, 단어를 틀리게 말하며 조울(躁鬱)적인 기분 변화나 섬세함의 결여를 들었다.

② **경면**(傾眠, somnolence)은 졸린 상태로서, 불러 깨우면 단편적으로 응답은 하지만 그대로 두면 곧 잠에 드는 상태이다. 병적(病的)이 아닌 경우(예: 약물 과다복용 후)는 졸림(drowsiness)이란 용어를 사용하기도 한다. 기면(嗜眠, lethargy)은 이보다 정도가 강한 생리적 수면과 비슷한 것을 말하지만, 실제 이 둘을 구별하기란 어렵다.

③ **혼면**(昏眠, sopor)은 혼수로 이행하기 전후에 보이는 중등도의 의식 혼탁상태이다. 눈을 감고 있고 운동도 적으며 강한 자극에 대해서만 겨우 반응한다. 강한 빛을 비추면 얼굴을 외면하거나, 팔의 피부를 꼬집으면 팔을 움츠린다. 자발적인 언어는 없고, 있다 하더라도 느리고 불명하다. 자발적인 운동도 대개 없지만, 있어도 무의미한 움직임에 불과하다. 신경학적으로는 동공의 대광반사, 각막반사는 정상이지만, 눈 깜박임(순목瞬目)반사는 소실되고 방광과 직장 장애가 동반되기도 한다. 경면과 기면 사이에 해당하는 정도의 의식 장애로 사료된다. 영어권에서 사용하는 혼미(昏迷, stupor)는 이것보다 의식 장애 정도가 얕은 상태이고, 반혼수(半昏睡, semicoma)는 이것보다 깊은 상태이다.

④ **혼수**(昏睡, coma)는 중증의 의식 혼탁으로서, 자발적 행동과 정신활동을 잃고, 대소변 실금(失禁)과 함께 근육이 이완되어 자극에도 반응하지 않는다. 이 중에는 경미한 것(light coma)에서부터 심한 것(deep coma)까지 있다. Mollaret P.와 Goulon M.(1959)은 혼수를 ㉮ 각성(覺醒) 혼수(coma vigil), ㉯ 전형적인 혼수(coma type), ㉰ 깊은 혼수(coma carus), ㉱ 식물성 기능조차 완전히 상실된 심각한 혼수

22) 원어 Unbesinnlichkeit Ⓓ: unrelflectiveness Ⓔ.

(coma dépassé Ⓕ)[23]의 네 단계로 구분하기도 했다. 혼수는 의식이 소실된 상태이고, 운동 · 지각기능도 거의 소실되어 있다. 그런데 뇌전증 발작에서는 같은 의식소실 상태에 있어도 그대로 서 있을 수도 있고, 신체 기능 면에서 혼수와는 다르다. 즉 완전한 의식소실 상태는 여러 원인으로 생기고, 이들 각각은 동반하는 신체증상이 다양하다. 그러므로 신체증상만으로 의식 장애의 정도를 판단할 수는 없다. 뇌전증 발작과 단시간의 실신 발작은 비록 의식의 상실이 있어도 혼수라고 하지 않는다.

⑤ **실신**(失神, fainting, 또는 syncope)은 급속히 지나가는 일과성(一過性)의 의식상실이다. 얼굴은 창백하고, 혈압 저하와 빈약한 맥박, 식은땀이 난다. 사지가 차갑고, 근육 긴장이 저하되는 등 자율신경 증상을 동반한다. 갑작스러운 심적 고통이나 충격에 의해 급격히 일어난다. 피크노렙시(pyknolepsy)[24], 기면발작(narcolepsy), 결신(absence) 등에서도 의식 혼탁을 보인다.

⑥ **결신**(缺神, absence, Calmeil L.F., 1824)은 전조(前兆) 없이 돌연히 단시간(수초~10초)의 의식 혼탁 내지는 의식이 상실되고, 운동 증상을 수반하지 않는 전신 간질 발작의 한 유형을 말한다. 이는 소발작(小發作)으로서 과거 간질성 어지럼증(epileptic vertigo)으로도 불렸다.

⑦ 단시간의 의식 상실을 보이는 것으로 **정신식**(精神蝕, mental eclipse)의 용어가 있었다. Janet P.(1903)는 이것을 정신쇠약 상태에서 심적 긴장이 갑자기 저하하기 때문에 생기는 지적 활동의 중단으로 보았다. 그러나 실제로는 정신분열병의 사고 단절과 뇌전증 발작도 포함되어 있었던 것 같다. 대뇌식(大腦蝕, cerebral eclipse)도 거의 동의어인데, 정신식은 일과성 뇌(腦)허혈 발작 등에 의한 신경 증

23) 영역은 exceeded coma임.

24) 3~5세 이상의 어린이에서 보이는 전형적인 결신발작이다. 유전적 소인이 강하다.

상을 동반하는 것이고, 대뇌식은 향정신약물의 작용이라는 의미(Delay J.)로 사용되었다(濱田秀伯, 2001).

⑧ 의식 혼탁과 반대로, 청명성이 높아진 상태는 **과각성**(過覺醒, hyperarousal, Zutt J., 1943)이다. 이것을 의식의 고양(高揚, exaltation of consciousness)이나 각성 과잉으로 표현하기도 했다. 주로 각성제 중독에 의해 주의가 고정되지 않고 사고의 흐름이 빠르며 표상이 활발해지는 현상이다. Jaspers K.(1942)는 뇌염(腦炎)성 강박과 뇌전증의 전조, 과각성을 의식의 항진이란 이름으로 묶었다. 정신분열병을 과각성 상태에 있는 것이라 보는 견해(Venables P. 등, 1964; Gjerde P., 1983)도 있다.

(2) 의식의 협착(狹窄)

의식 혼탁과 의식 협착이 의식의 명료성과 넓이라는 양적(量的) 변화라 한다면, 의식의 변모는 의식의 질적(質的) 변화이다. 의식 협착(limited consciousness)[25]은 의식의 넓이가 좁아져서 특정 대상에게만 의식이 집중되고 그 외에는 집중되지 않는 상태로서 트랑스 상태와 몽롱상태가 이에 속한다.

① 트랑스 상태

트랑스 상태(trance state)는 의식장(意識場)이 좁아진 상태로서 최면(催眠) 시에 볼 수 있다. 개인의 동일성과 주변 인식 능력이 일시 상실된다. 이때는 피암시성이 높아져 시술자가 주는 암시와 명령이 최면에 걸려 있는 사람의 의식을 점령하고, 그 외의 관념은 의식으로부터 벗어나 있어 시술자의 암시에 따라 그대로 행동한다[26]. 암시에

25) 원어는 BewußtseineinengungⒹ임.

26) 과거 최면을 이용하여 몸 안의 동물자기(動物磁氣), animalischer MagnetismusⒹ)를 조절하였다는 기법은 mesmerism(Mesmer F.A., 1779)이다. 영국 맨체스터의 외과 의사 Braid J.(1853)는 이

의해 강경증(catalepsy), 감각마비, 환시, 환청 등이 나타날 수 있다.

유리구슬을 보면서 주의를 집중시켜 의식장(意識場)을 좁혀 지각의 이상이 생기는 것은 수정환영(水晶幻影, crystal vision)이라 하는데, 이는 일종의 자기 최면이다.

② 몽롱 상태[27]

몽롱 상태(朦朧狀態, twilight state)는 가벼운 의식 혼탁과 의식의 범위가 갑자기 좁아지고 정신활동이 제한된 전혀 이질적인 상태로 들어갔다가, 일정 기간을 지나 급격히 회복한 후에는 건망(健忘)[28]을 남기는 것이다. 이 상태로 들어가기 직전에 심한 불안과 망상기분을 느끼고, 의식장이 좁아진 상태에서 환각, 착각, 불안, 배회 등을 보이기도 한다. 이런 상태가 나아가면서 수면으로 이행하기도 한다. 몽롱 상태는 흥분하여 난폭해지는 경우와 언뜻 보아 얌전히 행동하는 것으로 구별한다. 얌전해 보이는 경우는 지남력이 있는 몽롱상태(oriented twilight state)로서 의식 혼탁의 정도는 가볍고, 현재 자신이 직면한 사태나 행동하고 있는 좁은 범위 내에서는 주의력과 판단이 정확하며, 행동도 언뜻 보기에 정상처럼 보인다. 그러나 평소 그 사람의 태도가 약간 달라져서, 억제력이 감퇴되고 예상 밖의 행동이나 반성이 없는 점이 눈에 띈다. 흥분하고 난폭해지는 몽롱 상태는 지남력이 없는 몽롱 상태(disoriented twilight state)로서 경련요법 후나 뇌전증 발작 후(뇌전증 발작 후 몽롱 상태, postictal twilight state), 병적 명정(pathological intoxication), 두부(頭部) 외상(뇌진탕) 등에서 보인다.

심인(心因) 반응으로 나타나는 히스테리성 몽롱 상태(hysterical twilight state)는 크게 화가 났거나 절망, 경악(驚愕) 같은 강한 정서적 충격이 급격히 가해졌을 때 일어나는

mesmerism을 비판하고, 신경의 수면(neurypnology)이라는 명칭을 사용하였다. 이는 나중에 hypnosis로 명명되었다. 최면 후(後) 암시는 최면 시에 걸어둔 암시가 의식이 깨어난 후에도 효과를 갖는 일이다.

27) 김용식 등(2006)은 의식 장애의 기타 항목에 포함시켜 설명하였다.

28) 잘 잊어버림. 건망증의 준말.

것으로, 목적 없이 배회하거나 집을 나와 여행을 하기도 한다. 이러는 동안 주위사람들에게는 별로 이상한 느낌을 주지 않는다. 멀리 떨어진 장소에 도착하고 나서야 비로소 의식이 돌아와 자신이 왜, 어찌해서 그곳에 와 있는지를 알지 못한다. 또 이러한 행동을 하는 중에 방화(放火)나 폭행 등의 이상행동을 보이기도 한다.

제2상태(second state, Camuset, 1882)는 의식장(意識場)의 협착이 주 증상으로서, 어느 정도 짜임새가 있는 자동적 행동은 할 수 있으나 이전의 인격과는 다른 상태가 된 것이다. 히스테리, 몽유증, 최면 시에 생긴다. 몽롱 상태와는 거의 같은 의미로 쓰이고 심인성의 것을 지칭하는 경우가 많다. 19세기 말에 이중인격과 연관하여 Charcot J-M.과 Azam E. 등에 의해 많이 연구되었다. 독일에서 말하는 예외적(例外的) 상태(exceptional circumstances)[29)]가 이것과 비슷하다. 평소와는 달리 일과성, 삽화성의 정신 상태로서 폭행, 방화, 배회 등 갑작스러운 이상행동을 나타낸다. 간질성 몽롱 상태를 중심으로 히스테리성 의식 장애와 급성 정신병도 포함하는 애매한 용어이다.

삽화성(插話性) 몽롱 상태(episodic twilight state)는 Kleist K.(1926)가 유사(類似) 뇌전증(epileptoid) 내지는 비정형 정신병으로 기재한 것이다. 30세 전후의 남녀에서 수일간 지속되는 돌발성 몽롱 상태이다. 주요 증상은 동요하는 의식 장애로서, 지남력 상실, 건망, 환각, 서먹한 느낌, 불안 또는 황홀 등의 감정 장애를 동반한 충동 행위가 많다고 하였다.

간서 몽롱 상태(Ganser twilight state, Ganser S.J.M., 1898)는 구금자(拘禁者)에서 '비껴간 대답(approximate answer, Vorbeireden Ⓓ)'[30)]을 주 징후로 하는 심인(히스테리)성 증후군이다. 간서 증후군(Ganser syndrome)이나 가성(假性) 치매(Wernicke C.)라고도 부른다. 변화하기 쉬운 다양한 의식 장애(혼몽, 착란 등)와 건망, 지각의 이상, 통증, 감각 상실 등을

29) 원어는 Ausnahmezustand Ⓓ임.

30) 근사(近似)답변이라고도 한다.

동반한다. 실제로는 몽롱 상태라기보다 퇴행(退行)된 상태로서 소아증(puerilism, Dupré E., 1901)과 비슷하다(濱田秀伯, 2001).

(3) 의식의 변모

의식 내부에서 주의가 의식장(意識場)의 중심으로 집중하지 않고 다른 방향으로 향하는, 의식의 방향성의 변화를 의식변모(意識 變貌, alteration of consciousness)라고 한다. 비교적 가벼운 의식 혼탁에 다양한 정신 자극 증상이 가미된 복잡한 의식 장애로서 섬망, 아멘치아, 몽환(夢幻) 상태 등이 이에 속한다.

① 섬망

섬망(譫妄, delirium)[31]은 경도 내지 중등도의 동요하는 의식 혼탁에 환각과 착각, 정신운동성 흥분, 불안 등이 더해진 의식 장애이다. 선명한 장면의 환각이 차례로 나타났다가는 사라지고, 환자는 꿈과 현실을 구별하지 못하고 사실을 망상적으로 오해한다.

담요나 옷을 매만지는 무의미한 동작을 보이기도 한다[32]. 환각보다는 착각이 많고, 청각적인 것보다는 시각적(視覺的)인 것이 많이 나타난다. 전형적인 것은 알코올 정신병의 진전섬망(振顫譫妄, delirium tremens)에서 볼 수 있다. 이때 뱀이나 쥐, 작은 벌레들이 기어 다니거나 자신에게 달려든다고 하고, 벽의 얼룩을 사람으로 착각하고 액자 속의 그림이 움직인다고 호소한다. 연상은 지리멸렬하고 인식력, 지남력, 기억,

31) 불어 délireⒻ는 delirium, delusion, compulsion(강제)의 여러 가지 의미로 쓰인다. 섬망의 섬(譫)은 무슨 뜻인지 모르는 말, 즉 헛소리의 의미이다. 한의학에서 섬어(譫語)는 신령, 혼백이 혼란하여 언어가 부정확한 상태를 말한다.

32) 환자가 직업상 습관적으로 하던 동작을 되풀이하는 경우는 직업성 섬망(occupational delirium)이라 부른다. 주부가 청소를 한다든지, 운전기사가 핸들 조작을 하는 경우이다(9장. 지각의 장애 참조).

판단력도 저하된다. 환각, 불안, 피해사고에 의해 충동행위를 하기도 한다. 섬망 시 주위에 대한 의식(의식의 범위)은 의식혼탁의 정도에 따라 달라서, 질문에 응답이 가능한 정도에서부터 외부에 전혀 관심을 보이지 않기까지 다양하다. 섬망 중에 있었던 일을 기억하는 정도도 의식혼탁의 정도에 따라 다르다. 섬망상태(譫妄狀態)는 수십 초(秒)에서 수년간 계속되기도 한다. 원인으로는 알코올이나 약물의 중독, 감염[33], 뇌 외상(外傷), 뇌 질환(뇌염이나 뇌동맥 경화증 등) 등 광범위하다. 신체질환이 나아지면 섬망은 사라진다. 소아와 노인에서 빈도가 높은데 노인에서는 특히 야간 섬망(night delirium)이 잘 나타난다.

② 아멘치아

아멘치아(amentia)[34]는 경미한 의식혼탁과 함께 지리멸렬 사고(incoherence), 곤혹(困惑, perplexity)을 동반하는 의식 변모의 한 유형이다. 의식 혼탁은 거의 눈에 띄지 않고, 환자는 생각이 혼란스러워져 스스로 당황하며 같은 질문과 대답을 반복한다. 자신의 방에 들어가도 이상하다는 듯이 주위를 훑어보고, 지금의 장소(場所)를 알아내려 노력해도 알 수 없다. 주의력이 장애되고 착각, 환각, 망상을 동반하기도 한다. 이것은 과거 정신 장애 전체를 지칭하기도 하였다. Meynert Th.(1890)는 급성 착란에 사용하였고, Bonhoeffer K.(1912)는 감염이나 대사 장애 등의 신체질환에 따른 증상정신병이나 뇌염 등에 의한 기질성 정신병에서 외인(外因) 반응형의 한 병명으로 기재하였다. 산욕기와 내인(內因) 정신병의 급성기, 심한 의식혼탁과 섬망으로부터 회복되는 도중에도 보인다. 수주일간에서 수개월간 지속되기도 한다. 원인은 섬망의 경우와 같다. 비엔나 학파가 Kraepelin E.의 조발성 치매에 대항하는 용어로 제창되

33) 고열에 동반되는 것은 열성(熱性) 섬망(fever delirium)으로 소아나 노인에 많다.

34) 어원 a: 떨어져 없어짐, mens: 마음.

었다는 견해도 있다. 영어권에서 아멘치아는 지능지체를 의미한다(10장. 사고의 장애 중 편집증과 파라프레니아 참조).

③ 몽환(夢幻) 상태(oneiroid state)

현실과 공상, 현실과 꿈이 들락날락하는 꿈과 같은 상태를 몽양(夢樣) 상태(dreamy state, Jackson J.H., 1876)라 한다. 정신 운동 발작 시 몽양 상태에서 시간과 공간이 과장되어 체험되고 기시·미시감과 이인증을 수반한다. 이러한 현상은 신경계의 진화와 해체 이론으로 설명한다. 즉 뇌전증의 자동증과 마찬가지로 해방된 하층(下層)의 활동 과다에 의하며, 해체(解體)의 심도는 자동증보다 얕다. 현재를 대하는 객관(客觀) 의식(object consciousness)이 떨어져 나가고 과거의 주관(主觀) 의식(subject consciousness)이 부활된 상태로 본다.

몽환(夢幻, oneiroid), 또는 몽환 상태(oneiroid state)는 이러한 꿈꾸는 듯한 상태에서 환상적인 장면의 환시를 주요 증세로 하고, 불안·황홀 등의 정동 변화를 수반한다. 의식의 동요는 드물고 착란과 지남력도 눈에 띄지 않으며, 나중에는 꿈에서 깨어난 듯이 자신의 상황을 분명하게 깨달을 수 있다. 몽환양(夢幻樣) 체험형(oneiroide Erlebnisform Ⓓ, Mayer-Gross W., 1924)은 환상적 표상 능력의 소인을 가진 환자에게 생기는 몽환증과 비슷한 내인(內因) 정신병의 한 형태로 보았다(濱田秀伯, 2001).

몽환증(夢幻症, onirisme Ⓕ), 혹은 몽환 망상(délire onirique Ⓕ, Régis E., 1901)은 가벼운 의식 혼탁과 함께 환각, 특히 떠다니는 이미지가 꿈처럼 애매하게 나타났다가 사라지는 환시를 주요 징후로 한다. 환자는 주위를 어느 정도 알아차리고 있고, 스스로 병적인 체험인 것을 의식하고 두려워하기도 한다. 환시의 주제는 일상사(日常事)와 관련되는 것이 많고, 동물, 벌레, 화염(불길) 등 다양하다. 때로는 신비적이거나 성적(性的)인 내용도 있다. 이후에 당시 상황에 대한 기억 상실의 정도는 다양하다. 원인은 섬망과 동일하고 측두엽 뇌전증(古川壽亮과 神庭重信, 2004)이나 시상(視床) 손상,

Levo-dopa 투여 시에도 생긴다. 몽환(夢幻)정신병(oneirophrenia, von Meduna L.J. & McCulloch W., 1945)은 정신분열병과 비슷한 사고 · 감정 장애를 보이고, 꿈을 꾸듯이 의식의 변모와 환시를 특징으로 하는 정신병을 말한다. 대부분이 급성으로 발병하며 예후는 좋다.

④ **착란**(錯亂, confusion)[35]

의식 장애가 있는 경우에도, 또는 없는 경우에도 사용되는 의미가 불분명한 용어이다. 그간 영어권에서는 경도의 의식 혼탁을 의미하는 것으로 사용하였다[36]. 기본적으로는 논리와 맥락을 잃은 사고 장애를 의미하는 용어이다. 의식 장애에서의 착란상태(confusional state)란 어느 정도의 의식 혼탁을 배경으로 주의력, 지남력과 기억 장애와 함께 사고가 산만(incoherence)하고, 오답(誤答), 주위와 질병에 대해 무관심해지는 상태를 말한다(Geschwind N., 1982). 주로 증상 · 기질성 정신병에서 보이는 경우를 말한다. 그러나 정신분열병(Kraepelin E.의 지리멸렬성 착란, Kleist K.의 착란형)과 조증(관념 비약성 착란, 착란성 조증)에서도 사용되었다. 근래 신경과에서는 의식의 변모를 나타내는 용어로 쓰이고 섬망과 동의어로 사용한다.

프랑스에서 말하는 정신 착란(confusion mentaleⒻ, Delasiauve L., 1851), 또는 착란 상태(état confusionnelⒻ)란 다양한 정도의 의식 혼탁이 있고, 착란과 몽환증(夢幻症)이 혼합된 것을 특징으로 하는 증후군이다. 섬망과 거의 비슷하지만 심인성인 것도 포함된다. 심한 형태(délire aiguⒻ, Calmeil L.F., 1859)는 강한 흥분에 고열, 탈수, 고(高)질소혈증 등의 전신(全身) 증상을 동반하며 급속히 진행해서 사망에 이른다. 원인은 감염, 중독으로 치사성(致死性) 긴장병도 포함되는 것 같다. 오늘날에는 보기 드물다.

35) 김용식 등(2006)과 대한신경정신의학회(1997)는 혼돈(混沌)으로 번역하고, 민성길 등(2006)은 착란으로 썼다.

36) 이 경우는 의식 불선명(意識 不鮮明)으로 번역한다.

Bouffée délirante(F)(급성 맹렬정신병)는 마냥(Magnan V., 1880)이 처음 기술한 것으로 단기 정신증을 지칭하는 프랑스 특유의 용어이다[37]. 지금도 프랑스와 스칸디나비아지역에서 사용되고 있다. 급성의 반응성으로 나타난다. 현란한(florid) 정신증적 증상을 보이지만 급성 기분 장애나 급성 분열증적 장애는 아니다. 3개월 이내에 완전히 회복되어 예후가 좋다. 이는 ICD-11의 급성 일과성 정신증적 장애(acute and transient psychotic disorder)항목의 조현병 증상이 없는 급성 다형성 정신병적장애(acute polymorphic psychotic disorder without schizophrenia)에 해당 되고[38], DSM-5에서는 '조현병스펙트럼 및 기타 정신증적 장애' 항목의 단기 정신증적장애(brief psychotic disorder)에 해당된다고 할 수 있다[39].

급성 착란 상태(acute confusional state)는 외부세계의 인지(認知)능력과 지적능력이 급격히 저하되고, 사고와 행동이 혼란된 상태를 말한다. 불안, 초조, 흥분 · 혼미(昏迷), 환각 · 망상 등 다양한 증상이 동반되고, 나중에 건망을 남긴다. 독일어권의 아멘치아(amentia), 프랑스어권에서의 변질자(變質者)에서 나타나는 Bouffée délirante와 비슷하다.

원발성 정신 착란(primitive mental confusion)은 Chaslin P.(1892)이 급성 치매(démence aiguë(F), Esquirol J.E.D., 1838)와 혼우(昏愚, stupidité(F), Georget E.J., 1820) 등의 기재로부터 정리한 것으로, 착란을 겉모습으로 하는 급성 증후군을 말한다. 독일어권의 아멘치아와 거의 비슷하다. 병 모습은 신체의 소모(消耗)와 쇠약을 수반하고, 수시로 변화하

37) 착란성 폭발(暴發)(이부영, 1998)이란 번역어도 있다.

38) Bouffée Délirante는 맹렬성(猛烈性)망상증(delusional flush)이란 영역도 있으나 내용으로 보아 '급성 맹렬정신병'이 더 나을 것으로 생각한다. 급성의, 단기간 지속되고 정신증과 정동이 다양하며, 증상의 요동이 심한 경우를 '다형성(polymorphic)'이라 한다.

39) Bouffée Délirante와 함께 만성 망상정신병(chronic delusional psychosis), 만성 환각정신병(chronic hallucinatory psychosis)은 프랑스에서 사용하고 있는 용어인데, 이들은 국제 분류와 걸맞지 않는 대표적인 장애이다. 이들은 경과 상 진행되어도 인지결함이 없고, 조현병과는 다른 것으로 본다.

며, 흥분, 혼미, 회복이 순서 없이 혼재하여 수일~수년을 경과한 후 건망을 남기고 치유된다. 치매와 사망에 이르기도 한다. 원인은 신체질환뿐만 아니라 분만, 수술, 잘못된 섭생, 성적(性的) 방탕, 정신적 쇼크까지 다양하고, 주된 문제는 중추 신경계의 갑작스러운 소모에 의한 것이다. 기능성(機能性) 정신병과 기질성(器質性) 정신병의 중간에 해당된다고 본다(濱田秀伯, 2001).

착란 정신병(confusional psychosis)[40]은 정신운동 흥분, 지남력 상실, 언어 혼란, 사고 산만, 인물 오인 등의 증상이 갑자기 생기고, 비교적 단기간에 소실된다. 반복되지만 결함을 남기지 않는 내인정신병이다. Wernicke C.가 착란성 조병(錯亂性 躁病)과 구별하였고, Kleist K.(1928)는 이를 비정형 정신병으로 보았다. 이후에 Leonhard K.(1965)는 지각의 이상을 보이는 흥분과 곤혹을 수반하는 혼미의 두 개의 극성이 특징이라 하고, '흥분 · 억제 착란 정신병(excitedinhibited confusional psychosis)'[41]이란 이름으로 운동 정신병, 불안 · 황홀 정신병(anxiety-happiness psychosis)과 함께 유(類)순환 정신병(cycloid psychosis)에 포함시켰다. 이 병은 추시 결과 진단이 매우 안정적인 것으로 밝혀졌다(Beckmann H. 등, 1990).

노인에서 생활하는 장소가 바뀜으로 해서 지남력과 지각의 장애가 생기는 경우가 있다. 이를 장소변경성 착란(anamnestic confusion)이라 한다. 역시 노인에서 많이 나타나는 것으로, 낮에는 정상적인 정신상태를 보이다가 밤만 되면 심한 초조를 동반하는 착란상태에 빠지는 경우는 섬망성 착란(deliriant confusion, Campbell R.J., 1996)이다. 이러한 현상을 보이는 노인은 '해거름[42] 악화 환자(sundowners)'라고 부른다. 이는 대개 뇌의 순환 장애에 따른 것이다.

40) 원어는 VerwirrheitspsychoseⒹ임.

41) 원어는 erregt-gehemmte VerwirrtheitspsychoseⒹ임. p. 44의 운동 정신병 역주 참조.

42) 해거름: 해가 질 무렵.

(4) 그 외에 의식과 연관된 특수한 상태

위에서 열거한 의식의 이상(異常) 외에 의식 장애와 구별하기 어려운 상태로 다음과 같은 것이 있다.

① 수면(sleep)

의식은 세 가지 차원으로 나눌 수 있다. 각성(깨어 있음)과 졸림(수면), 명료(明瞭)함과 혼탁(混濁), 그리고 자기의식(consciousness of self)이다. 각성(vigilance)은 노력하여 깨어 있는 상태이고 수면은 생리적으로 일어나는 주기적인 의식변화이다.

잠과 의식 혼탁이 비슷한 점이 있다. 드러눕는다거나 경도에서부터 깊은 정도까지 일련의 단계가 있는 점, 그리고 수면 중에는 꿈을 꾸고 섬망 시에는 정신현상이 활발히 일어나 환각이나 망상 같은 양성 증상을 보이는 점, 그리고 경도의 의식 혼탁 시와 수면상태에서 자신이 체험하는 바에 대해서 일부 안다는 점 등이다. 이러한 특성을 보고 Lasègue E.C.는 섬망을 '병적인 꿈'이라고 표현하기도 했다. 그러나 잠은 여러 부분에서 혼수(昏睡)와 다르다. 잠은 자극을 주어 깨울 수 있으며, 호흡과 혈액순환 같은 자율신경 기능이 정상적으로 유지되어 있다. 그리고 수면 중에는 고차적인 정신기능이 활동하고 있는 것 같다. 아기를 돌보는 엄마가 아기의 울음소리가 들리면 곧 깨어날 수 있으며, 전날 잠자리에 들기 이전에 다음날 아침 마음먹은 시간에 일어날 수 있는 것도 그 예가 된다. 또 섬망과 꿈은 다른 점이 있다. 섬망 시에는 운동성 흥분을 보이지만 꿈에서는 없으며, 꿈은 외부자극에 의해서 쉽게 중단되고 각성되지만 섬망에서는 되돌릴 수가 없다. 그렇지만 섬망과 꿈은 주로 시각상(視覺像)이 나타나며, 강한 감정을 동반한다거나 간혹 기분 좋은 체험을 하기도 하고, 경험한 바를 쉬 잊어버린다는 점에서는 유사성이 있어 보인다.

② 통과 증후군

통과 증후군(通過症候群, Durchgangs syndrome)은 Wieck H.H.가 외인성(外因性) 정신병의 하나로 기술한 것이다. 신체 문제의 기반을 가진 정신병은 가역성(可逆性) 증후군(reversible syndrome)인 기능성 정신병(functional psychosis)과 비가역성 증후군(irreversible syndrome)인 기질성 결함(缺陷) 증후군(organic defect syndrome)으로 나눌 수 있는데, 비가역성 증상군에는 기질성 치매와 인격 장애가 포함되고 가역성 증후군에는 통과 증후군과 의식 장애가 있다. 통과 증후군은 의식 장애가 없는 가역성이고도 회복 가능한 병의 모습을 가진 모든 것을 포함하고 있기 때문에, 심리적, 정신적 기능의 저하 정도에 따라 세 단계로 분류한다. 경도(輕度)는 정동 장애, 특히 가벼운 우울상태가 겉에 나타나고, 중등도의 것은 자발성 결여, 기억 장애, 사고 장애, 정동 장애가 중심이 되어 때로는 환각, 망상이 나타난다. 고도(高度)는 건망증상군, 또는 코르사코프 증후군이 중심이 되어 지남력, 기명력(記銘力) 장애, 건망증, 작화, 자발성 저하, 몽롱 상태 등을 주요 증상으로 한다. 이는 두부외상(頭部外傷), 일산화탄소 중독증, 탈수초(脫髓鞘) 뇌염 등에서 볼 수 있다.

통과 증후군이 더욱 악화되면 의식 장애가 나타난다. 예를 들면, 뇌 외상후(外傷後)의 정신증상은 의식 장애로부터 시작하여, 중도, 중등도, 경도의 통과증후군을 거쳐 회복에 이르지만, 뇌손상의 심한 정도에 따라서 이들 중 어느 단계에선가 증상이 고정(固定)되어 기질성 결함 증후군으로 이행하는 경우도 있다

③ 명정(酩酊) 상태(drunkenness)

알코올성 음료를 섭취하거나 마취로부터의 깨어날 때, 그리고 수면제 중독 시에 의식 활동이 저하된다. 그러나 이것을 의식 혼탁이라고 하지는 않는다. 운동 장애는 있으나 그 외의 사회활동에 대한 의욕이나 자발성은 유지되어 있으며, 현실 인식능력을 장시간 유지할 수 있다. 가족을 알아보고 대화를 나누기도 한다. 그러나 다음날

술에서 깨어나 전날의 일을 기억하지 못한다. 취한 정도에 따라서 의식 혼탁의 정도와 감정의 흥분, 정신운동성 흥분, 연상 장애, 근육 긴장 저하, 구음(構音) 장애 등이 각기 달리 나타난다(6장. 신체의 이상과 정신 장애 참조).

④ **혼미**(昏迷, stupor)

의식의 장애에 포함시키기도 하고 의지욕동의 장애 항목에 넣기도 한다. 독일에서는 의식장애가 없이 발동성(發動性) 정신활동 또는 운동이 되지 않는 상태를 지칭하는 용어로 사용하고 있으나, 영미(프랑스 포함)에서는 신경학 관점에서 기면(嗜眠, lethargy)보다 의식의 혼탁이 얕은 정도의 경도 의식 혼탁의 의미로 사용하고 있다. 기면(lethargy)은 강한 통증자극으로 일시적으로 각성되지만 자극을 그치면 다시 잠에 빠지는 경향으로 보고, 이보다 혼탁의 정도가 얕은 것을 혼미(昏迷)라고 한다. 이때 신체와 정신 활동은 매우 저하되고 간신히 각성이 되지만 부적절한 반응을 보인다.

독일어권에서의 혼미는 의식 혼탁 없이 말하기와 움직임이 없는 경우로 사용한다. 의지(意志)나 의사(意思) 표출이 부족한 상태로서, 일체의 자발적인 언어나 행동이 없고, 극단적인 경우에는 침대에서 일어나지도 않고 말이나 외부자극에 전혀 반응하지 않는다. 의식 장애와 다른 점은, 의식이 명료하여 외계의 상황을 인식하고 나중에 추상(追想, memorize)이 가능한 점이다. 그러나 외부세계에 대응하는 의지의 발동이 극도로 결여되어 있다. 그러나 독일 정신의학에서도 항상 의식이 명료한 경우로 보는 것은 아니다. 몽롱상태에서도 혼미를 보이는 경우가 있고, 뇌전증 대발작 후의 혼동상태를 뇌전증 혼미로 부르고, 기질성정신장애에서도 혼미상태를 보인다고 기재하고 있다. 실제로 혼미를 보이는 당시에는 지각이나 인지기능이 제대로 보존되어 있는지의 여부를 판단하기 어렵다. 혼미상태에서 벗어난 이후에 환자의 기억을 통하여 당시의 상태를 추정할 뿐이다. 혼미는 정신내부 세계의 이상을 표현하는 것으로, 정신분열병(긴장성 혼미), 우울증(우울성 혼미), 심인반응(히스테리성 혼미), 기질성

질환에서 보인다. 정신분열병의 긴장성 혼미(catatonic stupor)에서는 무언, 상동증, 강경증[43], 반향언어, 방향동작, 명령자동 등의 증상을 동반한다(5장. 표정과 행동의 이상 참조). 정동 혼미(情動昏迷, affect stupor)는 건강한 소아(小兒)나 정신 지체아에서 보이는 놀람 반응을 의미하며, 구금 혼미(拘禁昏迷, arrest stupor, Raecke J., 1901)는 구금 반응의 일종으로, 죄수가 갑자기 혼미에 빠지는 경우이다.

Berrios G.E.(1996)는 혼미를 의사소통 기능의 장애를 특징으로 하는 함구증(mutism)과 무동증(akinesis)을 보이는 증후군에만 사용해야 한다고 했다. 경도라면 아혼미(亞昏迷, substupor)라고 한다. 완전한 혼미상태에서는 혼수와 구별이 어렵다.

⑤ **실외투**(失外套) **증후군**(apallic syndrome)

Kretschmer E.(1940)가 제창한 용어로서, 백질(白質) 뇌염 환자의 경과 중 어느 기간 계속해서 관찰된 상태였다. 혼수상태 이후에 의식이 회복되면서 고등 정신기능을 담당하는 대뇌 피질 기능이 손상되어 나타나는 장애이다. 겉질(pallium) 전체가 심한 기능 저하임에도 불구하고 뇌간(腦幹)의 기능은 보전되어 있기에 실외투라고 부른 것이다. 환자는 각성상태로 보이지만 대화는 되지 않고, 언어와 사물을 인식하지 못한다. 의미 있는 행동도 하지 못한다. 그러나 삼키는 등의 식물성 기능은 유지되어 있다(만성 식물성 상태). 시선은 고정되어 있지 않고 이쪽저쪽으로 움직이고, 눈앞에 물체를 보여 주어도 대부분 반응이 없다. 각종 신경학적 증상(주로 추체외로 증상)이 동반된다. 상지는 굽히고, 하지는 뻗는 경직상태를 보인다. 고개를 돌리면 (decortication에서) 고개 돌린 쪽의 반대 팔을 굽히고 동측 팔은 뻗는다[44]. 이것이 혼수와 구별되는

---

43) 강경증(catalepsy): 긴장병 증후군에서 보이는 증상의 하나로서, 환자는 외부로부터 만들어준 자세를 장시간 계속 취하고 환자 자신의 능동적이고도 자발적인 행동은 없다. 심한 형태는 납굴증(waxy flexibility)이라고 한다.

44) 제뇌(除腦)상태(decerebration)에서는 상지를 뻗으면서 팔은 밖으로 돌린(外轉) 모습을 보인다.

점은 각성 시에는 눈을 뜨고, 각성된 눈동자 모습을 보이고 신체의 근육 운동을 나타낼 뿐만 아니라 잠잘 때 숨소리가 높아지는 등 분명한 수면-각성 리듬이 보존되어 있다는 것이다.

⑥ 무동무언증(無動無言症, akinetic mutism)

환자는 말을 하지 않지만 의식이 분명한 것으로 보인다. 즉, 가벼운 의식 혼탁과 함께 의지의 발동 장애로서, 물어도 말이 없고, 눈앞의 물건에 시선이 좇아갈 수는 있지만 자발적 신체운동은 없는 상태이다. 3뇌실 낭종을 수술한 후에는 이런 상태가 호전되어 곧 응답이 가능했다(Cairns, 1941). 실외투처럼 광범위한 탈락이 아니라 뇌간부(간뇌와 중뇌) 기능의 장애로 생긴다. 실외투 증후군과의 감별은 매우 힘들며 결정적인 감별점은 없다. 실외투 증후군은 주로 독일어권에서 사용되고 무동무언증은 주로 영어권에서 쓰이는 용어이다.

⑦ 감금 증후군(locked-in syndrome)

Plum F. 등(1966)이 뇌저동맥 혈전색(血栓塞)의 예로서 보고하였다. 교(橋), 연수(medullar oblongata)가 파괴되어 사지마비와 함께 무언(無言)이고, 주위 상황을 인지하지만 자신의 의지로 운동이나 표현을 하지 못한다. 그러나 의식은 명료하며 안구의 상하운동에 의해 의지(意志)의 소통은 가능하다. 이것은 무동무언증이 중뇌와 간뇌의 손상에 의한다는 점에서 구별된다.

⑧ 기질성 치매(organic dementia)

기질성 치매는 개념상으로는 의식이 명료한 것을 전제로 하기 때문에 일반적으로는 감별이 가능하다. 그러나 예컨대, 뇌졸중으로 인한 의식 장애로부터 회복기에는 경도의 의식 장애가 있는 것인지, 경도의 기질성 치매가 있는 것인지, 또는 양자가 공존하는 것인지 상태상(狀態像)만으로는 감별이 곤란하다.

⑨ 무의식

자기 자신이 의식하고 있지 않은 심적 구조와 내용을 의미하는 무의식(無意識, unconscious)의 개념이 확립된 것은 Leibniz G.W. 이후이다. 인간의 행위는 의식적인 것도 있고, 개별 의지나 자각 없이 작동하는 것도 있다. 많은 정신활동이 의식하고 행하는 것은 아니라는 점에서 무의식적인 부분이 크다고 할 수 있다. 이러한 정신활동에 대한 담론이 있어 오다가 정신 의학의 영역에서 연구 발전시킨 학자는 Janet P.와 Freud S., 그리고 Jung C.G.이다.

Janet P.(1889)는 히스테리 증상의 배후에 의식하(意識下)에서 고착(固着)되어 있는 것(idée fixe subconsciente Ⓕ)을 가정하고, 외부로 나타나는 다양한 증상이란 이것이 의식 속에서 모습을 변화시켜 나타난 것으로 생각했다. 무의식의 것은 알 수 없는 것으로, 말하자면 기계적으로 작동하기 때문에 기제(機制, mechanism)로 부를 수 있다. 프로이트(1894)는 의식함으로써 불안과 불쾌감을 일으키는 그 어떤 욕동을 의식으로부터 배제(排除)시켜 무의식화하는 일로서, 스스로 안정을 얻으려는 자아의 작동인 방어 기제(defense mechanism)를 제창하였다.

성격 방어(性格防禦, character defense, Reich W., 1933)란 그 사람이 성격으로서 사용하는 기본적인 방어 기제이고, 정신병적 방어 기제(psychotic defense mechanism, Klein M., 1946)는 분열 기제(splitting), 부정(denial), 원시적 이상화(primitive idealization) 등과 같이 유아기에서 나타나는 원시적인 방어 기제를 말한다.

프로이트(1895)는 히스테리 증상을 환자가 의식되지 않는 정신 외상(精神外傷)의 체험에 의하는 것으로 생각하였으며, 나중에는(1915) 이를 수정하여 무의적인 것에서 억압되었던 소망(所望)이 의식과 전(前)의식 세계로 침입할 때에 검열(censorship)을 받고, 내용이 왜곡(타협 형성, compromise formation)되어 의식으로 떠오르며, 이것은 꿈과 신경 증상의 모습으로 나타난다고 하였다[45]. 그 후에 초자아, 자아, 이드(id)의 성격 구조론을 도입하고, 종래의 무의식계의 특징을 이드(id)로 설명하였다.

프로이트는 '꿈은 무의식을 볼 수 있는 왕도(王道)'라고 하였는데 이는 이드(id)심리학의 산물이었다. 프로이트 이후에 꿈보다는 환자가 치료시간에 보이는 전이(轉移) 현상이나 백일몽(白日夢), 환상(fantasy)에 대해 관심을 갖게 되었는데, 이는 자아심리학과 대상관계이론(object relation theory)의 영향에 따른 것이다(유재학과 하지현, 2007). 꿈의 생성에는 여러 가지 요소가 영향을 준다. 잠을 자는 중에 들리는 시계소리나 갈증과 같은 감각자극, 하루 이틀 전에 일어난 일상생활 사건, 현실에서 용인되지 못하였던 유아기 시절의 성적(性的)인 혹은 공격적인 욕망 등, 그리고 발현몽(發現夢, manifest dream)과 잠재몽(潛在夢)이다. 무의식[46]이 존재한다는 근거로서 제시되는 실험적 연구가 있었다. 코르사코프 증후군 환자가 아픈 경험을 기억하지 못하지만 통증 재경험의 행동을 회피하는 예라든가, 안면실인(顔面失認) 환자(prosogpagnosics)에서 친한 사람에 대한 전기생리적 반응이 활성화되는 점, 내현기억(implicit memory)[47]에 따른 것으로 의식 없이 행하는 숙달된 기술이나 노련한 음악가의 악기 연주, 그리고 연상기억(associative memory)이 무의식 속의 연상망(associative network)이 점화(prime)되어 나타나는 점 등이다(이무석, 2006).

프로이트와 융이 연구한 인간의 무의식적 정신활동 외에도, 자고 싶거나 밥을 먹고 싶은 욕구는 느끼지만 이를 자극하는 생리적인 원인은 알아차리지 못한다는 점에서 '모르는' 것이라고 할 수 있다. 그리고 한쪽에 너무 집중한 나머지 그 외의 자극에 대해서는 부주의하게 되는, 즉 하나의 자극 외에는 의식되지 못하게 막는 가설적인 무의식적 정신 여과(濾過) 시스템도 무의식의 정신활동이다. 일상생활에서 보이

45) 무의식을 취급하는 심리학을 초심리학(metapsychology, Freud S., 1896)이라 한다.
46) 이무석은 unsciousness를 비의식이란 용어로 사용하고 있다.
47) 절차기억이라고도 한다.

는 행위의 실수가 있다. 이를 증상성 행위(symptomatic act)[48]라 한다. 자신이 의도하였지만 이와는 다른 행동을 모르는 사이에 행하는 무의식적인 것이다. 매너리즘(mannerism)이나 말실수, 기억이나 글쓰기의 실수, 잘못 알아보기, 물건 잘못 놓아두는 것 등이 이에 속한다. 또한 순간적으로 스쳐 지나가는 화면의 그림이나 글씨를 인식하지는 못하지만 이러한 자극에 영향을 받는다는 점에서 무의식적인 것이다[49]. 그리고 자극에 길들여진 나머지 자신도 모르게 자극에 반응하게 되는 조건화 반응[50] 속에 내재된 무의식적 정신기능을 추정할 수도 있다. 그 외에도 기발한 아이디어나 발명, 예술 창작, 최면 행동 등도 무의식의 기능이라고 할 수 있다.

전의식과 비슷한 공(共)의식(coconsciousness, Prince M., 1916)은 의식의 주변에 있기에 알아차리기 어려운 내용을 의미한다. 하(下)의식(unterbewußtsein Ⓓ)도 이것과 비슷한데, 프로이트는 이를 수용하지 않았으며 정신 의학 용어로 정착되지 않았다. 현상 하(下) 영역(Wieck H.H., 1955)은 체험으로서 의식에 올라가는 전(前) 단계를 의미한다(濱田秀伯, 2001).

Jung C.G.(1935)는 개인 무의식보다 더 깊고 인류 공통의 보편적인 무의식(collective unconsciousness)을 제창하고, 그 내용으로서 아니마(Anima), 아니무스(Animus) 등 시대와 문화를 초월하는 원형(元型, archetype)을 상정(想定)했다. 그는 또한 무의식 속에서 일정한 정동(情動)에 의해 연결되어 있는 심적 내용의 집합인 콤플렉스(complex)를 말하였다. 이 용어는 Breuer J.(1895)가 히스테리 연구에서 처음 사용한

48) 이를 프로이트의 실수(Freudian slip)라고도 한다. Freud S.는 증상성 행위를 다음의 세 가지 조건이 충족되는 경우로 한정시켰다. 즉, 1) 행위가 정상 범위 내에 있으며 병적 행위가 아닌 것, 2) 일시적으로 나타나며 행위자가 쉽게 고정할 수 있는 것, 3) 행위자가 자신의 행동을 알아채지 못한 것을 지적해주면, '미처 집중하지 못해서', 혹은 '우연히'라고 말하는 경우이다.

49) 이러한 의식 역치하(意識閾値下) 자극은 오늘날 광고(廣告)에 활용되고 있다.

50) 최재천(2007)은 조건화(conditioning)보다 '길듦'이 좀더 나은 번역어라고 하였다. 필자도 같은 의견이다.

것이다. 콤플렉스에는 거세(去勢) 콤플렉스, 오이디푸스 콤플렉스, 엘렉트라 콤플렉스(Electra complex) 등이 있다.

목적이 정해지지 않고 무의식적으로 일련의 동작과 행동을 하는 자동증(自動症, automatism)이 있는데, 히스테리, 최면, 몽유증, 정신분열병에서 볼 수 있다. 혀(舌)차기, 손 만지작거리기처럼 단순·반복성의 것으로부터 몽롱상태에서의 둔주(遁走)와 여행(방랑자동증, automatisme ambulatoireⒻ)이나 글쓰기(자동 글쓰기, automatic writing)같이 복잡한 형태가 있다.

Baillarger J.(1945)가 말하는 자동증이란 기억, 상상 등의 모든 정신 기능이 인격의 통제를 벗어나 독자적으로 활동하는 일종의 가성 환각이다. 이것으로부터 환각, 조증, 멜랑콜리(melancholy), 급성 섬망 등이 생긴다고 하였다. Jackson J.H.(1875)은 뇌전증에서의 자동증을 신경계의 상층(上層)의 해체 탈락(脫落)으로 인해서 해방된 하층의 활동 과다(過多)로 보았다. 이런 층이론(層理論)의 관점에서 Janet P.(1889)는 심적 에너지가 소모되는 신경증이나 정신쇠약에서 현실 적응의 실패는, 이로 인하여 층(層)의 질서가 잡힌 정상적인 정신활동의 기저에서 통제를 받지 않는 저급(低級)한 심적 활동이 나타나는데, 이를 심적자동증(心的自動症, automatisme psychologiqueⒻ)이라 했다.

자동증에는 아래의 몇 가지 종류가 있다(5장. 표정과 행동의 이상, 9장. 지각의 장애, 10장. 사고의 장애 참조). 층(層)이론에 의한 것으로 하층 의지적(意志的) 자동증(hypobulic automatism, Kretschmer E.)은 하층의 의지로부터 생기는 원시적인 표정(表情) 운동과 경악(驚愕, 놀람) 행동을 의미하고, 정신 자동증(mental automatism)은 의식과 의지의 통제에서 벗어나 정신으로 돌연히 밀려들어오는 현상으로서 병적인 것과 정상적인 것이 포함된다. 정상인의 습관적인 행위나 자각하지 못하는 중얼거림, 틱, 신경증 증상 등이 포함된다. 클레랑보(Gatian de Clérambault G., 1920)는 초기에는 중립적인 주제로부터 점차 구체적이고도 개인적인 주제를 가진 망상과 환각으로 진전(進展)해 간다고 하였다(9장. 지각의 장애 중 진성 환각과 가성 환각 참조). 전(前)의식적 자동증(preconscious automatism, Hartmann H., 1937)은 일상에서는 의식하지 않은 채 사용하고는 있지만, 필요에 따라서 의식화가 가능한 자아의 기능을 뜻한다. 자동(自動)복종증(服從症)(command automatism, 혹은 automatic obedience)은 외부의 지시에 대해 자동적으로 받아들이는 것으로 피암시성이 항진된 상태에서 보인다(5장. 표정과 행동의 이상 중 거절증과 복종증 참조). 그리고 자동사고(自動思考, automatic thought)는 어떤 상황에서 저절로 떠오르는 생각과 이미지로 이는 인지 요법에서 사용하는 용어이다(濱田秀伯, 2001).

제9장 지각(知覺)의 장애

제9장 지각(知覺)의 장애

감각과 지각

인간이 환경 속에서 적절한 행동을 취하기 위해서는 감각기를 통하여 외부 대상을 파악하고, 자신의 상황을 인식하는 것이 전제가 된다. 감각(感覺, sensation)이란, 외부 자극에 의해 감각기의 생리 반응의 결과로 생긴, 저차원(低次元)의 요소적(要素的, elementary)인 단순한 기능과 내용을 의미한다. 즉, 어떤 색깔의 그림이나 소리가 있다는 것을 인식하지만 아직 그 대상이 무엇인지는 알지 못하는 상태이다. 지각(知覺, perception)이란 이러한 감각기(感覺器)의 자극을 매개체로 과거의 경험과 기억, 추리, 감정을 기초로 하여 판단(判斷)이 더해진 인지 작용으로서, 그 대상이 무엇인지를 의식하는 과정이다. 즉 외부 세계와 자기 자신에게 일어난 일과 상태를 아는 고차적(高次的)인 기능인 것이다[1].

감각 생리학 연구로 감각의 판별능력(辨別能力)의 일부가 감각 수용기의 말단부에 존재한다는 점이 알려졌는데, 실제로 감각과 지각을 생리 해부적으로 구별하기란 어렵다. 분트(Wundt W., 1832~1920)는 감각의 속성을 질(質)과 강도(强度)로 나누고, 지

1) 인지(認知) 작용(cognitive function)에는 지각뿐만 아니라 추상적 사고도 포함되어 있다. 지각은 직접 현상으로서 무엇을 감지(感知)하느냐, 무엇을 인지(認知)하느냐를 가리킨다. 사물을 인지하는 데에는 그것이 무엇인지는 모르지만 무엇인가의 존재를 발견(detection)하는 단계로부터 그것이 무엇인지를 명확하게 알게(recognition)되는 단계까지가 포함된다. 이와 같이, 지각 작용은 perception이지만 지각 작용에 인지가 포함되기에 인지라고 번역하여 용어의 혼란이 생긴다. 지각 내용은 percept에 해당된다.

각의 속성으로 시간과 공간을 들었다. 지각보다 더 포괄적인 것으로 통각(統覺, apperception)[2]이 있다. 이는 주의(注意)를 집중시켜 다수의 심적 내용을 통일하고 의미를 분명하게 파악하는 것이다. 분트는 이것을 의지(意志) 과정과 동일시하고 그 과정에는 생리적(生理的) 대응 과정은 존재하지 않는다고 하였다. 라이프니츠(Leibniz G.W.)가 말한 통각에는 자기(自己) 의식이 포함되고, 칸트(Kant I.)는 경험을 가능케 하는 근원적인 자기 통일의 의식으로서 선험적(先驗的) 통각을 제시하였다.

표상

지각과 유사한 체험으로서 표상이 있다. 표상(表象, representation)은 감각기로 들어온 자극, 또는 의식 내부에서 생기는 상(像)이다. 이는 지각이 자기 외부의 대상과 관계된 체험과는 다른, 자기 내부의 의식 내용인 것이다. Jaspers K.는 지각과 표상을 구별하였는데, 환각을 이해할 때 이 개념이 필요하였기 때문이다. 그의 설명에 따르면 ① 지각은 실체성(實體性, tangible)이고 객관적인 성질이 있으나, 표상(表象)은 화상적(畵象的, pictoral)이며 주관적이다. ② 지각은 외부의 객관적인 공간(客觀的 空間)에 나타나지만, 표상은 내부의 주관적 공간(主觀的 空間)에 나타난다. ③ 지각은 정해진 테두리(또는 윤곽, configuration)를 갖고 완전하고 세부적인 모습이지만, 표상은 테두리가 불명하고, 세부적으로 분명하지 않다. ④ 지각에서 개개의 감각적 요소는 명료하지만, 표상은 명료하지 않다. ⑤ 지각은 항상성(恒常性)이 있고, 표상은 늘 떠돌며 생겼다 없어지기를 반복한다. ⑥ 지각은 의지(意志)에 좌우되지 않고 수동적이지만, 표상은 의지에 좌우되며 능동적이다(표 9-1 참조).

표상은 기반(基盤)이 되는 정신 활동에 따라 기억 표상, 상상 표상으로 구별하고,

2) 뒤에 기술하는 통증 감각인 통각(痛覺)과 구별해야 한다.

표 9-1: 지각과 표상의 차이(Jaspers K., 1948)

	지 각	표 상
성 질	객관적 성질로서 실체성을 가짐	주관적 성질, 화상성(畵像性: 그려낸 그림의 성질)을 가짐
나타나는 공간	외부, 객관적인 공간	내부, 주관적 표상(表象)공간
윤 곽	뚜렷한 윤곽을 갖고, 완전하며 세부까지 알 수 있음	윤곽이 불분명, 불완전하여 세부는 일부만 알 수 있음
감각적 명료성	감각적으로 명료함	명료하지 않음. 표상은 지각 요소에 해당하지 않음
항상성	지속적이고, 항상성이 유지됨	유동적이고 변화 생성됨
자의성	의지에 좌우되지 않음. 수동적	의지에 좌우되고 임의로 생길 수 있음. 능동적
감각 양식	대상을 다른 감각 양식으로 경험할 수 있음	다른 감각 양식으로 경험할 수 없음

또 감각 영역으로는 시각 표상과 청각 표상으로 구별한다. 표상을 심상(心象, mental image[3])이라고도 부르고, 이것을 마음속에서 만들어내는 과정은 상상(想像, imagery)이라고 한다. 상상은 공상(空想, fantasy)과 같은 의미로 쓴다. 이것은 자신이 의도적으로 만들어내는 것으로 실재(實在)하는 것이 아니다. 정상인은 보통 생각하는 것에 사실과 공상이 섞여 있으며, 실재하는 감각 지각과 공상을 구별할 수 있다. 공상은 정신활동의 본질적인 요소로서 주로 시각적이다. 그리고 의도적이다. 풍부한 공상은 삶의 만족이나 정서적 안정과 연관된다[4]. 공상은 과거에 경험한 감각을 의미 있는 것으로 지각하고 내적으로 등록하였다가 자료 저장소에서 이 이미지를 의식 상태로

3) 어원 imago: 형상(形象).

4) 공상에 빠지는 것은 몽상(夢想, reverie)이다. 병적(病的)인 몽상은 Minkowski E.가 말하는 분열병적 태도이다.

끌어 올린 것이다. 그러므로 주관적으로 공상과 표상에 대한 기억은 동일하다(김용식 등, 2006).

표상 중에는 시각 이미지가 극히 선명하여 사물의 세부까지 자세히 보여, 마치 지각과 유사한 성질의 것이 있다. 이를 직감상(直感像, eidetic image)이라 한다. 이것은 어떤 화면을 응시한 후에 눈을 감으면 그것을 마치 직접 지각하고 있는 것처럼 모습이 선명하게 떠오르는 것으로 직감상 소질(eidetic talent)을 가진 어린이에서 많이 보인다. 표상(表象)과 비슷한 B형과 잔상(殘像)과 비슷한 T형이 구별되는데, B형의 아동은 외향적이고, T형은 내향적 성격 경향을 보인다고 한다.

프로이트는 감각을 통해 형성된 사물(事物) 표상(thing representation)이 언어 표상(word representation)에 결합되어 개념화(概念化)가 이루어지고, 이는 사고 내용으로 되어 의식으로 떠오른다고 생각했다.

감각의 종류

감각의 종류에는 ① 특수한 감각 기관과 관련된 특수 감각(特殊感覺, special sensation)인 시각, 청각, 미각, 후각과 평형감각, ② 피부, 근육처럼 신체에 광범위하게 퍼져 있는 체성 감각(體性感覺, somatic sensation, 또는 somesthesia)에 속하는 피부의 촉각(觸覺), 통각(痛覺), 압박감(壓迫感), 냉온(冷溫) 감각과 심부(深部) 감각[5], ③ 내장 감각(內臟感覺, visceral sensation)이 있다. 이러한 다양한 감각의 종류를 양식(樣式, modality)[6]이라고 한다. 정신의학에서는 시각, 청각, 미각, 후각, 촉각 등의 오감(五感)이 주로 문제가 된다.

5) 신경과학에서 말하는 위치 감각과 진동 감각이 아니라 단순히 신체의 내부를 의미한다.

6) 양식(樣式): 자연히 그렇게 정해진 공통의 형식이나 방식.

먼 감각과 가까운 감각

그리고 감각은 먼(원, 遠) 감각과 가까운(근, 近) 감각으로 나눌 수 있다. 먼 감각(distant sensation)은 시각, 청각처럼 대상과의 거리가 떨어져 있는 감각 수용기에 의한 감각으로, 이는 계통 발생적으로 고차적인 감각이다. 미각이나 촉각은 분화도가 높지만 직접 접촉함으로써 느껴지는 감각이고, 후각은 이들의 중간에 해당된다. 먼 감각을 통하여 사람이 정보를 얻을 수 있는 공간은 매우 넓다. 먼 감각에 의한 지각의 성질은 외부 공간에 분명한 대상성(對象性)을 가지며 일정한 위치(定位)를 갖고 있다.

이와는 달리, 가까운 감각(near sensation)은 후각, 미각, 피부 감각(촉각, 통각, 온도 감각, 압박 감각), 몸의 위치 및 운동 감각(심부 감각), 평형감각, 신체감(身體感, cenesthesia)[7] 등과 같이 신체 내부, 또는 대상과 매우 가까운 공간과 관련된 감각이다. 이는 먼 감각에 비해, 지각의 특성인 대상성[8]이 적어진다. 그리고 대상을 지각한다기보다는 자신의 입이나 피부, 코 자체의 지각으로 된다. 예를 들면, 소금의 지각(미각)은 소금이 짜다고 인지되는 동시에 입안이 짜지는 것이다. 바늘에 찔린 통각(痛覺)은 바늘로 아픔을 지각한다기보다도 자신이 아프다는 감정이 생겨나는 것이다. 이들 지각의 특성은 감정의 특성인 상태성(狀態性), 즉 자신의 내적 체험이 증가되는 것으로, 이는 단순한 감정과 구별하기 힘들다. 그러므로 통각(痛覺)은 지각인 동시에 감정인 것이다.

촉각, 후각, 미각도 쾌, 불쾌의 감정과 밀접히 붙어 있다. 내장 감각(공복감, 갈증, 성감性感 등)에서는 이러한 대상성은 더욱 희미해지고, 전신적인 지각(일반 감각)이 된다. 이 경우 감정과의 구별은 더욱 힘들어진다. 지각이나 감정은 모두 외부 자극에 대한

7) 신체감은 운동 · 평형 · 장기 감각을 포함하는 막연한 신체 감각이다. 국소적인 것과 널리 퍼져 있는 미만성(彌滿性)인 것도 있지만, 오감(五感)으로 포착되는 외부의 감각과는 다르다. 일반 감정(general feeling)이라고 부르는 주로 신체 내부(內部)의 애매한 느낌을 뜻한다. 그러므로 주관적인 건강 상태(condition)로서 건강할 때에는 알아차리기 어려운 감각이다.

8) 객관성으로서 외(外)공간에서 정해진 위치의 성질(定位性)과 명료한 윤곽을 가지며, 항상성을 말한다.

인간의 반응 양식이다. 감정은 그 사람 전체라고 하는 비교적 미분화된 반응양식이고, 지각은 이보다 좀더 분화된 반응 양식이다. 그러므로 미분화된 것은 감정에 더욱 가까운 것이라고 할 수 있다. 뒤에서 설명할 잘못된 지각(망각, 妄覺, false perception)에서는 이러한 점을 기반으로 청각과 시각의 문제를 설명하게 된다.

특이한 감각

시각, 청각 같은 구체적인 감각에는 보다 더 근본인, 공통의 줄기를 이루고 있는 감각 내지는 심성(心性)을 의미하는 공통(共通) 감각(sensus communisⓁ)[9]이 있다. 칸트는 정신병에서의 특성을 타인과 서로 이해하는 공통 감각을 잃고, 홀로 즐기는 사적(私的)인 감각으로 바뀐 것이라 했다. 기무라(木村敏, 1976)는 사람을 피하는 증세를 공통 감각의 장애로 볼 수 있다고 했다.

공(共)감각(synesthesia)[10]은 어떤 자극에 대해서, 이와는 다른 별도 영역의 감각이 생기는 현상이다. 예로서, 어떤 자극으로 인하여 빛이나 색을 느끼면 공감각성 광각(共感覺性 光覺, photic synesthesia, 혹은 photism)이고, 음을 느끼면 공감각성 음각(音覺)(phonic synesthesia, 혹은 phonism)이다. 어떤 음을 듣고 특정의 색(色)을 보면 색청(色聽, color hearing)이라 한다. 이는 어린아이에서 보인다.

또, 지각도 표상도 아니지만 대상을 의식하는 현상이 있는데, 이를 의식성(意識性, consciousness)이라 한다. 지각과 같은 구체적인 감각 소재(感覺素材)가 없이, 또 표상처럼 마음속에 상(像)으로서 떠올리지 않아도, 단순히 알고 있는 것으로 마음속에 출현하는 것이다. 예로서, 자신의 배후에 그 누군가가 있다는 것을 지각이나 표상 없이

9) Aristoteles의 견해임.

10) 앞에 언급된 공통 감각과 혼동하지 말아야 한다.

알고 있는 경우이다.[11]

감각이나 지각과는 다른 본질 특성이 있다. '웅대한 산맥(山脈)', '음산한 집'처럼 지각 대상에 담긴 모습의 속성을 본질 속성(本質屬性, Wesenseigenschaft Ⓓ, Metzger W., 1941)이라고 하는데, Matussek P.(1952)는 정신분열병의 망상 지각에서 본질 속성이 광범위하게 우세해진다는 상모화(相貌化) 과잉(Hyperphysiognomisierung Ⓓ)[12]의 개념을 제창한 바 있다.

감각 경쟁(perceptual rivalry, Brain L., 1935)은 2개의 자극이 동시에 주어졌을 때 한쪽의 지각에 변화가 생기는 현상을 말한다. 이로 인하여 한쪽이 지각되지 않으면 감각 소거(感覺消去, sensory extinction)라 한다. 이는 전두엽 병변에서 보인다. 감각 억제(sensory suppression), 부주의(inattention), 무시(neglect)라는 용어를 쓰기도 한다.

척수(脊髓) 공동증(空洞症)에서 보이는 감각 해리(sensory dissociation)는 온도 감각과 통각(痛覺)만 저하되고, 촉각은 정상인 표면 감각 장애이다.

지각 전위(知覺轉位, alloesthesia)란 자극을 가한 장소 이외에서 자극을 지각하는 일이다. 한쪽에 자극을 준 것이 반대편에, 특히 거의 대칭점에서 느끼는 것은 지각 대칭 전위(知覺 對稱轉位)(alloch(e)iria)라 부른다. 이러한 현상은 감각, 청각, 미각에서도 생기고, 전두엽 병변이 있을 때 흔하다. 척수 질환, 히스테리에서도 보인다.

의인화(擬人化, personification)는 무생물을 인간처럼 보는 것으로, 이것으로 인해 사물이 주관성을 띠고 체험된다. 정신분열병 초기에는 자연이 생명을 간직한 듯이 활기차고, 환자는 이것을 자신의 거동에 호응하는 것으로 느낀다.

11) 때로는 의식성(意識性)이 지각과 같이 실체성(實體性)을 갖는 경우가 있는데, 이를 실체적 의식성(實體的 意識性, tangible consciousness)이라 한다.

12) 상모(相貌): 겉으로 표현되는 모습, 얼굴 모습, 외모. 상모화(相貌化)란 외적인 모습으로 변환된다는 의미이다(송지영, 2004). 상모학(physiognomy)은 얼굴 표정의 움직임과 몸의 운동, 그리고 움직이지 않는 모습으로부터 마음 상태를 아는 일이다.

게슈탈트

감각을 요소(要素)로 나눌 수 없고, 요소로 이루어진 전체로서 성립되는 구조(構造)를 게슈탈트(Gestalt)라고 한다. 게슈탈트 심리학은 분트(Wundt W.)의 요소 심리학에 대립하여 제창된 것으로, 심리 현상이란 하나의 통합체인 게슈탈트를 보이고, 전체는 부분의 총화 그 이상이라는 Wertheimer M. 등의 베를린 학파의 가설이다. 게슈탈트의 성질이 만들어지기 위해서, 지각된 대상은 배경으로부터 떨어져(segregation) 전(前)게슈탈트로부터 '완성된 게슈탈트(EndgestaltⒹ)' 쪽으로 향하며, 조건이 허락되는 범위에서 가장 간결하게 질서를 갖춘 완성체가 된다. 이것을 프레그난츠의 법칙(Prägnanz law)[13]이라고 한다. 이 단계가 낮은 것은 불명확하고 전경(前景)과 배경(背景)의 구분이 불분명한 상태이다. 지각된 것이 구조를 상실하고, 게슈탈트의 성질이 해체되는 것을 게슈탈트의 붕괴라고 한다. 이는 병적(病的) 현상을 설명할 때 이용된다. Bash W.(1915)는 정신분열병의 연합(連合) 이완을 게슈탈트의 붕괴로 보았다.

게슈탈트의 변천(gestalt alteration)이란, Conrad K.(1905~1961)에 의하면 의식 장애시에 전경(前景)과 배경[14] 즉, 그림(figure)과 배경(ground)을 구별할 수 없게 되고, 체험의 범위가 붕괴되는 원시 감각적 게슈탈트 변천[15]이 생기는데, 그는 증상(症狀) 정신병과 정신분열병의 증상을 이것으로 설명하였다.

---

13) 요소들을 묶는 법칙으로는 조건이 같으면 가까이 있는 것을 묶어서 지각하는 근접의 법칙, 비슷한 것까지 한 덩어리로 묶어 지각하는 유사성 법칙, 단절보다는 연속된 것으로 지각하는 부드러운 연속의 법칙, 그리고 빈틈이 있는 형태를 완전히 닫힌 형태로 지각하려는 폐쇄의 원리가 있다(장현갑 등, 1993).

14) 대상을 주변으로부터 분리시켜 돋보이는 현상이다.

15) 원시 감각(原始感覺, protopathic sensation, Head H., 1898)이란 통증과 뜨거움은 느끼지만 그 소재는 알지 못하는 하등(下等)의 표면 감각이다. 이는 가벼운 촉각으로 자극 부위를 알거나, 입체 인지(認知), 두 점 자극을 식별이 가능한 것과 같은 고등(高等)한 식별 감각(epicritic sensation)과 구별되는 것이다. 게슈탈트 심리학에서, 여러 가지 게슈탈트는 前(전)게슈탈트로 퇴행하고 식별(識別) 감각적인 것으로부터 원시(原始) 감각적인 것으로 퇴행한다고 본다.

감각과 지각의 이상을 초래하는 원인

감각과 지각의 이상은 신경계 질환이나 장애, 혹은 정신적인 장애에 의해서 생길 수 있다. 여기서는 말초성 장애를 제외하고 기술한다. 원인으로는 내인성(內因性), 심인성(心因性) 및 외인성(外因性, 또는 신체 요인)으로 생길 수 있다. 현재 신체 요인의 일부만 알려져 있을 뿐이다.

병리학적 원인으로는 뇌 자체의 병소에 따른 기질성 정신병(腦器質性 精神病)과 중독(中毒), 또는 증상 정신병(症狀精神病)[16]과 같이 뇌 이외의 질환이 뇌에 영향을 미쳐 생기는 경우가 있다. 뇌의 기질성 정신병에서는 각종 환각이 주로 요소적인 것으로 나타나고, 변형시(變形視), 플래시백(flashback) 체험, 기시(旣視) 현상, 몽환상태가 나타난다. 증상 정신병에서는 섬망과 함께 몽환상태에서의 환각과 착각이 나타난다. 심인성(心因性)과 내인성(內因性) 장애인 신경증과 심인 반응, 우울증과 정신분열병의 경우에 지각의 이상이 초래된다.

감각과 지각 이상의 원인이라고는 할 수 없지만, 이에 영향을 미치는 심적 인자로서 의식, 주의(注意), 감정 상태의 세 가지가 있다. ① 의식의 명료함이 저하되거나 의식 상태가 변화되면 외부 세계를 정확히 파악하기가 어려워진다. 섬망 또는 몽환 상태(夢幻狀態, oneiroid state)[17]에서 환각과 착각이 빈발하는 것은 의식 혼탁의 직접적인 결과는 아니더라도 그 준비 상태가 되는 것이다. 정신분열병에서 지각 이상의 현상도 의식의 변모를 가정하여 판단하기도 한다. ② 주의(注意)는 지각에 중요한 인자이다. 소란스러운 잡음(雜音) 속에서도 원하는 음성이나 소리를 선택적으로 파악할 수 있는 것은 주의력에 따른 것이다. 주의 집중이 저하되면 지각에 장애가 생긴다. 부주

16) 신체질환의 증상의 일부로서 나타나는 정신증상.

17) dream-like state라고도 한다. 섬망과 뚜렷이 구별되지 않는다. 의식 혼탁과 함께 환시, 기분변화가 나타난다.

의 착각(不注意錯覺)이 그 예가 된다. ③ 감정은 감각과 지각 모두와 관련된다. 통상, 감각과 지각에는 감정을 동반하고, 이는 이어서 접근과 회피라는 행동이 따른다. 불안, 우울, 기분 고양 등의 감정 상태는 지각에 영향을 준다. 정동착각(情動錯覺)이나 우울증에서의 낯선 느낌이 그 예이다.

감각과 지각 이상

감각과 지각 이상에 속하는 현상을 Jaspers K.는 대상 의식(對象意識), 공간/시간 체험, 신체의식(身體意識)의 관점에서 기재한 바 있다[18]. 이를 기초로 한 중요한 현상을 나열해 보면 [표 9-2]와 같다.

표 9-2: 감각과 지각의 이상

1. 감각 왜곡(歪曲)(sensory distortion)
    1) 감각의 강도(强度)의 이상
    2) 감각의 질(質)의 이상
2. 지각 성격의 이상
    1) 지각에 수반되는 기분이나 숙지성의 이상
    2) 지각 범위의 이상
    3) 지각의 지속성의 이상
    4) 기타
3. 잘못된 지각(false perception)
    1) 착각(錯覺): 부주의 착각(不注意錯覺), 정동착각(情動錯覺), 변상증(變像症, pareidolia)
    2) 환각(幻覺): 대뇌 피질 자극에 의한 환각, 뇌간(腦幹) 장애에 의한 환각, 섬망성 환각, 정신분열병성 환각
    3) 가성 환각
    4) 기타

18) Jaspers K.의 저서 『정신병리학 총론』에서 기재한 것을 발췌함.

1. 감각 왜곡(sensory distortion)

감각이 왜곡되는 현상에는 감각의 강도(强度)가 변화하는 것과 감각의 질(質)이 달라지는 것이 있다.

1) 감각 강도(强度)의 이상

(1) 감각 자극의 증가

외부 대상으로부터의 감각 자극의 강도가 실제보다 증강되어 느껴지는 것은 감각과민(感覺過敏, hyperesthesia)이다. 시계 소리가 종소리처럼 크게 들리거나, 문 닫는 소리가 폭발음처럼 크게 느껴지고, 전등빛이 타는 듯이 선명하게 보이는 경우이다. 건강염려증과 신경쇠약 환자는 약한 소리에도 민감하고, 각성제 중독, 정신분열병의 초기와 재발 시에 '멀리서 들리는 소리가 시끄럽게 들린다'고 호소한다. 그 외에 섬망, 몽환상태(夢幻狀態), 뇌전증의 전조(前兆)[19], 급성 정신병 발병 시와 환각제 중독(中毒) 등에서 나타난다. 그러나 특별한 감각의 이상에 감정적 색조(tone)가 가미되어, 아름답다든지 신비적이라는 인상이 커진 경우라면 감각의 강도가 커진 경우와 구별이 어렵다.

(2) 감각 자극의 약화

감각 자극의 증가와는 반대로, 감각의 강도가 약해져서 햇빛도 바래보이고, 주위

19) 전조(前兆, aura, Galenos)란 간질 발작 직전에 환자가 자각하는 이상(異常)을 의미한다. 상복부 불쾌감(epigastric aura)이 많고, 감각성, 운동성, 자율신경성, 기시감, 미시감, 착각, 환각, 이인증, 불안, 다행감 등 다양하게 나타난다. 어원 aura: 미풍(微風).

가 어둡게만 느껴지는 경우는 감각 둔화(hyp(o)esthesia)이다. 우울증에서 바로 옆에서 나는 소리가 멀리 들리기도 하고, 섬망 시에는 자극의 역치가 증가하고 주의력이 산만해지기 쉽다. 이 경우는 지각 불완전(知覺不完全, insufficiency of perception)이라고도 부른다.

후각(嗅覺) 소실(anosmia)은 이비인후과 질환과 뇌 질환, 약물 중독 시에 생긴다. 신경증과 뇌병에 의한 경우에는 이것과 함께 맛을 느끼지 못하는 미각(味覺) 소실을 동반하기 쉽다.

이외에 체성(體性) 감각(somatic sensation)의 이상으로는 통각(痛覺) 과민(hyperalgesia), 통각 둔화(hyp(o)algesia), 통각 소실(analgesia)이 있고, 그 외에 온도 감각, 촉각에서의 과민과 둔화, 소실이 있다.

(3) 다양한 통증

정신과 영역에서 근래 문제되고 있는 것 중의 하나가 비기질성 통증, 혹은 만성 통증의 문제이다. 통증과 관련된 용어를 살펴본다.

살짝만 닿아도 뛸 듯이 통증을 호소하는 것은 접촉통(接觸痛, haphalgésieⒻ, Pitres A.J.)이다. 척수 결핵(結核)이나 히스테리에서 보인다.

통증을 불필요할 정도로 과도히 두려워하는 것은 통증 공포(algophobia)이고, 히스테리에서 통증으로 움직이려 하지 않는 것은 통증 부동(不動)(akinesia algera, Möbius P.J., 1891)이라고 한다.

말초신경에 부분적 손상을 입고 수일~수개월 후에 생기는 참기 어려운 통증은 작열통(灼熱痛)[20]으로서, 이는 감각의 이상과 자율신경 증상을 동반한다. 자극에 의해

20) 작열(灼熱)은 불에서 빨갛게 타오르는 것을 말한다. 작열통은 Paget J.(1864)가 기재하였고, Mitchell W.(1872)가 미국의 남북전쟁 시 전상(戰傷) 환자에서 나타나는 것을 보고 기술한 바 있다.

서 유발되는데, 특히 밤에 심하다.

신경병성 통증(neuropathic pain, 혹은 hyperpathia)이란, 일반적인 경우에 통각(痛覺) 과민 상태 시에 통증 역치가 저하되어 있는데, 이 경우에는 통각 역치가 상승되어 있음에도 불구하고 불쾌한 통증이 지속되는 것이다. 환자는 어느 정도 이상의 촉각 자극을 받으면 불쾌감이 강한 통증이 넓게 퍼지며(放散痛), 자극을 중지해도 통증이 지속된다. 시각(視覺)이나 청각으로 유발되기도 한다. 시상부의 병소에 의하며, 시상(視床) 증후군, 알코올성 다발성 신경염, 척수(脊髓) 질환 등에서 보인다(加藤正明, 2001).

환상지(幻像肢, phantom limb)는 사고(事故), 전쟁, 수술 등으로 인하여 사지(四肢)를 급히 절단당한 환자에서 없어진 사지가 그대로 남아있다고 그 존재를 느끼는 것이다. 실제보다 길이가 짧아졌다고 느끼는 단축 현상이 많고, 변형·굴곡감, 운동·중량감을 수반하며, 10~20%에서 통증(환지통, 幻肢痛, phantom limb pain)과 가려움을 느낀다. 대뇌 피질(특히 두정엽)의 신체 도식(身體圖式, schema) 장애로 보는 입장과 척수·말초신경 단계를 중요시하는 견해가 있다. 수족뿐만 아니라 고환(睾丸), 유방(乳房), 코(phantom nose, Hoffmann J., 1955)를 절단한 후에도 생긴다. 마비된 사지에 환상지가 겹치면 여분(餘分) 환상지(supernumerary phantom)라고 부른다.

입안 화끈거림증(burning mouth syndrome)은 혀의 점막은 정상인데, 지속적이고도 저절로 입안과 혀가 타거나 갈라지는 듯한 통증을 느끼는 원인 미상의 장애이다. 흔히 미각과 입마름증을 동반한다(Buchanan J., 2006). 과거에는 glossodynia나 glossopyrosis 등의 용어로 썼다. 중년 여성, 특히 폐경기 후에 호발한다. 식사 중에는 경감되며 암과 같은 질병에 대한 공포를 동반하기 쉽다.

시상(視床) 통증(thalamic pain)은 시상 내에 있는 감각 중계핵(中繼核)의 손상으로 인해 반대측 반신(半身)에 발작성, 또는 지속성의 저절로 생기는 통증(자발통, 自發痛)이다. 중추성 통증(central pain)의 하나이다.

통증을 느끼지 않는 통각둔마(痛覺鈍痲)와 통증 소실에서는 땀이 나지 않는 것

(anhidrosis)을 동반하기도 한다. 유(有)통증성 통각 상실(analgesia dolorosa)은 말초 신경의 압박이나 절단 등에 의해, 그 지배 영역에서 심한 통증과 함께 통증 소실을 보이는 경우로서 삼차신경에서 호발한다.

통증 성애(性愛)(algomania, 혹은 algolagnia)는 통증을 통해서 성욕(性慾)을 얻는 것으로, 성(性)의 목표(目標)가 사회도덕에 어그러진 경우이다. 능동적인 경우는 사디즘(sadism)이고 수동적인 것은 마조히즘(masochism)이다.

정신통(精神痛, psychalgia)은 기질성 원인이 분명치 않은 통증을 말한다. 신경증, 히스테리, 건강염려증, 우울증, 꾀병 등에서 생긴다.

신경쇠약성 투구[21](casque neurasthéniqueⒻ, Charcot J-M.)란 뒷머리에 언제나 투구를 쓴 듯한 불쾌감을 갖는 것을 말한다. 신체형 장애나 우울증에서 볼 수 있다.

긴장성 두통, 심인성 만성 통증, 직업성 신경증이나 정신쇠약 등은 범위가 애매한 장애들이다. 이는 DSM-IV의 '심리적 요소와 연관된 통증장애나 기타 신체형장애', ICD-10의 '지속성 신체형 통증장애'에 속하고, ICD-11의 '신체 고통 혹은 신체경험 장애', DSM-5의 '신체증상 및 관련 장애'에 해당된다.

2) 감각의 질(質)의 이상

임상에서 보기 드문 현상이다. LSD 중독 때 색채가 풍부해지고 광채가 보인다. 메스카린 중독 시에 감각 소재의 질(質)이 변화되어 체험된다. 책 페이지가 빨갛게 보이고 글씨는 파랗게 보인다든지, 어떤 물체는 눈이 부실 정도로 타는 듯이 보인다.

21) 투구(兜두, 또는 鬪鎧투개): 옛날 전쟁 때에, 머리를 보호하기 위하여 쓰던 쇠모자. galeati(galea: 투구 모양)라고도 한다.

2. 지각 성격의 이상

1) 지각에 수반되는 기분이나 숙지성(熟知性)[22)]의 이상

여기에는 세 가지가 포함된다.

(1) 기시감(旣視感, déjà vu)

주위의 현재 보이는 정경이 마치 자신이 예전에 체험한 것 같은 낯익은 느낌으로 체험되는 현상이다. '지금 이 광경은 언젠가 전에 본 것 같다', '상대방의 행동거지[23)], 말투, 분위기가 의심스러울 정도로 꼭 그대로 전에 어디에서 본 것이다'라고 표현한다.

이는 정상인에서도 흔하고 대개 짧은 시간 지속된다. 정신분열병이나 뇌전증에서도 있다. 정상인과 정신 발작(psychic seizure)[24)] 시에는 체험에 대한 병식이 있으나 정

22) 낯익음이란 용어도 사용가능하지만 한자말인 숙지성(熟知性)을 빌려 썼다.

23) 행동거지(行動擧止): 몸을 움직여서 하는 모든 짓.

24) 뇌전증 발작 증상이 착각, 환각, 정동 등의 정신적 영역의 현상에 국한된 발작을 정신 발작(psychic seizure)이라 한다(Penfield W.). 최근에 '뇌전증 발작 국제 분류'에서 정신 발작은 감각 발작, 운동 발작, 자율신경 발작, 단순 부분발작(의식의 감퇴와 함께 자동증이 병합해서 나타나는 복잡한 부분 발작과 대비되는 것임) 중의 하나로서, 소위 정신 운동 발작(psychomotor seizure) 중에 자각적으로 체험하는 부분이 핵심이다. 이는 단독으로 일어나기도 하지만 복합 부분발작의 전조로도 가끔 보인다. 정신 발작과 복합 부분발작이 어우러진 정신 운동 발작은 측두엽 측면의 간질성 방전(放電)에 따른 것이다. 과민해진 이 부위에 전기 자극을 주면 정신 발작이 일어난다. Penfield W.는 이들의 내용을 크게 2개로 나누었다.

1) 정신적 착각(psychic illusion, 혹은 interpretive illusion): 이것은 현재 지각하는 것의 변모나 현재를 체험하는 해석의 착오를 주요 내용으로 한다. 그 내용으로는,
   ① 청각 착각(auditory illusion): 청각적인 거리, 템포 등의 변모
   ② 시각 착각(visual illusion): 시각적인 거리, 크기, 위치, 템포의 변모
   ③ 비교 착각(illusion of comparison): 친밀성, 낯섦, 비현실성 등의 변모(기시감, 미시감, 이인증 등)

신분열병에서는 판단을 틀리게 한다.

(2) 미시감(未視感, jamais vu)

미시감은 현재 경험하고 있는 주위의 익숙한 정경(情景)이 마치 처음 보는 것처럼 느껴지는 현상이다. 눈에 익은 거리, 늘 보아오던 건물이라는 사실은 알고 있음에도 그것이 낯설고 처음 보는 것 같은 느낌으로 체험된다. 기시감보다 빈도가 낮으며, 흔히 정신 발작에서 나타난다. Penfield W. 등은 시청각 지각의 변모, 기시감과 미시감을 측두엽 뇌전증에서 볼 수 있는 체험을 잘못 해석해서 나타나는 체험성 착각(experiential illusion)으로 설명하였다.

(3) 지각의 낯선 느낌(enstrangement, sense of stranger)

대상이 평소와는 달리 체험되는 지각 변모(知覺變貌, sensory distortion)가 있다. 이는 대상의 일부가 강조, 변형되거나, 전체가 어딘지 모르게 질적(質的)으로 달리 느껴지는 지각계(知覺界)의 서먹함[25]도 있다.

④ 착각성 감정(illusional emotion): 두려움, 외로움, 격리(separation), 슬픔, 역겨움(disgust) 등의 정동이 변모된다.

2) 정신적 환각(psychic hallucination, 또는 experiential hallucination): 이는 과거 체험의 단편을 다시 불러오는 것을 내용으로 한다. 요소적(要素的)인 환각은 아니고 인물과 정경(情景), 일어난 일 등에 관한 생생한 기억이나 꿈 같은 형태를 재현(再現)한다.
이러한 현상은 동일인에게 자주 반복된다. 이때 의식의 혼탁은 가볍고, 현실 세계는 의식되기도 하고 무시되기도 한다. 이러한 정신 발작이 측두엽의 자극으로 유발되는 것으로 보아 Penfield W.는 측두엽이 과거의 체험에 비추어 현재의 체험을 해석(解釋)하는 역할이 있다고 하고 이를 해석피질(解釋皮質, interpretive cortex)이라고 불렀다. 넓은 의미로 강제(强制) 사고(forced thought)의 발작도 정신 발작에 포함된다(加藤正明 등, 2001).

25) 낯이 익지 않아 어색하다. 소격감(疏隔感)과 같은 의미이다. 이는 (서로 사귀던 사이가 멀어져) 서먹서먹한 느낌이다.

비현실감(derealization) 또는 지각의 낯선 느낌이란, 외부의 지각 대상에 대한 현실감과 친근감이 없어지고, 외부 세계를 생생하게 느낄 수 없어 마치 베일을 통해 보고 있는 듯한 느낌(소원감, 疎遠感)이다. 자기 자신에 관한 소원감은 협의의 이인증이다. 자기가 존재하지 않는 느낌, 자기가 자신이 아니라 느끼고, 자신이 살아 있지 않은 로봇(robot) 같은 느낌으로 체험된다.

비현실감 또는 이인증은 지각의 이상이긴 하나, 지각하는 자아 상태의 이상이기도 하며, 또한 감정의 이상이라고 할 수도 있다(8장. 의식의 장애 참조).

이인증에서 '주위 광경이 단색(單色)으로 보이거나, 맑게 갠 날인데 장마 때같이 찌무룩하다', 혹은 정신분열병과 비정형 정신병에서 '눈에 보이는 모든 것이 번쩍번쩍하게 원색(原色)으로 보인다', '소리가 귀를 찌르듯 한다', '피아노 음이 반음 낮게 들린다'라고 호소한다. 망상 기분과 유사한, 일종의 증상 덮어씌움이지만 단편적이어서 특별한 의미 부여는 없으며, 자기 자신도 변화되었다고 호소한다. 정신분열병의 초기와 잔류상태, 고기능(高機能) 자폐증에서 보이고, 발작성으로 반복하면 발작성 정신분열성 증상군(paroxysmal schizophrenic syndrome, Glatzel J. & Marneros A., 1976), 발작성 지각 변모 체험(波邊憲, 1991)이라고도 부른다. 환각성 약물과 관계된다는 보고(佐藤田實, 1989)도 있다.

드물지만 급성 정신분열병에서 외부 세계가 신기하고 장엄미(莊嚴味), 압도적인 아름다움, 혹은 황홀감(恍惚感)으로 체험되기도 한다. 또는, 타인이 죽은 사람이나 로봇처럼 보이거나, 반대로 타인의 정신생활이 생생하게 체험되는 경우처럼 타인에 대한 감정이입(感情移入, empathy)의 불능, 과잉, 착오의 경험도 있다.

2) 지각 범위의 이상

정신운동 발작 시에 대상물이 실제보다 크게, 혹은 작게 보인다. 이렇게 주시하는 대상의 모습이 왜곡되어 보이는 것을 변형시증(變型視症, metamorphopsia)이라고 한다. 여기에는 대상이 작게 보이는 소시증(小視病, micropsia, 혹은 왜소환각 Lilliputian hallucination[26]), 실제보다 크게 보이는 대시증(大視症, macropsia, 혹은 megalopsia), 물체의 한쪽이 다른 쪽에 비해서 크게 보이는 형태 왜곡시증(歪曲視症)이 속한다. 소시증(小視症)에서는 종종 주시하는 대상이 점점 멀어져가는 듯이 보이는 후퇴시증(後退視症, porropsia)과 실제의 위치보다 멀리 있는 것으로 보이는 멀리 보임증(teleopsia)이 있고, 또 대시증에는 주시 대상이 접근되어 보이는 근접시(近接視, telopsia)가 겹치는 경우가 많다. 이들 변형시증은 히스테리, 뇌전증, 섬망, 각성제와 유기용제 중독, 정신분열병, 급성기 정신병, 편두통, 피로, 뇌 질환(특히 측두엽, 그리고 후두엽 병변으로 Creutzfeldt-Jacob병의 초기)에서 생긴다.

사물이 거꾸로 보이는 것은 거꾸로 보임증(또는 도착시倒錯視, inverted vision)인데, 위아래가 바뀌는 상하(上下) 거꾸로 보임증(inverted vision)과 전후(前後) 좌우(左右)가 바뀌어 보이는 수평(水平) 거꾸로 보임증(strephosymbolia)[27]이 있다. '벽이 휘었다', '방 안에 있는 사람이 벽을 통해서 오가는 듯이 보인다'는 것도 일종의 변형시증(變形視症)인데, 이는 Pick 환영(幻影)(Pick's vision)으로서 전두측두엽 치매에서 보인다.

색이 변화되어 보이는 경우가 있는데, 노랗게 보이는 황색시(黃色視, xanthopsia), 녹색시(綠色視, chloropsia), 적색시(erythropsia) 등이 있다. 과거에 산토닌 등의 구충제 중독으로 나타났고, 메스칼린, 디지털리스 중독 시에도 나타난다. 그리고 망막전(前) 출혈이나 설맹(雪盲)에서도 보인다.

대상이 여러 개로 보이는 것은 다시증(多視症, polyopia, 또는 polyopsia)이고, 자기 모습

26) Swift J.의 소설인 『걸리버 여행기』에서 묘사된, 키가 6인치밖에 되지 않는 소인(小人) 왕국인 Lilliput에서 유래됨.

27) 물건이나 글자, 그림이 거울에 비쳐보이듯이 바뀌어 지각되는 것이다. 대뇌 반구의 우세성(優勢性)이 확립되지 못하여, 양쪽 반구로 들어온 시각 영상이 분화되지 못해 좌우가 바뀌어 보인다. 예로서, ㅇㅏ → ㅓㅇ, b → d로 보인다.

환시가 연령에 따라 다르게 여러 모습으로 보이는 경우도 있다.

정신분열병의 초기, 비정형 정신병과 사춘기 망상증에서 대상 외에 주변(周邊) 시야(視野)의 사소한 감각 자극에 신경을 쓰는 경우가 있다. '자주 곁눈질해 본다', '시야가 좌우로 확대되었다', '구석구석까지 세세히 보인다'고 호소하는데, 이는 미분회로적 인지(微分回路的 認知, 中井久夫, 1974)가 우세해진 것(優位)[28], 혹은 의식적 지각 범위의 확대(widening of the range of conscious perception, McGhie A. & Chapman J., 1961)라고 부른다. '강렬한 색채를 띠는 얼룩', '프리즘으로 굴절시킨 빛의 일그러짐' 등 환시에 근접하는 표현과 '검은 그림자가 옆구리를 빠져나간다'와 같이 움직임을 동반하는 것도 있다. 정신분열병에서는 환시가 나타나도 시야의 주변부는 동일하다.

3) 지각의 지속성의 이상

객관적으로 동일한 성질의 시공간(時空間) 속에서, 시간과 공간이 주관적으로 늘거나 줄어드는 것으로 체험하는 인간 존재의 변모를 자아 시간(自我時間, self-time, Straus E.), 또는 생성 시간(生成時間, maden-time, von Gebsattel V.E.)[29]의 개념으로 파악하는 것은 인간학파의 견해이다. 우울증과 강박증에서 시간의 흐름이 정지되고, 생성의 억제를 존재론적(存在論的)으로 설명하였다.

주관적인 공간 체험(space experience)에는 감정성이 강한 기분공간(氣分空間, gestimmter RaumⒹ, Binswanger L.)[30]이나 풍경공간(風景空間, landschaftlichenⒹ, Straus E.), 또는 살아

28) 정신분열병에서의 불안은 미래 지향의 예기불안이 된다. 그렇게 될 가능성이 적은 상황을 설정하고는 걱정을 강박적으로 반복한다. 정신분열병 환자는 미래 지향성으로 예견(豫見)과 예지를 중시하고, 이러한 예상에 대해서 크게 과민한 상태로 바라보는 공간을 미분회로적 인지(中井久夫, 1974)라고 하였다.

29) 원어로는 WerdenzeitⒹ이다.

30) 영역은 tempered space로 사료된다.

있는 거리(距離)가 확장된 밝은 공간(espace clairⒻ, Minkowski E.) 등이 있다. 정신분열병과 비정형 정신병의 망상 기분에서 '주위의 분위기가 변했다', '무언가 이상하다', '주변으로부터 거절되는 느낌이다'와 같이 이상한 시공간 체험을 호소하는데, 이는 주관적인 공간체험의 변모에 의한다고 할 수 있다.

살아 있는 시간(temps vécuⒻ)이란 비합리적으로 지속, 생성되는 시간에 공간적인 요소를 포함시켜서 '시간이 살아 있다'고 하는 Minkowski E.(1933)의 개념이다. 그는 Bleuler E.의 자폐(自閉) 개념을 발전시켜서 정신분열병의 기본 장애로서 '현실(現實)과 생생히 살아있는 접촉(contact vital avec la réalité)의 상실'을 말하였다. '살아있는 접촉'이란 인격이 외부 세계와 조화를 이루면서 발전하는 심적(心的) 생활의 동적(動的)인 요소를 말한다.

시간 체험(時間體驗, time experience)의 이상으로서, 시간 경과가 빠르게 느껴지는 것은 시간 빠름 현상(time-lapse phenomena)31)이고, 늦어지는 것으로 느껴지면 시간 늦음 현상(slow-time phenomena, Pötzl O., 1928)32)이다. 전자는 조증, 후자는 우울증과 정신분열병, 비정형 정신병, 중독증에서 보인다. 우반구 손상, 측두엽 병변, 뇌염 후유증 등의 뇌 질환에서 생길 때는 시각이나 청각이 빠르거나 늦어지고, 시간 감각의 이상으로 느껴진다.

이인증에서는 시간 의식(時間意識, time consciousness) 자체가 희미해진다. 그리고 긴장병과 망상장애, 식사 장애에서 무언가에 쫓기는 듯한 막연한 절박감(切迫感)을 갖는 경우가 있다. 환자는 '시간이 없다', '지금 해 놓지 않으면 안 된다'라고 호소한다. 행동이 과다해지고 서두는 인상을 준다. 또 가능성이 희박한 장래의 일을 구체적으로 예상하고 '이렇게 되면 어쩌지?', '제대로 처리해 낼 수 없는 것은 아닐까?'라고 과

31) 원어는 Zeitrafferphänomen임.

32) 원어는 Zeitlupenphänomen임.

도하게 걱정하고, 그 장면을 반복해서 떠올리며, 그렇게 되기 전에 미리 대처하는 강박적인 행동을 하기도 한다.

이상한 나라의 앨리스 증후군(Alice-in-wonderland syndrome, Todd J., 1955)에서는 신체의 전부, 혹은 일부가 확대(신체 확대감, hyperschematia)되거나, 축소(신체 축소감, hyposchematia), 중복, 소실, 둥둥 뜨는 신체상의 변화, 착시(대시증, 소시증, 변형시, 멀리 혹은 가까이 보임), 시간 체험의 이상을 특징으로 한다. 이러한 현상은 편두통, 뇌전증, 두정부나 측두엽 병변, 전염성 단핵증, 바이러스 뇌염, 각성제, 수면제 중독, 최면, 정신분열병에서 보인다.

4) 인물 오인

특이한 증상으로 인물 오인(人物誤認)이 있다. 이것은 어떤 인물을 바로 그 사람으로 인식하지 못하는 것이다. 알지 못하는 사람을 안다 하고, 부모나 친구를 알지 못한다고 주장한다.

Capgras J.와 Reboul-Lachaux J.(1923)가 꼭 닮은 사람 착각(illusion of doubles)을 처음 기술한 이후 여러 가지의 망상적 오인(誤認) 증후군(delusional misidentification syndrome)이 알려졌다. 그 대상은 사람에 한정되지 않고 동물과 물건, 장소의 정체가 뒤바뀌거나 변했다고 믿는 것으로서, 하나의 망상적 주제를 갖는 단일주제(單一主題) 망상(monothematic delusion)에 속한다. 이것은 정신분열병에서 특이하게 보이는 증상으로 알려져 있지만, 급성 정신병, 뇌 질환에서도 보이기 때문에, 최근에는 이를 하나의 증후군으로 보고 있다. 증상 형성에 정신역동적 관점도 있지만, 근래에는 여러 가지 기질적 원인이 많이 제기되고 있다. 망상형 정신분열병이나 전두측두엽 치매, 두부외상 시에 볼 수 있는 망상성 인물 오인 증후군이 임상적으로 중요한 이유 중 하나는, 이것이 범죄나 폭력으로 이어질 가능성이 있기 때문이다(Aziz M. 등, 2005).

전형적인 형태로는 카그라(Capgras) 망상, 후레골리(Frégoli) 착각, 상호 변신(相互變身) 착각(intermetamorphosis), 자기 이중신(二重身)의 네 가지가 있다(Christodoulou G.N. & Malliara-Loulakaki S., 1981). Capgras 망상은 가족이나 잘 알고 있는 인물(가족, 연인, 친구 등)을 그 사람이 아니고, '꼭 닮은 모습이지만 다른 사람이다', '가짜다'라면서 사람이 바뀌었다고 믿는다. 이와는 달리, 주위의 어떤 인물(주로 박해자)의 외모가 주위에 모습이 꼭 같은 또 다른 사람(복수複數의 인물)으로 바뀌거나 변장하고 있다고 확신하는 후레고리 착각[33]이 있다. 그리고 인물 중복(重複)의 한 유형으로 상호 변신 착각(Courbon P. & Tusques J., 1932)이 있다. 이것은 '주위 사람이 모습은 같아 보이지만 바꿔치기가 된 사람'이라면서 아들을 동생이라 하거나, 자신의 처를 돌아가신 어머니라 하면서 자신은 결혼을 적도 없거나 자신의 처는 어딘가로 떠났다고 설명한다. 또는 잘 다니던 병원을 교회라고 우긴다. 그리고 자신의 분신(分身, Doppelgänger Ⓓ)이나 독립된 활동을 하는 또 다른 자신이 있다고 믿는 자기 중복체험(重複體驗)인 자기 이중신(subjective double)이 있다. 이것은 망상이거나 이인증, 혹은 실체적 의식성(實體的意識性)으로 볼 수도 있다.

이들 네 가지 외에도 거울 속에 비춰진 자신을 다른 사람으로 믿는 '거울 모습 오인증(mirrored self-misidentification)', 사람이나 어떤 장소, 물건, 몸의 일부분이 복제되었다고 믿는 중복성 기억착오(reduplicative paramnesia), 자신은 죽었고, 자신은 존재가치가 없다고 믿거나 내부 장기(臟器)가 없어졌다는 코타드 망상(Cotard delusion)이 있다. 그리고 물건(예: 망랑말랑한 장난감)이 인격이 있는 존재라고 믿는 망상적 친구증(親舊症)(syndrome of delusional companions), 자신의 신체와 정신이 동일한 여러 명으로 복제되었다는 '자신의 다수(多數)복제(複製) 망상(clonal pluralization of the self)', 뒤바뀐 복제

33) Frégoli L.는 이태리 연극배우로서, 무대에서 멋쟁이 10역(役)을 순식간에 외모를 바꾸어 연기하는 것으로 유명했는데 그 이름에 따른 것이다. Courbon P.와 Fail G.(1927)가 처음 기재한 27세의 여자의 예는 그녀가 극장에서 보았던 두 명의 배우가 자신을 잘 아는 사람처럼 접근하여 피해를 준다고 믿었다.

망상(delusion of exchanged doubles), 맥칼럼 망상(MacCallum delusion, MacCallum W.A.G., 1984)[34], 무생물 복제 망상(delusion of inanimate doubles), 자신 대체(self-substitution) 등이 있다. 또한 '양친이 실제의 부모가 아니고, 나는 주워온 자식이다', '나는 얻어 온 아이다'라고 망상적으로 주장하는 경우가 있는데, 이것은 내력부인(來歷否認) 망상, 또는 '데려온 자식 망상'으로서, 이는 가족 부인(否認) 증후군으로 묶기도 한다(木村敏, 1968).

Capgras 망상과 Frégoli 착각은 실제의 인물에 대한 오인이고, 자기 이중신, 자기다수 복제망상은 인물오인이 아니라 일종의 망상적 해석, 혹은 재인망상(再認妄想)이다. 이들의 지각은 정상이다. 기질성 장애로는 우측 뇌반구의 이상에 의한다. 이인증과 체감(體感)의 이상(異常), 거절증의 요소를 가지면 카그라 증후군(Capgras syndrome)[35]이라고 한다.

꼭 닮은 사람 증후군(syndrome des sosiesⒻ)[36]은 Vié J.(1930)가 Capgras와 Frégoli의 착각을 확장시킨 개념이다. 그는 Capgras 착각은 상대방이 원래의 인물과는 다르다는 지각으로서 인물 동일성(identification)을 부정하는 음성(陰性) 소시(sosies négatifsⒻ)이고, Frégoli 착각은 상대방이 원래의 인물과 비슷하다는 지각으로서 인물의 동일성을 확신하는 양성(陽性) 소시(sosies positifisⒻ)로 보았다. Christodoulou G.N. & Malliara-Loulakaki S.(1981)는 이들을 망상성 인물 과소(誇小) 동일시(delusional hypo-identification)와 망상성 인물 과대(誇大) 동일시(delusional hyperidentification)란 용어로 대응시켰다(Rössneer V., 2002).

34) 동맥경화증을 가진 노인에서 자신을 돌보아 주는 딸이 도와줄 때에는 제대로 딸을 알아보고 이름을 부르다가 그 딸이 다른 일을 하게 되면 이름은 같지만 다른 여자로 인식하였다. 카그라 증후군과 유사한 것으로 보고 있다.

35) Capgras 증후군은 1923년 Capgras J.와 Reboul-Lachaux J.에 의해 L'illusion des sosiesⒻ(꼭 닮은 사람 착각, 가짜 착각)으로 발표한 것이다. 수년 후에 syndrome de CapgrasⒻ로 명칭을 공인 받았다.

36) sosie: 몰리에르의 희곡 Amphitryon 속에 나오는 꼭 닮은 두 사람.

자신과 인간관계를 갖고 있는 인물에 대한 오인(관계상의 오인)과 자기 정체성의 오인뿐만 아니라 동물, 건물, 소유물이 슬쩍 바꿔치기 당했다는 오인도 있는데(長井眞理, 1983), 이것이 어디에 속하는지에 대해서는 논란이 있다. 장소, 인물, 경치, 일어난 사건에까지 확대시키면 중복성(重複性) 기억착오(記憶錯誤)와 비슷하게 된다. 그리고 환시로서 자신의 모습을 보는 자기상 환시(自己像 幻視, heutoscopic hallucination)[37]는 자신을 보는 것으로 자아상(自我像)의 지각 이상에 속한다(Lukianowcz N., 1958).

5) 기타

안팎(內外)으로부터의 감각 자극을 차단하여 감각을 박탈시키면(sensory deprivation) 피검자는 안절부절못하고 환각이 나타난다(Slade P.D., 1984). 완전 맹인(盲人)과 반맹에서 환시가 출현하고, 난청자에서 망상 반응과 박해(迫害) 망상이 나타나는 것은 이것으로 설명한다.

실험 심리학에서 착각을 일으키는 도형이 몇 개 고안되었다. Müller-Lyer의 도형(圖形)(>——<와 ⟷의 길이가 같은 데도 다르게 보인다), Hering의 도형(평행인 두 직선이 주변의 사선 영향으로 바깥쪽으로 휘어진 것처럼 보이는 착시)은 누구에게나 착각을 일으키며, 그 착각은 자극 자체에 의존하므로 아무리 주의를 해도 정정할 수 없다. 그리고 인지(人指)와 중지(中指)를 교차시켜서 그 사이에 작은 둥근 물체나 막대를 끼우면 그것이 2개인 것처럼 느껴지는 특수한 착각(아리스토텔레스의 착각)[38]이 있다.

37) 자기상 환시를 Sims A.(2003)는 자아 단일성의 장애에 포함시켰다. Damas M. 등(1980)은 자신의 자아가 중복되어 존재하는 것을 경험하는 것을 자기 환영이라 하고, 형태로서 자기 환영적 이인증, 자기 환영적 환각, 자기 환영적 망상으로 나누었다(김용식 등, 2006).

38) Aristoteles가 기술한 것으로 촉각에 관한 착각의 대표적인 예이다. 이는 두 곳의 피부감각 수용기에 동시에 단일 자극을 주어 생기는 착각 현상이다.

3. 잘못된 지각(妄覺, false perception)

잘못된 지각은 외부 세계의 자극을 다른 것으로 잘못 지각하거나, 실재(實在)하지 않는 것이 실제로 있는 것처럼 지각되는 지각의 병적(病的) 현상이다[39]. 이것은 착각, 환각, 가성(假性) 환각을 묶은 것으로 감각 착오(錯誤)(misperception)도 거의 비슷한 용어이다.

Jaspers K.(1911)는 대상을 마음속에 그려내어 지각(知覺)에 이르는 표상(表象) 과정에는 ① 감각 소재, ② 시간·공간 배치, ③ 지향(指向) 작용(intentional act)의 세 가지 요소를 들었다. 지향 작용은 동일한데 다른 요소(①과 ②)가 변화되면 지각의 이상으로 되고, 감각 소재가 변화되면 환각으로 되며 지향 작용이 생기면 의식성(意識性)으로 된다고 하였다.

Schneider C.(1931)는 환각과 가성 환각을 감각 착오에 포함시키고, 착각(illusion)과 변상증(變像症)은 지각 체험에서 유래한 망상(忘像, false image)에 포함시켜서 이것과는 구별했다. 그는 감각 착오는 직감(直感)으로부터 생긴 망상으로 보았다.

1) 착각

착각(錯覺, illusion)은 실재 존재하는 대상을 다르게 특별한 것으로 지각하는 것이다. 일반적으로 선명도가 낮다. 착각은 양식에 따라 착시(錯視, visual illusion), 착청(錯聽, auditory illusion, 또는 paracusis), 착미(錯味, illusion of taste), 착취(錯嗅, illusion of smell)로 구분된다. 이 중에 착청과 착시가 주로 문제가 된다. Jaspers K.가 정리한 외부 대상을 잘못 지각하는 세 가지는 부주의 착각, 정동 착각, 변상증이다.

39) 발음이 같은 망각(忘却)은 잊어버린다는 의미이므로 혼동하지 말아야 한다.

(1) 부주의 착각(不注意錯覺, inattention illusion)

주의가 산만하여 주어진 감각 자극을 제대로 인지하지 못하고 그것을 보충해서 인식하는 것으로, 완성 착각(完成錯覺, completion illusion)이라고도 한다. 잘못 보거나, 잘못 듣고 나서는 바로 그 잘못을 깨닫는다. 실수를 깨닫자마자 지각은 변화한다. 이는 주어지는 감각 자극이 사리에 맞지 않을 때, 이 경험이 의미가 있는 것으로 되도록 약간 변형시켜 지각하기 때문이다.

(2) 정동 착각(情動錯覺, affect illusion)

정동 착각은 '자라 보고 놀란 가슴 솥뚜껑 보고 놀란다'는 경우나, 어두운 밤길을 걸어가다가 고목(枯木)이나 바위가 사람이나 귀신처럼 보여 놀라는 경우가 예다. 이러한 착각을 일으킨 데에는 감정의 내용과 착각의 내용이 관련되어 있으므로 감정의 내용으로부터 이해가 가능하다. 정동 착각은 대부분에서 항상성(恒常性)이 결여되어 있다.

(3) 변상증(變像症, pareidolia)

변상증은 '구름이나 벽의 얼룩이 얼굴 모습처럼 보인다', '지하철 바퀴소리가 어떤 노래 소리처럼 들린다'처럼 불명확한 감각 재료(구름이나 벽)로부터 사람의 얼굴이나 동물 모습 등의 뚜렷한 착각상(錯覺像)이 만들어지는 것을 말한다. 경험자는 자신의 경험에 대해 비판력을 갖고 있으며 주의를 집중해도 그 모습은 사라지지 않는다. 활발한 상상력에 의한 표상(表象)이나, 현실 감각과 겹치는 일종의 이중 지각(二重知覺)으로 볼 수도 있다. 의식이 대체로 명료한 정상인과 어린이가 체험하는 경우가 많다.

나아가 섬망, 착란 상태에서 의식 변모 시에도 보인다. 이것은 앞의 두 가지 착각과는 달리 정동이 전제되지도 않고 주의(注意)를 기울여도 소실되지 않는다.

2) 환각(幻覺, hallucination)

환각은 정신 병리학에서 중요한 주제이다. 특히 정신분열병 진료에서 환각은 자주 접하는 증상이다. 그럼에도 불구하고 그 본질에 대해서는 모르는 부분이 많다. 더욱이 일반 인구의 20~40%가 일생에 한 번 이상 일시적인 환각을 경험하는 것으로 알려져 있는데, 이것과 병적인 환각 현상 간의 차이를 설명하기란 어렵다(Tien A.Y., 1991). 환각이란 대상 없는 지각이다(Esquirol J.E.D., 1838). 즉 실제로 존재하지 않는 대상을 존재하는 것처럼 지각하는 것이다. 착각이 현실적으로 존재하는 감각소재(感覺素材)가 잘못 지각되는 것에 비해서, 환각은 전적으로 감각소재가 없이 지각이 일어나는 것이다.

Esquirol J.E.D.은 강한 내적(內的) 확신을 중요시하고, 오히려 망상과 비슷한 현상으로 보았다. 그러나 단순한 지각의 이상에 그치지 않고, 인격 전체의 병적 표현인 경우가 많기 때문에 Ey H.(1973)는 '지각하되 대상이 없는 지각'이라는 표현으로 수정하였다.

• 진성환각과 가성환각

Baillarger J.(1854)는 명료한 감각 기관의 성질을 갖춘 감각기관성 환각과, 마치 지각과 같이 외부로부터 그것이 주어진 것으로서 체험되지만 감각성(感覺性)과 외부 공간성(外部空間性)을 결여한 정신적 환각(精神的幻覺)은 구별된다고 하였다.

환각은 진성 환각(眞性幻覺, true hallucination)과 가성 환각(假性幻覺, pseudohallucination)으로 구별된다. Jaspers K.가 이 둘을 구별한 것은 유명하다. 진성 환각은 완전히 지

표 9-3: 진성 환각과 가성 환각의 차이점

	진성 환각	가성 환각
경 험	객관적	주관적, 화상성
위 치	외부 공간에 실체적으로 출현	주관적 공간, 내부의 눈에 나타남
윤 곽	윤곽 분명, 완전한 소리, 생생함	표상성이지만 감각성의 병적 표상, 실재성 불명
성 질	완전히 지각의 성질을 가짐	항상성 가짐
의지관련	의지와 무관	의지와 무관

각의 성질을 가진 환각으로, 외부의 객관적 공간에 투영된다. 이는 실체성을 갖고 객관성과 실재감(實在感)[40]이 있다.

가성 환각은 환각과 비슷하지만 감각성, 객관성, 실체성, 외부 공간에 자리 잡는 등의 환각 본래의 특징을 어느 정도 결여한 병적인 현상이다(표 9-3 참조). 독일어권에서는 파악되지 않는 시각(視覺) 이미지가 불수의적(不隨意的)으로 나타나는 추상(抽象) 환각(abstract hallucination, Kahlbaum K.L., 1886)이나 꿈과 유사한 장면 표상(場面表象)의 가상 환각(Hagen W., 1868)이란 표현이 있었으며 Kandinsky V.(1895)의 환각에 대한 연구가 가장 잘 알려져 있다.

가성 환각은 표상에 가까운 성질을 가지므로, 지각(知覺)이 갖추어야 할 외부 객관적 공간(客觀的空間)에 실체적(實體的)으로 출연한다는 조건이 결여되어 있다. 그러면서도 단순한 표상과는 달리, 내부의 주관적 공간에서(내부內部의 눈目) 마치 지각과도 같은 감각적 선명(鮮明)함을 띤 그림 형태(화상성, 畵像性, pictoral)를 띤다. 이는 항상성(恒常性)을 가지며 의지에 영향받지 않는다. 그러기에 통상의 표상이나 진성 환각과는 다른, 감각성의 병적(病的) 표상으로 간주되었다. 객관성이 적으며 실재성의 확신

40) 실제로 있다는 느낌.

이 적다. 상당수의 정신분열병 환자는 환각을 실재하는 것으로 확신한다. 그러나 기질적 뇌질환 환각의 경우에는 환각의 대상이 실재하지 않는다는 것을 아는 경우도 있다. 예로서, 후두엽 손상과 중뇌성 환각증의 환시가 이에 속한다. 이러한 점에서 정신병의 환각은 망상에 근접한다고 할 수 있다. 김광일 등(2001)은 서울과 상해의 정신분열병 환자의 환각 형태를 관찰한 결과, 환각의 주제나 내용은 망상과 긴밀히 연관되어 있고, 이는 사회문화적 상황에 영향을 받고 있다고 했다.

Jarpers K.(1913)는 지향 작용(指向作用)을 근본으로 하여 지각과 표상을 현상학적으로 구별하였다. 그는 화상성(畵像性)을 가지며 경험자 내부의 주관 공간(主觀空間)에서 나타나는 가성 환각은 표상으로 이행하지만, 실체성을 가진 외부의 객관 공간(客觀空間)에 나타나는 진성 환각으로는 이행하지 않는다고 했다. 한편 Goldstein K.(1913)는 실체성과 화상성은 단계적인 차이에 지나지 않고, 환각이 서로 다른 것은 그 실재(實在)를 판단하는 것이 옳고 그름에 의한다고 했다[41].

그 후 독일어권 내에서는 진성과 가성 환각을 구별하는 근거를 야스퍼스의 실체성이나 Goldstein K.의 실재 판단(實在判斷)의 두 가지 입장으로 나뉘었다. 근래에는 이 둘을 절충하는 견해가 많다. 영미(英美)에서는 가성 환각에 대한 관심이 적었다. 영국에서 1960년대부터 Goldstein K.의 견해와 비슷한 '스스로 그것이라고 알고 있는 환각(self-recognized hallucination)'과 내부 공간(內部空間) 표상을 중시하는 야스퍼스의 견해의 두 가지의 관점이 있었다. 야스퍼스의 '정신 병리학 총론(7판)'이 영어로 번역된 이후에야 이에 대한 관심이 커졌다. 그러나 실체성의 영역(英譯)조차 actuality, substantiality, corporeality 등으로 해석이 분분하다. Taylor F.K.(1981)는 화상성인 것을 지각성 가성 환각(perceived pseudohallucination)으로, 실체성인 것은 표상성 가성 환각(imaged pseudohallucination)으로 불렀는데, 이것이 그 예가 된다.

41) 실제로 존재하는 것인지의 여부를 판단하는 일.

프랑스의 Baillarger J.(1842)는 환각이 성립되기 위해서는 기억과 상상의 불수의적 활동, 외부로부터의 인상(印象) 차단, 감각 기관의 내적 흥분의 세 가지 조건이 필요하다고 했다. 이 모두를 만족하는 것은 정신 감각 환각(psycho-sensory hallucination)이고, 처음 두 개를 기반으로 하는 불완전한 환각은 정신 환각(psychic hallucination)으로 불렀다. 후자가 프랑스에서 말하는 가성 환각이다. 이는 자아(自我)의 통제가 느슨하고, 본래 근본에 놓여 있던 정신이 스스로 움직이는 자동증(自動症, automatism)으로 지각, 기억, 사고, 의지, 욕동의 넓은 영역까지 아우르는 미분화된 증상을 의미한다(濱田秀伯, 1993).

지각성(知覺性) 자동 표상(自動 表象)(perceptive autorepresentation, Petit G., 1913)은 이러한 자동성 사고와 표상을 포괄한 개념으로, 외부로부터 온 어떤 종류의 강제(强制)되는 느낌을 갖는 것이 특징이다. 이것은 이질성(異質性), 타자성(他者性)이 강해지면 '시켜지는 체험'과 피영향 현상으로 발전하고, 표상이 감각성을 띠면 생각의 소리의 형태를 갖는다는 관점도 가능하다. 클레랑보(Gatian de Clérambault G., 1872~1934)는 의식과 의지의 통제를 벗어난 정신현상을 정신 자동증(mental automatism)이라 하고, 환자는 이것을 이질적인 적으로 받아들여 외부세계로부터 기인하는 것으로 느낀다고 하였다. 이것은 초기에는 뚜렷한 내용을 동반하지 않은 중립·추상적인 사고간섭으로부터 점차로 주관적·구체적인 환각의 형태로 진전되어 간다고 하였다[42].

망상도 주로 병의 초기에는 가성 환각을 설명하는 형태와 같이 이차적으로 생긴다고 한다. 항정신병 약물로 환청이 나아지는 과정을 보면 감각성과 객관성이 우선적으로 감소되고 이어서 가성 환각의 단계를 지나 소실되기도 한다. Jaspers K.는 부

42) 클레랑보는 정신자동증을 소(小)정신자동증(petit automatisme mental)과 대(大)정신자동증(grand automatisme mental)으로 나누고, 전자는 분명히 환각으로 되기 전의 체험으로서 원시적이고도 중성적이며 주제가 없는 특징을 가진 것이고, 후자는 환각을 총칭한 것이다. 이들은 결국 환각이 생겨나는 과정에서 출현하는 것으로, 그는 대뇌 기능의 기질적 장애를 일차적인 원인으로 보았다.

정한 것이지만 가성 환각으로부터 진성 환각으로 진전되어 가는 것도 있을 것이다. 이것은 마치 안(內)에서부터 밖(外)으로, 주관으로부터 객관(客觀)으로, 체험이 자아를 떠나서 서로 관계가 없는, 타자화(他者化)하는 과정이라고도 할 수 있다.

머릿속에서 음악 소리가 울려 나온다고 호소하는 환자가 있다. 이는 동요(童謠), 유행가, 상품 선전 노래, 체조 지도 소리와 같이 귀에 익은 짧은 것이다. 가사가 곁들여지는 경우도 있고, 전체 혹은 부분적으로 반복한다. 혼자서 긴장이 풀렸을 때나 잠이 깰 무렵, 홀연히 어디서부터 오는지 모르게 소리가 들려온다. 리듬과 함께 밖에서부터 침입해 오는 느낌이 있다. 이것은 일종의 음악(音樂) 환각(musical hallucination, Berrios G.E., 1990)으로서 불수의적인 추상(追想), 기억 표상, 또는 자생(自生) 사고와 비슷한 가성 환각이라고도 할 수 있다. 이것이 반복되면 보속[43](保續, perseveration)이나 반복해 듣기증(反復聽症, palinacousis)과 비슷하다. '소리가 머리에서 떠나지 않는다', '여운이 남아 있다'는 정도로 소리가 약한 경우에는 고통이 없어서 스스로 호소하지 않지만 때로는 집요하게 들러붙어서 시달리기도 하여, 이는 마치 강박과 피영향(被影響) 현상과 비슷하다. 음악 소리에 한정되지 않고, 귀에 익은 전화벨소리, 현관벨소리, 예전에 이야기 나눈 내용 등도 되살아난다. 난청(難聽), 측두엽 병변, 뇌전증 외에 인격이 유지된 정신분열병과 망상 질환의 병 초기 내지는 재발성 우울 상태에서 생긴다. 그러나 전형적인 내인성 우울병에서는 보이지 않는다.

한편, 공상(空想, fantasy)이 풍부한 시각(視覺) 이미지로 되고, 영화처럼 장면이 머릿속에서 떠오르는 가성 환각도 있다. 여기서 주인공은 자신이나 가족인데, 자동차에 치이는 사고(事故)나 범죄, 장례식과 같이 생생하고도 공포를 불러일으키는 단편적인 이미지가 반복해 나타난다. '타고난 재능으로 활약하여 모두로부터 칭찬을 받는다', '부자가 된 여배우와 결혼해서 호화주택에서 살고 있다'는 등 과대(誇大)적이고

43) 고집증이라고도 한다.

소원 충족적인 내용이 되는 경우(武井茂樹 등, 1992)도 있다. 정신분열병의 백일몽이나 공상 망상으로 이행되기도 하고, 경과가 길수록 체계화(體系化)해서 하나의 이야기를 형성하기도 한다.

이상의 견해를 종합해 보면 임상적으로 진성 환각에 속하는 것은 드물고, 깨끗한 환각은 오히려 뇌 질환과 중독에서 보인다. 정신분열병의 환각은 본질적으로 가성 환각이다. 이에 비해서 정신 발작(psychic seizure) 시의 플래시백(flashback) 체험은 환자 자신이 체험하는 현상이 실재한다고 느끼는 진성 환각이라 할 수 있다(앞의 기시감, 미시감 각주 참조).

또한, 야스퍼스는 진성 환각과 마찬가지로 실체적으로 외부의 객관적 공간에 나타난다는 점에서 시각 잔상(視覺殘像), 감각기관 기억(感官記憶), 시각적 직감상(直感象)을 열거한 바 있다. 그러나 이들은 임상적으로 그 의의가 적다. 이뿐만 아니라, 진성 환각과 가성 환각을 나누는 것 또한 인위적이라는 관점도 있어서, 이 둘을 구별하는 것은 이제 과거의 일이 되었다. 그러나 정신병리학 역사에서 이에 대한 논란이 활발하였던 점에서도 그 의미는 결코 작지 않다.

(1) 환각의 원인

환각의 원인으로는 일부 기질적 원인이 알려졌을 뿐이다. 원인으로서 대뇌피질(大腦皮質)의 자극에 따른 것, 뇌간(腦幹) 장애로 인한 환각, 섬망성(譫妄性) 환각이 있다. 여기서는 정신분열병에서의 환각을 살펴본다.

① 대뇌피질 자극에 의한 환각

뇌전증의 전조(前兆)로서 다양한 환각이 나타나는데, 특히 구회발작(鉤回發作, uncinate fit, Jackson J.H.) 시에 환후나 환미가 있다.

대뇌 피질 자극에 의한 환각은 단순한 요소적(要素的) 환각이 우선 나타난다. 시각 피질의 자극으로는 환시(幻視), 청각 피질 자극으로 환청, 변연계 자극에 의해서는 환후(幻嗅)나 환미가 나타난다. 후두엽 시각 영역의 자극으로 나타나는 환시는 섬광(閃光)이나 색채, 단순한 선 같은 요소성 혹은, 복잡한 형태로도 나타난다. Penfield W. 등(1963)이 측두엽 신피질에 전기 자극을 준 결과, 우세 반구 부위로 부터는 주로 환청이 생기고 비우세 반구측으로부터는 환시가 나타났다. 이들 환각의 내용은 기억 저장고에 저장된 과거 체험의 한 장면이 마치 영화를 회상하듯이 장면이 재현(再現)된 것으로, 이를 경험성(經驗性) 환각(experiential hallucination)이라고 이름 지었다. 이것은 정신운동 발작의 성질을 띤 환각으로 세부까지 선명한 시각, 청각의 복잡한 형태를 갖는 환각이며, 과거에 꼭 같은 체험을 했다는 확신을 갖고 있다. 기억의 환각화(幻覺化), 또는 환각의 성질을 추상(追想)하는 것으로 보는 것도 가능하다. Gloor P. 등(1982)은 이러한 현상이 해마(海馬)의 내측, 해마곁 회(回, gyrus), 편도체(扁桃體) 등의 자극으로 측두엽의 광범위한 영역이 활성화되어 생긴다고 하였다.

눈앞에 경치나 연속적으로 광경이 보이는 파노라마 기억(panoramic memory, Wilson S.A.K., 1928)이나 기억 비슷한(記憶樣) 환각(memory-like hallucination, Halgren E. 등, 1948), 환각성 재(再)기억(hallucination of rememoralization, Hécaen H., 1972)도 이것과 비슷한 현상이다. 약물을 중지한 후에 과거 약 먹을 때 경험하였던 내용이 재현되는 플래시백(flashback) 현상[44]과 연관된다는 견해도 있다. 이렇게 자극에 의해 나타나는 환각은

44) 플래시백(flashback) 현상은 '순간 장면의 반격'이라는 의미의 영화(映畵)에서 쓰는 용어이다. 과거에 있었던 일을 순간적으로 어떤 장면의 흐름 속에 끼워 넣는 수법을 말한다. Horowitz M.J.(1969)가 이 용어를 정신과 영역에 적용해 사용했다. 그는 마리화나와 LSD 사용 예에서, 17세 소년이 약물을 5주간이나 사용하지 않았는데, 약물을 사용했을 때 경험하였던 전갈 모습이 환시로 번쩍하고 출현했다는 예를 들어 설명하였다. LSD, 마리화나, 메스칼린 등의 약물 중독의 결과로, 이 약물을 사용 중지하여 정상에 가까운 상태로 회복된 이후에도 자연스럽게 재연(再燃)되어 증상이 나타난다. 이것은 약물 사용 중에 생긴 이상(異常) 체험과 비슷한 것이 특징이다. 빈도는 약물 사용자의 20~30%로서, LSD가 가장 많다. 약물을 1개월 이상에서 2년까지 사용 시에 생기는 경우가 대부분이다. 증상의 지속 기간은

지각의 성질을 띠고는 있지만, 이를 체험하는 사람은 환각을 이상한 경험으로 인식한다. 이것은 뇌간의 경우와 마찬가지로 환각증(幻覺症, hallucinosis, Claude H. & Ey H.)인 것이다. 즉 환자는 자신이 체험하는 환각이 실재한다고 확신하는 환각(hallucination)과는 구별된다.

② 뇌간(腦幹) 장애에 의한 환각

정경적 환시(情景的 幻視)는 옥외 경치나 실내 상황이 뚜렷한 모습으로 보이는 것이다. 몽롱 상태와 중뇌 뇌각 환각증(peduncle hallucinosis)에서 보인다.

중뇌성 뇌각 환각증은 중뇌(中腦) 피개부(被蓋部)의 장애에 의해 수면-각성 리듬의 변화와 함께 환시가 나타난다. 과거에는 뇌각(腦脚) 환각증이라고 불렀는데, 사실 cerebral peduncle은 대뇌각이 아니라 중뇌를 의미하는 것이다. 환시(幻視)는 주로 밤에 나타나며, 선명한 색채의 사람이나 동물이 생생하게 움직이는 모습이다. '고양이 같은 것이 보여서 그것을 만지려 하면 없어진다'거나, 때로는 파노라마와 같은 광경이 마치 영화를 보는 듯한 경우도 있다. '간밤에 내 방 창문을 통해 거리 건너편 빌딩을 보니 테라스에는 전등불이 여러 개 켜져 있고, 많은 사람들이 모여서 파티를 열고 있는 것을 보았다'고 보고 한다. 환자는 증상에 대한 병식(病識)을 갖고 있다. 신경 증상으로는 동측 안근(眼筋) 신경마비, 반대측의 운동 실조(失調), 불수의 운동 등, 소위 적핵(赤核) 증후군이고 정신증상도 동반된다. 이는 수면 기능 장애로 인한 꿈의 침입(Lhermitte J.)이나 삶에 대한 집중이 저하되어 심상(心象, image)이 객체화(客體化, Van Bogaert L.)된 것으로 설명한다.

1~2년이며, 증상으로는 지각성 착각, 이인(離人)체험, 불안, 긴장, 공포, 지각력 상실, 착란, 세계와의 일체감, 신체감(身體感) 환각, 환청, 환시, 무의식 사고, 우울감, 망상의 순이었다(Matefy R.E. 등). 원인은 분명하지 않다. 알코올 섭취와 심적 스트레스와 같은 비특이적 자극이 유발 요인이 된다. 상황 의존성 학습(學習)으로 보는 입장도 있으며, 정신분열병 재발의 모델로 보기도 한다.

뇌각 외에도 교(橋, pons)와 피개(被蓋)의 병변으로 인하여 Foville 증후군[45]과 비슷한 환시(幻視)가 생기는데 이를 뇌교(腦橋) 환각증이라 한다.

그리고 기면 발작(嗜眠發作, narcolepsy)으로 잠이 들 때나 깰 때에 환각이 생길 수 있다. 잠들 때(입면 시) 환각(hypnagogic hallucination)으로 노래 소리나 목소리가 들리고, 애매한 모양이나 얼굴 모습이 보인다. 때로는 몸을 끌어당기는 느낌도 있다. 이것은 정상인에게도 볼 수 있다. 기면발작에서는 비교적 선명한 모습 때문에 불안을 동반하는 경우가 많다. 각성시 환각(hypnopompic hallucination)은 잠에서부터 깨어날 때의 환각이다. 이러한 사실은 뇌간 부위가 꿈의 기제와 연관된다는 점에서도 그 의의가 있다.

③ 섬망성(譫妄性) 환각

섬망 시에 의식의 혼탁과 함께 환각, 특히 환시가 자주 출현한다. 이는 뇌 기능 해체에 따른 현상으로 추정된다. 섬망의 병소가 간뇌(間腦, diencephalon)나 중뇌(中腦, mesencephalon)로 추정되지만 아직 불분명하다.

④ 정신분열성(精神分裂性) 환각

정신분열병에서 흔히 관찰되는 환각의 발생 기전은 역동적 설명, 인간학적(人間學的) 가설, 또는 뇌의 생리적인 변화 가설 등 다양하다.

현상학적 설명으로는, 표상의 성질을 띠는 가성 환각이 지각의 성격을 띠게 되는 이유가 판단(判斷)의 이상(Goldstein K.)이라는 설명이 있으며, 또는 원래 주체적(主體的)으로 마음에 떠올리고 있는 표상(表象)이 의식의 괴리(乖離)로 인하여 수동적인 것

45) Foville A.L.(1799~1878)이 기재한 hemiplegia alterans이다. 기저동맥 폐쇄로 인한 교(pons) 손상으로 반대 측 편마비와 동측 가돌림 신경(abducens)과 안면 신경 마비, 수평 주시마비(horizontal gaze palsy)를 나타내는 증후군이다.

처럼 체험된다(Hirt E.)는 견해가 있다. 그리고 Ey H.(1939)와 Berrios G.E.(1990)는 사고와 인지기능이 관여하는 심상(心象) 형성에 혼란으로 인하여 망상적 지각이 환각으로 해석될 수 있다고 하였다.

정신분열병의 환각은 언어성 환청이 대부분인데, 이 때문에 환자의 내적 사고(內的 思考)가 문제시 되었다. 즉, 환청을 체험하는 중에 환자는 종종 입을 약간씩 움직이는 것을 보아, 이러한 환청은 자신이 발어 운동(發語運動)을 하는 근감각의 환각(筋感覺幻覺, hallucination of muscular sensation, Cramer A.)에 불과하다는 견해와, 환자의 내적 언어 운동(內的言語運動)이 발성 기관의 운동 감각을 유발하고 환각화(幻覺化)해서, 자신이 생각하고 있지도 않은 것을 그 누군가에게 지껄이게 된다고 호소하는 언어성 정신 운동 환각(言語運動 幻覺, verbal psychomotor hallucination)이라는 견해가 있다.

이 언어성 정신운동 환각은 Séglas L.J.E.(1895)가 상세히 기재하였다. 이것은 내언어(內言語, inner speech)[46]가 환자 자신이 내는 말(발어, 發語)로 되는 운동・피(被)영향성 요소가 강한 가성 환각을 말한다. 그는 이것을 세 단계로 구별하였다. ① 혀, 입술, 후두 등의 언어 발성기관의 움직임이 없이 타율적(他律的)인 운동을 느끼고 지껄이게 되는 언어성 운동 감각 환각으로, '내 입을 빌려서 지껄인다', '말하는 것은 그 누군가이고, 내가 아니다'와 같이 자신의 언어 활동이 자기 소속감을 잃는 경우, ② 환자가 환청을 듣고, 동시에 외부에서 보아도(타각적) 환자의 혀와 입술이 움직이면서 중얼거림이 관찰되는 완전 언어성 운동 환각(complete verbal motor hallucination), ③ 충동적으로 분명한 혼잣말이 튀어나오는 언어활동(verbal impulse)의 경우이다.

이는 감각성 환각의 정반대 측에 속하고, 빙의 망상, 피영향 망상, 이중(二重)자아 등과 함께 피영향 증후군(Ceillier A., 1924)을 형성한다. 안(內)에서 밖(外)으로 향하는

46) 내언어(internal speech, 혹은 endophasy)는 외(外)언어로 변환되지 않은 심적 상태의 언어이다. 행동주의심리학에서는 언어가 발음되지 않은 상태로서 음성 표상을 띠는 것이라 하고, Vygotsky L.S.는 자기 자신에 대해서 사용하는 언어라고 하였다(11장. 언어와 말하기의 이상 참조).

일종의 자아 장애이고, 소위 자아 누설(새어나감) 증상이 진전된 단계에서 보인다. 이와 같이 Séglas L.J.E.는 환청을 내언어(內言語)의 병리로 보고, 보통의 환청에서 환자의 발성기관의 운동이 언제나 관여한다고 했다. 그는 언어성 정신운동 환각이 환청의 본질을 보여주는 것으로 중요시하였다. 실제로 환청을 가진 정신분열병 환자는 적지 않게 '다른 사람이 내 혀에 있어서 말하게 된다'고 호소하고, 혼잣말을 하고 있는 사람 중에는 환청과 동시에 중얼거림이 관찰된다. 이 경우의 혼잣말은 환청과의 대화에 의한 혼잣말과는 구별된다47). 그러면서 환자 자신은 입술의 움직임을 알아차리지 못할 때가 많다. 후두경과 후두근의 근전도에 의해 환청 환자에서 발성기관에 미치는 영향에 대한 연구도 있다.

(2) 환각이 생기는 기전

환각이 생기는 기전은 뇌신경의 생리, 생화학적인 변화뿐만 아니라, 환각의 종류에 따라 기전은 다를 것으로 보고 있다. 의식 장애를 동반하는 경우에는 환각제에 의해 뇌신경이 흥분되는 기전과 함께 과거 기억의 표상이 대상화(對象化)되고 영상화되어 지각의 성질을 갖는다고도 본다. 의식 장애를 동반하지 않는 환각에서는, 자아의 능동성 의식과 생각의 자기 소속감 저하에 따른 자생사고(自生思考, autochthonous

47) Falret J-P.과 Séglas L.J.E.는 정신병 환자에서 흔히 보이는 혼잣말(獨語)과 환각의 관련성을 지적한 바 있다. 환각성 대화 이외에도 혼잣말이 있다. 高川(1945)은 ① 환각을 기반으로 하는 대화성 혼잣말, ② 정신 운동 흥분에 동반되는 것, ③ 자타(自他)의 경계가 불분명해진 정신분열병에서 보이는 낮은 소리의 혼잣말, ④ 음송증(吟誦症) 형식의 혼잣말의 네 종류로 나누었다. 이러한 순서는 인격의 해체 정도에 비례한다. 小倉(1965)은 혼잣말을 주관적 체험을 동반하는 혼잣말과 자동적 자폐성의 혼잣말로 나누었다. 전자는 ① 강박성 언어 강박('머리에 떠오른 생각이 얼핏 입으로 튀어나왔다', '사람들에게 알려졌다', '새어나갔다'라고 하는 주시당하는 느낌을 갖는 것), ② 대화 형식의 혼잣말('누군가가 말을 걸어온다'라는 환청을 동반하는 것), ③ 영향 감정을 동반하는 혼잣말로서 결국 타인에 의해 '시켜진다'로 되는 세 가지로 나누었다.

thinking)가 관련하여 환청으로 된다는 가설이 있다. 또한 게슈탈트 이론도 설득력이 있어서, 자아의식과 대상 의식이 약화된 상황에서 의식의 전경(前景)과 배경, 또는 의식영역(意識野)의 중심과 주변부의 분화(分化)가 불완전하기 때문에 보통은 의식에 도달하지 않는 배경이나 주변부의 관념이 표면화하여 환각으로 되기 쉽다고 본다. 즉, 내적 사고의 언어화(言語化)에 대해서 환자의 의식의 주변에 있는 표상이 배경(背景)으로부터 떠올라서 '그림(圖)[48]'이 되어, 이것이 마치 외부로부터 주어진 소리처럼 들리게 된다고 설명한다(西丸四方, 1958).

그 외에 자아의 해체와 재구성에 따른 환각의 출현이나, 자아와 외계(外界)를 구별하는 자아경계(ego boundary)가 자아 리비도의 감소로 축소되어 자아 경계 안(內)에 있던 심적 부분이 튀어나와(탈자아화, 脫自我化) 환각이 생긴다는 설(Federn P.의 자아 심리학의 입장)이 있으며, 정신분열병에서 자아의 해체에 이은 새로운 구조화(構造化)에 의해 분열증 제1급 증상이 나타난다고 하는 위상(位相)심리학의 입장(Kisker K.)도 있다.

(3) 환각의 종류

환각의 종류에는 ① 환각의 내용의 복잡성에 따른 분류, ② 의식 장애의 유무에 따른 분류, ③ 감각 양식에 따른 분류, ④ 특수한 출현 방식으로서 기능성 환각과 반사환각, ⑤ 기타: 영역 외 환각, 음성 환각, 자기상 환시, 또는 이중신(二重身) 등이 있다.

① 환각의 내용의 복잡성에 따른 분류

요소(要素) 환각(elementary hallucination, Bleuler E.)이란 내용이 단순한, 요소 감각적인 빛, 섬광, 소리와 같은 감각 요소의 환각이다. 말소리를 듣고 모습이 보이는 것처럼

48) 전경(前景)과 동일한 의미이다.

보다 복잡한 내용을 갖는 것은 유형(有形) 환각(formed hallucination)이라 한다. 미각, 후각, 촉각과 같은 분화도가 낮은 감각 양식에서는 이러한 구별이 어렵다.

말소리가 음처럼 하나의 감각 양식에서 종류가 다른 복수(複數)의 환각이 병합된 것은 복합 환각(complex hallucination)이다. 시각으로는 정경(情景), 청각으로는 음악처럼 여러 개의 환각이 짝을 이룬 복잡한 내용의 환각이 이에 해당된다.

이것과 비슷해 보이는 공감각성(共感覺性) 환각(synesthetic hallucination)은 시각과 청각의 복수(複數)의 감각 양식(modality)에서 동시에 환각이 생기는 것이다.

② 의식 장애의 유무에 따른 분류

의식 장애를 동반하지 않는 환각에는 정신분열병과 알코올성 환각증이 있다. 의식 장애를 동반하는 환각으로는 섬망, 약물 중독이나 환각성 약물에 의한 경우, 그리고 몽롱 상태(간질, 히스테리)에 따른 경우이다.

• 환각증(幻覺症)

정신분열병 같은 내인성 정신병 이외의 경우에, 의식이 명료하고 지남력이 유지되면서 환청이 두드러진 상태를 말한다. 나타나는 환각은 주로 환청이다. 알코올 정신병의 환각증에는 급성과 만성 알코올성 환각증이 있다. 진행마비 환자에게 말라리아 발열요법을 한 후에도 환청 위주의 환각증이 생겼는데, 이를 말라리아 환각증이라 불렀다.

Wernicke C.(1894)가 기술한 환각증은 알코올 중독 시에 보이는 정신증상 중에서, 언어성 환청이 강함에도 불구하고 의식 혼탁이 눈에 띄지 않고, 경과한 후에 대개는 기억할 수 있는 것이 특징이었다. 이러한 언어성 환각증(verbal hallucinosis)은 피해 · 질투 망상, 불안, 충동 행위를 수반하기도 한다. 진전 섬망의 일부로 보는 경우도 있다. 독일어권에서는 의식이 거의 청명하고 환각이 겉으로 두드러지는 것 외에 정신증상이 없으면, 병의 원인과 병식(病識)의 유무를 불문하고 환각증(hallucinosis)이라 부른다. 그러나 프랑스의 Claude H.와 Ey H.(1932)는 환각이 있으면서도 그 실재(實在)는 믿지 않으며 병식을 갖고 있는 의식성 환각(意識性幻覺, conscious hallucination)을 환각증이라 불렀다. 이것은 전체적 · 정신의학적 해체로부터 생기며 병식이 없는 좁은 의미의 환각(幻覺)과는 구별되는 것이다[49].

그 외에 환각증이 보이는 것으로 주기성 환각증, 진행성 환각증, 그리고 중뇌 환각증이 있다.

주기성(週期性) 환각증(periodic hallucination, Schröder P.)은 환각을 수반하는 조울병의 드문 유형 중 하나이다. 환각이 어떤 때는 의기양양한 내용이다가 또 어떤 때는 침통한 내용의 환청이 반복된다. 이는 순환정신병(循環精神病)이나 비정형 정신병과 유사하다. 진행성(進行性) 환각증(progressive hallucinosis)은 Kleist K.가 기재한 것으로 조직화된 망상을 갖는 정신분열병의 한 유형이다. 35세 전후의 여성에 많고 불안과 우울 시에 나타나며 감시당함, 피해 · 관계 사고가 환각, 특히 환청과 함께 진행성(병적 진행)으로 진전된다. 그러나 정신 해체(精神解體)에 이르는 경우는 없고, 생각하는 방향 · 언어 · 논리 등의 장애는 경미하다. Leonhard K.의 음성(音聲) 파라프레니아(phonetic paraphrenia)에 해당된다.

중뇌(中腦) 뇌각 환각증(peduncle hallucinosis, Lhermitte J., 1922)은 중뇌 피개(被蓋)의 혈관 장애나 종양 등의 병변에 의해 환시(幻視)와 수면 리듬의 장애, 신경증상을 나타내는 대표적인 기질성 환각이다(앞의 뇌간 장애에 의한 환각 참조).

49) Ey H.(1978)는 환각을 망상이 있는 환각(hallucinations délirantes)과 망상 없는 환각(eidolies hallucinosiques)으로 2분하였으며, 이 중에 에이돌리(eidories)는 고태적(古態的) 요소상(要素象, archetypal element image, protéidolie)과 꿈에서 보는 이미지 같은 광경(光景象, phantéidolie)으로 구분하였다. Ey H.는 환각이 인격의 해체에 따른 것으로 보았다.

③ 감각 양식에 따른 분류

여기에는 환시, 환청, 환후, 환촉, 환미, 체감 환각이 있다.

가) 환시(幻視)

환시는 환청 다음으로 빈도가 높지만, 정신분열병에서도 흔한 현상은 아니다. 환청이 거의 항상 의식이 명료한 상태에서 체험되는데 비해서, 환시는 대개 의식 장애하에서 나타난다. 그리고 망상보다는 환각이, 환청보다는 환시 쪽이 보다 더 기질적인 배경을 갖고 있다.

환시에는 요소적인 것과 복합성의 것이 있다. 단순하며 요소적(要素的)인 환시(photome)로는 섬광(閃光), 색채(色彩), 빛(光)이나 기하학적인 모형 같은 선(線)이 보인다. 이런 환시는 대개 후두엽 시각영역의 자극 증상으로 나타난다. 환자는 자신의 체험이 실재(實在)가 아니라는 것을 인식하고 있다. 이는 뇌전증의 전조(前兆)나 시각성 감각발작(視覺性 感覺發作)으로 나타나기도 한다. 중추성(中樞性) 시야 결손 부위에서 이러한 환각이 보이기도 하는데, 이는 시야 외 환각(視野外幻覺)이다.

코카인 의존증에서는 시야의 일부에서 기하학 패턴이 '눈(雪)의 결정체처럼 빛나 보인다(snow lights)'고 호소한다. 유기용제 중독에서는 보고 싶다고 생각하는 내용을 노력하면 색채를 띤 모습으로 나타내 볼 수 있다.

복잡한 환시로는 사람의 얼굴, 자태(姿態), 하느님의 모습, 괴물, 동물, 광경(光景) 등의 환각이 정신운동 발작이나 몽환 상태(夢幻狀態), 섬망, 심인성 착란(錯亂), 급성 환각제 중독 시에 체험된다. 알코올성 진전섬망(振顫譫妄)에서는 개미, 쥐, 거미, 구더기 등 작은 동물 환시(small animal vision)나 왜소 환각(lilliputian hallucination)이 나타난다.

의식이 명료하며, 시력 저하가 있는 노인에서 요소(要素), 혹은 형태가 뚜렷한 환시가 나타나는 Charles Bonnet 증후군[50)]이 있다. 이는 치매가 아닌 노인의 10% 정도에서 나타난다. 스위스의 박물학자(博物學者) Charles Bonnet이 자신의 할아버지가 백내장을 앓는 중에 나타낸 증상을 기재한 것(1782)에 기인한다. 환자는 환각의 비현실성을 자각하며, 다른 환각은 없고 망상도 없다. 이것은 섬망이나 치매, 정신병이 아니다. 이 증후군뿐만 아니라 시각 장애인의 10~30%에서 환시를 경험하고(Lepore F.E., 1990), 백내장이나 시력 손상자에서 환시를 경험하는 것으로 보아, 이러한 환각은 심상(心象)이 지각으로 잘못 인식되고 주관적으로 의미가 부여되거나, 외부로부터의 자극이 감소됨에 따라 자발적인 감각 심상(感覺心象)이 만들어지기 때문인 것으로 설명한다(김용식과 장재승, 2004)[51)].

정신분열병에서는 급성 발병 시나 발병 초기에 환각이 주로 나타난다. 의식이 명료한 때에 환시가 일어나는데, 의식 장애 시에 나타나는 환시에 비해 선명하지 않다. 검은 사람 모습이 눈앞에서 휙 지나가 사라지고, 사람 그림자가 보이거나, 회색빛 여자 얼굴이 보이는 등 일순간 불완전한 형상을 보는 경우가 많다.

공상적인 표상이 외부 공간에서 풍부한 이미지로 선명하게 보이다가 얼마 후에 깨어나는 몽환양(夢幻樣) 상태(oneiroid state)도 있다. 이때는 전쟁이나 재해와 같은 긴박한 분위기의 장면을 띠기도 한다.

생각의 시각화(visible thought, Halbey K., 1908)는 생각하고 있는 내용이 영화(映畵) 자막이나 전광판에서 보이듯이 문자로 보이는 일이다. 드물지만 문자가

---

50) Morsier G.(1936)가 명명하였음.

51) 그 외에 뇌전증과 관련되거나, 환지 · 환지통과 관련되리라는 설, 그리고 1차 시각영역(視覺野)에서부터 시작하는 bottom-up식의 시각처리 기능 저하로 인한 시각 이미지의 불충분함을 보완하기 위해서 가상적인 시각 이미지를 만들어내는 top-down 신호의 역투사 현상에 의해 Charles Bonnet 증후군이 발생된다는 가설이 있다.

아닌 형상으로 보이는 경우도 있다.

자신의 곁에서 타인의 모습을 보기도 하는데, 이를 동반자 환상(hallucination du compagnonⒻ)이라 한다. 신앙인이 천사(天使)나 신(神)을 보는 신비체험이 많으며, 가족이나 보지 못하던 사람을 보기도 한다. 상상 속의 동반자(compagnon imaginaireⒻ)라고도 한다. 이것은 자신을 보호하는 사람으로 나타나 보이는 수호(守護) 망상(délire de protectionⒻ)과 함께, 마음의 지주(支柱)나 연애 대상자의 모습으로 등장하는데, 대개 하고자 하는 소원에 따른 경우가 많다.

피암시성이 높은 진전 섬망(振顫譫妄)이나 히스테리 환자에게, 눈을 감게 하고 눈을 압박하면서 암시를 주면 환시가 생긴다. 이를 압박(壓迫) 환시(push vision)라고 한다[52].

그리고 피질맹(皮質盲)과 피질농(皮質聾)[53]에서 자신이 보지 못하고 듣지 못하는 것을 부정하고, 복잡한 환시와 함께 파국 상황에 따른 감정을 회피하는 반응을 나타내는 Anton 증후군이 있다.

특수한 환시로서 맹인(盲人)에서 점자(點字)를 보는 환시의 예가 보고된 바 있다.

나) 환청(幻聽, auditory hallucination)

환청은 정신분열병에서 가장 빈도가 높은 환각 증상이다. 들리는 소리로는 벨소리, 달그락 달그락 소리, 빵빵, 똑똑 물 떨어지는 소리, 금속음 등의 잡음, 엔진 소리, 무언가 우는 소리처럼 단순한 음과 울림 같은 요소(要素) 환청 내지는 환음(幻音, acousma 또는 acoasm)이 있는데, 이는 사람의 말소리를 듣는 언어성 환청(言語性幻聽, verbal hallucination)과는 구별한다.

때로는 음악 멜로디가 들리는 음악성 환청도 있다. 언어성 환청에는 이름을

52) 이러한 현상은 Liepmann 현상(Liepmann H.C., 1895)이라 한다.

53) 귀머거리.

부르는 소리, '바보'라는 짧은 단어로 된 단순한 언어에서부터 긴 대화 같은 복잡한 것까지 있다. 소리는 주로 남자나 여자, 신(神)의 목소리, 자신의 말소리이다. 소리가 들리는 부위는 양쪽 귀, 한쪽 귀, 머리, 입, 목, 배 속 등이 있다.

가로관자 이랑(transverse temporal gyrus)[54] 주변 피질을 전기 자극하면 환청이 유발된다. 주로 정신분열병, 망상장애의 초기, 그리고 만성기에도 요소 환각이 생기기도 한다. 의미는 파악할 수 없는데 '들어서 깨닫게 되는 어떤 소리', '시간에 맞추어 들리는 소리'가 많고 환자는 모르는 사이에 이것에 사로잡히게 된다.

자신의 생각이 소리로 되어 들리기도 하는데, 이를 '생각의 소리화(化)(사고화성, 思考化聲, audition of thought, Cramer A., 1899)', 혹은 사고 반향(思考反響, thought echo, Fish F.J.; Stransky E.)이라고 한다. 이는 감각성을 띤 자생(自生) 사고로 간주할 수도 있고 정신 자동증의 초기 증상으로 볼 수도 있다(Gatian de Clérambault G.)(앞의 진성 환각과 가성 환각 참조). 니시마루(西丸四方, 1958)는 배경에 있던 관념이 전경(前景)으로 드러나는 현상(게슈탈트 이론에 근거)으로 보았다. 즉, 경치를 보고 멋있다고 생각했을 뿐인데 '멋진데!'라는 소리를 듣는다.

Störring G.(1900)은 생각의 소리화를 환청성과 망상성으로 구별하고, 망상성은 생각하는 것이 타인에게 알려지기 때문에 소리로 된다고 추측하는 것이므로 사고 전파(思考傳播)에 가깝다고 하였다. 이중(二重) 사고(double thinking, Kraepelin E.), 사고 청취(聽取)(to hear of thinking, Bleuler E., 1937)라고도 부른다. 책을 읽으면 타인이 읽는 소리로 방해되는 독서 반향(讀書反響)도 일종의 사고 간섭이다. 자신보다 앞서서 읽는 일(to read out)도 있고, 동시에 읽는 것(to read along), 뒤따라 읽는 것(NachlesenⒹ)도 있다.

54) Heschel's gyrus라고도 한다. superior temporal gyrus에 있는 1차성 청각피질에서 발견되며, Brodmann 영역 41, 42에 해당된다. 청각 정보가 처음 들어오는 부위이다.

Schneider K.는 생각의 소리화에 더해서 회화 형식의 환청, 행위를 비판하는 소리의 환청을 1급 증상에 포함시켰다. 회화 형식에는, 환자가 자신에게 말을 거는 소리에 응답하는 것(이인칭 환각, second person hallucination)을 중요시하는 입장과 복수의 소리가 환자의 일에 대해서 그들이 서로 이야기하는 것(3인칭 환각, third person hallucination)을 중요시하기도 한다[55]. 행위에 대한 비판이란, 말소리가 '화장실에 갔다', '젓가락을 들었다'와 같이 환자의 행동 하나하나에 말참견을 하는 것(commentary voice)이다[56]. 여기에는 명령[57]이나 조언[58]이 섞이거나, 생각하는 것과 행동이 밖으로 누설되고(사고전파), 간파(看破)되고 있다는 사고 찰지(察知)[59] 체험이 수반되는 경우가 많다. 환자는 이러한 소리가 계속 붙어 다니므로, 번잡스러워 하면서도 의지하기도 하고 스스로 몰두하기도 하는데, 이는 강박 현상과도 비슷하다.

만성 환각 정신병(chronic hallucinatory psychosis, Ballet G., 1911)은 프랑스에서는 정신분열병과는 구별되는 만성 망상(délire chronique Ⓕ)의 하나로 본다. 병적인 편집증(paranoia)을 본질로 하고, 여기에 신체감(身體感)의 이상과 불안으로 시작하여 환각, 특히 환청과 피해 염려가 전면에 두드러진다. 다양한 경과를 취하고, 말기에는 지적(知的)인 황폐 또는 증상이 상동화(常動化)된다.

55) 정신분열병에서 가장 문제가 되는 것은 환청이다. 여러 사람의 말소리가 환자의 일에 대해서 3인칭으로 말을 주고받는 것을 듣는 것으로 '저 사람은 잔인한 남자다', '그렇다. 저 사람은 위험한 인물이다'라고 말을 걸고 응답하는 형태의 환청(voice arguing)이 있다. 이는 정신분열병의 1급 증상 중의 하나로서 진단에 중요하다.

56) 한 사람, 또는 복수의 말소리가 3인칭으로 환자의 생각과 행동을 판단하는 환청이다. 또 환자 자신에게 말을 걸어오는 환청의 소리에는, 여기서 말을 걸면 그 쪽에서 대답하고, 그 쪽과 함께 대화가 가능한 환청도 있다. 정신분열병에서는 험담이나 비평, 간섭, 명령처럼 피해적인 내용이 많다. 칭찬하는 말이나 농담, 천박한 말, 혹은 가르치는 말, 하느님의 말씀 등도 있다.

57) 명령(命令) 환각: imperative hallucination, command hallucination.

58) 목적(目的) 환각: teleologic hallucination.

59) 찰지(察知): 살펴서 앎.

다) 환미

환미(幻味, gustatory hallucination)는 입맛 감각의 환각이고, 환후(幻嗅, olfactory hallucination)[60]는 냄새를 맡는 감각의 환각이다. 환미는 비교적 흔치 않은 환각이다. 뇌전증 전조(前兆) 또는 감각발작(感覺發作)으로, 대개 환후(幻嗅)와 환시와 함께 출현한다. 정신분열병에서도 나타나고, 리티움, 다이설피람(disulfiram) 복용 시에도 생긴다. 대개는 불쾌한 것이고, 피독(被毒)·박해 망상과 결부되기 쉽다. 내용으로는 '혀에 짜릿짜릿함을 느낀다'와 같이 막연하고, '음식 맛이 변했다'라고 호소하는데 환미 단독으로 나타나기는 드물다.

라) 환후

환후(幻嗅, olfactory hallucination)는 정신분열병, 약물 중독, 측두엽 뇌전증 발작(또는 구상회 발작, 鉤狀回發作, uncinate fit) 시에 보이지만 드문 환각이다. 후각(嗅覺)은 미각과 마찬가지로 청각이나 시각에 비해서 분화도(分化度)가 낮은 감각이기 때문에 복잡한 환각은 없다. 썩은 냄새, 누린내[61], 시체 썩는 냄새, 대소변 냄새 등 불쾌한 내용이 대부분이지만 드물게 달콤한 향기가 난다고도 한다.

자신의 몸에서 똥냄새, 가스 냄새 같은 악취(惡臭)가 새어나와 타인을 불쾌하게 만들어 타인이 자신을 싫어하게 된다고 확신하는 것은 자기 냄새 공포(fear of emitting body odor)이다. 청년기에 발병하고 신체감(身體感)의 이상을 동반한다. 이는 관계 망상을 겉모습으로 단일 증후성으로 경과하는 경우도 많다. 표정(表情) 공포와 정신분열병으로 이행하거나 소실되기도 한다. 이것은 일종의 자아 누설(自我漏洩)증상이다. 질병분류상 대인공포, 사춘기 망상증, 편집증

60) 환취(幻臭)는 북한 용어이다.

61) 짐승의 고기에서 나는 기름기의 냄새.

(paranoia)의 어느 곳에 포함될지는 논란이 있다.

마) 환촉

환촉(幻觸, haptic hallucination, 혹은 tactile hallucination)은 신체 표면의 촉각 영역에서의 환각이다. 피부에 벌레가 기어 다니는 느낌, 신체에 전기가 통하는 듯한 짜릿짜릿함, 바늘에 찔리거나 물에 젖거나 성기에 무엇이 닿는 느낌 등이다. 따끔따끔한 느낌 같은 단순한 것으로부터, 누군가가 만지거나 전파(電波)가 피부에 와 닿는 것처럼 망상과 구별하기 힘든 경우도 많다. 만성 환촉증, 피부 기생충 망상, 정신분열병 등에서 보인다. 코카인 의존증에서는 피부에 벌레가 기어다니는 듯한 이상 감각(cocaine bug)이 있는데, 이는 말초 신경 장애와 연관되기도 한다.

뇌전증의 감각발작(感覺發作)으로서 나타나기도 하지만, 이 경우 촉각이 요소적이기 때문에 환각으로 경험되는 경우는 드물다. 잠들 때(入眠時) 환각과 섬망상태 시에도 보인다. 특히 진전 섬망(振戰譫妄) 시에는 축축하고 끈적끈적한 액체가 붙어있는 듯한 느낌을 경험하기도 한다.

만성 환촉증(慢性幻觸症, chronic tactile hallucination, Bers V. & Conrad K., 1954)은 임상에서 가끔 볼 수 있는 것으로, 이는 다음에 기술할 피부 기생충 망상과 구별이 어렵다. 50대 여성에서 흔하며, 완고하고도 뚜렷한 환촉을 보이는 만성 경과를 취하는 증후군이다. 피부 표면이나 피하(皮下), 혹은 입안에 벌레가 기어다닌다면서, 그 대처 방법에 골몰하는 모습이 보인다. Fleck U.C.(1954)는 촉각(觸覺) 영역의 착각을 상상적으로 해석한 것으로 보았다.

구강(口腔) 영역의 이물감을 호소하는 환자를 가끔 볼 수 있다. 저자의 환자 중에 75세의 노인이 '입 속에 전봇대가 들어있다', 30대 남자가 '잇몸 치료 후에 아래위 이가 맞지 않는다. 치과에서 교정치료를 받았지만 더 악화되었다.

이가 어긋난다', 50대 여자가 '입안에서 뚝뚝 소리가 난다, 치아(齒牙) 사이에서 실(絲)이 나온다', '투명한 버섯이 입 안에서 몇 개가 자란다'는 등 이상한 표현을 한 예를 경험하였다. 이들은 우울증의 기왕증을 갖는 경우가 많다. 그래도 식사 중에는 이러한 증상에 대해서 걱정하지 않는다. 치아 맞물림이 자각적으로 불완전하다고 집요하게 호소하며 치과병원을 전전하는 경우에 환치(幻齒, phantom bite, Marbach J.J., 1976)가 의심된다. 이것은 만성 신체감(身體感) 환각증이나 구강(口腔) 영역의 체감증과 비슷하다. '치아 맞물림 불완전(不完全) 증후군(dysdacnic syndrome)'이라고도 한다.

피부(皮膚) 기생충 망상(delusion of infestation of the skin by an animal parasite, Ekbom K.A., 1938)은 60세 전후의 주부에서 흔하다. 피부의 이상 감각과 몸 안에 작은 동물이 있다는 망상이 만성적으로 경과한다. 장기(臟器) 속 기생충 망상도 있다. 벌레 공포증(acarophobieⒻ)은 옴(疥癬)공포, 혹은 벌레가 피부 밑에 들어가 있지 않은지를 두려워하는 것이다.

환촉에 속하지는 않지만 유사한 신체감각의 환각으로서 표피적 환각, 내장 환각(visceral hallucination)과 운동 감각 환각(kinesthetic hallucination)이 있다. 표피성 환각은 '발바닥이 화끈거린다, 한축[62]이 든다, 가슴에 물이 찬 것을 느낀다'고 호소한다(김용식 등, 2006). 내장(內臟) 환각(organ hallucination)은 '머리 속이 따끔따끔 거린다', '장이 부풀어 있다', '위가 없어졌다'라는 등의 신체 내부의 환각을 지칭한다. 이것은 신체감 이상증과 서로 이행할 수 있으며, 심부(深部) 감각의 환각과 비슷하다.

운동(運動) 감각 환각(kinesthetic hallucination)은 '손과 발이 혼자서 움직인다', '몸이 떠받혀진다', '몸이 가벼워지고, 둥둥 뜨는 느낌이다'라고 호소하는데,

62) 춥고 떨림.

이는 근육과 관절의 운동 감각(運動感覺)에 관한 환각이다. 대마(大麻) 중독과 비정형 정신병, 잠들 때의 환각 시에 보인다. 때로는 시켜지는 체험을 동반한다. 운동 환각(運動幻覺, kinesthetic hallucination)으로서, 몸이 위아래로 움직이거나 회전, 동요(動搖)하는 느낌을 호소하기도 한다[63]. 그리고 피해 망상이나 피영향 체험(被影響體驗)이 합해져서, '성교(性交)하고 있는 느낌을 갖게 한다', '정액(精液)을 빼앗긴다'며 성적인 내용을 괴상하게 호소하기도 한다.

근육감각(筋肉感覺) 환각도 이와 비슷한 근육의 운동 환각으로서, 발성 기관에서는 '혀가 움직인다'고 호소한다. 눈(眼) 근육의 이상으로 대시증(大視症), 소시증(小視症)이 이것에 포함된다(Cramer A., 1899). 그리고 내언어(內言語)가 발성 기관의 움직임을 동반하지 않고 새어나오는 운동성과 피영향 요소가 강한 언어성 운동 감각 환각(Séglas L.J.E.)도 이에 속한다. 신체감각의 환각은 대부분 망상적으로 각색되고 조종망상(delusion of control)이 동반된다(김용식 등, 2006).

이상의 환촉, 내장 환각, 운동감각 환각을 신체 의식(身體意識) 환각(somatopsychic hallucination)으로 묶어 표현하기도 하는데, 이것과 건강염려 망상은 구별하기 어려울 때가 많다.

바) 신체감 환각

신체감 환각(身體感幻覺, cenesthetic hallucination)은 신체감 이상증(cenesthopathy)이나 장기(臟器) 환각(hallucination of organ)이라고도 한다. 신체감의 이상(abnormal body sensation)이라 하면 가볍게 몸이 고르지 못한 느낌에서부터 신체감 환각(body hallucination)까지 다양한 형태가 있다. 호소하는 증상은 '뇌가 썩어 녹아

63) 평형 기능 장애가 아니면서 자신의 몸이 기울고, 돌고 있다고 감지하는 것은 평형각(平衡覺) 환각(hallucination of equilibrium)이고, 운동 환각은 손발이 움직이지 않는데 움직이고 있는 것으로 느끼는 것이다.

나온다, 발이 땅에 닿을 때마다 관절이 헐거워지고 부스러진다, 위장 속에서 피가 뚝뚝 흐르고 있다, 뇌 속이 비었다, 장이 썩었다, 자궁(子宮) 속에 여우가 움직인다, 혈관 속을 벌레가 움직이고 있다'는 등 신체감의 이상을 마치 실제의 지각처럼 집요하게 호소한다. 환자는 고통을 느끼면서도 불안은 적다. 이러한 증상이 비현실적이라는 것을 인식하기도 한다. 대부분 만성의 경과를 보인다. 이러한 신체감의 이상(異常) 증상이 만성화되는 것을 프랑스에서는 체감증(體感症, cénestopathieⒻ)이라 부른다. 신체감 환각증이나 건강염려 망상으로도 보이고, 질병 분류상 어디에 놓아야 할지 논란이 있다. 일부는 정신분열병(吉松和裁, 1966)이다(16장. 신체 인식의 장애 중 신체감 이상증 참조).

생명 감각(生命感覺)의 상실이나 이인감(離人感)을 동반하여, '신체의 느낌을 잃어버렸다, 몸이 없어졌다, 나는 죽어 있다'고 호소하기도 하는데, 이는 정신분열병이나 우울증에서 보인다. 이것은 체감(體感)의 이상이기는 하지만 체감 환각은 아니다.

④ 특수한 출현 방식의 환각

특수한 출현 방식의 환각에는 기능성 환각과 반사 환각이 포함된다.

가) 기능성(機能性) 환각(functional hallucination)

외부 세계의 지각으로 인해 환각이 유발되고, 이것과 병행하여 동일한 감각 영역에서 환각이 생기는 것이다. 물 흐르는 소리에 따라서 욕 소리가 섞여 들리고, 물소리가 그치면 자신에게 욕하는 소리도 사라지는 식이다. 환풍기, 냉장고, 학교 종소리처럼 비교적 일정하고 예상이 가능한 생활소음(生活騷音)에 의한 경우가 많다. 단순음(單純音)이 말소리처럼 들리는 착각과는 다르고 단음과 말소리 모두가 환각이라면 이는 복합 환각인 것이다.

나) 반사(反射) 환각(reflex hallucination, Kahlbaum K.L., 1866)

어떤 지각 자극에 의해서 별도의 감각 영역의 환각이 반사적으로 유발되는 것이다. 예로서, 시계 음(音)을 듣고 환시가 일어나고, 음식을 보고 환후가 나타난다. 음악을 들으면 특정한 모습이 보이고, 귓속에 통증을 느끼면 환청이 생기는 경우다. 칼로 유리를 긁는 소리를 듣고 불쾌했던 모습이 떠오르거나, 특정 단어를 들으면 통증을 경험하기도 한다(김용식 등, 2006). 이것은 공감각(共感覺)의 환각적 형태이다. LSD 등의 환각제 투여 시와 드물게는 정신분열병에서도 생기지만, 기능성 환각보다는 훨씬 드물다.

⑤ 기타 환각

가) 영역 외(領域外) 환각(extracampine hallucination, Bleuler E., 1903)[64)]

통상적으로 지각이 불가능한 영역에서 환각이 일어나는 것으로, 자신의 머리 위, 등 뒤 등 시야의 바깥 부분이 보이거나 멀리 떨어진 장소에서 소리가 들려오는 영역 외 환청이 있다. '배후에 있는 사람이 보인다', '외국(外國)에 있는 사람의 목소리가 들린다'고 호소한다. 보이지는 않지만 존재를 느끼는 경우에는 실체적 의식성이다.

나) 실체적 의식성(實體的意識性, leibhaftige Bewußtheitⓓ, Jaspers K.)

'내 뒤에 누군가가 있다', '옆에 누가 있다'처럼 감각 요소 내지는 어떤 존재를 지각하는 의식성의 착오로서, 이는 현실의 모습과 비슷하게 나타난다. 인물이 대부분이지만 물체도 있다. '검정색의 각(角)이 져있고 무거운 것'이라고 하여, 질량감을 구체적으로 표현하기도 하고, 존재감이 압도적이기 때문에 '끌어 당겨지듯이 느낀다'고 표현한다. 몸을 추스려 응시하면 어느 사이엔가 사라진다. 환각과 1차 망상체험

64) 어원 campus: 광장(廣場).

으로 이행된다고 한다(8장. 의식의 장애의 의식성과 도덕의식 참조).

다) 자기상(自己像) 환시(autoscopy, Monninger-Lerchenthal E., 1935)[65)]

자신의 모습이 자신 앞에서 뚜렷이 보이는 것으로, 자신의 모습을 외부 세계에서 보는 환각이다. 정상인이 경험하기도 한다. 자신의 모습이 뚜렷하지 않거나 뒷모습일 경우도 있지만 항상 그것이 자신의 모습이라는 것은 알고 있다. 이는 몸의 일부분이나 전체를 보기도 하고, 꼭 같은 크기의 모습이나 작아진 모습, 과거 자신의 모습이나 나이든 모습이 나타나기도 한다. 나타나는 모습과 환자와의 거리는 일정하지 않다. 대개는 일순간, 짧은 시간이다. 이것을 감각 요소를 띤 이중신(二重身, Doppelgänger Ⓓ)[66)], 또는 일종의 신체도식(身體圖式, schema)의 장애로 보기도 한다. 자기시(自己視), 이중시(二重視), 거울 모습 환각(Féré C., 1891)이라고도 한다. 섬망, 뇌전증, 장티푸스, 뇌염, 두정부 · 측두엽 병변, 두부(頭部) 외상, 약물 중독, 알코올 중독증, 편두통, 입면 시, 피로, 정신분열병 등에서 보인다.

또 다른 두 번째의 모습을 보는 것은 제2상시(第二像視, Deuteroskopie Ⓓ)이다. 이는 타인의 얼굴과 이중(二重)의 얼굴을 보는 환시의 의미로 사용한다. 그리고 내부(內部) 자기시(自己視, autoscopie interne, Sollier P., 1903)란 히스테리, 건강염려증 환자가 자신의 장기를 보거나, 그 위치나 움직임을 느끼는 일종의 영역 외 환각이다. 내시경 환각(endoscopic hallucination)이라고도 한다[67)].

이와는 달리, 음성(陰性) 환각(negative hallucination, Bernheim H., 1898)은 외부 세계의

65) 자기환영(自己幻影), 혹은 환영적 반사상(phantom mirror image)이라는 번역도 있다(김용식, 2006).

66) 두 개의 자신이 존재한다는 분신(double), 또는 이중화 체험이란 역어가 있으며, 이는 15장. 자아 체험의 장애 항목에서 다시 기술된다.

67) 저자가 경험한 환자의 예에서, 환자는 자신의 위장 내부의 모습과 기능을 매우 자세히 그림을 그리고 설명하였는데, 이는 내부 장기의 감각을 증폭시키고 이에 병적인 의미를 부가하는 감정과 사고의 기능이 위주이지 지각의 이상으로 생각할 수는 없었다.

일부만이 보이지 않는 현상으로 최면 시에 나타난다. 거울에 비추어 자신의 모습만 보이지 않는 것은 음성 자기상 환시(negative autoscopy)라 한다.

라) 편측성(片側性) 환각(unilateral hallucination, Magnan V.)

'소리는 언제나 오른쪽에서 들린다'와 같이 한쪽에 한정된 환각이다. 정신분열병의 환청도 '어떤 창(窓)에서부터 전해온다', '내 방에 들어가면 소리가 들린다'라고 하여 상황(狀況) 의존성인 경우도 있다. 고정(固定) 환각(stable hallucination, Kahlbaum K.L.)은 내용이 거의 변하지 않는 환각이고, 이를 상동(常同) 환각(stereotype hallucination)이라고도 한다.

마) 사고(思考) 의식성(notional consciousness), 혹은 망상 의식성(delusional consciousness)

지금 여기에, 또는 현실에는 없는 실상(實像)과 그 의미를 마음속의 이미지로서가 아니라 감지(感知)하는 것을 말한다. 이는 일종의 망상 착상으로 보는 것도 가능한데, 프랑스에서는 망상성 직감(妄想性直感, intuition délirante(F))이라고 부른다. 정신분열병에서 보인다(10장. 사고의 장애 중 망상 항목 참조).

바) 반맹(半盲) 환각(hemianopsia hallucination)

반맹(半盲)환자에서 나타나는 것으로, 시야 결손(缺損) 부위에서 빛이나 색채를 보는 환상이 많다. 섬광 암점(暗点)을 수반하여 복잡한 형태가 되기도 하고 사람이나 동물처럼 형태를 갖추기도 한다. 드물게는 건강한 시야 부분에서 사람의 모습이나 얼굴을 보았다는 보고(Lamy H., 1895)도 있다. 불완전한 반맹과 회복기에 시각 고집증(palinopsia)이 나타나기도 한다. 그러나 스쳐 지나갔던 시각 대상이 다시 나타날 때까지의 시간이 길고, 환자도 보았던 일을 잊고 있는 경우에는 환시와의 구별이 어렵다. 환각성 시각 고집증(hallucinatory palinopsia)이라고도 부른다.

사) 환각성 반시(幻覺性 半視, demi-vision hallucination[68])

반맹이 아닌 환자가 반쪽의 환시 상(像)을 보는 경우이다. 피질맹(皮質盲), 양측 망막 박리, 시신경 위축, 신경 베체트(Beçhet) 병에 따른 완전맹에서 요소 환각으로서 통합된 모습이 되지 못하고, 경치와 이야기를 담은 모습의 환시가 생긴다. 피질농(皮質聾)에서도 음(音)과 소리를 들었다고 할 때가 있다. 이들 예에서는 맹(盲)과 농(聾)을 부정하는 Anton 증후군을 동반하기도 한다(다음에 기술되는 물체 실인 참조).

아) 환상시(幻像視, phantom vision, Cohn R., 1971)

환상시는 외상과 수술로 인하여 말초성 시력 장애가 생겼을 때 시력이 건강할 때와 같이 형상이 실재하는 듯이 느끼는 것이다. 보이지 않는다는 자각은 있으며, 일과성으로 시각 영역에서의 환상지(幻像肢)와 비슷한 현상으로 보고 있다.

4. 실인(증)(失認症, agnosia)

실인(증)은 시각, 청각, 촉각의 요소(要素)적인 감각 장애와 정신 장애가 없는데, 후천적인 뇌 병변에 의해서 대상을 인지할 수 없는 인지(認知)의 장애이다.

실인(失認)에는 외부 세계의 대상에 대한 인지 장애와 사물이 점유하는 공간에 대한 시공간 실인(視空間 失認)이 있다. 실인은 관계되는 감각 종류에 따라 시각 실인(視覺失認), 청각 실인, 촉각 실인, 신체 실인으로 나뉜다(표 9-4 참조).

68) 어원 demi: 반(半), 부분.

표 9-4: 실인증의 종류

1. 시각 실인

1) 물체 실인

2) 얼굴모습 실인

3) 동시(同視) 실인

4) 색채 실인

5) 시각(視覺) 실인성 실독(失讀)

6) 시공간 실인

(1) 시공간 지각 장애

(2) 주시(注視)공간의 장애: Bálint 증후군, 반쪽 시공간 실인

(3) 길치(지지적地誌的 지남력 장애)

(4) 기타

2. 청각 실인

1) 정신농(精神聾)

2) 감각성 실음악(失音樂)

3) 순수어농(純粹語聾)

4) 기타

3. 촉각실인

1) 1차 실인: 소재(素材) 실인, 형태(形態) 실인

2) 2차 실인: 촉각 실상징(失象徵)

3) 통증 실상징, 촉각성 실어, 기타

4. 신체(身體) 실인

1) 우위(優位)반구 병소(양측성 신체 실인): Gerstmann 증후군, 신체 부위 실인

2) 열위(劣位)반구 병소(반쪽 신체 실인)

1) 시각 실인(視覺失認, visual agnosia)

이것은 실인(失認)의 한 형태로 과거에 정신맹(精神盲)으로 불렀다. 환자는 보여준 대상을 볼 수는 있으나 그 성질과 의미를 평가할 수 없고, 그것을 명명(命名: 이름대기)하여 그 용도를 알지 못할 뿐만 아니라, 이전에 그것을 보았던 것을 기억하지 못한다. 그러나 그 외의 감각인 만져보거나 소리를 들어보면 제대로 이름을 붙여 사용할 수 있다.

시각 실인과 얼굴 모습 실인의 개념 형성 과정

과거, Quaglino(1867)가 얼굴 모습 실인 증상을 기재한 것을 시작으로, Jackson J.H.(1876)의 무인지(無認知, imperception) 개념, 그리고 동물의 후두엽 절제 실험(Munk H., 1877)을 통해서 피질맹(皮質盲, cortical blindness)의 개념이 제창되었다. 이 피질맹과는 구별되는 정신맹(精神盲, psychic blindness, Freud S., 1891)의 개념이 생기면서 실인증(agnosie)의 용어가 도입되어, 비로소 시각 실인의 개념이 확립되었다. 그 후 Charcot J.M.(1883)에 의해 시각적 기억 상실이 제창되고, 색채 실인증(Wilbrand, 1884), 시각 실어(optic aphasia, Freud S., 1888)가 소개되었다. 20세기 들어서는 물체 실인(object agnosia, Liepmann H., 1908)과 Balint 증후군(Bálint R., 1909)이 알려졌으며, 시공간 실인(Reichardt M., 1919), 동시(同時) 실인(simultanagnosia, Wolpert J., 1924)이 보고되었다. 그 후 Millian G.(1932)는 형태맹(形態盲)을 보고하였고, Hoff H.와 Pötzl O.(1937)는 얼굴 표정 기억(physiognomy memory)[69]의 장애란 명칭을 썼으며 Bodamer J.(1947)에 의

69) physiognomie: 한 사람, 혹은 동물 등의 얼굴에 드러나는 표정이나 인상으로 인하여 외부로 표출되는 외양[그리스어 physis(영어의 nature)+gnonai(영어의 recognize 혹은 identity)]. 이병윤(1981)은 physiognomic을 '외견적'이라고 번역하였다.

해서 얼굴 모습 실인(prosopagnosie)이라는 명칭이 제창되었다.

현재 시각 실인은 시각 인식의 대상에 따라서 물체 실인, 얼굴 모습 실인, 색채 실인, 동시 실인, 시공간 실인, 순수 실독(失讀)의 6가지로 나뉜다.

(1) 물체(物體) 실인(object agnosia)

시각성 물체 실인은 구체적인 물체를 보아도 그것의 내용이 무엇인지를 시각적으로 인지할 수 없는 상태이다. 물건을 눈으로 보고서 물건 이름을 대지도 못할 뿐만 아니라, 물건을 의미 구분에 따라 나누지도 못한다. 물건의 사용법과 특성을 설명하면서 몸짓으로 보여 주는 것도 할 수 없다. 그러나 물건을 손으로 만져보거나 물건이 내는 소리를 들어보는 등, 촉각이나 청각적으로는 인지(認知)할 수도 있고 구분이 가능하다는 점에서 실어증, 실행증, 시각 실어와는 구별된다. 이러하기에 예전에는 정신맹(精神盲, psychic blindness, Munk H., 1877)이라고 불렀던 것이다. 물체 실인에는 물건의 형태 인지가 이미 장해되었기 때문에 형태를 구별하고 모사(模寫, copy)하기 어려운 통각형(統覺型, apperceptive form)[70]과, 형태는 어느 정도 알지만 그 물건이 무엇인지는 인지할 수 없는 연합형(associative form)의 두 개의 아형이 있다(Lissauer H., 1890). 이것은 지금도 타당한 견해로 인정되고 있다. 병소는 양측 후두엽 기저부에 있고 양측 후대뇌동맥의 폐쇄에 의한다.

심한 시공간 실인이라고도 부를 수 있는 통각형은 양측 후두(後頭)와 측두엽의 일측성 병변에서도 출현한다. 뇌혈관 장애에서는 피질맹(皮質盲, cortical blindness)으로부터 회복할 때 많이 관찰된다.

피질맹 환자는 자신이 보이지 않는 것을 부인(否認)하기도 하는데, 이를 Anton 증

70) 통각: 주의(注意)를 집중시켜 다수의 심적 내용을 통일하고 의미를 분명하게 파악하는 일.

후군이라고 한다. 이것은 hemiasomatognosia라고도 하는데, 양측 후두엽의 광범위한 병변으로 시력을 전부 잃는다. 환자는 자신의 몸의 한쪽을 알아차리지 못하고, 자신의 편(片)마비를 부인하거나(Babinski syndrome) 사물을 보지 못한다(Anton syndrome). Anton G.(1899)이 피질맹과 피질농을 가진 3명의 증례를 상세히 기재한 것에 의거한다. 환자가 자신의 마비를 부인하는 기전으로 ① 건망 증후군(Korsakov syndrome)의 요인, ② 환상(幻像, phantom), ③ 감정적 요인의 세 가지로 본다(大橋博司, 1965). 환자는 어떠한 경우라도 광범위한 정신 기능의 저하가 나타난다. 적어도 편마비를 부인하는 것은 대뇌 반구 우위성의 문제와 정신 기능과는 다른 문제이므로, 향후 기타 실인증과의 공통점을 더 찾아보아야 한다. 이와는 달리, 환자는 보이지 않는다고 말하면서도 검사 시에는 꽤 정확히 인지할 수 있는 경우가 있는데, 이는 맹시(盲視, blind sight)라고 한다.

구체적인 물체는 잘 인지하지만 그림이나 도형을 제대로 인지하지 못하는 부전형(不全形)도 있다. 도형, 그림, 사진과 같은 평면의 형태를 인지하지 못하는 것은 화상실인(畵像失認, picture agnosia)이다.

(2) 얼굴 모습(相貌) 실인(prosopagnosia, Bodamer J., 1947)

이것은 잘 알고 있던 인물의 얼굴 모습과 표정에 관해서만 나타나는 선택적 시각성 인지 장애이다. 요소적 시각 장애가 전혀 없는데, 자신의 가족이나 잘 알고 있는 사람, 유명한 사람의 얼굴을 보거나, 혹은 사진을 보고 누구인지 판별할 수 없으며 얼굴 표정의 의미도 이해할 수 없다. 거울로 자신의 모습을 보아도 자신인 것을 알지 못할 때가 많다. 눈, 코, 입 등은 명명할 수 있지만 얼굴 전체의 개성(個性)을 구별할 수 없다. 그러나 목소리나 말소리를 들으면 구별할 수 있다. 시각적으로도 그 사람의 안경이나 수염, 머리 모양, 복장 같은 부속물을 손으로 만져보고서 식별할 수 있다.

흔히 사람의 얼굴을 보는 데 그치지 않고, 과일이나 동물의 종류도 구별해 낼 수 없기도 하다. 병소는 주로 우반구 후반부의 손상에 의한다. 대개는 양측(兩側) 병변에 의해 생기며, 지지적(地誌的) 기억 장애 같은 시공간 실인을 동반하는 경우가 많다.

상대방의 얼굴은 알아보는데 기쁨, 슬픔, 화난 것과 같은 표정을 구별할 수 없는 경우는 표정 실인증(表情 失認症, facial affect agnosia)이라고 한다.

(3) 동시(同視) 실인(simultanagnosia, Wolper I., 1924)

현재 보고 있는 그림의 세세한 부분은 정확히 인지할 수 있으나 전체 의미는 이해하지 못한다. 시야 결손과 시공간 장애 등에 의한 것은 제외한다. 병소는 우위반구 두정 · 후두엽으로 보고 있다. 이것이 독립적인 현상인지는 아직 불명하다. 이 용어는 복수의 시각 대상을 동시에 인지할 수 없는 상태로 보는 입장(Kinsbourne M., 1962)도 있다.

(4) 색채(色彩) 실인(agnosia for color, 혹은 color agnosia)

색맹이 아니면서, 색채의 다르고 같음은 구별할 수 있지만 물체의 색채 이름(色名)을 호칭하는 것과 기억해내는 것이 곤란하고(색명色名 건망, color name amnesia) 색채를 영역별(別)로 분류하는 것(빨강, 진빨강, 옅은 빨강 등을 모두 빨간색 유類에 집어넣는 것)이 불가능한 것이다. 물건과 색채의 조합(그림 그리기 등)도 잘 되지 않는다. 이것은 간단한 색채 이름 붙이기 건망이 아니라 색채의 의미 파악의 장애인 것이다. 병소는 우위반구 후두엽의 측면, 또는 기저 면이다.

색에 대한 이름 붙이기만 장해가 있는 것은 색채 명명(色彩命名) 불능(color anomia)인데, 이때는 색깔 카드 분류와 그림 그리기는 해낼 수 있다. 이것과 순수(純粹) 실독증이 병합되기 쉽다(Pötzl 증후군). 이는 색채 지각과 언어의 단절(Geschwind N., 1966)로 설명한다. 실어증에서 색채의 이름을 바꾸어 부르지 못하는 것은 색채 실어(color aphasia), 혹은 실어성 색채 명명 불능(命名不能)(aphasic color anomia)이라고 한다.

(5) 시각 실인성 실독(失讀)(visual-agnosic alexia, 혹은 pure alexia)

내(內)언어 장애에 의한 것이 아니면서, 말하는 데 아무런 장애가 없고 실서(失書)가 없는데 쓰인 글자가 무엇을 의미하는지 상징(象徵)을 파악할 수 없는 것을 순수 실독(pure alexia)이라고 한다. 여기에는 글씨 실독(literal alexia)과 말 실독(verbal alexia)이 있다. 병소는 후두엽 기저부 혹은 두정엽에 의한다.

이것은 시각 실인(視覺 失認)이기보다는 단절 증상의 하나라는 설도 있다. 시야 결손, 색채 실인과 순수 실독증이 병합된 경우는 펫즐 증후군(Pötzl syndrome)이라 한다. 이 증후군은 우세(優勢) 반구의 혀이랑(lingual gyrus)에 속질층(medullary layer) 국소 손상과 뇌량(corpus callosum)의 손상이 있을 때 나타난다.

(6) 시공간(視空間) 실인(visual-spatial agnosia)

물건을 인지할 수는 있지만, 개개의 물체가 공간에 놓여 점유한 위치, 크기, 공간적인 형태, 그리고 물체와 물체와의 상호 공간적인 관계에 대하여 시각적으로 파악하지 못하는 것이다. 여기에는 시공간 지각의 장애, 주시(注視) 공간의 장애, 장소적 장애 세 가지가 포함된다. 시공간의 인지 장애는 공간 실인(spatial agnosia)이라 하고, 이는 시공간뿐만 아니라 듣는 공간과 신체(신체 인지, somatognosia) 등의 외(外) 공간 전체를 포함한다. 최근에는 좁은 의미의 시각 실인에 포함시키지 않는 입장도 있다.

① **시공간 지각 장애**(disturbance of visual spatial perception)

시각 실인과 요소(要素)적 시각 장애의 중간에 해당된다. 평면시(平面視) 장애로서는 물체가 크게 보이는 대시증(大視症), 작게 보이는 소시증(小視症), 변형시증(變形視症, metamorphopsis), 기울어져 보이는 경사시(傾斜視, SchiefsehenⒹ), 상하좌우가 뒤집혀 보이는 전도시(轉倒視, VerkehrtsehenⒹ), 그리고 원근감의 장애로 뒤로 물러나 보이는 후퇴시증(後退視症)과 앞으로 다가와 보이는 접근시증(接近視症)이 있다. 이는 열위반구의 두정-후두엽의 병소에 의할 경우가 많다.

주시하는 대상이 반대 측 시야에서 지각되는 현상으로 전위(轉位) 시각(visual alloesthesia)이 있다. 그리고 공간적으로 확장되어 대상이 많이 보이는 다시증(多視症, polyopsia)과 대상이 사라진 이후에도 계속 반복하여 보이는 반복시증(反復視症, palinopsia)이 있는데, 이는 시각 고집증과 겹치는 현상이다. 운동시(運動視, to see of motion)[71]가 장애되면 외부세계의 운동이 실제와는 달리 느껴진다. 실제보다 빨리 움직여지는 것으로 느끼는 것은 시각성 시간 빠름(迅速) 현상이고, 늦어지는 것은 시각성 시간 지연(遲延) 현상이다. 이것은 우(右)후두엽의 병소로 반맹(半盲)의 시야 장애를 동반하는 환자에게 볼 수 있다. 그러나 이것은 조울병에서 나타나는 시간 체험의 이상과는 다르다.

그리고 대상의 색(色)과 모습(形)은 제대로 보는데, 자동차의 속도와 같은 움직임에 대해서는 잘 알 수 없는 경우가 있는데, 이것은 양측 후두엽 병변이 관련된 운동맹(運動盲, motion blind, Zihl J. 등, 1983)이라고 한다.

② **주시 공간**(注視 空間) **장애**

시공간 실인의 중심을 이루는 것으로, 여기에는 Bálint 증후군과 반쪽 시공간 실

71) 원어는 Bewegungssehen(D)임.

인이 속한다. 물체와 물체의 공간적 관계를 인지하기 위해서는 시선을 물체로 이동시키지 않으면 안 되는데, 시선이 하나의 물체에 고착(固着)되어 움직여 가기가 불가능하게 되어 공간적 관계의 지각이 장애되는 것이다.

가) Bálint 증후군

Bálint 증후군(Bálint R., 1909)은 특이한 주시 공간 장애로서, ㉠ 시선을 의도적으로 바꿀 수 없고 시선이 일정한 방향으로만 향하여 고착하고 마는 정신성 주시 마비(注視 痲痺), ㉡ 시각 자극에 반응하는 의도적인 협조 운동이 원활하지 않아, 눈앞에 있는 대상을 파악할 수 없는 시각 실조(視覺失調)[72], ㉢ 시선이 포착한 물체만을 주시하게 되고, 그 외의 것과 배경에는 주의가 미치지 않는 공간성 주시 장애의 세 가지 징후로 구성된다. 이는 양측 두정-후두엽의 광범위한 병소에 의한다.

나) 반쪽 시공간 실인

반쪽 시공간 실인(半側 視空間 失認, unilateral visual-spatial agnosia)은 시각 공간의 반쪽에 있는 대상이 무시되는 현상으로, 도형이나 문자도 반쪽밖에 인지되지 않는다. 모사(模寫)를 시켜보면 반쪽이 무시된다. 환자는 이것에 신경을 쓰지 않는다. 대부분 좌측이다. Brain L.(1941)이 좌측 공간의 실인(agnosia)이라는 이름으로 처음 기재하였다. 병소로는 열위(劣位) 반구의 두정-후두엽에 있으며, 우측 장애 시에는 좌측 공간이 무시된다. 반쪽 공간 무시(unilateral spatial neglect)도 동의어이기는 하지만, 이는 공간뿐만 아니라 청각과 촉각도 포함하는 것이다.

반쪽 시공간 실인에서는 시각(視覺) 표상에도 장애를 보이는데, 시각 표상만으로 반측 시공간 무시를 보인 예(Guariglia C 등, 1993)와 표상의 형성은 정상인

72) 실조(失調): 조화를 잃음.

데 시각성 실인을 보인 예(Behrmann M. 등, 1992)도 보고되었다.

③ **길치**(또는 지지적地誌的 지남력 장애, topographical disorientation)[73]

이는 시공간 실인증에서 가장 추상적인 장애로서, 잘 알고 있는 장소에서 개개의 건물과 집은 잘 알고 식별할 수는 있으나, 목적하는 장소로 가는 방향을 모르고 길을 찾아가지 못하는 것(defective route finding, Benton A.L., 1969)이다. 예를 들어, 병원에 있는 자신의 방에서부터 화장실을 찾아갈 수 없다. 주로 두정-후두엽, 특히 우측의 병소에 의한다.

그러나 대상을 보고 이것이 공간 내에서 어떠한 위치 관계에 있는지를 알지 못하는 시각성 정위(視覺性定位)[74] 장애(visual disorientation)는 시공간 지각 장애의 일종으로서, 지남력 장애가 아니다. 이것과 비슷한 것으로 지지적(地誌的) 기억 장애(topographical memory loss, Kleist K., 1934)가 있다. 이는 잘 알고 있는 장소의 지리적 관계를 떠올릴 수 없는 것으로, 자신이 살고 있는 집의 방 배치나 구조를 그리지 못하고 동네의 길을 생각해서 묘사할 수 없다.

④ **기타**

시각성 숫자세기(視覺性 計數) 장애는 따로따로 줄지어 있는 물체를 한 번 보아서 숫자를 셀 수 없는 경우이고, 시각 소거(視覺 消去) 현상(visual extinction)은 시야의 양측에 동시에 제시된 자극 중에 한쪽이 지각되지 않는 것을 말한다.

73) 지지(地誌): 어떤 지역의 지리적 현상을 조사하고 연구하여 그 특색을 적은 책. 여기에서는 지리적인 위치와 방향의 성질을 의미한다. 길치는 일반인 중에 길을 찾아가는 능력이 부족한 사람을 의미하는데 저자는 이를 차용하였다. 길눈이 어둡다는 의미로서 지지적(地誌的)이라는 용어보다는 길치가 의미 전달이 좋을 것으로 사료된다. 그러나 장애 시에는 길눈 능력 상실의 의미가 포함되어야 좀더 정확한 표현이 될 것이다.

74) 정위(定位): 바른 자리.

2) 청각(聽覺) 실인(auditory agnosia)

여기에는 정신농(精神聾), 감각성 실(失)음악, 순수 어농(語聾)이 포함된다.

① **정신농**(精神聾, psychic deafness, Munk H., 1890)은 청각 실인의 과거 용어이다. 이것은 청각을 매개로 한 대상에 대한 인지 장애로서, 다양한 종류의 말소리나 음악 소리를 들으면서도 그것의 의미를 알지 못하는 상태이다. 피질농(皮質聾, cortical deafness)은 양측 청방선(聽放線), 피질 청각영역, 내측 슬상체의 손상에 의한 고도의 청각 장애로서 피질맹(盲)보다 드물다. 피질농은 자신의 장애를 부정하는 Anton 증후군을 동반하기도 하고, 청각 실인으로 이행하기도 한다.

청음(聽音) 실인(auditory sound agnosia)이란 벨소리, 기차소리, 동물의 울음소리처럼 비언어성의 소리를 듣고, 그 소리의 의미를 알아차리지 못하는 것이다. 이는 좁은 의미의 청각 실인인 것이다. 이를 잡음농(雜音聾), 혹은 잡음 의미농(意味聾)이라고도 한다.

② **감각성 실음악**(失音樂, sensory amusia)은 음을 들을 수는 있으나 음정, 리듬, 템포 등을 알지 못하는 음악에 관한 실인이다.

③ 언어의 음(音)에 한정된 인지 장애는 **순수 어농**(純粹語聾, pure word deafness)이라고 한다. 이는 피질하(下) 감각 실어로 실음(失音)이며 일종의 실어(失語)라는 견해도 있다.

④ **기타**

듣기(聽) 공간지각 장애(disturbance of audio-spatial perception)에는 두 개의 자극음(刺戟音) 중에 한쪽이 억제되는 청각 소거(消去) 현상(auditory extinction)이 있고, 한쪽 방향으로 음(音)에 대한 관심이 저하되는 청각성 무관심(auditory inattention), 또는 청각성 무시(auditory neglect)가 있다. 소리가 나는 위치를 모르는 음원 위치(音源位置, sound localization)의 장애, 실제와는 다른 방향으로 잘못 듣는 전위(轉位) 청각(auditory alloesthesia), 또는 청각 전위(聽覺轉位, alloacousis) 등을 포함한다. 템포가 실제보다 느리게, 혹은 빠르게 느끼는 시간 감각의 이상이 청각에도 생긴다. 반복 들림증(反復聽症, palinacousis)은 이전에 들었던 말이 반복해서 들리는 청각의 고집증이다.

3) 촉각(觸覺) 실인(tactile agnosia)

말초지각 장애가 아니면서 촉각에 의해 물체를 인지할 수 없는 상태로서, 통상 손바닥 위에 물체를 놓고 보아 조사할 수 있다. astereognosia(입체감각 실인)란 용어는 촉각 실인 전반에 쓴다. 촉각 실인은 중추 신경 장애에 따른 1차성 실인(primary agnosia)과 닿은 것의 의미를 모르는 2차성 실인(secondary agnosia)으로 나눈다(Delay J., 1935). 1차성 실인에는 소재 실인과 형태 실인이 포함된다.

소재(素材) 실인(ahylognosieⒻ)[75]은 촉각의 기억 심상(心象, image)이 소실되어 생기는 것으로, 물건의 무겁고 가벼움, 차고 따뜻함, 단단하고 무른 정도, 거칠거나 매끄러움 등, 물건의 소재(素材)를 식별할 수 없는 것이다. 옷을 만져보고, 그 천이 털인지 무명인지 비단인지를 촉각을 통하여 감별할 수 없다. 형태(形態) 실인(amorphognosia)은 삼각형 같은 평면 도형이나 축구공과 같은 입체를 촉각으로 인식하지 못하거나, 의사가 피부에 자극을 주어 피검자가 자극받은 피부의 위치를 제대로 알지 못하는 것(정위定位 장애), 피부에서 자극받는 두 점을 구별해내지 못하는 경우(두 점 판별), 사지(四肢)의 위치 감각, 요철감(凹凸感), 손바닥 위에 쓰인 문자나 도형을 인식하지 못하는 것(agraphaesthesia) 등이 포함된다.

2차 실인성 촉각은 좁은 의미의 촉각성 실인(失認)으로서, 물체의 소재와 형태의 판별은 가능한데 물체의 의미를 파악할 수 없는 상태이다. 이는 촉각 실상징(失象

75) 소재는 재료(材料)의 의미이고, 장소라는 의미의 소재(所在)가 아니다.

徵)(tactile asymbolia)[76], 또는 순수 입체감각(立體感覺) 실인(pure astereognosis, Hécaen H.)이라고 한다.

그 외의 촉지각(觸知覺)의 이상으로서 닿은 것을 실제보다 크게 느끼는 확대입체각증(擴大立體覺症, macrostereognosia)과 작게 느끼는 축소입체각증(縮小立體覺症, microstereognosia)이 있으며, 촉각 보속, 소거(消去, extinction), 전위(轉位, alloesthesia) 등의 촉각 이상이 있다. allochiria(감각 측側 전위 이상)란 체(體) 지각과 세부의 촉(觸) 위치 감각은 유지되지만, 자극받은 신체 쪽의 좌우가 혼동되거나, 장애부위 자극에 반대되는 대칭점에 자극되는 것으로 느끼는 경우로서, 이는 alloesthesia(감각전위)의 하나인 것이다. 또 촉각성 실어(失語)(tactile aphasia, Raymond 등, 1906)는 닿은 물건의 이름을 말하지 못하는 것으로, 뇌의 촉각 영역과 언어 영역이 분리되어 생기는 것으로 설명한다.

4) 신체 실인(身體 失認, body agnosia)

이것은 신체 도식(身體圖式)의 장애이다. 신체 도식(圖式, bodyschema)이란, 자기의 신체에 대해서 갖는 표상, 또는 공간상(空間像)이다[77]. 신체 도식은 의식 저면(底面)에 있는 현상이다. 신체 도식 장애 중 대표적인 것이 신체 실인이다. 신체 실인은 병소가 우위(優位) 반구에 있을 때는 양측성으로 나타나고, 열위(劣位) 반구인 경우에는 반대측 신체 반쪽에 신체 실인이 생긴다. 양측성 신체 실인에는 Gerstmann 증후군과

76) 실상징(失象徵, asymbolia, Finkelnburg F.C., 1870)은 상징과 생활에서 쓰는 약속된 부호를 이해할 수 없는 것이다. 이것은 실인증보다도 먼저 알려진 개념이다. Meynert T.(1890)는 실인을 감각 실상징(感覺失象徵, sensory asymbolia)이라 하고, 실행(失行)을 운동 실상징(運動失象徵, motor asymbolia)이라 칭했다.

77) 비슷한 용어로 신체 심상(身體心象, body image)이 있다. 이는 자기 자신의 신체에 대해 의식되는 모습(image)이다. 신체 도식이 직접 체험되지 않고 의식되지 않는 과정이라면, 신체상은 체험되어 의식화된 신체의 공간상(空間像)이다. 신체상은 신체감각을 기초하여 이 위에 심리 사회적 경험이 추가되어 형성된다(Schiler P., 1934).

신체 부위 실인(autotopagnosia)이 있다.

① Gerstmann 증후군(Gerstmann J., 1930)은 자기 자신과 남의 손가락의 종류를 인지할 수 없는 손가락 실인(失認)(finger agnosia), 자신과 타인의 신체 좌우를 인지하지 못하는 좌우(左右) 혼동, 글을 쓰지 못하는 실서(失書), 계산을 하지 못하는 실산(失算)의 네 개의 징후를 보이는 증후군이다. 이는 공간 속에서 방향의 범주에 기초한 공간적 관계의 인지 장애로 생각된다. 병소는 우위 반구의 두정-후두엽 이행부에서 모서리 위 이랑(supramarginal gyrus)과 모이랑(angular gyrus) 부근이다.

② 신체 부위 실인(autotopagnosia)은 자신의 몸의 일부분을 보고 이를 지칭(指稱)하거나 지시할 수 없는 것을 말한다. 손가락뿐만 아니라 전신의 각 부위를 지칭하지 못한다. 병소는 두정-후두부에 걸친 광범위한 곳으로, 대개 양측성이다.

③ 열위 반구 병소에 따른 반쪽 신체 도식(圖式) 장애에는 반쪽 신체 실인(hemiasomatognosia), 편마비의 존재를 부인(否認)하는 병상태 실인(anosognosia), 신체 반쪽 상실감 등이 있다.

반쪽 신체 실인은 몸의 반쪽이 무시되고 이에 관심을 보이지 않는다. 그리고 그 쪽 상하지를 사용하지 못하고 옷 입을 때 반쪽을 잊어버리기도 한다.

병상태 실인은 좌측 신체 마비 환자가 자신의 운동 마비를 전혀 인식하지 못하는 것이다. 병소는 열위(劣位) 반구의 두정엽 피질, 특히 모서리 위 이랑(supramargianl gyrus) 부근이다. 그리고 신체 반쪽 상실감은 시상 또는 시상·두정엽의 손상에 의한다.

환자가 통증은 제대로 느끼지만 통증에 따른 고통과 도피 반응을 나타내지 않는 경우는 통증 실상징(痛症 失象徵, asymbolia for pain, Schilder P. 등, 1928)인데, 이는 통증 실인(痛症失認, agnosia for pain)이나 통증을 알지 못함증(algodiaphoria)과 거의 같은 의미이다. 이것은 신체 실인의 하나로 보기도 한다.

제10장 사고(思考)의 장애

1. 사고의 정의
2. 사고의 장애

제10장 사고(思考)의 장애

1. 사고의 정의

인간은 위기를 피하고, 먹을 것을 얻거나 성적(性的) 대상을 찾는 등, 살아가기 위한 적응 행동을 하기 위해서는 외부 세계로부터 주어지는 다양한 정보를 토대로 선택하고 판단하지 않으면 안 된다. 이것은 넓은 의미로 사고의 기반이 되는 신경계의 과정(神經過程)이라 할 수 있다. 사고(思考, thinking)[1]란 외부 자극 없이 마음에 떠오르는 심상(心象)이나 관념의 내적 과정이다. 그리고 감각으로부터 주어지는 재료를 통합하고, 대상의 본질과 여러 측면의 관련을 파악하며, 개념을 형성하여 비판과 추리를 행하는 인간의 심적 기능이다. 이것은 논리성(論理性)과 합리성(合理性), 객관성을 갖고 있으며, 정당한 사고는 타인과 상호 통용성(通用性)을 갖는다. 이러한 기능은 일정한 기호(記號), 상징(象徵) 그리고 추상 과정(抽象過程)을 포함한다. 말은 상징을 이용

1) 사고(思考)의 사전(辭典)적 의미는 '생각함, 궁리함'이다. 이는 머리를 써서 궁리한다, 가늠하여 헤아리거나 판단한다, 마음먹는다, 느끼어 일어나는 마음, 새로운 것이나 잊고 있었던 것이 머리에 떠오름, 깨달음, 앞날의 일을 머리에 그려봄 등의 의미가 있다.

생각과 관련된 한자로서 상(想)은 형상과 함께 떠오르는 생각, 혹은 퍼뜩 떠오른 생각으로 상기(想起)는 생각이 퍼뜩 떠오르는 것이고, 사(思)는 머리로 따져서 하는 생각, 혹은 곰곰이 하는 생각으로 연상(聯想)은 이것을 보고 저것이 떠오르는 것이고, 상념(想念)은 문득 떠오른 생각이 머리를 떠나지 않는 것이다. 염(念)은 지금(今) 내 머리에서 떠나지 않는 생각이나 맴돌며 떠나지 않는 생각으로 염원(念願)은 떠나지 않는 생각이 바람이 되는 것이고 염두(念頭)는 생각이 머리에 남아있도록 두는 것이다(정민 등, 2004).

한 가장 발달된 기능이다. 이로써 인간은 단순한 사고의 반사성(反射性)이나 자동성(自動性)을 벗어나 자유를 간직한 존재인 것이다[2]. 사고는 언어와 관련이 깊고, 정의(情意)에 대응되는 정신 활동의 지적(知的)인 측면을 대표하는데, 실제로는 사고에 영향을 주는 의식과 기억의 영향을 받는다.

사고와 관련되는 용어

사고란 사유(思惟)라고도 한다. 기억과 동의어('대통령 이름은 누구')이거나, 주의 기울이기('생각 좀 해봐라'), 어떤 사실을 믿는다는 의미('나는 고래가 있다고 생각해')이거나, 모호한 상태('뭘 생각하는 것은 아니야')로서 밖에서 관찰할 수 없는 심리적 과정을 의미한다. 좁은 의미의 사고는 추리, 숙고, 반성 등의 방향을 가진 사고로서 이것이 정신의학의 대상이 된다.

사고의 특징으로는, ① 원하는 목표를 달성하려는 과정에서 장애가 있을 때 시작된다. ② 하나의 반응이다. 어떤 문제가 생겨나 상호 작용할 때 발생한다. ③ 주로 내재적 행동으로 이루어진다. 외현적 반응이라기보다는 인간 내부에서 이루어진다. 마음속에 나타나는 표상인 관념(idea)이나 심상이 빠른 속도로 얽히면서 진행되며, 이는 압축 형태로 이루어진다. ④ 간접적 반응이다. 앞에 있지 않은 대상에 대해 생각할 수 있듯이 기호나 언어 같은 상징을 사용하여 간접적으로 문제를 해결한다. ⑤ 지향성(指向性)이 있다. 목표나 대상에 지향하는 특성이 있다. 지향성을 갖고 동기로

2) 사고의 독립성을 강조하면 이성론(理性論, 또는 합리주의, rationalism)이고, 강조하지 않으면 경험론(또는 경험주의, empiricism)이 된다. 사고의 형식과 법칙을 연구하는 것은 논리학(logic)이고, 사고의 내용을 포함하는 인식론적 논리학과 이것을 포함하지 않는 형식 논리학이 있다. logos를 ratio(이성, 비율)라고 번역하는데, 성서에 '태초에 로고스가 있었다'라는 라틴어 번역에는 verbum(말)이라고 번역하였다. 이 둘은 같은 의미이다. 관념론(idealism)은 물질과 자연과 대응하는 관념의 근원성을 주장하는 것이고 유물론(唯物論, materialism)에 대립되는 학설이다.

서 문제 해결을 시도한다. 사고가 진행하면서 시행착오와 가설을 검증한다. 사고 과정의 지향성이 가설을 기각하는 근거가 된다(김계현와 유성경, 2007).

사고의 과정(過程)이 이루어지기 위한 구성 요건으로 개념이 필요하다. 개념(concept)은 정보를 효율적으로 처리하기 위해서 공통의 의미를 갖는 여러 개의 표지(標識)[3]를 하나로 정리하여 범주화(範疇化)하여 의미를 갖게 하는 것이다. 개념에는 다양한 수준이 있는데, 사물의 단순한 속성(크다, 파랗다), 추상적(사랑, 진실), 절차적 특성(구두를 매는 법), 관계적 특성(더 똑똑하다 등)에 따라 개념화가 이루어진다. 개념을 가지면 이에 해당하는 정신적인 상(像)을 갖게 된다. 예로서, 새의 개념으로부터 정신적인 상이 형성되는데, 이를 근거로 새는 날아가는 것이라고 판단하게 된다. 이때 개념이 추상화될수록 이를 인지하기 쉬워진다. 즉 새라는 개념에, 날지 못하는 것은 펭귄, 타조도 있다는 사실로 혼란이 줄어든다. 즉 개념은 구체적인 수준에서 추상적 수준까지 위계적 구조를 가진다. 개념 외에 시각, 청각 등 감각적 이미지를 통해서 사고한다. 얼굴을 떠올리면서 생각하고, 냄새를 맡으면서 장소를 떠올린다. 장소를 찾을 때 지도를 머릿속에 그리면서 움직이는 것이다(김계현와 유성경, 2007). 개념이 포함되는 특징을 내포(內包, intention)라 하고, 적용되는 범위를 외연(外延, extension)이라 한다.

개념 형성(concept formation)은 물질 자체의 본질(essence)을 추상화(抽象化, abstraction)[4] 하는 사고와 판단이 얻어지는 범주화(範疇化, categorizing)와 거의 같은 의미로 쓰인다. 그리고 추상적 태도(abstract attitude, Goldstein K.)란 구체적인 것으로부터 떨어져서 대상을 일반적인 범주로서 파악하는 것이다. 문제를 해결하는 데 적절하게 주어진 정

3) 표지(標識): 다른 것과 구별하여 알게 하는 데 필요한 표시나 특징.

4) 추상화는 사물이나 형상(事象)이 갖고 있는 여러 성질 중에서 어떤 성질만을 취하고 그 외의 것은 버리는 정신의 활동이다. 제거하는 활동에 주목할 때는 사상(捨象)이다. 이는 우리가 환경에 효율적으로 대처하는 데 필요한 기본적인 개념이나 틀(schema) 형성에 필요한 정신작용이다.

보로부터 문제점을 꺼내서, 사리에 맞게 추구하는 사고의 유형은 집중(集中) 사고(convergent thinking)이고, 다각도로 변화시켜 추구해 나가는 형은 확산(擴散) 사고(divergent thinking, Guilford J.P.)[5]라고 한다. 전자는 논리적이고 후자는 창조적이다.

전제(前提)[6]에 기초하여 합리적으로 판단하는 추리(推理, reasoning)에는 집중 사고가 필요하고, 여기에는 사실과 부합되는지 아닌지에 따른 논의의 일관성이 중요하다.

관념(觀念, idea)[7], 혹은 생각(thought)[8]은 생각한 내용을 뜻하고, 표상(表象, representation)[9]이 되면 내용이 감각적 · 구체적으로 된다. 관념 구성(ideation)이란 관념을 지어내는 것이다.

프로이트(1895년)는 사고에 일차(一次)와 이차 과정(二次過程)이 정신기능의 기본적인 사항이라고 하였다. 일차과정 사고(primary process thinking)는 꿈이나 상징적 활동

5) 확산 사고는 de Bono E.가 말한 수평(水平) 사고와 비슷하다.

6) 무슨 일이 이루어지기 위하여 선행하는 것. 논증에서 그것으로부터 출발하여 결론을 얻을 수 있는 명제.

7) 사람의 마음속에 나타나는 표상, 상념, 개념, 또는 의식내용을 가리키는 말이다. 원래는 불교 용어로서 진리 또는 불타(佛陀)를 관찰사념(觀察思念)한다는 뜻이다. 정신의학에서는 대개 표상(表象)과 같은 뜻으로 사용된다. 영어의 'idea'는 관념으로, 독일어 'Vorstellung'은 표상으로 번역되었다. 철학용어로는 표상일반 속의 감각적 · 감성적 표상과 이에 대립하는 지적 표상과 개념을 의미한다(표상에 대해서는 9장. 지각의 장애 참조).

8) 생각이란 의미 중에 '가늠하여 헤아리거나 판단함', '사물에 대해 가지는 마음'은 영어의 thinking에 해당하고 '느끼어 일어나는 마음', '새로운 것이나 잊고 있던 것이 뇌리에 떠오르는 것'은 thought에 해당한다고 사료된다.

9) 표상은 표상하다, 재현하다, 의식(意識)에 현전(現前)하는 것이란 뜻이다. 어원 repraesentatio는 '다시(re) 현전케 하는 것(praesentatio)'을 의미하고, 독일어의 Vorstellung은 '앞에(vor) 세우는 것(stellung)'이란 의미이다. 자동차를 보고 '자동차'라는 단어를 떠올리듯이, 단어를 통해 사물을 눈앞에 재현하거나, 사물을 보고 단어를 머릿속에 재현하는 것이다. 어떤 행동을 하거나 판단하는 것에 언제나 표상이 함께 진행된다. 일관된 표상이 있어야 일관된 행동과 판단이 가능하다. 행동의 일관성, 통일성을 위해 무언가 떠올리도록 해주는 개념이나 상상, 판단의 체계를 표상 체계라 한다. 이 체계는 개인마다 약간의 차이가 있으나 대개 집단적으로 유사한 구조를 갖고 있다. 집단 내에서 주위의 영향을 받기 때문이다. 이런 표상 체계는 무의식적으로 작동한다(이진경, 2006).

에서 나타나는 비합리적이고도 본능적인 사고를 말한다. 이는 충동이나 욕구를 무의식적 상상을 통하여 충족시킴으로써 긴장과 불안을 감소시키는 본능의 활동과정이라고 하였다. 이는 논리적 연결이 무시되고 모순이 공존하며, 시공을 초월하고 언어 대신에 표상과 구체적인 이미지가 사용된다. 정신발달과 함께 일차과정 사고는 이차과정 사고에 의해 억압된다. 이차과정은 현실 원리와 논리적 사고를 따른다.

상징적 사고(symbolic thinking)

상징(象徵, symbol)은 어떤 것의 의미를 별도의 형상, 주로 시각적인 형태로 나타내는 것이다. 통상, 상징과 상징되는 대상과의 관계는 연속적이지 않아 해독하지 않으면 알 수가 없다. 기호(記號)와 동일한 의미로 쓰이기도 한다. 인간은 동물과는 달리 상징적 인간(homo symbolicusⓁ, Cassierer E.)으로, 신호(signal)가 아닌 상징으로서 기호를 조작하는 언어를 사용한다. 어떤 것이 상징을 포함하고 있으면 상징성(symbolism)이고, 상징을 만들어내는 심적 기제는 상징화(象徵化, symbolization)이다. Freud S.(1900)는 무의식의 상징화로서 꿈을 중요시하였다.

'상징적인 것(象徵界)'이란 개인의 탄생 이전부터 존재하는 무의식적인 질서를 나타낸다는 Lacan J.의 개념이다. 그는, 인간은 상징적인 것(상징계), 상상적인 것(想像界), 현실적인 것(현실계)으로부터 형성되고, 신경증은 억압에 의해, 정신병은 배제(排除)에 의해 이 세 가지의 균형이 깨진다고 했다. 상징적 사고란 상징을 사용해서 생각하는 것으로, 신경증과 정신분열병에서 볼 수 있다. 그러나 정신분열병에서는 그 의미를 이해하기가 매우 어렵다. 상징 실현(實現)은 정신분열병 환자의 욕구를 상징적으로 만족시켜 주려는 Seckehaye M.A.(1947)가 시행했던 정신요법이다.

상징 형성(symbol formation)이란 파멸 불안을 해소시키려고 유아가 작동시키는 자아의 활동이고(Klein M.), 상징 행위는 일견 어떤 생각 없이 하는 행동이 상징성을 갖는 것이다. 상징 공포(symbol phobia)는 자신의 언동에 상징이 담겨 있지나 않은지 두려워하는 것을 말한다.

실(失)상징 증후군(syndrome of asymbolia, Scheller H., 1965)[10]은 언어와 일어나는 일(事象)의 상징적인 의미를 알지 못하는 것이다(9장. 지각의 장애 중 실인증 참조). 대뇌 손상에 의해 이미 습득한 언어, 음부호(音符號), 화폐, 일상적인 일, 사교(社交), 종교, 직업상에서 쓰이는 여러 가지 몸짓과 기호(記號)를 매개로 하는 개념을 표출하고 수용하는 데 장애가 생긴 상태로서, 오늘날의 실어(失語), 실행(失行), 실인(失認) 증상을 포함한다. 이것은 Wernicke C.(1874)의 용어로 시각적, 청각적 또는 촉각적인 기억 심상(心象)의 연합 장애(이것은 나중에 실인증失認症으로 되었음)이다. Meynert Th.(1890)의 운동성 실(失)상징은 나중에 실행증(失行症)으로, Schilder P. 등(1928)의 통각 실(失)상징은 신체 실인의 한 유형으로 되었다.

착상(着想, sudden idea)

착상은 새로운 생각을 해내는 일로서 떠오른 생각이다. 사고(思考)[11]는 급히 생각해 내는 것으로 보여도 잠재적인 준비 단계가 있고, 내용이 옳은 것인가 하는 반성을 수반한다.

연상(聯想, association)

연상이란 정신 내용이 연결되는 일이다. 보통은 관념과 표상이 서로 연결되는 것

10) 실상징(失象徵, asymbolia)은 Finkelnburg(1870)가 Kant I.(1796)의 상징을 표현하는 표징 능력(標徵能力, facultas signatrixⓁ)의 정의를 기반으로 한 개념으로, 상징과 생활에서 쓰는 약속된 부호를 이해하지 못하는 것이다(加藤正明 등, 2001).

11) 사전적 의미는 곰곰이 하는 생각, 머리로 따져서 하는 생각이다.

이고, 또는 관념 연합(association of ideas)을 의미한다. 이것은 어떤 사물을 듣거나 보거나 생각할 때, 그와 관련이 있는 다른 사물이 머리에 떠오르는 일이다. 넓게는 감정과 행동(조건 반사 등)까지 포함되기도 한다. 연상의 법칙(laws of association)은 유사(類似), 근접, 대비(對比)[12]에 의해 기억이 만들어진다는 아리스토텔레스(Aristoteles)의 법칙이다. 연상의 활성화(associative activation)는 어떤 말을 떠올리면, 이것과 연관된 말이 쉽게 떠오르게 되는 것으로 priming[13]이라고도 한다. 근접(近接) 연합은 자신의 경험 중에서 동시에 생긴 일이 내용과는 무관하게 연결되는 것으로, 어린애와 정신지체에서 보이는 현상이다.

자유 연상(free association)은 마음에 떠오르는 모든 생각을 표현하는 정신분석의 기법이다. 이는 의도적으로 떠오른 생각이 아니기 때문에 연상(聯想)은 아니다. Jung C.G.는 자극어를 주어 자유로이 연상시켜서 피검자가 갖고 있는 콤플렉스(complex)를 찾아내는 연상 검사를 개발하였다.

18~19세기 영국의 경험론을 기반으로 한 연상 심리학(association psychology)은 정신 현상을 연상으로부터 설명하였다. 이러한 요소(要素) 사이의 결합을 발전시킨 행동주의는 자극과 반응을 중시하고 있다. 연합 영역(聯合領域, association area, Flechsig P., 1898)은 대뇌 피질에서 국소론(局所論)에 의거하여 운동 감각 중추를 서로 연결하고, 그 기능을 통합하는 고차적인 정신·신경 기능을 해나가는 영역이다.

상상과 공상

상상(想像, imagination)은 현실에 없는 일을 생각하는 것이다. 과거에는 표상(表象)을 만드는 마음의 활동, 혹은 표상 자체를 의미했다. 상상은 정신상(精神象, mental image)

12) 서로 맞대어 비교함.

13) 기폭제, 혹은 펌프에 물을 끌어올리기 위해 윗구멍에 붓는 마중물과 같이 이끌어 낸다는 의미이다.

을 합성하여 새로운 착상이 되는 것이다. 이러한 형성 과정은, 대상이 없는 것에 대한 정신 표상(mental representation)인 것이다(Campbell R.J., 1996). 상상력(想像力)은 상상하는 능력인데, 칸트는 상상력을 다양한 직감을 통합하고 감성과 오성(悟性)을 연결하는 근본(根本) 능력이라고 하였다.

공상(空想, fantasy)은 추상(追想)[14]을 바꾸어 다른 내용으로 만들거나 새로운 내용을 첨가하여, 현실에는 없는 장면의 시각적 표상을 만들어내는 일이다. 환자 자신이 등장하고, 일상적인 일을 집어넣어서 장래의 걱정스러운 일(자신과 가족의 사고나 죽음 등)이나 소원 충족적인 내용(성공과 주변의 칭찬, 놀라운 활약 등)으로 되기 쉽다. 섬망과 백일몽에서 공상은 끝이 없지만, 체계적인 가성(假性)환각으로 되는 수도 있다. 프로이트는 공상을 무의식에 억압되었던 욕동(欲動)이 타협 형성을 통해서 백일몽과 허구의 이야기 형태로 나타나는 것이라고 했다. 일차성 공상(primary fantasy, 프로이트, 1915)은 양친의 성(性) 관계, 거세 등 개인의 체험을 뛰어 넘어 보편적으로 보이는 공상이다.

공상적 거짓말(pseudologia phantastica)은 가공(架空)의 일을 진짜 사실처럼 말하고, 타인과 자신을 함께 속이는 것이다. 규모가 큰, 공상적인 내용의 망상 질환에는 공상망상병(délire d'imaginatonⒻ, Dupré E.), 공상 파라프레니아(phantastic paraphrenia, Kraepelin E.; PhantasiophrenieⒹ, Kleist K.) 등의 명칭이 있다.

상상병자(想像病者, maladie imaginaireⒻ)는 몰리에르(Molière)의 희곡에 등장하는 건강염려증의 예를 말한다. 그리고 보바리즘(bovarism, de Gaultier J.)[15]은 허영심과 자기 암시가 강한 사람이 불행한 상황으로부터 동경하던 공상의 세계로 도피하고, 현실과 공상이 뒤섞인 행동을 하는 것을 말한다.

14) 지난 일을 생각함(remember).

15) 보바리즘(bovarism)은 Flaubert G.의 소설 Madame Bovary의 주인공 성격에서 빌려온 것이다. 젊은 여자는 이상적인 연애를 말하기 쉽다. 실제의 세상과 백일몽을 혼동하고, 현실과 공상을 구별하지 못하는 것이다.

명상

명상(瞑想, meditation)[16]은 깊은 생각에 잠겨드는 일이다. 반추(反芻, rumination)의 의미도 있다. 평온(平穩, serenity)도 조용히 생각을 가다듬어 맑은 마음으로 되는 일이다. 선(禪) 수행과 자율 훈련에서 수행을 통해 깨달음의 경지(sophrosyne)를 추구한다. 정신분열병과 비정형 정신병에서 이와 비슷한 체험을 하기도 한다.

2. 사고의 장애

사고는 사고 자체의 독립적인 기능이라기보다는, 무엇보다도 의식 상태나 인격 전체의 기능에 크게 영향을 받는다. 보통, 사고의 병적 장애(病的障碍)라면 사고라는 부분적인 장애가 아니라 정신 상태 전반의 장애라고 할 수 있다. 단지 사고 장애라고 하여 편의상 별도로 구분하여 고찰할 뿐이다.

사고(思考) 장애(thought disturbance)는 크게 세 가지로 나눈다. 형식상의 사고의 흐름과 진행 방향(flow of thought)의 장애, 사고 체험 양식의 장애, 사고 내용의 장애가 그것이다.

그리고 이것 외에, 형식상의 사고장애(formal thought disorder: FTD)가 있다. 이는 Bleuler E.(1911)가 '연상이 느슨해진(loosening of association) 결과가 정신분열병의 근본적인 장애'라고 주장하면서 구체화된 개념이다. 이후에 슈나이더(Schneider C.)가 사고(思考)의 여러 변화 상태를 기재하면서, 정상적인 생각의 요소에는 항구성

16) 어원 meditor는 곰곰이 생각하다의 의미.

(constancy), 통합성(organization), 연속성(continuity)이 있는데, 정신분열병에서는 이것이 장애된다고 하였다. 그리고 여기에는 생각의 연상이 손상되어 이탈(derailment), 연상의 연결이 반복되는 융합(fusion), 갑자기 특정 생각이 들어와 사고가 단절되는 차단(suspension), 연상이 깨진 생각의 파편화로 '멍청한 지껄임'(drivelling) 등이 있다고 하였다.

이후에 Fish F.(1967)는 정신증상을 정신병리적 분류에 의거하여 기술하는데, 사고장애 항목 속에 '형식상의 사고장애'를 포함시켰다. 그러나 Andreasen N.C.(1979)은 FTD를 와해된 언어라고 바꾸어 표현하면서, 사고장애는 객관적으로 정의하기 어렵다. 이것은 임상적으로 오직 환자의 말에 의거해야 하기 때문이라 하였다. 즉 객관적 평가는 언어행동(language behavior)을 통해서만 가능한 것이다. 이러한 개념은 DSM-IV를 거쳐 DSM-5에서도 이어지고 있다.

(1) 사고 흐름의 장애

생각을 해나가기 위해서는 목표(object), 또는 상위 표상(上位表象, upper representation)을 설정하고, 각 연합이 이것을 향해서 통합하는 결정 경향(決定傾向, determinant tendency)이 필요하다. 사고 흐름의 장애에는 사고의 속도가 빨라지거나 늦어지는 이상과 사고의 연결(맥락, 脈絡)의 이상이 포함된다.

① 사고 속도의 이상

가) 사고의 속도가 늦어지는 사고 이상

ㄱ. 우원(迂遠, circumstantiality)

사고의 주요 기능의 하나는 사리(事理)의 줄거리를 파악하고 불필요한 것은 생략하는 것이다. 이것이 되지 않으면 이야기는 장황하게 계속된다. 한

가지 일을 지엽말단까지 지나치게 세세히 이야기해야 하므로, 말이 길어지고 답답한 인상을 준다. 전형적인 예는 뇌전증성 성격으로, 이야기는 단조롭고 느린 속도로 장황하게 계속된다. 그러나 이야기의 목표는 유지되고 산만하지도 않다. 태도는 공손하지만, 전체적으로 느리고 지루한 점착적(粘着的)인 느낌을 준다. 답답한 나머지 주의를 환기시켜도 그 속도는 바뀌지 않는다. 정신지체나 기질성 뇌질환에서 이러한 경향을 보이기도 한다. 장황하게 이야기하면서 이론적으로는 엉성하지만 점착적인 경향이 없다면 과장성(誇張性, redundancy)이라 부른다. 물론 감정에 의해 말이 많고 과장하기도 하며, 반대로 말이 적어지고 이야기 속도가 느려질 수 있다.

ㄴ. **사고 제지**(制止)(inhibition, 혹은 retardation of thought)

사고를 진행시키기 어려워져서 노력을 해도 사고가 느려지는(sluggish) 경우이다. 이야기는 느리고 떠듬거리며 말수도 적어진다. 심해지면 거의 한 마디도 하지 못한다. 환자 자신은 생각을 해내려 애쓰고 말을 하려 노력하지만 잘 되지 않아 괴로워한다. 이러한 모습이 의사에게도 전달된다. 착상(着想)도 부족해져 착상 빈곤(poverty of ideas)이 된다. 우울증에서 전형적으로 보이는데, 순수한 형태로 나타나면 이는 원발성의 생물학적 배경을 가진 증상이라고 할 수 있다. 신경증적 갈등이나 단순 피로, 신체질환에 따른 심적 기능 저하 시에도 나타난다.

ㄷ. **우유부단**(優柔不斷, indecisiveness)

사소한 일에 대해서도 결단을 내리지 못하고, 이렇게 할까 저렇게 할까 우왕좌왕하는 상태이다. 한 가지를 겨우 결정한 후에는 다시 다른 문제 해결에 우물쭈물하게 되므로, 일이 좀처럼 진척되지 않는다. 우울증에서 나타난다. 사고 제지의 한 현상으로 볼 수도 있지만 단독으로 나타나기도 한다.

신경증적인 경우는 특정 주제와 관련하여 우유부단한 모습을 보이지만, 우울증에서는 전반적인 경향이라는 점에서 구별된다.

ㄹ. 사고 단절(blocking of thought, Kraepelin E.)

사고의 진행이 갑자기 무언가에 걸려버린 듯이 중단되는 증상이다. 자연스럽게 잘 이야기하다가 갑자기 사고가 막혀 입을 다물게 되는데, 이때 사고는 마치 공백(空白) 상태처럼 된다. 조금 후에 다시 말하기 시작하면서 다시 원래의 상태처럼 이야기한다. 이러한 상태가 반복된다. 환자는 '갑자기 머릿속이 하얗게 되어 아무 것도 떠오르지 않는다'거나 '내가 하던 생각을 갑자기 외부로부터 빼앗긴 것 같다'고 하여 마치 사고탈취(思考奪取, deprivation of thought)와 같은 자아 장애의 현상을 보이기도 한다. 정신분열병에서 전형적으로 보이지만, 이 외에 부주의한 상태에서 침입해 들어오는 사고나 망상적 혼란, 자아 장애, 혹은 정상인에서 크게 당황하거나 콤플렉스에 자극을 받았을 때에도 나타날 수 있다. 주체(主體) 분열(schizothemieⓓ)이라고 해서, 예전 생각이 돌연 되살아나 대화의 흐름이 끊어지는 경우가 있는데, Breuer J.와 Freud S.(1895)가 히스테리의 예에서 기재한 것으로 정신분열병에서도 볼 수 있는 현상이다.

나) 속도가 빨라지는 사고 이상(異常)

관념비약(觀念飛躍, flight of idea)이 이에 속한다. 이것은 감정이 고양되거나, 음주로 인하여 억제가 감소되는 경우에 나타난다. 착상(着想)은 연이어 일어나고 주위 자극에 대한 반응도 활발해지면서 사고 내용의 양과 속도가 모두 증가된다. 그러나 사고의 질(質)과 분화도(分化度)는 오히려 저하되기 쉽다.

사고가 지향하는 목표를 달성하기 위해서는, 목표를 생각하고 그 외의 사항은 계속 억제하는 노력이 필요한데, 관념비약 시에는 쉴 새 없이 새로운 관념이 생기는 중에 취사선택(取捨選擇)하여 효율적으로 반응하지 못한다. 환자는 큰 목소리로 끊임없이 빠르게 말한다. 내용은 대개 과대적(誇大的)이며 유쾌하기도 하지만, 기분은 자극민감성 항진으로 인하여 화내기 쉽고, 간혹 계속 떠오르는 관념으로 괴로워하기도 한다. 사소한 외부 자극에 의해서 화제는 자꾸 바뀌어, 원래의 주제에서 벗어나기 쉽다. 탈선(脫線)과 비약으로 사고의 형태가 산만해진다. 발음이 비슷한 말에 의해(동음이의적, 同音異意的, puns) 주제가 바뀌기도 하고, 심해지면 우유부단으로 되고 사고 내용도 이상해져서 정신분열성 멸렬 증상과 비슷해지기도 한다. 그렇다 하더라도 이야기의 문맥상 이론 구조는 보존되는 점이 관념비약의 특징이다. 가벼운 경우라도 말이 장황하고 상대방을 무시하기 때문에 사회 적응상 어려움을 초래한다. 조울병의 조증에서 나타나고, 제3뇌실저(底)의 종양, 약물과 알코올에 의해서 생긴다.

긴장형 정신분열병 환자가 경과 중에 '생각이 급격히 빠르게 회전한다'고 호소하는 일이 있다. 내용을 갖는 경우에는 시각 표상(視覺表象)이 많고, 비디오를 빨리 돌리거나 되감는 듯이 생활 모습과 과거의 정경이 수십 초 사이에 줄거리도 없이 떠올랐다가 사라진다. 기호, 계산, 생각만이 한가득 떠오르기도 하고, 내용 없이 빠른 속도로 돌아가는 느낌만 갖는 경우도 있다. 무언가에 재촉 받는 듯한, 조급한 느낌을 품는 경우가 많다. 병세와 반드시 병행하지는 않는다.

사고가 산만해지다가도 어떻게 해서든지 원래 주제로 돌아오는 경증은 질서 있는 관념 비약(ordered flight of ideas) 또는 장광설(長廣舌, discursive)[17]로 부르기도 한다.

17) 원어는 VerboseⒹ임.

② 사고 연결(또는 맥락, 脈絡)의 이상

가) 고집(증)[18](perseveration)

사고가 언제나 동일한 주제에 모아져, 새로운 내용으로 넘어가지 못하는 것은 점착(粘着, viscosity)이고, 말과 행동으로 반복해서 나타나면 고집(증)(perseveration)이 된다.

이것은 한 번의 자극에 대해 적절한 반응을 하였으나, 이후의 다른 자극에 대해서도 첫 번째와 동일한 반응을 되풀이하는 것으로, 일종의 반사적 착오반응(錯誤反應)이다. 예로서 "눈을 감아 보세요"라는 지시에 눈을 감은 후에 "손을 내보세요"라고 다른 지시를 하면, 또 다시 눈을 감는 반응을 보인다. 기질성 뇌 장애나 경도의 의식 장애(意識障碍)에서 나타나고, 정상 노인에서도 일부 나타난다. 이러한 현상은 습관이 고정되거나 새로운 상황에 유연히 대처하지 못하는 사고의 경직화(硬直化)가 의심된다.

고집(증)이 심해지면 한 번의 자극으로 그 이후에 계속해서 같은 모양의 반응을 보이는 반복(反復, iteration)이 된다. 그러나 만일 자극이 없는데도 자발적으로 어떤 언어나 행동이 반복되면 상동증(常同症, stereotypy)이다. 전두엽 손상이나 전두측두치매에서는 탈억제, 공감 결여, 무감동의 증상과 함께 문구나 구절을 반복하고, 배회하기, 물건 모으기, 몸을 긁거나 입맛 다시기, 박수치기 등의 반복 행동을 한다. 이를 촉발성 반복증(stationaryt symptom, Schneider K.)[19]이라 부른다. 이것은 상동증과 비슷하지만 자발적인 것이 아니다. 즉 외부로부터의 압력이나 자극으로 촉발(促發)된 반응으로서의 상동적 반복증인 것이다[20]. 정신분열병에서 보이는 상동적인 언어나 행동은 자폐적 공간(自閉的空

18) 과거 번역어는 보속증(補續症)이었다.

19) 원어는 stehende SymptomⒹ임.

20) 이는 자발적으로 생기는 정신분열병의 상동증과 구별되므로 촉발성 반복증으로 번역하였다.

間)에서 무언가 자기 내부의 필요에 의해 행해진다는 인상을 받으며, 이것이 기질성 뇌질환의 경우와는 다른 점이다.

말더듬증이나 전두측두엽 치매에서 보이는 어간대(語間代, logoclonia)[21]도 비슷한 현상이고, 강박증에서의 반복 행위도 겉으로는 비슷해 보인다. 그러나 주관적 체험 내용이 다르므로 구별을 요한다.

나) 사고 산란(思考散亂, incoherence)

생각이 정리되지 못하고, 관념끼리 의미 연결이 되지 않는 상태를 사고 산란, 혹은 지리멸렬(incoherence[22], 혹은 desultoriness)이라고 한다. 이야기를 들어보면 사고의 목표가 무엇인지 알 수 없다. 독어권에서는 의식 혼탁이 있는 경우는 사고 산란(思考散亂, Inkohärenz Ⓓ)으로, 의식 명료 시 특히 정신분열병에서 보이는 것을 사고 지리멸렬(absentminded)이라 하여 구별하여 쓴다.

사고 산란은 의식 장애로 인하여 정신 긴장이 이완된 상태에서 나타나는 것이다. 이것은 소위 '종잡을 수 없는' 사고이다. 주의를 기울여야 할 대상 자체가 떠돌기 때문에 사고의 목표를 유지할 수 없고, 이 때문에 첫 말과 다음 말의 연관(聯關)이 끊어지고 만다. 이것은 사고나 이야기의 이론적 구조 자체의 장애는 아니다. 관념 비약처럼 활동이 많은 것이 아니라 오히려 중도 생략(省略), 탈락(脫落), 무시(無視)가 두드러져서 전반적으로 무력(無力)함을 보인다.

경미한 경우는 생각해 나가는 것이 엉성하여 연합 이완(聯合弛緩, loosening of association)이 된다. 말이 비약하기도 하고 도중에 생략되기도 한다. 비슷한 소리의 어구(語句)가 의미도 없이 연결되는 음연상(音聯想)으로 실없는 말투로 보

21) 어간대(語間代): 말의 마지막 음절이 불수의적으로 경련하듯 반복된다. '나는 학교에 간다, 간다, 간다-' 식으로 된다.

22) incoherence의 어원은 'cum: 함께, haereo: 달라붙다'이다.

인다. 정도가 심해지면 본래의 의미가 제멋대로 변하는 개념 붕괴(decay of concept)나 무의미한 말의 나열인 말비빔(word salad, Forel A.)으로 된다. 이것은 일종의 흥분이나 발작 상태로 보기도 하며, 심한 환청과 독백(獨白)과 관련된다고 추정한다. 전형적인 지리멸렬은 일정기간 동안 변함없이 그 모습이 지속되는 것이 보통이다.

의식 장애 시에는 환각과 착각이 겹치는 경우가 많아서 환자는 옳은 말을 하다가도 곧 이어서 착각이나 환각에 의한 이야기가 섞여서 무슨 말을 하는지 이해하기 어려워진다. 사고(思考)는 산만하고 일관성이 없다. 의식이 동요되므로 단시간은 긴장을 하면 어느 정도 사고가 마무리가 되지만 조금 후에는 곧 제대로 되지 않는다. 또 고집(증)도 흔히 동반된다는 점이 특징이다.

다) 지리멸렬(支離滅裂, absentmindedness)[23)]

영미(英美)에서 사고 산란과 같은 의미로 쓰고 있지만 몇 가지 점에서 차이가 있다. 지리멸렬은 정신분열병에서 보이는 것으로, 좁은 의미의 사고 장애라고 할 수 있다.

지리멸렬은 사고 산란과 마찬가지로 사고가 정리되지 못하고, 전체적으로 일관된 의미를 갖지 못한다. 그러나 사고 산란과는 달리, 지리멸렬은 의식 수준이 저하되거나 주의 산만에 의한 것은 아니다. 심한 지리멸렬 상태에서 이야기는 이론적이나 문법적으로도 완전히 분산되고 멋대로 연관된 모양을 보인다. 사고의 내용을 써 보도록 하면 지리멸렬이 있는 그대로 표현된다. 틀린 글자(誤字)나 동음이어(同音異語)도 나타나지만, 이것도 단순한 부주의나 의식의 혼탁에 의한 것이 아니다. 이상한 단어나 문자를 자기 멋대로 만들어 사용하거나(신조어, 新造語, neologism), 묘하게 말을 돌려서 하고, 또 일상적인 상징적

23) 원어는 Zerfahrenheitⓓ이고, 사전적 의미는 '갈가리 흩어지고 찢기어 갈피를 잡을 수 없이 됨'이다.

의미와는 다른 의미를 부여하거나 지어내는 경향을 보인다. 그렇다고 이야기 내용이 비유(比喩)나 은유적 표현도 아니고 결국 전체적인 통일성을 잃고 있다.

사고의 지리멸렬이 문장으로 표현된 것을 보면, 이것은 환각이나 망상, 자아의 이상과 같은 정신분열병의 체험을 표현한 것이 아니다. 사고 장애가 없는 환자는 자신의 상태를 완전히 논리적으로 말할 수 있다. 혹은 적어도 이야기하려고 한다.[24] 더욱이 사고 장애가 전면에 두드러진 환자에게는 환각이나 기타의 병적 체험이 동시에 있는 경우란 거의 없거나, 아니면 적어도 표면상으로는 알아차릴 수 없을 정도이다. 그러므로 지리멸렬을 전형적인 사고 형식의 장애로서, 하나의 독립된 증상으로 보는 것이다. 그러나 전형적인 경우 외에는, 다른 증상들과 섞여 서로 영향을 미치기 때문에 복잡한 모습을 띤다. 경도의 지리멸렬인 경우에는 환자로부터 '무언가 핀트가 맞지 않는 듯한 느낌'을 받게 된다. '조리가 없는' 또는 '마무리가 잘 되지 않는' 것이 망상기분이나 여타의 증상의 영향에 의할 수도 있으나 지리멸렬의 한 현상일 수 있음을 유의해야 한다.

지리멸렬은 과잉포괄(過剩包括, overinclusion)이나 과잉배제(過剩排除, overexclusion), 그리고 개념의 내포력(內包力)의 감소와 외연적(外延的) 수준으로 이동하는 현상과 관련된다. Cameron N.(1938)은 정신분열병에서의 사고 해체(解體)를 기능적인 연관의 결여(asyndesis), 말을 적절하게 쓰지 않는 환유(換喩, metonymy), 현실과 상상(想像)의 뒤섞임(interpenetration)에 의거한다고 하였다. 본질적인 장애는 개념의 경계를 잃기 때문에, 중요하지 않은 자극을 억제할 수 없고, 부적절한 생각을 끼워 넣어 혼란해지는 과잉포괄이 된다. 구체적(具體的) 태도(concrete attitude, Goldstein K.)도 이것과 비슷한 것이다(濱田秀伯, 2001).

24) 같은 근거에서, 거꾸로 망상, 환각, 자아이상 등의 증상을 멸렬(滅裂)의 결과로 설명하려는 것도 곤란하다.

예로서, '하나의 단어(單語)를 들으면, 이런저런 수많은 의미가 연속해서 떠올라 두렵다. 무엇이 진짜 의미인지 알 수가 없다. '별'이란 말을 들으면 그것이 하늘의 별인지 장군(將軍)의 별인지, 배우의 별인지… 이런 생각이 동시에 떠올라 혼란스럽다'라고 한다. 이때 정상인이라면 전체의 문맥에 따라 한 개의 단어를 듣고 곧 하나의 주요 의미를 간단히 파악할 수 있다. 그러나 환자는 너무나 많은 연상을 배제하지 못하고 끌어안아 버린 나머지(과잉포괄) 의미 파악이 곤란해진다[25]. 이와는 달리, 한번 받아들인 의미에 더 이상의 간섭을 받지 않고 고집(固執)[26]하면 과잉배제이다.

그리고 정신분열병 사고에서는 개념의 내포력을 잃고 외연(外延)이 증가하는 경우도 있다. 이는 지리멸렬과 관계가 큰 것으로, 말에 포함되어 있는 이야기 속의 내용을 모르고 겉모습에 집착하고 말의 뼈대만으로 개념화하는, 즉, 통상 비유로서 말하거나 둘러대는 말을 액면 그대로 받아들이는 경향 때문에 이상해 보이거나 억지처럼 보이는 현상이다.

다음은 Arieti S.(1974)가 예시한 내용이다.

(고졸 학력의 환자가 언어의 정의에 대한 질문에 대하여)

문. "책이란 무엇인가?"

답. "그것은 당신이 무슨 책을 의미하는지에 달려있습니다."

문. "테이블이란?"

답. "어떤 종류의 테이블입니까? 나무 테이블, 자기(瓷器) 테이블, 수술대 테이블, 아니면 당신이 식사하고 싶은 테이블인가요?"

문. "집이란?"

답. "여러 종류의 집이 있지요. 좋은 집, 멋진 개인집."

25) 이러한 현상을 뇌신경 기능상에서 걸러내는(필터, filter) 기능의 장애로 보는 입장도 있다.

26) 자신의 생각이나 의견을 내세우고 굽히지 않음.

문. "삶이란?"

답. "어떠한 인생(life)을 말하는지요? 라이프 잡지(雜誌)인지? 아니면 다른 사람을 즐겁게 해주는 애인인지 동성애자를 말하는 것인지."

여기에서 보듯이, 개념이 뼈대만을 갖고 사용되는 말은 생명성을 잃은 말이 된다. 정신분열병에서는 이러한 인상을 강하게 보여 준다.

지리멸렬과 비슷한 것으로, 잠들 때와 깰 때의 떠다니는 듯한 부동적(浮動的) 생각을 반(半)수면 사고(half-sleep thinking), 혹은 입면(入眠) 시 사고(思考)라고 한다. 이는 마치 의식이 변화된 것 같은 모습으로 융합, 탈선, 끊어짐(단절) 등의 사고의 뒤섞임(contamination)이 관찰된다. 꿈과 정신분열병의 사고 이상(異常)을 기술할 때 이러한 용어가 사용된다. 의식의 긴장 저하(hypotony of consciousness)도 이것과 비슷한 의식의 활동 감소인데, Berze J.(1919)는 이것을 정신분열병의 기본(基本) 장애로 보았다.

라) 비현실 사고(dereistic thinking, Bleuler E., 1921) · 자폐(自閉) 사고(autistic thinking)

감정과 욕구에 지배되고 현실은 무시되어 합리성을 잃은 생각이다. 반드시 정신분열병에서만 사용되는 것은 아니다. 이렇게 감정에 지배되는 생각을 Stransky E.는 감정적 논리(logic of feeling)라고 불렀다.

고(古)논리적 사고(paleologic thinking)는 술어가 같은 경우에 주어까지 동일하게 간주되는 von Domarus의 원리[27]에 의거한 사고 형태를 말한다. 이것은 정신분열병과 미개인에서 특유한 것이라고 한 Arieti S.의 개념으로, 사고가 퇴행하여 오래된(古) 것이 나타나는 것이라고 설명한다. 이와 비슷한 용어로서 태고(太古)[28] 사고(archaic modes of thinking)란 어린이나 미개인에서 보이는, 논리

27) von Domarus의 원리: '성모마리아는 처녀이다. 나는 처녀이다. 그러므로 나는 성모마리아다'라는 식의 논리를 전개하는 퇴행적 사고방식을 말한다.

에 근거하지 않는 생각이다. 추상화를 하지 못하며 사물을 비현실적으로 연관시키고, 공상과 현실이 혼동된다. 꿈과 망상에서도 이것과 비슷한 사고(思考)가 생긴다. 마술적 사고(magical thinking)도 이와 비슷한 것으로서, 떠오른 특수한 말, 몸짓, 행동 등이 어떤 사건이 일어나도록 하거나 미리 막을 수 있는 초자연적인 힘을 갖고 있다고 믿는 것을 말한다.

Jung C.G.은 정신분열병에서 나타나는 고태적(古態的), 신화적 현상은 비체계적이고 돌발적이며 기괴하여 이해하기 어려운데, 여기에는 통각(統覺)[29]의 붕괴가 개입되어 있다고 보았다. 그리고 망상형 조발성 치매 환자의 사고 내용에서 신화적 상징을 발견하고, 이 생각은 태고 이래 존재해 온 관념의 재생임을 알게 되었다. 이로써 얼핏 보아 의미를 알 수 없는 환자의 언어를 이해할 수 있다고 하였다(이부영과 한오수, 1996).

Kleist K.(1934)는 실어증(失語症)을 근거로 뇌의 전방(前方)은 활동 사고(活動思考, operative thought)를, 후방은 수용(收用) 사고(receptive thought)를 담당한다고 하였다. 그는 전두엽이 침범되면 사고 활동이 억제되고 생각의 흐름이 정체되며, 내용은 빈곤하게 되는 '논리 없는 사고 장애(alogical thought disruption)'가 생기고, 또 두정부 · 후두엽이 침해되면 개념과 사고의 흐름이 혼란되고 논리적인 연결을 잃는 '이해 곤란한 논리 착오성(論理錯誤性) 사고 장애(paralogical thought disruption)'가 된다고 했다.

마) 표적(標的)을 비껴간 대답[30]

사고의 진지함이 부족한 태도에 따른 것이다. 이것은 단순히 의식 수준의 저

28) 아주 오랜 옛날.

29) 통각: 주의(注意)를 집중시켜 다수의 심적 내용을 통일하고 의미를 분명하게 파악하는 것이다.

30) approximate answer, 원어는 VorbeiredenⒹ이다. 근사(近似) 대답이라고도 번역한다.

하에 따른 무력(無力)과는 다르다. 지극히 기본적인 지식을 묻는 질문에 대해 환자는 일부러 그렇게 하는 듯이 정답을 비켜간다. '2 더하기 2는?'라고 물으면 '3? 7?'이라고 답하고, '미국의 수도는 어디지요?'라고 물으면, '파리'라고 답한다. 환자는 태도로 보아서 지식이 부족하다고 생각되지는 않는다. 질문의 의미는 잘 파악하고 있고, 일단 정답이 머릿속에 떠올랐지만 이것을 회피하거나 억압한 것처럼 보인다. 꾀병과 구별이 어렵다. 심인 반응의 하나인 구금(拘禁)반응(prison reaction)에서 전형적으로 볼 수 있고, 가성 치매(假性癡呆, pseudo-dementia), 중독 정신병, 그리고 정신분열병에서도 보인다.

(2) 사고 체험의 장애

이것은 사고의 자기 통제(統制) 면에서의 이상을 말한다. 여기에는 지배관념, 강박관념, 자생사고, 사고전파 등이 포함된다.

① 지배관념

지배관념(支配觀念, overvalued idea, Wernicke C., 1892)은 강한 감정에 연결되어 의식 속에서 어떤 주제에 대한 관심이 여타의 모든 사고보다 우선하는 강력하고도 지속적인 관념이다. 자아(自我)는 이것을 의식하고 있고 이러한 관념을 바꾸려고 해도 좀처럼 할 수가 없다. 관심의 범위는 좁아져 있으며, 몰입된 상태를 자각하면 고통으로 인식되기도 한다. 이를 고착(固着), 혹은 고정(固定)관념(fixed idea)이라고도 한다.

사랑하는 가족을 잃고 이 일이 늘 뇌리에서 떠나지 않는 경우와 같이, 대체로 이해가능한 정상 반응에서부터, 지나치게 확신하는 과신형(過信型, 정신병질자), 우울 상태로 죽고 싶은 생각이나 건강염려증적 집착, 망상양(妄想樣) 관념들, 편집성 피해 · 호소관념(好訴觀念)[31] 같은 병적인 경우까지 광범위하다. 내용에 반드시 불합리하지 않은 것만을 포함시켜야 하는가에 대해서는 논란이 있다. 일반적으로 강제되는 느낌이 없는, 자아 이질성이 적다는 점에서 강박관념과는 구별되고, 정정(訂正)이 가능하다는 점에서 망상과 구별된다. 무의식 속에 머물러 있으면 콤플렉스가 된다.

② 강박관념(强迫觀念, obsessional idea)

강박(强迫, obsession, 또는 compulsion)이란 내부의 정신 활동으로 지배되는 무의미한 일을 뜻한다. 불합리한 내용의 생각이나 어구(語句), 문장을 의지(意志)에 반해서 생각하지 않을 수 없다. 때로는 이로 인하여 정상적인 사고가 방해 받기도 한다. 관념을 없앨 수 없어서 환자는 자신 내부가 분열되거나 상충(相衝)되는 느낌이 크고, 이에 괴로워한다. DSM-IV에서는 자아 이질성(異質性)을 강조하고, 현실적인 문제를 고민하는 것이 아닌, 부적절한(inappropriate) 내용의 생각이 침입하는 것으로 규정하였다. DSM-5에서는 DSM-IV에 비해서 덜 심한 경우부터 망상적 신념까지 그 범위가 더 넓어진 점이 특징이다.

증상은 사고, 욕동 등 자아가 통제 가능한 범위에 한정되고, 이러한 의미에서는 '시켜지는 체험'의 영역과 겹친다. 영어권에서는 통상 obsession[32]을 사고(思考) 측면으로, compulsion[33]을 행동 측면에 쓰는 경향이 있다. 전자는 불안을 일으키고, 후자는 불안을 완화시키는 것으로 보아서 compulsive thought(강박적 사고)라는 용어가 적합하다는 입장도 있다. 사고의 능동성 의식을 갖고 있다는 점에서 자생 사고(自生思考)와 정신 자동증(情神自動症)과는 다르고, 불합리한 내용에 대해 비판적이라는 점에서 망상과 구별된다. 또 내용이 인격과 조화되지 않고, 고통을 수반하는 점에서 지

31) 호소 관념: 단지 하나의 독선적인 정의감이나 가치 관념에 따라서 집요하게 소송을 일으켜 투쟁을 계속하게 되는 관념.

32) 어원 obsidere: 귀찮게 따라다니다, 매달리다, 붙어 다니다.

33) 어원 compellere: 억지로 따르게 한다.

배 관념과도 다르다. 그러나 실제로 구별은 어렵다. 강박관념이 3살 전후부터 보인다고 하지만, 연령이 어릴수록 내용이 불합리하다는 인식은 약하다. 강박 행위를 수반하기 쉬우며, 이 증상으로 인하여 가족이 함께 말려드는 경향이 있다.

현상학적 분석으로 보면 강박적 사고는 강박 행위에 선행하며, 불안은 강박적 사고에 따른 2차적인 반응이다(Bürgy M., 2005)(5장. 표정과 행동의 이상 참조).

DSM-IV와 ICD-10에서 강박적 사고와 강박행위를 동일한 수준의 증상으로 기재하였다. 강박을 주요 증상으로 하는 강박장애는, DSM-IV에서 불안 장애에 포함되었고 ICD-10에서는 독립된 강박장애로 분류하였다. DSM-5에서는 신체이형장애와 발모장애(tricotillomania)가 강박장애에 포함되고, ICD-11에는 저장장애(hoarding disorder)와 건강염려증이 추가되었다. 그 외에 강박장애에 관한 기재는 DSM-5와 ICD-11이 비슷하다.

강박관념이 지배관념과 비슷한 강도로 지속적으로 정신활동을 점유하는 특성이 있지만, 관념의 내용이 자신에 대해서 적극적인 면을 갖지 못하고 방어적(防衛的)인 점[34]과 관념의 근거가 불합리한 것이라는 것을 스스로 알고 있다는 점이 다르다. 흔히 강박관념은 두려운 대상과 이에 대한 필사적인 방어로 이루어진다. '더럽다'든지 '질병'의 이미지와 오염을 막으려는 방어책으로서 행동(강박행동)이 생긴다. 자해나 타인을 해치고 싶은 충동과 이에 대한 방어인 경우도 있으며, 자신의 행동에 대한 불확신감으로 불안이 생긴다. '가스 밸브를 제대로 잠갔던가?, 내가 버린 바늘에 누군가가 피해보지 않았을까?'라는 생각이 반복된다. 스스로 불합리하다고 인식하면서도 확인을 끝없이 반복한다. 이러한 강박 반추(强迫反芻, obsessional rumination)는 그 내용이 더욱 복잡해지는 경우에는 꼬치꼬치 캐묵기벽[35]이나 의심벽(疑心癖)이라고 할

34) 방어의 의미가 없으면서 이해하기 힘든 경우도 있다.

35) 벽(癖): 무엇을 지나치게 즐기는 성향, 혹은 고치기 어려울 만큼 굳어진 버릇.

수 있다.

캐묻기벽(GrübelsuchtⒹ)[36]은 당연히 해결 불가능한 문제나 쓸데없는 철학적 명제 등을 반복하여 생각하지 않으면 안 되는 일을 말한다. 심적(心的) 반추(mental rumination, Janet P.)도 이와 유사한 현상이지만, 이것은 침입(侵入)이나 억지로 따르게 하는 느낌이 적다. 지배 관념의 반복인 경우와 비슷하다. 그리고 명상 수행 시에 사용하는 방법이기도 하다. 가성 환각도 반복 경향이 있기 때문에 감각성을 제외하면 반추에 가깝다. 우울증 환자가 희망 없이 어두운 내용을 지루하게 반복해서 말할 때도 반추라고 할 수 있다.

의심벽(skepticism), 강박 의심 또는 의심광(疑心狂, folie du douteⒻ, Falret J-P.)이란, 행동에 잘못이 없었는데 제대로 행동했는지 하나하나 의심하는 일을 말한다. 문이 잘 닫혔는지, 담뱃불이 계속 타고 있는 것은 아닌지, 편지 봉투를 풀로 제대로 붙였는지, 숫자 센 것이 틀린 것은 아닌지 반복하고 확인하는 강박행동(compulsion)으로 표현된다. 이것은 책임에 대한 두려움에 의한 것이다(Campbell J.R., 1996). 전형적인 예는 강박신경증에서 보인다. 생활 전반에 걸쳐서 자신이 어떤 일을 제대로 수행했는지 의심한다. 가벼운 경우는 정상이지만 이것이 압도적이고 강제적이면 병적이다. 의심벽 중에 '고백을 충분히 했음에도 진실로 참회한 것은 아니지 않은가?' 하며 걱정을 반복하는 고백 의심(scruple of confession)이 있다. 이처럼 의문이 무의미하다고 생각하는 것과는 달리, 의문이 의미가 있다는 관념이 강박적으로 생기는 것은 타당(妥當) 강박(validity obsession)이다.

강박에는 이들 외에 물건의 숫자를 세지 않고는 못 배기는 계산 강박(計算强迫, arithmomania), 일정한 형태로 물건을 정리정돈하지 않고는 못 배기는 정돈 강박(整頓强迫, obsession of orderliness), 특정한 이름이나 어구를 생각에 떠올리지 않고는 참을 수

36) 원어 Grübeln: to ponder, sucht: mania로서 탐색벽(探索癖), 혹은 질문벽(質問癖)이라고도 한다.

없는 명칭(名稱) 강박(onomatomania, Charcot J-M. & Magnan V., 1885) 등 다양한 형태가 있다.

강박과 관련된 두려움의 대상 자체는 이해 가능한 것인데, 문제는 이미지와 현실을 동등하게 다루는 의식 태도에 있다. 강박 관념과 결부된 강박행동은 비현실적인 상징적인 행위에 불과하다. 더러워질까봐 손을 반복적으로 씻어도 결코 더럽다는 개념은 없앨 수 없다. 여기에 사고 과정의 형식적인 장애는 없다. 강박관념은 신경증에서 보이지만 정신분열병 초기나 인격 장애, 기질성 뇌질환에서도 보인다.

강박관념과는 다른, 강박 표상(表象)(obsessional representation)이 있다. 이것은 노래의 멜로디가 머리에서 떠나지 않거나, 어떤 이미지와 장면이 반복해서 떠오르는 일이다. 시각(視覺) 표상은 불쾌한 장면, 재해(災害)의 이미지, 성적(性的)인 내용으로 되기 쉽다. 감각성이 강하면 가성 환각의 형태를 갖는 강박 환각(hallucination obsédanteⒻ, Séglas L.J.E.)으로 부른다. 환자가 이것을 억눌러 없애기 위해서 별도의 생각과 표상을 생각해 떠올려 대항하기도 하는데, 이것을 대항(對抗) 강박(anti-obsession)이라 한다. 대항 강박이 고정되면 강박 행위와 의식(儀式)으로 발전하는 경우도 적지 않다. 그리고 떠오른 문구(文句), 주문(呪文, a spell)이 생각의 소리화(化)로 되어 머릿속에서 들리는 경우도 있다.

어떤 체험이 마음속에 남아서 사고와 표상의 형태로 반복하여 재생(再生)되고, 그 밖의 생각과 표상은 나타내기 어려워지는 경향을 고집 경향(固執傾向, perseveration tendency, Müller G.E.)이라 한다. 이는 기억과 학습에 필요한 정상적인 심리적 현상으로서, 고집증(혹은 보속증)과는 다르지만, 고집의 정도가 강하고 행위의 자유가 방해받는 경우에는 강박(强迫)으로 된다. 신경 심리학에서도 어떤 개념과 한번 결정한 마음가짐(mental set)을 쉽게 전환시킬 수 없는 전두엽 증상을 고집 경향이라 부르기도 한다.

반복 강박(WiederholungszwangⒹ)은 정신분석의 용어로서, 유아기의 체험이 무의식에 반영되어 억제할 수 없는 행동으로 나타나는데 환자는 이것의 원형을 기억하지 못한다. 이는 근본적으로 보수적인 성격과 관련되며(임진수, 2005), 프로이트(1914)는 환자의 치료 과정에서 과거의 체험을 떠올리는 대신에 행위로서 재현(再現)하는 저항의 현상을 이렇게 불렀다.

• 강박 신경증과 강박병

강박 신경증(obsessive-compulsive neurosis)은 강박 증상을 특징으로 하는 신경증의 한 유형이다. 청년기에 많이 발생하며 반 정도는 20세 미만에서 생긴다. 병전부터 완벽 추구형 성격이고, 지나치게 윤리적, 억제적이면서, 한편으로 스스로 온전치 못한 느낌(不全感), 열등감이 강한 자기 불확실성을 포함한 강박 성격, 또는 정신분석에서 말하는 항문기 성격을 보이는 경우가 많다.

프로이트(1895년경)가 이것을 신경증으로 분리시키고, 항문성 가학기(加虐期)로 퇴행과 고착, 엄격한 초자아와의 갈등, 분리, 소거(消去), 반동 형성 등의 방어기제를 기술한 바 있다. 내용이 망상적이고 지속되는 것은 강박성 망상 증후군(obsessional paranoid syndrome, Lewis A.J., 1946)이라고 부른다. 3~10%에서 정신분열병으로 이행한다.

강박병(ZwangskrankheitⒹ)[37]은 Straus E.(1960)와 von Gebsattel V.E.(1954)의 개념으로, 중증 강박 신경증으로서 병적 구조는 신경증보다는 내인성 정신병에 가깝다. 흔히 죽음, 죽은 사람, 썩은 것과 같은 죽은 생명체가 강박관념의 주제가 되고, 이에 대한 과도한 방어, 대인 간에 공감(共感) 관계의 장애, 생활공간(生活空間)의 위축, 그리고 개인의 자전적인 내용이 무의미해지는 것이 특징이다. 우울증과는 달리 생성(生成)이 저해되는 내용뿐만 아니라 생성의 반대 방향으로

37) 역어는 오늘날의 중증 강박 장애(severe obsessive-compulsive disorder)이지만, 의미로는 중증 강박증이다.

향해서[38] 환자는 전염(傳染), 부패, 해체와 같은 내용에 휩싸인다.

③ 자생 사고

자생 사고(自生思考, autochthonous thinking), 또는 자생 관념(autochthonous idea, Wernicke C.)은 내 스스로가 능동적으로 생각하는 내용과 아무런 연관이 없는 생각이 자동적으로 떠올랐다가 사라지는 관념을 말한다. 환자는 '저절로 어쩔 수 없이 생각이 떠오른다'고 호소한다. 실행(實行) 의식은 희박하고, '스스로 멈출 수가 없다'고 하며 속박감을 동반한다. Wernicke C.는 연합로(聯合路)의 자극에 의한다고 하고, Schneider K.는 기저(基底)[39] 작용으로 생긴다고 했다. 이것은 자아의 통제가 느슨해지면서 본래 그 하부에 있던 사고가 떨어져 나와 위로 떠오르는 일종의 자동증(自動症), 혹은 경미한 자아 장애라고도 할 수 있다. 능동성 의식이 엷어지고, 자신이 생각하는 것이 아니라 외부로부터 밀려들어오는 타율성(他律性, heteronomy)이 강하고, 사고 취입(思考吹入)과 같은 일련의 간섭 현상으로 발전한다. 이행된 상태에서는 '어느 사이에 숨어 들어와서, 모르는 사이에 빠져 나갔다', '분명히 무언가를 생각하고 있었는데 내용은 알 수가 없다'고 한다. 저절로 떠오르는 자생(自生) 망상(autochtonous delusion)은 1차 망상이다.

자생사고와 비슷한 것으로 강제사고, 영화필름 사고, 자동사고, 영감(靈感) 등이 있

38) 생성(生成)의 역전이라고 표현한다.

39) 기저(基底, underground, untergrundⒹ)는 의식 외(外)에 있는, 무엇으로 동기 지어지지 않았으며, 체험되지 않은, 체험될 수 없는 것이다. 동기 없는 체험반응을 이해하는 데 중요한 개념이다. 일상생활에서 자유롭게 떠오르는 기분이나 불안, 강박이 이에 해당된다. 이것은 건강한 사람의 체험반응과 정신병적 반응에 인과적으로 영향을 미치기도 하고, 사춘기, 퇴행기 등의 연령변화에 의한 심신의 동요에 따라서 다양한 모습을 띤다. 기저 그 자체가 무엇인지는 순수 철학에서 다룰 문제이고 심리적으로 탐구할 수 없는 그 무엇인 것이다. 정신분석에서 말하는 무의식과는 다르다. 이것은 많은 체험 반응의 '체험된 배경(background, hintergrundⒹ)'과 구별된다. Lersch가 말한 내(內)정감적 기반(endothymer GrundⒹ)에 해당되는 개념이고 생의 바탕(LebensgrundesⒹ)의 개념이다(이부영과 한오수, 1996).

다. 그리고 자신의 의도와는 반대의 생각이 떠오르는 대비(對比) 관념(contrast idea)이 있다.

강제사고(forced thought)[40]는 생각이 차례대로 정리되지 못하고, 마구 떠올라서 억누를 수 없는 경우이다. 저절로 생각이 만들어지는 자유로이 생겨나는 사고(freisteigendes DenkenⒹ)[41]와 피로 시와 취침 시에 억누를 수 없는 생각과 표상이 빠르게 떠오르는 멘티즘(mentismeⒻ, Chaslin P.)도 이것과 비슷한 것이다. 조증과 정신분열병의 초기에도 볼 수 있다. 이것은 아직 능동성 의식은 간직되어 있다. 이것과 비슷한 영화(映畵) 필름 사고(filmstrip thought, Kretschmer E.)는 심적 표상이 머릿속에서 영화처럼 전개되는 것으로, 평생 생각하고 있던 내용이 추상 · 통합화되지 못하고 감각 · 형상화로 시각화(視覺化)된 사고를 말한다. 꿈과 최면, 히스테리에서 보인다. 발생 기제는 층(層)이론으로 설명한다.

영상(映像) 응집(凝集)은 여러 개의 이미지가 하나로 융합되는 것으로, 꿈과 최면, 원시(原始) 문화에서 보인다고 말한 Kretschmer E.의 개념이다.

그리고 인지 요법에서 말하는 자동사고(自動思考, automatic thought)란 어떤 상황에서 저절로 떠오르는 생각과 이미지를 뜻하고, 이는 전(前)의식에 가까운 표층(表層)의 인지(認知)로 보고 있다.

아주 뛰어난 생각(묘안, 妙案)이 번쩍 떠오르는 것은 영감(靈感, inspiration)[42]으로 일종의 착상(着想)이다. 그러나 자신이 생각한 것이 아닌, 하늘에서 온 것이라는 뉘앙스[43]가 있다. 기도(祈禱) 정신병과 비정형 정신병에서 하늘의 계시를 얻었다고 호소

40) 일역은 사고 촉박(促迫)이다. 강제란 용어는 강박과 비슷하여 혼란이 있을 수도 있으나 '밀린다', '억지'의 의미로 보아 강제가 적절한 용어라고 사료된다.

41) 영역으로는 increased free thought(자유사고 증가)로 추정된다.

42) 어원은 in: 안에, spiro: 불다.

43) 뉘앙스: 추리나 경험에 따르지 않고 대상을 직접 파악하는 일로서, ① 같은 종류의 사물 사이의 미묘한 차이, ② 한 빛깔에서의 밝고 어두운 차이를 의미한다(진교훈 등, 2003).

하는 일이 있다.

④ 시켜지는 사고

시켜지는 사고는 사역사고(使役思考, made thinking)나 사고 간섭(思考干涉, control of thought)이라고도 한다. 이것은 자신이 스스로 생각한다는 사고의 주체성을 잃고, 사고가 외부의 힘에 영향을 받아 조종(操縱)된다고 느끼는 것이다. 타인의 의지가 전파 같은 매체를 통해서 자신의 뇌를 조작하여 '이와 같이 생각하게 한다'는 시켜지는 사고의 모습을 띠거나, 또는 외부에서 만들어진 생각을 자신에게 집어 넣었다는 강요되고 지배되는 사고로 체험한다. 타인의 생각이 밀려들어오면 사고 취입(思考吹入, thought insertion)이고, 자신의 생각을 빼앗기면 사고 탈취(thought withdrawal)이다. 나의 비밀스러운 생각이 남에게 알려진다는 사고 발각(mind reading)[44]도 일종의 강제감이나 운동감이 동반된다. 사고 취입은 환청과 비슷한 구조를 갖고 있다. 이들 증상은 정신분열병에서 주로 보인다.

이와는 반대로 '내가 무슨 생각을 하면 타인도 같은 생각을 한다'든지 '그 사람도 나와 마찬가지로 어떤 사람의 생각에 조종당하고 있다'고 느끼는 자타(自他)의 구별이 혼란된 자아의식의 장애도 있다. 정신분열병에서 볼 수 있는 이러한 현상은 망상이나 자아 장애에 포함된다(15장. 자아 체험의 이상 참조).

⑤ 사고 전파

사고 전파(思考伝播, thought broadcasting)는 자신이 생각하자마자 그 내용이 타인에게 알려져 퍼져 나간다고 확신하는 체험을 말한다. 환자는 이렇게 알려져서 곤란하고 저속(低俗)한 생각이 널리 알려져서 고민이 된다고 호소한다. 비슷해 보이지만 다

44) 사고찰지(思考察知)로 쓰고 있으나 우리말 '발각'이 적절하다.

른 것으로서, 사고 전이(思考轉移, thought transference)[45]는 텔레파시나 이심전심(以心傳心) 등 사고 전파와는 반대로 타인의 생각과 내용을 매개 없이 아는 것이다. 감정이 고조되었을 때, 타인의 기분과 생각을 알고 공명할 수 있는 것은 감정 공명(感情共鳴, affective resonance), 또는 감정 반향(感情反響, echothymia)이라고 부른다.

(3) 사고 내용의 장애

사고는 병적(病的)이지는 않지만 감정이나 소망에 영향을 받는 주관적(主觀的) 사고, 미신이나 주술적(呪術的) 성격인 전논리적(前論理的) 사고, 그리고 어린이나 지능 장애에서 보이는 분화도(分化度)가 낮은 단계의 사고가 있다. 이는 어떤 경우에는 창조적인 착상(着想)을 보이기도 한다. 사고 내용의 장애에는 건강염려증과 망상이 포함된다. 망상은 내용이 많아 별도 항목에 기술한다.

• 건강염려증

건강염려증(hypochondriasis)은 건강염려증 상태(hypochondriacal state)나 건강염려성 태도(hypochondriacal attitude)라고 표현하기도 한다. 신체증상으로는 두통, 머리 무거움, 지속적인 어지럼증과 동요감, 불면, 감각 과민, 통증, 어깨 결림, 눈 피로, 가슴 뜀, 부정맥, 발한, 떨림증, 식욕 부진, 변비, 설사, 빈뇨, 성욕 감퇴 등 다양하다. 정신증상으로는 쉬 피로함, 주의 집중 곤란, 불안, 초조, 기억과 판단력 저하, 무기력 등의 자각적인 것과 열등감, 걱정, 우울감 등이다. 자신의 상태를 자세히 관찰하여 기록해 놓기도 하고, 의학 서적이나 인터넷 건강 사이트를 뒤지고, 의사에게 도움을 청하지만 설명을 해주어도 납득하지 않으며, 병원을 전전하는 경향을 보인다. 과거에

45) 원어는 GedankenübertragungⒹ로서 생각의 이동, 자리 옮김의 의미이다. 정신분석에서의 전이와는 다른 용어이다.

는 체감 이상과 물리적인 피해망상 등도 이것에 포함시켰다. 건강염려증이 전면에 두드러진 신경증을 건강염려성 신경증(hypochondriacal neurosis)이라 한다(16장. 신체 인식의 장애 참조).

다른 신경증적 장애에서도 건강염려증을 나타내는 경우가 많다. Sheehan D.V.(1980)는 불안 장애의 자연 경과를 보면, 공황 발작, 건강염려증, 광장 공포, 이차성 우울증의 각 단계를 거쳐서 진전해간다는 가설을 세웠다. 정신분열병의 초기와 급성 증상 소실기, 우울증, 기질성 및 증상 정신병[46]의 신경 쇠약 상태에서도 생긴다. 건강염려 파과병(hyponchondriacal hebephrenia)은 건강염려증상이 전면에 나타나는 파과형 정신분열병을 지칭하는 Meyer-Gross W.(1922)의 개념이다.

(4) 망상

① 망상의 의미

망상(妄想, delusion, 또는 délireⒻ)[47]은 사고 내용의 장애로서 자신에게 결부시켜 병적(病的)으로 틀린 확신을 갖는 일이다. 어떤 판단(判斷)이 ① 분명히 현실과 어긋나고 ② 그 판단의 근거(根據)를 심리적으로 이해할 수 없거나, 적어도 곤란하며 ③ 이상한 확신이 흔들리지 않고 지속적이어서 어떠한 반증(反證)에도 결코 따르지 않는 정정불능(訂正不能)일 때, 이를 병적으로 간주하여 망상이라 부른다. 그러나 그 정도는 다양하고, 특히 경미할 때는 정상과 구별이 어려우며, 이는 망상 관념(妄想觀念, delusional idea)[48]이라고도 한다. 그러나 이러한 조건도 절대적인 것이 아니다. ①의 경

46) 신체질환의 증상의 일부로서 나타나는 정신증상.

47) 어원은 de: ~의 밖에, 빗나감, lira: 밭이랑, 작은 개울.
프랑스에서는 의식 장애와 일반적인 정신 장애도 délire라고 부르고 있으며, 망상을 délire라고 사용하는 경우가 더 많다.

48) 여기서 idea는 망상이 아닌 착상이라는 의미로서 망상관념으로 표기하였고, 358쪽에 표기된 망상적 직

우, 내용으로 보면 그럴 듯한 경우가 있을 뿐만 아니라, 내용의 옳고 그름(眞僞)을 정신과 의사가 확인하기 힘들다. 배우자의 정숙하지 못함(부정, 不貞)을 의심하는 질투 망상(嫉妬妄想)이나 주제(主題)가 형이상학적인 경우에 그렇다. ②의 판단의 근거라는 것도, 본인에게는 당연히 믿게 되는 충분한 이유가 있을 경우에 결국 이것은 정도의 문제가 된다. 지각에서 병적 착오(病的錯誤)가 있으면 이후 판단상의 어긋남은 당연한 것이다. ③의 확신으로 정정이 곤란한 것도, 정상 범위의 판단 착오(判斷錯誤)가 감정적, 성격적 요인에 의해 달라지는 것이고, 정상인의 성격이나 열정과 연관된 신념(信念)이 정신병의 망상보다 더 변화되기 힘든 부분이 있다는 점에서 절대적인 기준이 되지 못한다. 내인성 정신병의 망상도 치료를 통하여 정정이 가능한 경우가 있다. 그러므로 망상이라고 판단하기 위해서는 전인적(全人的)인 관점과 세밀한 지식, 그리고 경험을 요한다. 치매, 혹은 지식과 교육 부족으로 생긴 오해나 편견, 특정의 문화나 사상, 종교 집단에서 미신(迷信, superstition)에 따른 판단의 착오와 같은 경우에는 망상이라 하지 않는다.

② 망상의 형성

망상은 저절로 생기기도 하고 지각이나 기억, 또는 분위기에서 생겨난다. 저절로 생기는 것으로 보면 망상은 생각의 하나이고, 또 기질적인 요인이나 성격으로부터 비롯되기도 한다. 망상 정신병의 발달 과정을 다섯 단계로 설명한 Conrad K.의 견해는 한때 이해 불가능하다고 한 망상 환자를 이해하는 데 유용한 개념이다. 그가 말한 다섯 단계란, ① 외부세계에 대한 압박감, 막연한 예감, 절박감을 갖는 긴장이 증대되는 트레마(Trema)[49] ② 심리적 사건에 대한 새로운 이상의미(異常意味) 의식의 체

관에서는 진성망상의 하나인 망상적 착상이라는 의미에서 직관이라고 달리 표기하였다.

49) 전율(戰慄)로 번역되기도 한다(김용식 등, 2006).

험양식인 아포페니(ApophäneⒹ) ③ 현실적인 관련을 전혀 갖지 못하게 된 계시적(啓示的) 이미지 형태인 아포칼립스기(期)(ApokalypseⒹ), ④ 회복의 단계인 고정화기(KonsolidierungⒹ) ⑤ 잔류성(殘留性) 욕동 상실 징후를 보이는 잔류상태(殘留, ResidualⒹ)이다(송지영, 2004).

망상에 선행하는 기본 상황을 보면, '사람의 얼굴이 인형 같다'든지 '하늘이 이상하게 번쩍거리고 있다'는 등 1차적으로 지각의 변화된 모습에서부터 2차적으로 나타난다고 볼 수도 있다. 그러나 일반적으로 지각의 변모는 이미 망상성 체험세계 변화(體驗世界 變化)와 한 덩어리인 것이다. Gruhle와 Schneider(1915)는 무엇보다도 망상적 지각(다음에 이어서 상술함)이 망상 형성에 가장 중요한 부분으로 보았다. 또한 망상은 앞에서 언급하였던 자생사고(自生思考, autochthonous thinking), 또는 자생 관념(autochthonous idea)이 일종의 자동증이듯이[50] 이러한 기제와 마찬가지로 저절로 떠오르는 자생(自生) 망상(autochtonous delusion)으로 설명하는데, 이것은 지금의 1차 망상에 해당하는 것이다.

Spitzer M.(1989)는 망상의 내용은 간(間)주관적[51]으로, 형식은 주관적인 진술이라 하였고 Bolzinger A.(1986)는 자신에 관한 자만(自慢)하는 신념으로 보았다.

현존재분석에서는 망상의 발생 상황과 생활사를 통하여 사건과 관련된 환자의 체험을 살펴, 망상을 가진 환자의 망상적 세계, 혹은 망상적 세계 관계를 인간의 본질적 특성[52]에서 살핀다. 즉, 망상적 실존방식이나 실존구조를 보는 것이다(이죽내,

50) Wernicke C.와 Schneider K.는 뇌기능에서 연합로(聯合路)의 자극이나 기저(基底)의 작용에 의할 것으로 보았다(앞의 자생 사고 항목 참조).

51) 간주관성(intersubjectivity): 자기와 타자의 초월론적 의미로서의 함께 있는(공생共生), 또는 상호성을 지칭하는 Husserl E.의 용어이다. 상호 주관성, 공동 주관성이라고도 번역한다. 타인 역시 자기처럼 주관으로 존재하고 있다는 의미로서, 이것은 객관적 세계상 성립에 중요하다(1장. 정신병리학의 발전 참조).

52) 인간의 본질적 특성으로는 개현성(현재성, 실재), 공존성(세계와의 관계), 정조(情調)성(인간이 사물과 감정에 따라 존재를 개현함), 공간성(의미상의 공간), 시간성(의미 차원의 시간), 역사성이 있다(이죽내, 2003).

1996).

정신분열병에서 보이는 자아 장애 속에는 망상의 모습이 많이 나타난다. 이들을 진성망상과 구별하기 어려울 때가 많다. 망상에서는 형식적 사고 능력은 보존되어 있다. 그럼에도 불구하고 틀린 판단을 한다는 점이 특성이다. 망상에서 오류의 근원은 형식적 사고 능력 그 이상에서 병적인 무엇이 포함된 것이다. 정신분열병의 망상 주제는 가치관과 시대를 반영하여 변천한다. 즉 문화의 영향을 많이 받게 된다. 그러나 정신분열병과는 달리 우울증에서의 망상은 시대 변화와 무관하다. 어호근과 김광일(1994)에 의하면, 10년간 망상의 변화를 본바 한국 남성에서 과대망상은 증가하고 정치적인 내용은 감소하였다. 그리고 여성에서는 질투망상이 감소하고 애정문제, 직장관련 내용이 증가하였다.

③ 망상의 경과

망상적 직관이나 망상적 지각 등의 체험은 나아가 정상적인 사고와 지식을 동원하여 하나로 정리 통합되며, 환자의 내부에서 논리적으로 모순이 없는 체계를 만들어낸다. 이것을 체계화(systematization), 혹은 망상 가공(妄想加工, delusional work)이라 하고, 이로써 완성된 망상을 체계화된 망상(systematized delusion), 망상 체계(delusional system), 망상 구축(妄想構築, delusional structure)이라 부른다.

망상의 경과로는 일과성(一過性)으로 단시간에 소실되는 일과성 망상(transient delusion)과, 호전되었다가 망상이 반복되어 나타나는 출몰 망상(出沒妄想, eclipse delusion)[53], 그리고 고정되는 고정 망상(fixed delusion)이 있다. 그러나 긴 기간에 걸쳐서는 체계화가 이루어지며, 만성 정신분열병 상태에서는 초기에 보이던 망상이 분화(分化)나 심각성(深刻性)을 잃고 둔(鈍)하게 허물어진 형태를 보이고, 그때그때

53) 원어는 délire à éclipseⒻ(Legrain M., 1910)임. 급성의 환각·망상이 평온한 간결기(痼缺期)를 사이에 두면서 반복된다. 급성 착란(急性錯亂, bouffée déliranteⒻ)의 일종이다.

의 심인 반응성을 가미한 산발적이며 유치한 형태를 보인다. 만성 경과 중에 체계화된 상태에서 지리멸렬한 상태로 이행하는 경우에, 이를 단편화(斷片化, 혹은 조각화, fragmentation, Janzarik W., 1968)라 한다. 즉, 막연하였던 미분화된 것으로부터 구체적인 것으로 진전되어 체계를 갖추다가 머지않아 인격 수준이 저하됨에 따라서 다시 해체(解體) 쪽으로 향한다고 보고 있다.

망상이 활발한 급성기(망상 극성기極盛期, monents féconds Ⓕ)를 지나가거나 치료 효과에 의해서, 환자는 더 이상 망상에 대해 이야기하지 않게 되고 비판력도 생긴다. 환자 자신과 증상과의 사이에 거리를 갖게 되며(distance), 곡식의 겉껍질이 덮어씌우듯이 피곡화(被殼化, to seclude oneself, Binder H.)[54]가 일어난다. 이로써 점차 객관화되어 현실에서도 큰 실수 없이 대응할 수 있게 된다. 회복기에 반신반의(半信半疑)하는 망상을 부분(部分) 망상(partial delusion)이라고 한다.

짧은 시간 내에 다양한 망상을 보이는 경우가 있다. 피해적, 과대적인 주제가 뒤섞이고, 바뀌어지기 쉬운, 체계화하지 않는 망상을 다형 망상(多形妄想, délire polymorphe Ⓕ)이라 한다. 이는 정동 변화와 일종의 의식 장애, 그리고 피(被)영향 증상을 동반한다. 비정형 정신병, 급성 맹렬정신병(bouffée délirante Ⓕ)에서 보인다. 이는 ICD-11의 '급성 일과성 정신증적 장애' 속에 조현병 증상이 없는 급성 다형성 정신병적장애(acute polymorphic psychotic disorder without schizophrenia)에 해당된다[55].

④ 형성 원인에 따른 망상

감정이나 어떤 체험으로 인하여 생긴 것이 아니라 스스로 생긴 망상은 진성(眞性)

54) 원어는 abkapseln Ⓓ이다. 이것은 to seclude oneself, 혹은 to shut oneself away로 번역된다. 곡식의 겉껍질이 둘러싸여 있는 듯한 모습이므로 피곡화(皮穀化)로 번역하였다.

55) 48시간 이내의 급격한 발병과 급속한 증상의 완화를 보이고, 자주 변하는 다양한 망상과 환각이 있다. 유발 스트레스 인자는 없는 것이 특징이다(이부영, 1998).

망상(Jaspers K.), 또는 1차 망상(primary delusion, Gruhle H.W.)이라 한다. 그러나 어떤 체험으로부터 그 발생이 이해가 되는 것은 망상양(樣) 관념, 2차 망상, 혹은 망상 유사성(類似性) 반응(Schneider K.)이라고 하여 진성망상과 구별하는데, 이들은 강한 소원을 포함한 내적(內的) 긴장(망상 요구, delusional need)으로부터 나온다는 관점도 있다. 특유한 인격을 기반으로, 상황이 덧붙여져서 서서히 육성(育成)되어 나타나면 망상 발전, 혹은 망상적 인격 발전(paranoid personality progression)이라 부른다.

가) 심인 반응성(心因 反應性) 망상

이것은 2차 망상(secondary delusion)이라고도 한다. 판단이나 의미부여 과정에 선행하는 기본 체험(基本體驗)이 있고, 이것에 연이어 나타나서 그 내용이 이해 가능한 망상이다. 즉 망상 형성의 조건인 성격, 생활사(生活史), 현재의 상황 등을 조사해 보면 망상이 형성된 심적 경로(徑路)를 이해할 수 있는 경우이다. 예로서, 난청(難聽) 때문에 오해하게 된 나머지 대인 관계를 멀리하면서 '나를 따돌리고 있다. 나에게 무언가 일을 꾸미고 있다'는 피해망상(被害妄想)에 이른다. 이러한 상황은 비교적 쉽게 이해가 가능하다. 외국 유학생이나 이민자가 언어 곤란과 풍속의 차이 때문에 과민해지거나 피해의식을 갖게 되어 정신분열병과 비슷한 상태가 되는 것은 드물지 않다.

그리고 무기력하고 온전치 못한 느낌과 함께, 강한 자존심을 비슷한 정도로 갖고 있는 민감(敏感) 성격자가 폐쇄된 환경이나 계기가 될 만한 자극적인 사건으로 인하여, 내적 긴장이 높아진 나머지 망상이 생길 수 있다. 이를 민감 관계 망상(sensitive delusion of reference, Kretschmer E., 1918)이라고 한다[56].

56) 민감 관계 망상은 Gaupp R.(1910)가 제창한 것으로, 망상 증상의 기세가 갑자기 꺾이는 돈좌성, 혹은 불발성(不發性) 편집증(abortive paranoia)으로서, 이는 비투쟁적인 무력(無力) 체질 위에 형성되는 피해·관계 망상을 말한다. 자책과 우울증이 특징이고, 이것은 후에 Kretschmer E.의 민감 관계 망상의 개

Kretschmer E.는 의식 내부에 보존된 체험 내용은 때때로 사소한 환경 요인에 의해 강한 감정을 띠어, 병적(病的)인 표상(表象)으로 바뀐다(전화, 轉化, inversion)고 했다. 이때 주된 병의 모습은 체험을 둘러싼 관계 망상이며, 피로와 불안, 집중 곤란과 같은 신경쇠약 증상을 동반한다. 그는 이들을 네 개의 형태로 나누었다. ① 체계적인 편집증(paranoia) ② 급성 민감 망상 ③ 관계 신경증 ④ 강박 신경형의 돌발성 망상 형성이다. 실제로는 이들이 섞여 나타나는 것이 대부분이다. 이것은 중증인 경우에도 인격이 보존되고 예후는 양호하다(4장. 성격, 인격과 체질 참조).

Kretschmer E.에 의하면, 병적인 체질(성격)을 기반으로 한 전체적인 반응성 망상 형성은, a) 민감 성격을 기초로 한 민감 관계 망상, b) 활발한(적극적) 성격을 기반으로 한 호소(好訴)[57] 망상 또는 투쟁 정신병, c) 원시 성격을 기반으로 한 변질자의 공상(空想) 망상병(뒤의 과대망상군 참고) 등을 각 정점(頂点)에 두는 삼각형 내에 포함된다고 했다. 민감성 편집증(paranoia)은 체험 자극에 반응하는 형태가 아니라, 치우친 성격으로부터 서서히 발전되어 온 망상 형성을 의미한다. 그 외에 소송을 일삼는 투쟁성(鬪爭性) 편집증, 연애 망상과 사면(赦免) 망상의 모습을 갖는 소망성(所望性) 편집증(wish paranoia)이 있는데, 이들은 서로 이행된다고 했다.

환청이 일차적으로 있고 이차적으로 망상이 생기는 경우에, 환자는 자신의 이상(異常) 체험에 대하여 틀린 의미부여를 하게 된다. 이를 설명(說明) 망상(explanatory delusion, Wernicke C., 1894)이라 한다. 이러한 예는 매우 많다. 이때 환각이 소멸된 후에도 병식은 없다. 정신분열병에서는 환각의 체험 양식 자체가

념으로 발전되었다.

57) 호소: 집요하게 법적 소송(訴訟)을 일삼으며 투쟁을 계속하는.

진성망상과 비슷할 정도로 망상화(妄想化) 경향이 강하고, 환각과 망상은 서로 합쳐있다. 클레랑보(Gatian de Clérambault G.)는 정신 자동증에서의 망상은 모두 병 초기에 있는 가성 환각, 또는 수동 체험을 설명하기 위해 이차적으로 생긴다고 하였다.

정동과 의욕 장애를 기초하여 망상이 생기는 것으로 우울증에서의 망상이 있다. 이때는 슬픈 기분과 정신활동 제지(制止)를 기초로 하여 '나의 모든 재산을 잃어버렸다'는 빈곤망상(貧困妄想), '나는 죽을죄를 지었다'는 죄책망상(罪責妄想), '나는 더 이상 존재하지 않는다'는 허무망상(虛無妄想)이 생긴다. 이러한 망상은 우울한 기분 변화를 통해서 이해가 가능하고, 기분의 변화와 망상의 정도는 비례한다. 우울병성 망상은 망상의 강도가 크지만, 진성망상에서의 불안정성(不安定性)과는 다른 인상을 준다. 조증에서는 과대(誇大)망상이 생길 수 있으나 정돈된 형태를 갖는 경우는 드물다. 지능 장애를 초래하는 진행마비나 치매 등을 기반으로 해서도 망상 비슷한(망상양, 妄想樣) 관념을 보이는데, 이때에는 현실 판단력의 저하에 의한 것으로 보인다.

강한 감정과 콤플렉스로부터 유발된 감정 유도성(誘導性) 망상은 망상양(樣) 관념으로서 소원성 편집증을 의미한다. 그리고 막연한 기저(基底) 기분[58]에 걸맞게 형성된 망상양 관념은 감정부합 망상(synthymer WahnⒹ)으로서 우울증의 축소(縮小) 망상이 이에 해당한다.

구금반응(拘禁反應)의 하나로 나타나는 무죄망상(無罪妄想), 사면망상(赦免妄想) 등도 그 심인성(心因性) 성립 과정을 이해할 수 있는 예가 된다. 사면망상(delusion of amnesty)은 장기 수형자(受刑者)가 마음에 품는, 석방된다는 내용의 망상

58) 기저 기분(untergrundstimmungⒹ)은 인격의 특유한 감정 경향으로서, 순환 기질, 분열 기질 등이 포함된다. 슈나이더(Schneider K.)가 말한 기저(基底, UntergrundⒹ)는 의식으로 올라가지는 않지만 감정, 사고, 욕동 등, 소위 심적인 상태에 영향을 미치는 체험 불가능한 한계(限界) 개념을 말한다.

이다. 구금(拘禁) 상태에 따른 소망 충족적인 반응인 것이다. 고령자에서 많이 나타나는데, 이런 경우는 초로기(初老期) 사면 망상(Rudin E., 1909)이라고도 한다. 이 망상은 노화에 의한 영향도 지적되고 있다. 자신은 죄가 없다는 망상은 무죄(無罪) 망상(innocent delusion)이고, 이는 이어서 복권(復權) 행동을 일으키기 쉽다.

그러나 이해가 가능할 것 같은 질투망상(嫉妬妄想)이나 연애망상(變愛妄想), 그리고 아주 가까운 가족인 부모나 남편을 '진짜 내 아버지, 혹은 내 남편이 아니다'라고 부인하는 가족 부인 망상(家族否認妄想, family denial syndrome)[59] 중에도 이해 불가능한 경우가 적지 않다.

판단의 착오와 틀린 추측으로부터, 사건을 망상적으로 파악하는 것은 망상적 해석(delusional interpretation), 또는 망상적 오해(誤解)이다.

망상 반응(paranoid reaction)이란 어떤 체험을 계기로 망상양(樣) 관념을 만든 심인 반응 내지는 이상 체험 반응을 뜻한다. 망상을 품기 쉬운 병전의 인격 경향이 있으며, 체험과 망상의 내용이 일치되고, 일과성의 경과를 취한다는 점이 진단 근거가 된다. 비교적 지속되는 경우에는 반응 정신병(reactive psychosis)이나 심인성 망상 정신병(psychogenic paranoid psychosis)으로 부른다. 이것은 주로 북(北)유럽에서 사용되는 용어이다. 독일에서는 반응성으로 정신분열 증상이 생기면 정신분열성 체험 반응(schizophrenic experiential reaction)이라 부른다.

반응성으로 나타나는 분열병적 장애로서 정신분열병성 반응형(schizophrenic reaction form)이 있다. 이것은 외인(外因) 반응형의 일종을 뜻하는 Bumke O.(1924)의 개념이다[60]. 이는 DSM-IIIR까지는 단기(短期) 반응 정신병의 항목에

59) 기무라(木村敏) 등(1968)이 제창한 용어다. 자신은 얻어온 자식이라고 믿는 혈통망상(血統妄想, descent delusion)처럼 자신의 내력(來歷)에 의혹을 갖거나, 아기가 바뀌었다고 착각하는 인물 중복(人物重複), 또는 연애 망상을 갖는 경우이다. 정신분열병, 망상장애, 기질성 정신병, 간질에서 보인다.

속해 있다가 DSM-IV와 DSM-5의 단기 정신병장애, ICD-11에서는 '정신증 및 관련 장애' 속의 급성 일과성 정신병과 비슷하다.

일반적으로 심인 반응성 요소가 큰 망상은 망상의 범위가 국한되어 있고, 망상의 내용은 심적 상황에 따른 것으로 비합리성이 적다. 그리고 망상 이외의 정신 기능은 비교적 보전되는 점에서 이어서 기술할 진성망상에 비해 심각도가 덜하다. 그러나 망상에 이르지는 않는 망상의 모습을 띤 망상양 관념(妄想樣觀念, delusional idea)이나 망상 모습을 띤 공상인 망상양 공상(妄想樣空想, delusional fantasy)도 있다. 이러한 심인 반응성 망상의 경과는 환경을 변화시키거나 휴식, 정신치료로 치유되는 예가 많다. 그러나 심인 반응성의 하나인 편집증(paranoia)의 경우에는 치료에 완강하다. 이때는 시간이 갈수록 망상이 확대되고 체계화(體系化)된다(체계화된 망상, systematized delusion). 그렇지만 진성망상의 경우에도 심인성 요소는 관여되며, 심인 반응성 망상에서도 생물학적 요소를 무시할 수는 없다. 그러므로 심인 반응성 망상과 진성망상의 구별이란 절대적일 수는 없는 것이다.

진성망상은 정신분열병에서 주로 나타나고 기타의 정신병에서도 보인다. 결국 심인성 망상과 진성망상의 구별은 내용과 형태의 어느 것을 우선으로 하는가에 의한 것이고, 그 내용과 형태는 비슷하다.

나) 진성망상(眞性妄想, true delusion, Jaspers K.)

진성망상은 더 이상 심리적으로 거슬러 올라갈 수 없고, 어떤 병적(病的) 진행(Prozeß Ⓓ)[61]으로부터 생긴 것으로 본다. 여기에는 심리적 이해를 할 수 있는

60) 이것은 Meyer A.가 정신분석의 관점에서 정신분열병을 스트레스에 의한 반응으로 보아 제창한 정신분열성 반응(schizophrenic reaction)과 용어만 비슷할 뿐 그 내용은 다르다.

61) 과정(過程, process)이라고도 번역하였다. 이는 Jaspers K.가 질투 망상에 대한 연구에서 제창하였던 진행성(進行性) 파괴성 병변(病變)을 나타내는 개념이다. 병적 진행이라고도 한다. 그는, 인격이란 소질

어떠한 연관이 없다. 망상 형성에 심적 전구 조건(前驅條件)이나 망상이 생긴 후에도 이해 가능한 부분이 없다는 것이 아니라, 단지 망상의 본질적 부분이 정상 심리로서는 이해할 수 없는, 혹은 심리적으로 그 이상 소급할 수 없다는 것이다. 이것은 체험 구조(體驗構造)의 변화에 의한 것으로 신체적인 조건, 즉 뇌의 병적 변화에 의거할 것이라는 의미를 포함한다. 진성망상을 정상인이 더듬어 따라가 비슷한 경험(추체험, 追經驗)을 하기란 불가능하기 때문에, 단지 환자의 표현이나 객관적 관찰을 토대로 해서 어느 정도 추측만 가능할 뿐이다. 이것이 진성망상의 이해 불능성(理解不能性, un-understandable)인 것이다. 그러나 전혀 이해할 수 없는 경우만 있는 것은 아니기 때문에 이해하려는 노력을 쉽게 포기할 것은 아니다. 영국에서는 진성망상을 자생(自生) 망상(autochthonous delusion)이라 부른다.

진성망상은 정신분열병에서 특유한 것으로서, 이는 망상적 기분, 망상적 지각, 망상적 직관, 그리고 망상적 기억이 포함된다.

ㄱ. 망상적 기분

망상이란 외부 세계를 특이한 의미로 인식하는 것으로, 이것은 단순한 사고나 판단의 결함에 의한 것이 아니라 질적 변화인 것이다. 환자는 상식적인 입장을 고려할 수도 있고 처한 상황에 대해서 의심하고 논리적으로 검토해 보기도 한다. 그럼에도 불구하고 환자에게는 망상적 의미부여 속

(素質)이 연령에 따라서 성장하고, 환경과 작용하는 동안 체험에 반응하면서 발전해가지만, 전체로서는 동일하기 때문에 이해할 수 없는 굴절(屈折, knick)은 생기지 않는다. 이와는 달리 어느 시점에서부터 정신생활에 전체적으로 새로운 변화가 생기고, 이후에도 계속되는 경우를 (병적) 진행이라 하였다. 그는 정신 장애를 크게 어떤 체험에 대하는 반응, 인격의 발전, (병적) 진행의 셋으로 나누었다. 진행에는 기질적 뇌의 병적(病的) 진행(organischer HirnprozeßⒹ)과 정신적 병적 진행(psychischer prozeß Ⓓ)이 있는데, 이들은 모두 이해 불가능하다. 전자는 병상(phase)을 반복하기도 하고 치유되기도 한다. 후자는 어느 시점에서부터 그 사람의 정신생활에 이질적인 변화를 가져와서 비가역성으로 진행한다 (3장. 정신질환의 경과 참조).

으로 빠질 수밖에 없는 특별한 구조가 있는 듯하다. 망상에서 가장 순수한 모습은 망상적 기분(妄想氣分, delusional mood)이다. 이 상태에서는 아직 망상이라는 의미부여에 구체적인 내용은 없고, 막연히 외부 세계 전체에 무언가 일어났다는 불안이나 긴박감(망상성 긴장, delusional tension)을 갖는다[62]. '무슨 일인지 일어나고 있습니다. 가르쳐 주세요, 도대체 무슨 일이 일어나고 있는 것인가요?'라고 호소하거나 '무언가 수상한 기운이 떠돈다'며 주위와의 위화감(違和感, sentiment d'étrangeté Ⓕ)[63], 어쩐지 기분 나쁜 느낌을 호소한다. 모든 것은 새로운 의미심장한 무엇을 갖고 있다. 환자의 지각 자체에는 이상이 없으면서, 주위가 미묘하고 의심스러우며, 무어라 형용할 수 없는 느낌이다. 무언가의 낌새는 느끼고는 있지만, 그에 관해 아무런 해석도 할 수 없다(Jaspers K., 1972). 살에 닿는 습기, 공기의 막힘으로 압도당하거나, 숨 막힘, 현기증, 두통, 비틀거림, 발한(發汗) 등의 신체 호소를 동반하기 쉽다. 그리고 옆에 싫은 사람이 있으면 '왠지 모르게 억눌린다'거나 '주눅이 든다'고 하고, 그 자리를 벗어나고 싶어 한다. 이와 같이, 매개 없이(無媒介) 직접 앞에 나타나는(現前) 의미(意味)의 압력이 진성망상의 시발점이다.

영어로 직역하면 망상적 기분(delusional mood)이지만, 증상의 중심이 기분보다는 이상스러운 분위기로 보면 망상적 분위기(delusional atmosphere)가 더 적절한 표현이기도 하다(Berner P.). 망상적 기분이 극히 경미한 경우는 무언가 일어날 것 같은 예기(豫期) 불안(anticipatory anxiety)과 무대(舞臺) 공포(stage-fright)와 유사한 막연한 압박감[64]으로 호소한다. 이와 같이 미

62) 떠다니는 상태(부동적, 浮動的)로 지향(指向)되어 있다고도 표현한다.

63) 위화감: 몸이 편하지 않아 기분이 좋지 않은, 또는 조화가 되지 않은.

64) Conrad K.가 말한 트레마(Trema)에 해당한다.

분화된 초기의 준비 영역(preparation field), 혹은 망상적 관념이 없는 망상(delusion without delusional idea), 또는 1차적 망상 체험(Jaspers K.), 초기(初期) 망상 상태(Moreau de Tours J.) 등으로 부르는 이 상태는 대개 오래가지 않는다. 망상적 분위기 속에는 항상 그 무엇인가가 그 곳에 있고, 환자가 객관적인 확실성과 의미를 부여하는 단초가 된다(양병환과 홍성기, 1996). 곧 이어서 구체적인 의미부여(意味附與)가 일어난다. 즉 망상적 지각 내지는 망상적 직관의 형태로 진전한다. 이는 인간은 불확실감과 정처 없는 상태에서는 본능적으로 어떤 고정점(固定點)을 찾게 되는데, 이로써 특정한 생각이나 관념이 주어지게 된다. 이렇게 어떤 분명한 생각이 들면 그것이 옳든 그르든 간에 그 사람을 안정시키는 효과가 있다. 이때 형성되는 망상의 내용은 처해진 상황과 연결된 것이 아니다.

외부 세계가 변모된 느낌이 급격히, 또한 극적으로 생기면 '이 세상의 종말이 온다', '혁명이 일어난다'처럼 불안과 종교적인 고양감을 동반한 세계 멸망(世界滅亡) 체험(experience of world destruction, Wetzel A., 1922)을 나타내기도 한다.

ㄴ. 망상적 지각

망상적 지각(妄想的知覺, delusional perception)은 외부 세계에 대한 지각이 정상적인 상태에서 돌연 이상하고도 틀린 의미부여를 하는 일이다(Mellor C.S., 1991). '거리에서 제복을 입은 사람들은 모두 러시아 군인이다. 또 딴 제복을 입은 사람은 미군이다. 세계 전쟁인 모양이다', '개가 앞다리를 들어 올린 것을 하늘의 계시라고 확신한다'와 같이 극히 일상적인 지각이 환자에게는 중대한 의미를 띤 것으로 체험된다.

어떤 것(사물)이 어떠한 의미를 갖는다고 하는 의식을 의미의식(意味意識, Bedeutungsbewußtsein Ⓓ)[65]이라 한다. 이것이 병적으로 변화하면, 주로 자신과 관계되는 방향으로 의미 부여가 생긴다.

망상적 지각은 자신과는 관계가 없는 것을 관계 짓기 때문에 흔히 관계 망상(關係妄想, delusion of reference)의 형태가 된다. '사무실에 있는 사람들이 의미가 있는 듯한 눈초리로 나를 쳐다본다. 무언가 나에 대해 일을 꾸미고 있다. 몇 명이 모여서는 내 욕을 하고 있다'고 호소한다. 이렇게 의미가 분명히 제시되어 있기 때문에 환자는 의심하려 해도 의심할 수가 없다.

의미 망상은 외부 세계의 모든 것이 분명치 않은(不明) 새로운 의미를 띠어 변화되었다고 느끼는 이상한 의미 부여이다. 감정 등의 선행하는 이유가 보이지 않기 때문에 동기(動機) 없는 1차성 관계부여(關係附與, Gruhle H.W.)라고 한다[66].

Schneider K.(1938)에 의하면, 망상적 지각은 지각하는 사람으로부터 대상으로 향하는 한 개의 분절과[67], 정상적으로 지각된 대상으로부터 이상한 의미 부여에 이르는 또 한 부분이 합쳐진 두 개 분절성(分節性, two memberedness)[68]이다. 이것은 한 개의 분절성(one memberedness)을 갖는 망상적 직관(다음 항에 기술함)보다 정신분열병으로 진단하는 데 의의가 더 크다고 하였다.

게슈탈트 심리학의 입장에서 보면, 정신분열병 환자는 지각 연관의 이완·해리와 지각의 경직(硬直)과 같은 특유한 지각 장애가 있고, 대상의 본질 속성(property of being)[69]이 우위를 차지하기 때문에 그 의미 부여는 결

65) 영역(英譯)은 awareness(consciousness) of meaning이다.

66) 이상의미(異常意味) 의식(意識)(abnormes BedeutungsbewußtseinⒹ, Jaspers K.)이나 인상 체험(experience of impression, AnmutungserlebnisⒹ, Janzarik W.)도 거의 비슷한 용어이다.

67) 토막, 또는 단계라고도 번역된다.

68) 원어는 zweigliedrigⒹ임.

69) 원어는 WesenseigenschaftⒹ임.

코 이해 불가능한 것이 아니라고 했다(Matussek P., 1952). 콘라드(Conrad K.)가 말한 이상한 의미 발현(아포페니, ApophänieⒹ)도 망상적 지각에 해당되는 부분으로서 세 단계로 구별된다. 즉, 지각된 대상이 막연하게 환자에게 관계되며, 이어서 대상은 환자의 주의를 시험하기 위해서 설정되고 꾸며지고 있거나(시켜지는 피동被動 체험), 대상이 특정의 성질을 띤다(본질 속성屬性의 우위). 콘라드는 아포페니에 이르러서는 이제까지 자신이 수동적인 세계 속에 있었으나, 이제 이와는 반대로 자신이 세계를 향해서 능동적으로 영향을 주는 방향으로 역회전(逆回轉)을 하는데(아나스트로페, AnastrophéⒹ), 이와 같이 자기가 세계의 중심으로 전환하는 것을 프톨레마이오스적 전환이라 불렀다[70]. 그리고 암시를 포함하여 의미가 분명해지는 묵시(黙示)는 아포페니가 최고도로 강해진 상태(아포칼립틱, ApokalyptikⒹ)를 거쳐서, 이로부터 다시금 아포페니를 경과하여 프톨레마이오스적 회전과는 정반대인 코페르니쿠스적 전환[71]을 한다. 이후에 회복해 가는 과정은 고정화(固定化, consolidation)라고 하였다(송지영, 2004).

망상적 지각과 비슷한 것으로, 실제로는 자신이 변화되었는데도 오히려 주위 세계가 변화되었다고 느끼는 증상 전가(症狀轉嫁, transitivism, 혹은 transitivity)가 있다. 자신은 건강한데 주위 사람들을 이상하다고 하고, 자신의 체험이 타인에게도 있다고 생각한다. 정신분열병 환자에서는 환자 자신으로부터 분리된 일부분이 타인으로 옮겨진다. 예로서, 환자는 자신이 겪은 환각을 타인도 경험한다고 믿는다. 환청을 타인도 듣는다고 확신하고, 타인도 자신과 똑같이 신체적인 위해(危害)를 받고 있다고 확신한

70) 프랑스에서도 주위에서 일어난 일을 모두 자신에게 결부시킨다는 수렴(收斂) 망상(délire convergent Ⓕ), 또는 자기중심 망상 등의 용어가 있다.

71) 세계 속에 자신이 수동적으로 위치하고 있다는 것이다.

다. 자신의 손에 성스러운 상처가 나 있는데 간호사 손에도 역시 동일한 상처가 났다고 믿는다(Campbell R.J., 1996).

ㄷ. 망상적 직관

망상적 직관(妄想的直觀, delusional idea)[72]은 어떠한 지각을 매개로 하지 않고 돌연 떠오르는 착상(着想)으로 이상한 의미부여가 생기는 것이다. '어느 날 밤 갑자기 그 사이에 내가 시달려왔던 텔레파시가 김 씨로부터 온다는 생각이 났습니다. 이러한 일은 모두 자연스럽게 알게 된 내용입니다. 이제야 나는 사태를 분명히 알게 되었다는 느낌입니다', 또는 '나는 지금의 엄마의 딸이 아니고, 하느님의 혈통이란 것을 갑자기 알게 되었다'라고 잘못된 관념이 떠오르고, 이것을 확신하는 체험이다. 슈나이더는 망상적 착상이 글자 그대로 생각이 떨어져 들어오는 것(Einfall Ⓓ)이 아니라 예감이나 추측, 감정의 동요 속에서 올라오는 것이라 했다(이부영과 한오수, 1996).

망상 의식성(delusional consciousness)은 틀린 의미를 매개됨이 없이 느닷없이 알게 되는 것으로, 슈나이더는 망상적 표상과 함께 망상적 직관으로 하나로 묶었다. 망상 의식성은 급성 정신병에서 자주 보이며, 환자는 이 세계에서 진행되고 있는 엄청난 사건들에 대한 지식을 지니고 있다고 생각한다(양병환과 홍성기, 1996).

'아하! 경험(Aha-experience, Bühler K.)'은 문제의 의미를 느닷없이 알게 되는 쾌감을 동반한 체험으로, 병적(病的)인 경우에는 망상적 직관과 비슷하다. 관점이 변화되어 돌연 시계(視界)가 열리고 행복감을 가져 새로운 통찰을 갖는 것은 회심(回心)이라 하고, 종교적인 개안(開眼)이나 깨달음(enlightenment)에 이르기도 한다. 그러나 근거도 없이 '세상의 진리를 알았

---

72) 프랑스에서는 망상적 직감(妄想的 直感, intuition délirante Ⓕ, Targowra R. & Dublineau J., 1931)이 이것과 비슷한 개념으로서, 이는 해석(解釋)과 가성 환각의 중간에 위치한다.

다'고 하는 것은 회심(回心) 망상(proselyte delusion)이다.

ㄹ. 망상적 기억

망상으로의 변화(妄想化)가 과거 기억의 한 시점으로 소급해 가서 망상의 의미가 부여되면 망상적 기억(妄想的記憶, delusional memory)[73]이다. 즉, 과거의 사건에 대해 망상적 직관이 생겨나 새로운 의미를 띠고 생각나는 일을 말한다. '어릴 때 사용하던 밥그릇에 새겨진 왕관 모양은 내가 왕족(王族)임을 표시한 것이었다', '나는 어릴 때 초능력을 갖고 있었다'고 할 때, 슈나이더는 설명하기를 전자는 2분절(分節)로 이루어지는[74] 기억성 망상적 지각(mnestic delusional perception)이고, 후자는 1분절로 된 기억성 망상적 직관이라고 했다. 망상적 표상(妄想的表象, delusional representation)도 망상적 기억과 유사한 것으로 틀린 기억 표상과 착상을 의미한다. 이것은 지나간 사건들에 대한 기억에 새로운 의미와 색채를 부여하거나, 혹은 갑자기 떠오르는 생각으로 나타난다(양병환과 홍성기, 1996). 전자는 과거 사실에 대한 기억 자체는 분명히 있지만 기억의 내용에 대해서 망상적 의미부여가 생긴 것이다. 그러나 '그때 나는 일단 죽었습니다. 지금 이렇게 살아있는 나는 딴 사람입니다'와 같이 표현이 과거형이더라도 실제로 그 시점에서부터 병적 체험(病的體驗)이 시작된 것이었다면 망상적 기억은 아니다.

ㅁ. 이들 네 종류의 관계

이들 네 종류는 혼합 공존하는 경우가 많으며, 네 개로 나눈 것은 단지 편의상 한 것일 뿐이다. 이 중에 망상적 기분은 가장 원발성(原發性)이고, 나머지 세 종류와는 관련이 없다는 견해도 있다. 망상적 기분의 불확실성은

73) 회고적 망상(回顧的妄想, retrospective delusion)이라고도 한다.

74) 기억된 지각표상(知覺表象)의 이미지와 이 표상에 망상적 의미가 부여되는 2개의 분절(分節)로 이루어진 것이다.

환자 자신으로서는 견디기 힘들기 때문에, 무엇인가 생각이 떠올라 이것에라도 의존하려는 심리 작용으로 나머지 세 종류로 변화된다고도 한다. 진성망상이라도 주제가 한정되고 단순하며, 인격 전체의 혼란도 없는 경우에는 망상적 기분이 없을 수도 있다.

• 이상 확신성

이상 확신성(異常 確信性)은 고정적인 것이 아니다. 주제가 정해지지 않고 둥둥 떠다니는 혼란 상태에서는 단 시간에도 확신은 변동한다. 잠시 제정신으로 돌아온 듯이 보이지만 곧 다시 망상에 빠진다. 망상을 분명 확신한다 할 때라도 그 기반은 불안정하고, 바로 이 불안 때문에 환자는 병식이 없더라도 의사에게 의지하는 것이다. 환자는 망상적 해석 쪽으로 끌어당기는 그 무엇인가에 의해 압도되어 있음을 볼 수 있다. 예로서, '개가 앞발을 들었다'는 것을 보고, '이것은 하나님의 계시임에 틀림없다'라는 의미를 부여한다. 이것은 망상지각이다. 환자는 이것이 우연일 수도 있다고 생각하기도 한다. 그러나 망상적 의미로 압박당하는 쪽이 강하다. 이것은 근거로부터 결과를 추정하는 정상적인 사고 과정이 아니라, 결과는 이미 절대적인 것이며, 그것 때문에 근거가 추구되고 있는 것 같다. 환자 자신도 여기에 논리가 부족하다는 점을 인정하기도 한다. '나도 정말 내가 왜 이러는지 모르겠습니다'라며 당황하기도 한다. 이렇게 망상화(妄想化)로 이끄는 힘은 정상과는 정반대인 비틀어진 장(場)의 역설적(逆說的) 변화가 있는 것 같다.

⑤ 주제에 따른 망상의 분류

망상은 주제에 따라 다양한 이름이 있다. 또한 동일 주제의 망상이라도 그 구조는 다를 때도 있다. 망상들은 서로 섞이거나 이행할 수도 있어 피해망상이 과대망상으

표 10-1: 주제와 내용에 따른 망상

1. 피해 망상(被害妄想, delusion of persecution)군(群)[75]
    1) 주찰 망상(注察妄想, delusion of observation)
    2) 박해 망상(迫害妄想, delusion of persecution)
    3) 피독 망상(被毒妄想, delusion of poisoning)
    4) 호소 망상(好訴妄想, querulous delusion)
2. 축소 망상(縮小妄想, delusion of belittlement)군
    1) 빈곤 망상(貧困妄想, delusion of poverty)
    2) 죄책 망상(罪責妄想, delusion of sin or guilt)
    3) 허무 망상(虛無妄想, nihilistic delusion)
    4) 가해 망상(加害妄想, delusion of damage)
    5) 기피 망상(忌避妄想, delusion of being avoided)
3. 과대 망상(誇大妄想, delusion of grandeur, megalomania)군
    1) 혈통 망상(血統妄想, descent delusion, Mignon delusion)
    2) 연애 망상(戀愛妄想, erotomania)
    3) 발명 망상(發明妄想, delusion of invention)
    4) 종교 망상(宗敎妄想, religious delusion): 예언자 망상(豫言者妄想), 마리아 망상, 은총(恩寵) 망상 등
    5) 우주 망상(宇宙妄想)
    6) 공상 망상(空想妄想, delusion of imagination)
4. 피영향 망상군(群)

    빙의 망상(憑依妄想, delusion of posession)
5. 기타

75) 피해 망상은 일반적으로 광범위하게 사용된다. 박해 망상은 박해자(迫害者)나 박해 수단이 구체적인 모습인 경우에 쓴다. 실제로는 동의어로 쓰인다.

로 변하고, 또 그 역(逆)으로도 가능하며 섞여 있기도 하다. 여기서는 망상을 주제와 내용에 따라 크게 다섯 종류로 묶었다(표 10-1 참조)(新福尙武과 島薗安雄, 1980).

피해 망상군, 축소(縮小) 망상군, 과대 망상군, 피(被)영향을 주제로 한 망상, 그리고 기타의 다섯 개로 나누어 고찰해 본다.

가) 피해(被害) 망상군

피해 망상, 혹은 박해(迫害) 망상(delusion of persecution)은 타인이 나를 미워하고, 위해를 가한다고 믿는 망상이다. 박해(迫害)에는 추적당한다는 의미도 있으나, 추적(追跡) 망상에 국한하지 않고 넓은 의미의 피해적인 주제로 묶는다. 피해 망상에는 나에게 독(毒)을 집어넣어 먹인다는 피독(被毒) 망상, 주위로부터 감시당하고 있다는 주찰(注察) 망상(delusion of observation), 배우자가 바람났다는 질투 망상(delusion of jealousy), 물건을 도둑맞았다는 약탈(掠奪) 망상(delusion of robbery) 등이 포함된다. 정신분열병에서 흔하고 망상장애, 우울증, 기질성·증상·중독 정신병에서도 보인다.

주위에서 일어나는 일을 자신과 결부시키는 것을 관계(關係) 망상(delusion of reference)이라 한다. 아무런 낌새도 없는 일인데도 '상황이 딱 맞아떨어지기 때문에 결코 우연이라고 생각되지 않는다'라면서 의미가 있는 듯이 받아들인다. 병의 초기에 '주위 사람이 나를 쳐다본다'라는 주찰망상(注察妄想)으로 시작한다. 이때는 중립적이고도 이유가 불분명하기에 불안과 곤혹스러움을 갖지만, '일부러 하고 있다'는 식으로 자신에게 어울리지 않는 내용으로 해석하다가 급기야는 '나를 뒤쫓아 오는 사람이 있다'는 추적 망상(追跡妄想), '나를 골탕을 먹이려고 내 책상을 엉망으로 만들어 놓았다. 나를 모함한다'는 박해 망상(迫害妄想)에 이르기까지, 대부분의 관계 망상은 피해 망상으로 발전한다. 가벼운 것은 의심(疑心, mistrust)이다.

관계 망상은 피해를 받는 것이기 때문에 수동적인 체험인 것은 당연하지만, 기분이 좋을 것 같은 망상조차 수동성이 있다. 즉, 수동성은 관계 망상의 주요 인자인 것이다. 'TV의 탤런트가 나한테 윙크를 했다', '그 사람이 나한테 인사를 했을 때 나는 그가 나를 사랑하고 있다는 것을 확실히 알았다'고 하며 완전히 독단적(獨斷的)인 추측으로 자신이 사랑받고 있다는 요소를 강하게 내보인다. 이렇게 보면 주찰 망상은 피주찰 망상(被注察妄想)이라고 해야 하며, 추적 망상은 피추적 망상, 박해 망상은 피박해 망상, 연애망상은 피애 망상(被愛妄想)이라고 해야 할 것이다. 그러나 이러한 수동성, 피영향성(被影響的)에는 망상 속에 능동성과 가해적인 요소도 존재한다는 점을 무시할 수 없다. 즉 '나의 시선에는 사악한 힘이 있는가 보다. 내가 노려보면 누구든 어쩔 줄 모르고 불안해 한다', '나의 의지가 TV의 아나운서에게 통한다. 화면상에 그가 응답하는 것으로 알 수 있다', '내가 나쁜 마음을 품으면 태양이 빛나지 않는다. 내가 착한 마음을 품으면 태양은 종전대로 빛난다' 등이 그 예이다.

감시를 당하고 있는(被注察) 경우라면 타인에 대한 과민함으로 인하여, 그 사람으로 하여금 자신을 바라보게 하는 것이며, 피애(被愛)의 경우에도 이쪽이 좋아하기 때문에 망상이 형성되는 것이다. 문제는 수동적인 요소가 능동적인 요소를 압도(壓倒)한다는 점에서 망상의 심각성이 있는 것이다. 자신이 만들어 놓은 세계에 역지배(逆支配)된다는 속박성(束縛性)이 관계 망상의 핵심이고, 이로 인하여 자유를 상실하고 마는 것이다. 자타 관계(自他關係)의 관점으로 보아, '내 몸의 악취가 밖으로 새나간다'는 자아 누수형(自我漏洩型) 망상도 능동적인 요소가 겉에 드러나 보이지만 그 속에는 수동적 속박성을 가지고 있다.

질투 망상은 오셀로 증후군(Othello syndrome, Todd J. & Dewhurst K., 1955)이라고도 한다. 이것은 셰익스피어의 희곡 오셀로에서 유래된 것으로, 자신에게 상처를 입히고(自傷) 타인을 위해하는(他害) 행동화 경향을 띤 질투 망상이다.

질투 망상은 성(性) 교섭의 상대, 주로 배우자가 부정(不貞)한 일을 저질렀다고 확신하는 망상으로, 알코올 중독증, 정신분열병, 편집증, 뇌전증, 인격이상에서 보인다. 망상으로 인해 자신의 실제 자식을 부인(否認)하기도 한다. 편집증의 병적 질투(嫉妬)는 열정 정신병의 한 유형이다. 질투 대상은 한 사람이지만 상황에 따르는 일과성 무기력성의 질투 망상을 반복하기도 한다. 자책감과 우울을 동반하며 병식은 동요한다. 민감 관계 망상의 질투 유형으로 볼 수도 있다.

Jaspers K.(1910)가 질투 망상을 기본으로 한 인격의 발전과 과정을 상술한 바 있고, Freud S.(1922)는 질투 망상의 배경에 동성애 충동과 그 방어를 말하였다. Tellenbach H.(1967)는 질투를 자기에게 속한 무언가를 잃는 것이 두려운 나머지 간직하려는 의지(保有希求, will to hold)에 따른 것이라고 하였다. Pauleikhoff B.(1967)의 편집성 질투 망상은 30대에 상황에 따라 생기기 쉬운 질투 망상으로서, 환각 · 망상을 수반하며 인격의 붕괴는 없지만 병식 또한 없다고 하였다. 그가 말하는 비정형 정신병의 한 유형이다.

침해(侵害) 망상(delusion of injury)은 자신의 물건이 없어지거나, 집으로 누군가가 몰래 들어갔다는 등, 당연한 권리가 침해당하고 부당하게 취급되어 손해를 보거나 불리해진다는 망상이다. 초로기(初老期) 피해 망상(Kraepelin E., 1899)과 복권(復權) 망상의 주제로 되기 쉽다.

피해 망상병(délire de persécutionⒻ, Lasègue E.C., 1825)은 35~50세의 여성에서 호발하며, 피해 망상을 주 증세로 하는 망상 정신병을 지칭한 것이었다. 과거에는 멜랑콜리의 한 유형으로 보기도 했다. 이는 진행성 마비를 모델로 하여 망상이 초기의 의문스러운 시기에서부터 확신하는 시기로 단계적으로 진전하는, 경과의 일관성에 주목하였다. 이러한 견해는 당시로서는 전혀 새로운 것이었다. 이는 후에 Pinel P.과 Esquirol J.E.D.의 증후학적 분류와 Magnan V.나 Kraepelin E. 등이 경과를 기초로 한 질환 개념으로 발전하는 데 크게 영향을 주었다.

나) 축소(縮小) 망상군(delusion of belittlement)

축소 망상[76]은 자신의 가치와 능력이 보잘 것 없다고 확신하는 망상이다. 여기에는 재산을 잃었다는 빈곤 망상(delusion of poverty), 중대한 죄를 저질렀다는 죄책감과 자책감을 포함하는 죄업(罪業) 망상(delusion of guilt), 자신의 건강을 해친다는 건강염려 망상(hypochondriacal delusion), 심각한 병에 걸렸다는 질병 망상(nosomania), 자신의 몸, 장기(臟器), 세계의 존재, 생사(生死) 등을 부정하는 부정(否定) 망상(delusion of negation), 혹은 허무 망상(nihilistic delusion, Weber A., 1938) 들이 이에 속한다. 주로 우울증에서 많이 발견된다.

성적(性的) 경멸 망상(delusion of sexual contempt, Kehrer F., 1922)은 성적 욕구(性的欲求)의 불만으로 도덕적 타락을 한 여성이 죄책감으로 고민하다가 주위로부터 창녀라고 멸시당하는 내용의 망상이 생기는 것으로, 민감 관계 망상과 유사한 반응성 망상 현상을 말한다. 자신감이 없고 자신 쪽에 무언가 약점과 잘못한 점이 있다고 믿고, 타인의 눈을 의식하여 타인과 쉽게 관련시킨다. 이것은 상황에 대항하기보다는 회피하여 자신을 탓하는 일군의 망상이다. 정신분열병, 민감 관계 망상(Kretschmer E.), 유(類)분열병(Claude H.), 신경쇠약(Janet P.), 일부 대인 공포증, 사춘기 망상증, 경계선 장애에서 공통으로 나타난다. 하마다(濱田秀伯, 1985)는 이를 편집증과 열정 망상 같은 투쟁적 망상과는 상반되는 무기력 망상(asthenic delusion)이라 명명하였다.

망상의 방향이 타자(他者) 중심성이냐 자기 중심성이냐의 구분(笠原嘉, 1972)도 이것과 유사하다. 힘이 강한 강력성(强力性)과 무기력성(無氣力性)의 구분은 병전 성격에 의한 것이지만, 성격 형성 그 자체가 질환의 증상 내지 진전 과정

76) 이병윤(1981)은 과소평가 망상이라 번역하였다. 이 또한 좋은 번역어로 사료된다.

으로 간주되는 예도 적지 않다. 즉, 정신분열병과 망상성 우울증에서 과거의 일이 아니라 당장 가능성이 희박한 미래의 사태를 예상하고 '앞으로 닥칠 일에서 참아내지 못하면 어쩌지?', '내가 제대로 대응해내지 못하면 어쩌나?' 하고 반복하여 걱정한다. 이는 가벼운 망상 기분이나 예기(豫期) 망상(anticipatory delusion)과 유사하고 무기력 망상과 비슷하다.

가해(加害) 망상(delusion of damage)[77]은 자신이 어떤 사고(事故)와 사건을 일으켰다고 확신하는 망상이다. 사회적으로 유명해진 중대 사건의 범인으로 되면서 과대적인 색채도 가미된다. 만일 타인에게 상처를 입히지나 않을까, 중요한 물건을 파괴하지나 않을까 하며, 강박적으로 미리 염려하는 것이라면 가해(加害) 공포(blaptophobia)이다.

기피(忌避) 망상(delusion of being avoided)은 자신의 성질로 인하여 타인으로부터 멸시를 받아 기피된다고 확신하는 망상이다. 자기 냄새 공포를 시작으로 하는 일련의 자아 누설(自我漏洩) 현상과 사춘기 망상증으로 나타나기도 하는데, 일과성으로 타인이 벌을 받는다는(他罰) 경향을 보이기도 한다.

Cotard 증후군(Cotard syndrome)은 Cotard J.(1880)가 제창한 드문 증후군이다 (16장. 신체 인식의 장애 참조). '여러 장기와 전신이 파괴되었다, 존재하지 않는다'는 부정(否定) 망상(delusion of negation)을 중심으로, 우울, 불안, 처벌 · 빙의(憑依) 망상, 자해 · 자살의 경향, 통증 감각의 소실(신체 감각의 이상), 결코 죽지 않는다는 불사(不死) 망상을 동반하는 것이 특징이다. 이는 그의 스승이던 Régis E.(1893)의 명명에 의한 것이었다. 이것은 멜랑콜리에서 생기는 망상 중에 자책(自責)과 거절(拒絶)의 경향이 강한 점에서 Lasègue E.C.의 피해 망상과는 정반대되는 것으로 기재되었다. 그러나 진단 분류상 어디에 놓을지에 대해서는 논

77) 원어는 SchädigungswahnⒹ이다.

란이 있다. 정신분열병(Bleuler E.)과 건강염려증을 포함하는 프랑스어권에서의 이인증이나 계통 망상[78]으로 보기도 하고, 거대 망상이나 과대적 허무(虛無)(expansive-nihilism)와 같이 망상의 규모가 큰, 공상성이 강한 점에서 멜랑콜리성 파라프레니아(paraphrénie mélancholiqueⒻ, Nodet C-H., 1937)에 포함된다는 견해도 있다.

다) 과대(誇大) 망상군

과대 망상(grandiose delusion, 또는 megalomania)은 자신의 능력과 가치를 과대 평가(self-conceit)하는 망상이다. 자신은 고귀한 가문에서 태어났다는 혈통 망상(descent delusion, 또는 Mignon delusion[79]), 특정의 유명하고 신분이 높은 사람으로부터 사랑을 받고 있다고 믿는 연애(戀愛)[80] 망상(erotomania), 세계적인 발견이나 발명을 했다고 하는 발명 망상(delusion of invention), 하늘의 계시를 받았다는 계시(啓示) 망상(delusion of revelation), 자신이 예언자라는 예언자 망상(prophet delusion), 자신이 선택 받은 사람이라는 선민(選民) 망상(delusion of elitism), 종교 망상(religious delusion) 등이 있다. 조증, 진행성 마비, 정신분열병, 망상장애에서 보인다. 부당하게 평가받고 있다는 등의 피해적인 내용이 섞여 있는 경우도 적지 않다.

Magnan V.이 말한 만성 망상(병)(délire chroniqueⒻ)에서는 피해 망상에서 과대 망상으로 규칙적으로 진전된다고 했지만 정신분열병에서도 경과가 길수록 이러한 경향을 보인다(保崎秀夫, 1959). 피해 망상 이전의 단계, 혹은 이것이 소실된 후에는 피해적인 색채가 없는 관계 망상과 무기력 망상이 생기기 쉽다.

78) 망상의 형태가 일정한 차례에 따라 변화 진행되는 것.

79) Mignon은 괴테의 소설『빌헬름 마이스터의 수업시대』(1795)에 나오는 등장인물이다.

80) 연애의 사전적 의미는 어떤 이성에게 특별한 애정을 느끼어 그리워하는 일, 또는 상태이다. 망상의 경우에는 능동적인 의미보다는 상황에 대한 인식이 왜곡되어 있다.

공상(空想) 망상병(délire d'imaginationⒻ, Dupré E.와 Logre J., 1910)은 망상의 주제가 혈통, 발명 등 과대한 내용으로 공상 · 상상(想像)성이 강한 만성 망상이다. 허풍 떨기 쉬운 병적 체질이나 거짓말증(症)(mythomania)을 기반으로 하여, 이 위에 외부 세계에 대한 해석이 아닌 내부 세계의 공상에 의해서 망상이 형성된 것이다. 암시와 유도로 활성화된다. 체계화는 부족하고 새로운 재료를 받아들여 계속해서 발전되는 경향을 갖는다. 프랑스에서 말하는 파라프레니아(paraphrenie)에 해당된다.

라) 피(被)영향 망상군

피(被)영향 망상(delusion of influence, 또는 delusion of being controlled)은 외부로부터 간섭받고 지배되는 내용의 망상으로, 자아 의식(自我意識)의 장애에 따른 '시켜지는 현상'에 포함된다. 타인이 나에게 최면을 걸어 조작하는 느낌을 갖는 것은 최면감(催眠感, hypnosis feeling)이고, 최면 망상이라고도 한다. '몸에 전기가 통한다'고 호소하면 물리적인 피해 망상과 비슷하고, 내용이 성적(性的)인 것이면 성적 피영향 체험이다. 무언가에 씌어서 자신의 일부나 전체를 점령당했다는 빙의(憑依) 망상(delusion of possession)도 있다. 사회 · 문화를 반영하여 귀신들림(demonomania), 자신이 늑대나 이리 같은 야수로 변화되었다는 야수(野獸) 망상(lycanthropy), 여우 빙의(alopecanthropia), 개(犬) 빙의(cynanthropia)도 있다. 자신이 이 외에 무언가로 변했다는 경우는 변신(變身) 망상(metamorphic delusion)이고, 동물로 되면 동물화 망상(zoanthropy), 특별한 사람으로 변화되면 화신(化身) 망상(delirium metabolicum)이다.

피(被)영향 정신병(psychose d'influenceⒻ, Lévy-Darras, 1914)은 운동 요소가 강한 가성 환각과 이중자아(二重自我), 피(被)영향 · 빙의 망상을 주증세로 하는 망상 정신병이다. 자동증과 신체감(身體感) 이상을 동반하고 만성적인 경과를 취한다. 빙의성 피해자(persecutés-possedés Ⓕ, Séglas L.J.E., 1894)나 피영향 증후군(syndrome d'influence Ⓕ, Ceillier A., 1924)도 이것과 비슷한 것이다.

기도(祈禱) 정신병(invocation psychosis, 森田正馬, 1915)은 미신을 믿는 사람이 기도와 신앙 의식을 계기로 발병하는 것으로, 심인성 요소가 강한 급성(急性) 정신 장애이다. 착란, 혼미, 인격의 변환을 보이고 빙의 체험도 있다. 신(神)내림, 영매(靈媒) 정신병(mediumistic psychosis, Henneberg R.), 심령(心靈) 정신병(Kehrer F., 1922)도 거의 같은 명칭이다. 이들은 일종의 문화 결합(文化結合) 증후군에 해당된다.

마) 기타

감응(感應) 정신병(communicated insanity, 또는 folie à deux Ⓕ, Lasègue & Falret)은 망상(대개 피해망상)이 한 환자로부터 그와 가까운 관계의 다른 사람에게 전해져서 망상이 공유되는 것을 말한다. 이러한 공유망상(共有妄想, shared delusion)은 발단자(發端者)와 감응자(感應者)가 꼭 같은 내용의 망상을 동시에 갖는다는 점이 특징이다.

하나의 망상적인 건강염려 증상을 호소하는 단일 증상성 건강염려 정신병(monosymptomatic hypochondriacal psychosis, Reilly T.M., 1977)은 신체감의 이상을 보이는 경우와 신체상(身體像)의 장애를 주요 징후로 하는 것으로 크게 둘로 나눈다. 전자는 피부·장내에 기생충이 기어 다닌다는 망상, 자기 냄새 공포, 신체감 이상증이 있으며, 후자에는 추형 공포, 신경성 식욕부진이 포함되었다. 이 장애는 질병 분류상으로는 정신분열병, 망상장애 또는 독립된 질환의 가능성이 논의되고 있다.

⑥ 편집증(paranoia)과 파라프레니아(paraphrenia)

가) 편집증

정신이 떨어져 나갔다는 의미의 WahnsinnⒹ[81]은 19세기 독일에서 환각 · 망상 정신병을 표현한 옛 용어로서 편집광(偏執狂, insanity)이라고도 부른다[82]. Heinroth J-C.(1818)가 편집증(paranoia)으로 명명하였다. Kraepelin E.는 교과서 5판(1896)에서 편집증을 선천성 체질 정신 장애에 포함시키고, '분별력이 완전히 갖추어져 있어서 지속적으로 흔들리지 않는 망상체계가 매우 천천히 형성되어 가는 것'이라고 정의하여, 이것이 이후 편집증의 기본 개념이 되었다.

편집증은 환각이나 정신분열병적 사고 장애가 없이, 논리적으로 구성되어 있고 체계화된 망상이 서서히 발전해 나오는 만성 정신병이다(이병윤 등, 1990). 망상의 주제는 박해와 과대(誇大) 내용이 섞인 것으로, 이 중에 망상 위에 박해에 대해서 소송(訴訟)이란 수단으로 철저히 싸우는 형태를 호소(好訴) 망상이라 부른다. 그 외에 연애, 질투, 건강 염려가 주제가 된다. 망상의 내용은 현실과 동떨어진 것이지만 그 자체로서는 정리가 되어 있고, 환자 자신의 내부에서 논리적 모순은 적다. 또 대부분의 환자는 망상 이외의 면에서 언동의 이상함이 없고 지적(知的) 활동이나 직업 능력이 유지된다. 대개 40~50세에 발병하고, 망상은 수년간에 걸쳐서 서서히 발전하여 만성 경과를 취한다. 이 증상을 둘러싼 문제는 정신병리학에서 중심 과제의 하나였다(加藤正明, 2001). 오늘날에는 Kraepelin E.이 paranoia로부터 떼어낸 호소 망상이나 (프랑스에서 말하는) 복권(復權) 망상을 편집증의 중심 문제로 보는 견해도 적지 않다.

복권(復權) 망상(증)(délire de revendicationⒻ, Sérieux P. & Capgras J., 1909)은 자신

81) 영역으로는 madness, dementia, insanity 등 여러 용어가 가능하다.

82) 편집(偏執)은 '자신과 관계 지어서(self-referent)'라는 의미로 사용된다(김용식 등, 2006). 원어는 VerrücktheitⒹ로서 insanity, craziness로 번역된다.

이 부당한 취급을 받았다는 확신 때문에, 일방적으로 보상을 요구하며 투쟁하는 만성 망상(증)이다. 잘난 척하고 타인을 불신 의심하며 고지식한 타고난 편집성(paranoia) 체질 위에 가상(假想)의, 혹은 옆 사람과의 불화나 해고, 손해를 입은 것 같은 사소한 사건을 계기로 생긴다. 전 생애에 걸쳐 흥분과 함께 소송, 협박, 투서 등 고양된 활동을 계속하는 점이 특징이다. 호전되는 시기도 있다. 프랑스에서는 이성형(理性型)의 피해 망상(Falret J-P., 1878), 가학적 피해자(Magnan V.), 비(非)환각성 피해 망상(Séglas L.J.E., 1894), 그리고 독일에서의 소송하기를 좋아하는 호소(好訴) 망상(barrator delusion)이나 투쟁(鬪爭) 편집증과 거의 비슷하다[83]. 이는 DSM-5의 망상장애, ICD-11은 망상성장애에 해당된다. 단 기간은 전자가 최소 3개월, 후자는 1개월 이상이란 점이 다를 뿐, 특징에 대한 기재는 동일하다.

호소 망상에 해당하는 편집증으로 가해적 피해자(pérsecutépersécuteurⒻ)가 있다. 환자는 자신이야말로 피해자라고 주장하고 가해(加害)적 투쟁을 반복하는데, Magnan V.는 이러한 망상을 변질상태로 보았다.

해석(解析) 망상(délire d'interprétationⒻ)은 Sérieux P.와 Capgras J.(1909)가 제창한 것으로, 프랑스에서 말하는 망상적 해석을 주요 특징으로 하는 만성적인 체계(體系)화된 망상이다. 특징으로는 다양한 망상적 해석으로 형성되고 환각은 없다. 정신 활동이 보존되어 있어 생각이나 판단은 분명하고 똑똑(명석, 明晳)하다. 망상적 해석이 진행 · 확산되고 좀처럼 나아지지 않지만 치매에 이르지는 않는다. 타고난 편집성 체질 위에 일어난 일을 잘못 해석해서 생긴다.

열정(熱情) 정신병(passion psychosis)은 클레랑보(Gatian de Clérambault G., 1921)가

83) 소송을 일삼는 호소성(好訴性)은 querulence, 이를 일삼는 호소자는 소송광(訴訟狂, querulent)이다. von Kleist H.의 소설 『미카엘 콜하스』(1810)에서 주인공인 작센의 말(馬) 거래 상인 Kohlhass M.의 복권 요구와 투쟁으로 가득 찬 비극적인 생애가 하나의 모델로 알려져 있다.

상세히 기술한 비(非)환각성 망상이다. 열정적인 경향이 일정한 주제에 집중되어 결정화(結晶化)된 결과가 열정망상이라고 할 수 있다. 클레랑보는 연애망상(érotomanieⒻ)[84], 복권망상, 질투망상을 여기에 포함시켰다. 여기에 건강염려망상이 포함될 수 있다. 이들은 모두 강한 신념으로 지탱되고 투쟁적이어서 흥분하기 쉽다. 클레랑보(Clérambault) 증후군이라고 하면 정신 자동증이나 연애 망상을 지칭하는 경우가 있어 혼동되나 일반적으로 전자를 의미한다.

근원성(根源性) 편집광(original paranoia, Sander W., 1868)은 소아기부터 성격과 기분 장애가 있고, 사춘기에 망상이 생기는 원발성 편집광이다. 치매로 되는 것과 호전 악화를 반복하는 것이 있다고 했다. 급성 편집광은 Westphal K.O.F.(1876)이 제창한 것으로, 의식 장애를 동반하는 환각·망상을 주요 증상으로 하는 것이다. 이는 아멘치아(amentia)[85]와 유사하다.

편집상태(paranoid state)는 일시적으로 피해망상이나 과대망상을 가진 정신증으로, 망상은 편집증처럼 체계화되지 않고 망상형 정신분열병에서처럼 와해되거나 괴상하지 않다. 편집성 정신병(paranoid psychosis)은 인격의 와해나 황폐가 없이 다소 체계화된 망상을 가진 정신증적 반응을 지칭한다. DSM-I에

84) 프랑스에서 érotomanieⒻ는 연애 망상을 주 증상으로 하는 망상장애를 말한다.

85) amentia: Meynert Th.(1890)에 의해 급성 정신 장애에서 보이는 착란을 의미하는 용어로 쓰였다. 이 상태를 영국에서는 Meynert's incoherent syndrome으로 쓴다. 그 후 정신분열병 개념이 확립되면서 이 용어는 정신분열병으로부터 분리되어 감염이나 중독에 의한 중독정신병에 의해 정신적인 통일을 잃은 상태를 지칭하였다. Bonhoeffer K.(1912)는 외인(外因) 반응형의 하나로 기술하고, 섬망의 전단계와 그 회복기에 보이며, 착란과 곤혹을 특징으로 하는 의식의 변모라고 하였다. 사고 장애가 심하고, 주위 상황과 자신의 입장에 대해 이해하기 어렵고, 의식혼탁은 경도이기 때문에 인식 장애와 사고 산란이 의식되어 곤혹감을 느끼며 불안을 느낀다. 착각, 환각, 공포, 운동 불안은 눈에 띄지 않는다. 산욕기 정신병에서 전형적으로 보이고 여자에게 많다. 프랑스의 Ey H.(1954)는 뇌의 기질성 질환, 특히 중독과 내분비 장애에서 보이는 것으로 지남력 상실, 주의집중 곤란, 기억 장애, 환시를 수반한 인지 장애라고 하였다. 즉 심적 활동의 일반적인 둔화를 특징으로 하는 것이다. 영국에서 amentia라면 지능의 감퇴가 생후에서부터 나타난 정신지체를 지칭한다. 오늘날에는 거의 사용되지 않는 용어가 되었다(加藤正明, 2001).

서는 편집성 반응이라고 했다. 프랑스에서 paranoïaqueⒻ는 정신분열병의 망상에 결부시키는 경향이 강하고, 망상 반응에 해당되는 상태는 급성(반응성) 망상 정신병, 반응성 급성 착란(bouffée délirante réactionnelleⒻ) 등으로 부르면서 영어의 paranoid의 의미로 사용하지는 않는다. 영어권에서 paranoid란 체계화되거나, 혹은 일시적인 망상을 특징으로 하는 정신 장애를 지칭한다. 망상은 주로 피해, 과대적인 내용이고 인격의 와해는 없다(Kahlbaum K.L., 1863). 그리고 이것은 이러한 경향을 보이는 사람에게도 쓴다. 즉 적의(敵意), 박해, 시기, 의심의 의미가 포함되어 있다.

나) 파라프레니아

파라프레니아(paraphrenia)는 Kraepelin E.(1921)가 사용한 용어로서, 환각이나 정신병적 증상과 인격의 붕괴가 없다는 점에서 정신분열병과는 다르다고 하였다. 정동 증상과 사고 장애는 있다고 해도 두드러지지 않고, 인격기능은 제대로 유지되어 있다. 퇴행기 편집상태(involutional paranoid state)와 만발성(晩發性) 파라프레니아(late paraphrenia)가 이에 속한다.

Kraepelin E.이 교과서 6판에서 조발성 치매에 포함시킨 편집광의 공상형(空想型)을 8판에서 ParaphrenieⒹ란 이름으로 조발성 치매와 병행시켜 내인성 치매화(化) 속에 포함시키고 계통(系統)[86], 과대(誇大), 작화, 공상의 네 개의 유형으로 나누었다. 그러나 Mayer W.(1921)가 예후 연구를 통해 그 독립성에 대해서 비판한 이래, 독일에서는 이를 망상형 정신분열병으로 보는 경향이 강하고, Leonhard K.(1966)의 paraphrenieⒹ도 이러한 입장의 용어였다. 프랑스에서는 망상의 규모가 크고, 공상적인 내용을 가진 것을 paraphrénieⒻ란 이름으

86) 계통(systematic): 일정한 차례에 따라 이어지는. 계통 파라노이아에서는 매우 천천히 진행하는 박해 망상에 연이어서 과대 망상이 더해진다.

로 부르고, 공상(空想) 망상병(Dupré E. & Logre J., 1910), 공상 정신병(Ey H., 1960) 등이 이것에 포함되어 있다. ICD-9에서 paraphrenia는 비교적 고령에서 발병하고, 환각이 우세하며 인격의 붕괴가 적은 망상 상태로서, 프랑스에서 말하는 만성 환각 정신병과 유사한 개념으로 썼다. 만발성 파라프레니아는 60세 이하의 여성에서 주로 발생하는 비기질성 계통 망상을 뜻하는 Roth M.(1955)의 개념이다.

교류 결여 망상(증)(contact deficit paranoia)은 Janzarik W.(1973)가 제창한 용어로서, 60세 이상의 고령자에서 보이는 분열병양(樣) 정신병을 말한다. 활동적인 여자에서, 이혼이나 배우자가 사망한 후에 고립된 상황을 계기로 발병하고, 환각과 망상을 주요 증세로 한다. 이것의 주제는 침입이나 도난 등 주택 경계(住宅境界)와 연관된 피해적인 내용이 많다. 경과는 다양하여 증상이 교정되는 것, 정신분열병의 잔류상태로 이행하는 것, 생활 상황이 변화되어서 회복하는 것 등이 있다. 만발성 파라프레니아와 겹치는 부분이 많다.

신체 파라프레니아(somatoparaphrenia)는 편마비 환자가 마비된 사지의 비(非)소속감과 이물감을 '어떤 특정한 사람', '다른 사람의 손' 등의 이상한 표현으로 호소하는 Gerstmann J.(1942)의 용어이다.

제11장 언어와 말하기의 이상

제11장 언어와 말하기의 이상

1. 언어와 사고

언어(言語)는 의사전달의 기본 도구로서 인간관계를 유지하는 수단일 뿐 아니라 인간이 생각할 수 있는 힘(사고력)과 밀접히 관련되어 있다. 의사 전달 방법으로는 언어적 방법과 비언어적 방법이 있다. 언어적 방법에는 발성으로 상대방 청각에 호소하는 음성언어와 시각으로 호소하는 문자언어가 있으며, 비언어적 방법에는 표정, 손짓, 몸짓 같은 동작(gesture)언어와 깃발, 호각소리 같은 신호(signal)언어가 있다.

의사소통은 정신의학의 기본이다. 환자는 언어를 통하여 자신의 경험과 병 증상을 드러내고, 정신과 의사는 언어를 평가와 치료에 이용한다. 그러나 의사는 환자의 생각하는 바에 직접 접근할 수 없다. 그렇기 때문에 환자의 말을 통해서 환자의 사고를 추론할 수밖에 없다. 환자와의 대화에서 오직 환자의 말(speech)만이 객관적으로 관찰되는 부분이며, 이것은 정신병리 평가 시에 분명한 자료가 된다.

정신질환자 다수에서 언어 이상이 관찰된다. 정신의학에서 말, 언어 장애의 연구의 대부분은 정신분열병에서 이루어졌다. 이는 이들 환자의 말에서 사고 장애가 뚜렷이 나타나기 때문이다. 만일 언어 이상의 본질과 원인을 알아낸다면 정신분열병의 본질에 접근할 수 있을 것이다.

관념(觀念)이란 기호화(記號化)되어 기억 속에 저장된 정신 내용인데, 주로 언어라는 상징에 의해서 기호화되어 있다. 그러므로 언어는 사고에 필요한 관념을 기억 속에서 인출하는 실마리가 되는 동시에 관념을 대신한다. 사고는 '제한된 말', '음성화되기 전의 말하기', '내재적인 언어활동'을 가리킨다. 사고는 내재적인 언어와 관련된다. 즉 사고할 때는 자신에게 말하고 있는 셈이다.

언어는 생각을 표현하는 도구일 뿐 아니라 생각을 형성하는 도구가 된다. 사물을 인식, 판단하는 데 언어가 필요하며, 사고와 언어는 상호작용을 한다. 언어구조는 우리가 세상을 바라보는 인식방법(세계관, 가치관)에 영향을 미치며, 우리는 언어로 사고(思考)한다. 그렇기 때문에 사고의 이상(異常)과 언어 장애는 뗄 수 없는 관계가 된다. 정신병리학에서 언어 이상에 대한 연구가 정신분열병을 대상으로 이루어진 것은 이 때문이다.

사고와 언어 장애에 대해서는 독일의 정신의학자가 주로 연구하였다. 언어의 이상을 이해하기 위하여, 우선 정상 언어에 대한 기본적인 용어를 살펴보고, 이어서 사고와 언어에 관한 그간의 역사를 알아보고 언어 이상의 종류를 알아본다.

2. 언어 기능과 관련된 기본 용어

언어의 기능과 구조를 이해하기 위한 기본 용어를 간략히 정리해 보면 다음과 같다.

① **음소**(音素, phoneme, 또는 sound element): 말의 뜻을 구별해주는 소리의 최소 단위를 말한다. 예) ㅂ, ㅍ 등. 음소는 아래의 음운과 혼용된다. 그리고 문자의 최소 단위는 문자소(文字素, grapheme)이다.

② **음운론**(音韻論, phonology): 음소가 어떤 규칙 속에서 말을 만드는지를 다룬다.

③ **형태소**(形態素, morpheme): 뜻을 가진 가장 작은 언어 단위(의미의 최소 단위)이다.

ㄷ, ㅏ, ㄹ의 음소가 모이면 '달'이라는 형태소가 된다. 음소가 '들'로 되면 의미는 변한다. 단어는 독립된 의미단위이고, 더 이상 나눌 수 없는 최소의 자립어다.

④ **어휘목록**(lexicon): 인간의 뇌 속에 수십 년에 걸쳐서 저장되어 있는 추상적인 형태의 어휘 묶음이다. 이것은 청각 형식(말소리)으로 저장된 음운 어휘목록(phonological lexicon)과 시각 형식(글자)으로 저장된 철자 어휘목록(orthographical lexicon)이 있다.

⑤ **의미체계**(semantic system): 단어에 저장된 의미정보이다. '컵'이라 하면 '유리나 플라스틱으로 되어 있다.' '물이나 우유를 담을 수 있다.'처럼 개념과 연결되는 것이다. 각 단어에 대한 의미정보는 의미론(semantics)이다.

⑥ **자소**(字素, grapheme)는 문자체계에서 음소를 표시하는 최소의 변별적인 문자이다. '나무'에서 'ㄴ' 'ㅏ' 'ㅁ' 'ㅜ' 와 같은 글자 정보를 말한다.

⑦ **언어의 어휘통로와 음운통로**: 언어는 소리(청각) 자극과 시각 자극에 대하여, 의미를 가진 단어정보는 어휘통로(lexical reoute)를 거쳐서 이미 습득하여 간직된 어휘-의미체계(lexical semantics)로 들어간다. 여기서 각 단어 정보를 해석하여, 음소(音素)와 자소(字素) 출력 단계를 거쳐 말하기나 글쓰기로 표현하게 된다. 비단어(非單語)의 경우에는 음운통로(phonological route)를 거쳐 바로 반응단계로 이어진다(그림 11-1 참조).

⑧ **어형론**(語形論, morphology): 형태소들이 어떤 규칙 속에서 말을 만드는지를 연구한다. 형태론이라고도 한다.

⑨ **문법**(文法, grammar): 구문(構文)이라고도 한다. 단어가 결합하여 형성되는 구(句), 절(節), 문장의 구조와 기능을 연구하는 학문은 구문론(構文論, syntax), 혹은 통어론(通語論), 통사론, 통사법으로 부른다.

문장이란 그 자체로서 통일성을 가지며, 계층적으로 긴밀하게 구성된 독립된 언어 형식이다. 또는 사람의 생각이나 감정을 완결된 내용으로 표현하는 최소의 언어

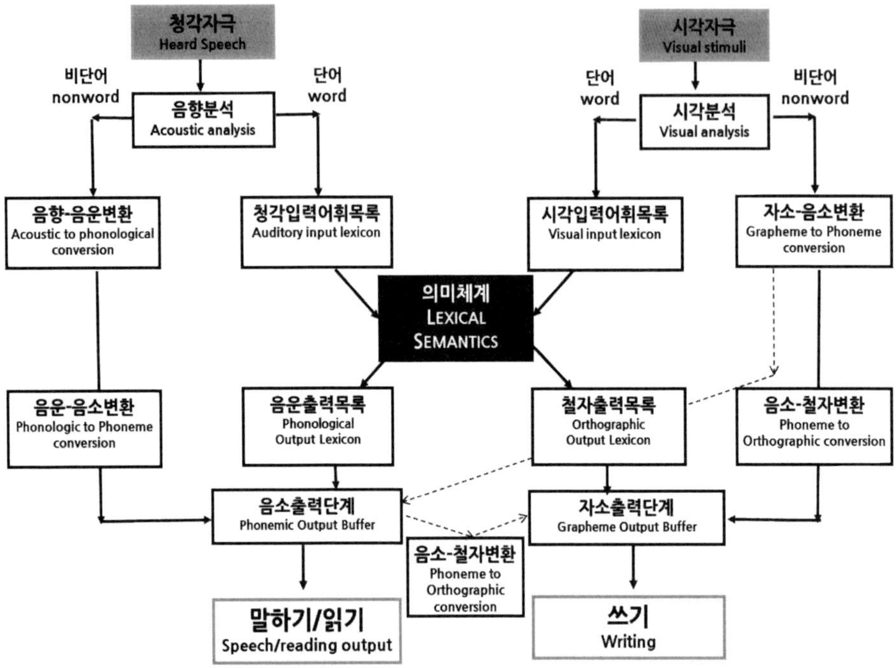

그림 11-1: 말하기와 읽기의 어휘통로와 음운통로(김희진, 2017년)

형식이다. 문장의 중심이 되는 언어 형식은 단어, 구, 절이 포함된다. 단어는 형태소와 어절의 중간 단위로서, 어절[1]과 대개 일치한다. 이는 문장성분의 기본 재료이다. 구(句)는 둘 이상의 어절로 구성되어 있는 말의 마디이며, 중심되는 단어와 그것에 부속되는 단어를 한데 묶은 언어형식이다. 그리고 절이란 따로 독립하면 문장이 되는 구성이면서도 완전히 끝나지 않고 문장 속의 어떤 성분으로 안겨있는 언어형식이다.

Chomsky N.(1957)는 기존의 방식과는 달리 '문법이란 분석 대상이 된 언어에 속

1) 문장을 구성하고 있는 도막도막의 마디.

하는 문장을 생성시키는 데 필요한 일종의 도구'라 정의하였다. 그는 동일한 상황을 표현한 두 개의 다른 표층구조의 문장에서 이들의 심층 구조(deep structure)는 같으나 변형 규칙들(transformational rules)에 의해 서로 다른 표층구조로 이행되어 나아감을 보여주었다. 변형생성론에서는 말하는 사람 자신이 언어의 문자에 대해 알고 있는 것에 관심을 두며, 전에 결코 듣지 못하였던 문장을 만들어내고 해석할 수 있는 무의식적 능력에 관심을 갖는다. 소쉬르(Saussure F., 1857~1913)는 무의미한 단위인 음운론을 중시하고 문장론을 경시하였다. 구조주의와 언어의 음성체계에 역점을 두었으며 의미와 통사론을 무시하였다. 근래 언어학에서는 문장을 중요시한다.

⑩ **운율학**(韻律學, prosody): 시형론(詩型論)이라고도 한다. 시의 음성적 형식인 운율 구조와 시작법(詩作法)을 뜻한다. 말소리의 운율적 구조로서 음절의 장단, 강세, 성조(聲調, tone), 억양을 연구한다. 운(韻)은 말을 이루는 하나하나의 소리로서, 한 음절의 초성(初聲)이 음(音)이고 중성과 종성(終聲)이 운(韻)이다.

⑪ **발어**(發語, speech): 말을 꺼내는 일이다. 발화(發話), 발언(發言, utterance)[2]과 혼용된다. 발음(發音)은 발화된 내용을 음성화하는 것이다. 그리고 의미 있는 발어가 이야기이다.

⑫ **이야기**(talk): 문장 단위를 넘어서서 그것이 모여 이루어지는 모든 '실제 사용된 언어형식'이다. 실화나 옛이야기, 전설의 의미가 아니다. 이야기의 요소는 '말하는 이'와 '듣는 이', 그리고 이 둘이 존재하기 위한 시간, 공간적 조건인 상황이 있다. 이야기의 구조는 발화(글에서의 문장, 또는 이야기를 구성하는 단위)와 발화의 구조적 연결체로 이루어진다. 이야기 장면에서의 발화는 주어지는 정보에 의해서 계속 재해석된다. 이로써 쉽게 재해석되기도 하고 오해가 생기기도 한다.

2) 생각이나 느낌을 형식을 갖추고 구체적이고도 공식적으로 말하는 것.

⑬ **음절**(syllable): 한 뭉치로 이루어진 소리의 덩어리로 발음의 최소 단위이다. 이는 세 부분으로 구성된다. 두음(頭音, onset), 정점음(頂點音, peak), 말음(末音, coda)이 그것이다.

⑭ **청각영상**(image acoustique): 의사전달은 언어의 중심 기능이다. 언어는 같은 언어를 사용하는 사람의 머릿속에 공통적으로 기억되어 있는 말소리인 청각영상의 결합, 즉 기의(記意, signifié)[3]와 기표(記標, signifiant)[4]의 결합이다(Saussure F.). 언어의 의미는 언어가 가리키는 구체적인 대상물이 아니라 '개념'[5]이다. 즉, 상징, 기호라는 언어는 '지시물'과 직접 결합되지 않고, 우리 마음속의 개념인 사고, 지시(개념)를 통해 연결된다. 소리와 의미의 관계는 일정한 규칙이 없는 자의적(恣意的) 관계로서(Ogden C.K. & Richards I.A., 1923) 언어의 의미와 소리의 결합은 사회적 약속에 근거하여 임의로 이루어진다.

⑮ **구문**(構文) **나무**(syntax tree): 하나의 주어진 문장을 생성(生成) 규칙을 사용하여 분석하는 데 사용된다. 말 속에 사용한 부속 문장인 절(節, clause)의 수, 의미론적, 구문론적 오류 등을 분석한다(Fraser 등, 1986). 이러한 분석을 통해 정신 장애 집단과 정상 집단이 95%의 정확도로 구별되었다. 구문 나무의 예는 [그림 11-2]와 같다. 여기에 표시된 것 외에도 형용사구, 전치사, 대명사. 부사 등으로 구분하여 분석한다.

⑯ **의미론**(意味論, semantics): 단어가 단독으로, 혹은 문장 내에서 '세계에 대하여 어떻게 무엇을 의미할 수 있는지'를 다루는 분야이다. 의미가 통합되는 것은 범주(範疇, category)라 한다. 생물, 도구, 식물 등으로 범주를 나누는 것이 그 예이다. 이렇게 의

3) 말에서 소리로 표시되는 의미를 이르는 말.

4) 귀로 들을 수 있는 소리로서, 의미를 전달하는 외적 형식이다. 말은 소리와 그 소리로 표시되는 의미로 이루어진다.

5) 개념: 구체적인 사물로부터 이끌어낸 공통되는 성질에 대한 생각이다. 개념을 이끌어내는 과정을 추상화, 혹은 개념화라고 한다.

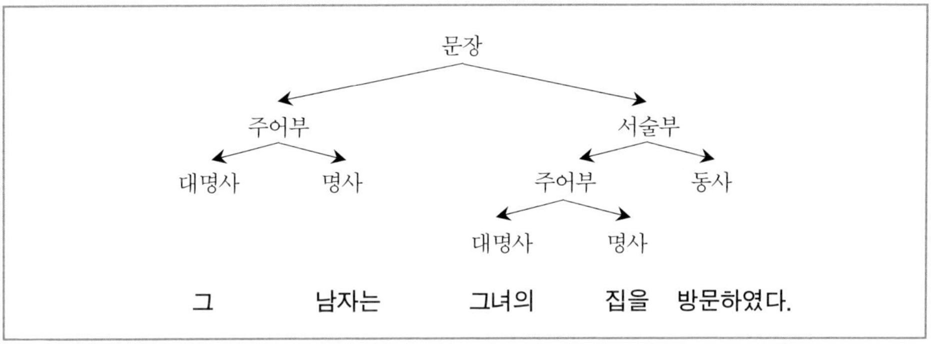

그림 11-2: 구문 나무

미는 큰 덩어리로 분류되어 보존되는 것으로 본다.

⑰ **어휘소**(語彙素, lexeme): 기본적인 의미론적 단위를 어휘소라 한다. 단어(word)라는 기존의 표현 대신 lexeme이라고 한 것은 다양한 단어가 공통의 의미를 가지고 있으며 또, 여러 단어가 모인 구절이 한 개 단어와 같은 의미를 갖는 경우도 있기 때문이다.

⑱ **담론**(談論, discourse)**과 텍스트**(text): 담화, 언술(言述), 언설(言說)이라고도 한다. 말로 하는 언어에서는 한 마디의 말보다 큰 일련의 말들을 가리키고, 글로 쓰는 언어에서는 한 문장보다 큰 일련의 문장들을 지칭한다. 한 마디, 한 문장보다 긴 언어의 복합 단위를 말한다. 언어 연구의 상당 부분은 문장의 구성을 이해하는 것이다. 언어 기능을 이해하는 데에는 부분의 합이 아니라 연결된 전체인 게슈탈트로 일련의 문장을 이해하는 쪽으로 발전되고 있다. '이야기 언어'의 언어적 규칙성을 발견해내려는 시도는 담화분석(discourse analysis)이고 '쓰인 언어' 내용을 분석하면 텍스트 분석이다. 한 텍스트 내의 여러 문장 간의 상호의존성(interdependency)을 연구하려는 것은 결합분석(結合分析, cohesion analysis)이다. 결합분석을 통해 살펴본 결과 정신분열병 환자의 언어에는 보다 많은 '애매한 지칭'이 나타나며 생각의 의미를 연결하는 결합끈

(reference tie)이 적었다. 그리고 어휘 결합(lexical tie)으로 연결된 단어를 많이 사용했다(김용식 등, 2006). 이로써 환자는 새로운 정보를 말로 옮기는 데 어려움을 겪는다는 사실이 밝혀졌다. 환자는 듣는 이의 필요성이나 요구를 고려하지 않기 때문이라고 보았는데, 이는 자폐증(autism)의 특성과 유사하다.

⑲ **화용론**(話用論, pragmatics): 최근에 개발된 언어학의 한 분야로서, 언어의 구조적 측면과 그 언어의 실제 사용 간에 접촉 영역(interface)을 의미한다. 언어를 통한 암묵적(暗默的) 제시(대화적 암시)가 한 예가 되며, 또 특정 문화와 사회 상황에서는 서로 다른 표현을 사용하는데, 존칭(尊稱)이 그 예가 된다. 발화 행위(speech act)도 단순히 정보를 전달하는 것 이상의 의미, 즉 물리적 행위와 비슷한 측면(Austin J.L., 1962)이 있다.

⑳ **기폭제**(priming): 연관된 의미를 가진 단어가 출현함에 따라서 단어 인식이 촉진되는 과정이다. 정신분열병 환자에서 이것이 과도하게 발생하는데, 개념의 경계가 애매한 것은 모두 같은 범주에 넣어버린다. 이를 의미 범주(semantic category)의 과잉포괄(過剩包括, overinclusiveness)이라고 한다[6](10장. 사고의 장애 참조).

㉑ **내**(內)**언어**(inner speech, 또는 endophasy, Kandinsky V.): 발음된 외적(外的) 언어에 대응되는 것으로, 생각한 것이 단기기억의 형태인 단어로서 마음 내부에 남아 있는 상태, 혹은 말의 표상을 말한다. 내언어는 사고(思考)에 중요한 도구이다. 사고를 언어로 바꾸는 것이 내언어이다. 이는 상징을 이용하여 사고하기, 자신을 대화상대로 하여 자신을 객관적으로 성찰하기가 포함된다. 이로써 자신의 생각과 행동을 조절 유

6) Cameron N.(1994)은 정신분열병 환자들이 일부를 가지고 전체를 표현하는 환유(換喩, metonyms)와 생각을 한정, 제외, 선택하지 못하고 과도하게 포함시키는 과잉포괄로 인하여 개념의 경계를 잃고 관련된 착상이 하나로 뭉친다고 하였다. 이로써 환자의 표현은 애매하고 별나며, 상대의 말에 제대로 반응하지 못하여 의사소통의 장애를 보인다.

도하고 목표하는 바에 이르게 된다. 내언어를 일종의 기억, 또는 사고로부터 언어로 이행하는 심적 과정의 전체로 보기도 한다. 내(內)언어를 시각적 기호(記號)로 전환하는 행위가 글쓰기이다. 글쓰기에는 언어뿐만 아니라 시각, 청각, 운동, 행위, 공간 구성 등 여러 요소가 복잡하게 관여한다.

정상인에서 단어를 생각해내는 과정은 좌측하 전두엽(Broca's area)의 활성으로 내적(內的) 감시체계(監視體系)의 작동 없이 일어날 수 있다. 그러나 타인의 목소리를 머릿속에 떠올리려면 상당한 내적 감시체계를 거쳐야 하는데, 이는 보조 운동영역(supplementary motor area)과 좌측두엽 피질의 활성화에 의한다고 한다(이승환과 서광윤, 2001). 내언어는 음성환청과 연관된다고 하는데 그 기전은 정상적인 음성저장이 내언어 검색체계에 영향을 미쳐서 환청이 생기기 쉽게 작용할 것으로 추정하고 있다.

㉒ **복창**(復唱, repetition): 귀로 들은 단어를 그대로 재생하는 것이다. 말소리를 이해하고 기억하며, 음 계열(系列)을 재구성하여 발음하는 단계를 거쳐서 수행된다. 여기에는 능동적(能動的)인 면이 관여된다.

㉓ **음성**(陰性) **형태적 사고 장애**(negative formal thought disorder): 형태적 사고 장애(formal thought disorder)란 정신분열병에서 흔히 볼 수 있는 것으로, 환자의 사고가 의미론적으로나 문법적으로 그 사람의 지적인 기준으로 보아서 규칙에 어긋나는 것이다. 음성 형태적 사고란 생각들 사이의 연결이 매우 경직된 것이다. 고정(固定)사고(concrete thinking)라고도 한다. 환자는 추상적 용어로 생각할 수 없고, 단지 쓰인 단어 해석으로 그친다. 이와는 달리 양성 형태적 사고 장애는 사고의 연결이 끊어진 형태로서, 타인이 그 의미를 이해하기 어렵다.

㉔ **언어분석**: 언어심리학에서 언어생성과 처리 과정을 파악하는 데 문장의 작은 단위로부터 문장 전체를 파악하는 상향식 접근(bottom-up approach)이 있다(그림 11-3 참조). 우선 음소(音素)를 인식하여 의미 있는 요소들(words)로 되고, 이 단어들 간의 구

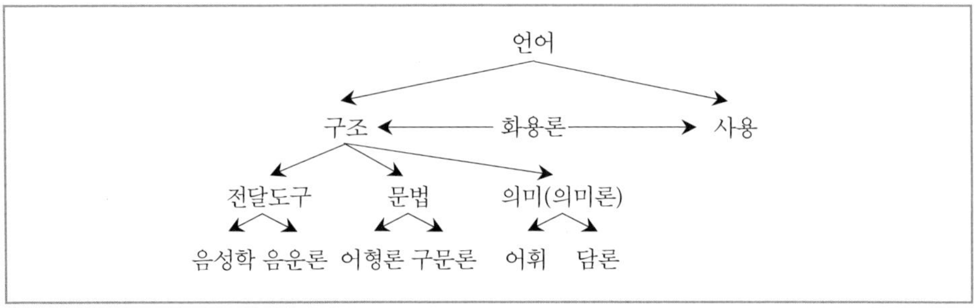

그림 11-3: 언어분석의 단계(Crystal D., 1989)

조적 관계(grammar, 혹은 syntax)가 이해되어야 한다. 그리고 개별 단어의 의미가 문장의 개별적 요소와 대응(mapping)되고, 이로부터 문장 전체의 의미가 형성된다. 언어처리 과정은 간단히 보아 두 단계로 이루어진다. 요소와 구조인 형식(form)과 내용(content, 혹은 의미 meaning)이다. 이는 기술(記述) 정신병리학에서 말하는 형식과 내용에 상응한다.

3. 사고와 언어 장애의 역사

정신병에서 실어증과 언어 장애에 대한 연구는 19세기 후반에서야 시작되었다. 이때 실어증(aphasia)에 대한 초기 개념과 이와 관련된 뇌의 국소론(局所論, localisation)이 형성되었다.

이후에 두 개의 큰 흐름이 형성되었다. 하나는, 생각하는 것(thinking)은 관념(idea)들이 연상의 법칙(laws for association)에 따라 이어진다는 관념연합론(associationism)[7]이

7) 이는 훗날 Kraepelin E.와 Bleuler E.에 영향을 주었다.

고, 다른 하나는 관념연합론에 대립하는 심리론이다. 이것은 마음이란, 각기 독립된 힘과 능력의 총합이고 사고는 그중의 하나라는 관점이다. 심리론은 골상학(骨相學, phrenology)에 영향을 주고, Bouillaud J.B.(1825)는 뇌 속에 언어를 발음하기 위한 부위가 있으며, 이를 통해서 표현하고 이해한다고 했다. 그는 발음하는 것과 내(內)언어를 구별하였다.

19세기 중반까지 발성(phonation), 발어(speech), 언어(language)는 구분되지 않았다. Broca P.P.는 매독으로 좌반구가 손상된 남자 환자의 운동성 언어 장애를 보고하고 aphemia라고 명명했다[8].

Winslow F.(1861)는 언어의 병적현상으로서 발음의 이상(dysarthria), 실어증, 강박적 발언(utterance), 함묵증(mutism), 사고 장애를 보고하였으며, Griesinger W.(1861)는 사고와 언어의 관계에서, 사고의 장애를 형태의 일탈(formal deviation)과 내용이 잘못된 것으로 나누고, 이를 통해 착상이 빨리 이어지거나 사고가 느려진다고 보았다. 여기에 동반되는 감정 장애는 병적 착상이 촉진되며, 또 지리멸렬 언어(incoherence), 생각이나 감정의 투사에 해당하는 분노, 무의욕 등을 예로 들면서, 이들은 형태적 사고 장애에 관한 첫 가설이 되었다. 횡설수설은 지각의 내용에 따르기보다는 단어의 음운 유사성에 의하며 이것은 뇌반구의 기능 부조화에 따른다고 보았다.

Baillarger J.(1865)는 실어증에서 쓰기 능력의 유무를 구분하였고, Falret J-P.(1866)는 aphasia, aphemia, alalia[9]를 신경계 장애와 정신적 장애로 나누었다. Wernicke C.[10]도 이러한 구분에 따랐다. 그는 브로카 실어증 발표 이후에 브로카

8) Broca R.R.(1824~1880): 프랑스의 의사. 그(1861)가 aphémieⒻ로 부른 용어는 곧 Trousseau A.(1869)에 의해서 aphasia(실어증)로 대체되었다. 이유는 aphemia의 그리스 어원으로 보면 발화 상실증(loss of speech)으로, 이는 단지 단어를 발음하는 것에 한정된 용어였기 때문이다.

9) alalia: 언어능력 상실이라는 18세기의 용어였다. 이는 후에 aphasia로 변환되었다.

10) Wernicke C.(1848~1905): 독일의 의학, 정신의학, 신경병리학자. 베르니케 실어증(Wernick aphasia)을 보고하였다(1908년).

영역 이외의 뇌기능 장애에 의한 베르니케 실어증을 보고하였다.

Muller M.(1882)는 언어와 사고가 발달상에서 의존적 관계라는 관점에서, 언어와 사고는 상호 의존성으로 나눌 수 없는 것이라 했다. 19세기 후반에는 언어의 본질에 대해서 실어증과 뇌(腦)국소론의 논란이 커졌다. 이 둘에 대한 통합적 관점은 Jackson J.H.(1915)에 의해서 이루어졌다. 관념연합론(associationism)을 재건하고, 스위치 체계(switch paradigm)로서 정신 장애의 언어문제 해결에 새로운 장(章)을 열었다. 그는 발어(發語, speech)에 객관적이고도 체계적인 의미를 중시하고, 말하기의 어려움을 위계적(位階的) 모형으로 설명하였다. 말하기란 단지 지껄이는 것이 아니라 새로운 의미를 만들어내는 단어의 관계성 같은 것으로(이를 진술이라 한다), 언어 상실은 진술하는 힘의 상실이라 했다. 그는 언어 곤란을 단계적 와해(dissolution)에 의한 것으로 보고, 자동 발화(automatic speech)와 풀어짐(release) 같은 양성(陽性) 요소는 뇌 병소의 결과가 아니라 건강한 뇌 부위의 표현으로서, 이곳에 있던 정보가 특정 규칙에 따라 생겨난 것이라고 하였다. 이런 관점은 나중에 프로이트의 무의식적 사고 개념에 영향을 주었다.

언어 장애 연구에 큰 업적을 낸 Séglas L.J.E.(1856~1939)[11]는 정신병의 진단 과정은 언어에 의거한다고 하고, 언어 표현과 몸짓을 분석하였다. 언어 장애를 말하기, 쓰기, 흉내 내기[12]로 나누고, 말하기의 이상을 사고의 병리(dyslogia), 말하기의 병리(dysphasia), 이야기의 병리(dyslalia)로 구분하였다. 그는 첫째로, 사고의 병리를 다시 속도, 형태, 문법, 내용의 이상으로 구분하였다. 즉,

① 속도의 이상: 발화 속도의 증가(logorrhea, 또는 polyphasia, lalomania) 또는 감소(지연, 함묵증)

11) 그는 Charcot J-M.(1825~1893)의 제자였으며, 그의 생각은 훗날 프랑스의 정신의학자인 Ey H.(1900~1981)와 Lacan J.(1901~1981)에게 큰 영향을 미쳤다.

12) 흉내내기의 장애가 사고 장애와 관련되면 표현 장애나 몸짓의 매너리즘으로 나타난다.

② 형태의 이상: 음색의 변조, 동물소리 내기, 음란하고 거만한 말, 반복하는 말(verbigeration), 호소하는 투의 말

③ 문법의 이상: 자신을 3인칭으로 쓰기, 문장 서툴게 바꾸기, 엉뚱한 단어 쓰기

④ 내용의 이상: 특정 주제에 고정, 상동증, 신조어, 수동적인 것(자동화 과정에 의한)과 능동적인 것(새로운 용어를 만듦)으로 세분하였다. 특히 신조어(neologism)에 많은 관심 보였으며, 이들 사고의 병리는 감정과 반사적 언어 장애(반향 언어, echolalia)[13]의 결과로 나타난다고 하였다.

둘째로, 말하기의 병리는 기질성이나 기능성일 수 있다. 기능성인 경우에는 일시적 언어 망각, 언어성 환청, 언어성 충동이 포함된다. 셋째로, 이야기의 병리는 선천성, 잘못된 학습의 결과, 신경 장애 등으로 생긴다고 하였다. 그는 이러한 언어 장애는 여러 정신 장애에서 나타날 수 있는 증상으로 생각했다.

Kraepelin E.(1919)은 관념연합론의 관점에서 조발성 치매의 특징을 사고 연상의 지리멸렬, 착어증(錯語症, paraphasia)[14], 신조어(新造語, neologism), 언어 부당 배열(akataphsia)[15]이라고 하였다. 이들 증상은 뇌의 국소화(局所化)에 따른 해부학적 손상과 관련된다고 했다. 전보문(電報文)과 같이 압축된 형태의 문장으로 말하는 '전보(電報)식 말(telegrammatic speech)'은 브로카(Broca)실어증과 연관되고, 착어증과 신조어는 베르니케(Wernicke) 실어증과 연관된다고 보았다.

---

13) 이를 Robertson J.(1998)는 자동발어(automatic speech)라고 표현하였다.

14) 착어증: 말 표현의 어긋남. 실어증에서 음운 선택을 잘못하는 것. 이것에는 글자 착어와 말소리 착어가 있다. Kleist K.는 신조어를 착어에 의한 것으로 보았다. 심한 착어와 착문법이 합쳐진 실어증은 자곤 실어증(jargon aphasia)이라고 한다. 환자는 말이 많고 말의 속도가 빠르다. 낱말들은 탈락한다. 환자는 자신의 실수를 자각하지 못하며 정신운동 흥분상태가 되는 수가 많다. 주로 감각성 실어증의 초기에 볼 수 있다. 이는 베르니케 실어증이 보고되기 전에 Gesner J.가 환자의 표출 장애에 주목하고, 실어증은 뇌손상에 기인하는 언어 기억의 특수한 장애로서 추상적 관념과 언어 표현 상징과의 연합 장애에 기인하는 것이라고 하였다.

15) 생각에 대해 적절한 표현을 하지 못하고 음운이 비슷한 술어를 엉뚱한 자리에 끼워 넣는 일.

그의 제자이면서 정신분열병의 기질론(器質論)의 맥을 이은 Kleist K.(1930)는 정신분열병의 언어 이상은 측두엽 언어 중추 내의 기능 장애라 하여 크레펠린의 가설을 지지하였다. 그는 구문(構文)생성을 완전히 상실하는[16] 문법 상실형(agrammatic form)과 구문 생산은 많지만 부적절하게 사용하는 문법 착오형(paragrammatic form)을 구분하였다. 전자는 왼쪽 앞 전두엽 피질과 관련되며, 이 경우에는 단어를 빼먹거나 단순한 문장으로 말한다. 후자는 상부 측두엽과 관련되며 착어, 신조어, 길고 복잡한 문장이지만 문법이 틀린 말을 한다고 했다.

그러나 Bleuler E.(1911)는 사고 연상의 장애를 정신분열병의 핵심으로 보고, 사고 장애의 2차적 현상으로 언어 이상이 된다고 했다. '수많은 연상의 짜임으로 생각을 하게 되는데 이것이 끊긴다. 한 가닥, 아니면 덩어리째 손상된다. 그 결과 생각은 조리를 잃고 괴상한 모습이 된다'고 하였다. 그는 언어의 이상을 Kraepelin E.와 Kleist K. 등의 신경학적 관점에서 벗어나 의미론적으로 파악하려 했다.

야스퍼스는 다른 학자들과는 달리 중도파의 입장에 서서 '언어 장애를 지금의 신경학적 기제로는 설명할 수 없고, 단순히 표현된 형태로서, 혹은 사고 내용으로 이해할 수 없다. 우리는 양쪽 영역을 함께 다루어야 한다'고 했다.

1차 세계 대전(1914~1918) 후에는 관념연합론이 쇠퇴하면서 통합적 심리학과 진화론적 이론이 대두되었다. Jackson J.H.의 관점에서 통합적인 길을 추구한 것은 진화론적 신경생리학(Head H.), 뇌의 등전위(等電位, equipotentiality) 가설[17], 위계론적 관점(Monakow C., 1928), 그리고 게슈탈트 이론(Köhler & Koffka K., 1928) 등이다. 1차 세계대전 후 근 20년간은 정신분열병의 사고와 언어 영역에 대한 연구가 거의 정지 상태였다. 이러한 현상은 Meyer, Freud, Jung 등에 의한 역동적 정신의학에 치우친 결

16) 문장을 만들어내지 못하는.

17) 일 수행 시에 뇌 전체가 동등한 전위를 갖는다는 이론으로 뇌 국소화 이론과는 상반된다.

과이다(Kasanin & Lewis, 1944). 즉 언어 장애에 대해서 의미를 추구하는 기간이었던 것이다.

von Domarus E.(1927)는 정신분열병 환자가 정상인과는 다른 왜곡논리(歪曲論理, paralogia)를 보인다고 했는데, 이들은 각기 다른 대상을 단지 그 속성이 같다는 이유로 대상을 동일한 것으로 말한다. 환자는 오렌지와 집을 같다고 하는데, 이는 색깔이 모두 오렌지색이기 때문이었다.

근래 정신분열병의 언어 이상에 관한 연구는 그 심도를 더해가고는 있지만 아직 뚜렷한 특징을 발견하지는 못하고 있다. 몇몇 가설을 일별(一瞥)해 보면 다음과 같다.

정신분열병 환자의 언어가 일반인에 비해 덜 반복적이고 예상 가능성이 떨어지며, 적은 양의 정보를 내포하고 있다. 또 만성화 상태에서 지능이 감퇴되어 보이고, 때로는 분명한 실어증 징후를 보이기도 하여 실어증의 한 형태로 보는 입장이 있는가 하면(McKenna P., 1995) 실어증과 다소 비슷한 점이 있지만 다르다고 보기도 한다.

또 통사론적 실수로 보이기도 하는데, 문장 구조상 문장의 복잡성이 떨어져서 단순하고, 문법의 오류뿐만 아니라 의미론적인 오류가 많다(Thomas P. & Leadar I., 2003). 그리고 발음이 일정치 않으며 말의 리듬과 고저의 이상이 보이는 등 유창성이 떨어진다(Morice R. & McNicol D., 1986).

정신분열병 환자의 언어 장애가 브로카나 베르니케 실어증의 변형이 아니라면 실행기능의 장애(dysexecutive syndrome)일 수 있다(Morice R. & Delahunty A., 1994). 마음은 모듈(module)[18]화되어 있다고 보고, 이 모듈을 선택, 조정하는 실행기능이 존재하는데 이를 통해서 언어 장애를 설명하려는 것이다(Foder J., 1983; Gazzaniga M., 1992)[19]. 실행기능에 전전두엽 피질과 관련된 작업 기억(working memory)은 중요하다. 정신분

18) 독자적 기능을 가지면서 상호 교환이 가능한 구성 요소.

19) 이는 Token test와 Tower of London이라는 검사법을 통해 이루어졌다.

열병 환자는 복잡한 문장에서 절(節, clause)에 대한 정보를 일단 저장하고 있다가 전체 문장을 이해할 때 이 정보를 사용해야 하는데, 이런 작업 기억의 장애로 인하여 실행기능이 저해된다고 보는 것이다(Morice R., 1995). 그리고 의미론적 기억(semantic memory)[20]의 저장에 문제가 있다고 보기도 한다(Mortimer A., 2003).

그리고 정신분열병 환자는 자기 감시와 자각의 이상에 의해 언어 장애가 초래된다는 관점이 있다. 환자의 말에서 구문상의 이상을 찾기보다는 말실수(slip of the tongue) 현상과 환자 자신의 말구성에 대한 탐색이 새로운 모델로 제시되었다. 환자는 자신이 심각한 말실수 현상이 있는데도 스스로 이를 인식하지 못하거나 인지하고도 정정하지 못한다. 원래 의도하지 않았던 단어가 선택되는 것도 자동 규칙이 작동한다고 본다. 이것은 자기 감시를 제대로 하지 못하여(Werner O. 등, 1975) 의지와 수행 사이에 착오가 생긴 것이며, 이는 궁극적으로 뇌의 실행 기능의 일시적 기능 장애에 따른 것이다(Baars B., 1992). 이것과 유사한 개념으로, 정신분열병은 통합적 신경심리적 기능의 이상과 관계되어 내적으로 자신과 세상을 내성(內省)하고 표상하는 기능인 '위에서 바라보는 능력(meta-representation)에 장애가 있다(Frith C.D., 1992). 이는 자각(自覺, self-awareness)의 이상을 의미한다. 즉 자신의 행위, 혹은 자기 감시와 타인의 의도와 입장을 의식하지 못하여 지리멸렬한 말로 된다는 것이다.

정신분열병 환자의 언어 이상에 대한 이제까지의 견해를 요약하면 다음과 같다.

① 정신분열병 환자는 기본적인 언어능력에서는 일반인과 비슷하지만 무질서하고 비논리적이다. 환자가 발화한 내용은 언어학적 분석을 통해 사고 장애 여부를 규명해 갈 수 있다고 본다. 조리 없는 말은 사고 장애와 연관되기 때문이다. 이러한 장애의 배경에는 실어증의 가능성이 있다. 그러나 자신의 결함을 인식

20) 개념과 개념들 사이의 관련성에 따라 저장되는 정보.

하지 못하는 병식 결여란 점에서 실어증과는 다른 근원으로 추정된다.

② 정신분열병 환자의 언어는 문법적으로는 단순한 구조를 가지며, 이때 표현된 개념 간의 연결에 결여된 부분이 많다.

③ 사고의 이상을 보이는 정신분열병 환자의 언어는 세 부분으로 나누어 연구가 진행 중이다(Mckenna P., 2003). 즉, 이야기 전체 구성의 장애(말의 양의 빈곤, 목적 상실 등), 개념 간의 연합 이완(사고 이탈, 빗나감 등), 단어의 선택과 문장 구성 처리의 장애(신조어, 유사 단어 선택, 문법 상실)가 그것이고, 이들에 대해서 인지 기능의 측면과 신경 심리적으로 접근하고 있다.

④ 그러나 이제까지의 많은 연구에도 불구하고 정신분열병 환자의 의미론적(semantic) 언어기능에 큰 장애가 없으며, 구문론(syntactic) 연구에서도 환자가 구문의 복잡성을 제대로 식별하지 못하였다고 하였으나, 이어진 연구에서는 상반된 결과를 보이는 등 일관된 결과는 없는 상태다. 대체로 정신분열병 환자에서 보이고 언어 장애의 정도는 경미하고, 심한 경우에는 언어곤란증(dysphasia)과 착어(paraphasia)가 나타나는 것으로 보아, 이는 신경 언어적 이상임을 시사하고 있다고 보고 그 구체적인 근거를 찾고 있다.

4. 언어 이상의 분석

임상에서 정신과 의사는 환자가 하는 말을 관찰하여 사고의 이상을 추정한다.

언어활동의 이상을 평가하는 영역으로는 ① 환자의 말이 이상한가? ② 이상하다면 어떤 식으로 이상한가?[21] ③ 환자의 말이 전에는 정상적이었나? 그렇지 않다면

21) 말의 악센트(강세), 방언 유무, 말의 양(量), 발음, 말의 명료성, 말이 크거나 작게, 혹은 부드러운지 등

정상 언어 습득에 영향을 준 요인은 없는지 알아본다(자폐증 등). ④ 말하기 이외에 동반하는 이상이 있는지를 확인한다. 즉, 읽기, 쓰기, 그림 그리기, 모사(模寫, coping), 말 이해하기, 말 반복하기와 따라하기, 이름 대기(naming), 방향성(directions) 등에 이상이 없는지를 본다.

정신 장애 환자의 언어 이상 평가 방법을 말의 복잡성, 통합성, 유창성의 세 영역으로 나누어서 평가한다(표 11-1 참조)(King K. 등, 1990에서 발췌함).

표 11-1: 언어분석 방법

1. 구문이 얼마나 복잡한가?	
1) 언설(utterance)의 평균 길이	2) 구(clauses)가 담긴 문장의 비율
3) 한 문장에 담긴 구(句)의 평균 수	4) 한 문장에 담긴 구(句)의 깊이(depth)
2. 의미론적, 구문적으로 통합성 정도	
1) 구문적으로 왜곡된 문장의 비율	2) 의미론적으로 왜곡된 문장의 비율
3) 잘못된 단어의 수	4) 총 실수의 수
3. 유창성 정도	
1) 중간에 끼워 넣는 말 비율	2) 틀려서 다시 시작하는 비율
3) 반복하는 말 비율	

5. 의사소통의 장애

언어의 이상은 크게 기질성과 심인성으로 나누고, 그 외의 언어 소통 장애로서 말의 양과 질(質)의 이상, 그리고 이해하기 어려운 언어 이상으로 나누어 알아본다.

....

의 조절도(modulation), 음성의 높낮이(피치, pitch), 말의 리듬, 억양, 운율 등이 포함된다.

1) 기질성 언어 이상

뇌의 기질적 장애에 의한 언어 이상에는 실어증, 실서증, 실독증이 포함된다. 뇌의 국소적 변화에 의해서 고차적인 정신기능의 장애를 보이는데, 최근 신경심리학(neuropsychology)에서는 실어증(失語症), 실행증(失行症), 실인증(失認症)이 주요 주제이다. 실어증의 경우 실서(失書)와 실독증(失讀症)뿐만 아니라 실행증과 실인증이 겹치는 경우가 많아서, 이들은 각기 나누어진 기능이라기보다는 통합된 기능으로 파악해야 할 것이다.

(1) 실어증(失語症, aphasia)

실어증 검사에는 우선 글쓰기를 통해서 실어증의 여부를 파악한다. 이어서 말 따라 하기(복창)를 시켜보아 중추성 여부를 판단한다. 그리고 이해하기, 명명(命名)하기, 단어 찾기, 크게 읽으며 이해하기, 말의 유창성 여부를 보아 실어증의 형태를 구분한다.

실어증은 네 가지의 중추성 실어증과 네 가지의 주변 중추성(paracentral) 실어증으로 나눈다. 중추성(central)에는 브로카(표현성, 운동성) 실어증, 베르니케(수용성, 감각성) 실어증, 전도성(conduction) 실어증, 전반적(global) 실어증이 있고, 주변 중추성에는 초피질성(超皮質性, transcortical) 감각성 실어증, 명명(命名, nominal) 실어증[22], 초피질성 운동성 실어증, 그리고 고립성(isolated) 실어증이 있다. 각 실어증의 임상적 특징과 뇌의 병소는 [표 11-2]와 [그림 11-4]와 같다(한덕현 등, 2007).

그러나 브로카 실어증(Broca's aphasia)[23]과 베르니케 실어증(Wernicke aphasia)[24]의 구

22) anomic, 혹은 amnesic aphasia와 동의어이다.

23) 브로카 실어증은 눌변(訥辯) 실어증(nonfluent aphasia)이라고도 한다. 이는 브로카 영역 실어와 중심

표 11-2: 실어증의 유형과 감별점

실어증 유형	글쓰기	말따라하기	유창성	이해	명명	크게 읽기와 이해	대뇌손상부위
수용성(감각성, Wernicke)	-	-	+	-	+ -	-	I
전도성	-	-	+	+	+ -	- +	III
표현성(운동성, Broca)	-	-	-	+	+ -	- +	II
전반적	-	-	-	-	-	-	I+II+III
초피질성 감각성	-	+	+	-	-	-	A
명명실어	-	+	+	+	-	+ -	B
초피질성 운동성	-	+	-	+	-	- +	C
고립성	-	+	-	-	-	- +	A+B+C

-: 못함 +: 잘함

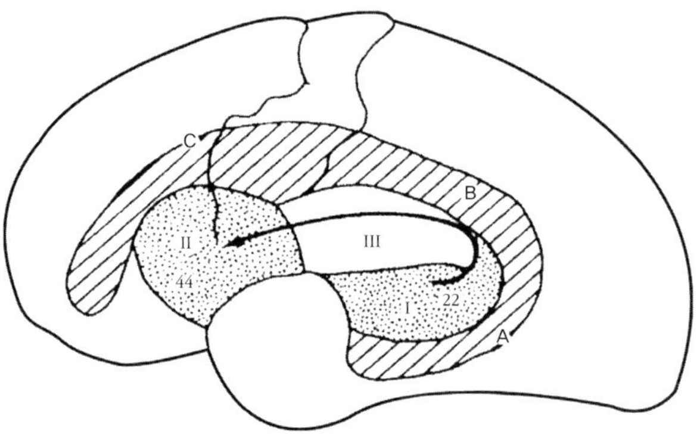

I: 베르니케 영역, II: 브로카 영역, III: I과 II의 연결섬유인 활꼴다발(arcuate fasciculus)
A: 브로드만(Brodman) 영역 22의 후방 경계부위
B: 브로드만 영역 2와 3 측두회와 후두엽에서 변연계로 가는 연결섬유
C: 브로드만 영역 44의 상부 경계부위

그림 11-4: 실어증의 종류와 대뇌 손상 부위(우세 대뇌 반구)

전회의 손상에 따른 순수 말벙어리(純粹語啞)의 합이라고 할 수 있다.

24) 달변(達辯) 실어증(fluent aphasia)이라고도 한다. 이것은 전도성 실어와 순수 귀머거리(純粹語聾), 초피질성 감각 실어, 그리고 실독과 실서증이 합쳐진 것이라고 할 수 있다.

분은 너무 단순화된 것이다. 실제로 실어증의 모습은 매우 다양하며, 유형간의 경계는 불분명하다. 언어에 많은 뇌 영역이 관여되기 때문이다.

이들 외에 몇 가지 실어증이 있다. 순수 단어읽기 불능(pure-word-blindness), 혹은 피질하 시각실어증(subcortical visual aphasia)은 말하기, 말한 내용을 이해하기, 스스로 쓰기와 받아쓰기 등은 가능하지만 쓰인 단어를 읽고 이해하지는 못한다. 이것은 필기곤란증을 동반하지 않은 실인성 읽기 언어상실증(agnostic alexia without dysgraphia)이다. 환자는 우측 동측성 반맹이 동반된다(김용식 등, 2006).

순수 단어농(純粹 單語聾, word deafness)은 말하기, 읽기, 쓰기, 청각은 모두 정상이지만 상대방의 말을 이해하지 못한다[25]. 단어를 듣고 그것이 단어라는 사실은 알지만 의미는 모른다. 이것은 단어에 대한 일종의 실인증(agnosia)이다.

정신 지체이지만 언어기능은 비교적 원활한 Williams 증후군이 있다. 이것은 7번 염색체의 이상(elastin 단백질 생성 유전자)에 의한다. 자기 관리 불능, 주의 집중 결여와 함께 시각 기능 장애로 간단한 그림조차도 그리지 못한다. 그러나 정서적 표현으로 이야기를 반복하거나 스스로 이야기를 꾸며내고, 노래가사 짓기가 가능할 뿐 아니라 들은 이야기에 대해서 추론을 할 수도 있다. 정상인보다 비일상적인 단어를 많이 사용한다. 뇌의 특정 병소는 불명하다(Jemigan & Bellugi, 1994).

(2) 실서증(失書症)

글쓰기에는 자발적 글쓰기(spontaneous writing)와 받아쓰기(writing to dictation), 베껴쓰기(모사, 模寫, copying)를 구별한다. 실서증(agraphia)은 지능과 운동 장애 없이 뇌의 후천적 손상에 의해서 글을 쓰지 못하는 것이다. 여기에는 다섯 가지가 있다.

25) 순수 말귀먹음, 혹은 피질하 청각 언어곤란증이라고도 한다(김용식 등, 2006).

① 실행성(失行性) 실서(apraxic agraphia): 관념 운동 실행(失行)(ideokinetic apraxia)의 부분 증상으로서 글쓰기가 제대로 되지 않는 것이다.

② 구성(構成) 실서(constructional agraphia): 구성 실행(constructional apraxia)의 한 부분 현상이다(5장. 표정과 행동의 이상 참조). 문자 형태의 구성에 장애를 보인다. Gerstmann 증후군에 동반되어 나타난다.

③ 공간형 실서(spatial agraphia, Hécaen H., 1972): 실인성(失認性) 실서(agnostic agraphia)라고도 한다. 우반구 손상에 의한다. 시공간 실인증(失認症)에 수반되는 글쓰기 장애로서, 베껴 쓰기(模寫)가 특히 불량하다. 글을 쓰면 오른쪽 위로 치우치고, 줄이 삐뚤어져 배열이 나빠지며, 특히 가로줄(종선, 縱線)이 강조된다.

④ 순수 실서(pure agraphia, Exener S., 1881): 다른 신경 심리 증상을 동반하지 않고 단순히 글쓰기 장애만 나타나는 것이다. 뇌들보(또는 뇌량, 腦梁, corpus callosum) 손상에 의해 왼손 편측에 실서를 보인다.

⑤ 실어성 실서(aphasic agraphia): 실어증의 부분 증상으로 실서증이 보이는 것으로서, 실어증의 정도에 따라 나타나는 정도가 다르다.

이 외의 글쓰기 장애(dysgraphia)로서, 문자(文字)와 글을 반복해서 쓰는 글쓰기 반복(pali(n)graphia)이 있다. 치매, 뇌염 후유증, 무도병, 뇌전증 등에서 나타난다. Alzheimer형 치매 환자가 무언가 작업을 하고 있는 듯한 동작을 무의미하게 반복하는 것은 '부적절한 작업 반복(iterative BeschäftigungsunrucheⒹ, Kleist K.)', 또는 '척하는 활동(ScheintätigkeitⒹ)'이라고 한다.

글쓰기 과다(hypergraphia, Waxman S.G. & Geschwind N., 1974)는 많은 양의 글을 쓰는 것으로, 세부 사항에 치우쳐 많이 쓰게 되는 강박성인 것이다. 측두엽 뇌전증에서 많다. 건강염려증 환자가 자신의 신체 이상(異常) 현상에 대해서 상세한 기록을 남기고, 편집증 환자도 많은 양의 편지와 투서(投書)를 한다.

자동(自動) 글쓰기(automatic writing)는 무의식적으로 글을 쓰는 자동증의 일종으로, 지배당하는 체험과 비슷하다. 우반구 손상 시에 이것과 비슷하게 갈겨쓰기 현상이 일시적으로 보이기도 한다.

작은 글씨증(micrographia)은 파킨슨 증후군에서 보이는 것으로 글을 써 갈수록 점차 작아진다. 글쓰기 마비인 서경(書痙, writer's cramp)은 특히 사람 앞에서 글쓰기를 할 때만 손이 떨려서 쓸 수 없는 경우이다.

거울 영상(映像) 글쓰기(mirror writing, palingraphy)는 쓴 글씨와 그림이 거울 영상에 비쳐 보이는 것처럼 좌우(左右)가 바뀌는 것(mirror drawing)이다. 이것은 유아기에서는 정상적으로 나타난다. 이는 뇌의 좌우반구의 기능분화가 미숙하여 좌우 인식이 부족하기 때문이다. 원인 병소는 모르며, 좌반구의 손상이나 변성 질환에서도 보인다.

(3) 실독증(失讀症, alexia, Geschwind N., 1972)

정상 시각을 갖고 있으며 주고받는 말은 이해하지만 글을 읽지는 못한다. 순수 실독증은 드물고 대부분 실서증과 겹쳐있어 실독실서(失讀失書)라고 할 수 있다. 계산장애(dyscalculia)를 동반하기도 한다.

난독증(難讀症, dyslexia)은, 지능은 정상이지만 읽기와 쓰기에 어려움이 있는 것이다. 대부분의 환자는 낱말에서 음소를 구분하지 못한다. 이로 인하여 어린이는 학습장애가 초래된다. 이는 지각과 관련된 장애이다. 한 번에 한 글자씩은 읽을 수 있으나 여러 글자가 겹친 단어는 읽지 못한다(Buxbaum & Coslett, 1996). 또 말의 음절을 잘 알아듣지도 못하여 '가', '타', '마'를 구별하지 못한다. 대뇌반구 피질의 비대칭성이 상실된 것으로 추정하고 있다(Duara 등, 1991). 글쓰기를 시켜보면 오류가 많아 읽을 수가 없다. 글자와 숫자를 거꾸로 쓰거나 바꾸어 쓰고, 사물의 이름을 혼동하거나 신발을 짝짝이로 신고, 단추 달린 옷을 입기 어려워한다.

지능이 보통인 어린이가 읽고 쓰기를 잘하지 못하면 '발달성 글 읽기 장애(development dyslexia)', 혹은 1차성 읽기 지체(遲滯)라고 한다.

(4) 기타

① 실성증(失聲症, aphonia): 후두 질환으로 인해 발성이 전혀 되지 않는다. 히스테리성(전환 장애)으로도 온다.

② 발성 장애(發聲障碍, dysphonia): 발성과 관련된 부속 기관의 질환이나 장애로 인하여 발성의 이상을 보이는 것이다. 음성의 높이와 크기, 음색(音色), 지속(持續)의 어려움, 피로 등의 종류가 있다. 기질성 외에 심인성으로 히스테리성이 있다.

③ 구음 장애(dysarthria)[26]: 말하기 운동영역에 관계된 신경의 손상(주로 뇌간)에 의해서 조음[27], 말의 리듬, 음성의 이상을 보이는 경우이다. 항정신병 약물의 부작용에 의하거나 인격 장애에서 볼 수 있다.

④ 발화 발작(發話發作, speech attack): 발작적으로 말이 튀어나오는 것으로, 뇌전증에서 주로 보인다. 언어의 표현과 이해가 발작적으로 장애되면 실어성(失語性) 발작(aphasic fit)[28]이다. 말하기가 발작성으로 정지되고 내(內)언어 장애가 동반되지 않으면 '발화 정지 발작(speech arrest)'이고, 상황에 어울리지 않는 어구(語句)[29]를 중얼거리고 나중에 건망을 남기면 발화 자동증(speech automatism)이다.

⑤ 발언(發言)곤란증(dysphasia)[30]: 발화(發語)와 관련된 기관의 운동 장애로 인해

26) 구음(口音): 입소리. 구강으로만 기류를 통하게 하여 내는 소리.
27) 조음(調音): 말소리의 산출에 관여하는 발음 기관, 즉, 성대, 목젖, 혀, 이, 입술 따위의 움직임이다.
28) 발작성 실어(ictal aphsia)라고도 한다.
29) 말의 구절.

능숙하게 지껄이지 못하는 것이다. 구(球)마비, 가성(假性) 구마비, 뇌신경 마비[31], 운동성 뉴런 질환, 근 질환(중증 근무력증 등), 소뇌(小腦) 질환, 추체외로 질환 등에서 보인다. 파킨슨병에서는 말이 느리고 똑똑하지 않으며(slow and slurred) 완만한 말(bradylalia)을 한다. 소뇌 실조(小腦失調)에서는 자음(子音)마다 자주 끊어지고, 말을 시작할 때 폭발성(explosive)으로 되고 이음새가 끊어진 단속성 말투(scanning speech)가 된다.

⑥ 작화증(作話症, confabulation): 경험한 일을 회상하는 데 시간적인 질서의 혼란으로 인하여, 실제로 체험하지 않은 사실이 잘못 회상되어 실제 체험한 것처럼 말한다. 말의 내용은 수시로 변하지만 내적(內的)일관성은 있다. 말의 내용은 거짓이지만 병식이 없기에 스스로 부적절하다는 점을 알아차리지 못한다. 공상적 거짓말과 구별해야 한다(13장. 기억의 장애의 기억상실증후군 참조).

2) 심인성 언어 장애

전혀 말이 없는 완전 무언(total mutism)과 조금씩만 말하는 부분 무언(部分無言)이 있다. 특정 사람과 특정 상황에서만 침묵하는 상황성 침묵(situational mutism), 또는 선택성 침묵(selective mutism)이 있다. 혀나 입술은 떨리지만 지속적으로 무슨 소리인지 알 수 없게 작은 소리로 혼잣말하는 것은 중얼거림(mussitation)이다[32].

긴장병에서 보이는 혼미(昏迷, stupor)와 거절, 망상 같은 병적 체험의 표현으로서의 무언증은 꾀병과 히스테리처럼 스스로 입을 꾹 다문 자발(自發) 무언증(voluntary

30) 발어(發語)와 발언(發言)은 동의어임.

31) 안면, 미주, 설하, 삼차신경의 마비에 의한다.

32) 반(半)무언증(semimutism)이라고도 한다.

mutism)과 임상에서 구분하기는 어렵다. 히스테리성 무언증(無言症, hysterical mutism)은 발성 관련 기관의 장애가 없고 실어증도 아닌데 침묵을 지켜 말이 없는 현상으로, 대부분이 스트레스 인자에 의한 것이다. 히스테리성에서 무언증은 드물고, 기침이나 반사적인 발성은 되지만 소곤거리는 소리로 말을 하는 실성(失聲, aphonia)이 많다.

선택성 침묵은 아동기에 많고, 등교 거부와 유뇨증, 손가락 빨기 등의 행동 이상을 동반하기 쉽다. 긴장병에서는 혼미 시에 '꾸민 듯한 행동(매너리즘, mannerism)'[33]이 보이기도 한다.

무언증은 뇌기능 저하에 의한 무동무언증(無動無言症, akinetic mutism)과 구별해야 한다. 이들 환자는 자발적인 신체운동이 없고 말을 할 수 없지만, 경미하나마 의식이 있는 듯이 눈앞의 물건을 따라볼 수는 있다.

비껴간 대답(approximate answer, VerbeiredenⒹ)은 질문의 내용은 이해하는 데 옳은 응답에서 벗어난 비슷한 내용으로 틀리게 답하는 것이다. 갠서(Ganser) 증후군, 파과형 정신분열병, 기질성 뇌질환에서 보인다. Snell L.(1856)이 처음 기재하였다. 행동으로 나타나면 비껴간 행동(approximate acts)이다.

공상적 거짓말(pseudologia phantastica)은 가공(架空)의 사실을 진짜인 것처럼 과대포장하여 말하면서 타인과 자신을 함께 속이는 것이다. 내용은 거짓말과 회상 착오가 섞인다. 인격 장애에서 보이고 뮌하우젠 증후군(Münchausen syndrome)과 겹치기도 한다.

33) 18장. 의지·욕동의 장애 각주 참조.

3) 그 외의 언어 소통의 장애

(1) 말의 양(量)과 리듬의 이상

① 말이 빠르거나 많음

정상 성인의 평균 말 속도는 분당 180~220개의 음절로 이루어진다. 담화 성급(性急, Rededrang(D))은 담화 속도가 빠른 현상으로 정신기능 전반의 항진을 반영한다. 수다(또는 말 누출, 漏出, logorrh(o)ea)는 억제가 풀려 말이 다음에서 그 다음으로 멈추지 않고 빠르게 말을 마구하는 것이다. 같은 말을 반복하면 음송증(吟誦症)과 비슷하다.

말 빠름증(cluttering, 또는 tachyphemia)은 말 속도가 빠르면서 불쑥 엉뚱한 말이 섞여 나오고 무슨 말인지 종잡을 수 없는 말이다. 빠른 말에 리듬도 변덕스럽고 문법이나 단어선택도 틀린다. 정상적으로 예상되는 말소리, 음절, 구, 적절한 쉼이 없고 유창하지 못하다. 말하는 당사자는 자신의 이상을 인식하지 못하며, 천천히 말하라고 하면 일시적으로 개선되다가 다시 원래 모습으로 된다. 생각을 단어로 담는 데에 문제는 없으나 말로 하면서 장애가 생긴다. 말을 시작할 때는 분명하지만 갈수록 명료성이 떨어진다. 말하는 근육의 노력과는 무관한 것이 말더듬증과 다른 점이다. 말 압박과 겉모습은 비슷하지만 불안 등의 정신 장애에 따른 것이 아닌, 언어 장애 혹은 소통의 이상이다.

말 압박(pressure of speech)이란 긴급한 이유가 있는 듯이 빠르게 많은 말을 하는 것이다. 말을 저지시키기가 곤란하고 말이 빗나가 이해하기 어렵다. 경조증이나 조증의 특성이고, 정신분열병과 불안 시에도 보인다.

조증(躁症) 상태와 흥분한 환자는 큰 소리로 빠르게 말을 많이 한다. 생각이 차례로 솟구쳐 논리보다는 좋고 싫음에 의하거나(감정적 사고) 단어의 음(音)이 비슷한 음연상(clang association)[34]에 따른다. 한 주제에서 다른 주제로 빠르게 진행되는 나머지, 결국 결론에 이르지 못하거나 엉뚱한 결론에 도달하기도 한다. 전체적인 논리성은 결여되어 있지만 단편적인 연결성은 유지된다.

말더듬증(stuttering)은 말하는 첫 음(音)을 경축성으로 반복하기 때문에 첫소리나 말 시작이 유창하지 않다. 일관된 생각은 있지만 말하기가 어려운 것이다. 처음에는 어렵지만 시간이 갈수록 말이 유창해진다. 짧게 대답하는 데에 어려움이 있다. 말하는 근육의 노력이 있으며, 말하는 자신은 스스로의 장애를 잘 알고 있다[35].

주절거림(DialogslalieⒹ, Spoerri T., 1965)은 활발히 이야기하는 것처럼 보이지만, 실은 전달하는 내용이 없다. 치매와 정신분열병에서 보인다.

② 말이 적거나 단조로움

우울증에서는 말수가 적고 낮은 소리로 단조롭게 이야기하며, 정신기능 전반의 완만함을 반영하여 말이 자주 늦어지는 언어지체(遲滯, bradyphasia)를 보인다. 이는 사고 연상 속도가 지연(retardation of thought)되기 때문이다. 사고 지연의 극단적인 형태는 사고가 멈추는 사고 단절(blocking)인데 이런 상태가 되면 갑자기 말을 멈춘다.

착발어(錯發語, paralalia, Lordat, 1843)는 언어 발달 장애의 하나이다. 말이 부정확한데, 특히 'ㅅ'과 'ㄹ'을 발음할 수 없어 더듬더듬 말한다. 찌푸린 얼굴이나 틱(tic) 같은 표정을 흔히 동반한다.

③ 말의 억양과 리듬의 이상

말의 억양과 리듬 장애로 인해 외국말처럼 되는 것은 운율(韻律) 장애(dysprosody,

34) 음연상: 말의 의미가 아니라 말소리의 유사성이 사고연상을 좌우하는 사고형태이다(이병윤, 1981). 흔히 조증에서는 마지막 음절에서 음연상이 일어나고, 정신분열병에서는 첫 음절에서 음연상이 일어난다.

35) stammering도 말더듬증이지만 이것은 말의 흐름이 단절되거나 걸려서 말이 앞으로 나아가지 못하는 것이고 stuttering은 초기 발음이 눌려 나오는 것으로 구별하기도 한다.

Monrad-Krohn G.H., 1947)라고 한다. 브로카 실어증에서 보이지만 우반구 손상 시에도 나타난다. 우반구 손상 시에는 자신의 말에 감정을 실어 넣지 못할 뿐만 아니라(Shapiro & Danly, 1985) 상대방의 말에 담긴 감정의 미묘한 특성(뉘앙스)을 파악하지 못한다(Tucker, 1981). 또 유머와 역설적인 말도 이해하지 못한다. 어울리는 안면 표정을 짓지 못하며 타인의 표정을 오해하기도 한다(Borod 등, 1986). 이인증과 정신분열병에서 이와 비슷한 내용을 호소한다.

(2) 이해 곤란한 언어 이상(unintelligible speech disorders)

① 반복(反復, iteration)[36]

말뿐만 아니라 생각, 동작을 의도하는 바도 없고 의미도 없이 반복하는 것이다. 명령이나 지시를 받은 말을 소리 내어 외는 복창(復唱)의 능동적인 면을 잃은 현상으로 본다. 한 개의 음절과 짧은 구절을 반복하면 '같은 말 반복(palilalia)' 또는 자동(自動) 반향 언어(反響言語, autoecholalia)라고 한다. 말 서두름을 동반하는 경우와 반복과 무언(無言)이 교대로 나타나는 것이 있다.

어미(語尾) 반복증(logoclonia)[37]은 어구의 마지막 음절(音節, syllables)을 마치 경련하듯이 간헐적으로 몇 차례나 반복하는 것이다. "들어간다, 간다, 간다." 식이다. 파킨슨병, Alzheimer 병, 뇌염 후유증 등에서 보인다. 말더듬증은 처음 음절을 반복한다는 점에서 이것과 구별된다.

반향(反響) 언어(echolalia)란 상대방이 말한 단어나 어느 한 구절을 그대로 반복하는 것이다. 치매, 뚜렛 증후군, 긴장형 정신분열병, 전두측두엽 치매, 자폐증 시에 볼 수

36) 어원 iterum: 다시.

37) 김용식 등(2006)의 역어임. logoclonus는 증상이고 logoclonia는 환자에서 보이는 병태(病態)를 의미한다.

있다. 형태로는 상대방의 말을 전혀 이해하지 못하면서 자동적으로 앵무새처럼 반복하는 말(parrot-like speaking)이 있고, 시간적으로 몇 분이나 수 시간이 지난 후에 반복하는 지연(遲延)성 반향 언어(delayed echolalia)가 있다. 또 다른 형태로 경감형(輕減型) 반향 언어(mitigated echolalia, Pick A., 1924)가 있다. 이것은 실어증 환자들 중에서 일부 단어를 빼먹거나 단어를 추가하거나 대체하고, 억양을 변경하는 등 변형된 반향현상을 보이는 경우이다. 예로서, '하고 싶다'를 '끝내다', '나'를 '당신'으로 바꾸어 말한다. 이는 '재구성한 흉내 내기(restructured imitation, Shapiro 등, 1970)'와 동일한 것으로 본다.

② **음송증**[38](吟誦症, verbigeration)

언어가 갖는 표현, 의사소통, 정보 기능을 분명히 잃은 것으로, 단문(短文), 말 조합, 단어 등을 자동적, 상동적(常同的), 기계적으로 빠르게 말을 쏟아내는 것이다. 이 언어 운동성 자동증은 여러 정신 장애(긴장형 정신분열병, 몽롱 상태, 중증 정신지체 등)에서 내외(內外)로부터의 영향과는 무관하게 나타난다. 초기에는 무언가 의미가 있는 내용처럼 보이고, 율동적인 리듬을 가져서 역동적 음송증이라고 부를 수도 있지만 경과될수록 기계적으로 반복하게 된다. 급성 정신분열병에서는 충동이나 환각에 대한 방어로서 해석되는 음송증도 있다. 말투가 단조롭고 동일한 리듬을 반복하기에 발화성 상동증(speech stereotypy)[39]으로 분류되기도 한다. 일반적으로 기질성 질환에서는 반복(反復)이라 표현하고 정신분열병에서는 상동증이라고 한다.

38) 말 반복증이라고도 한다.

39) Kleist K(1914)는 상투어(stock word)를 반복하는 언어 상동증을 말하였다.

③ **고집증**[40](perseveration, Neisser A., 1895)

환자는 질문과 명령에 따라 응답한 말이나 행동이 이후에 계속되는 또 다른 질문과 명령에 대해서, 주어진 내용과는 무관하게 직전의 동일한 말이나 행동을 반복한다. "출생지가 어디세요"라고 물으면 "부산"이라고 제대로 답을 하다가, "지금 나이는 몇이세요?"라고 다른 질문을 해도 "부산"이라고 대답하는 식으로 처음의 대답을 고집하는 것이다. 의도성 보속(intentional perseveration)이라고도 한다. 간대성(間代性) 보속증(clonic perseveration)은 한번 시작한 행위가 계속 반복되는 것으로, 음송증과 어미 반복증을 이것에 포함시키기도 한다. 보속증은 전두엽 손상에서 보이는 경우가 많고, 생각의 유연성이 결여되고 고집스러운 '점착(粘着)'과 구별하기 어렵다.

④ **반복 지체 대화**(反復遲滯對話, stagnant expression, Schneider C., 1927)[41]

이야기를 주고받는 도중에 매듭을 짓는 일정한 어구를 반복해서 끼워 넣는 현상이다. 전두측두엽 치매에서 특징적으로 나타나는 현상이다. 오르골 증상(music-box symptom)[42]이나 레코드 언어(gramophone speech, Mayer-Gross W., 1931)라고도 한다.

⑤ **녹음기증**(蓄音機症, phonographism)

주위의 일어난 일에 대해서 전혀 무관심한 듯이 말 없이 있다가 나중에 혼자서 녹음을 재생하듯이 지껄이는 것이다. 정신분열병의 자폐(自閉)의 표현이고 어린이에서도 볼 수 있다.

40) 과거 번역어는 보속증(補續症)이었다.

41) 원어는 stehendes RedensartⒹ임.

42) 오르골(orgel): 태엽을 이용해서 일정한 음악이 자동으로 연주되는 음악 완구. 자명금(自鳴琴).

⑥ **욕설증**(辱說症, coprolalia)

욕이나 외설스러운 어구를 반복해서 입 밖으로 내는 것이다. 강박 신경증, 정신분열병, 뚜렛 증후군에서 보인다. copropraxia는 외설(猥褻) 행위[43]를 반복하는 경우이다. 여성에게 외설적인 말을 함으로써 만족을 얻는 성도착(性倒錯)은 coprophemia이다.

⑦ **어조**(語調) **말장난**(word bauble)

어떤 어구의 발음이나 의미가 비슷한 새로운 말을 공연히 만들어 내는 것으로, 시시한 익살, 조증상태, 명정상태, 정신분열병 등에서 볼 수 있다.

⑧ **분열언어**(分裂言語, schizophasia)

정신분열병의 언어 증상이 아니라 언어 증상들을 겉모습으로 하는 정신분열병의 한 유형을 말한다. Bleuler E.(1911)는 신어 조작증, 말비빔 등의 언어 표출의 장애가 장기간 두드러져 나타내면서 그 외의 정신 장애는 비교적 적은 정신분열병의 한 유형이라고 했다. 말이 많고 음송증과 대화 성급을 동반한다. 크레펠린은 언어 착란(speech confusion)이라는 이름으로 조발성 치매나 파라프레니아(paraphrenia)에서 보인다고 했고, Kleist K.는 착란성 분열병의 한 유형으로 삼았다. Leonhard K.는 KataphasieⒹ[44]라는 명칭으로 비(非)계통 정신분열병에 포함시켰다. 감각성 실어증과 유사하다는 견해도 있다. Lecours A.R.(1995)은 정신분열병의 비일상적인 언어 행동 표현의 두 가지 형태를 glossomanic schizophasia와 glossolalic schizophasia로 나누었다. 전자는 바로 소통할 수 있는 주제를 말하는 것이 아니라 피상적이거나 의미적으로 유사한 음소(音素)나 단어를 합쳐서 말하는 것이고[45], 후자는 신어(新語)조

43) 외설(猥褻): 성욕을 자극하는 난잡한 행위.

44) kataphasieⒹ: 긴장성 언어.

45) glossomanic schizophasia: ① 형태소(morpheme)가 편향됨으로 해서 언어 고유의 단어 파생 법칙에 따

작증적인 화법(neologistic discourse)이다[46].

⑨ 우원증(迂遠症, circumstantiality)

사고가 진행되면서 사고의 주된 흐름과 곁가지를 구분하지 못해 여러 부수적인 연상의 가지를 거치면서 이야기가 빙빙 돈다. 그러나 결국에는 목적하는 결론에 이르게 되는 현상이다.

⑩ 사고의 빗나감(tangentiality)

질문에 대해서 엇비슷하거나, 혹은 거의 무관하게 대답하는 것으로, 다시 요점으로 되돌아가지 못한다. 결과적으로 처음에 의도했던 생각이나 목표에 도달하지 못한다.

⑪ 탈선(derailment)

연상이 이완된 상태(loosening of association)로서 연상이 앞의 내용과 전혀 무관한 주제나 간접적으로만 연관된 것으로 이어져 말하는 내용의 일관성을 잃고 마는 것이다.

⑫ 사고의 박탈(deprivation of thought)

사고의 단절이 극도로 심해서 아예 처음부터 아무런 생각조차 떠오르지 않는 것

라 적법한 어근과 결합된 형태소가 연합되어 결과적으로 신어 조작이 된다. ② 언어의 단어 구성 법칙에 따라 두 개의 적당한 단어를 연합하여 신어 조작이 된다. ③ 현재 상황에서 소리를 빌려 단어 같은 것을 만든다. glossomanic utterance란 위의 재료로 만들어진 구(句)를 말한다. 이것은 결국 의사소통을 하는 대화 주제의 기능보다는 피상적이고, 어의적 유사성에서 단어, 혹은 단어와 같은 것이 말로 되는 것이다. 이는 과장된 언어이긴 하지만 문법 사용은 정확하다(Lecours A.R., 1995).

46) glossolalic schiziophasia: 매우 드물다. 음운론적 관점에서 보면 비슷하지만 삽화적, 독백, 상동성을 띤 운율을 보인다. 방언(glossolalia)과 같은 모습으로 꾸며낸 것으로서 의미는 전혀 없는 말이다.

이다. 환자는 '생각을 무엇인가에 빼앗겨 아무런 생각이 없다'고 호소한다.

⑬ **사고의 지리멸렬**(incoherent thinking)

말이 연결되지 않고 일관성이나 조리가 없어서 말하고자 하는 이야기의 줄거리나 내용을 전혀 파악할 수 없다.

⑭ **말비빔**(word salad)

사고의 지리멸렬이 극심한 형태이다. 전혀 무관한 것으로 보이는 일련의 단어만을 나열하여 의미는 전혀 이해할 수 없는 말이다.

⑮ **신어 조작증**(新語造作症, neologism)

일상적이지 않은 신기한 말과 새로운 말을 만들어 사용하는 것이다. 전적으로 새로운 말을 만드는 경우와 보통의 말을 특수한 용법으로 쓰는 경우가 있다. 어떤 경우라도 말이 융합되거나 동사와 형용사가 제멋대로 명사화(名詞化)되기도 한다. 정신분열병 환자의 닫힌 생각을 반영하는 경우가 많고, 일부에서는 매너리즘(mannerism)이나 상동적인 경향을 띤다[47].

⑯ **발어**(發語) **빈곤**(alogia)[48]

질문에 대한 답이 '예', '아니오' 식으로 지극히 단순하고 내용이 빈약하다.

47) 이것을 onomatopoesia라고도 부르지만, 이것에는 사물의 소리를 흉내 내는 의성음(擬聲音)의 의미도 있다.

48) 김용식 등(2006)은 무논리증으로 번역했다. 음성 사고 장애, 즉 사고의 빈곤을 기술하는 용어로서 논리의 결여라는 의미보다는 질적 양적 빈곤을 의미하므로 발어빈곤이 적절하다고 사료된다.

⑰ **부적절한 사고**(irrelevant thinking)

질문 내용과 전혀 연관성이 없는 동문서답 식의 엉뚱한 대답을 한다.

⑱ **거울 영상식 말**(mirror speech)

거울 영상 글쓰기와 비슷하게 말하는 중에 발음이 뒤바뀌어(역전, 逆轉) 나오는 것이다.

⑲ **혼잣말**(독백獨白, soliloquy)[49)]

상대방이 없이 이야기를 주고받는 것이다. 주로 정신분열병에서 문제가 되지만 유아와 정상인에서도 보인다. 최근에는 독백(self-talk), 대인간 소통(interpersonal communication)이라는 용어를 써서 용어의 부정적인 어감을 줄이려고 한다(정인원 등, 2015). 피아제(Piaget J., 1896-1980)는 영유아의 혼잣말을 인지발달이 미성숙한 단계에서 나타나는 불완전 언어인 '자기중심적 언어'(egocentric speech)라고 하였다. 자폐상태에 있는 정신분열병 환자의 혼잣말은 타인과 교감능력이 떨어져 전조작기로 퇴행하여 자기중심적인 언어로 퇴행하는데, 이는 마치 영유아의 혼잣말과 비슷해 보인다. 이와는 달리 비고츠키(Vygotsky L., 1896-1934)는 머릿속으로 생각하는 내적 사고능력이 부족한 어린이는, 혼잣말을 통하여 자신의 생각을 정리 유도하고 행동을 조절하거나 문제 해결에 이용하고, 혼잣말을 통하여 점차 내적 사고가 성숙한다고 하였다. 즉, 혼잣말은 언어가 사고로 전환되는 중간 단계인 셈이다(Miller R., 2011).

혼잣말을 형태에 따라 나누어보면, 영아의 옹알이나 음송증, 반향언어 같은 '퇴행적 혼잣말'(regressive soliloquy), 대상 없는 혼잣말인 '개인 내 혼잣말'(intrapersonal

49) 모놀로그(monologue)는 연극 무대에서 배우가 마음속의 생각을 관객에게 알리려고 상대 배우에게 들리지 않는 것으로 하고 혼자 대사를 말하는 것이다.

soliloquy), 그리고 타인과의 대화를 예행연습하거나 이별한 이와 가상의 대화, 신(神)과 나누는 기도와 같은 '대인간 혼잣말'(interpersonal soliloquy) 등이 있다(Grumet G.W., 1985).

혼잣말은 흔히 환청의 반응으로 보지만, 자신의 혼잣말을 인식하지 못하거나 자신의 의지와는 무관하게 말이 흘러나오고 멈출 수 없는 경우를 보면, 단순히 2차적 반응으로만 볼 수 없다. 언어성 정신운동 환각이 그 예가 된다.

강박적이거나 자동적인 것, 피(被)영향성을 가진 것, 대화 형식의 환청이 수반되어 무심코 혼잣말을 하는 것이 있다. 독백 공포(恐怖)는 '말해서는 안 되는 것'인데, 이것이 의지에 반(反)해서 입을 통해서 새나오지는 않을까 두려워하는 것이다. 그 내용이 내 앞사람에게 알려진다고 확신하면 독백 망상(delusion of having talked to oneself in front of others)이고, 잠자는 중에 본의(本意) 아니게 말이 나오지 않을까 두려워하면 잠꼬대 망상(delusion of talking in sleep)이 된다. 이는 자기 냄새(臭) 공포와 같은 소위 자아 누설(自我漏洩) 증상이 진전된 단계에서 보이는 자책, 죄업 망상으로서, 의지의 장애이거나 자신을 조절하지 못하는 일종의 자아 장애로 볼 수 있다.

⑳ 언어성 정신 운동(情神運動) **환각**(verbal psychomotor hallucination, Séglas L.J.E., 1888)

내(內)언어가 증가되고(내언어 과잉, hyperendophasie) 발성 기관의 피영향성이 동반되어 독백으로 나타나는 현상이다. 혀나 입술, 목청, 횡경막에서 말할 때와 같은 감각을 느끼고, 말을 해야만 하는 느낌을 갖는다(단순 운동감각성 언어 환각이다). 이어서 자신이 속삭이는 소리를 듣는다고 믿고 실제로 입과 혀가 움직이는 '소리 없는 혼잣말'(subvocal speech)이 된다. 이는 가성(假性) 환각의 일종이거나 운동성 요소(要素)가 강한 환각으로 추정한다(9장. 지각의 장애 참조).

㉑ **문법**(文法) **착오증**(paragrammatism)

문장 구성에 있어 문법상의 오류를 보인다. 전도성 실어증과 감각 실어증에서 특징적으로 보인다. 운동성 실어증에서 보이는 전보문체(電報文體)와 문법 상실과 대비되는 것으로 감각성(感覺性) 문법 상실의 표현형이다. Pick A.(1913)가 처음 기재하였다. 문체와 억양은 제대로 보존되고, 환자는 유창하게 수다스럽게 말하며 병식도 있지만, 조동사, 시제, 관사, 접두사, 접미사를 잘못 사용하고, 대명사의 혼란과 단어의 어미 변화가 탈락되고 틀린다. 말뿐만 아니라 글쓰기에서도 문법착오가 보인다.

㉒ **언어 부당 배열**(不當配列)(acataphasia)50)

형태론적 말 구성(語構成) 장애와 구별되는 것으로 Steinthal H.가 제창한 용어이다. Kussmaul A.(1877)는 제대로 된 말을 하는 데에는 바른 말을 채용하고 바른 문법을 사용하며 바른 어순(語順)이 필요한데, 이것이 만족스럽지 않으면 언어 부당 배열이나 문법상실(agrammatism)이 생긴다고 했다. 이것은 생각에 따라서 말이 제대로 되지 않고, 음운이 비슷한 술어(述語)가 엉뚱한 자리에 끼어들기도 하고, 아주 다른 말로 바꾸어서 사용하는 문법상 어법(語法)의 장애이다. 크레펠린(1883)은 '간단한 문법의 오류와 구별되는 것은 탈선(脫線, derailment)이다. 환자는 자신이 생각한 것을 그대로 말로 해낼 수 없고, 그것과 음운이 비슷한 술어를 사용하여 전혀 다른 말을 하게 된다'고 하고, 이것을 실어증(失語症)이나 신어 조작증과는 구별했다.

㉓ **착어증**(錯語症, paraphasia)

실어증에서 내(內)언어 장애로 인해 표상에 해당되지 않는 단어를 잘못 사용하는 상태로서 음운(音韻)의 선택을 잘못하는 것이다. 언어성 착어(혹은 어성착어, 語性錯語,

---

50) 김용식 등(2006)은 문장구성 장애로 썼다.

verbal paraphasia)와 글자 착어(혹은 자성착어, 字性錯語, literal paraphasia)가 있다[51]. 전자는 말하고 싶은 단어가 특정의 단어로 바뀌는 것으로 '안경'을 말하려던 것이 '볼펜'으로 말하는 것이다. 어느 정도 의미의 연관을 갖는 단어로 바뀌는 경우(의미성 착어)도 있으나 의미가 전혀 없기도 하다. 음운성 착어는 단어의 일부분이 다른 음절로 바뀌는 것(안경을 안대로 표현)으로 음절성(音節性) 착오나 음소성(音素性) 착어라고도 한다. Kleist K.는 정신분열병의 신어 조작증을 착어에 의한 것이라 생각했으나 인정받지는 못하였다. 착어의 기전은 단어의 청각적 회귀결여(Wernicke C.), 주의 장애(Kussmanul A.), 그리고 전경(全景, figure)−배경(ground) 형성의 장애(Goldstein K.) 등의 설이 있다.

㉔ **방언**(方言, dialect)

신앙인이 황홀상태(恍惚狀態, ecstasy)[52]에서 성령에 의해 자신의 의지와는 무관하게 뜻을 알 수 없는 말을 쏟아내는 것이다. 상징적인 색채의 신조어(新造語)가 섞이기도 한다. 초기 기독교 교회에서 예수의 많은 제자가 경험했다고 한다.

6. 치매와 언어 이상

치매에서 언어장애가 보이는 경우는 알츠하이머형 치매(Alzheimer's dementia)와 전

51) 실서증(失書症)에서 글자를 잘못 쓰는 것은 착서(錯書, paragraphia)이고, 실독(失讀)에서 잘못 읽는 것은 착독(錯讀, paralexia)이다. 이들도 동일하게 각각 자성(字性)과 어성(語性)의 구별이 있다.

52) 황홀은 감정이 고조되어 무아(無我) 도취(陶醉) 상태가 되는 일이고, 법열(法悅)은 깊은 이치를 깨달았을 때 사무치는 기쁨이다.

두측두엽 치매의 아형인 의미치매와 비유창성 실어증에서 주로 나타난다(14장. 지능의 이상 중 치매의 유형 참조).

알츠하이머형 치매 시에는 기억력 감퇴와 함께 언어장애, 지남력 등이 서서히 저하된다. 물건의 이름이 바로 생각나지 않아 더듬거리는 단어 찾기 곤란(word finding difficulty)으로 시작하여, 말은 유창하지만 물건의 이름을 모르는 명칭실어증(anomia)을 보인다. 병이 진행되면 말수가 줄고 언어 이해력도 저하한다. 시각실인증(visual agnosia)이나 얼굴실인증(prosopagnosia)이 동반되기도 한다. 말기에는 반향어증(echolalia)이나 고집증(perseveration)이 나타난다.

의미치매(semantic dementia)에서는 자서전적 기억과 시공간 인지기능은 유지되지만 언어장애와 실인증을 주로 보인다. 초기에 단어의 의미를 잊고 이름 대기(naming) 저하로 명칭실어를 보인다. 또한 '고양이'를 '강아지'로 표현하는 등의 어의착오증(semantic paraphasia)으로 의사소통이 어려워진다. 그러나 말은 유창하고 문법의 오류는 없다.

그리고 진행성 비유창성 실어증에서는 발병 후 수년간 언어장애만 나타난다. 단어 찾기 곤란과 문법상실증(agrammatism)으로 인해 힘들게 말하고, 말이 중간에 자주 끊기고 단순해진다. 음소착어증(phonemic papaphasia)을 보이고 글을 읽기도 어려워진다. 심해지면 무언증(mutism)으로 이행된다.

7. 자폐증의 언어 특성

단어(單語)란 태도를 표현하기 위해 사용되며, 이는 여러 종류의 발화 행위(speech act) 속에서 타인을 설득하거나 인사하기, 정보의 전달 등 타인과의 의사소통을 위해서 사용한다. 이런 발화 행위는 생각하기(thinking)를 형성하는 데 영향을 준다. 이러한 의미에서 자폐증은 사회적 상호작용, 사회적 의사소통, 사회적 상상력 및 이해의 장애로서, 타인과의 유형화된(patterned) 인간관계 형성의 실패라고 할 수 있다.

이들은 타인과의 간주관적(間主觀的) 관계와 조정에 문제가 있음을 보여준다. 타인을 '나들'로서 자신의 주관적, 심리적 지향성과 동일시할 수 있는 능력이 손상되어 있다. 자폐증 환자는 이런 간주관적 세계에 대한 빈곤함을 보여 주고 있고, 개념을 구체적으로 현상화하는 데 문제가 있다. 또한 이들은 대명사(大名詞)를 이용하는 데 결함을 보인다. 자폐증의 언어 현상을 규명해 가면 언어 자체의 기원과 본질에 대해서 많은 수확이 있을 것으로 기대하고 있다(홍성기, 2008).

제12장 감정의 장애

1. 감정의 의미
2. 감정과 관련된 용어
3. 감정의 이상
4. 기분 장애

제12장 감정의 장애

1. 감정의 의미

인지(認知)는 세상을 표상(表象)하고, 동기(動機, motive)는 세상을 작동(作動)하며, 감정은 '세상과 관계를 맺는' 기능이라는 표현이 있다. 감정(感情, emotion)은 '움직이다(motere)'에 물러나다는 의미의 접두사 e-가 붙어서 '도망치다', '물러나다'의 의미로서, 행동으로 이어지는 뉘앙스를 갖고 있다.

동물이 생존과 관련하여 위기에 대처할 신체적 준비를 하는 것이 감정이다. 다윈(Darwin C., 1872)은 감정을 비일상적인 사태(事態)와 마주친 생물이 적절하게 대처해서 생존의 가능성을 높이는 것이라고 했다. 또 다윈은 인간과 하등동물, 그리고 성인과 유아 사이에는 감정 표현의 연속성이 있다고 주장하였다. 즉 진화의 역사 속에서 개체의 삶에는 오랜 과거 한때 유용했던 습관에서 유래된 것이 있는데 예로서, 공포를 느낄 때 털이 곤두서는 것, 화날 때 이를 드러내는 것, 아기가 자신을 보호하기 위한 기능으로서 우는 것이 그것이다. 즉 인간은 원시적 속성을 갖고 있으며 종(種)의 과거와 개인의 과거는 연결되어 있다고 본다. 이러한 행동은 자의적으로 통제가 불가능한 것이다(민경환, 2002).

으르렁거리는 개를 보고 두려움을 느껴 자신을 보호하려는 행동이나, 친한 친구에게 다가가고, 이성을 사랑하여 종족을 번식하는 행위, 또는 질투심을 통해 고정적인 대상을 가지려는 것은 감정이 동기(動機, motive)의 속성을 갖고 있기 때문이다. 이렇게 감정은 어떤 방향성을 갖고 행동으로 이끈다. 그리고 감정은 얼굴 표정이나 행동에 실려 의사소통의 기능을 한다. 사람은 타고난 생리적 반응을 기반으로 하여 다섯 살 즈음 얼굴 표정을 통하여 자신의 특정한 감정을 표현할 수 있다. 이와 같이 감정은 생존을 가능하게 하는 기본적 기능이다. 그러나 지나친 분노나 우울감, 질투심은 적응을 위협하는 비합리적인 감정이다.

동양에서 인간의 감정에 대한 견해는 사단칠정설(四端七情說)에 의거하였다. 사단(四端)[1]은 맹자(孟子)가 말한, 불쌍히 여기는 마음(측은지심, 惻隱之心), 자신의 불의(不義)를 부끄러워하고 남의 불의를 미워하는 마음(수오지심, 羞惡之心), 양보하는 마음(사양지심, 辭讓之心), 잘잘못을 분별하여 가리는 마음(시비지심, 是非之心)의 네 가지이다. 이는 도덕적 감정으로서 인간의 본성에서 우러나오는 마음씨, 즉 선천적, 도덕적 능력을 말한다. 이것은 인(仁)·의(義)·예(禮)·지(智)의 덕목과 관련된 윤리적 범주에 속한다(윤사순, 1985). 칠정(七情)은 예기(禮記)에 나오는 말로, 기쁨(희, 喜)·노여움(노, 怒)·슬픔(애, 哀)·두려움(구, 懼)·사랑(애, 愛)·미움(오, 惡)·욕망(욕, 欲)의 일곱 가지로서, 인간의 본성이 사물을 접하면서 표현되는 인간의 자연적인 감정을 말한다. 이는 인성론의 범주에 속한다. 이 칠정 중에서 선(善)한 측면에서 나타난 정(情)이 사단이다. 기(氣)를 실제로 작용하는 것으로 보아, 기의 작용이 지나침도 모자람도 없으면 선이고, 지나치거나 모자라면 악(惡)으로 본다. 선의 측면으로 나타난 정(情)을 단(端)으로 표현한 것은 이것이 인의예지(仁義禮智)의 4가지 선한 본성을 드러내는 단서(端緖)이기 때문이다.

현대 정신병리학에서는 성리학에서 말하는 도덕적 실천의 문제는 논외의 부분이다. 그러나 이기론에 따른 사단과 칠정의 개념과 감정의 발생에 관해서 한의학과 철학적 연구(황준원, 2001, 지규용과 인규석, 1991)를 넘어서 정신 병리학 관점에서 한국인

1) 사단의 단(端)은 단서(端緖)의 의미로 이미 드러나 알려진 그 무엇의 일부 또는 조짐이다.

의 감정표현과 이에 따른 행동 특성 등을 설명하는 도구로써 연구할 가치가 있다.

2. 감정과 관련된 용어

기분상태에 관해서 언어로 표현하기란 극히 어렵다. 이뿐만 아니라 주관적인 인지나 지각의 왜곡 상태, 감각 경험을 일상 언어로 표현해 내기란 불가능하다(Lowe, 1973)[2]. 더욱이 감정을 나타내는 용어는 느낌, 정동, 정서, 심정, 열정, 정감, 정취, 감상, 기분 등 매우 다양하여 그 차이를 알기 어렵다. 이들 용어에 대해서 여러 학자들의 개념 또한 모호한 점이 많다. 감정과 관계되는 용어를 알아본다.

1) 느낌

느낌(feeling)[3]은 사람이 대상과 표상에 접해서 마음속에서 생기는 주관적인 동요상태이다. 이는 상태의식(狀態意識)으로서 긍정이나 부정적인 경험, 즉 좋은 느낌, 불쾌함, 기쁨과 슬픔, 고통스러움과 즐거움, 사랑과 증오처럼 상반된 극성(極性)을 보인다. 과거에는 감각과 느낌을 구별하지 않았으나, 분트(Wundt W.)에 의해서 감각은 객관적이고 느낌은 주관적인 것이라 하여 구별하였다.

2) 영어에서 우울(depression)을 표현하는 일상용어는 '활기가 없다(slowed down), 어찌할 바 모르겠다(in a fog), 지쳤다, 삶의 색(色)을 잃었다. 활기가 없다(dull), 기운이 없다(flat), 희망 없음, 버겁다, 힘이 너무 든다, 재미없다(drab)' 등으로 매우 다양하고, 경조증이나 조증의 표현으로 '힘이 넘친다, 빠르게 질주하는(racing speeded up), 기분이 격양된(wired), 흥분한(hyper), 연(鳶)같이 높이 떴다, 무아경의(ecstatic), 나는(flying)' 등 매우 많다.

3) 불어는 sentimentⒻ임.

Berrios G.E.(1996)는 기분, 정동, 느낌을 감정, 감상, 열정과 구별되는 점으로 앞의 세 가지는 뒤의 세 가지보다 장시간 지속하면서 알아차릴 수 있는 대상이 없는 점, 그리고 그 개인의 배경에 느낌의 색조(background feeling tone)가 있는 것이라 하고, 이 중에 느낌은 다른 것보다 가장 광범위하고 추상적인 용어로서 인지적이지도 의도적이지도 않은 경험이라고 했다.

2) 감정

감정은 느끼어 일어나는 심정(心情)으로서, 우리말에서 기분이나 느낌과 구분되지 않는 용어이다. 영어에서도 emotion과 affect는 구별 없이 혼용하고 있다.

감정(感情, emotion)은 기본적인 심적 기능의 하나로서 생리적 각성, 느낌, 그리고 행동적 표현의 3가지 요소로 구성된다. 감정은 어떠한 대상이나 상태에 따라 비교적 강하게 단시간 동안 지속되는 기쁨, 노여움, 슬픔, 두려움, 쾌감, 불쾌감을 말한다. 이는 직접 체험되는 수동적인 자아 상태인 것이다. 이와 동시에 감정은 이를 통제하거나 유발시키는 능동적인 측면도 갖고 있다. 또한 감정은 이에 대한 반응으로 생리적 변화를 초래한 의식의 내용이기도 하다. 즉 슬픈 감정으로 인해 눈물이 나오고, 분노나 공포 시에 교감신경의 흥분으로 안면 창백, 빈맥, 혈압 상승, 호흡수 증가, 동공 확대, 땀이 남, 털 서기, 근육의 긴장, 떨림 등이 나타난다. 그러나 특정한 감정 각각에 해당하는 특정 생리적 변화는 없다.

지각(知覺)이 시각, 청각, 냉온(冷溫)감각 등 외계에 대한 신체적 체험으로서 자아에 대립하는 대상성을 가진 정신기능인 데 비해서, 감정은 자아에 대립하는 것이 아닌 자아의 상태로서의 정신기능(상태성)이다. 앞의 '9장. 지각의 장애'에서 살펴보았듯이 시각, 청각 같은 먼 감각은 대상성이 분명하지만 피부감각이나 미각(味覺), 후각(嗅覺)은 대상물을 지각함과 동시에 자신의 피부나 혀, 코의 상태로 체험한다는 점에서 대상성과 상태성이 섞여있다. 공복감, 구갈, 성감(性感) 등의 내장(內臟) 감각은 지각이면서 동시에 감정이므로 감정감각(感情感覺)이라고도 부른다.

감정은 주관적인 의식 상태이지만 객관적으로는 표출활동(表出活動)이다. 일반적으로 감정이 일어나고, 이에 따라 표출되는 것이라고 생각한다. 그러나 신체적 변화를 감지하고 해석함에 따라서 두려움과 같은 감정이 생긴다는 제임스-랑게설(James W. & Lange F.A., 1920)이 있다. 즉, 슬퍼서 우는 것이 아니라 울기 때문에 슬픈 것이고, 재미있어서 웃는 것이 아니라 웃기 때문에 재미있는 감정이 생긴다는 것이다. 이후 Cannon M.과 Bard P.(1927)는 감정과 생리적 변화는 동시에 경험되는 것이라고 주장하였다(캐논-바드설).

감정의 발생과 종류

오늘날, 감정이란 타고났다기보다는 분화 발달되었다는 설이 유력하다. 3개월 이전의 아기에서는 감정이 분화되어 있지 않다. Bridges M.B.(1932)에 의하면, 신생아는 단지 환경자극에 반응할 수 있는 미분화된 흥분 감정만 있다가 생후 3개월경에 유쾌, 불쾌, 흥분으로 분화하고, 5개월경에 불쾌감이, 7개월경에는 공포, 1년이 되어서는 애정과 기쁨, 2세경에는 질투심과 같은 섬세한 감정으로 분화된다고 하였다. 그러나 아직 감정 발생에 정설은 없다.

감정 발생에는 신체와 심리·사회적 요인, 문화적 요인이 영향을 미친다.

① 신체적 원인: 몸을 의지할 곳이 갑자기 없어지면 두려움이 생기고, 몸을 구속 압박하면 화가 난다. 또 몸의 어떤 부분을 자극하면 쾌감이 생기고, 간지러워 웃음이 나온다. 피부를 바늘로 찌르면 고통스러운 감정이 생긴다.

② 심리적 원인: 자신이 기대하거나 설정한 목표와 관련하여 감정이 생긴다. 시험

성적이 바라던 바에 도달하면 성취감을 갖지만, 도달하지 못하면 실패와 좌절감이 생긴다. 시험 성적이 목표에 도달할듯하면서도 도달하지 못하면 초조감이나 화가 난다. 그리고 목표와 현실이 동떨어지면 놀라움과 비현실감을 느낀다.

감정은 인지와도 밀접한 연관이 있다. 즉, 생각만으로 감정이 떠오를 수 있다. 마음속으로 시험을 보는 장면을 떠올리면 이로 인하여 긴장감이 생긴다. 또는 이유가 불분명한 어떤 종류의 생리적 변화를 느낄 때, 이를 나름대로 평가하고 해석한 결과에 따라 감정이 변화되기도 한다.

③ 사회적 원인: 타인과의 관계에서 승리와 패배에 따른 감정, 당해 낼 수 없는 상대를 대할 때의 열등감, 그리고 약자에 대한 우월감이 있다. 또 자존심이 상했을 때의 노여움, 대인관계에서 편안함과 유쾌한 감정, 사랑과 증오의 감정이 있다.

④ 문화적 원인: 가치관이 가미되어 안정적이고도 지속적인 감정인 정조(情操)는 문화적 가치, 특히 예술이나 종교에서 느끼는 감정을 의미한다. 도덕적 정조로는 정의감이 있으며, 이것이 채워지지 않았을 때는 분노가 생긴다. 예술적 정조로는 황금분할(黃金分割)의 미(美), 대칭성과 비대칭성, 균형감이 있다. 이러한 감정은 문화의 특성에 따른 것이다. 종교적 정조로는 신성감(神聖感), 외경(畏敬)[4]의 감정, 무상감(無常感), 신비감 등이 있다.

감정의 종류를 Scheler M.(1913)는 감정을 생물적 수동성과 정신적 능동성을 구분하여 다음의 네 가지로 나누었다. ① 감각(感覺) 감정: 감각자극에 의해 일어나는 국소적인 단순한 감정이다. ② 생기(生氣) 감정(vital feeling): 특정 감각과 결부되지 않고,

4) 공경하고 어려워함.

국소(局所)가 아닌 전신에 흘러넘치는 공복감, 피로감, 성감(性感) 등의 신체 감각과 내장감각이다. 이는 시상하부의 자율신경 중추에서 기원하는 감정이다[5]. 슈나이더가 말하는 내인성 조울병의 감정 장애는 생기감정의 장애이고, 우울반응에서는 보다 표층(表層)의 감정인 불쾌 감정인 것이다. ③ 심적(心的) 감정: 어떤 대상에 대해 반응적으로 일어나는 일반적인 희로애락(喜怒哀樂)의 감정이다. 뇌간(腦幹)의 감정 관련 영역의 자극에 의할 것으로 추정한다. ④ 인격 감정: 예술과 관련된 미적(美的) 감정, 종교 감정(법열, 法悅), 절망감, 도덕 감정 등 인격 활동에 관계된 고등감정이다.

Watson J.B.과 Rayner R.(1920)은 신생아 감정 연구를 통해서, 선천적 감정은 갑자기 의지할 데가 없어질 때의 공포, 자유를 속박당할 때의 분노, 그리고 육체적 쾌락의 세 가지밖에 없다고 하였다.

Plutchik R.(1981)은 기쁨, 수용, 두려움, 놀람, 슬픔, 혐오(싫어함), 화남, 기대(期待)의 여덟 가지를 기본 감정으로 하고, 이들의 조합으로 사랑(기쁨과 수용), 복종(수용과 두려움), 경외(두려움과 놀람), 실망(놀람과 슬픔), 후회(슬픔과 혐오), 치욕감(혐오와 화냄), 공격(화냄과 기대), 낙관(기대와 기쁨)이 생긴다고 했다. McLean P.D.(1990)은 포유동물을 관찰하여 욕망과 탐색, 분노와 공격, 공포와 보호, 슬픔과 낙담, 기쁨과 만족, 사랑과 애무의 여섯 가지 감정과 행동의 대응 양식을 제창한 바 있다.

감정이 표출되는 모습으로 감정의 특성을 파악하려 한 것으로, 분트(Wundt W.)는 감정표출의 세 방향설(쾌快/불쾌, 흥분/안정, 긴장/이완)을 제시하였으며, Janet P.는 기쁨/슬픔, 노력/피로, 들뜸/허무감의 세 방향을 제창하였다.

이제까지 인간의 세 가지 심적 요소를 지(知)·정(情)·의(意)로 구분하고 감정은 그 중 하나라고 보았다. 그러나 오늘날에는 이렇게 구분하지 않는다. 감정과 의지가 하나가 된 정의(情意, Gemüt Ⓓ)가 있고, 감정과 지각(知覺)이 합쳐진 상모적 지각(相貌的知

5) 슈나이더(Schneider K.)는 이를 신체 상태에 따른 신체감정과 기능으로서의 생기감정으로 나누었다.

覺, physiognomic perception)[6]이란 현상이 있기 때문이다.

감정과 관련된 용어로 감정 응답성(應答性)(emotional availability)이 있다. 이는 모친(母親)과 유아 사이에 감정의 신호 시스템이 있고, 이것을 적절히 읽어서 서로 응답하는 것이 건전한 발달을 촉진시킨다는 Mahler M.S.(1971)의 개념이다.

감정 표출(感情表出, expressed emotion: EE)은 만성 정신 장애, 특히 정신분열병 환자와 가족 간에 존재하는 가족관계의 일면을 의미하는데, 가족이 환자에게 표출하는 감정을 측정한 것, 혹은 측정 척도(EE)를 말한다. 비판적인 의견, 적대감, 정서적으로 과도함, 따뜻함, 긍정적인 표현의 5개 항목으로 이루어져 있다. 측정항목 중에 비판적인 의견과 적대감, 정서적으로 과도한 간섭은 정신분열병의 재발과 관련된다. 특히, 높은 EE이면서 가족과 접촉 시간이 많은 경우(주당 35시간 이상)가 낮은 경우보다 재발이 높았다(Brown G.W. 등, 1972). 이것은 정신분열병 외에 우울증, 양극성 장애, 비만의 재발과도 연관되는 요인이 된다.

감정표현 불능증(alexithymia, Sifneos P.E., 1972)은 자신의 감정을 적절히 표현할 수 없는 일이다. 그 특징은 ① 주관적 감정을 구별하고 표현하는데 어려움 ② 감정과 감정에 따른 신체감각의 분별 장애 ③ 공상 같은 심상능력(imaginal capacities)이 부족하고 인지유형이 외향화되어 있다. 이러한 감정표현 불능증은 정신신체 장애 외에도 신경성 식욕부진증, 공황 장애, 우울증 등에서 관찰된다. 인지와 심상, 그리고 감정처리의 조정과 통합 능력이 결여된 것으로서, 이는 오늘날 정신과 신체의 통합적 접근에 유용한 도구가 된다(함병주와 김린, 2002). Freiberger H.(1977)는 이것을 소인(素因)

6) 인간의 외양으로 미적(美的) 성격, 정서, 태도를 지각하는 일, 또는 무생물도 보기에 따라서 감정이 있다고 느끼는 일이다. Werner H.(1975)는 인간의 지각발달을 미분화 상태에서 점차로 분화되어 통합된 상태로 진행된다고 보고, 유아의 인지 특성은 생물과 미생물을 구분하지 않고 전체 세계가 살아있는 감정으로 차있는 것으로 지각하는 상모적 지각이 있다고 주장하였다. 이것은 스위스의 발달심리학자 겸 인식론 철학자인 Piaget J.(1896~1980)의 물활론(物活論, animism)적 사고나 실재론(實在論, realism) 현상과 비슷한 견해이다. 이병윤(1981)은 외견적 지각이라고 번역하였다.

으로 하는 일차적인 것과 기질성 질환에서 생기는 이차적인 것을 구별하였다.

감정이 급격히 혼란되거나 강한 감정의 영향으로 지각과 사고가 변화하는데 이를 감정 유인성(誘因性, Katathymie Ⓓ, Maier H.W., 1912)이라 한다. 이로 인해 망상이 유발되면 감정 유인성 망상이고, 건망을 초래하면 감정 유인성 건망이다. 감정 부합성 망상(synthymer Wahn Ⓓ, 또는 holothymer Wahn Ⓓ)은 좀더 막연한 밑바닥의 감정으로부터 파생된, 기분에 걸맞은 망상으로서 불안에 의한 관계 망상, 우울증에 의한 축소(縮小) 망상[7])이 있다.

감정적 혼우(昏愚)(emotional stupidity)는 감정에 의해서 일견 지능 저하로 보이는 상태를 의미한다(Jung C.G.). 정동경련(情動痙攣, affect epilepsy, Bratz E., 1906)이나 경악(驚愕) 뇌전증(startle epilepsy)은 감정으로 유발되는 일종의 반사 뇌전증(reflex epilepsy)으로서, 이는 히스테리와 감별을 요한다. 발작성 감정(ictal emotion)은 뇌전증의 발작 증상으로 공포, 불안, 황홀 같은 정동 체험이 생기는 것으로 전두엽 뇌전증에서 많다. 감정성 근(筋)긴장 소실은 감정으로 유발된 탈력(脫力) 발작(cataplexy)으로 기면발작(narcolepsy)에서 보인다.

3) 정동(情動, affect)[8])

일시적으로 왈칵 치솟는 감정으로, 타오르는 애정이나 강렬한 증오(憎惡), 공포가 이에 해당된다. 감정(感情)이 급격히 변화하고 출렁이며, 이로 인하여 감동(感動)된다는 점에서 정동(情動)이라고 한다. 이것은 기분(mood)과 일치할 수도 있고 안 될 수도 있다. 정동을 분노, 극도로 화가 나는 격노(激怒, rage), 싫음, 기쁨과 같은 활력성 정동(sthenic affect)과 불안, 공포(horror), 부끄럼, 슬픔, 비탄 등의 무력성 정동(asthenic affect)

7) 자신의 가치와 능력이 보잘 것 없다고 확신하는 망상.
8) ICD-10(이부영, 1998)에서는 정감으로 번역하였다.

으로 나누기도 하였다. 그러나 이는 정동의 내용에 따른 구분이지 생리적 변화에 의거한 것이 아니다.

정동성(情動性, affectivity)이란, 블로일러(Bleuler E., 1906)가 느낌(Gefühl Ⓓ)이란 용어가 저차원의 감각과 느낌을 포함하기 때문에 오해를 초래한다고 하여 감정과 기분, 정동을 묶은 용어이다. 정동이 짧은 시간의 감정인데 비해서 정동성은 한 개인의 전체적인 정동적 삶(emotional life)이라는 점에서 차이가 있다. 그리고 정동은 경향성(dispositional)을 갖는다는 점이 특징이다(Berrios G.E., 1996). 즉 어떤 정동상태에 있다는 것은 그 개인이 특정한 방향으로 행동할 것이라는 것을 의미한다.

정동이 강력하면 일종의 쇼크 상태(정동 쇼크, emotional shock)[9]를 초래하고, 다양한 의식의 변모와 착각(정동 착각, affect illusion)과 함께 자율신경 증상이 나타난다. 이것을 깜짝 놀람(경악, 驚愕) 반응, 혹은 급성 스트레스 반응(acute stress reaction)이라고 한다. 원인이 사라졌음에도 불구하고 증상이 계속 되면 경악 신경증이나 외상 후 스트레스 장애(post-traumatic stress disorder)[10]가 된다.

정동 행위란, 정동으로부터 신중하게 생각하지 않고 직접 행동으로 이어지는 단락(短絡) 반응[11]이다. 이는 범죄로 이어지기도 한다(정동 범죄). 정동이 겉으로 나타나지 않고 신체의 생리 반응만 보이면 정동 등가증(情動等價症, affect equivalents)이다. 이는 본인에게 그 의미가 자각되지 않는 경우가 많으며, 만성화하여 신경증적 상태가 되면 기관 신경증(器官神經症, organ neurosis), 혹은 식물성 신경증(植物神經症, vegetative neurosis, Alexander F.)[12]으로 된다.

9) 정동과 감정이 혼용되었다.

10) trauma를 최신정신의학 5판(민성길 등, 2006)과 신경정신의학 2판(대한신경정신의학회, 2005)에는 외상으로 표현하였다. 외부로부터 받은 정신적 타격이라는 의미에서 정신적 충격이란 표현이 좀더 적절할 것이다.

11) 단락(短絡) 반응: 두 개의 사건을 간단히 신속하게 연관되어 반응함. 즉각 반응과 비슷하다.

12) 식물성 신경증: 자율신경계 지배하의 신체증상이 겉으로 나타나는 신경증을 말한다. 건강염려증이나

정동 공명(情動共鳴, affective resonance)[13]은 타인과 동일한 정동을 품는 일이다. 정신분열병에서는 이러한 공명이 일어나지 않는 공명 결여(共鳴缺如)를 보인다. 이것과 비슷한 감정 이입(感情移入, empathy, Lipps T., 1907)은 상대방에게 자신의 감정을 옮겨 놓는 일이다. 이렇게 해서 추체험(追體驗, after experience)[14]을 통해 이해할 수 있으면 감정이입적 이해가 되는 것이고, 정신분열병의 진성(眞性) 망상처럼 이해할 수 없는 것은 감정이입 불능이다. 불안, 공황 등의 감정이 사람에서 사람으로 전해지는 것은 감정 감염(感情感染, emotional contamination)[15]이고, 감정 반향(感情反響, echothymia)은 감정 공명과 감정 감염 모두를 포함하는 것이다. 동정심(同情心), 혹은 공감(共感, sympathy)도 감정이입과 비슷한 의미로서, 타인의 슬픔이나 불행을 자신의 일처럼 생각하여 가슴 아파하고 위로하는 일이다. Sullivan H.S.가 말한 공감(共感, empathy)은 유아와 모친 간의 공감 체험을 의미한다. 정동 조율(情動調律, affect attunement, Stern D.N., 1985)은 모자(母子) 간의 교류(交流)가 공감(共感)에는 이르지는 않지만 눈에 띄는 행동을 모방하는 것이 아니라 배후에 있는 정동(情動) 수준으로 주고받는 것을 말한다.

4) 감상(感想, sentiment), 혹은 감상성(感想性, sentimentality)

하찮은 일에 대해서도 즉시 마음이 움직이고 슬픔을 느끼는 것이다. 대체로 정상 범위의 성격 경향에 사용되지만 민감한 사람, 자신감 부족형 인격 이상, 망상 질환의 회복기에도 보인다. 좀더 병적인 상태로 되면 감정가변성, 정동 실금(失禁), 자극민감성(irritability)이다.

불안신경증, 기관신경증의 증상과 유사하다. 정동 흥분에 의해 수반되는 정상적인 생리적 반응이 고정, 습관화, 만성화되어 나타난다.

13) 감정과 정동의 용어를 분명히 가려 쓰지 않는 경우가 많다. 이미 익숙해진 용어는 혼용한다.

14) 원어는 nacherleben Ⓓ임.

15) 원어는 Gefühlsansteckung Ⓓ임.

5) 기분(氣分, mood)

기분이란 '울적한 기분', '좋은 기분'이라 하듯이 특별한 대상이나 내용을 갖지 않고 일정 기간 동안 약하게 지속되는 정동 상태이다. 이는 그 사람이 경험하는 전체적인 것으로서 엄밀하게는 기분상태(mood state)란 표현이 적합하다. 기분은 신체·생리적인 내부 조건과 환경에 좌우된다. 희열, 유쾌함, 행복, 울적함, 불쾌감, 불안으로부터 형성되고, 건강할 때의 충실감과 병이 걸렸을 때의 불완전감(不完全感)이나 무언가 몸의 이상한 느낌도 포함된다. 기분 장애(mood disorder)는 조증, 우울증, 양극성 기분장애, 기분순환증(cyclothymia), 기분저하증(dysthymia) 등 감정의 변화를 주요 증세로 하는 정신 장애를 총칭하는 DSM-IV의 용어이다. DSM-I(1952)에서는 정동반응(affective reaction), DSM-II에서는 정동 장애(affective disorders)라 하던 것을 ICD-10에 이르러서는 기분(정동) 장애(mood(affective) disorder)라 칭하였다. DSM-IV에서 기분장애로 쓰던 것이, DSM-5와 ICD-11에서는 양극성 장애와 우울장애로 독립되면서 기분장애라는 용어는 쓰지 않게 되었다.

기저(基底) 기분(ground mood, Kretschmer E.)[16]이란 인격의 특유한 감정 경향으로서, 순환 기질, 분열 기질 등이 포함된다.

6) 심정(心情), 혹은 정성(情性, temper)[17]

심정이란 정신(精神, GeistⒹ)에 대응하는 마음의 감정적인 측면인 양심(良心), 책임, 동정(同情) 같은 인간적인 고등감정을 말한다. 도덕 감정이라고도 한다. 정성(情性) 결

16) 원어는 GrundstimmungⒹ임.

17) 원어는 GemütⒹ임.

여형 정신병질자는 동정심, 부끄럼, 후회, 양심이 결여되고, 잔인한 범죄를 저지르고서도 태연한 정신병질(psychopathy)의 한 유형이다. 정성(情性) 황폐란 감정이 무뎌진 것이다. 그리고 심정병(心情病, GemütskrankheitⒹ)은 조울병과 같은 의미로 쓰였으며, 칸트(Kant I.)는 인식 능력이 결여된 정신박약과 정신병 모두를 이렇게 불렀다.

7) 열정(熱情) 또는 정념(情念, passion)[18]

열정은 학문이나 연애(戀愛)와 같이 특정 대상에게 향하는 강렬하고도 지속적인 감정이다. 지적(知的) 요소와 목표, 방향성을 갖고 장시간 지속된다. 데카르트(Decartes R.C., 1649)는 감각과 생리적 요구라고 부르는 수동(受動) 정신에 능동 정신이 부여되면 열정이 생긴다고 하고, 기본 정념을 사랑, 증오, 기쁨, 슬픔, 놀람, 욕망으로 나누었다. 이는 사람을 행동으로 내몰아치는 에너지로 보았으며, 19세기에는 이를 정신 장애의 주요 원인으로 간주했다.

열정적 태도(attitude passionelleⒻ, Charcot J-M.)는 히스테리 환자가 자신의 감정을 연극적으로 표현하는 것이고, 열정(熱情) 정신병은 클레랑보(Gatian de Clérambault G.)가 말한 편집증을 지칭하는 용어였다(10장. 사고의 장애 참조).

8) 기타

그 외 감정과 유사한 용어로서, 사람의 마음에 호소하는 정감(情感)과 정감을 불러일으키는 흥취의 의미로서 정취(情趣)가 있다. 정치(情致)는 정취와 동의어다. 정조(情操)는 감정이 더 순화 발달된 것으로 문화적 가치, 특히 예술이나 종교 등에서 느끼

18) 어원 passio: 수난, 감정. 정념이란 온갖 감정에 따라 일어나는 억누르기 어려운 생각.

는, 지적이고도 고차원적인 감정이다. 감정 체험을 마음속 깊이 느껴 크게 움직이면 감격(感激, deep emotion)이다. 그리고 정서(情緒)란 정동과 유사한 의미로 많이 사용되어 왔지만 의학적인 의미로는 불분명한 용어이다.

3. 감정의 이상

비정상(非正常)이란 병적인(morbid), 혹은 평균치에서 벗어난 것을 의미한다. 그러므로 비정상적 감정이란 과도한 감정반응이나 신경계의 병적 진행(morbid process)에 의거한 감정상태를 의미한다. 그러나 우울, 불안의 경우, 정상적이거나 적절한 정도인 경우와 병적인 것에서도 동일한 용어를 쓰기 때문에 정상과 비정상을 구분하기 어렵다. 더욱이 정상적인 감정반응이지만 치료를 요하는 경우도 있다.

사건에 따른 감정상태가 문화와 사회적 규준 내에 속하면 정상 감정반응(normal emotional reaction)이라고 한다. 그리고 일차성 병적 심리경험(primary morbid psychological experiences)에 대한 감정도 정상 감정반응일 수 있다. 건강하던 사람이 심각한 병에 걸렸다는 진단을 받고 우울해 하거나 사랑하는 이를 잃은 후에 슬픔에 빠지는 경우는 전자에 해당하고, 정신증 환자가 환각을 경험할 때 겪는 괴로움은 이해 가능한 감정으로서 후자의 예가 된다. 그러나 애도반응이 오래 지속되어 우울증이 심해지면 정상과 비정상의 구별은 모호해진다. 이해 가능 여부나 일상 기능의 상실도 이 둘을 구별해 주지는 못한다. 흔히 애도 기간을 6~12개월로 보고 그 이상 지속되면 비정상으로 판단하나 기능 상실의 기간과 정도를 어떻게 정해야 할지에 대해서는 기준이 없다.

감정의 장애는 정상적인 감정의 과도한 반응과 병적인 것에 따라 네 개로 구분할 수 있다(표 12-1 참조)(Cally P. & Kelly B., 2007).

표 12-1: 감정 이상의 종류

1) 비정상 감정반응(abnormal emotional reactions): 감정반응이 이해는 되지만 그 정도가 과도한 경우
2) 감정의 비정상적 표현(abnormal expressions of emotion): 정상적 감정반응의 평균에서 크게 벗어난 상태이며 스스로 비정상적이란 것을 인식함
3) 감정의 병적 표현(morbid expression of emotion): 비정상적인 감정표현을 하면서 스스로 병적인 점을 인식하지 못함
4) 감정의 병적 장애(morbid disorders of emotion): 정상 감정과는 전혀 다른 감정

1) 비정상 감정반응(abnormal emotional reactions)

견디기 힘든 상황에 대한 감정반응으로서, 이해가 가능하지만 기능상의 결함이 오랫동안 지속되는 경우이다. 정상인이 외부자극을 견디면서 감정의 균형을 유지하는 데에는 각 개인마다 균형을 유지할 수 있는 한계점(breaking point)이 있다. 이 한계점을 넘으면 기능상의 결함이 초래된다. 그 한계점은 그 개인의 성격이나 유전적 소인, 사회적 지지와 같은 환경 요소나 스트레스의 강도에 따라 다르다. DSM-5와 ICD-11에서는 이러한 비정상 감정반응을 적응 장애 항목에 넣었다. 가장 흔한 반응은 불안이나 공포(fear)다. 그 외에 우울감, 기분저하증, 과도한 감정반응, 황홀(ecstasy) 등이 이에 속한다(Hamilton M., 1985)[19].

기분의 반응성이란 환경에 따라서 수시로 기분이 변동되는 것이다. 스트레스가 없는 휴일에 기분이 호전되거나 고약한 상사가 전근하고 나서 기분이 나아지는 경우이다.

19) 야스퍼스는 밀착되지 않은 느낌(unattached feeling)으로 불안, 안절부절못하는 느낌(또는 좌불안석, 坐不安席, feeling of restlessness), 행복감(feeling of happiness)이 포함된다고 하였다.

① 불안(不安, anxiety)

불안은 확실히 일어나지도 않은 일이 '그렇게 되면 어쩌나' 하면서, 어떻게 대처해야 할지 몰라 막연히 두려워하는 감정이다. 이것은 자신이 위험에 닥쳐서 안전(安全)에 위협을 받을 때 일어나는 불쾌한 정동 상태(affective state)이며 어떤 대상이나 이유 없이 일어나는 두려움이다. 흔히 환자들은 '긴장된다, 스트레스가 크다'고 표현한다. 위협(威脅)을 주는 것으로는 자신의 신체적 존재(생명)로 향하는 것과 사회적 존재로서 자신에게 향하는 것이 있다. 불안은 우리말의 근심, 걱정, 우려, 염려 등이 이에 해당된다.

불안은 가슴 뜀, 발한, 숨 답답증, 어지럼 등의 자율신경 기능 이상을 동반한다. 이들 증상이 갑자기 심하게 나타나면 공포에 휩싸이게 된다. 이 경우를 공황발작(panic attack)이라 한다. 대부분의 환자는 불안과 함께 나타나는 신체증상의 연관성을 인식하지 못하여, 흔히 자신의 불안은 이차적인 것이고 신체증상이 주 문제라고 호소한다. 환자는 가슴 뜀(palpitation), 호흡곤란(dyspnea), 소화불량, 두통, 가슴 통증, 가슴 조이는 느낌, 식은땀, 떨림, 어지럼증 등을 호소하고, 수의(隨意)근육의 긴장(tone)이 증가되어 압박감을 갖는다. 불안은 구체적인 두려운 대상을 알지는 못하지만 무언가 심각한 상황이 또 일어나지 않을까 하는 두려움(예기 불안, 豫期不安, expectation, 혹은 anticipatory anxiety)을 동반한다. 이러한 예기 불안은 범불안 장애(凡不安障碍, generalized anxiety disorder), 우울증, 공황 장애에서 볼 수 있다.

불안 중에서 신체증상이 특히 강하면 번민(煩悶)이라 한다. 불어권에서는 번민(angoisseⒻ)과 정신적 불안(anxiétéⒻ)[20]을 구별해서 쓴다. 영어권에서 불안의 의미는 일반인과 의사 간에 차이가 있어서 의사소통에 장애가 되기도 한다. 일반인은 불안

20) 신체증상이 강한 번민은 연수(延髓)의 기능으로, 정신적 불안은 피질(皮質)의 기능으로 보았다. angoiseeⒻ는 anguishⒺ로 번역된다. 이를 번민이라 번역해 보았으나 만족스럽지 않다.

을 '개인적인 일로 계속 염려한다'거나 '뭔가 근심, 걱정스러운 것(worrying)'의 의미로 쓰기 때문에, 병원의 의사가 환자에게 '불안하십니까?'라고 물으면, 환자는 '아니요. 나는 불안하지는 않습니다. 막연히 근심스럽습니다'라고 대답한다.

이러한 점에서 의사는 자신의 선입관을 배제시키고 환자의 불편한 부분에 조심스레 접근해가는 자세가 필요하다.

불안 중에는 정상적인 불안이 있다. 병과 죽음에 따르는 불안, 근원적인 불안(original anxiety)[21], 피조물로서의 불안(anxiety of creature), 현실적 갈등에 의한 현실 불안(real anxiety, Freud S.)이 그것이다. 사물에 대한 분별력과 가치감을 가질수록 불안은 증대된다. 키르케고르(Kierkegaard S., 1894)는 이를 객관적 불안이라 하였다. 야스퍼스는 피하기 어려운, 뛰어넘을 수 없는 존재의 한계를 한계 상황(限界狀況, cross-border situation)[22]이라 하고, 사람이 이것에 부딪히면 평생 못보고 지나치던 실존을 자각하게 된다고 하였다. Goldstein K.(1939)는 파국(破局) 상황에 놓인 인간의 주관적인 경험을 불안으로 보았다.

불안은 정신분열병과 약물의존, 그리고 여러 신경 · 정신질환에서 나타난다. 우울증의 일부 증상으로도 나타나는데, 노인에서는 불안 · 초조가 겉으로 나타나는 초조성 우울증(agitated depression)으로 나타나기 쉽다. 불안을 동반하는 신체질환으로는 갑상선 기능 항진, 고혈압, 저혈압, 갈색세포종(pheochromcytoma), 저혈당, 협심증, 심근 경색, 측두엽 병변 등이 있다.

불안은 신경증의 기본적인 감정으로서, 그 처리에 신경증적 방어기제가 작동한다. 이때 불안이 가공(加工)되지 않은 채 외부로 직접 표현되는 불안 신경증(anxiety neurosis)이 있고, 불안이 특유한 인격과 방어기제와 결부되어 생긴 보다 분화된 형태

21) 원어는 UrangstⒹ임.

22) 원어는 GrenzsituationⒹ임.

의 건강염려증이나 강박 장애가 있다. 불안 히스테리(anxiety hysteria, Freud S., 1909)는 억압된 충동이 특정 대상에 대해 불안해지는 공포증의 별칭(別稱)이었다. 이것은 신체증상으로 전환되는 히스테리에 대비시킨 것이었다. 불안 신호(anxiety signal)란 불안증상을 자아에게 방어를 촉구하는 신호로 보는 Freud S.(1926)의 개념이다.

정신분석학에서 제창된 몇 가지의 불안이 있다. 거세불안(去勢不安, castration anxiety, Freud S., 1908)은 남아(男兒)가 성적 활동에 대해 아버지로부터 책망을 받고, 거세(去勢)의 벌을 받는 것은 아닐까 하고 품는 불안이다. 이것에 의해 유아 성욕과 에디푸스 콤플렉스는 억압된다고 설명한다. 분리(分離) 불안(separation anxiety, Freud S., 1926)은 유아(幼兒)가 의존 대상으로부터 멀어질 때 보이는 불안이다. 8개월 불안(eight months anxiety, Spitz R.A.)은 생후 6개월이 지난 유아가 의존 대상인 모친 이외의 알지 못하는 사람에게 품는 불안이다. 파멸(破滅) 불안(annihilation anxiety, Klein M., 1948)은 욕구를 만족시켜 주는 좋은 대상이 욕구 불만족인 나쁜 대상에게 파괴된다는 유아의 환상적인 불안인데 망상성(妄想性) 불안(paranoid anxiety)이라고도 한다[23]. 유아가 나이를 먹어가면서 대상관계(對象關係)가 통합되고, 좋고 나쁜 두 개의 대상이 한 개 대상의 서로 다른 측면임을 알게 된다. 그리고 죄책감을 품어 우울성 위치(depressive position)를 거치는데, 만일 이것들이 충분히 확립되지 못하면 훗날 우울증이 될 수 있다고 설명한다(Mahler M.S., 1972).

성욕 탈취(aphanisis)는 남녀에게 공통적인 것으로, 보다 근원적인 상실에 의한 불안을 의미하는 Jones E.(1948)의 용어이고[24], 공생(共生) 불안(symbiosis anxiety, Stoller R., 1968)이란, Mahler M.S.가 말한 발단단계의 초기인 공생단계(共生段階)로 다시금 이

23) 유아는 의존 대상을 잃어버린 우울상태에서 죄책감이나 상실 고통에 대한 방어책으로 조적(躁的) 방어(manic defense, Klein M.)를 이용함으로써 대상을 정복(征服), 지배하거나 경멸하고, 이것으로 인해 현실을 부정하고 의존 욕구를 채운다고 설명한다.

24) McGlashan H.(1982)가 말하는 aphanisis는 만성 분열병 환자가 보이는 우울증과는 다른 허무감(虛無感)을 뜻한다.

끌리는 불안이다. 남자 어린이의 성적 정체성(sexual identity)이 형성되기 위해서는, 남자 어린이의 여성화 잠재력을 가진 원여성(原女性)단계(proto-feminine)로부터 탈출함으로써 남성성을 획득할 수 있는데, 이 원여성단계가 공생단계에 해당하는 것이다. 즉 공생기(共生期)의 모자(母子) 융합으로 되돌아가고자 하는 불안이다.

영어권에서 정상적인 두려움과 걱정이 심한 상태는 급성 불안 상태(acute anxiety state)라고 표현한다. 두려움(fear)이 극히 심해지고 운동 마비, 혼미(stuporous), 또는 엉뚱하고도 과도한 행동이 나타나면 공황발작(恐慌發作, panic attack)[25], 또는 불안발작[26]이다. 이것은 상황이 결판이 난 듯, 완전히 망가져 버린 듯한 절박감을 동반한 급격한 불안 상태이다. 극심한 공포감과 함께 입마름(口渴), 가슴 두근거림, 흉통이나 숨막힘, 진땀, 어지러움, 찌릿찌릿한 느낌, 빈뇨, 설사 등의 자율신경 증상을 동반한다. 반복적으로 공황 발작이 나타나면 공황 장애(panic disorder)이다. 발작은 수분에서 수십분간 지속된다. 호흡이 빨라져 과호흡(過呼吸) 증후군이 되기도 한다. 증상이 없는 발작 중간의 간결기(間缺期)에도 '또 발작이 일어나지 않을까?' 하는 예기불안과 만성불안이 지속된다. 발작이 반복되면 건강염려증과 함께 발작을 경험하였던 상황이나 장소, 또는 이와 비슷한 상황과 장소를 피하려는 회피행동(avoidant behavior)을 보인다. 점차 외출을 피하고 혼자 있기를 두려워하며, 사람들이 많이 모이는 공공장소를 피하는 광장공포증이 생긴다(민성길, 2006).

범불안(汎不安, generalized anxiety)은 아무런 유발요인 없이 나타나는 떠돌이 불안(free-floating anxiety)으로서, 불면, 주의 집중 곤란, 자율 신경계의 과민 상태가 동반되는 만성 불안 상태이다.

머릿속 불안(head anxiety)[27]이란 우울증에서 머릿속에서만 느끼는 불쾌함과 어색

---

25) 어원: 판(Pan)은 그리스 신화 속에 나오는 목동 신(牧童神)으로 오후가 되면 뿔 나팔을 불어 가축과 여행자를 놀라게 했다.

26) 발작: 어떤 증상이 갑자기 일어남.

함을 뜻한다. 정신분열병 초기에 망상 기분과 결부되어 이러한 불안을 호소할 때가 많다. Conrad K.(1958)가 말한 트레마(혹은 전율, 戰慄, Trema)나 Ballet G.(1911)가 만성 환각 정신병에서 기재한 막연한 불안감이 이에 해당된다. 또 배우가 공연 무대에서 부담과 긴장감으로 인하여 뒤늦게 등장하는 무대 공포(stage fright)와도 비슷하다. 무슨 일인가 일어날 것 같은, 또 그것에 대응할 수도 없이 압도되는 불안이다.

② 공포(증)(fear)

두려워 할 이유가 없다고 알고 있으면서도, 특정 대상이나 예측 가능한 상황, 또는 관념(idea)에 한정되어 지나치게 두려워하고 회피하면 공포증(phobia)이라 한다. 이는 불안에서와 마찬가지로 신체증상을 동반한다. 대부분의 두려움은 학습에 따른 반응이다. 예로서, 과거에 사나운 개에 물렸던 경험을 한 이후에 개만 보면 두려워하게 된다. 우울증이나 강박증에 의한 공포처럼, 일부 병적 상태에 뒤따르는 공포증도 있다.

일상생활을 침해하지 않는 정도라면 소(小)공포(minor fear)라 한다. 공포증의 대상은 200개가 넘을 정도로 매우 많다. Marks I.M.(1987)는 회피 상황, 대상의 범위, 공황 발작의 유무, 주관적 체험의 종류에 따라 광장공포증, 사회공포, 특정공포, 질병공포의 네 개 군으로 정리했다(표 12-2 참조, 대한신경정신의학회, 2005).

표 12-2: 공포증의 종류(대한신경정신의학회, 2005)

1) 공간 공포형(agoraphobia) 외출공포, 탈 것 공포(vehicle phobia), 폐소공포(閉所恐怖, claustrophobia), 광장공포(agoraphobia), 군중(群衆)공포, 독거(獨居)공포 등

27) 원어는 KopfangstⒹ임.

2) **사회 공포형**(social phobia)

대인공포증(homiophobia, 또는 anthrophobia), 적면공포(赤面恐怖), 표정공포, 시선공포, 주시(注視)공포(gaze phobia), 자기냄새공포, 추형(醜形)공포(dysmorphophobia) 등

3) **질병 공포형**(nosophobia)

감염공포, 중풍(中風)공포, 암(癌)공포 등

4) **단일 공포형**(simple phobia)

동물공포(zoophobia), 이성(異性)공포, 고소공포(acrophobia), 비행공포, 암흑(暗黑)공포, 천둥공포, 피(血液)공포, 첨단(尖端)공포(aichmophobia), 불결공포(mysophobia), 세균공포(bacillophobia), 절도공포(steal phobia) 등

가) 광장(廣場)공포증(agoraphobia)[28]

광장 불안이란, Westphal K.O.F.(1871)이 집에서 떨어진 광장과 인기척이 없는 큰 길로 나갈 수 없는 남자의 증례를 보고한 이후에 생긴 명칭이다. 공포의 대상은 광장과 길거리뿐만 아니라, 익숙한 장소를 벗어난 고립된 곳으로, 상점이나 공공장소, 여행 등에 혼자 갈 수 없다. 즉각적인 도움을 받기 어려운 넓은 장소나 혼잡한 거리, 문이 꽉 잠긴 지하철이나 버스, 비행기처럼 폐쇄되어 있어 급히 빠져나갈 수 없는 장소에 가는 것을 회피하려 한다(Sanith P., 1991). 환자는 이들 대상에 대해 무력해지고, 흔히 공황장애가 동반된다. 심해지면 집에 틀어박혀 있으려 하고, 혼자 있는 것도 두려워한다. 한때 광장공포증의 2/3가 공황장애를 동반하는 것으로 보아, 이 둘은 밀접히 관련된 것으로 보았다. 그러나 임상 상 구분되는 것으로 보아 ICD-11과 DSM-5에서는 광장공포증과 공황장애를 분리하였다.

28) 어원 agora: 그리스의 도시 중심부에 있는 광장. 사람들이 모여 공공 집회도 개최되었다. agoraphobia는 외출공포나 멀리가기 공포라는 번역어도 있다

폐소(閉所)공포와 겹치면 차타기(乘車)공포(amaxophobia)[29]이고 큰길로 나가기 두려워하면 길거리(街路)공포(agyiophobia)라고 한다. 원인으로는 본능적 욕구를 외부 대상으로 바꾸어 놓고, 투사, 상징화하는 방어기제와, 모친으로부터의 분리(分離) 불안을 중시하여 설명하기도 한다. 또 공황발작(panic attack)과 공통된 생물학적 기반을 추정하는 관점(Klein D.F., 등, 1981)도 있다.

공간(空間)공포(space phobia, Marks M., 1981)는 넓은 공간을 가로질러 가는데, 떠받치는 것이 없으면 무너져 버리지 않을까 하고 두려워하는 것이다. 광장공포와 비슷해 보이지만 발병 연령이 늦고(평균 55세) 불안, 우울을 동반하는 일은 적다. 신경계 질환과 혈관계장애를 가진 환자에서 많다.

무대(舞臺)공포(stage-fright)는 배우가 관객들 앞에서 연기하기 직전에 느끼는 것 같이 불안과 기대가 뒤섞인 긴장감으로서 일종의 상황공포 또는 예기 불안이다. 정신분열병의 망상 기분과 트레마(TremaⒹ)와 유사하다(10장. 사고의 장애 중 망상 항목 참조).

나) 사회공포증[30]

근래에 사회불안장애(social anxiety disorder)로 용어가 바뀌었다. 이것은 공공장소나 사회생활 속에서 다른 사람에게 관찰되는 것, 모욕당하는 것, 또는 스스로 당황할 것이 두려운 것으로, 심한 수줍음과 함께 회피반응이 두드러진 공포장애이다. 대표적인 것은 대인공포증(anthrophobia, 또는 fear of interpersonal situation)이다. 타인과 자리를 같이 할 때 긴장이 심해지고, 불쾌한 느낌을 주는 것은 아닐까? 하고 두려워하며 대인 관계를 피하게 된다. 사람 면전에서 얼굴이 붉어

29) 어원 amax: 탈 것.

30) 사회공포증이라 부를 때의 사회란 공동생활을 하는 인간의 집단을 뜻한다. 그러나 증상이 나타나는 것은 사회 속에서 사람과 교류하는 곳에서 문제가 생기는 것이므로 사회보다는 사교가 더 나은 표현으로 사료된다.

져 두려워진다는 적면공포(赤面恐怖, erythrophobia), 타인과 자리를 함께 하는 것을 두려워하는 동석(同席)공포, 여럿이 함께 식사하기 두려운 식사공포, 회의장에서 발표가 두려운 발표공포, 무대공포, 공중화장실에서 소변보기 두려운 화장실공포 등이 있다.

이시형과 정광설(1984)은 대인공포증에는 한국의 문화적 특성인 체면과 연관되어 가해형(加害型, offensive type)과 자신의 얼굴이 추해졌다는 추형공포형(醜形恐怖型, dysmorphophobic type)이 있다고 했다. 가해형은 자신의 시선이나 표정(시선공포) 또는 자신의 몸에서 나는 냄새가 타인에게 피해를 준다고 여겨(체취공포) 대인관계를 기피하며, 추형공포형은 자신의 추한 외모로 인하여 창피해서 대면을 피한다고 했다.

중국에서는 자신의 시선이 음란한 것은 아닐까 하고 걱정하는 '음탕한 눈공포(李曉白, 1872)'가 소개된 바 있다. 이들은 일부 망상적 확신에 이르는 경우도 있어서, 이를 사춘기망상증(植元行男 등, 1967)이나 중증 대인공포(笠原嘉, 1972)라고 부른다.

악취공포의 대부분은 자신의 몸에서 기분 나쁜 냄새가 난다는 자기냄새공포(자기 악취증)이고, 실제로 냄새를 느낄 수 있다면 환후(幻嗅)일 수 있다.

크레펠린(1913년)은 타인을 사귀기 어려운 교제(交際)공포를 강박신경증에 포함시켰다. 강박신경증과 공포증 사이에 이행이 있다는 관점에서 이 둘을 묶은 속박(束縛)신경증(anancastic neurosis)이란 명칭도 있다. 교제병(交際病)[31]이란 대인 관계에서 생긴 심인 반응으로서, 감응 정신병과 난청자의 박해 망상 등이 이에 해당된다(濱田秀伯, 2001).

신체의 전부, 혹은 일부가 이상하게 변화되었다고 호소하는 추형(醜形)공포

31) homiolopathy: 심한 대인관계의 장애를 동반한 정신증.

증(dysmorphophobia)[32]에서는 '내 모습이 어딘가 전과는 달라졌다'라고 막연하게 모습이 변한 느낌을 갖거나, '입술이 두꺼워졌다', '얼굴과 팔다리가 수척해졌다'라고 지각의 변모(變貌) 내지는 신체감의 이상을 호소한다. 추형공포의 또 다른 명칭은 콰지모도 콤플렉스[33] 또는 테르시테스 콤플렉스[34]이다.

자신의 변한 모습을 확인하려 계속해서 거울을 쳐다보는 것은 '거울보기 증상(signe de miroirⒻ)'으로 정신분열병에서도 볼 수 있다.

다) 특정(特定) 공포(specific phobia)

특정 공포증(specific phobia)은 대상의 종류에 따라 나눌 수 있으며 그 형태는 매우 다양하다.

일부 공포증은 강박증의 성격을 띠어 이유 없이 마음을 압도한다. 이는 대상이 한정된 공포로서, 단순(單純)공포(simple phobia)로 불려오던 다수가 포함된다. 동물공포, 번개공포, 천둥공포, 밤공포, 고소(高所)공포, 폐소(閉所)공포, 결혼(結婚)공포, 매장(埋葬)공포 등이 있다. 공포를 일으키는 일에 대한 공포는 phobophobieⒻ이다.

첨예(尖銳)공포[35]는 끝이 뾰족하거나 날카로운 것을 두려워하는 것으로, 간혹 어린 아이의 눈을 찔러버릴 것 같은, 타인을 베어버릴 것 같은 가학적(加虐的)인 요소가 포함되기도 한다.

소리(音)공포(phonophobia)는 큰 소리를 두려워하는 것, 희미한 소리에도 예

32) DSM-5에서 body dysmorphic disorder(신체추형장애)로 명칭이 달라졌다. 과거 신체형장애에 속하였는데 이제는 강박장애 속에 포함되었다.

33) Hogo V.의 소설『노틀담의 곱추』에 성당 종치기로 나오는 추악한 모습의 꼽추 '콰지모도'에 의한 것이다.

34) 테르시테스(Thersites): 그리스 신화에 나오는 흉한 모습의 병사로서, 트로이 전쟁 당시 추악한 모습에 입이 험하고 호전적인 인물로 유명하였다. 호머는 일리아드에서 그의 모습을 짧고 휘어진 다리 안으로 굽은 어깨 뾰족한 머리로 묘사하고, 전쟁 중에 추악한 짓을 계속하였다고 썼다.

35) 첨예(尖銳): 끝이 뾰족하고 서슬이 날카로움.

민해지는 것, 말더듬을 걱정하여 이야기하지 않는 등, 세 가지의 의미가 있다.

단어가 비슷해 보이는 phonomania는 살인광(殺人狂)의 뜻이다.

라) 질환(疾患)공포(illness phobia, 또는 nosophobia, pathophobia)

질환공포에는 세균(細菌) 공포, 암(癌)공포, 또는 발광(發狂)공포(lyssophobia) 등이 있다. 이들은 강박적 색채가 강하다.

공기(空氣)공포[36]는 건강 염려로 인하여 공기가 자신에게 해를 끼치지나 않을까 두려워하는 것이다. 불결(不潔)공포는 무언가에 닿아서 오염되고 병이 옮기기 때문에 닿지 않으려는 공포이다. 접촉(接觸)공포의 하나로서 깨끗이 닦아내는 강박을 수반한다. 역동적으로는 불결한 것을 갖고 놀고 싶다는 무의식적 소원(所願)에 대한 방어로 설명한다. 지폐와 동전이 더러워서 만지지 않는 것은 금전(金錢)공포이다.

과거 초기에 기재되었던 folie du toucher[37]는 글씨를 틀리게 쓴 여성이 필기구에 닿지 않으려는 접촉공포를 의미했는데, 후에 Falret J-P가 불결공포로 명명하였다.

마) 기타

이상의 것 외에 그 소속이 불명한 공포증이 있다. 태만(怠慢)공포는 부주의로 게을리 하여, 실수를 범하지나 않을까 두려워하는 일이다. 직업공포는 자신이 맡은 일을 정확히 잘 해내지 못할까? 하는 두려움을 뜻한다. 주시(注視, 혹은 주찰 注察)공포는 타인으로부터 주시 당하는 것을 두려워하는 것이다. 절도(竊盜)공포(cleptophobia)는 무언가 도둑을 맞지 않을까 두려워하는 경우와, 자신이 도둑질을 해버리지는 않을까 두려워하는 경우를 말한다.

36) 이는 비행기공포의 의미로 쓰이기도 한다.

37) Legrand du Saulle H.가 기재하였다.

정신병질자나 불안 시에도 비슷한 모습을 띤다.

감정의 둔마는 욕동과 의지의 장애와 관계가 깊다. 감정의 둔마와 함께 아무런 일도 하지 않는 의지결여(abulia)가 동반되면 정의(情意) 둔마[45]라고 한다. 이런 환자는 주변에 대해 무관심하고 아무 것도 하지 않는 자폐상태로 된다. 만성 정신분열병에서 감정의 둔마가 심해 보이지만, 때로는 특정한 일에 대해서 의외로 민감한 반응을 보이기도 한다. 이것이 기질성 뇌질환에서 동반되는 감정의 둔마와 다른 점이다. 정신분열병의 감정둔마는 단순히 감수성 저하뿐만 아니라 자폐적 태도에 의한 것이다. 정의(情意) 둔마가 심해지면 감정의 황폐(荒廢)에 이른다. 감정의 황폐는 정신분열병 외에 정성(情性) 결여자(缺如者), 뇌 질환, 정신 충격후 스트레스 장애에서 볼 수 있다. 대개 정신분열병 초기에는 감정이 억제되지 않고, 사소한 일에도 감동하는 등 감수성(感受性)이 항진되고 동시에 민감해지는 정동의 불안정을 보인다. 병이 진행되면서 자각적으로도 낯선 느낌(疎遠感)을 호소한다. 더욱 진행되면 남이 보아도 감정이 무디어진 것(둔마, 鈍痲)을 알아차릴 수 있다.

③ 감정 마비(emotional stupor, von Baelz E., 1901)

전쟁, 천재지변 등의 돌발적인 사건으로 정신적 충격을 받은 이후, 의식은 명료하나 공포감 등의 어떠한 감정도 일어나지 않는 것으로 일체의 감정반응이 멈춘 상태이다. 심인 반응의 하나이다. 감정적 혼미라고도 한다. 위험한 상황에서 동물이 죽은 척하는 의사(擬死)반응에 견주기도 한다.

④ 자조적(自嘲的) 유머(gallows humor)

중년의 우울증 환자가 자신의 괴로운 상태를 웃으면서 자조적으로 농담하듯 익살을 떨며 말하는 것이다. 조울병의 유쾌한 기분과 비애감, 불안이 섞인 혼합 상태와

45) 정의(情意, Gemüt): 감정과 의지가 하나로 된 것.

진전 섬망 시에도 볼 수 있다.

⑤ **당혹감**(當惑感, perplexity)

불안이나 경도의 의식 혼탁, 급성 정신분열병 환자가 새로운 것을 경험할 때 볼 수 있는 감정표현의 이상이다. 환자는 현재의 전체적인 상황 파악이 부족하고, 둔하고 마비된 듯 주저주저하고 당황하는 감정을 보인다. 연상의 장애와 기억, 집중력이 감소되어 있다. 환자는 '내 머릿속이 뒤죽박죽된 상태'라고 표현한다.

⑥ **양가성**(兩價性, ambivalence), **혹은 양가감정**(affective ambivalence, Bleuler E., 1910)

한 사람에게 사랑과 미움, 유쾌함과 불쾌함과 같은 상반된 감정을 동시에 품는 상태다. 이는, 어떤 사람을 한때는 사랑하다가 다른 때는 미워하는 것과는 달리, 상반되고 모순된 감정이 동시에 존재하는 경우이다. 정신분열병에서 보인다.

Boutomier J.(1938)는 정신분열병에서 보이는 전형적인 완전한 양가감정(complete ambivalence)과 강박증에서 보이는 불완전한(incomplete) 양가감정, 그리고 질투 망상에서 보이는 잠복성(latent) 양가감정을 구분하였다. 전(前)양가감정기(期)(preambivalent phase)란 구강기 전반기의 유아(幼兒)에서 사랑과 미움이 분화되지 않아 양가성이 경험되지 않는다는 Abraham K.(1924)의 개념이다. 정신분열병이 이 단계까지 퇴행된다고 보는 학자도 있다. 양가적인 태도는 부모가 아이에게 행동, 태도, 느낌에 대해 서로 모순된 정보를 보여주어 아이가 갈등, 불안, 무력감에 빠지게 되는 부모의 양가적인 태도를 말한다. 이를 이중 구속(二重拘束, double bind, Bateson G.)이라 한다.

3) 감정의 병적 표현(morbid expressions of emotion)

이것은 정상적인 감정과 매우 다른 감정 표현과 행동을 한다는 점에서는 앞의 감정의 비정상적 표현과 같다. 그러나 환자는 자신의 감정 표현이 이상하다는 것을 알지 못한다. 정동의 부적절함과 불일치가 정신분열병의 특징이다. 일부 정신분열병 환자는 감정을 상실한 듯이 보이는데 자신뿐만 아니라 타인에 대해서도 전혀 무관심하다.

① 감정의 부적절(inadequacy)**과 감정 불일치**(emotional incongruity)

만성 정신분열병의 감정표현 장애의 배경에는 지속적으로 분별없는 이상 행복감(silly euphoria)이나 무관심, 불쾌감과 우울감이 있다. 부적절한 감정은 정신분열병의 감정 특성의 하나이다. 환자는 마치 감정의 방향이 상실된 것처럼 보여서, 아무런 상관이 없는 사건에 대해서 심할 정도로 감정이 폭발되지만 관심 가질 만한 일에는 오히려 감정표현이 없다. Bleuler E.는 이러한 감정의 부적절, 혹은 둔마(blunting)를 기분 착오(氣分錯誤, parathymia)로 불렀다. 이것은 감정이 없는 것이 아니라 생각하는 내용이 주위 상황과 어울리지 않기 때문에 나타나는 부적절한 감정(inadequate affect)이다. 환자가 자신의 집에 손님을 초대해서 정원에서 죽은 개를 보여주는 식의 행위가 한 예가 된다(Cally P. & Kelly B., 2007). 정신분열병 외에 경계선 장애에서도 보인다.

감정 표현의 방향이 어긋난 것은 불일치(incongruity)이다. 전혀 자신과는 무관한 사건에 대해서 심한 감정 폭발을 한다. 망상을 가진 정신분열병 환자가 과도한 감정이나 분노 등을 보이면 마치 감정이 불일치한 것으로 보인다. 그러나 환자의 입장에서 보면, 이는 병적 상태에 따른 일치된 감정표현인 것이다. Bumke O.(1877~1950)는 '형식상의 사고 장애(formal thought disorder)[46]가 환자로 하여금 환청 경험을 왜곡하고, 감정이 불일치되도록 유도한다. 그러나 환자의 감정 표현은 환자 자신의 생각과 일치된 반응인 것'이라고 하였다.

감정 표현이 위축되거나 극단적으로 감정이 밋밋(혹은 평탄, 平坦, flattening)해지면 환자는 마치 감정 불일치인 것처럼 보인다. 그러나 이때 감정 표현의 방향은 적절하

46) 언어 장애의 양식을 보아서 사고의 장애를 추정하게 되므로 형식상의 사고 장애라고 번역한다.

지만, 단지 극히 한정된 감정 반응만을 보이는 것이다.

또 불안한 환자, 특히 여자들이 자신의 고통스러운 경험에 직면해서 당황하여 웃으면서 말하는 경우가 있는데, 이를 감정의 불일치로 오해해서는 안 된다.

② 미소(微笑) 우울증(smiling depression)

비정상적인 감정 표현으로서 우울증에서 보인다. 여기에는 주고받는 기능으로서의 웃음은 지니고 있지만 감정 요소는 결여되어 있다. 이는 마치 감정 불일치처럼 보인다. 미소(微笑, smile)란 즐거움의 표현이며 의사소통에 중요한 요소이다. 미소는 친절함이나 도움 요청, 또는 회유(懷柔)[47]의 의미도 있다. 우울증 환자에서 증상이 심하지 않거나 정신운동 지연이 없으면 의사소통을 잘하기 위해서 미소를 띤다. 환자는 '선생님 걱정하지 마세요. 저는 괜찮아요'라면서 웃음 짓는다. 이때 의사는 환자의 우울증을 과소평가할 위험성이 있다. 유의해야 할 부분이다. 자살 평가 시에도 마찬가지이다. 환자가 단지 입만 웃고 눈은 웃지 않거나, 또 즐거워 보여도 눈 주위 근육의 움직임이 없거나 경직되어 있으면 우울증이 심한 것으로 보고 자살의 위험성에 경각심을 갖고 살펴야 한다.

③ 감정조절 부족

정동 가변성(情動可變性, lability of affect)은 감정 조절이 부족하여 외적 자극과는 관계없이 감정이 신속하게 변하는 상태로 환자는 갑자기 눈물을 흘리기도 한다. 혼합형 기분 장애나 조증 시에 가장 뚜렷하며 경계선 인격 장애, 전두엽 손상 시, 우울증에서도 볼 수 있다. 병적(病的) 우울증에서는 사소한 일로 불행감에 눈물을 흘린다. 일부 환자는 의사가 동정해주면 감정이 더욱 악화되어 흐느낀다. 그러나 반응성 우울

47) 회유: 잘 구슬려 따르게 함.

4) 감정의 병적 장애(morbid disorders of emotion)

① 우울 기분상태(depressed mood state)

양극성 장애나 내인성 우울증에서 나타난다. 이것은 사별과 같은 심적 충격 이후에 이차적으로 우울한 경우나 이해 가능한 저조한 기분과는 다른, 병적(病的) 기분 저하이며 슬픔인 것이다. 정신분열병[49], 강박 장애, 히스테리, 기질성 장애(특히 약물 중독, 대뇌 동맥경화증, 뇌전증, 전신성 마비)에서도 볼 수 있다.

병적 사고가 동반되어 망상의 모습을 보이기도 한다. 사고는 억제(抑制)되며 욕동이 상실되고 의도적인 활동이 감소된다. 신체와 정신기능이 느려지면 정신운동성 지연(psychomotor retardation)이다. 괴롭고 불쾌한 생각이 저절로 떠올라 머릿속을 점령하는 강박적 의심으로 인하여 집중력이 떨어지고 매사에 우유부단해진다.

내적 불안정감(inner unrest)과 함께 자신감이 상실된다. 사는 즐거움이 없고(무쾌감증, anhedonia), 모든 일에 최악의 상황을 떠올리며 어두운 면만 본다. 일상 활동을 하기 어렵고, 내적 공허감과 황량함(desolation)에 빠져들며 생각도 멍청해진다(muzziness). 독일어권에서는 이것과 불안을 합하여 가슴이 눌리는 느낌인 앞가슴 불안(precordial anxiety)을 강조한다[50].

심한 우울에 따른 무관심은 정신분열병에서의 무감정(apathy)과 구별해야 한다. 정신분열병 환자는 집안일을 안 해 놓고서도 관심이 없으나, 우울증 환자는 '해야 하는데 할 수 없다' 하며, 집안일을 하지 못해서 미안하고 죄책감을 갖는 점이 다르다. 병적 우울 시에 감동 공명(感動共鳴)을 잃는다. 주위 상황에 대한 느낌 상실은 비현실감으로 되고, 공감 결여는 이인증으로 발전한다. 정신분열병에서의 이인증도 그 기제는 같지만 정신분열병에서는 자기의 주위경계가 와해되어 자기중심적 경험

49) 정신분열병 환자가 병식을 가지면서 우울증이 이차적으로 나타나기도 한다.

50) 이것을 슈나이더는 생기(生氣) 건강염려성 우울(vital hypochondriacal depression)이라 불렀다.

(apophanous experience)으로 나타나는 수동적 느낌과 생각의 낯섦(alienation)이 다른 점이다. 우울기분은 하루 동안에 변동하고(일중변동), 원기 상실, 식욕 부진, 조기 각성을 동반한다. 심하면 혼미(stupor)로 되기도 한다.

② 병적(病的) **불안**(morbid anxiety)

사소한 원인으로 일어나고, 원인에 비해서 불안의 정도가 강하고 지속된다는 점에서 정상적인 불안과 다르다. 불안이 개체의 내부에서 왜곡되고 증강(增强)되기 때문에 객관적인 위험 상황과는 걸맞지 않게 강하게 반복해서 나타난다. 수면 이상, 집중력 저하, 기억 장애, 자극민감성 등의 증상을 동반한다. 가끔 병적 우울과 겹쳐서 초조성 우울증(agitated depression)으로 나타난다. 일부 심한 불안과 우울을 가진 환자는 묵언(mute)과 혼미(stuporous)를 보인다. 이는 불안이 의도적인 활동을 마비시키기 때문이다. 기질성 상태, 특히 섬망 시에는 무서운 내용의 환시와 함께 심한 불안이 생긴다. 뇌 질환에서 중등도의 불안과 우울, 자극민감성이 섞여 나타나면 기질성 신경쇠약증(organic neurasthenia, Knave B., 1976)이라고 부른다.

③ 자극민감성(刺戟敏感性, irritability)

임상에서 많이 사용되지만, 개념이 불분명한 상태로 사용되는 용어 중의 하나이다. 일반적으로 짜증이란 의미로 쓰이고 있다. 자극민감성은 불안과 우울과는 구분되는 독립적인 기분으로서, 정상적인 기분일 수도 있지만 심해지면 증상이 된다. 보통의 자극에도 불쾌한 감정을 품거나, 사소한 불리함이나 손실에 쉽게 화를 내거나 짜증을 내는 일시적인 심리상태이다(Snaith R.P. 등, 1985). 자극민감성은 뚜렷한 언어나 행동으로 나타나지 않는 기분(irritable mood)과 외부로 표출되는 자극민감성 공격성(irritable aggression, Moyer K.E., 1976)으로 구분할 수 있다. 자신의 조절력이 부족한 나머지 고함을 지르거나(snapping), 사람들과 다투고, 물건을 던지거나 부수고, 문을 쾅 닫거나(slamming), 폭언, 폭행을 하기도 한다. 이것은 정신상태 검사(Present State Examination, Wing J.K. 등, 1974)에서 평가항목에 포함되어 있다. 이러한 자극민감성은 술에 취한 상태나 조증, 정신분열병, 폭발형 정신병질자(explosive psychopathy), 뇌 질환, 각성제 중독, 히스테리 등에서 감정 홍분을 통제할 힘이 부족할 때 나타난다.

Jaspers K.(1963)는 그의 『정신병리학 총론』에서 이것을 신경쇠약증에서 스치듯 기술할 뿐, 이것과 분노, 공격성에 대해서는 언급하지 않았다. 프로이트는 그가 새로이 제시한 불안상태(anxiety state)의 중요한 증상을 ReizbarkeitⒹ(irritabilityⒺ)라고 하였다. 그러나 이것은 소음에 민감하다는 의미로 쓰였다. Bleuler E.(1916)는 기분 장애 속에 병적 자극민감성(morbid irritability)[51]이란 용어를 소개하면서, 분노 감정과 그 표현으로서 여러 장애(기질성 정신증, 간질, 정신쇠약증)에서 나타난다고 하였으며, 일부 정신분열병 환자와 바보(imbecile)에서 머리카락이나 옷을 쥐어뜯고, 자해하는 예를 들었다. 영어권에서는 자극에 민감한 상태나 분노의 의미로 쓰고 있다. 이것과 분노(anger), 공격성(aggression), 적대감(hostility)의 구분이 애매하였다[52]. 이러한 점을 인식하여 1985년부터 Index Medicus에서는 'irritable mood(자극민감성 기분)'를 독립된 용어로 기재하였다. 앞으로는 이 용어가 많이 쓰여서 용어의 혼란을 줄일 수 있을 것이다.

자극민감성 관련 장애로서, 자극민감성 조증(irritable mania)[53]은 조증 중에 유쾌한 기분보다는 오히려 쉽게 화내는 증상이 두드러지고 기분이 변하기 쉬운 것이다. 분노성(憤怒性) 조증이라고도 한다. 조증 삽화(manic episode)에서 자극민감성은 들뜨고

51) 원어는 Krankhafter ReizbarkeitⒹ임.

52) Gottschalk L.A. 등(1963)은 ① 신체적, 언어적인 것이 파괴적인 기능을 동반하면 공격성(aggression)이고 ② 싫어하는 태도, 화가 나거나 의심하는 것은 적개심(hostility) ③ 주관적인 경험은 분노(anger)로 구분하였다. Brief Psychiatric Rating Scale(Overalll J.E. & Gorham D.R., 1962)과 Symptom Check List(Derogatis L.R. 등, 1973)에서는 적개심(hostility)의 정도를 평가하며, 자극민감성에 대해서는 자가 평가 도구인 한국판 짜증 우울 불안 척도(Irritability, Depression and Anxiety Scale, Snaith R.P. 등, 1978; 홍창희 등, 1994)가 개발되어 외부로 표현되는 짜증과 내향화된 짜증을 측정할 수 있다.

53) 원어는 gereizte ManieⒹ임.

팽창된 기분과 함께 조증의 증거가 된다. 자신의 야심찬 계획이 간섭받으면 짜증을 내며, 일부 조증에서는 초기에 들뜬 기분이던 것이 진행되어 가면서 짜증의 형태로 변하기도 하며(Sadock B.J. & Sadock V.A., 2007), 자극에 민감하여 타인과 쉽게 다투고, 가끔 범죄를 저지르기도 한다. 과민 쇠약(irritable weakness)이란 감수성은 강한데 지치기 쉬운 신경쇠약의 기본 상태이다.

④ 기분 나쁨(VerstimmungⒹ)[54]

자극에 민감하고 분노와 우울이 섞인 상태이다. 일상용어로는 변덕스러운 것(moodiness)이지만 영어권에서는 우울증(depressions)으로 표현하기도 한다. 보통의 우울과는 달리, 스스로 불행하고 타인에게도 과격한 행동을 해서 타인도 불행하게 만든다. 청소년[55]이나 정신병질자(psychopathy), 병적 우울, 정신분열병, 그리고 기질성 질환에서 볼 수 있다.

⑤ 병적 행복감(혹은 다행감, 多幸感, euphoria)[56]

사건에 의거하지 않으며 객관적인 상황에 어울리지 않게 이유 없이 즐겁고 들떠 있는 것으로, 공허하여 표면적으로만 유쾌한 기분이다. 옆에서 억제시키려 해도 되지 않는다. 말이 튀어 나오고, 사고비약과 함께 스스로 생각이 빠르게 회전된다고 느낀다. 억제력이 부족하고, 주의가 산만하다. 성(性)행동이 증가되며 논쟁을 일삼거나

54) 영역(英譯)은 기분 언짢은, 호전적 불쾌감의 상태(ill-humoured state)로 되어 있다.

55) 정상 소아와 청소년의 감정과 삶은 일관성이 부족해 보인다. 이는 정상적인 것이다. 이들은 이기적이고 잔인성이 엿보이는가 하면, 외부로 표출되는 특성과 지배관념(overvalued idea)을 보인다. 이들이 자유를 추구하는 부분과 책임을 지는 부분은 균형을 이루지 못한다. 이로 인해 갈등이 생기고, 내적 불안정 상태와 함께 타인에게는 양가적인 태도를 보인다. 감정변화가 급격히 일어나기에 가끔 격렬하게 표현된다.

56) 다행(多幸)은 뜻밖의 일이 잘 되어 운이 좋다는 의미인데 일본에서는 행복감의 의미로 쓴다. 저자는 다행감보다 이상행복감이 혼동이 없는 용어라고 사료되어 이를 사용하였다.

여러 가지 사업을 벌이기도 한다. 심해지기 전까지는 주위에서 알아차리지 못하며, 행동의 이상이 뚜렷해져서야 비로소 알게 된다. 환자 자신은 '기분이 좋다'고 하지만 가끔 스스로 온전치 않거나 조절되지 않는다고 느껴 도움을 청하기도 한다. 경조증, 기분순환증(cyclothymia), 기분저하증(dysthymia), 자극민감성(irritable) 성격, 정신분열병 시에 보이며, 노년기 치매, 다발성 경화증(Benddict R.H. 등, 2004), 전두엽 손상 등의 기질성 질환, 알코올, 몰핀에 의한 중독 정신병, 그리고 임종(臨終) 체험 시에 볼 수 있다.

전두엽 손상 시에 병적 행복감, 예견(豫見) 부족, 무관심, 어린애같이 멍청한 행동, 허황되고 과장된 반응 등을 보이면 모리아(moria, Jastrowitz M.J., 1888)라고 한다. 이것은 익살증(Witzelsucht, Oppenheim H., 1890)도 거의 같은 의미이다[57]. 이것은 이상행복감을 기반으로, 떠벌리며 말장난으로 어처구니없는 농담을 하는 것이다. 익살스러운 표정과 동작을 보이면 어릿광대(증)(clownism), 또는 익살 증후군(bufoonery syndrome)이라고도 한다. 정신분열병의 매너리즘, 히스테리, 전두측두엽 치매, 심인 반응에서 볼 수 있다.

정신분열병이 치매에 이르는 경우에 '어린애 같은 익살성 기분(foolish mood, Homburger A., 1926)[58]'이라고 해서 구별하였지만 실제 구별은 어렵다.

누미노제(numinosum, 또는 NuminoseⒹ, Otto R.)[59]는 정신병에서 계시(啓示) 체험과 비슷한 숭고함이나 더 없이 복됨, 두려워 떪, 전율 등이 혼합된 비합리적인 감정이 생기는 것으로 망상적 기분과도 통한다. 홀린 듯하여 몸이 말을 듣지 않게 되는 것은 매혹 당함(fascination)이다. 더 나아가 텔레파시, 천리안(千里眼), 심령술(心靈術), 정신

57) 증상은 비슷하지만, 이 둘을 구태여 구별한다면, 모리아는 감정의 장애뿐만 아니라 정신운동성 흥분을 동반하는 것으로 뇌의 광범위한 장애이고, 익살증은 뇌 전두부의 국소 증상이라고 할 수 있다.

58) 원어는 läppische stimmungⒹ임.

59) 어원 numen: 신탁(神託).

감응(精神感應)[60] 등의 비과학적이고도 초(超)감각적인 현상이 있다. 그러나 이를 연구하는 신비학(神秘學, occultism)은 정신의학에서 다루지 않는 부분이다.

Sullivan H.S.의 이상행복감(euphoria)은 공황(panic)의 반대에 해당되는 것으로, 한 개인이 대인 관계 속에서 충분히 만족하고 근육이 최대로 이완된 상태를 의미한다.

건강염려성 이상행복감(hypochondriacal euphoria)은 심한 건강염려 호소를 하면서 기분은 고조된 상태로서, Kleist K.가 기재한 개념이다. Leonhard K.는 이것을 독립된 질환으로 하였고, Petrilowitsch N.는 조울병의 한 유형으로 보았다.

⑥ **무감정**(apathy)[61]

주위 상황과는 무관한 듯, 의욕이 없고 매사에 흥미가 없는 상태이다. 정동의 해리와 혼동되기도 하고 감정적 무관심의 의미로 쓰이기도 한다. 교도소의 수감자들, 수용소 사람, 정신분열병, 마리화나 사용자 등에서 볼 수 있다. 이런 특징의 정신분열병을 Leonhard K.는 무감동성 파과병(apathetic hebephrenia)이라 불렀다. 가끔 우울증 환자를 무감동적(apathetic)이라고 기술하기도 한다. 그러나 이 경우는 정신운동 지연이나 불안에 의해서 '억제된 무감각 상태(indolence)'인 것이다. 환자 자신은 스스로 부족함을 인식하고, 마음먹은 대로 움직여지지 않는 것을 알고, 또 스스로 감정이 없다는 것도 느낀다. 이러한 무력(無力)상태(anergic state)는 결코 완전히 무관심한 것은 아니기 때문에 무감정(apathy)이라기보다는 지나치게 우울에 빠져 있는 것이다. 이런 현상은 전두엽 손상 시에도 보인다. 무감정은 감정적 무관심(emotional indifference)과 함께 활동성 부족, 무용감(無用感, sense of futility)[62]의 의미로 쓰일 때도 있다. 이러한

60) 심령 현상의 하나로서, 언어, 표정, 몸짓 등의 감각적 수단을 쓰지 않고 한 사람의 생각이나 인상(印象)이 타인에게 직접 전달되는 일.

61) 심하지 않은 경우에는 이것을 앞에서 기술한 '감정의 비정상적인 표현' 속에 넣을 수 있다(Cally P. & Kelly B., 2007).

62) 쓸모없다는 느낌.

증상은 정신적 충격 후의 비인격화(depersonalization), 또는 감옥이나 수용소처럼 구속되어 회피할 수 없는 장소에서 볼 수 있으며, 만성 영양 결핍으로 나타나기도 한다.

무감정성 갑상선 기능 항진증(apathetic hyperthyroidism, Lahey F.H., 1931)은 갑상선의 기능이 항진되어 있으면서도 활발하지 못하고, 우울, 무관심, 무감정 등 점액수종(粘液水腫)과 비슷한 정신증상을 보이는 것이다. 노인에서 많고 체중 감소가 현저하다. 노년기 치매나 우울증으로 오진할 수 있으므로 감별을 요한다.

학생(學生) 무감정증(student apathy, Walters P.A., 1961)은 목표를 잃고 무기력, 무감동한 대학생을 지칭한다. 이들은 학업에는 무관심이지만 학교 밖에서 하는 아르바이트에는 열심이다. 다른 정신증상은 없고 고민하는 모습도 없다. 중 · 고교생과 일반 직장인에게도 확대시켜 무감정 증후군(apathy syndrome, Farnsworth D.C., 1973)이라고도 부른다. 무감정 증후군은 전두엽과 뇌간 손상에 의한 근육 경직, 상동증을 동반하는 증후군이라는 의미도 있다[63]. 이는 강박적으로 살아가던 사람이 목표를 잃고 무기력해지고, 현실 생활에서 위축된 나머지 은둔(隱遁), 도피하는 일종의 부적응(不適應) 반응이다. 우울 상태를 동반하면 도피형 우울증으로 부른다.

AthymhormieⒻ란 Dide M.와 Guiraud P.(1922)가 뇌간(腦幹)에서 유래한다고 보는 감정(感情)인 ThymieⒻ와 '나는 움직이고 있다'는 의미의 HorméⒻ(생生의 약동)가 상실된 것으로서 그는 이것을 정신분열병의 기본 장애로 보았다[64].

⑦ **무쾌감증**(anhedonia, Rado S., 1956)

무엇을 해도 즐겁지 않고 유쾌한 감정이 없는 것이다. 환자가 적극적으로 자신의

63) 정신분열병의 어감이 있는 무감동(apathy)이란 용어 대신에 퇴각(退却) 신경증(retreat neurosis, 笠原嘉, 1988)이라는 용어도 있다.

64) Hormé란 von Monakow C.와 Mourgue R.(1928)이 본능의 근본이라고 생각한 일종의 활력(活力)이다.

고통을 호소하는 경우는 적다. 이것은 자아 이질성(自我異質性)인 이인증이 아니라 자아 동조적(同調的)인 것으로 본다. 정신분열병에서는 이것이 음성 증상과 관계되는 증상으로 주목을 받고 있으며 음성증상 평가 척도(Scales for Assessment of Negative Symptoms; SANS, Andreasen N.S., 1982)에 포함되었다. 과거에 Ribot T.(1886)는 무쾌감증을 우울증의 핵심 증상이라 한 바 있다.

Klein D.은 우울증의 아형으로 멜랑콜리형(내인형, endogenomorphic)을 기재하면서, 무쾌감증이 그 특징이라고 했다(Klein D., 1974). 무쾌감증은 반응 상실(non-reactive)과, 즐거움을 경험하거나 기대할 능력을 잃은 것으로, 여기에는 성취(成就)와 추구(追求)의 기능적인 욕구시스템이 관련된다고 했다. 반응 상실은 생물학적 욕동(예: 성적性的, 식사)과 관련된 성취의 저하이고, 즐거움의 상실은 즐거움에 대한 기대(예: 사냥)와 관련된 추구의 감소인데, 이런 즐거움 관련 성취의 저하가 멜랑콜리형 우울증의 주요 증상이라고 했다.

근래 무쾌감증이 자기공명영상(MRI)검사를 통하여 내적표현형(endophenotype)의 큰 비중을 차지하였다. 이는 여타의 우울증군에 비해서 행동이나 신경통로(복측 선조체와 전방띠다발 활성도, anterior cingulate activity)에서 뚜렷이 구별되고, 선택적 세로토닌 재흡수 억제제(selective serotonin reuptake inhibitors: SSRI)보다 삼환계 항우울제에 반응이 좋은 점, 치료 후에 사회적응, 직업기능의 예후에도 결정적인 역할을 한다는 점 등을 보였다. 이는 특정의 아형으로서, 향후 뇌신경영상 특징이 생물학적 지표(biomarker)가 될 가능성이 있다(McMakin D., 등, 2012).

⑧ 절망감(hopelessness)

장래에 대한 부정적인 기대감으로, 우울증에서 빈번히 나타나는 증상이다. 특히 자살을 예측하는 주요 요인이다. Abramson L.Y. 등(1989)은 절망감을 특징으로 하는 절망성 우울증(hopelessness depression)을 우울증의 아형으로 제안한 바 있다(박영남,

2005). ICD-11에는 ICD-10에 이어서 주요 우울증의 진단기준에 포함되었지만, DSM-5에는 포함되지 않았다.

4. 기분 장애

기분 장애(mood disorder, Goodwin F.K. & Jamison K.R., 2007)는 정신분열병과 더불어 정신병의 대표적인 질환이다. 기분 장애는 감정과 욕동의 장애를 주요 징후로 하여 조증상태, 혹은 우울상태의 삽화(episode)를 반복한다. 조울병(躁鬱病)[65], 순환(循環)정신병(circular psychosis), 기분순환증(cyclothymia), 정동정신병(affective psychoses), 주요 정동 장애(major affective disorders), 기분 장애(mood disorders) 등 여러 병명이 사용되었다. 기분 장애는 일반적으로 각 병상기(病相期) 사이에 나아지는 기간인 완화기(緩和期)에는 거의 정상 상태로 회복되는 특징이 있다. 형태로는 우울 병상이나 조증 병상(phase)의 하나만을 갖는 단극성(unipolar, 혹은 monopolar type)과 양(兩) 병상을 갖는 양극성(bipolar, 혹은 circular type)이 있다.

조증상태와 우울상태에 대한 기재는 히포크라테스의 의서(醫書)에도 보인다. 우울상태는 당시의 체액설에 의거하여 흑담즙(黑膽汁)에 의한 멜랑콜리아(melancholia)라고 불렀다. 이러한 견해는 생물학적 장애로서 뇌기능의 심적 표현이라고 생각하는 오늘날의 개념과 비슷하다. 그러나 그 당시의 흑담즙증(melancholia)과 조증(mania)의 개념은 매우 광범위하여서, 이 둘은 함께 phrenitis란 명칭으로 모든 정신 장애를 의

65) 정동병(情動病, affective illlness), 정동(情動)정신병(affective psychosis)은 조울병을 말한다. Kleist K.가 말한 AffektpsychoseⒹ는 초조성 불안 정신병(agitierte AngstpsychoseⒹ)과 혼미성 불안 우울증(Stuporöse AngstdepressionⒹ)으로 구성된 것이었다.

미하였다. 이 용어는 오늘날 급성 기질성 망상(acute organic delusion)에 해당된다. 카파도키아의 아레테우스(Aretaeus)는 흑담즙증(melancholia)의 마지막 단계가 조증(mania)이라고 했던 최초의 인물이다. 그는 조증과 우울증이 교대로 나타나는 기분순환증(cyclothymia)을 구별하였는데, 이러한 견해는 후에 Pinel P.[66]에게 영향을 주었다.

페르가몬(Pergamon)의 Gallen(A.D. 131~201)은 멜랑콜리아(melancholia)가 만성, 재발성인 점을 기재한 바 있으며, 19세기에 프랑스의 Falret J-P.(1851)는 순환정신병(folie circulaireⒻ)을, 그리고 Baillarger J.C.H.(1880)는 조증과 우울삽화가 중복 출현하는 중복형 정신병(folie à double formeⒻ)을 기술하였다. 그리고 Mendel E.(1881)은 경조증을, Kahlbaum K.L.(1882)은 기분순환증(cyclothymia)을 기술하였다.

조울병이라는 질환 개념은 그 후 크레펠린(Kraepelin E.)에 의해서 확립되었다. 그는 교과서 6판(1899)에 조울병(Das manische-melancholische IrreseinⒹ, 또는 manic-depressive illnessⒺ)을 기재하고, 교과서 8판(1913)에서는 그 개념을 좀더 명확히 하였다. 그는 조증과 우울증 증상의 특징, 조울병의 가족력, 주기성과 삽화성 경과(episodic course)와 함께 병상기 이외의 시기에는 정상으로 회복하는 좋은 예후를 특징으로 보아, 이를 조발성 치매와 구별하여 조울병이라고 명명하였다. 모든 멜랑콜리아를 조울병 속에 포함시키고, 단지 퇴행기 멜랑콜리아(involutional melancholia)만은 별도로 하였다.

이후, 미국에서는 과거의 우울증을 반응성/내인성, 신경증성/정신증성과 같이 2분법으로 구분하였다. 이것은 추정되는 원인에 따른 구분으로서, 상호 제외시키는 기준에 따른 것이다. 이는 심리적 요소와 사회요인을 중시하는 정신분석 이론과 마이어 학파[67]의 영향에 따른 것이다. 그러나 이러한 분류는 장기간 경과에 따른 변화

66) Pinel P.(1745~1826): 프랑스의 정신의학자. 근대 정신의학의 창시자이다. 영국의 Cullen W.의 영향으로 이론적 체계를 세우기보다는 환자의 상태를 자세히 관찰하고 기술하는 것을 중요시하였다. 이러한 태도는 후에 프랑스 정신의학의 전통이 되었다. 기질론적 선입관을 배제하고 심리적 관점에서 출발하였다. 그의 가장 큰 업적은 환자를 인도적으로 처우해야 한다고 믿고 이를 실천한 일이다.

67) 마이어 학파: Meyer A.(1866~1950)에 의한 Meyerian을 지칭한다.

를 간과한다는 단점이 있었다.

한편 유럽에서는 의학적·질병 지향적 개념의 전통에 따라서, Bleuler E.는 조울병과 조발성 치매에 뚜렷한 경계를 두지 않고 연속성(continuum)의 관점에서 파악하려 했다. 그는 크레펠린의 조울병 개념을 넓혀 정동질환(affective illness)이라 명명하였다. 크레펠린이 조울병을 단일 개념으로 본 것을 비판하여, Leonhard K.는 일부 환자가 우울증만 있거나 조증과 우울 모두를 갖는 것을 보아, 조증의 과거력이 있으면 양극성(兩極性)이라고 하고, 이들은 우울증만 가진 단극성의 경우보다 가족 내에 조증 발생이 많다고 하였다. 이는 그 후 Angst와 Perris(1966)에 의해 재확인되었다.

ICD-9에서는 양극성/단극성의 개념이 들어가지 못하고, 순환성 조울 정신병(circular manic-depressive psychosis)으로 명명하였다. 1970년 이후부터 양극성/단극성으로 구분하기 시작했다. 이들 양극성/단극성 질환은 저절로 재발하며(autonomous) 내인성 특징과 함께 분명한 기능 장애를 보이는 것으로 파악했다.

Winokur G.(1976)는 일차성 단극성 환자(이들은 모두 조증 가족력이 없음)를 가족성 순수 우울병(familial pure depressive disease), 산발성(散發性) 순수 우울병(sporadic pure depressive disease), 우울 스펙트럼병(depression spectrum disease)의 셋으로 나누었다. 이 중의 일부는 입원을 요할 정도로 분명한 조증이고, 경조증인 경우도 있었다. Dunner D.L. 등(1970)은 양극성 I 과 II 형으로 구분하였다. 양극성 I 형은 입원을 요할 정도의 심한 조증 과거력이 있으며 정신증적 모습을 가진 경우이고, II 형은 경조증의 과거력이 있는 경우로 하였다.

DSM-III(1980)에서는 조울병을 정동 장애(affective disorder)로 바꾸어 명명하였다가, DSM-IIIR에서는 기분(정동) 장애로 개칭하였다. 일부 미국의학자는 단극성을 조증과 경조증의 과거력이 없는 모든 우울환자에게 적용하였다. 즉, 단극성은 단지 양극성이 아닌 것으로 보는 것인데, 이렇게 하면 이 중에는 신경증성, 반응성 우울증과 성격상의 우울, 비특이성 우울증 등 매우 다양한 집단이 포함된다. 이러한 다양성

(heterogeneity)의 문제는 DSM-IIIR에도 계속된 것이다.

ICD-10(1989)에서는 기분(정동) 장애란 병명하에, 조증 삽화는 정신병적 증상 동반 유무로 나누고, 우울증 삽화는 경도(輕度), 중등도, 고도로 나누었다. 반복성 우울병 장애는 우울증 삽화만을 반복하는 단극성 장애이다. DSM-IV는 기분 장애를 다시 양극성 장애와 우울병성 장애(depressive disorder)로 나누고, 전자는 다시 양극성 장애I형, II형과 기분 순환증(cyclothymia)으로, 후자는 주요 주울증과 기분 저하증(dysthymia)으로 나누었다. 기분 순환증과 기분 저하증은 과거의 순환병질, 우울 성격장애 등의 성격 장애에 해당하는 것으로, 이들의 조증상태와 우울상태의 심한 정도와 지속기간은 조증 삽화, 주요 우울증 삽화의 진단 기준에 다다르지 않는 경우로 하였다.

ICD-10과 DSM-IV의 기분장애는 DSM-5와 ICD-11에서 기분장애 항목을 없애고 양극성 장애와 우울장애를 각각 독립시켰다.

양극성 장애는 경과에 따라서 조증과 우울증 어느 한쪽이 더 많이 출현하는지를 보아서 조증 우세(predominantely manic), 우울증 우세(predominantely depressed), 그리고 핵심(nuclear)형으로 나누기도 한다(Angst J., 1978). 한쪽 극성(極性)이 다른 극성보다 2배 많이 삽화를 보이는 경우에 우세극성(優勢極性, predominant polarity)이라 한다. 이는 치료계획 수립뿐만 아니라 예후 평가에 활용도가 크다(Vieta E. 등, 2009). Colom F. 등(2006)에 의하면 양극성 장애 환자의 1/2 정도에서 특정 우세극성을 보인다고 한다.

오늘날 질병 분류는 범주적(categorical) 구분과 차원적(dimensional) 접근의 두 개 모델에 의거한다. 조증 상태를 경도에서 섬망성 정신증적 조증까지 하나의 연속인 스펙트럼으로 보거나, 조증을 그 정도에 따라 시작기인 단계 I, 조증인 II, 미분화된 정신증적 상태인 III으로 나누는 것(Carlson & Goodwin, 1973)은 차원적 접근이다. 조증을 스펙트럼으로 보면(그림 12-1 참조), 양극성 장애의 한쪽 끝은 순환 기분성(cyclothymic) 성격에서 시작하여 순환기분성 장애(cyclothymic disorder, Angst J.의 md에 순환기분성(cyclothymic) 성격 → 순환기분성 장애(cyclothymic disorder) → 양극성 장애 II형, 또는 양극성 장애 NOS → Md → MD

그림 12-1: 조증 스펙트럼

표 12-4: 기분 장애의 범주적 분류

Ⅰ. 기분 장애(내인성) 1. 양극성 기분 장애(bipolar type) 2. 단극성 기분 장애(unipolar type): 단극성 조병, 단극성 우울병(초로기 우울병, 퇴행기 우울병)
Ⅱ. 반응성 우울병
Ⅲ. 증후성 조병, 증후성 우울병[68]
Ⅳ. 신경증성 우울병

해당)[69] → 양극성 장애 II 형(Dunner D.L.), 또는 양극성 장애 NOS[70](Angst J.의 mD에 해당) → Md(이것은 가끔 단극성 조증으로 잘못 진단된다) → 가장 심한 형태인 MD로 보는 것이다. 그리고 범주적 구분은 내인성, 심인성, 신체인성, 신경증성, 정신병성 등으로 나눈다(표 12-4 참조).

68) 증후성: 신체인성(身體因性), 혹은 기질성이란 의미로 쓰이나 뇌 기질성과 구별하여 증후성으로 표현한다. 뇌 이외 신체 장기의 질환, 전신질환의 경우에 뇌가 이차적으로 기능 장애를 일으켜 생기는 것으로서, 급성 전염병, 심장병, 대사질환, 내분비 장애, 약물 등에 의한 것이다.

69) Angst J.(1978)는 조증(M)과 우울증(D)을 경중(輕重)상태에 따라 양극성을 Md, mD로 구분하였다. M과 D는 입원 요할 정도로 심한 삽화이고, mD는 Dunner의 양극성 II에 해당한다.

70) NOS: not otherwise specified(달리 특정할 수 없음). 질병 분류에서 큰 항목을 만족시키지만 다른 세부 질병 항목을 완전히 만족시키지 않는 경우임.

1) 기분 장애와 병전 성격

기분 장애 환자 중에는 순환기분성 기질(cyclothymic temperament)[71]인 경우가 많다. 이것이 뚜렷한 이상성격에 이르면 순환병질(cycloid)[72]이라고 부르는데, 크레치머는 순환병질과 조울병과의 이행 가능성을 생각하고, 전형적인 조울병 환자는 비만형 체형과 순환병질성 성격(cycloid personality)을 갖는다고 했다. 실제 조울병의 유전적 배경에서 보면 조울병 외에 순환기분성 기질, 순환병질성 성격을 많이 보인다. 순환기분성 기질 외에 집착성 성격(immodithymic character)[73]이 중요하다고도 한다(下田光造, 1950). Tellenbach H.(1961)도 이와 비슷한 성격 특성인 멜랑콜리성 성격(melancholic type)이 많다고 했다. 멜랑콜리성 성격은 질서 지키기에 철저하여, 일 수행에 있어 정확하고 엄밀, 근면하고, 지나치게 양심적이며 책임감이 강하다. 대인관계에서는 타인과의 충돌과 마찰을 피하고, 다른 사람의 입장에서 더 생각하는 '타인을 위한 존재', '타인과 공생(共生)'의 경향을 보인다. 이들은 일정한 질서에 집착하여 자신을 질서의 한계 속에 가두고, 한계를 넘어서지 못하는 공간적 상황(Includenz(D))

71) 순환기분성 기질(Zyklothymie(D)): 크레치머가 제시한 세 개의 기질(순환기질, 분열기질, 점착기질) 중의 하나이다. 그는 조울병 환자와 그 가족에서 많이 보이는 이상(異常) 기질로서 비만형 체격과 친화성인 기질을 순환(기분성)기질이라고 명명하였다. 그 특징은 사교적이며 선량, 친절하고 온후, 명랑하고, 활발하다가도 쉽게 화내기도 한다. 이미 Kahlbaum K.L.(1892)은 기분 고양과 우울증을 보이는 가벼운 기분 변동을 cyclothymia라고 부른 바 있으며, 크레펠린(1921)은 이를 조증과 우울증적으로 다소 규칙적으로 요동하는 기질이라고 하였다. Schneider K.의 순환병(Zyklothymie(D))은 조울병을 의미한다. DSM-5 기분순환 장애(cyclothymic disorder)는 경한 조증과 경한 우울증이 2년 이상 교대로 반복되는 것으로 유전요인이 있어서 인격 장애가 아닌 기분 장애의 하나로 본다.

72) 순환병질(cycloid)은 조울 성격의 스펙트럼에 해당되는 용어이다. 우울, 조증, 경조증성, 자극민감성, 순환 기분성 등으로 다양하게 표현된다. 크레치머(1936)가 말한 순환병질성(cycloid) 성격은 조울병 환자의 병전 성격의 모든 형태를 의미한다.

73) 시모다(下田光造, 1950)가 조울병의 병전 성격에 대해서 크레치머가 말한 순환기분성 기질(Zyklothymie(D))과 순환병질(Zykloid(D)) 외에 집착성 기질(Statothymie(D))을 제창하였다. 이 성격은 열중하고 꼼꼼, 철저, 책임감이 크며 의심하는 점이 특징이다. 조울병에서는 이런 성격 때문에 감정적 피로상태에 빠지고 조증과 우울상태로 된다고 설명하였다.

과 스스로 요구하는 수준에 이르지 못해 좌절하고, 지난 일만 생각하는 시간적 상황(Remanenz Ⓓ)에 빠진다. 이러한 상황을 전(前)우울상황이라고 하고, 이것이 내인성 유발인자(Endon Ⓓ)가 되어 내인성 우울병을 일으킨다고 하였다(大熊輝雄, 1991). 그러나 조울증 환자 중에 이러한 병전 성격이 많다고 하여도 순환기분성 기질이나 순환병질의 소유자가 모두 조울병으로 되는 것은 아니다.

크레펠린(1913)은 조울병의 병전(病前)이나 중간 상태에서 보이는 지속적인 병적인 상태를 기본상태(Grundzustand Ⓓ)라고 했다. 이는 질환의 전(前)단계인 일종의 소질(素質, disposition)이다. 생애(生涯) 동안에 변하지 않는 것도 있으나, 어떤 조건에서는 병이 되어 병상(病相)의 형태를 띤다. 우울증, 조증, 자극 과민성, 순환기분성 소질이 포함된다. 이는 Kretschmer E.의 생각과 비슷한 것이다.

감정병질(感情病質, Thymopathie Ⓓ)은 기분 변동, 자극성, 들뜸, 우울 등의 감정 이상이 전면에 나타나는 정신병질을 지칭한 Bleuler E.의 용어로서, 이는 조울병에서 신경증의 경우까지 포함하는 것이었다.

2) 동기 없는 기분의 이상

기분 장애는 일차적으로 감정, 특히 생명감정의 장애와 욕동 장애가 생기고, 이차적으로 사고 장애가 뒤따른다. 조증상태와 우울상태의 증상은 대조적이다. 조증 시에는 기분이 고양되어 기쁘고(elated mood) 우울증 시에는 기분이 저조하고 슬프며, 괴롭고 우울한 기분(depressive mood)이다. 이것은 특별한 동기 없이 생긴다. 이들 증상을 감정, 욕동과 의지, 행위, 사고의 측면과 신체증상의 특징으로 나누어 살펴보면 [표 12-5]와 같다(大熊輝雄, 1991).

표 12-5: 조증상태와 우울상태의 정신 신체증상 비교

	감 정			의욕과 행위		사고(思考)		신체기능
	기분	신체감정	자아감정	개인 면	사회 면	형식 면	내용 면	
조증 상태	유쾌, 기분 좋음, 자극 민감성	가벼움, 건강감, 피로 없음	고양, 과대평가, 자신감 과잉, 낙관적	말 많음, 행동 많음, 성급, 정신운동 흥분	지나침, 탈선, 낭비, 외출, 방문 증가, 폭력	사고 비약	과대	불면(조기각성), 식욕과 성욕 항진
우울 상태	우울, 비애감, 불안, 초조, 고민, 무감동	고르지 못함, 불(不) 건강감	저하 과소평가 자책, 열등감, 비관적, 절망	억제, 말 적어짐, 움직임 감소, 배회, 혼미	두문불출, 염려, 자살	사고 억제	축소, 죄책, 빈곤, 건강 염려 망상, 허무 망상	불면, 아침 우울증, 식욕저하, 살 빠짐, 변비, 하루 내 변동, 두통, 머리 무거움, 어깨 결림, 저림, 발한, 구갈, 권태

(1) 조증(躁症)상태

기분이 양적으로 증가된 상태로서, 조증 친화형 성격, 기분 고양, 의기양양, 경조증, 급성 조증, 조증, 만성 조증 등의 상태가 있다.

① **조증 친화형 성격**(typus manicusⒹ, von Zerssen D., 1977)은 외부로부터의 강제(强制)와 질서에 반항하고, 기분이 변덕스럽고, 대담함 등 외향성을 기본으로 하는 조증 환자의 병적 인격 구조이다.

② **기분 고양**(氣分高揚, hyperthymia)은 유쾌하고 낙천적인 기분 상태를 지칭한다. 조증과 진행 마비에서 전형적으로 보이고, 정신분열병과 증상 정신병, 물질중독(모르

핀, 대마, 유기용제, 진해제鎭咳製) 복용 시에도 나타난다.

③ **의기양양**(意氣揚揚, exaltation)이란 경조증과 비슷한 기분 고양과 활동 과다인데, 유쾌하기보다는 자기중심적인 생각으로 생기는 긴장된 상태를 말한다. 열정(熱情) 정신병이나 편집증(paranoia)으로 보이기도 한다.
조증의 진행을 보면, 경조증 상태에서 발전되어 급성 조증으로, 더욱 심해지면 섬망성 조증으로 변화된다. 만성화되면 만성 조증이라 한다(그림 12-2 참조).

경조증 ➡ 급성 조증 ➡ 섬망성 조증 ➡ 만성 조증

그림 12-2: 조증의 진행

④ **경조증**: 조증이 가벼운 상태는 경조증(輕躁症, hypomania)[74]이다. 조증의 초기와 조울병의 회복기에 많다. 조증으로 이행하지 않고 장기간 계속되기도 한다. 그러나 경조증을 병적(病的)으로 보지 않는 입장도 있다. 경조증에서는 말이 많아지고 (pressure of speech) 장황하다(prolixity). 생동감이 있고 움직임이 많다. 그러나 자극에 예민하여 언쟁(言爭)하기 쉽다. 매사에 관심을 갖고 계획은 많이 세우나 그 결실은 없다. 실행무실(實行無實)이다. 경조증과 조증을 구별하는 데에는 정신증적 증상의 유무, 전형적인 과대망상, 일상생활과 사회 활동상 기능 손상이 큰지의 여부에 따른다. 그러나 양자를 구별할 뚜렷한 기준은 없다.

⑤ **급성 조증**(acute mania)**과 섬망성 조증**(delirious mania): 급성으로 발병하며 의식의 혼탁을 동반하는 드문 조증이다. 19세기 중반에 Bell L.V.(1849)이 기술하였기에 벨 조증(Bell's mania)이라고도 한다. 기분상태는 경조증과 비슷하나 주관적인 고통이 크다. 심한 불면과 식욕 상실, 인지기능 저하, 편집증, 그리고 심한 환각과 망상을 보인

74) hypomania를 경조증으로 번역을 통일하였으며, 조병(躁病)은 조증(躁症)으로 기술한다.

다. 계속 악화되면 망상성 조증(delusional mania)으로 된다(Kraepelin E., 1921). 목적 없이 행동하고, 간혹 난폭해지고 충동적이고도 엉뚱한 행동을 보인다. 흥분이 심하고, 소모되어 죽음에 이르기도 한다. 이것은 Calmeil L.F.의 급성 섬망(délire aiguⒻ)과 비슷한 개념이다. Bond T.C.(1980)는 이 병의 특징에는 급성 발병, 병의 경과 중 경조증이나 조증의 존재, 섬망의 징후와 증상, 조증이나 우울증의 과거력, 그리고 주요 정동 장애의 가족력이 있으며, 조증 치료에 반응하는 것으로 요약하였다. 조증성 흥분(manic excitement)이 심해지면 착란(confusion)으로 되어 조증의 모습은 감추어진다. 의식은 혼탁되고, 마치 섬망과 비슷하기에 섬망성 조증이라 부른다.

⑥ **조증**(躁症, mania)[75]은 기분 고양과 의욕 증진을 위주로 하여 기분 장애의 병상(病相, phase)으로 나타난다. 감정 상태는 동기 없이 들뜨고, 에너지가 넘치며(ebullient) 자신만만하고 우쭐댄다. 생각과 말이 빠르고 원기왕성하게 말을 많이 한다(profusion). 기분이 유쾌하고 즐거워서 웃는다. 우울한 자극에 대해서는 반응이 없으며, 매사에 긍정적 관점을 보인다. 그러나 자극에 민감하여 자신의 생각과 행위가 저지당하면 쉽게 짜증내고, 사소한 일로 화를 크게 내어(격노, 激怒) 공격적으로 되기 쉽다. 흔히 유쾌함으로 가득 찬 순수한 조증은 드물고, 우울이 섞인 혼합 상태나 쉽게 흥분하거나 화내는 경우가 대부분이다.

신체감정은 좋아서 건강감이 넘치고, 많이 돌아다녀도 피로를 모른다. 자아감정도 항진되고, 자기평가는 과대(過大)해져 자신감에 차 있다. 낙관적이고 세상사람 모두가 자신에게 공감한다고 느낀다. 의사는 이러한 기분 항진에 공감이 가능하다. 조증과 경조증에서 이러한 '전염성 유쾌함(gaiety)'으로 인하여 환자의 병적인 상태를 과소평가하기 쉽다.

75) 일역(日譯)은 조병이다. 별개의 병으로 하지 않으므로 조증(症)으로 기재한다. 한편 Pinel P.이 사용한 manieⒻ는 지각, 사고, 기억, 판단의 기능이 장해된 전반적인 정신병을 의미하는 것으로 오늘날의 조증의 의미와는 다르다.

사고 상태를 보면, 사고 형식 면에서는 생각의 비약을 보이고 내용은 과대적이다. 이는 감정과 욕동 장애에 의한 것이다. 생각이 차례로 솟구쳐 사고 연합은 논리보다는 좋고 싫은 경향(감정적 사고)과 단어의 음(音)이 비슷한 음연상(clang association)에 따른다. 이로써 말과 생각은 정리가 되지 않고 일정한 목표로 향하는 논리적 사고가 어려워진다. 혼자 많은 말을 지껄이고 말의 주제는 자꾸 바뀐다. 자신이 무슨 말을 하는지 알지 못하기도 한다. 주의(注意)가 쉽게 옮겨져(전도성, 傳導性) 한 가지 일에 주의를 집중하거나 고정시킬 수 없다. 즉 주의산만이다. 판단 실수와 타인에 대한 배려가 부족해진다. 사고 내용은 '나는 천재(天才)이기 때문에 새로운 발명을 했다, 나는 곧 대통령이 된다, 내가 쓰는 책이 베스트셀러가 된다, 새로운 사업으로 큰돈을 번다' 등과 같이 과대적(誇大的)이다. 상사와 동료에게 함부로 대하거나 반대로 지나치게 존경의 태도를 취하기도 한다. 과대 사고가 심해지면 과대망상(delusion of grandeur)이 된다. 이러한 과대망상은 환자의 공상과 소망이 감정적 확신에 이르는 것으로서, 정신분열병의 경우처럼 기괴하거나 황당무계한 것은 아니다. 전형적인 조증에서 망상과 환각은 출현하지 않지만 간혹 동반되기도 한다. 노인(老人)의 조증에서는 죄업(罪業), 빈곤, 건강염려 망상이 적지 않고, 환청과 피해망상을 보이기도 한다. 이들 망상은 감정으로부터 이차적으로 이해가 가능한 감정기인성 망상(感情起因性 妄想, Katathymer WahnⒹ), 즉, 기분과 조화된 망상(mood congruent delusion)이 대부분이다. 조증 상태가 나아지면 대개 망상도 따라서 소실된다. 환각이나 의식 장애가 동반되는 경우가 있는데[76] 이것을 조증에 포함시켜야 하는지에 대해서는 논란이 있다.

의욕과 행위 면에서는, 감정의 항진과 함께 욕동도 항진되어 활동과 행동이 증가하고 다양해진다(diversify). 환자는 잠시의 틈도 없이 떠들어(다변, 多辯) 목이 쉰다. 움직임이 많아서 이리저리 왔다 갔다 하고(다동, 多動), 욕동 항진이 커져서 행위 성급

76) 환각이 동반되면 환각 조병(hallucinatory mania)이고 의식 장애가 동반하면 착란성 조증, 혹은 섬망성 조증이라고 한다.

(zest for action)이나 작업 성급(zest for occupation)이 된다. 환자는 성급한 나머지 잠시도 쉬지 않고 무언가 하려 하지만 마무리를 하지 못한다. 더욱 심해지면 정신운동 홍분 상태로 된다. 과다행동으로 환자는 결국 지치고 만다.

사회적 측면에서는, 자아감정이 고양되고, 과대적, 의욕항진으로 인하여 사업을 자신의 능력 이상으로 확장하는 등 매사 지나침이 눈에 띈다. 활동 증가와 동시에 억제력이 소실되어(탈억제) 성적(性的) 일탈(逸脫)이나 충동적 행위, 비도덕적 행위로 법적인 문제를 일으키기도 한다. 사소한 일로 폭력을 휘두르거나, 쓸데없는 비싼 물건을 사 모으기도 하고, 선뜻 남에게 선물을 주는 등 낭비경향을 보인다. 아침에 일찍 일어나 외출을 일삼고, 평소에는 가지도 않던 친척이나 친구를 방문한다. 전화를 여기저기 해대고, 장시간 통화를 하거나 해외전화를 하는 등 타인과의 접촉이 늘어난다.

신체증상으로는, 수면 장애가 항상 동반된다. 경증 시에는 입면은 유지되나, 단시간 수면 후에 새벽 2~3시경에 깨어나(조기 각성) 활동을 시작한다. 심해지면 거의 잠을 자지 않고 홍분상태가 계속된다. 자지 않아도 평소와 같은 몸 상태라고 주장한다. 그러나 불면이 계속되면 차차 신체가 쇠약해진다. 식욕은 대개 항진되나 중증일 때는 홍분으로 인하여 식사도 제대로 하지 못한다. 성욕이 항진될 때가 많고 음주량도 늘어난다.

조증은 여러 증상이 섞여 있고, 나타난 증상이 홀연히 사라지며(volatile), 변화무쌍하다는 점이 특징이다. 그 모습도 다양하여, 조증성 혼미나 긴장증(catatonia)으로 나타날 수 있고, 정신분열병과 구별이 어려울 정도의 정신증적 상태를 보이기도 한다[77]. 조증 삽화는 사람마다 달리 나타나고, 한 개인에서도 삽화에 따라 그 모습이 다르다. 그러나 크레펠린(1921)과 Falret J-P.(1854)는 동일 환자에서 반복되는 삽화

77) Leonhand K.는 환각·망상이 감정을 기반으로 형성되어 나타나는 정신분열병의 한 유형으로 감정부하 파라프레니아(感情負荷, paraphrenia)란 용어를 제창하기도 하였다.

시에 증상 양식(pattern)은 동일하다고 하였고, Beigel과 Murphy(1971)도 반복되는 삽화에서 행동과 기분양상이 비슷하다고 하였다. 그렇다 하더라도 단일 삽화 속에서의 증상은 단계에 따라 매우 다양한 모습을 띤다(Carlson & Goodwin, 1973).

각 삽화 사이의 기간(순환성, cyclicity)은 수개월, 혹은 계절성(seasonal), 단기 순환성(rapid cycling)으로 나뉘고, 삽화의 기간(duration of episode)은 다양하다.

양극성 장애는 대개 우울증으로 시작한다. 양극성 장애의 삽화 간격은 대개 6~9개월이고 병이 진행될수록 짧아진다. 조증 병상을 동반하는 I형 양극성 장애의 반수는 첫 발병 후 2년 내에 두 번째 삽화를 경험한다(민성길 등, 2006).

⑦ 만성 조증

만성(慢性) 조증(chronic mania, Schott, 1904)은 조증이 노년(老年)이 되어서 중간 회복기가 없이 증상이 계속되는 것을 말한다. 40세 이후 발병자에 많다. Wertham T.L.(1929)은 일상 활동의 저하, 상동적 행동의 증가와 함께 전반적인 지능의 감퇴가 특징이라 하였다. 크레펠린(1921)은 지능 저하와 정서 둔마가 주요 증상이라고 했다.

⑧ 단극성 조증(unipolar mania)

드문 형태이다. 우울증이 없는 순수 조증은 5% 이내인데, 흔히 순수 조증은 양극성 질환의 변형으로 본다. 즉, 우울증은 단지 표현되지 않은 것이거나 장기간 추적 관찰이 되지 않아 정보가 누락된 것일 수 있다는 것이다. 단극성 조증에서는 불안, 분노 표현이나 신체증상의 호소, 정신운동성 초조와 같은 신체활동성이 크다. 통증 호소가 많고 체중감소가 많다. 이에 비해서, 양극성 조증에서는 정신운동 억제와 함께 삽화가 반복되면서 증상이 달라지고, 그 심한 정도가 달라진다(가변성, lability). 또 잠을 많이 자거나 우울증이 점차 줄어든다.

(2) 우울상태

우울증(depression)[78]은 내인성(內因性) 정신병으로서의 우울증과, 상태상(狀態像)이나 증후군으로서의 우울 상태(depressive state) 모두를 지칭하는 용어이다.

우울상태에서 감정 장애의 기본은 기분 침체(hypothymia), 혹은 우울 기분(depressive mood)이다. 뚜렷한 원인 없이 기분이 가라앉고 모든 일에 재미가 없어진다. 자아감정이 저하되어 자신을 과소평가하여 무슨 일에나 열등감을 품고, 염세(厭世) 비관적이 되어 자신이 아무 쓸모없는 사람이라는 무용감(無用感, sense of futility)에 사로잡힌다. 자책(自責, self-reproach)과 죄책감, 절망감(despairing)을 호소한다. 감정의 움직임도 줄고 원기(元氣)가 없다. 주변의 일과 사물 모두가 살아 있다는 느낌이 없고 희로애락의 감정이 사라지는 이인증(depersonalization)과 함께 머리가 텅 빈 느낌을 갖는다. 심해지면 어떠한 감정도 일어나지 않는 무감동(apathy)으로 된다. 어떤 환자는 공연히 눈물이 나고 이유 없이 슬퍼지는 비애감(悲哀感, sadness)을 보인다. 주요 우울장애에서 '멍하다'고 호소하는 경우가 많은데, 이러한 집중력 저하는 우울증상이 회복된 후에도 지속되기도 한다(Paelecke-Habermann Y.I. 등, 2005). 또 우울과 함께 불안, 초조감이 강한 경우도 있어서, 서기 앉기를 반복하고 서성거리며 걱정을 심하게 한다. 이것은 노인에서 흔한 초조성 우울증(agitated depression)의 특징이다.

가벼운 우울증에서는 겉으로 우울감정이 나타나지 않고, 웃으며 이야기하지만 잘 들어보면 우울감과 의욕저하가 엿보인다. 미소우울증의 가능성을 염두에 두어야 한다.

내인성 우울증(endogenous depression)에서는 신체 감정이나 생명 감정(vital feeling)의 장애가 특징적이다. 몸이 생동감을 잃고, 처지는 좋지 않은 느낌을 갖는다.

사고(思考)의 특징을 보면, 형식 면으로는 사고가 지연되고 억제(retardation, 혹은

78) 어원 de: 아래로, premere: 누르다.

inhibition of thought)된다. 생각을 하려 해도 머리에서 떠오르지 않으며, 판단력과 결단력이 떨어져 생각의 진행 속도가 느려진다. 질문에 답하려 노력을 하지만 응답이 늦거나 생기(生氣)없는 낮은 목소리로 이야기한다. 사고 내용 면에서는 빈약하며 강박증상이 보이기도 한다. 자신을 실제보다 저평가하고 매사를 나쁜 쪽으로만 해석하는 축소(縮小)염려, 또는 축소망상(idea of belittlement, 혹은 delusion of belittlement)을 보이는데, 이는 비관적(pessimistic)[79]이고 살아 있어도 의미가 없다는 허무적인 내용이다. 죄업(罪業)망상(delusion of culpability), 빈곤(貧困)망상(delusion of poverty), 건강염려(健康念慮)망상(hypochondriacal delusion)의 세 가지 축소망상은 우울증의 대표적인 망상이다. 죄업망상으로 과거의 조그마한 일도 후회하고, 실패한 일은 모두 자신 때문이라고 믿는다. 이로써 자살하기도 한다. 빈곤망상은 실제 경제 상태는 아무런 어려움이 없는데, 자신의 집안이 망해서 집과 재산을 잃고, 가족들은 길거리에 나앉게 되었다고 믿는다. 또 건강염려망상은 자신의 신체적 건강에 대해 과소평가하고, 자신이 회복불능의 중병에 걸렸다고 믿으며 다양한 신체증상을 호소한다[80].

우울증에서 보이는 무용감(無用感)과 열등감, 결단력 부족, 그리고 생각과 이해력이 불충분하여 일반인과는 다르다는 불완전감(feeling of insufficiency)[81]은 무기력형, 혹은 자신감 부족형 인격이상에서 보인다. 그리고 반성(反省)과 내성(內省)을 심하게

79) 어원 pessimus: 최악의.

80) 이들 축소망상을 Janzarik W.(1956)는 환자 인격 내의 가치 구조와 관계된다고 하였다. 그는 설명하기를, 빈곤망상은 원래 매사에 열심인 사람으로, 직업적으로는 자영업자에게 많다. 이들의 삶의 가치는 소유(所有)지향적이고, 물질 때문에 사는 것으로 규정하기 때문에, 이들이 우울상태가 되면 소유를 위협 받는 빈곤망상을 일으킨다고 하였다. 건강염려망상의 환자는 심적 분화도(心的分化度)가 낮고 강박적 경향이 있다. 이들은 오직 자기 자신에게 매달리는 경향이 있어 자기 자신 때문에 존재한다. 이러한 가치관이 위협 받으면 건강염려로 된다. 그리고 죄업망상을 형성하는 환자는 지적(知的)분화도가 높고, 의무감이 강하며 정서가 풍부하다. 그리고 타인과 좋은 인간관계를 지속하는, 즉, 인간과 결부된 가치에 비중이 크다. 서로를 위해 존재한다는 가치관이 위기에 당면하여 죄업망상으로 된다고 설명하였다(大熊輝雄, 1991).

81) Jaspers K.(1972)는 수용감의 변화라고 하였다.

하는 사춘기 망상과 민감 관계망상과 같은 무기력 망상(無氣力妄想)[82]에서도 볼 수 있다.

의욕과 행위 면에서는 생명감정의 장애로 의욕 저하와 함께 행동은 억제된다. 즉, 정신운동 지연(psychomotor retardation)이다. 의지가 억제되어(inhibition of will) 움직이지 않으면 안 되겠다고 하면서도 '귀찮다', '할 수 없다'고 한다. 의지의 억제가 가벼운 경우, 스스로에게 채찍질하여 노력하면 어느 정도 일상적인 일은 가능하지만 새로운 것을 계획하여 실행하기는 어렵다. 억제가 심하면 노력하여도 일이 손에 잡히지 않는다. 식사나 세면, 목욕 등이 불가능해지고 집에서 누워있기만 한다. 사람 만나기도 싫어져 아는 사람이 방문해도 방에서 나오지 않게 된다. 더욱 심해지면 멍해지고 자발적인 움직임이 없으며, 말을 걸어도 응답이 없는 우울성 혼미(depressive stupor)로 된다.

우울기분과 정신운동 억제는 아침에 심하고, 오후부터 저녁으로 갈수록 가벼워지는 경향을 보인다. 이런 현상을 기분의 일중변동(日中變動, diurnal mood swing, 혹은 diurnal variation)이라고 한다. 조증상태에서는 이른 아침에 일어나 활동하는 데 반해서, 우울상태로 되면 아침에 깨어나서 기분이 나쁘고 잠자리에서 일어날 수 없는 아침 피로(morning fatigue)가 특징적이며 저녁으로 갈수록 점차 원기(元氣)가 살아난다.

자살 욕구와 함께 자살기도(企圖)의 가능성이 있다. 우울증상이 심할 때에는 자살기도에 대한 결단과 실행력이 약하다가도 회복기에 들어서면 오히려 높아진다.

신체증상으로는 대부분 수면 장애를 보인다. 불면은 입면(入眠) 장애, 숙면 장애(얕은 잠이거나 중도에 깨어난 후에는 다시 잠을 이루지 못한다), 조기(早期)각성을 동반한다. 양극성 장애의 우울증에서는 불면증이 없으면서 낮에 조는 수면과잉(hypersomnia)을 보이기도 한다. 식욕저하로 체중은 감소되며, 변비, 설사도 흔하고 성욕도 저하된다. 식

82) 濱田秀伯(1985)은 편집증(paranoia)과 열정 망상 같은 투쟁적 망상과는 상반되는 것을 무기력(無氣力) 망상(asthenic delusion)이라 명명하였다.

욕, 성욕 등의 개체보존과 종족보존에 필수적 기능이 저하되는 것은 생명활동을 관장하는 간뇌(間腦, diencephalon)의 기능저하에 의한 것이다.

그리고 과거에 내인성 우울증 환자의 얼굴 특징으로서 위 눈꺼풀의 내측 1/3 부분이 위쪽으로 말려 겹쳐지는 훼라구스(Veraguth) 주름이 기재된 바 있다[83].

이 외에 입마름(口渴), 밤 수면 시에 발한(發汗) 같은 자율신경기능 장애, 월경불순 등의 내분비 기능 장애가 동반되며, 머리 무거움이나 열감, 어깨 결림, 수족(手足) 저림증, 권태감, 추위를 호소한다. 우울상태가 불분명하고 이들 자율신경 증상이 겉으로 두드러진 경우도 적지 않다. 이것을 과거에는 식물성 우울병(vegetative depression)이라 했고, 근래에는 신체질환의 가면을 쓴 우울병이라는 의미에서 가면성(假面性) 우울증(masked depression)이라 부른다[84].

이상과 같은 우울증의 증상은 실로 다양할 뿐 아니라 문화 상황에 따라 서로 다른 모습으로 나타난다. 한국인에서 우울증상은 신체화를 많이 보이며, 다른 나라에서는 보고되지 않은 '울음, 슬픔, 외로움, 실패감, 두려움' 등의 정서적 고통(emotional hardship)과 대인관계 요인(interpersonal factor)이 흔한 특징이다(김진영 등, 2000).

① 우울증의 분류와 종류

우울증은 단일 질병이 아니라 증상군으로 간주되고, 원인, 증상, 치료 반응 등을

83) 독일인 Veraguth O.(1909)는 이 주름으로 인하여 눈 위쪽 각선이 변화되어 보인다고 하고, 이를 조울정신병의 우울증의 특징적인 징후라고 하였다.

84) 우울증에 수반하는 수면 장애나 권태감, 식욕부진, 체중감소, 성기능 저하, 통증 등의 신체증상이 겉으로 두드러지고, 우울기분이나 억제 등의 정신증상은 숨겨져 있어 자세히 문진해 보아 우울증이 숨어 있음을 알게 된다. Kral V.(1958)가 명명하였다. 과거 독일어권에서 쓰던 우울감정 없는 우울증(Weitbrecht H., 1972)과 같은 것이다. 연령에 따라 달리 나타난다. 소아는 이별 불안, 학교 공포증, 애착행동, 행동 과잉으로, 청소년은 비행(非行), 가출, 무단결석, 행동화, 알코올남용, 약물남용 등으로, 그리고 성인은 일에 몰두하거나 알코올남용, 약물남용, 도박, 성문란 등의 모습으로 나타난다. 이러한 신체증상이나 행동은 우울 등가(憂鬱等價, depressive equivalent)라고 한다.

고려하여 내인성/반응성, 양극성/단극성, 신경증성/정신증성 등으로 분류한다. 그러나 현재까지 일관된 특성을 가진 아형으로 분류되어 있지는 못하다. Schneider K.(1921)는 생기(生氣) 감정의 장애인 생기 비애(生氣悲哀, vital sadness)와 심적(心的) 감정에 의한 반응성 비애(reactive sadness)를 구별하였다. 전자는 막연한 신체의 불균형이나 괴로움으로 표현되고, 이것은 내인성 우울증에 특징적인 것이라 했다[85]. 이와는 달리 반응성 비애(悲哀)는 사랑하고 의지했던 대상을 잃은 상실 체험, 혹은 대상 상실(object loss)에 수반되는 감정이다[86].

Kielholz P.(1971)는 우울증을 ① 기질성, 혹은 증상성인 신체인성(身體因性) 우울증(somatogenic depression), ② 순환성, 주기성, 만발성의 특성을 갖는 내인성 우울증(endogenous depression), ③ 신경증성, 피로성, 반응성의 특징을 갖는 심인성 우울증(psychogenic depression)의 세 군으로 나누었다. 그는 내인성 우울증을 신체인성과 심인성의 중간에 놓았는데, 일반적으로는 이것을 기준으로 삼는 경우가 많다. 위의 각 군은 서로 중첩되는데, 상황에 따른 유발인자는 내인(內因)과 심인(心因) 반응을 구별해 주지는 못한다. 예로서, 뇌졸중 후 우울증은 신체인성과 내인성 우울증으로의 이행이 가능하다. 그 외에 병전 성격, 발병 상황, 병의 모습, 치료에 대한 반응, 경과를 근거로 해서 6개 형(型)으로 나누기도 한다(笠原嘉와 木村敏, 1975).

내인성 우울증에서 우울 병상(病相, phase)만을 반복하는 단극성 우울증(unipolar depression)과 조증을 보이거나, 혹은 조·울 두 개의 병상이 반복되는 양극성 우울증(혹은 양극성 기분 장애, bipolar affective disorder)을 구별한 것은 Leonhard K.(1959)였다. 양극성 우울증은 단극성 우울증에 비하여 발병이 10~15년 정도 빠르고, 조증 가족력이 많다. 그리고 자살 기도도 비교적 많고, 신체 활동이 적거나 잠을 많이 자며, 망

85) 혹은 생기(生氣) 우울증(vital depression)이라고도 한다. 프랑스에서 말하는 douleur morale(F)(mental pain(E), 정신적 고통)이 이것과 비슷하다.

86) 이러한 감정을 해소하려는 심적인 작업을 애도 작업(哀悼作業, mourning, Freud S., 1917)이라 한다.

상, 환각을 흔히 동반한다. 병상(病相)은 짧으며, 기분 안정제(mood stabilizer)의 치료와 예방 효과가 높은 것이 특징이다. 이러한 양극성 우울증은 조증 병상을 동반하는 I형(bipolar I)과 경조증(輕躁症)을 동반하는 II형(bipolar II)으로 나누기도 한다(Dunner D.L. 등, 1970). II형은 공황 발작, 공포증, 행동 장애, 인격 장애 등을 동반하고, 가족 중에 알코올 중독증과 자살이 많다. 그리고 병의 모습은 우울증인데 조증의 가족력이 있으면 양극성 III형으로 보는 입장(Winokur G., 1973; Dunner D.L. 등, 1974)도 있다.

그 외에 우울증을 정신병성과 신경증성 우울증으로 나눈다. 여기서 정신병성 우울증은 내인성 우울증을 의미한다. 또한 우울증을 중증과 경증으로 나누기도 하는데, 이는 내인성과 신경증성을 구별하기 어렵기 때문에 제창된 것이다. 중증은 대개 내인성에 해당되고 경증(mild depression)은 주로 신경증성인 것과 경도의 내인성이 포함된다. 그리고 심한 정도에 따라 나누기도 한다. 경도의 우울증에서부터 심해지면 우울성 혼미, 망상과 환각을 동반하거나 의식 혼탁에까지 이른다.

ICD와 DSM 기준은 그간 판이 거듭되면서 변화된 개념을 반영하였다. DSM-III(1980)에서는 종래의 내인성 우울증을 주요 우울증(major depression)이라 부르고, 그간 특이한 질병 경과를 보여 독립된 질환으로 분류하였던 갱년기 우울증을 주요 우울증에 포함시켰다. DSM-IIIR(1987)은 환각, 망상 등의 정신병 증상을 동반하는 경우에 그 내용이 기분과 조화되는 것(mood congruent)과 조화되지 않는 것(mood-incongruent)을 구별하였다. DSM-IV(1994)에서 기분장애 속의 우울장애에는 주요 우울 장애와 기분저하증을 포함시켰고, ICD-10(1989)은 기분장애 속에 우울증 에피소드와 반복성 우울 장애, 지속성 기분 장애를 포함시켰다. 최근 ICD-11과 DSM-5에서는 진단 기준이나 형태가 서로 비슷해졌다. 우울삽화(depressive episode)와 주요우울장애(major depressive disorder)로 용어는 다르지만 내용은 거의 같다. 즉 10개의 증상 중에 5개 이상이 거의 매일 존재하고, 최소 2주일 지속되는 경우, 그리고 증상은 우울감정, 뚜렷한 흥미 감소, 활동 시에 즐거움 감소 등 동일하다. 단, 무망감(hopelessness)과 애도는

ICD에만 기재되어 있다. 명시자(qualifiers 혹은 specifier)[87]를 통하여 혼재성, 멜랑콜리성, 비전형성, 긴장증 동반 등의 특정형(特定形)을 제시하였다.

주요 우울증의 증상은 매우 다양하다. 임상적으로 표현되는 모습(phenotype)을 DSM 진단기준을 통하여 조합하면 무려 1,500개의 증상 조합이 있을 정도이다 (Ostergaard S., 등, 2011). 그동안 우울증을 표현형에 의거하여 아형을 나눈 것은 멜랑콜리형, 비정형, 불안형, 긴장증이나 계절성 동반 등 다양하다.

우울증은 아직도 체계적인 분류가 되어있지 않은 상태이다. 그간 다양한 병태의 우울 상태가 기술되었다. 이들은 어느 한 분류에 넣기 어려우며, 향후에 원인이 밝혀지면 이들 중 일부는 묶일 가능성이 있다.

이제껏 알려진 다양한 형태의 우울증을 알아보기로 한다.

② 다양한 형태의 우울증

a. 비정신병적 우울증(non-psychotic depression)

크레펠린이 망상과 환각과는 무관하다는 의미에서 단순형 멜랑콜리아(melancholia simplexⓁ)로 기술한 것이 이것에 해당한다. 심한 우울감과 자살 사고나 자살행동을 동반하기도 한다. 정신운동 지연(retardation), 의욕저하와 함께 신체 상태에 몰두하고, 자책감, 혼동, 우유부단, 심한 피로감, 불면, 식욕부진, 생각 반추(反芻), 강박증, 공포감이 동반된다고 하였다.

b. 정신병적 우울증(psychotic depression)

크레펠린의 '심각한 멜랑콜리아(melancholia gravisⓁ)'에 해당된다. 환각 · 망상, 착란을 동반하는 우울증으로서, 위의 단순형보다 중증(重症)인 경우이다. 내인성

87) 증상군이 아형처럼 뚜렷이 구분되는 것은 아니지만, 일부 겹치기도 하며 임상적으로 관심을 끄는 영역이다.

우울증이라고 해도 정신증적 증상은 일부일 뿐이다. 이보다 망상과 환각이 더 심하고 의식 혼탁과 함께 난폭한 흥분을 동반하는 심한 형태로서, 아직 섬망성 우울에까지 이르지는 않은 것은 공상성(空想性) 멜랑콜리아(fantastic melancholia)[88]라 한다.

c. 섬망성 멜랑콜리아(delirious melancholia)

크레펠린은 우울 장애 속에 앞의 두 가지 외에 혼미성, 공상성, 섬망성을 포함시켰는데, 이 중의 하나가 섬망성 멜랑콜리아이다. 의식혼탁이 동반되고, 인지 저하와 지각의 왜곡이 심하다. 망상은 심해져서 점차 불분명해지거나 조각조각 나누어진다. 환각은 뚜렷하며 괴상하고 무서운 내용이다.

d. 우울성 혼미(depressive stupor)

정신운동 지연이 극심해진 형태로서 정신제지가 심해서 유아의 단계로까지 퇴행된다. 침묵하거나 몸을 전혀 움직이지 않고 지시에 협조하지도 않는다.

e. 멜랑콜리아(melancholia)[89]

이것은 우울 증상이나 우울증의 별명이다. Kraepelin E.(1896)의 MelancholieⒹ

88) 이것을 Griesinger W.(1845)는 망상을 동반한 멜랑콜리아(melancholia with delusion)로 했고, 또 다른 학자는 우울정신병(depressive insanity)이라 불렀다.

89) 어원: 흑담즙. Pinel P.(1745~1826)가 기재한 mélancolieⒻ는 부분(部分) 정신병으로서 몇 개의 망상을 가진 정신병이라는 개념이었으며, 슬픔이나 기분저하 증상은 포함되지 않았다. 그러므로 지금의 우울증이나 멜랑콜리아의 개념과는 다른 것이다. 19세기 중반에 상실, 억제, 저하, 감퇴 등의 증상을 반영하여 멜랑콜리아는 저하증(depression)이란 이름으로 바꾸어 썼다. 그 당시에는 주로 심혈관계 기능 감퇴라는 의미였으며, 정신적 저하(mental depression)는 앞의 정신이란 단어가 빠지면서 'depression'이 되었다. 이후에 여기에 증상이 부가되면서 우울증으로 발전되었다. 나중에 크레펠린은 다양한 형태의 정동 장애를 '조울병'이라는 한 개의 병명으로 묶었다. 오늘날의 비정신적 우울증이나 DSM-IV의 주요우울 삽화를 18세기의 용어로 보면 'vapours, spleen, hypochondria, Cullen의 neuroses, Sydenham과 Willis가 말한 nervous disorder' 등으로 부를 수 있다(Berrios G.E., 1996).

는 퇴행기(退行期) 우울증의 별명(別名)이었다. 그가 기재한 초조성 멜랑콜리아(melancholia agitataⓁ)는 초조성 우울증에 해당한다. 또 불안 멜랑콜리아(melancholia anxiaⓁ)는 불안 우울증에, 감각 상실 멜랑콜리아(melancholia anaestheticaⓁ, Schäfer O., 1880)는 이인증에 해당된다. 그리고 이완(弛緩) 멜랑콜리(melancholia attonitaⓁ)는 지금의 긴장병의 혼미에 가까운 것이다.

DSM-5의 멜랑콜리성 양상(melancholic features)이란, 흥미와 기쁨의 상실, 기분 반응의 감퇴, 정신운동 지연, 조기(早期) 각성, 식욕 감퇴와 체중 감소, 하루 중에 증상이 변화하고 오전에 악화되는 특성, 심한 죄책감 등 생물학적인 색채가 짙은 증상을 말한다. 이들 증상은 내인성 우울증의 특징이다. 근래 멜랑콜리아에 대해서 관심이 커지고 있다. 그 이유의 하나는 주요 우울증이 개념상 너무나 균일하지 않으며, 타당성과 신뢰성 면에서 보아 멜랑콜리아가 아형(亞型)으로서 좀더 균일한 증상군이기 때문이다.

멜랑콜리성 초조 발작(raptus melancholicusⓁ)[90]은 정신 운동의 억제가 강력하던 우울증에서 돌연히 생기는 흥분 상태로서, 내몰아치듯 하는 폭행과 자해(自害), 자살에까지 이르는 것을 지칭한다. 긴장병이 포함될 수 있다. 이외에 조증성 초조발작(raptus maniacusⓁ)이나 히스테리성 초조발작(raptus hystericusⓁ)이라는 용어도 있다.

f. 반응성 우울증(reactive depression)

심인성(心因性) 우울증(psychogenic depression)이라고도 한다. 친밀한 사람의 사망 후에 따르는 애도(哀悼) 체험이나 심한 실망, 욕구 불만 같은 정동 체험을 계기로 생긴 우울상태이다[91]. 우울증상은 이들 발병 계기의 내용과 관련이 크기에 이

90) 어원 rapere: 들어올리다. raptusⓁ는 catatonic excitementⒺ로 사료된다.

91) 애도시나 우울증에서 '포기하고 포기된 감정복합(giving up-given up complex, Engel F., 1968)'이 있

해가 가능하다. 내인성의 경우보다 비애감(슬픔과 설움)을 강하게 호소하는 것에 비해, 겉으로 보아서는 그리 심각해 보이지 않는다. 불안, 초조, 고독함, 건강염려 등 증상은 다양하다. 기분은 주위 환경에 쉽게 영향을 받는다. 태도는 미숙하여 타인에 대한 배려가 부족하고, 후회나 자책보다는 타인에 대한 공격과 비난이 눈에 띄기도 한다. 정신 운동의 억제는 가벼우며 혼미에 이르는 경우는 거의 없다. 조기 각성, 체중 감소, 자율신경 증상과 같은 신체증상은 없으며 하루 내의 증상 변동이 적다. 자살은 많지 않다. 경과는 계기가 되었던 요인이 없어지면 달라진다. 병상(病相)은 반복하지 않는다.

사별(死別, bereavement)은 사람이 살면서 겪는 심히 고통스런 사건의 하나이다. 특히 자신의 정체감과 소속감을 제공해주고 사랑하던 근친(近親)의 사망이라는 점에서 심각한 스트레스원(原)이 된다. 이로써 심한 심적 고통이 뒤따른다. 사별반응은 슬픔과 애도(哀悼, grief)와 같은 심적 현상과 함께 생리적 변화를 초래한다[92]. 심적 충격으로 인하여 얼빠진 상태에서, 슬픔에 빠져 있고 고인(故人)[93]을 그리워한다. 심한 외로움과 삶이 공허하거나 의미가 없다고 느낀다. 죄책감과 함께 고인의 죽음을 받아들이기 어렵고 간혹 분노감에 주위 사람에 대한 신뢰감도 잃는다. 고인에 대한 생각이나 모습이 반복해서 떠오르거나 환각이 동반되기도 하며, 고인을 떠올릴 만한 장소나 물건 등을 피하기도 한다. 이와 함께 일상기능의 장애가 초래된다(Shear M.K. 등, 2011). 이러한 급성 애도(acute grief)는 정상적인 반응이다. 이러한 애도반응은 시간이 지나면서 점차 회복되어 대부분의 경우에는 6개월 정도 지나면 고인에 대한 상실감이 자신의 기억 속에 영원히

다. 무원감(無援感, helplessness)과 무희망(無希望, hopelessness), 자기상(self-image) 경멸, 자신의 품위에 불만, 과거와 미래, 현재가 서로 단절되고, 또 과거에 포기했던 기억이 되살아나는 등의 특성을 보인다.

92) 근친의 사별 후에 심근경색증, 수면이상, 암, 갑상선장애, 백혈병, 사망 등의 위험성이 커진다.

93) 사별하여 현재는 없는 사람.

남아, 현실과 통합하고 자신의 일상생활로 점차 복귀한다. 이후 기일(忌日)이나 가족 모임, 기념일에 이들 증상이 다시 나타나기도 한다.

애도의 과정은 초기의 급성 스트레스 반응으로 나타나지만, 약 반 수에서는 슬픔을 표현하지 않고, 마치 고통이 없어 보이는 탄력형(resilient)이 있고 또는 사별 전의 고통이 사별 후에 회복되는 고통호전형(distress-improved), 그리고 사별 전후에 우울감이 지속되는 만성우울형(chronic depression) 등이 있다.

이러한 정상 애도반응은 비정상적으로 더욱 심화되고, 1년이 지나도 지속되는 경우에는 합병애도(合併哀悼, complicated grief)[94]라 하여 비적응적인 생각과 행동, 정서 조절의 장애, 사회적 고립, 일상기능의 상실, 물질남용, 자살 등의 문제가 겹치기도 하여 치료의 대상이 된다[95]. 이러한 경우는 10~15%에 이른다. 이는 주요우울증과 외상후 스트레스장애(PTSD)와 구별되기도 한다. 대상 상실과 일상 기능의 상실이 있다는 점에서는 셋 모두에서 공통적이지만, 우울증에서는 다양한 상실이 있거나 혹은 상실이 불명하다는 점에서 다르다. 합병애도에서는 심한 슬픔과 고인을 그리워하는 점, 고인 회상과 연관되는 물건과 장소 등에 대한 회피행동이 있으나, 플래시백(flashback)이나 악몽이 없다는 점에서 PTSD와는 구별된다. 그러나 합병애도와 주요 우울증은 50~70%가 겹친다는 점에서 그 구별이 어렵다(Bryant RA, 2013).

합병애도는 우울증이나 스트레스 관련 장애와는 구별되는 단일 장애의 하나로 보려는 연구가 계속되고 있다. 아직 진단기준이 분명히 제시되어 있지 않으나 ICD-11 개정판에는 지연성 애도장애(prolonged grief disorder)라는 이름으로

94) complicated의 의미는 자연적인 치유과정을 저해하는 요소들이라는 의미로, 사별 관련 여러 요소가 영향을 미쳐서 마치 상처가 덧나듯이 애도 반응이 심화되는 것이다. 복합애도로 번역된 것이 있으나 합병증의 의미에서 의학용어집의 '합병'으로 번역하였다.

95) 통상 치료를 요할 정도는 6개월이 지나도 심각한 애도가 지속되는 경우로 보고 있다(Szanto K, 2006)

6개월 이상 지속되는 경우로 하였고, DSM-5(APA, 2013)에는 1년 이상 지속되는 경우를 지속성 복합애도장애(persistent complex bereavement disorder)란 이름으로 '기타 특정 외상 및 스트레스 관련 장애' 속에 '추후 연구가 필요한 상태'로 두었다.

이러한 반응성 우울증과 내인성 우울증은 횡단면으로 구별하기는 어렵다. 더욱이 내인성 우울증도 심적 요인으로 유발되는 경우가 많다. 내인반응성 기분저하증(endoreactive dysthymia, Weitbrecht H.)이나 유발성 우울증(provocative depression, Lange J., 1926)이 그 예이다. 이러한 이유 때문에 반응성 우울증이란 용어 사용은 근래 현저히 줄었다. 우울증에 비해서 조증은 상황인자에 따른 발병이 적다. 반응성 조증이나 신경증성 조증이라는 개념은 없다. 그러나 장례식(葬禮式) 조증(funeral mania)이나 사별(死別) 조증(manie de deuilⒻ)처럼 예외도 있다.

g. 신경증성 우울증(neurotic depression)

우울 신경증(depressive neurosis)이라고도 한다. 이는 신경증의 범주에 속하지만 좁은 의미의 기분 장애는 아니다. 단지 감별진단에 필요하기 때문에 기분 장애에 포함시킨다. 유아기의 갈등으로부터 형성된 신경증적 성격 기반(基盤) 위에 현실적 갈등을 계기로 생기는 우울상태이다. 전형적인 경우는 신경증적 성격에서 생기고, 우울증에 선행하여 신경증적 상태가 있다. 반응성 우울증과 비교하여 증후학적 차이는 없다. 내인성 우울증에서 보이는 운동제지와 하루 내 증상 변동(日中變動)보다는 불안, 초조 같은 신경증적 색채가 두드러진다. 유발요인을 갖고 발병한 내인성 우울병과 구별하기는 어렵다.

h. 생식(生殖) 관련 우울증

산후 우울감(maternity blues, Moloney J.C., 1952)은 출산 후 3~8일경에 생기는 일과성 우울증성(憂鬱症性) 감정 불안 상태이다. 호르몬의 급격한 저하에 따른 것으로 추정하고 있다. 산후 우울증(postpartum depression)은 출산 후 주로 2~3주 이내(적어도 2달 이내)에 생기는 소모성의 우울증으로(뒤에 기술함) 과수면과 식욕 증진을 동반한다. 이는 수일간 지속되는 산후 우울감과는 구별된다.

과거에는 퇴행기나 폐경기에 단순히 한탄하고 안절부절하지 못하는 증상을 보이는 퇴행기(退行期) 우울증(involutional depression)을 비탄(悲嘆) 우울증(sorrow depression)[96]이라고 불렀다. 오늘날 퇴행기, 혹은 폐경기 우울증이라는 용어는 더 이상 쓰지 않는다. 폐경기에 우울증이 특별히 발생하거나 발생 빈도가 높지 않기 때문이다. 폐경기 후의 우울증이 '빈 둥지 증후군(empty nest syndrome)'의 요인이 되기도 하지만, 다수에서는 자식 키우기의 부담에서 벗어나서 나름대로의 삶을 추구하는 고무된 기분이 된다고도 한다. 폐경기 후에 홍조(紅潮, hot flushes), 수면 장애, 수면 중의 발한(night sweats), 감정 불안정, 에너지 감퇴, 두통, 불쾌감 등 다양한 증상이 나타나는데, 이는 에스트로겐(estrogen) 결핍과 관련된 것이다(대한신경정신의학회, 2017).

l. 기저(基底) 우울

기저[97]의 작용으로 건강인과 정신병질자(psychopath)에게 저절로 생기는, 병적

96) 원어는 JammerdepressionⒹ임. 폐경기란 난소 기능이 중지된 후 월경이 완전히 중단된 시기를 말한다. 실제로는 무월경이 나타난 지 1년 이후를 일컫는다. 퇴행기(involutional period)란 단순히 나이를 먹은 것을 의미하고, 갱년기(climacterium)란 난소기능이 하강하는 기간을 말하는 일반적인 용어이다. 남성도 노화와 더불어 남성호르몬이 감소한다. 테스토스테론치는 50대부터 감소하기 시작하는데, 남성호르몬의 저하와 관련된 증상을 남성갱년기(male climacteric), 남성 폐경(male menopause), andropause, viropause, 테스토스테론저하 증후군(low testosterone syndrome) 등으로 부른다. 또는 연장자의 부분적 안드로젠 부족증후군(partial androgen deficiency syndrome in aging male)이나 부분적 내분비 부족 증후군(partial endocrine deficiency syndrome)이라고도 한다(전진숙, 2003).

97) 기저(基底, UntergrundⒹ): 슈나이더(Schneider K.)가 말한 것으로 의식 외(外)에 있는, 무엇으로 동기지어지지 않았으며 체험되지 않은, 체험될 수 없는 것으로서 많은 체험 반응의 체험된 배경(background, hintergrundⒹ)과 구별된다. 의식으로 올라가지는 않지만 감정, 사고, 욕동 등, 소위 심적인 상태에 영향을 미친다(10장. 사고의 장애 중 자생사고 참조).

(病的)이지 않은 우울증이다. 이는 내인성 우울증이나 과거의 체험을 기초로 한 배경(背景)반응(background reaction)과는 구별된다.

j. 계절성 기분 장애(seasonal affective disorder, Rosenthal N.E., 1984)

기분 장애가 계절의 변화와 일치해서 발생과 회복을 반복하는 것으로, 가을과 겨울에는 우울증이다가 봄과 여름에는 회복한다. 고위도(高緯度) 지역의 20대 여성에서 많고 유전적 소인이 있다. 과다 수면, 당분 과잉 섭취, 체중 증가가 동반된다. 원인으로는 생체 리듬의 이상과 관련되리라 추정하고 있다.

k. 역할 집착 우울증(Mundt C. 등, 1996)

자신의 환경이 변화되기 이전의 역할에 매달리려는 몇 가지의 우울증이 이 범주에 속한다. 중년 이후의 여성이 오랫동안 살던 곳에서 이사한 후에 생기는 이사(移舍) 우울증(house moving depression, Lange J., 1926)이 있다. 여성에게 이사란 단순한 공간적 이동이 아닌, 친밀한 것과의 이별과 새로운 것에 동화(同化)해야 한다는 존재 양식의 변화라고 본다. 그리고 부담 감소(負擔減少) 우울증(depression after the relief of the strain, Schulte W., 1951)[98]은 전쟁이나 포로 생활로부터 귀환(歸還)하여, 그간의 고통스럽고 부담되었던 상황으로부터 압박이 풀려 긴장의 평형이 깨져 발병하는 우울증이다. 절대적(絶對的) 상실 우울증(rootlessness depression, Bürger-Prinz H., 1950)[99]은 패전이나 민족적으로 박해를 받거나 추방과 같은, 인생의 목표와 생활 기반 모두가 무(無)로 돌아갔을 때 생기는 우울증이다. 처음에는 반응성으로 보이다가, 곧 내인성 우울증의 특성을 띤다. 그 외에 승진(昇進)우울증(promotion depression)이나 빈 둥지 우울증(empty nest depression)이 있다. 이들

98) 원어는 EntlastungsdepressionⒹ임.

99) 원어는 EntwürzelungsdepressionⒹ임.

은 현실 상황이 자신의 역할이 변화되기를 요구함에도 불구하고 끈질기게 기존의 역할에 집착하려 한다. Von Zerssen(1991)은 이것을 '자신의 역할을 꽁꽁 묶어두는 것'으로 묘사하였다.

l. 모자(母子)관련 우울증

유아가 어머니로부터 분리되어 모성차단(母性遮斷), 혹은 박탈(剝奪, maternal deprivation)로 인해 많이 울고 체중이 감소하며, 수면 장애, 무표정, 반응 감퇴 등 일종의 시설증(施設症)을 보이는 의존적 우울증(anaclitic depression, Spitz R.A., 1946)이 있다. 그리고 포기된 우울증(abandonment depression)이란 Masterson J.F.(1972)가 경계선 장애에서 가정하였던 우울 감정을 말한다. 생후 16~25개월의 유아가 모친으로부터 정서적 지지를 얻지 못할 때 느끼는 우울, 공포, 화 난 감정이 원시적인 방어 기제에 의해 극복되다가, 청년기에 들어서 파탄되어 경계선 장애가 생긴다고 본다.

m. 실존(實存) 우울증(existential depression, Häfner H., 1954)

생활을 지탱하는 가치(價値)를 잃고 다시 새로운 가치를 찾아내기도 불가능하게 되어 실존[100]이 위기로 빠지는 상황에서 생기는 우울증이다. 실존 우울증을 발전시킨 개념으로 상실(喪失) 우울증(deprivation depression, Lorenzer A., 1959)[101]이 있다. 환자는 소유(所有)와 상실(喪失)을 둘러싼 내적 모순을 갖기 때문에, 사소한 상실도 실존적인 파국으로 체험함으로써 우울증으로 된다고 한다.

n. 연장형(延長型) 우울증(prolonged depression)

통상의 치료에 저항하고, 오랫동안 호전되지 않는 우울증이다. 병상(病相)이 지

100) 실존: 인간의 주체적 존재를 의미함.

101) 원어는 VerlustdepressionⒹ임.

속하거나 부적절한 치료에 의해서, 혹은 압박 상황이 지속되거나 환경의 변화, 일종의 잔류상태 등이 원인이다. 난치성 우울증(intractable depression)이라고도 한다.

o. 신체질환 관련 우울증

뇌졸중(腦卒中) 후(後) 우울증(poststroke depression, Robinson R.G. & Kubos K.C., 1984)은 뇌경색 발병 후 6개월~2년에 생기는 우울증이다. 약 20%의 빈도를 보이며, 좌반구의 전두엽 병변에서 많이 나타난다. 특히 노인성 우울증의 다수에서 고혈압, 심근경색, 관상동맥질환, 뇌졸중 등 뇌혈관질환과 일차성 우울증(primary depression)이 밀접히 관련된다는 사실이 밝혀지면서 혈관성 우울증(vascular depression)의 개념이 제시되었다(Alexopouloss G.S. 등, 1997)[102]. 그리고 파킨슨병의 약 30%에서 우울 상태가 합병된다. 이 경우, 내인성 우울증에 비해 불안이 크고 자책감은 적다.

p. 경고성(警告性) 우울증(premonitory depression)

중증 신체질환이나 암이 발견되기 전에 선행해서 생기는 우울 상태를 말한다. 과거의 임상 의사들은 췌장암 발생 수년~수개월 전에 체중 감소, 식욕부진, 복통 등의 신체증상이 아니라, 이유 없는 우울증이 선행한다고 믿었다. 그러나 이후의 연구를 통해서 다른 암보다는 췌장암 환자에서 불안과 우울증이 많다는 점이 밝혀졌을 뿐이다. 암환자의 일부에서 면역체계의 간섭과 세로토닌과의 연관성으로 우울증이 생긴다(Brown J.H. & Paraskevas F., 1982)는 견해도 있다. 신체질환에 선행하여 정신증상이 나타나는 현상이 이러한 기전에 의한 것인지에 대

102) 50대 이후에 나타나는 우울증의 한 형태로서, 우울증이 있으면서 뇌MRI검사상 뇌백질 허혈성 변화(white matter hyperintensity), 열공성 뇌경색(lacune), 미세 출혈(microbleed) 소견을 보이는 경우이다. 공식 진단명은 아니고 임상에서 사용하는 용어이다.

해서는 연구가 더 필요하다.

많은 신체질환에서 우울증이 합병된다. 중추 신경질환, 감염증(인플루엔자, 폐렴), 내분비 · 대사 질환, 교원병(膠原病), 악성 종양 등에서 우울증이 동반되는데, 이들은 DSM-5에서 다른 의학적 상태로 인한 우울장애(depressive disorder due to another medical condition)에 해당된다. 특히 뇌 이외 신체 장기의 질환이나 전신질환에 의해 나타나는 우울증은 증후성 우울증(symptomatic depression)이라 부른다.

q. 이차성 우울증(secondary depression)

신체질환과 기분 장애 이외의 정신질환이나 알코올 의존증, 약물(혈압 강하제, 스테로이드, 히스타민 H2 수용체 차단제, 인터페론), 수술 등에 의해서 2차적으로 생기는 우울 상태를 말한다. 이는 DSM-5의 물질/약물치료로 유발된 우울장애에 해당한다.

r. 정신병 후(精神病後) 우울증(postpsychotic depression, McGlashan T.H. 등, 1976)

정신증적 장애의 급성 증상이 쇠퇴되면서 보이는 소모성의 우울 상태이다. 의욕 저하, 피로감, 집중 곤란, 장래에 대한 불안, 자책, 강박 경향, 가벼운 자아 장애 증상을 보인다. 요인으로는 정신분열병의 음성 증상, 항정신병 약물의 영향, 상실 체험에 따른 심적 반응 등 여러 가지 설명이 있다. 환자가 자신의 병상태를 대하는 태도를 Mayer-Gross W.(1920)는 '병에 대한 태세(態勢, StellungsnahmeⒹ)'라 하고, 이는 자신의 심적 과거를 곰곰이 생각하고 판단, 평가하는 과정으로, 급성 정신병후 환자의 태도를 절망(絶望), 새로운 삶, 마음을 돌려 먹음, 배제, 융합(融合)의 다섯 개로 나눈 바 있다. ICD-11에서는 조현병후 우울증(postpsychotic depression of schizophrenia)에 해당되고 DSM-5에는 연구 진단 기준에 포함시켰다.

s. 소모성(消耗性) 우울증(exhaustion depression, Kielholz P., 1954)

민감하고 내성적인 사람이 지속적으로 감정적 부담에 억눌려 지내다가 장년이 되어 우울증을 보이는 경우이다. 여성에서 많으며, 성격은 과민하고 집착성, 신경질, 자신감 결여, 그리고 미숙하며 고독하다. 가정생활이 어려워 가사(家事)와 정신적 갈등, 직장생활의 이중고(二重苦)에 시달리는 경우가 많다. 남자의 경우는 지나치게 양심적이고 책임감이 강하다. 대인관계에 민감하고 스스로에게나 대외적으로도 지나친 목표를 설정하여, 긴장 상태가 장기간에 계속된 나머지 우울증에 이른다. 전형적인 소모성 우울증은 ① 과민하고 쉬 피로하며, 집중곤란, 수면 장애가 지속되는 신경쇠약성 전구기(前驅期) ② 다양한 자율신경 기능 장애를 보이는 심인성(心因性) 신체증상기 ③ 뚜렷한 우울기의 세 단계로 진행한다. 이것은 심인성 우울증으로 생각하지만, 내인 반응성 기분 저하증(endo-reactive dysthymia, Weitbrecht H.)이나 앞서 기술한 절대적 상실 우울증과 비슷한 점이 많다.

소진(消盡, burn-out, Freudenberger H.J., 1974)은, 믿고 열심히 해오던 일이 엉뚱한 결과를 낳았을 때 갖는 낙담, 탈진, 그리고 자기혐오의 상태로 되는 것이다. 1970년대 미국의 의료 종사자와 교육 관계자에서 많았다고 한다. ICD-11에는 직업상 만성적인 스트레스로 인한 탈진으로 일하기에 어려운 상태를 '탈진'이란 이름으로 새로이 기재되었다(QD85에 해당).

t. 비정형 우울증(atypical depression, Davidson J.R.T. 등, 1982)

기존의 우울증과는 달리 불안과 공포증의 과거력과 함께 피로 증상이 주된 것이다. 거꾸로 된 식물성 징후(reversed vegetative signs)로서, 기분은 저녁으로 갈수록 나빠지고 과식(過食)과 과다수면을 동반한다. 잠은 초기 수면에 장애로 나타나고 체중이 증가한다. 또 주변 상황에 따라서 일시적으로 기분이 호전되었다가는 다시 우울해지는 기분 반응성(mood reactivity)을 보인다. West E.D. 등(1959)이 MAO 억제제가 효과가 있다는 점을 거론하면서 주목받기 시작하였다. DSM-IV와 DSM-5에서 비전형적 양상을 동반하는 우울증(depression with atypical feature)으로 기재되었다.

u. 우울증 스펙트럼 질환(depression spectrum disease)

스펙트럼이란 조성이 복잡한 현상을 단순 성분으로 나누어 성질을 특징짓는 양(量)으로서 크고 작은 순으로 배열한 성분이다. 정신 장애에서 각기 달라 보이는 증상군을 병의 원인으로 보면 서로 관련되어 있음을 알 수 있다. 이들 각각의 증상군은 단일 장애라기보다는 커다란 장애의 하급군이라고 할 수 있다. 정도의 차이가 있으나 공통적으로 관련되어 있는 이들 장애의 덩어리를 스펙트럼 질환으로 부른다. 이것은 알코올 의존증과 반사회성 인격의 가족력이 있으며 이성(異性) 문제를 가진 젊은 여성의 경우를 단극성 우울증의 한 유형으로 하였던 Winokur G. 등(1978)의 개념이다.

v. 혼합 상태(mixed state, Weygandt W., 1899)

동일한 기간에 조증과 우울증이 혼재된 정동상태(mixed affective state)로서 조울병에서 논란이 많은 부분이다. 조증에서 우울증, 또는 그 반대로 병상(病相)이 이행할 때 나타나기 쉽다. 사고, 감정, 의지의 세 개 요소가 각각 조금씩, 다른 정도로 작동하기 때문에 변화를 보인다고 본다.

Falret J-P.(1884)는 '우울증이 조증을 전후해서 혹은 도중에 나타난다. 항상 내적(內的)으로 불안정하여 집중하지 못하고, 나중에 조증성 초조(manic agitation)로 된다'고 기재하였다. Kraepelin E.은 교과서 8판(1913)에서 우울증과 조증, 활동정도, 사고의 특성이 서로 섞인 형태로서, 우울 또는 불안성 조증(depression or anxious mania), 흥분된 또는 초조성 우울증(excited or agitated depression), 사고 빈곤을 동반한 조증(mania with poverty of thought), 조증성 혼미(manic stupor), 사고 비약을 가진 우울(depression with flight of idea), 억제형 조증(inhibited mania)[103]의 여섯 가지로 제시하였다. 그러나 이것이 우울 병상에서 다른 병상으로 이행해 가는 중간 단계인지, 독립된 기분과 사고, 행동의 이상이 섞인 상태인지는 불명하다. 문제는 이러한 혼합형이 양극성 장애의 40%에 이를 정도로 많기 때문에(Goodwin F.K. & Jamison K.R., 2007) 임상적으로 중요한 주제가 되는 것이다. 이것은 DSM-5에서 우울장애의 명시자로서 혼재성 양상 동반(with mixed feature)에 해당된다.

w. 변질정신병(變質精神病, degenerative psychosis)

Kleist K.(1901)가 명명한 것이다. 기분 장애와 비슷하게 주기성의 경과를 보이지만 환각, 망상 등 정신분열병과 유사한 증상을 나타내기도 한다. 정형(定型) 정신분열병에서는 정신병적 증상이 지속적으로 나타나는 경우가 보통인 데 비해서, 이는 마치 조울병과 같이 조증과 우울 병상을 반복해서 나타낸다는 사실에 주목한 점에서 정신병리 역사상 중요한 개념이다. 이것을 DSM-4 분류에 적용시켜 보면 병상기(病相期, phase period)에 조증과 우울증을 동반하면 기분 장애가 되고, 그 외의 경우에는 조현병이나 조현정동장애에 포함되기도 한다.

이상의 다양한 형태의 우울증, 혹은 기분 장애를 몇 개의 공통된 요소로 구분하기란 어렵다. 그만큼 정신기능과 이에 따른 행동이 다양하게 나타나기 때문이다.

아직도 진단 분류 방식에서는 범주적 접근의 경향이 강한 것이 오늘날의 주요 흐름이다. 이것의 부족한 부분을 보완하는 데는 차원적 접근의 필요성이 대두되고 있

103) 기분은 조증이면서 행위와 운동이 저하되고, 생각과 말은 많은 상태이다.

다. 기존의 조작적 진단 기준은 평가자 간의 신뢰도와 장애 유무에 대한 일치도가 높으며, 이러한 기준에 의거하여 컴퓨터를 이용하여 표준화된 진단평가 도구를 개발할 수 있다는 이점은 있다. 그러나 문제점 또한 적지 않다. 기준에 맞지 않으면 NOS(not otherwise specified)[104] 영역에 포함되거나 비특이성(atypical) 영역으로 평가된다. 또 증상의 개수로 정한 기준에 따르기 때문에 분명한 현상이 아닌 많은 증상이 무시되며, 양극성 장애가 정도의 차이로 인하여 쉽게 단극성 장애로 진단될 수도 있다. 이는 조작적 접근법의 개선이 필요하다는 점을 보여주는 것이다. 더욱이 많은 장애에서 공존질환(comorbidity)이 있다는 점, 그리고 근래에 비교적 균일한 멜랑콜리아에 관심이 집중되고 있다는 예를 보건대, 기존의 분류방식은 개선할 부분이 있다(Cole J. 등, 2008).

104) NOS: 달리 특정할 수 없음. 질병 분류에서 큰 항목을 만족시키지만 다른 세부 질병 항목을 완전히 만족시키지 않는 경우이다.

제13장 기억의 장애

1. 기억의 기능
2. 기억의 종류
3. 기억의 장애

제13장 기억의 장애

1. 기억의 기능

기억(記憶, memory)이란 경험하였거나 배운 것을 필요에 따라 생각해 내는 능력, 혹은 그 과정이나 행위를 의미한다. 기억을 통하여 우리는 정체성(正體性)을 확립하고, 다른 사람을 알아보아 상호 소통할 수 있다. 그리고 기억은 걷기 등의 기초적인 운동에서부터 글을 읽고 이해하는 복잡한 지적(知的) 행위까지 모든 행위의 기초가 된다.

기억은 단순히 수동적으로 자극을 복사하여 저장하였다가 꺼내는 것이 아니라, 원래의 자극 대상을 기존 지식과 상호작용을 통해 새롭게 구성하여 기억할 뿐 아니라, 다시 꺼낼 때도 재구성(再構成)하는 능동적인 기능이다(이민규, 1997).

2. 기억의 종류

기억에는 여러 가지 종류가 있다. 기억 유지의 기간이나 정보 유형 및 시간의 방향에 따라 기억을 분류한다. 기억을 정보 처리의 관점에서 설명하려는 인지 심리학에서는, 기억을 기억 체계의 구조(구조 모형)와 구조 안에서 작용하는 과정(과정 모형)으로 나누어 설명한다. 이것은 인간의 인지 과정을 컴퓨터 기능에 비유한 것이다(이민규, 1997).

1) 구조 모형에 따른 기억

(1) 기억 유지 기간에 따른 기억

정보를 저장하는 기간과 의식되는지의 여부에 따라서 감각 기억, 단기 기억, 장기 기억으로 나눈다(그림 13-1 참조).

자극 → 감각 기억 → 단기 기억 ⇒ 장기 기억 → 인출
↶ 고정화
반복훈련

그림 13-1: 기억의 과정

① 감각 기억(sensory memory)

감각 기억은 자극 정보가 감각기관을 통해 들어와, 감각 수용기에서 자극이 변형되거나 해석되지 않은 상태로 짧은 시간 동안 기억되는 것이다. 소위 실험 심리학에서 말하는 1초 이내로 유지되는 순간적인 감각적인 기억이다. 이는 감각적인 상(像)의 특징이 그대로 보유되고, 의식적으로 인식되지도 않는다. 시각적인 도형(圖形) 기억의 보유 기간은 0.25초이고, 청각적 감각 기억은 4초 정도이다. 시각적 감각 기억은 시각 정보가 망막에 생리화학적인 변화에 따른 잔상(殘像, afterimages)으로, 이를 영사(映寫) 기억(iconic memory)이라고도 한다. 청각적 감각 기억은 반향(反響) 기억(echonic memory)이라 부른다. Jaspers K.(1913)가 말한 감각적 기억(sensorial memory)이란, 이미 체험한 내용이 피로할 때 실물(實物)처럼 보이거나 들리는 것을 의미한다.

② 단기(短期) **기억**(short-term memory)

단기 기억은 자극 정보에 주의를 기울여 20~30초 정도 정보를 간직할 수 있는 제

한된 능력의 짧은 기억이다. 청각 · 언어적으로 부호화(encoding)되고, 그 처리 용량이 작다. 이미 얻은 정보를 반복해서 머리에 떠올리거나 소리 내어 반복 훈련(rehearsal)하면 입력 정보를 30초 이상 유지할 수 있고, 그렇지 않으면 급격히 감퇴하고 만다. 친숙하지 않은 숫자를 기억하게 하는 과제(digit span)에서 사람은 7±2개 정도를 회상할 수 있는데, 이를 마법의 수(magical number, Miller G.A., 1956)라고 한다.

최근 기억(最近記憶, recent memory)이란 한번 의식으로부터 사라진 후에 재생되는 원래의 기억으로, 기간은 수분~수시간이지만 분명치는 않다. 보다 긴 것까지 포함하는 견해도 있다. 임상적으로는 세 개 정도의 자극을 주고 1회 복창(復唱)시켜 즉시 기억하는 데에 장애가 없는지 확인하고, 다른 것에 주의를 돌리게 하고 나서 3~5분 후에 재생시켜 보아 평가한다. 최근 기억은 새로운 것을 간직할 수 있는 학습 과정에 해당하고, 능력으로 보면 기명력(記銘力, impressibility)[1]이 된다.

단기 기억이 단순히 기억의 임시 저장고(貯藏庫)가 아니고, 음운적 부호화에 국한된 것이 아니라는 점이 밝혀지면서 작업(作業) 기억(working memory, Baddeley A.D. 등, 1974)이란 용어가 소개되었다. 이 용어는 원래 컴퓨터 용어였다. 이는 정보를 저장하고, 정보를 조작하여 통합하는 집행기능(執行機能, executive function)이 포함된 개념이다. 즉, 작업 기억은 단일 체계의 단기 기억이 아니다. 이는 주의집중과 함께 집행통제기능을 수행하는 중앙집행기(central executive)와, 그 아래 단기 기억 저장소 역할을 하는 음운저장고, 시공간집기장(視空間集機場, visuospatial sketch pad), 그리고 일화성(逸話性) 완충기능(episodic buffer)의 네 가지로 구성되어 있다[2].

소리나 단어는 반복 발음 과정(articulatory process)[3]과 음운 회로(音韻回路, phonological loop)를 거쳐 음운저장고(phonological store)[4]로 전달되고, 시공간 정보인 거리(距離)를

1) 정보를 기억 저장고에 등록시킬 수 있는 능력.

2) www.wikipedia.org의 memory 항목에서 발췌한 내용임.

3) 이것을 내적(內的) 음성(inner voice)이라고도 한다.

판단하는 등의 공간적인 작업이나 건물의 층수를 세는 등의 시각적인 작업은 시공간집기장으로 전달된다.

이후 일화성 완충기능은 이 둘로부터 오는 정보를 모으는 임시 저장소 역할을 하면서, 모아진 정보를 연대(連帶) 순서에 맞추어 통합하고, 이전의 경험을 해석하여 새로운 문제를 해결하거나 미래 활동을 계획할 수 있도록 능동적인 조작을 한다 (Baddeley A., 1992; Baddeley A,, 2000).

작업 기억은 단기 기억과 거의 같은 의미의 용어이지만, 능동적으로 정신 작업에 관련된다는 점에서 다르다.

작업 기억은 대개 10초 정도 지속한다. 그렇기 때문에 숫자를 따라서 말하도록 시키는 10초 전후의 작업 기억을 즉각(卽刻) 기억(immediate memory)이라고 부르는 것이다. 기억 용량이 작고 수동적인 의미에서 단기 기억이라고 불렀는데, 요즈음에는 능동적인 의미의 작업 기억이란 용어를 주로 쓰고 있다.

작업 기억은 주어진 감각 정보를 처리하고 장기 기억으로 집어넣음과 동시에, 필요한 정보를 언제라도 다시 불러내서 독서나 담화와 같은 현재 진행 중인 과제(課題)에서 문맥을 유지하고, 내용을 이해하는 데 필요한 기억이다. 이것은 짧은 시간의 불안정한 일차 기억(primary memory, Baddeley A.D., 1982)이고, 의식 정도와 주의력과 관계가 깊다. 이것과 동일한 것으로 취급하는 중기(中期) 기억(intermediate term memory, Bower G.H., 1975)은 독립된 것으로 보기도 하지만 일정한 것은 아니다.

단기 기억은 해마에 일시적으로 저장되고, 조금 지난 후에는 고정화(固定化, consolidation)되어 대뇌 피질로 이행한다(Zola-Morgan S. 등, 1990)고 추정하고 있다. 작업 기억은 피질과 밀접하고 장기 기억은 중뇌와 측두엽과 밀접히 관련된다.

4) 이것을 내적(內的) 귀(inner ear)라고도 한다.

③ **장기**(長期) **기억**(long-term memory)

장기 기억은 3~20년 전의 일을 기억하는 중기(中期) 기억(intermediate memory)과 12세 이전에 경험하거나 배운 것을 기억하는 오래된 기억(remote memory)[5]을 합해서 장기기억이라고 한다. 이 기억은 거의 무제한의 정보가 오랫동안 기억 저장고에 간직되고 다시 꺼낼 수 있는 기억이다. 계속 의식하고 있는 기억은 아니다. 이는 단기 기억 장치로부터 보내진 정보를 의미(意味)로서 부호화하여 보존된다. 지식은 표상으로 저장되며, 수분~수십 년간 정보가 저장된다. 용량은 크고, 느린 속도로 소멸한다. 기억 소멸은 Ebbinghaus H.의 망각곡선(忘却曲線, forgetting curve)[6]으로 표시된다.

장기 기억은 지능이나 지식과 밀접히 관계된다. 기억 상실(amnesia)은 단기 기억의 상실이 아니라 장기 기억의 장애인 것이다. 오래 전에 경험했던 전쟁이나 교통사고와 같이 특별히 중요한 사건은 반복 훈련 없이도 기억되며, 시간이 지나도 생생하고 상세히 기억되는데, 이를 섬광(閃光) 기억(flashbulb memory)이라고 부른다.

(2) 정보 유형에 따른 기억

장기 기억은 정보 유형에 따라 선언적(宣言的) 기억(declarative memory)과 절차(節次) 기억(procedural memory)으로 나눈다(표 13-1 참조).

선언적 기억은 외현적(外顯的)[7]이고 의식적이므로 외현 기억(explicit memory)이라고도 부른다.

5) 원격 기억이라고도 번역된다. 원격(遠隔): 기한이나 거리가 멀리 떨어져 있음.

6) 망각 곡선: 기억한 내용이 시간 경과에 따라 어떻게 잊혀 가는가를 나타내는 곡선.

7) 겉으로 드러난.

표 13-1: 기억의 종류: 기억 체계 모델

1. 유지 기간에 따라
   - 감각 기억
   - 단기 기억: 즉각 기억, 최근 기억 → 작업 기억(구성 4가지)
   - 장기 기억: 중기 기억, 오래된 기억

2. 정보 유형에 따라
   - 선언적 기억(외현적, 서술적 기억, 명제적 기억) → 기억 내용에 따라: 일화적 기억(자전적 기억)과 의미 기억(지적 기억)
   - 절차 기억(내재적, 운동 기억, 암묵적 기억)

3. 시간 방향에 따라
   - 후향적 기억
   - 미래 기억(의도意圖 기억): 시간기반(基盤) 미래 기억, 사건기반 미래 기억

① 선언적(宣言的) 기억

선언적 기억은 과거에 일어난 일을 의식적으로 떠올리고, 말과 이미지의 형태로 표현이 가능한 기억이다. 특정 사건이나 정보 등의 사실과 자료에 근거한 정보로 구성되어 있다. 이 기억은 의도적으로 생각에 떠올리는 '나타나 있는 기억'이므로 외현적(外顯的, explicit)이고, 서술적(敍述的, propositional)[8], 혹은 비언어적인 이미지(像)의 언어 형태로 마음에 떠오른다. Tulving E.(1983)는 선언적 기억을 기억 내용에 따라서 일화(逸話) 기억(episodic memory)과 의미 기억으로 나누었다. 그리고 이러한 Tulving E.의 분류 위에 Squire L.R.(1987)은 절차(節次) 기억의 개념을 추가하고, 정보 내용이 서술적인지 절차적인지에 따라서 기억을 분류하였다.

8) 서술적이란 용어를 진술적(陳述的), 혹은 명제적(命題的)으로 번역하여, 학자마다 달리 쓰고 있으나 내용은 같다.

가) 일화(逸話) 기억

일화 기억은 개인이 경험한 사건에 관한 기억(personal memory)으로서, 개인 생활사적(生活史的) 내지는 자전적(自傳的) 기억(autobiographic memory)[9]이다. 이것은 시간·공간적으로 뚜렷한 위치를 가진 연대(連帶)적 배열을 갖고 있으며, 계속 덧붙여지는(누가적, 累加的) 사건을 차례차례 저장한다. 그런 의미에서 개인의 정신적인 자서전인 것이다. 프로스트(Proust M.)의 소설 『잃어버린 시간을 찾아서』의 주인공이 떠올린 기억이 일화기억이고, 정신치료에서 과거를 회상시키는 것이 바로 이 기억이다. 이는 한 번의 체험으로도 기명(記銘)[10]된다. 이때 그 당시의 감정 상태가 크게 영향을 준다. 일화 기억은 해마와 전두 연합령(前頭聯合領)과 관련된다고 보고 있다.

나) 의미(意味) 기억(semantic memory)

지적(知的) 기억(reference memory)이라고도 한다. 일화적 경험이 쌓여서 추상화된 개념인 일반 지식(general knowledge)에 관한 기억으로서, 어떤 사실, 개념, 어휘, 규칙, 세상사에 대한 조직화된 정보를 표상하는 지식을 말한다. 기호·개념처럼 반복 학습으로 얻을 수 있는 객관적이고도 체계적인 기억으로서, 집단에서 보편적으로 보인다. 이것은 내용이 분명하여 회상하기가 쉽다. 일화 기억과는 달리 시간의 경계가 없으며 영구적으로 남아 있다. 기억 장애에서 손상을 덜 받는 부분이기도 하다. 일화 기억은 자신에 대한 지식이고, 의미 기억은 세상에 대한 지식이라고 할 수 있다. 그런데 의미 기억과 일화 기억은 분리되어 있는 것이 아니라 연속적이고도 혼합되어 있다. 측두엽과 밀접히 관련된

9) 자신이 자신의 일생의 사적(事蹟)을 적는 것과 같은 기억.
10) 대상을 마음에 새겨두는 일.

다고 한다.

② 절차(節次) 기억(procedural memory)

절차 기억은 자동차를 운전하거나 수영하기처럼 몸에 붙어 잊히지 않는 동작과 기능과 관련된 기억이다. 의식하지 않고도 순서나 차례를 습관적으로 자동적으로 재현할 수 있는 신체적, 지각·운동적 기억인 것이다. 이것은 연습으로 습득된다. 인출 시에도 의식되지 않고 자동적으로 이루어진다.

절차 기억은 운동성 기억(motoric memory)이라고도 하고, 의식적인 처리를 받지 않은 기억이므로 내재적 기억(內在的 記憶, implicit memory, Graf P. 등, 1985)은 암암리에 이루어진다는 의미에서 암묵적(暗默的) 기억이라고도 부른다. 이 기억은 무의식적인 것으로, 정신분석에서 관심을 많이 갖는 영역이다. 절차 기억은 노화나 알코올, 약물 등에 영향을 덜 받는 기억이다.

절차(節次) 기억은 계통 발생학적으로 보면 오래된 것(古)이고, 소뇌와 기저핵, 편도핵(amygdala)과 같은 피질하 영역이 관계되는 것 같다(Rolls, 2000). 이에 비해 선언적 기억은 계통 발생적으로 새 것(新)이고, 해마와 측두엽이 관여된다. 절차 기억은 개체 발생적으로 보아 조기(早期)에 습득이 가능하기는 하지만, 성장이 어느 정도 이루어진 후에 주로 형성되는 지식과 경험의 기억이다. 이는 한 번의 경험으로도 얻을 수 있다. Squire L.R.(1987)는 절차 기억에 지각·운동·기능 학습, 점화효과(priming)[11], 고전적 조건화(conditioning)[12] 등을 포함시켰다. 이런 기억을 지식으로 본다면 절차 지식(procedural knowledge)도 단계를 밟게 된다. 우선 진술 지식으로서 획득되고(진술

11) 먼저 본 정보에 의해 떠올려진 개념으로 인하여 그 이후에 접한 정보를 해석할 때 영향을 받는 현상을 점화 효과(priming effect)라고 한다. 예로서, 언짢은 뉴스를 보고 나서 음료수 선전을 보는 경우에, 보았던 상품에 대해서 부정적인 인상을 갖는 경우이다. 즉, 선행하는 자극에 의해 후속 자극을 받아들이는 데 영향을 미치게 되는 현상을 말한다.

12) 유기체의 전신반응을 포함하는 행동 단위. 고전적 조건화의 원형은 파블로프의 조건반사이다.

단계, declarative stage), 그 다음에 절차 지식으로 바뀌어(절차화, 節次化, proceduralization) 자동적인 조작이나 운동이 가능하게 된다(Anderson J.R., 1983).

(3) 시간 방향에 따른 기억

기억되는 내용에 따라 과거로 향하는 후향성 기억(retrospective memory)과 전향적인 미래 기억(prospective memory)으로 나눈다. 후향성 기억은 다시 일화 기억과 의미 기억으로 나뉜다.

미래 기억은 장래에 하려는 바에 대한 기억으로 의도(意圖) 기억(intention memory)이라고도 부른다. 이것은 기억하기 위한 기억(remembering to remember)이기도 하다. 미래 기억(의도 기억)은 시간기반(時間基盤) 미래 기억과 사건기반(事件基盤) 미래 기억이 있다. 시간기반 미래기억(time-based prospective memory)은 시간적 단서(time-cue)에 의해 촉발되는데, 예를 들면 9시가 되면(단서) 회사에 가는 행위와 같은 것이다. 사건 기반 미래기억(event-based prospective memory)은 우체통을 보고 나서(단서) 편지를 보낼 것(행동)을 기억하는 것과 같이, 단서가 있어야 촉발되는 것으로 의도성(intention)을 띤 것이다.

2) 과정 모형에 따른 기억

기억의 과정을 세 단계로 구별한다. 즉, 외부 자극 내용을 정보화하여 기억에 넣는 과정인 부호화(符號化, encoding), 혹은 등록(registration), 이어서 부호화된 정보를 보유하고 유지하는 과정인 저장(storage), 그리고 필요한 정보를 기억 저장고에서 찾아내어, 우리가 의식하거나 사용할 수 있게 하는 인출(引出, retrieval), 혹은 회상(recall)의 과정이다(표 13-2 참조).

표 13-2: 기억의 종류: 과정(過程) 모형

부호화:	→	저장	→ 인출:
고정(固定), 등록 (기명記銘)		유지	재생(再生) - 회상(回想) - 재인(再認)

기억의 첫 단계로서 대상을 마음에 새겨두는 기명(記銘, memorization)은 고정(固定, fixation)이나 등록(registration)과 같은 의미이다. 기명력(記銘力)은 즉각 기억(immediate memory), 혹은 등록(register)시킬 수 있는 양(量)을 의미한다. 검사법으로는 숫자를 복창(復唱)시키거나, 연관 없는 단어를 말해주고 이것을 다시 회상시켜 본다.

기명(記銘)에 이어서, 이것을 간직, 유지하는(retention) 것은 기억 저장(memory storage)이라 하고, 다음으로 필요에 따라서 의식의 전면으로 불러내는 추상(追想, remember)의 과정이 있는데, 여기에는 검색(檢索, retrieval)의 과정을 거치게 된다.

검색 과정에는 자신이 능동적으로 생각해 내는 수의 회상(隨意回想, 혹은 회상, recall)과 제시된 체험을 이미 체험된 것이라고 확인하는 재인(再認, recognition)이 있다. 재인은 정서적인 면이 크며 친밀감이 작용하는 과정이다(김용식 등, 2000). 코르사코프 증후군 환자에서 매일 만난 의사를 알아보기는 하지만 친밀감을 전혀 느끼지 못한 경우가 재인 장애의 예가 된다(Claparéde, 1911). 회상(recall)에는 재인과 재생(再生, reproduction)이 포함된다. 일반적으로 재인은 재생보다 쉽다. 그리고 이렇게 등록과 검색을 통해 사물을 기억하는 것보다 상위(上位)로부터 제어 기능을 하는 자신의 기억에 관한 지식인 메타 기억(metamemory, Flavell J.H., 1971)이 있다.

3) 그 외의 기억에 관한 용어

Delay J.(1942)는 기억을 진화와 해체의 관점에서 층(層)이론을 적용하여, 계층이 각기 다른 감각・운동, 자폐, 사회기억의 세 가지로 구분한 바 있다. 감각・운동 기억(sensory-motor memory)은 사람과 동물에게 공통적인 생물학적 기억이다. 이것은 시간적으로 정해진 것이 없으며, 신경학적 해체로 장애가 생긴다. 사회 기억(social memory)은 사회생활을 해나가는 인간에게 고유한 이론적이고도 이성적인 기억이다. 이는 시간적으로 정해져 있고, Janet P.의 '말을 하는 행위(conduite du récitⒻ)'에 해당되는 것이다. 전반적인 정신의학적 해체로 장애가 생기게 된다. 이들 중간에 속하는 자폐(自閉) 기억(autistic memory)은 꿈과 망상같은 비사회적인 개인의 기억을 말한다. 이는 무의식의 역동(力動)에 따르고 감각・운동 기억의 자동성과 사회 기억이 해체된 단편을 포함한다.

기억 흔적(engram)이란 자극에 의해 뇌 속에 지속적인 변화가 생기고, 흔적의 형태로 정착(定着)된다고 말한 동물학자 Semon R.(1904)의 용어로서, 추상(追想)은 이것이 활성화(ecphory)되어 생긴다고 하였다. 생물(生物) 전반에서 보이는 기억 기능은 니미(mneme)[13]라고 부른다. Wernicke C.(1874)는 말과 운동은 대뇌 피질에 추상상(追想像, reminiscential cramps)의 형태로 저장된다고 생각하고, 이곳과의 연결 차단과 상실로 인해 실어증이 생긴다고 설명하였다. Hebb D.O.(1972)는 전기 신호에 의한 반향 회로(反響回路)가 물질의 변화를 일으켜 고정화된다고 보았다. 근래에는 기억을 부호화(符號化)로 변화가 생긴 일종의 기능적 상태로 생각하고, 배후를 시냅스나 세포막 특성의 변화와 단백질 합성으로 추정한다.

자신이 떠올린 생각의 내용이 이미 체험한 것이 아니라 새로운 것이라고 느끼는 잠재(潛在) 기억(cryptomnesia, Bleuler E.)이 있다. 이는 타인으로부터 들었던 내용을 추

13) 어원 mnemon(니만): 기억소(記憶素).

상(追想)된 내용이 아니라 새롭게 자신이 생각해 낸 것이라고 믿고, 이를 이야기하거나 글로 쓰며, 또는 자기가 창작하지도 않은 유행어를 자기가 만든 것이라 믿고 쓰는 경우이다. 이로 인하여 문학이나 사상(思想)에서 표절(剽竊)의 형태로 나타나 물의를 빚기도 한다.

은폐(隱蔽) 기억(screen memory)은 Freud S.(1890)가 제창한 유아기 기억에 대한 정신분석적 개념이다. 유아기의 체험이 억압되고 전치(轉置)라는 자아 방어기제에 의하여 모습이 달라진 단편적인 기억으로, 괴로운 경험은 억압(抑壓)의 기제에 의해서 망각된다[14]. 일견 무의미해 보이는 내용에 대해서도 증상의 본질 부분이 기억 속에 감추어져 있기 때문에 정신분석 기법인 연상을 통하여 기억을 거슬러 올라가 원래의 체험에 이를 수 있다. 최초 장면(primary scene)은 유아가 양친의 성교를 목격하여 생긴 정신적 충격을 의미하는 Freud S.(1897)의 용어이다.

3. 기억의 장애

임상적인 기억 장애(dysmnesia)는 기명력(記銘力, memorization)과 추상(追想, remember)의 장애로 나누고, 추상의 장애는 양적(量的), 질적(質的) 장애로 다시 구분한다.

1) 기명력(記銘力)의 장애

기명력(記銘力) 저하(disturbance of memorization)는 최근 기억, 혹은 즉각 기억의 장애

14) 정상인에서도 생후 3~4세경까지의 일은 기억하지 못한다. 이를 소아 기억 상실(infantile amnesia)이라 한다. 정신분석에서는 이 기간의 체험을 중요시한다.

로서, 의식 장애나 치매에서 보인다. 무엇보다도 코르사코프 증후군이 가장 대표적이다.

(1) 순간인(瞬間人)과 일과성 전반적 기억 상실증

기명력 저하 중에 매우 드문 상태로, '순간 속에 사는 사람(瞬間人)', 혹은 분시(分時) 기억(one-minute-memory)[15]의 예가 있다. 이는 기명력이 고도로 장해된(impaired)된 상태로서, '기억을 1분도 간직할 수 없고, 녹음기를 쓰지 않으면 방금 무엇을 했는지도 모른다. 그러나 과거 일은 모두 잘 기억한다'고 한다. 일산화탄소(CO) 중독, 뇌염에 의한 측두엽 손상 시에 볼 수 있다고는 한다. 그러나 이것이 실제로 존재하는지는 의문이다. 처음의 증례는 히스테리성 가공(加工)이 고착된 증례였다는 의견도 있다 (Zangwill O.L., 1967).

중 · 고령자에서 돌연히 생기는 돌발성 기명력 저하로 일과성(一過性) 전반적 기억 상실(transient global amnesia, Fischer C.M. & Adams R.D., 1958)이 있다. 신경 증상은 보이지 않고, 대부분 수 시간~1일 이내에 회복한다. 환자는 발작 중의 상태에 대해서 알아채지 못하고, 어느 정도의 후향성(後向性) 기억 상실을 남긴다. 대개는 일회성이다. 척추동맥(脊椎動脈) 허혈에 의해 생길 수 있다.

(2) 기억 상실 증후군

기억 상실 증후군(amnestic syndrome)은 좁은 의미로는 기명력 저하와 후향성 기억 상실을 주 증세로 하고, 작화(作話)와 지남력 상실 등의 정신증상은 동반하지 않는 것

15) Grünthal E.와 Strörring G.E.(1930)가 1례를 보고한 바 있다.

을 지칭한다. 전형적인 경우는, 새로운 일을 깨닫지 못하지만 즉각 기억, 절차 기억, 개념의 형성은 양호하며 인격도 보존된다. 후향성 기억 상실의 기간은 비교적 짧다. 병소는 양측 해마(海馬), 측두엽 내측 면이다[16]. 난치성 뇌전증의 뇌수술 후나 헤르페스(herpes) 뇌염에서 보인다. 기억 상실 증후군은 코르사코프(Korsakov) 증후군과 거의 같은 의미로 사용하기도 하고, 넓은 의미로 뇌 기질성 정신 증후군(organic psychosyndrome, Bleuler E.)에 포함시키기도 한다.

코르사코프 증후군은 Korsakov S.S.(1854~1900)가 기재한 것으로, 기명력 저하와 후향성 기억 상실, 지남력 상실, 작화증(作話症)이 주 증상이며, 여기에 다발성 신경염이 겹친 것이다. 의식 장애와 치매는 없고 언동(言動)도 일견 바르다. 그러나 자신의 장애를 알아채지 못하고 관심과 기력이 결핍되어 있다.

작화증(作話症, confabulation)은 기억력 장애와 지남력 장애가 관련되어서 생기는 것으로, 경험한 일을 회상하는 데 시간적인 질서의 혼란에 의한 것이다. 이로써 실제로 체험하지 않은 사실이 잘못 회상되어 실제 체험한 것처럼 말하며, 그 내용은 수시로 변한다. 이야기 내용은 다소 조리도 있으며 내적으로는 일관성을 갖는다. 말의 내용은 환자 자신이 경험한 내용에서 비롯된 것으로, 정상적인 기억의 과정을 통하여 내용을 변경, 각색하고 재조합하여 이야기의 흐름상 잊은 부분을 짜 맞추어(fabricate) 말한다. 내용은 거짓이지만 환자 자신은 자신이 말하는 것이 왜곡되거나 부적절하다는 것을 알아차리지 못한다. 작화(作話)는 다른 목적을 갖고 있지 않고 어떠한 동기도 없다. 그러므로 거짓말과는 다르고 솔직한 거짓말(honest lying)이라 할 수 있다(Moscovitch, 1995). 코르사코프 증후군에서는 생산성(生産性) 작화, 공상 경향이 심하면 공상(空想) 작화, 치매에서는 당혹 작화(當惑作話)라고 부른다[17].

16) 병소에 의거하여 이를 양측(兩側) 측두(側頭) 기억 상실(bitemporal amnesia), 또는 해마 기억 상실(hippocampal amnesia, Angelergues R., 1969)이라고도 부른다.

17) 또 다른 형태의 작화증으로서 진행성 작화증(progressive confabulation, Kleist K.)이 있다. 이것은

코르사코프 증후군에서는 즉각 기억은 보존된다는 보고도 있으나, 기억과 관련된 통과(通過) 증후군으로 보는 입장도 있다[18].

이 증후군은 최근에 기억 장애와 관련하여 전두엽 기능의 장애로 보기도 한다. 병소는 뇌간, 특히 양측 유두체를 중심으로 천장 후반(posterior fornix), 시상 배내측핵(背內側核) 등이다. 알코올이 주요 원인이다. 이 경우 다발성 신경염이 합병되는 중독성 정신 뇌증(cerebropathia psychica toxaemiaⓁ), 혹은 코르사코프 정신증(Korsakov psychosis)이란 명칭으로 보고되었다(Korsakov S.S., 1887). 알코올 외에도 전교련 뇌동맥류, 제3뇌실 종양, 두부 외상, 일산화탄소 중독, 그리고 영양 장애가 초래되는 소모성 질환에서도 보인다. Wernicke-Korsakov 증후군은 Victor M. 등(1971)이 코르사코프 증후군에 의한 Wernicke 뇌증(Wernicke C., 1881)[19]과 코르사코프 증후군을 동일 질환의 경과 표현으로 보고, 이 둘을 묶은 개념이다.

2) 추상(追想)의 양적(量的) 장애

기억의 양이 증가하거나 감소되는 것이 이에 속한다. 기억의 질적인 장애로는 기

40세 전후에 생긴다. 환각은 없이 작화증을 주요 증상으로 하는 정신분열병의 망상형에 해당되며 Kraepelin E.의 작화 파라프레니아(paraphrenia confabulansⓁ)와 비슷하다.
작화증과 구별해야 하는 것으로 공상적 거짓말(pseudologia phantastica, Delbrück A., 1891)이 있다. 이는 가공(架空)의 일을 실제인 것처럼 이야기하는 것으로, 과대적인 내용을 이야기하는 도중에 환자 자신과 함께 타인 모두를 속일 때가 많다. 내용은 거짓말과 회상 착오가 혼합된다. 이것은 법(法)정신의학에서 문제가 된다.

18) 통과 증후군에서는 활발한 생산성(生産性) 작화가 감소되다가, 이어서 기억 장애와 의욕 저하가 뒤따른다.

19) 조화운동 불능(ataxia), 안근육마비(ophthaloplegia), 착란, 단기기억 장애를 주 증상으로 한다. 병소는 4뇌실 수관 주위(periaqueductal area), 뇌실 주변 뇌간핵, 상부소뇌의 충부(vermis) 등이다. Wernicke-Korsakov 증후군은 만성 알코올 중독 외에 기아(飢餓), 신장투석, 항암제 치료, 위장수술 후, 신경성 식욕부진에서도 볼 수 있는 것으로, 이는 알코올 독성에 의한 것이 아니라 치아민(thiamine)의 부족에 따른 장애이다. 주로 기억 장애가 있으며 치매와는 구별된다.

억 착오와 허위 기억이 있다.

(1) 기억의 항진

기억 항진(記憶亢進, hypermnesia)은 과거의 기억이 활발히 되살아나는 현상으로, 두부 외상 등의 기질성 뇌질환, 발열(發熱) 시, 꿈, 최면 상태, 뇌전증, 각성제 사용 시, 정신분열병, 망상장애 등에서 보인다. 정신 지체에서 주소록, 년 월 일, 전화 번호 등을 정확히 기억해 내어 주위를 놀라게 하는 백치천재(白痴天才, idiot savant)[20]가 있다.

과거의 체험과 생활했던 모습이 주마등(走馬燈)처럼 차례대로 떠오르는 파노라마식 보기(panorama view)[21], 또는 파노라마 환각(Féré C., 1898)이 있다. 익사(溺死)에 실패한 경우나 산에서 추락할 때와 같은 생명 위기의 순간, 수분 이내로 눈앞에서 고속(高速) 영화같이 과거가 스쳐 지나갔다고 표현한다. 긴장병에서도 환자는 머릿속에서 비디오가 고속으로 돌아가거나 반복되듯이 하루의 장면과 과거 일이 차례로 전개된다고 호소한다. 이것과 비슷한 것으로 영화필름 사고가 있다(10장. 사고의 장애 중 강제사고 항목 참조). 이는 심적 체험이 머릿속에서 영화처럼 전개되는 것이다.

한 번 체험한 일이 몇 번이나 반복하여 기억에 되살아나는 기억 반향(echomnesia, Walther-Büel H., 1949)이 있다. 그리고 조증이나 술에 취했을 때에도 기분이 유쾌해서 일견 기억력이 증진되어 보인다.

비교적 드문 현상으로서 클레랑보(Gatian de Clérambault G.)는 정신 자동증의 초기 증상의 하나로 '무언(無言)의 기억을 떠올림(dévidage muet des souvenirsⒻ)'을 제창하였다. 정신분열병의 초기와 재발 시, 또는 망상장애나 경계선 장애에서 과거의 장면과

20) savantⒻ는 배우지 않고 터득한 기술이란 뜻이다. 자폐증이나 뇌기능 장애 환자에서 악기 연주나 암기, 암산 등 특정 분야에서 뛰어난 재능을 나타내는 특이한 현상이다.

21) 파노라마: 회전 그림.

들었던 음악이 맥락 없이 불쑥 되살아나는 것을 지칭한다. 또 정신분열병에서 생생한 기억이 떠올라 좀처럼 잊히지 않는다고 호소하는 경우도 있다.

(2) 기억의 감퇴와 기억 상실

추상(追想, remember)이 전반적으로 저하되면 기억 감퇴(hypomnesia)나 기억 상실이라 한다. 기억의 감퇴는 옛날 일보다는 새로운 일과 최근의 일, 단순한 일보다는 복잡한 일일수록 잊기 쉽다는 Ribot의 법칙(Ribot T.A., 1881)에 의거한다[22]. 이러한 현상은 치매 환자가 먼 과거의 일은 잘 기억하여 과거 회상을 즐기지만 최근 기억은 쉽게 잊는 것이나, 모국어(母國語)는 간직되지만 외국어(外國語)는 더 잘 잊는 예에서 볼 수 있다.

일정 기간, 혹은 어떤 사건이 추상(追想)되지 않으면 기억 상실(健忘, amnesia)이라 한다. 기억 상실은 의식 장애 후에 나타나기 쉽고, 증상 정신병[23], 각종 중독 상태, 간질, 두부 외상에서 보인다. 특히 뇌진탕 기억상실증(concussion amnesia)과 히스테리 등에서 많이 나타난다.

추상 결손이 있는 기간 전체에서 기억 상실이면 전체 기억 상실(total amnesia)이고, 일부분만 상실되면 부분 기억 상실(partial amnesia)이다.

그리고 기억 상실은 장해[24]가 생기기 이전과 이후의 방향으로 거슬러가는 것을 보아 후향성과 전향성으로 구별한다. 전향성(前向性) 기억 상실(anterograde amnesia, Charcot J-M.)은 모종의 장해(障害)로부터 회복된 이후에 장해가 생긴 이후의 일을 알

22) 시간 기울기(temporal gradient)라고도 한다.

23) 신체질환의 증상의 일부로서 나타나는 정신 장애.

24) 장해(障害, impairment)는 능력부전(disability)이나 지장(支障, handicap)과 혼용된다. 이와 비슷한 용어인 장애(disorder)는 괴로움과 여러 개인적 수준의 기능저해를 수반하는 임상적으로 인지가 가능한 일군의 증상이나 형태를 의미한다(이부영, 1998).

지 못하는 상태를 말한다. 기명력 저하와 경도의 의식 장애에 의한 경우가 많다. 장애가 생기기 이전의 일까지 거슬러 올라가 잊는 경우는 후향성 기억 상실(retrograde amnesia)이다[25]. 그리고 회복기에는 잘 기억하는 것 같다가, 그 후에는 완전히 잊어버리면 후발성(後發性) 기억 상실(late amnesia)이라고 한다.

장해(障害) 전후의 모든 기억을 잊는 경우는 후향 전향성 기억 상실(retro-anterograde amnesia)이다. 전향 후향성 기억 상실(antero-retrograde amnesia)이라 하면 노인의 기억상실증으로서, 새로운 일이 생각나지 않고, 보다 예전 일 쪽으로 추상 장애가 생겨나는 것을 말한다.

정신병이 회복되면서 그 이전의 이상 체험을 기억하지 못하는 경우를 적지 않게 볼 수 있는데, 이것이 정신병후 기억 상실(retro-psychotic amnesia)이다. 그리고 정신병후(後) 우울증에서는 집중력과 기명력이 저하된다고 호소하는 경우가 많다.

한편, 비정형 정신병과 착란을 동반하는 정신분열병에서는 기억이 단편적이어서, 이들 환자에서는 무언가 의식 장애의 존재를 의심하게 된다. 그리고 노인성 우울병에서 노인이 물건을 잃거나 기억력이 감퇴되면 치매의 초기로 오해하기 쉽다.

(3) 심인성 기억 상실과 기질성 기억 상실

기억 상실이 심인성(心因性)으로 생기면 심인성 기억 상실(psychogenic amnesia)이고 기질적 요인에 의한 기억 상실은 기질성 기억 상실(organic amnesia)이다. 심인성 기억 상실 중에는 특정 인물, 장소, 상황에 관해서 추상(追想)만 결여되는 선택성(選擇性) 기억 상실(selective amnesia)이 있다. 이는 꾀병에서도 보이고 갈등과 관련된 내용이 억압이란 방어 기제에 의한 경우에도 나타난다. 이것은 Bleuler E.가 감정 유인성(誘引性)

25) 후향성을 장해의 이후라는 의미로 이해하면 안 된다. 전향성을 순행(巡行) 기억 상실로, 후향성을 역행(逆行) 기억 상실로 하면 혼동이 적을 것으로 사료된다.

기억 상실이란 용어로 표현하기도 했다. 선택성 기억 상실 중에, 과거의 생활사와 자신에 관한 모든 것을 생각해 내기 어렵고, 자신이 누구이며 어떻게 살아왔는지도 알지 못하는 전체 생활사 기억 상실(塩入円祐, 1954)이 있다. 일반 지식은 보존되어 일상생활에는 아무런 지장이 없는 일화 기억 장애도 있다. 비교적 청년층에서 갑자기 생기고, 대개 가정 내 문제, 성적(性的) 갈등, 범죄와 같은 심적인 요인이 있고, 병전 성격과 과거력상 문제가 발견되는 경우가 많다. 드물게는 두부 외상, 뇌전증 등 기질성 요인을 계기로 생긴다. 수일에서 1~2개월 사이에 회복되지만, 반복되기도 한다.

기질성 기억 상실은 뇌의 장애 부위에 따라서 피질성(皮質性) 기억 상실과 축성(軸性) 기억 상실로 나눌 수 있다(Barbizet J, 1968). 피질성 기억 상실(cortical amnesia)은 의미 기억, 또는 감각 · 운동 기억의 장애로 나타난다. 대뇌 피질의 국소 병변에 따라 실어(失語) · 실행(失行) · 실인(失認)의 국소 증상을 보이고, 전체적인 병변이 있으면 치매를 나타낸다. 축성 기억 상실(axial amnesia)은 기억계(해마 - 뇌궁 - 유두체 - 시상 전핵 - 대회 - 해마)의 병변에 의한 것으로, 고도의 일화기억(逸話記憶)이나 사회(社會) 기억[26]이 장애된다. 그러나 기억 이외의 인지 기능은 보존되어 있다. 축성 기억 상실은 다시 병변이 전방(前方)인 간뇌 기억 상실(diencephalic amnesia)과 후방에 있는 양측 측두 기억 상실(bitemporal amnesia)의 둘로 나눌 수 있다. 전자는 코르사코프 증후군에, 후자는 협의의 기억 상실 증후군에 각각 대응된다.

시상 부위의 병소에 의한 시상 기억 상실(thalamic amnesia)에서는 기명(記銘) 장애가 두드러지고 후향성 기억 상실은 가볍다. 이 경우 좌측의 병소에서는 언어 기억이, 우측 병소에 의해서는 시각 기억의 장애가 보여, 뇌의 좌우(左右) 병소에 따라 증상이 다르다. 이러한 기억 장애 위에 판단력 저하와 정신 활동 전반이 동시에 감퇴되면 시상 치매(thalamic dementia)라고 한다.

26) 사회생활을 해나가는 인간에게 고유한 논리적이고 이성적 기억.

기질성 기억 장애와 관련하여 고집증(保續症, perseveration)이 나타난다. 이는 기질성 뇌 질환의 진단 특이적인 징후로서 히스테리와 구별되는 점이다(Allison, 1962; 김용식 등, 2000). 고집증은 첫 번째 자극에는 적절한 반응을 보였지만, 두 번째의 전혀 다른 자극에도 불구하고 처음의 반응을 동일하게 보이는 현상이다.

만성 정신분열병뿐만 아니라, 일반적으로 정신분열병에서는 지적 기능이 떨어지고, 치매와 유사한 기억 결함(Liddle & Crow, 1994; McKenna 등, 1990)이 초래된다. 이때의 기억 장애는 병의 정도와 기간, 음성 증상과 관계가 있다. 기억 장애는 기질적 손상을 시사하는 기억 상실 증후군의 모습을 띠고, 의미론적 기억 장애가 두드러지는 것으로 보아 뇌의 국소적 병변을 시사한다(김용식 등, 2006). 또 이들은 작업 기억의 장애를 보이는데, 이는 말투와 언어 능력의 이상과 일치한다.

Alzheimer형 치매에서는 일화기억의 상실로 시작하고 단기(短期) 기억장애가 있다. 이는 작업기억 기능의 손상으로 인하여, 단기 언어기억를 장기(長期) 언어기억으로 강화(consolidation)시키지 못하기 때문에 나타난다(Morris RG, 1986). 한편 지능과 일화기억은 보존되고 의미 기억만 선택적으로 장애되기도 한다. 이 경우, 학교에서 배웠던 지식과 물품(物品)의 의미를 알지 못한다. 돈(지폐)의 의미를 몰라서 이상한 듯이 쳐다본다. 전두측두엽 치매나 헤르페스(herpes)뇌염처럼 양측 측두엽 병변에 의해서도 나타난다. 이러한 의미(意味) 기억의 상실(semantic amnesia, de Renzi E. 등, 1987)은 더욱 진행되면 의미(意味) 치매(semantic dementia)가 된다.

노년기 정신병(presbyophrenia, Wernicke C., 1906)에서는 기명력이 저하되고, 다행감, 농담을 주 증상으로 하며 여자에서 많다. 기억 착오로 인하여 공상적이고 터무니없고 허황된(황당무계, 荒唐無稽) 작화(作話)증이 나타나는데 내용은 그때그때 변하기 쉽다. 노년기 치매에 비해 지적 감퇴는 눈에 띄지 않고, 인격 변화도 가벼우며 감정 표출도 풍부해서 외견상은 번듯해 보인다. Wernicke C.는 이를 사고(思考)의 질서와 주의력이 보존된 노년기 치매로 이행되기도 하고, 치유도 되는 증후군으로 기재하였다. 지금은 노년기 치매의 한 유형으로 되었다. 특유한 국소병변은 없다고 하지만 코르사코프 증후군과 같다거나 다르다는 논란이 있다[27].

정보(情報)의 내용은 기억하고 있는데, 이 정보를 어떻게 하면 얻어 낼 수 있는지 생각해 낼 수 없는 경우가 있다. 코르사코프 증후군에서 볼 수 있는 것으로, 이를 출전(出典) 건망증(source amnesia, Evans F.J. & Thorn W.A.F., 1966)이라 한다. 탐색하려는 각각의 항목(item)이 아니라 각 정보 간의 상호 관계(혹은 친근성, 親近性, recency)에 문제가 있는 전체 문맥정보(文脈情報, contextual information)의 장애로 추정하고 있다.

실어증이나 실행증도 기억 상실과 연관된다고 본다. 실어증의 하나인 기억 상실 실어는 바꾸어 말하기(환어, 換語)[28]가 곤란하고, 전도 실어에서는 복창(復唱)이 곤란한데 이를 단기(短期) 언어 기억(verbal short-term memory)의 장애로 보기도 한다. 나아가 실인(失認)과 실행(失行)도 감각 · 운동 기억의 장애에 의한 신경학적 기억 상실로 보기도 한다.

3) 추상(追想)의 질적인 장애

잘못된 기억, 또는 기억 변모(變貌, allomnesia)는 과거의 사실이 변모되어 추상(追想)되는 것으로, 추상 착각이라고도 부른다. 정상인에서도 추상의 내용은 과장되거나 미화(美化)되기도 하여, 어느 정도 수정되는 것(후향성 왜곡, retrospective falsification)은 피할 수는 없는 것이다. 이러한 왜곡이 뚜렷한 경우만을 병적(病的)이라고 한다.

27) Kahlbaum K.L.이 말하는 PresbyophrenieⒹ란 노년기에 급속히 치매로 되어 버리는 정신 장애로서 청년기의 hebephrenieⒹ에 대응시킨 개념으로 Wernicke의 개념과는 다르다. 용어는 같지만 그 내용은 차이가 있다.

28) 환어 장애(word-finding difficulty): 실명사(失名詞)와 비슷하며 브로카 실어와 베르니케 실어 모두에서 나타난다. 말하고 싶은 단어나 의도하는 단어를 발견해 낼 수 없는 것으로 주로 명사에서 보이나 형용사나 동사에서도 있다.

과거에 전혀 체험하지 않았는데도 실제로 있었던 것처럼 추상하면 가성(假性) 기억, 혹은 위(僞) 기억(pseudomnesia)이라 하는데, 이를 기억 환각, 또는 추상 환각이라고 부르기도 한다.

틀린 기억과 가성 기억이 합해지면 기억 착오(paramnesia), 또는 추상 착오라고 한다. 이는 인격 장애와 기분 장애에서 보인다. 우울증 환자가 사실과는 다르게, '나는 결혼한 적이 없다, 나는 완전히 혼자이고, 나는 파산했다'라고 하는데, 이는 우울감에 따른 기억의 변모인 것이다.

기시감(déjà vu), 기(旣)체험감(déjà vécu)도 일종의 가성 기억이고, 보는 방식에 따라서는 Capgras 증후군과 Fregoli 착각 등의 인물 착오도 기억 착오에 포함시킬 수도 있다.

기억 착오를 말로 하는 경우는 작화(作話, confabulation)로 되고, 공상적으로 무제한 발전되면 공상 망상이 된다. 기억상실증이 있는 노인의 망상은 다소라도 작화(作話) 경향을 띠게 된다.

정신분열병에서는 망상에 의해 과거 일이 왜곡되거나 재생(再生)에 질적인 이상을 보이기도 한다. 즉 이미 기억하고 있는 사건이 새로운 의미를 갖게 되어 망상으로 변한다. 이 경우 기억은 정확하지만 의미는 왜곡되어 있는 것이다. 원발성(原發性) 망상체험(primary delusional experience)이 기억으로 기술되는 망상적 기억(delusional memory)과 망상적 후향성 왜곡(delusional retrospective falsification)은 구별되어야 한다(김용식 등, 2000).

과거에 일어난 일에 새로운 의미를 첨가하여 추상하면 망상 추상으로서 이는 기억의 1차 망상인 것이다.

하나의 체험이 두 개 이상의 체험으로 추상되는 드문 현상으로 중복(重複) 기억 착오(reduplicative paramnesia, Pick A., 1901)가 있다. '전에 이곳과 꼭 같은 병원에 입원했던 적이 있었습니다. 그 병원은 저쪽 길가에 있었는데, 선생님과 꼭 같은 이름의 선생이 나를 진료해주었습니다'라고 말한다. 대개 뇌의 기질성 병변에 의한다. 이것은 일종의 이중화(二重化) 체험으로 볼 수도 있다. 체험한 일뿐만 아니라 장소, 인물, 신체 부위를 대상으로 생길 수 있는데, 자신이 둘로 추상되면 이중신(二重身)이라 할 수 있다[29].

에큼네시아(ecmnesia)[30]는 과거의 체험이 마치 현재의 일처럼 선명하게 추상(追想)되는 기억 장애의 일종이다. 환자는 발작적으로 마치 과거의 어느 시기를 살고 있는 듯이 과거로 돌아가서, 당시에 한 말투와 행동을 마치 현재 일어나는 일처럼 다시 체험한다. 이는 과거 장면의 시간 표상에 의한 것이다. 표상은 자생적이지만, 마치 현실 같은 속박성이 강하고 환자 자신을 압박하여 인격 전체를 지배할 듯이 보이므로 강박 표상이라 부른다. 시켜지는 체험과 비슷한 것으로 생각하기도 한다(10장. 사고의 장애 중 망상 항목 참조). 이때 환자는 그 과거 시기 이후에 실제로 체험한 일은 잊고 생각해 낼 수 없다. 원래의 의미는 과거의 어떤 시기부터 현재까지의 체험을 잊는 것에 중점을 두고 있다. 최면하에 어린아이로 되돌아간 사람이 어린애같이 말하고 행동하는 것을 말하는 경우가 이에 해당되고, 그 외에 거짓말쟁이, 히스테리, 뇌전증, 최면 상태, 정신분열병, 자폐증, 노년기 정신병(presbyophrenia), 제4뇌실 종양, 환각제 사용 등에서 볼 수 있다. 어느 시기 이후의 체험은 생각해내지 못하기 때문에 전향성 기억 상실의 의미로 사용하기도 한다. Delay J.는 이것과 기억 착오를 자폐(自閉) 기억[31]의 장애로 보았다.

29) 9장. 지각의 장애 중 자기상 환시를 참조할 것.

30) Pitres A.J.(1882)와 Blanc-Vontenille H.(1887)가 히스테리 환자의 예에서 상세히 기재하였다.

31) 꿈과 망상 같은 비사회적인 개인의 기억.

제14장 지능의 이상

제14장 지능의 이상

1. 지능이란

지능(知能, Intelligence)이란, '분별하다, 이해하다, 통찰(洞察)하다'는 intellegoⓁ에서 유래한 용어이다. 정신 의학에서는 Jaspers K.(1910)에 의해서 그 개념이 정착되었다. 그는 지능을 '생활 과제에 적응하기 위한 어떤 작업에 활용할 수 있고, 또 합목적적(合目的的)으로 이용되는 일체의 천부적인 것이나 도구(道具)의 전체'라고 정의하였다. Thurstone L.L.(1887~1955)은 기본 정신능력으로서 언어 이해력, 언어 유창성, 수리력, 공간 지각력, 기억력, 추론 능력, 지각 속도의 7개를 지능요인으로 보고 이들의 통합이 지능이라고 했다. Gardner H.(1983)는 언어적 지능, 논리 · 수리적 지능, 공간적 지능 외에 음악적 지능, 신체 · 운동적 지능, 대인적 지능, 자신에 관한 지능을 포함하는 다중지능(multiple intelligence)이론을 제시한 바 있다. 오늘날 지능은 창조적인 사고로서 새로운 과제를 해결하는 능력으로 본다. 과제를 분석하여 인과적인 관계를 추측하고, 구체적인 것을 추상화하여 본질을 파악하며, 환경에 걸맞게 판단 · 통합하는 능력이다. 이것은 감정과 의지, 본능이나 성격과 구별된다. 그러나 지능이란 여러 가지 구체적인 지적(知的) 행동을 설명하기 위한 가설적인 개념에 지나지 않으며, 그 자체가 직접 경험되는 것도 아니다. 그리고 감정과 의지와는 구별된다 해도 그들은 서로 상대의 작용을 전제로 하고 있기 때문에 독립된 기능도 아니다. 지능은 대부분은 선천적이지만 후천적인 경험과 학습을 통해서도 형성된다. 지능의 특징을 크게 양적인 면, 질적인 면, 그리고 발달적 측면으로 나누어 보면 다음과 같다.

① **지능의 양적**(量的) **측면**: 지능의 양적(量的) 수준을 측정하는 지능검사(intelligence test)를 통해 정상인의 지능지수(知能指數, intelligence quotient)[1]를 보면 개인의 생애를 통해서 큰 변동을 나타내지 않으나[2], 20세 전후에서 최고점에 달한 후 점차 약간의 쇠퇴를 보인다. 그리고 언어성 지능은 동작성(動作性) 지능보다 상승과 쇠퇴 속도가 느리다.

② **지능의 질적**(質的) **측면**: 지능의 다양한 측면과 인자는 하나의 유기적인 구조를 형성한다. 여기에는 독일어권에서 말하는 본래 지능(proper intelligence), 지능의 예비조건(豫備條件)[3], 고차 지능(高次知能)과 형식적 지능(形式的知能, formal intelligence), 내성능력(內省能力, reflexion ability)[4] 등이 있으며, 프랑스어권의 정신적 자본(精神的資本)이나 정신적 기반(基盤)[5]이 있다. 정신적 자본은, 이것을 기반으로 해서 형성되는 사고, 추상(抽象), 판단과 같은 인격 주체와 동등한 지능이고, 정신적 기반이란 외적 공간세계에 직접 관여되는 고차적인 감각, 운동기능, 내적 시간적 세계에 관여되는 기억과 기호적(記號的)인 언어 상징기술(言語象徵技術)을 포함하는 도구(道具, tools)로서의 지능이다.

③ **지능의 발달적**(發達的) **측면**: 계통 발생적 관점에서 비교 심리학적 연구[6]가 있으

1) 지능 검사는 지능을 일반 능력으로 본 Binet A.(1908)의 검사와 지능을 독립된 능력의 총합으로 본 Wechsler D.(1939)의 검사가 대표적이다. 지능 지수(IQ)는 정신 연령(mental age)/생활 연령(chronological age) × 100으로 계산한다.

2) 이를 지능지수 항상(恒常)의 가설이라 한다.

3) 원어는 Vorbedingungen der IntelligenzⒹ(Jaspers K., 1910)임.

4) 원어는 ReflexionsfahigkeitⒹ(Zutt K., 1964)임.

5) 원어는 fond mentalⒻ(Ey H., 1962)임.

6) Romanes G.J.(1882) 이래, 특히 Watson J.(1907)의 행동주의적 학습 실험이나 Kohler W.의 유인원(類人猿)에 행한 지능 실험이 유명하다. 근래에는 Gardner R.A.(1969) 이후 언어와 상징기능의 유무가 논

며, 개체 발생적(個體發生的) 관점에서는 유아의 발달심리학적 연구를 통해, 특정한 발전단계에 이르러 비로소 지능이 나타나는 것이 아니라 지적 행동 발달 속에서 지능이 발달된다는 Piaget J.(1920)의 지능발달론[7]이 있다.

지능과 관련되는 용어로서 지성(知性, intellect)과 이성, 오성이 있다. 지성은 감성(感性, sensibility)에 대응되는 개념으로, 주어진 재료를 가공하는 능력이다. 지성화(知性化, intellectualization)는 감정과 욕동을 직접 의식화시키지 않고 지적(知的)인 인식과 논리적인 사고로 통제하려는 자아의 움직임이다. Freud S.(1937)는 이를 청년기의 방어기제로 보았다. 이성(理性, reason)은 충동과 감성적인 요구에 좌우되지 않고, 옳고 그름(眞僞)과 선악(善惡)을 구별하고, 신중하게 생각하여(思慮) 행동하는 능력이다. 오성(悟性, understanding)은 이성(理性)과 같은 의미로 쓰기도 하지만 대상의 개념을 파악하는 지적능력이고, 보다 넓은 의미로는 사고 전반의 능력으로 본다. 중세 스콜라(Scola) 철학에서는 intellectusⓁ가 이성(理性)이고, ratioⓁ가 오성(悟性)의 의미였으나 이후 혼용되었다. Kant I.는 감성에 주어진 인상(印象)을 인식하는 오성과, 선험적(先驗的)인 대상을 다루는 보다 높은 사고 능력을 이성(理性)이라 하여 이 둘을 구별하였다. Pinel P.의 manieⒻ는 오성(悟性)의 전반적인 장애를, mélancolieⒻ는 오성의 부분적인 장애를 의미하였다.

의의 초점이 되고 있다.

7) 감각 · 운동기(sensorymotor stage, 2세까지), 전조작기(前操作期, preoperational stage, 2~4세), 구체적 조작기(具體的操作期, concrete operational stage, 5~10세), 형식적 조작기(形式的操作期, formal operational stage, 11세 이후)로 구분하였다.

2. 지능 장애

지능 장애는 조건에 따라 [표 14-1]과 같이 분류한다.

또 다른 분류로는 지능을 양적(量的) 장애와 질적(質的) 장애의 둘로 나누는 것이다.

지능의 양적 장애에는 정신지체와 치매가 포함되고, 질적 장애에는 가성 치매, 가역성 치매, 정신분열성 치매화 등이 있다.

표 14-1: 조건에 따른 지능 장애의 분류

1. 지능자체가 일차적으로 장애되는 경우

가. 정상적인 성인의 수준까지 발달한 지능이 장애됨: 치매(痴呆, dementia)

나. 지능의 발달이 장애됨: 정신지체(精神遲滯, mental retardation, 혹은 deficiency)[8)]

2. 다른 조건에 따른(이차성) 지능의 장애

가. 생리적 조건에 의한 지능 장애: 피로 등

나. 사회적 조건에 의한 지능저하: 부랑자, 창녀 등

다. 성격이상(예: 신경증적 성격)으로 지능을 충분히 발휘할 수 없는 경우, 또는 실제의 지능 수준 이상으로 겉으로만 척하는 경우: 고등(高等)멍청이(high idiocy), 초대회 멍청이(parlor dementia), 균형치매(relative demence)

라. 감정 반응에 의한 지능저하: 가성 치매(pseudodementia), 갠서(Ganser) 증후군

마. 정신병적 상태나 의식 장애에 의한 지능 장애

1) 지능의 양적(量的) 장애

지능의 양적 장애에는 정신지체와 치매가 포함된다.

8) 독일어권에서는 정신박약(精神薄弱, oligophrenia)으로 표현한다.

(1) 정신지체(mental retardation)

정신지체는 과거 정신박약(精神薄弱, mental deficiency, 또는 oligophrenia)이나 저능(低能, subintelligence)으로 불렀다. 지능지수(IQ)가 70 이하로서 적응행동상의 결함이나 장애가 18세 이전에 나타나는 경우로 정의한다. 그 원인은 매우 많다. Down 증후군과 Fragile X 증후군과 같은 유전적 원인, 산전·산후의 감염, 약물, 알코올에 의한 것이 있으며, 감각박탈과 같은 환경적인 요인에 의하기도 한다.

접목(接木) 정신분열병(graft schizophrenia)은 정신지체 위에 덧붙여 발병하는 정신분열병이다. Kraepelin E.이 교과서 7판(1904)에서 정신지체에서 긴장병 모습을 보고 접목(接木) 파과병(graft hebephrenia)이란 이름으로 기재하였다[9]. 이 두 개의 장애가 독립적인 것으로 우연히 겹칠 수도 있고 정신분열병의 초기 증세가 정신지체처럼 보일 수도 있다. 그리고 정신지체가 정신분열병을 유발하거나 정신지체인의 심적(心的) 반응이 정신분열병 비슷한 증상을 보이기도 하므로 감별을 요한다.

(2) 치매(痴呆, dementia)

치매(dementia)란 정상 발달 과정을 거쳐 성숙한 뇌의 기능이 저하되거나 손상되어 기억력, 지남력 등 인지 기능이 저하되고, 언어 능력이 떨어져 대인 관계, 직업 기능 및 일상생활에 뚜렷한 장애를 보이는 임상 증후군이다. 병의 원인에 관한 규정은 없기 때문에 의학적 질병단위라고 할 수 없으며, 더욱이 증상은 매우 다양해서 여러 증상군을 합한 것보다 더 넓은 개념이다. 기억, 사고, 판단의 장애가 증상 중심이고 언어, 감정, 지각, 의욕, 행동 등 정신생활 전반에 이상을 초래한다. 병전(病前) 성격이

9) 크레펠린 이전에 Guislain J.가 기재하기도 했다. 정신지체에서 정신병이 합병된다고 생각한 것은 Pick A.(1885)였다.

더욱 두드러지고(첨예화, 尖銳化) 인격이 변화된다.

Pinel P.(1809)가 말한 치매는 오늘날의 치매와는 다른 의미이다. 당시에는 기질성과 비기질성을 불문하고 여러 가지 원인으로부터 생기는 정신지체와 정신착란(精神錯亂)을 포함하는 심한 장애를 뜻하였다. Esquirol J.E.D.(1838)은 치매를 신경 증상과 함께 상세히 기술하고 급성, 만성, 노년성, 복합성으로 구분하였다. 그중에 급성 치매는 Pinel P.가 말한 후천성 백치에 해당하며, 그가 말한 백치(白痴, idiot)는 선천성인 것에 한정시켜 지능 저하가 심하고 정신 활동이 거의 완전히 정지된 상태로 보는 오늘날의 개념과 비슷하다.

치매의 종류는 DSM-5에서 신경인지장애(neurocognitive disorder)라는 범주 속에 주요(主要)신경인지장애(major neurocognitive disorder)와 경도 신경인지장애(mild neurocognitive disorder)로 나누었다. 이를 병인에 따라 아형(subtype)으로 나누었다. 아형에는 알츠하이머병, 전두측두엽 변성(frontotemporal lobar degeneration)[10], 루이소체병, 혈관성 질환, 외상성 두뇌 손상, 물질/약물 유발형, 인간면역결핍바이러스(HIV) 감염, 프리온병(Prion disease)[11], 파킨슨병, 헌팅턴병 등이 있다.

이들 질환 중에 알츠하이머형 치매가 전체의 50~60%로 가장 많고, 혈관성 치매가 20~30%, 루이소체 치매가 10~25%를 차지한다(안창일 등, 2010). 여성이 남성보다 수가 많고, 저학력자가 고학력자보다 치매 위험도가 높다.

① 치매의 상태상(狀態像)

치매는 뇌병변의 정도와 부위, 심각도, 환자의 병전 성격, 생활환경 등 여러 요인

10) DSM-IV에서는 '피크 병에 의한 치매'(Dementia due to Pick's Disease)로 기재되고, ICD-10(1992)에서는 '피크 병의 치매'(Dementia in Pick's disease)로 기재된 것이다.

11) DSM-IV와 ICD-10에는 크로츠펠트-야콥병에 의한 치매(Dementia due to Creutzfeldt-Jakob Disease)로 기재되었다.

에 의해 다양한 모습을 나타낸다. 이 중에 핵심 증상이라 하면 원래의 지능이 감퇴되고 인격이 붕괴되는 것이다. 이와 함께 있을 수 있는 임의증상(facultative symptom)으로는, ㉮ 지능의 예비조건(豫備條件), 또는 정신적 기반(精神的基盤)의 장애로서 건망증(健忘症)과 도구(道具) 관련 장애인 실어, 실행증, 실인증이 있고, ㉯ 정동 장애나 충동성 장애, ㉰ 환각, 망상같이 드러나는 증상(productive symptom), ㉱ 의식 장애(대개 일과성이나 삽화성), ㉲ 신경학적 증상 등이 있다.

치매에서 사고 과정은 대개 느려지고(精神緩慢, bradyphrenia) 우원증(迂遠症)을 보인다. 생각과 대화 중에 주제를 변경하기 어렵고[12] 세부적인 것에 집착하거나 같은 내용을 반복한다(보속증, 保續症, perseveration). 간혹 사고 비약을 보이기도 한다. 심해지면 지리멸렬(支離滅裂, incoherence)해진다. 이러한 사고 장애는 표상과 개념영역의 질적 변화에 따른 것이고, 언어개념의 의미가 불분명해져 하나의 상위개념(上位概念)이 이질적인 하위개념(下位概念)을 포함하여 구체적(具體的)인 의미의 사물만 남는다. 이러한 개념의 뒤바뀜이나 혼동으로 착논리적(錯論理的) 사고(paralogical thinking)가 된다. 동시에 표상의 범위가 좁아져 사고의 영역은 축소되고[13] 판단력이 저하된다[14]. 이로써 병식(病識)이 결여된다[15].

이론적 추리능력의 장애로 인해 가설, 연역(演繹), 귀납(歸納), 비판 등의 형식적·논리적 조작은 물론 간단한 구체적 조작(具體的操作)도 할 수 없게 된다. 예로서, 모양이 다른 용기에 옮겨 넣은 일정량의 액체를 원래의 용기에 도로 옮겨 담으면 같은 양이며[16], 용기가 길쭉한 모양에서 넓적한 모양으로 변화했더라도 양은 변치 않는다[17]

12) Grunthal E.(1923)은 이것을 심적 준비 장애(心的準備障害, EinstellstörungⒹ)라 했다.

13) 원어는 rohrendormig eingeengtes DenkfeldⒹ(Bleuler M., 1960)임.

14) 판단력의 장애는 지능의 이상으로 나타나는 고차원적인 인격 장애의 표출이다.

15) 자신의 병적 상태에 대한 인식은 저하되지만 경증의 경우에 병감(病感)은 오히려 항진되기도 한다.

16) 가역성(可逆性)이다.

17) 동일성(同一性)이다.

는 보존법칙을 이해할 수 없게 된다. 치매 시에는 귀납(歸納, induction)[18]이 연역(演繹, deduction)[19]보다 침해받기 쉽다. 이는 일반적인 노인에게 나타나는 적응력 부족에 따른 예견(豫見, anticipation) 능력의 저하와 관련된다. 이와 비슷한 기획(企劃)이나 문제해결 능력의 감퇴는 전두엽 손상과 관계된다. 이해능력이 장애되어 질문의 요점을 파악하지 못하고 주제와 다른 응답을 한다. TV의 말소리와 대화한다든지 거울에 비친 자신의 모습을 인식하지 못하는 등의 인지 장애, 또는 마치 누군가 제삼자와 대화하는 듯한 대화성 독백(獨白)도 상징 기능의 해체 현상에 의한다. 이러한 현상은 추상적 태도(抽象的態度, abstract behavior)의 장애인 것이다[20].

주의력이 떨어져 외부의 사소한 자극에도 주의가 산만해지고 집중력(concentration)[21]이 저하된다. 또 계산하는 지적(知的) 작업의 지구력이 감퇴되며 쉬 피로해진다. 동시에 자극에 대한 투과성(透過性, stimulus permeability)이 항진되어 일단 받아들인 특정 자극에 구속되는 상태(bounded stimulus)(Mayer-Gross W., 1936)가 된다[22].

18) 개별적인 특수한 사실이나 원리로부터 일반적이고 보편적인 명제나 법칙을 유도해 내는 일.

19) 어떤 명제로부터 추론하여 결론을 이끌어 냄.

20) 추상적 태도의 특징은 Goldstein K.와 Scheerer M.(1941)이 다음과 같이 요약하였다. ① 자아를 외부세계나 내적 경험(內的經驗)으로부터 격리(隔離)시켜(to detach) 어떠한 정신적 태도(精神的態度, mental set)를 취한다. ② 자신에게 스스로의 행동을 설명하고, 그 설명을 언어화(言語化)한다. ③ 하나의 측면으로부터 또 다른 측면으로 내성적(內省的)으로 이동한다(to shift). ④ 여러 가지 다른 측면을 동시에 고려한다. ⑤ 주어진 전체의 본질을 파악하고 전체를 부분(部分)으로 나누어 각 부분을 분리하고 통합한다. ⑥ 공통의 성질을 내성적으로 추상(抽象)하여(to abstract) 계층적 개념(階層的 概念)을 형성한다. ⑦ 관념으로써 미리 계획을 세워 좀더 가능한 쪽을 향해 태도를 취하여 상징(象徵, symbol)에 따른 사고와 작업을 하는, 또 그러한 의식적이고도 의지적(意志的) 행동양식(conscious and volitional modes of behavior)이다. 이러한 추상적 태도가 장애되어 구체적(具體的)인 태도로 퇴행하는 것이다(新福尙武와 島薗安雄, 1980).

21) 한 가지 일에 주의(注意)를 계속 기울이는 일.

22) 이렇게 주의력 장애가 극심한 경우(hypermetamorphosis, Neumann H. & Wernicke C., 1894)에는 외부로부터의 사소한 모든 감각자극에 과민해지며, 이어지는 새로운 자극에 강박적으로 주의(注意)를 빼앗겨 자율적인 태도를 취하지 못한다. 양측 측두엽 손상, 특히 Klüver-Bucy 증후군(Klüver H. & Bucy P.C., 1937)이나 비이성성(非理性性) 증후군(anoetic symptome complex, Duensing F., 1949)

무엇보다도 치매에서 가장 중심이 되는 증상은 기억 장애이다. 코르사코프 증후군(Korsakov syndrome)이나 건망증후군(健忘症狀群)의 모습이지만 심해지면 과거의 모든 기억을 상실하는 완전 건망(total amnesia)으로 된다. 노인성 치매면서 다행감과 말이 많은 경우는 노년기 정신병(presbyophrenia)이라고 한다.

언어와 행위의 장애, 인지 장애는 병의 기간에 따라 달리 나타난다. 가끔 분명한 실어(失語), 실행(失行), 실인(失認)으로 나타나기도 하지만 대개는 불분명한 증상이 복합된 형태를 띤다. 의미 실어, 관념 실행, 구성(構成) 실행, 동시 실인, 시각 실인 등이 병합된다(9장. 지각의 장애; 5장. 표정과 행동의 이상 참조). 명명(命名) 장애의 경우도 건망실어(健忘失語)와 시각실어(視覺失語), 시각실인(視覺失認), 단순한 어휘 빈곤(dyslogia) 등 여러 가지 요인이 동시에 관여된다. 알츠하이머병에서 흔한 지지적(地誌的) 지남력 저하도 순수한 시공간 실인(視空間失認) 위에 건망증이 겹친 결과다.

치매 환자의 행동 장애는 대부분 정신증상으로부터 신경학적 증상에 이르는 갖가지 증상이 융합되어 나타난다.

정신운동성 장애(psychomotor disorder)로서 언어와 행위의 이상 중에 반향증상(反響症狀, echo symptom)으로 흔한 것은 반향 언어(echolalia), 반향 글쓰기(echographia), 반향 행위(反響行爲, echopraxia), 반향 표정(反響表情, echomimicracy) 등이 있다. 반복증[23]도 볼 수 있다. 음소(音素)나 단어, 구절을 되풀이하는 반복 언어(反復言語, palilalia), 반복 글쓰기(paligraphia), 반복 행위(反復行爲, palipraxia) 등이 있고, 상동증(常同症, stereotypy)과 음송증(吟誦症, verbigeration)도 이에 포함된다[24].

에서 볼 수 있다. 이러한 변형 과다(變形過多, hypermetamorphosis)의 반대는 변형을 잃는 것(Ametamorphose Ⓓ)으로서 환자는 외부에 대한 관심을 잃고 내부로 향하고 자폐, 또는 혼미 상태로 된다.

23) 새로운 질문이나 과제가 주어져도 이전의 행동을 되풀이하는 보속증과는 달리, 반복증(反復症, iteration)은 상황 변화에 거의 영향을 받지 않고 자동적, 강박적, 혹은 율동적으로 무의미하면서도 간단한 행동을 반복하고 멈출 수 없는 현상이다.

알츠하이머(Alzheimer)형 치매 환자에서 무언가 작업을 하고 있는 듯한 동작을 무의미하게 반복하는 '부적절한 작업 반복'25), 또는 '척하는 활동(sham action)'26)이 있다. 무릎을 비비거나 이불이나 옷의 가장자리를 매만져 주름을 펴는 등의 차분하지 못한 행위를 반복한다. 또 '밥 한 그릇', '나는 무엇이든지 잘할 수 있습니다'라는 등의 특정 구절을 인사 대신에, 혹은 대화의 이음 문구(文句)로 무의식적 반복적으로 말하는 오르골 증상(music-box symptom)이 있다. 이것은 언어, 몸짓, 표정 등에 나타나는 일종의 상동증이다. 알츠하이머병27)에서는 특징적인 언어간대(言語間代, logoclonia)를 볼 수 있다. '그렇습니다다다다…'와 같이 어미음을 반복하는 것이다(11장. 언어와 말하기의 이상 참조).

보속증이나 반복증과는 달리 동일한 운동을 이어서 하지 못하거나 계속 유지할 수 없는 상태인 운동유지 불능(運動維持不能, motor impersistence)도 나타난다. 예로서, 눈을 계속 감고 있다든지 혀를 계속 내밀고 있는 행위, 시선을 한 방향에 고정하거나 동일한 발성(아-, 우- 등)을 지속하지 못하며, 손으로 물건을 계속 거머쥐지 못하고 곧 중단해 버린다28). 이런 현상은 발동성(충동)의 부족이나 원시적 자폐증으로 이해

24) 넓은 의미의 반복증은 보속증을 포함한다. 그리고 반복 언어(palilalia)와 반향 언어(echololia), 묵언(mutism), 무표정(無表情, amimia)은 Pick병에서(지금의 전두측두엽치매) 많이 나타나기에 영어의 첫 자를 따서 PEMA증상군(Guirand P., 1936)이라고도 불렀다.

25) 원어는 iterative BeschäftigungsunrucheⒹ(Kleist K.)임.

26) 원어는 ScheintätigkeitⒹ임.

27) Alzheimer 병은 Alzheimer A.(1907)가 처음 기재하였고, Kraepelin E.(1910)가 명명하였다. 요즈음에는 알츠하이머형(型) 치매로 부른다. 임상 경과는 3기로 나누기도 한다. 1기는 기억력 감퇴기, 2기는 실어(失語), 실행(失行). 실인(失認), 배회(徘徊), 자신의 모습을 보고 이야기하는 거울 현상, 그리고 인격의 변화, 3기에는 근육 긴장의 이상, 언어성 간대, 언어 붕괴, 상동증, 원시 반사, 실(失)외투 증후군 등을 나타낸다.

28) 이들 중에 계속 눈을 감고 있지 못하는 증상은 과거에 폐안 실행(閉眼失行, Apraxie der LidschlussⒹ, Lewandowsky Mv., 1907), 강제 응시(强制凝視 ZwangsblickenⒹ, Zutt J., 1950), 강박성 개안(compulsive eye opening, Berlin L., 1955), 파충류 모양의 시선(reptile gaze)과 비슷하고, 또 혀를 계속 내밀고 있지 못하는 증상은 입 열기 불능증(mouth locking), 강박성 입 다물기(compulsive mouth

할 수 있다.

치매뿐만 아니라 모든 기질성 뇌증후군에서는 어느 정도의 인격변화를 보인다. 치매에서는 지속적이고도 비가역적인 인격의 해체(人格解體)를 나타낸다. 그러나 알츠하이머병의 일부에서는 심한 지능의 장애가 있음에도 불구하고 정서 반응이 잘 보전되어 애교가 있고 언뜻 보기에 이상이 없는 것처럼 보인다. 대부분에서는 병전 성격의 특성이 강조되고 첨예화(尖銳化)되어 돈에 검소하던 사람은 더욱더 인색해진다든지, 아니면 성격 특징이 상실되어 밋밋해진다. 인격의 해체가 심해지면 성격이 질적으로 변화하여 인격 수준 전체가 저하된다. 충동 조절이 되지 않을 뿐만 아니라 정동의 장애, 그리고 고차적인 사회인격이 장애된다. 이로써 환자는 주위 상황에 대한 배려나 예의범절, 상식, 감사함, 의무, 정의감, 수치심을 잃고 피암시성이 항진된다. 무례해지거나 반대로 지나치게 친숙한 태도를 보이기도 하고, 사회 규칙을 지키지 않는 정성(情性)결여도 있다. 이러한 증상은 옛날에는 패륜광(悖倫症, moral insanity, Pritchard J.C., 1923)이라 불렀으며, 근년에는 각성(覺識)과 반성(反省)을 상실한 인격상태(Storring G.E., 1953)나 이성적 존재의 붕괴(Ey H., 1963)로 이해한다.

치매에서 충동성 결여나 의욕상실, 정동실금은 무동(無動, akinesia), 강제 웃음, 강제 울음으로 이행할 수 있다. 전두측두엽치매에서는 충동억제의 상실로 인하여 침착하지 못하고, 쓸모없는 물건을 수집하고 감춘다든지 공연히 물건을 정리정돈하고 집을 뛰쳐나가거나 배회하며 대식증(大食症, bulimia), 이식증(異食症)이나 성욕의 이상도 나타난다. 충동성의 항진과 저하가 주기적으로 교체되어 나타나기도 한다[29].

정동 장애는 정동의 불안정으로 시작되며, ㉮ 자극민감성, 또는 폭발적 공격성(explosive aggressiveness), ㉯ 다행감(多幸感)이나 모리아(moria)[30], ㉰ 정동실금(情動失禁),

closure, Berlin L., 1955)란 명칭으로 기재된 것과 유사한 증상이다.

29) 양극성 충동성 장애(amphotere AntriebsstörungⒹ, Poppe W. 등, 1969)라고도 불렀다.

30) 치매나 전두엽 손상 시에 병적 행복감, 예견(豫見) 부족, 무관심, 어린애같이 멍청한 행동, 허황되고

㉣ 감정둔마(apathy)의 네 개 중 어느 것인가로 진행한다. 심리검사에 임해서 곤란한 상황에 빠지면 흥분한 나머지 울음을 터뜨리거나, 곤혹감(困惑感)으로 혼미양 상태(昏迷樣狀態)에 빠지는 파국 반응(破局反應, catastrophic reaction)이 나타난다[31].

환각과 망상은 대개 일과성이다. 이것은 피암시성의 항진이나 착각, 이해의 부족, 기억착오에 의한 단순한 반응, 또는 통과증후군(通過症候群, Durchgangs syndrome)일 수 있다. 의식 장애로는 수면-각성 리듬의 장애와 동반하는 섬망이 흔하고, 무동성 함묵증(無動性緘黙症, akinetic mutism)이나 실외투증후군(apallic syndrome)과 비슷한 모습도 보인다. 그러나 이들 증상이 장기간 나타난다면 치매의 말기 상태이며, 일과성이라면 치매 위에 의식 장애가 병합된 것으로 보아야 한다.

뇌 병변에 따른 신경학적 증상은 부위에 따라 달리 나타난다. 흔한 증상은 근육 긴장을 동반하는 자세와 보행 장애로서 사지의 맞버팀증(GegenhaltenⒹ), 고관절 굽힘을 동반한 하반신 마비(paraplegia in flexion)가 있고, 경증에서는 파킨슨병 증상과 유사한 증상, 보행 실행증(步行失行症), 원시적 자동증(primitive automatism), 강제적 악수, 입을 삐쭉 내미는 반사(snout reflex), 흡인반사(吸引反射, sucking reflex)나 젖꼭지를 더듬는 것처럼 목을 흔드는 운동(head oscillating motion), 나무에 기어오르는 것 같은 운동(climb movements), 그리고 실금(失禁) 등이 있다.

② 치매의 유형

Scheller H.(1965)는 근년에 치매의 유형을 임상증상과 인간학적 관점, 그리고 병

과장된 반응 등을 보이면 모리아(moria, Jastrowitz M.J., 1888)라고 한다. 익살증(Witzelsucht, Oppenheim H., 1890)도 거의 같은 의미이다. 증상은 비슷하지만, 이 둘을 구태여 구별한다면, 모리아는 감정의 장애뿐만 아니라 정신운동성 흥분을 동반하는 것으로 뇌의 광범위한 장애이고, 익살증은 뇌 전두부의 국소 증상이라고 할 수 있다.

31) 이때 급성 부적절감이나 위험을 느끼고 불안, 무원감을 갖는다. 외부로는 창백해지고 진땀을 흘리며 쓰러질 듯한 심신의 쇼크상태를 보인다.

표 14-2: 치매의 유형

<table><tr><td>

1. 건망형 치매(健忘型痴呆, amnestic dementia)

건망증후군 위에 거의 모든 작업기능의 장애가 겹친 것으로 노인성 치매에서 볼 수 있다. 변연계 내측이 주 병변이다.

2. 코르사코프(Korsakov) 증후군

지남력 착오를 기본 장애로 하여 노년기 정신병(presbyophrenia)이나 뇌외상 후에 나타나며, 뇌량(腦梁) 외측이 주 병변이다.

3. 가치세계(價値世界) 해체 증후군

진행성 마비, Pick병, 후각구(嗅覺構) 뇌종양에서 나타나며, 안와(眼窩) 뇌증후군이나 뇌기저부 신피질 증후군(Spatz H., 1937)에 해당된다.

4. 자발성 결여증후군(syndrome of aspontaneity)

전두엽성 충동성 결여에 해당된다. Pick병이나 전두엽 철면(凸面)의 병변에 의한다.

5. 공간세계 해체 증후군(空間世界 解體症候狀群, syndrome of degradation of space world)

시공간실인(視空間失認)과 실행증 위에 무관심, 침작성의 결여, 정동의 밋밋함 등이 겹친 것이다. 광범위한 백질의 병변을 초래하는 뇌염이나 일산화탄소 중독 시에 나타난다.

6. 상징 상실 증후군(象徵喪失症候群, syndrome of asymbolia)

초피질성 실어와 기타 여러 고차적인 상징기능의 장애와 함께 언어상동증, 무관심을 동반한다. 측두엽에 주병변이 있는 Pick병과 알츠하이머병 등에서 보인다.

</td></tr></table>

리해부학적 소견을 통합하여 [표 14-2]와 같이 나누었다.

치매의 병 모습은 매우 다양하여 대표적인 형태를 말하기란 어려우나 건망형이 가장 많다.

뇌의 병변으로 치매를 분류하기도 한다(Reichardt M., 1912). 피질성 치매(cortical dementia)에 대비되는 뇌간 치매(腦幹痴呆, brain stem dememention)와 피질하(皮質下) 치매(subcortical dementia)가 있다.

최근에 치매는 사회적으로도 주요 관심질환이 되었다. 뇌과학의 발전과 함께 그간 많은 연구가 이루어지고 분류도 세분화되고 새로워졌다. 현재의 분류에 따라 치매의 특성을 간략히 살펴보고자 한다.

가) 알츠하이머형 치매(dementia of alzheimer's type)

초기에는 주로 측두엽과 두정엽이 침범된다. 이에 따라 서서히 기억력과 언어장애, 지남력이 저하된다.

기억력은 최근기억(recent memory)부터 잊기 시작하여 어제 일, 혹은 조금 전 일을 기억하지 못한다. 단어 찾기가 곤란하여 익숙한 물건의 이름이 곧 떠오르지 않아 더듬거리기(단어 찾기곤란, word finding difficulty) 시작하여, 점차 물건의 이름 대기가 어려워진다(명칭실어증, anomia). 이때 말은 유창하지만 대충 돌려서 말하는 등 표현이 빈약하거나 애매하다. '그거-그거-'라고 하는 등 단어를 대명사로 대체한다. 이를 보상하기 위해 엉뚱한 단어를 사용하는 착어증(paraphasia)을 보이기도 한다.

지남력(시공간 인식능력)이 저하되어 길을 잃거나 헤매기도 한다.

병이 진행되면서 자발적인 말 수가 줄어들고, 말을 잘 잘아듣지 못한다(언어이해력 저하). 물건을 보고서도 제대로 알지 못하는 시각실인증(visual agnosia)이나, 친구나 가족을 제대로 알아보지 못한다(얼굴실인증, prosopagnosia). 커피를 타거나 간단한 요리하기를 순서대로 해내지 못하고(관념 실행증, ideational apraxia), 또는 망치질, 양치질 같은 단순 행동조차 하지 못한다(ideomotor apraxia)[32]. 문제 해결능력이나 판단력 저하로 돈 관리나 집안일하기도 어려워진다. 말기에 이르러서는 식사하기, 옷 갈아입기, 대소변 조절이 어려워지고, 자신의 이름, 옛날 일 등 장기(長期)기억도 잊는다. 상대방의 말을 그대로 반복하는 반향어증(echolalia)이나 같은 말을 반복하는 고집증

32) 과제의 목적과 순서를 머리로는 알고 있으나, 단순한 동작을 따라하거나 스스로 해내지 못한다.

(perseveration)을 보이기도 한다. 다른 유형에 비해서 언어 표현력이나 이해력은 비교적 오랫동안 유지되는 편이다.

알츠하이머형 치매의 핵심 증상은 아니지만, 우울, 불안[33], 초조, 충동적이고 공격적 행동, 수면장애, 부적절한 성적(性的)행동, 환청이나 망상과 같은 정신증적 증상이 동반되기도 하는데, 이를 치매의 정신행동증상(behavioral and psychological symptoms of dementia: BPSD)이라 한다. 이 증상으로 인해 환자 가족이나 간병인이 받는 고통이 크다.

나) 전두측두엽 치매(frontotemporal lobar dementia: FTLD)

Pick A.(1892년)가 실어증, 측두엽 위축을 보이는 초로기 치매 환자의 증례를 보고하고, 이후 알츠하이머(Alzheimer A., 1911년)가 이것을 픽병(Pick's disease)으로 명명하였다. 이것이 지금의 전두측두엽 치매이다. 이는 전두엽이나 측두엽을 침범하여 뇌위축을 나타내는 원발성 퇴행성 치매이다. 40~65세에 발병하며 서서히 진행된다. 75세 이후에는 드물다. 침범 부위에 따라서 증상이 달리 나타나며, 행동변이 전두측두치매, 의미(意味)치매, 진행성 비(非)유창성실어증 등 3개의 아형으로 구분한다. DSM-5에서는 '행동변화나 언어장애를 점진적으로 보이지만 상대적으로 학습과 기억, 지각-운동기능은 보존되는 경우'로 정의하였다.

초기에 기억력은 유지되면서 행동 및 성격의 변화, 언어장애가 특징적으로 나타난다. 국소적 변성에 따른 증상을 보이다가 진행되면서 파킨슨병 증상, 전반적 인지 저하를 보이고, 말기에 이르러서는 옷 입기, 씻기, 식사하기, 대소변 기능 등 일상생활의 장애가 현저히 저하된다(전병선과 박준혁, 2016).

33) 치매에서 드물게 보이는 심한 불안상태로서, 다가올 일에 대해서 되묻기를 반복하는 고도 증후군(Godot syndrome)이 있다. 환자의 인지 기능의 결함이나 병식에 따른 불안으로 추정한다. 고도(Godot)란 베케트(Beckett S.)의 희곡 '고도를 기다리며'에서 두 부랑자(浮浪者)가 기다리는 '고도'라는 인물의 이름이다.

(1) 행동변이 전두측두치매(behavioral variant of frontotemporal dementia)

사회적 행동 및 성격 변화가 특징적으로 나타난다. 초기에 성격의 변화와 함께 충동적인 행동을 하거나 강박증, 반복행동을 보인다. 기억장애와 지남력의 이상은 별로 없다.

전두엽(특히 안와전두부)이 손상되면 행동 통제능력이 약해지고 충동적으로 된다. 탈억제로 인하여 점잖던 사람이 염치나 예의가 없어지고, 저속한 농담이나 욕설을 함부로 한다. 제멋대로 행동하고 화내며, 돈을 낭비하거나 구타, 노상(路上)방뇨, 도둑질을 하기도 한다. 폭식이나 부적절한 성적(性的)행동(성욕은 감소상태)을 보이기도 한다(Hodges J.R., 2007). 강박행동을 보이기도 한다. 과도한 손씻기, 문단속 반복, 물건을 정렬하거나, 특정 물건에 집착하고, 물건 모으기(hoarding), 셈 반복, 노래 부르기 반복 등 다양하다(박기정 등, 2005).

전두엽의 등외측(dorsolateral)이 손상되면 단순하고 융통성이 없어지고, 고집이 세진다. 전두엽 내측(medial frontal)의 손상으로 자발성이 결여되어 매사 수동적으로 되고 게을러진다. 주변에 대해 무관심해지고 감정 반응이 무디어진다. 자발성 결여로 인해 자기 위생 관리도 하지 않고, 매사에 관심과 흥미를 잃고 사회적 위축을 보인다. 이러한 현상은 우울증으로 오해할 수 있다. 행동과 태도가 변화되므로 망상장애, 조현병, 강박장애, 인격장애 등과 감별이 필요하다.

병이 진행되면, 인기기능이 저하되고, 말수가 줄고, 대답도 한 단어로, 혹은 짧게 대답한다. 말기에는 옷 입기조차 못하고, 대소변 관리가 되지 않는다.

(2) 의미치매(semantic dementia)[34)]

다른 치매와 달리 삽화기억(자서전적 기억)과 시공간 인지기능은 유지되지만, 언어장애와 실인증(agnosia)이 특징적으로 나타난다.

초기에 측두엽의 전방부(anterior part)에 침범되는데, 주로 좌측에 병변이 흔하다. 정상적인 음성법과 문장법을 보이면서 말은 유창하지만, 단어의 의미를 점차 잊는다.

즉 단어, 사물, 개념에 대한 의미지식(semantic knowledge)이 저하되고[35)] 이름대기(명명력, naming)를 못하는 명칭실어증이 흔히 나타난다.

환자는 말할 때, 적절한 단어를 찾기가 어려워 "저기", "그거"와 같이 대명사로 대체한다. 또는 단어 이해력 손상은 비슷한 의미의 다른 단어를 써서(의미착오증, semantic paraphasia) 의사소통에 어려움이 생긴다. 예로서, '책상'을 '의자'로 말하거나 '고양이'로 할 것을 '강아지'라고 말한다[36)]. 그리고 말하는 내용이 빈약해지고 어휘수도 준다. 단어의 의미를 이해하지 못하여 대충 알아듣는 정도에 그친다.

그러나 말하는 데에 막힘이 없고 문법도 정확하다. 간단한 단어 따라 말하기는 가능하고 언어압박(pressure of speech)을 보이지만 음운착어증(phonemic paraphasia)은 없다. 시각 기억력은 정상이고, 글씨의 뜻은 모르지만 읽고 쓰는 것은 가능하다[37)].

34) 진행성유창성 실어증과 비슷해 보인다. 이것을 의미치매의 초기 상태로 보기도 한다.

35) 단어인 경우에는 단일 단어 이해력(single word comprehension)저하라고 한다.

36) '고양이'와 비슷한 의미를 가진 '강아지'로 대체된 것이다. 이는 의미적 연관상위 오류(superordinate category substitution)와 의미적 연관 대등오류(coordinate category errors)로 인하여 목표 낱말과 같은 의미 범주내의 낱말로 대치하여 반응하는 것이다.

37) 이로 인하여 상대적으로 우측 측두엽의 시각집중력 기능이 증가한 현상으로, 퍼즐 게임, 보석 꿰기, 동전 모으기, 밝은 색 물건 수집 등 시각적 강박을 보이고, 글 편지나 전화번호 쓰기, 말장난 등의 언어 강박행동을 보인다.

더욱 진행되면 읽기와 쓰기가 어려워진다.

우측 병변 시에는 친밀한 사람을 알아보지 못하고(얼굴실인증, prosopagnosia), 늘 사용해오던 물건의 용도를 모른다(연합성실인증, associative agnosia). 이에 반해서, 두정엽의 기능인 지각성 짝짓기(perceptual matching)나 그림 베끼기 능력은 정상이다. 진행이 되면 타인에 대한 관심이나 공감을 하지 못하고, 완고한 성격, 섭식변화 등의 행동 변화가 나타난다.

특히, 양측 전(前)측두엽이 손상된 경우에는 클뤼버-부시증후군(Klüver-Bucy syndrome)[38)]이 나타기도 한다.

(3) 진행성 비(非)유창성실어증(progressive nonfluent aphasia)

좌측 실비우스주변 피질(perisylvian cortex)과 전방섬(anterior Insular)이 위축되어, 언어의 유창성, 발음, 단어 선택의 장애로 인한 언어 표현의 장애가 특징적으로 나타난다. 발병 후 수년간은 주로 언어장애만 보인다(Hodges J.R., 2007).

단어 찾기가 곤란해지고 문법상실증(agrammatism)으로 인하여 말이 유창하지 못하다. 더듬거리면서 힘들게 말하며[39)], 말이 중간에 자주 끊긴다. 음소(音素)를 빠뜨리거나 음소의 위치를 변경하여 발음이 틀리며(음소착어증, phonemic papaphasia)[40)] 문법상의 결함을 보인다. 언어 표현이 단순해진다. 명칭실어증은 있지만 위의 의미치매와 달리, 단일(單一) 단어에 대한 이해력은 보존되어 있어 물건 이름과 개념은 유지된다. 그러나 복잡한 문

38) 측두엽의 양측 전반부의 손상으로 나타난다. 보이는 대상마다 만지고 살펴보기(hypermetamorphosia), 과식(過食)하거나 이물질(異物質) 먹기, 성행동 항진, 물체를 보고 인식하는 능력 상실(visual agnosia), 감정 둔화(blunted affect) 등의 증상을 보인다.

39) 말의 앞뒤가 바뀌고, 조사를 엉뚱하게 사용하거나 과거와 현재의 시제가 뒤 바뀐다.

40) '담배'를 '삼배'라고 말한 경우, 음소가 다른 것으로 바뀌었다.

장을 이해하지 못한다(Lezak M.D., 등, 2012).

글쓰기에서는 문법이 틀리고 음소착어증을 보인다. 글 읽기에도 유창하지 않고, 노력을 많이 해야 한다. 실어증과 함께 경도의 실행기능의 이상을 보이지만 시공간능력이나 삽화적 기억은 유지된다. 행동장애는 앞의 두 질환의 경우보다 심하지 않다. 대개 병식(insight)은 있다. 진행하여 심해지면 무언증(mutism)으로 이행된다.

다) 혈관성 치매(vascular dementia)

뇌피질과 피질하경색뿐만 아니라 열공경색(lacunar infarct), 미세경색(micro infardct)과 백질(白質)병변(white matter lesion)에 따른 치매이다. 병의 초기에 국소 신경학적 징후를 나타낸다. 피질 병변이 있는 경우에 실어증, 실행증, 경련발작 증상이 나타나고, 피질하병변인 경우에는 서동증, 집행기능장애(executive dysfunction), 보행장애, 파킨슨 증상이 나타난다. 알츠하이머병과 공존하기도 한다. 피질 혈관성 치매는 다발성 혈관성 치매나 뇌졸중 후 치매로 부르던 것이다. 이는 알츠하이머형 치매와 달리 급격히 발병하고 단계적인 증상 악화, 인지기능이 변동한다는 점이 특징이다.

Binswanger병(Binswanger O., 1894)은 백질에 주 병변을 가진 뇌혈관성 치매를 말한다. 치매와 언어 장애, 추체로 증상, 추체외로 증상, 반맹(半盲), 편마비, 지각 장애를 나타내며 만성 진행성 경과를 보인다. 이 병은 근래 Hachinski V.C.(1987)의 leukoaraiosis[41])를 보이는 주요 질환으로 주목을 받고 있다.

라) 루이소체 치매(dementia with Lewy bodies)

대뇌신경의 광범위한 부위에 시누클레인 병리(synucleinopathy)[42])를 보이는 신경퇴

41) CT나 MRI 검사에서 발견되는 백질의 병변을 의미한다.

42) α-synuclein(단백질)은 루이소체의 주요 성분이다. 이것이 신경세포에 응집되어 나타나는 신경변성질환을 시누틀레인 병리(synucleinopathy)라 하는데, 여기에는 파킨슨병, 루이소체 치매, 다계통위축증

행성장애이다. 인지기능 저하 증상이 수시간에서 수일에 걸쳐 자주 변동하고, 환시, 그리고 자세불안정, 보행장애, 운동완만증(bradykinesia), 경축(rigidity), 양측성 자세성 떨림(postural tremor) 등의 파킨슨증 운동 증상을 보인다. 그리고 자율신경계증상(기립성저혈압, 변비), REM 수면 행동장애가 나타나기도 한다(5장. 표정과 행동의 이상 중 수면장애 참조).

마) 파킨슨병에 의한 치매

파킨슨병은 특징적인 운동 증상과 함께 우울증, 치매를 흔히 동반하는 신경퇴행성 장애이다. 파킨슨병 치매는 파킨슨병과는 달리, 루이소체가 흑질과 뇌간 외에도 뇌에 광범위한 병리소견을 보여 마치 루이소체 치매와 유사하다. 치매와 파킨슨병이 동시에 발생하거나, 파킨슨병이 생기고 1년 이내에 치매가 생겼다면 루이소체 치매일 가능성이 있다.

바) 헌팅턴병에 의한 치매

헌팅턴병(Huntington disease)은 우성 유전질환으로 무도증 같은 운동장애를 보이며 인지장애, 언어장애를 동반하고 점차 치매에 이른다.

사) 경도 인지장애(mild cognitive impairment: MCI)

기억력을 포함한 인지 기능이 그 사람의 연령과 교육 수준에 비해 유의한 정도의 저하는 있으나, 일상생활에는 지장이 없는 상태를 말한다. 정상 노인의 경우에 매년 1~2% 정도가 치매로 진행하는 데 비해, 경도인지장애인 경우에는 매년 약 10~15%가 치매로 진행한다. 치매 전 단계로 추정할 수 있는 이것은 치매의 조기 발견과 예방에 중요한 임상상태이다(Petersen, 2004).

....

(multiple system atrophy), 신경축삭이상증(neuroaxonal dystrophies)이 포함된다.

아) 피질하 치매

이는 기저핵과 뇌간을 중심으로 하는 변성 질환(파킨슨병, 헌팅톤 무도병, Wilson병, 치상핵 적핵 담창구 루이체 위축증[43] 등), 혈관 장애, 종양에서 보이는 치매이다. 증상 특징은 정신 활동 전체가 느리고, 사고 제지(制止), 기억 장애가 있다. 특히 시간이 걸리면 생각해 낼 수 있는 건망증(forgetfulness)을 보인다. 그리고 자발성과 의욕의 저하, 구음(構音) 장애, 사지의 불수의 운동, 자세 이상, 보행 곤란 등의 운동 기능 장애를 보인다. 피질 국소 증상과 건망성 작화(作話)는 없다. 치매의 정도는 경도 혹은 중등도이고, 실어증이나 실인증, 심한 기억 장애로 발전하지는 않는다. 말수가 적어지고, 감정 표현도 빈약해진다. 겉으로 보아서는 의외일 정도로 주위 상황을 잘 파악한다. '피질하(下)'란 기저핵으로 보는 것이 일반적이지만, 심부(深部) 백질을 중시하는 입장(Kertesz A. 등, 1990)도 있다. 이 경우에는 백질 치매의 개념과 관계된다. 간뇌(間腦) 치매란 용어도 있으나 더 이상 사용되지 않는 용어이다.

자) 시상(視床) 치매(thalamic dementia, Grünthal E., 1942)

시상 치매는 양측, 혹은 편측의 시상부 전핵(前核)과 내측핵 손상으로 생기는 피질하 치매이다. 기억력과 발동성의 저하가 두드러지며, 가벼운 의식 혼란, 몽환증, 기면증, 정동 장애를 동반한다. 이것도 건망증후군에 정동 장애가 겹쳐 있고 급속히 무동함묵이나 무의식 상태로 빠지는 경우가 적지 않아서 통과증후군에 포함시킬 수도 있다.

변연(邊延) 치매(limbic dementia, Gascon G.G. 등, 1973)는 변연계의 손상으로 건망 증후군, 퇴행과 억제력 감퇴, 무관심을 보이는 인격의 변화를 특징으로 하는 것으로, 치매와 유사한 상태를 말한다. 언어 장애와 Klüver-Bucy 증후군을 보이는 경우도 있

43) 원명은 dentato-rubro-pallido-luysian atrophy이다.

다. 단순 헤르페스 뇌염이나 뇌종양 시에 볼 수 있다.

축색성(軸索性) 치매(axial dementia, Joint R.J. 등, 1979)는 병변이 대뇌 중심축에 있기 때문에 피질성 치매에 대응되는 용어이다. 이는 건망증을 주요 증상으로 하는 것으로 변연 치매와 거의 비슷하다.

차) 백질(白質) 디스트로피(leukodystrophy)

수초(髓鞘)의 형성 장애로 인해 대뇌 백질에 광범위한 변성이 초래되는 유전성 대사 장애이다. 진행성 사지마비와 함께 시력·청력 장애, 치매, 경련 등의 증상을 보인다. 병리 소견과 부족한 효소(酵素)에 의거하여 Krabbe병 등으로 나뉜다. 진행성 다병소성 백질 뇌증(progressive multifocal leukoencephalopathy)은 여러 면역 저하를 가져오는 소모성 질환, 장기 이식, 면역 억제제 투여 시에 생긴다.

카) Creuzfeldt–Jakob병(Creutzfeldt H.G., 1920; Jakob A., 1921)

50대 중반에 발병하여 추체로와 추체외로 증상과 함께 치매를 보이는 드문 신경변성질환이다. slow virus나 프리온(prion)[44]에 의한 감염성 질환으로서 프리온 치매의 하나이다. 대개 급속히 진행하여 1년 이내에 사망한다. 초기에 시각 장애와 운동 장애가 나타나며 환자의 70%에서는 뇌파상 주기성 동조성 방전(週期性 同調性 放電, periodic synchronous discharge)으로서 1~2Hz의 예파(銳波, sharp wave)가 특징적으로 보인다. 대뇌피질에 광범위한 해면상(海綿狀)의 변성을 보여 아급성 해면양(海綿樣) 뇌증(subacute spongiform encephalopathy)이라 부른다. 이 중에 변형(變形)크루츠펠트야콥병은 광우병(bovine spongiform encephalopathy; mad cow disease)이 걸린 소고기나 추출물을 통해 섭취한 프리온(prion)단백질로 감염되는 것으로서 주로 젊은 나이에 발병한다. 이를 인간광우병이라고 부르는데, 1996년에 영국에서 처음으로 발견되었다.

44) prion: 단백질성 감염 입자(protein-aceous-infectious particles)(Prusiner S.B., 1982).

타) 알코올성 치매

장기간의 알코올 섭취로 인하여 신경독성, 치아민(thiamine) 결핍, 간기능 부전에 의해 기억 상실 증후군(Korsakov syndrome)과 인지 장애(Wernicke encephalopathy)가 초래된다. 기억 장애와 집중력저하, 운동실조(ataxia), 외안근마비를 동반한 안진(nystagmus), 말초신경염이 나타난다.

파) 진행성(進行性) 마비(general paralysis, 또는 paresis)

이는 마비성 치매(dementia paralytica Ⓛ)라고도 불렀다. 매독균인 treponema pallidum에 감염된 후 10~20년 후에 발생하는 제4기 매독성 만성 수막 뇌염이다. 두부 외상으로 유발되기도 한다. 각종 신경 증상과 치매를 중심으로 한 정신증상을 보인다. 정신증상은 단순형 정신분열병의 형태가 가장 흔하고, 그 외에 과대망상, 우울·비관, 피해망상의 유형으로 나눈다.

③ 치매의 경과

과거에는 치매의 필수 조건으로 경과의 비가역성이나 회복 불능을 들었지만, 근래에는 어느 정도의 회복이 가능하다. 급성 치매나 일과성 치매를 치매로 부르는 것은 적절하지 못하며, 적어도 어느 정도 이상 장기간 지속되어 만성 경과를 취하는 경우로 한정해야 한다. 그런 의미에서 치매는 의식 장애로부터 회복기에 들어서서 볼 수 있는 아급성(亞急性) 가역성 병상(病像)—이것은 거의 통과증후군에 해당한다—과는 구별되어야 한다. 통과증후군이 경도일 때에는 지적 작업능력이 약간 저하되고 우울증과 자발성의 저하를 보인다. 중등도에서는 사고나 기억력이 저하되고 정동증상, 충동성의 결여와 함께 때로는 환각이나 망상을 보인다. 고도에서는 건망증후군과 뚜렷한 충동성 장애를 나타낸다.

치매란 그 자체가 원래 심각한 상태를 말하는 것이지만, 경과까지 고려해서 지능과 인격의 붕괴 과정을 포괄적으로 이해하려면 Ey H.(1962)의 분류가 유용하다. 즉 초기(初期) 치매는 기억, 주의력, 추리, 추상력, 이해력 등에 경미한 장애가 있거나 인지기능 검사를 통해서 비로소 발견되는 가벼운 상태이다. 치매라기보다는 정신감퇴(精神減退, mental deterioration)나 지적 감약(知的減弱, intellectual weakening), 치매의 전(前) 상태(preposition of dementia)라고도 한다[45]. 중등도(中等度) 치매는 기질성 정신증후군에 가까운 증상을 보이며, 진행성 마비의 완성기가 예가 된다. 말기 치매는 지적 능력에 대해서 검사를 해 볼 필요도 없을 정도이고, 행동 관찰만으로도 분명한 치매이다. 불결하고 실금(失禁), 무관심, 버릇없음, 지리멸렬한 언행이 뚜렷하다. 문진(問診)이 불가능하기도 하다. 진행된 치매뿐만 아니라 Klüver-Bucy 증후군, 실외투 증후군이 이에 해당된다.

2) 지능의 질적(質的) 이상

여기에는 가성 치매, 간서병의 몽롱상태, 가역성 치매, 초대회 멍청이, 분열병성 치매화 등이 포함된다.

① 가성 치매(假性癡呆, pseudodementia): 뇌의 구조적, 기능적 장애가 없이 치매와 유사한 증상을 보이는 경우이다. 노인성 우울증의 경우에는 우울한 기분, 슬픈 감정보다 기억력과 집중력 저하, 의욕 저하, 무기력, 피로, 불면 등의 증상을 우선하여 호소한다. 환자는 우울증임에도 불구하고 치매로 잘못 평가된다. 이는 우울 관련 인지기능 저하인 것이다. 치매와 우울증은 몇 가지 점에서 구분이 된다(표 14-3 참조). 그러나

45) 지금의 경도 인지장애이다.

표 14-3: 알츠하이머 치매와 우울증의 차이(안창일 등, 2010)

	알츠하이머형 치매	우울증
경과	서서히 발병하고 서서히 진행	급격히 발병하고 빠르게 진행
태도	· 인지기능 저하에 무관심 · 부족한 점이 있어도 해결하려고 노력 · 병식 결여 · 자유회상과 재인 기능 저하 · 단기기억 저하가 심함 · 기억장애의 정도가 일정함	· 인지기능의 저하를 과장 · 반응을 회피, "모른다"로 반응 · 병식 유지 · 자유회상에 비해 재인기능은 유지 · 인출 저하, 단기기억과 장기기억 모두 저하 · 기억장애 정도가 기복이 심함
사회적 기능	초기에 기능 저하가 심하지 않고 서서히 저하	초기에 기능 저하 심함

노인에서 노화에 따른 변화와 우울 증상을 구별하기 쉽지 않다. 또 치매가 경과하는 중에 우울증이 병합되기도 하고 우울증으로부터 치매로 이행하는 경우도 있다. 이러한 점에서 치매와 우울증에 공통의 생물학적 기반을 추정하는 입장도 있다. 우울증은 치매의 위험인자로 알려져 있다. 우울증으로 인한 인지 기능 저하는 우울증 치료로 호전된다. 그리고 알츠하이머 치매 환자에서 우울증이 동반된 경우, 우울 증상이 호전되면 인지 증상도 어느 정도 호전된다. 가성 치매는 조현병과 망상장애 시에도 보인다. 기질성 유(類)히스테리(organic hysteroid, Mayer-Gross W., 1930)[46]는 기질성 치매에 가성치매가 중첩된 상태 또는 보다 광범위한 기질성 질환에서 생기는 히스테리를 지칭한 것이었다.

② 사별이나 이별 등의 중요한 상실, 파산, 법적 분쟁 같은 심한 정신적 충격을 겪은 후에, 급성으로 기억력 저하를 포함한 전반적인 인지기능의 저하를 보이는 경우

46) 유(類): 그것에 딸린 무리. 유히스테리는 히스테리와 유사한 것이다.

에 히스테리성 가성치매(hysterical pseudodementia)를 의심할 수 있다. 이는 치매처럼 보이지만 치매라기보다는 퇴행된 상태인 것이다. 이때 인지기능 검사 상 비껴간 대답을 하고, 변화무쌍한 의식장애, 유치함을 보이는 간서 증후군(Ganser's syndrome)을 보이기도 한다. 과거에는 구금(拘禁)히스테리란 이름으로 기재되었다. 법적 문제가 연관되어 있을 경우에는 꾀병과 구별해야 한다.

③ 가역성 치매(reversible dementia, Bergeron M. & Hanus M., 1964), 혹은 치료 가능한 치매란 치매와 비슷한 모습을 보이지만 치료에 의해 다소라도 회복되는 일군의 장애를 말한다. 일반적으로는 기질성인 것을 지칭하지만 가성 치매를 포함시키기도 한다. 페니실린 투여로 진행성 마비가 치료되거나 요추(腰椎) 천자(穿刺)로 정상압 수두증이 치료되어 치매가 나아지는 것이 대표적인 예이다. 이 외에 경미한 의식 장애, 통과 증후군, 피질하 치매가 이에 속한다.

④ 초대회(招待會, 혹은 살롱[47]) 멍청이(salon idiocy, Hoche A.E.)란 화려한 초대회에 임해서 분위기에 그럴듯하게 어울리면서 말을 많이 하다가 결국은 자신의 지능 저하의 본질이 드러나 버리고 마는 경우이다. 고등(高等) 멍청이(high idiocy, Gudden Bv.)는 경도의 정신 지체로서 추상적인 사고는 할 수 없지만 기억력과 적응력이 좋은 경우를 말한다. 균형치매(relative demence)[48]란 일상생활에서는 눈에 띄지 않을 정도의 지능저하이나 자신의 능력에 어울리지 않은 높은 목표와 지위를 추구하거나 책임질 입장이 된 나머지 곧 실패하고 마는 지적 능력의 결함상태이다(Bleuler E., 1919). 이것은 초대회 멍청이와 비슷한 것이다.

⑤ 분열병성 치매화(痴呆化)(Schizophrene VerblödungⒹ)[49]는 정서와 의지의 둔마를

47) 명사(名士)들의 모임. 일부 상류 사람들의 초대회.

48) 원어는 VerhältnisblödsinnⒹ임.

49) 치매화는 지능의 정의와 범위에 의거하여 지적인 장애가 있다는 관점과 병이 진행하면 치매와 구별이

주요 증상으로 하는 정신분열병의 말기 상태로서, 모습은 치매와 비슷하지만 잠재력이나 도구적인 지적 기능은 보존되어 있다는 점에서 다르다. 만성화된 정신분열병에서 IQ가 감퇴된다는 소견은 있으나 지능의 세부적인 내용에 대한 연구가 진행 중에 있다(Aleman A. 등, 1999; Ruiza J.C. 등, 2007).

Kraepelin E.(1915)은 조발성 치매와 paraphrenia[50]를 내인성 치매화라는 용어로 묶고, 조발성 치매의 말기 증상으로부터 환각성, 지리멸렬성, 둔마성, 어린애같이 멍청한 모습, 현기성(衒奇性)(5장. 표정과 행동의 이상 중 표정 참조), 거절성 등으로 치매화의 유형을 기재한 바 있다. 진행성 마비와 같은 기질성 치매(organic dementia)에 대비되는 정신분열성 치매(schizophrenic dementia), 정신병성 치매(démence vésaniqueⒻ, Baillarger J.), 지리멸렬 치매(incoherent dementia, Leuret F.), 감정 면을 강조한 감정 치매화(affective VerblödungⒹ, Bleuler E.), 지식은 있는데 발휘되지 않는 실용(實用) 치매(démence pragmatiqueⒻ, Minkowski E.) 등으로도 불렀다. 황폐(荒廢, obliteration)[51], 매몰(埋沒, aggradation)[52]도 거의 같은 의미의 용어이다. 단순형 정신분열병을 1차 치매로 부르고, 급성 증상 소실 후의 결함 상태를 2차 치매로 부르기도 했다.

이렇게 기질적 원인에 의하리라 추정되고 정신 기능 전반이 장해되어 급속히 치매(癡呆)로 빠지는 조발성 치매와 구별하기 위해서 제창된 것으로 분열 정신병(schizose, Claude H., 1926)이 있다. 이것은 정신분열병 중에 병적 체질로부터 반응성으로 생기는 것으로, 하는 일이나 생각이 엉성하여 투쟁적인 편집증과는 반대의 체질

어렵기 때문에 치매에 이르는 경과로 보는 관점이 있다.

50) 파라프레니아(Paraphrenia): Kraepelin E.(1921)이 사용한 용어이다. 정신분열병과는 달리 환각이나 정신병적 증상, 인격의 붕괴가 없으며 여러 가지의 뚜렷한 망상을 보이는 편집성 정신병이다. 정서 증상과 사고 장애는 있다고 해도 두드러지지 않고 인격기능은 제대로 유지되어 있다. 퇴행기 편집상태(involutional paranoid state)와 만발성(晩發性) 파라프레니아(late paraphrenia)가 이에 속한다.

51) 원어는 VerödungⒹ임(어원: 완전히 부수다. 망가지다).

52) 원어는 VersandungⒹ임.

이고 몽상적이며 현실 도피적인 분열(分裂)체질(constitution schizoïdeⒻ)이다. Claude H.는 이러한 분열 체질이 중독과 감염 등으로 진전된 병적 상태를 유(類)분열병(schizomanieⒻ)이라 불렀다. 환자는 자폐적이고 현실에 무관심이며, 인격과 행동과의 사이에 심각한 해리(dissociation)를 보인다. 둔주나 급성 착란, 충동 행위 등도 보이지만 보통 병식은 있다. 이것이 한 단계 더 진전되면 현실과의 접촉을 완전히 잃은 (협의의) 정신분열병(schizophrénieⒻ)상태가 되고 이러한 치매의 겉모습이 계속된다. 그가 말한 분열 정신병은 분열 체질 → 유(類)분열병 → (협의의) 분열병의 순서로 진전되어 간다. 그리고 지적(知的)인 측면의 해리가 전면에 나타나는 것으로 반응성 · 심인성의 정신 장애를 뜻한다. 이러한 정신분열병에 관한 견해는 오늘날의 중심군(群) · 비정형군의 구별과 경계선 장애의 개념에도 통하는 것이다. Claude H.는 각각을 동일 질환의 극단의 형태(極型)로 생각하고, 기질성, 심인성 요소에 강하게 반응하는 양자 간(間)의 이행(移行)하는 형태를 인정하였다. 이러한 견해는 Kretschmer E.의 견해와도 유사하다(萩生田晃代 등, 1991).

단순형 정신분열병에서 치매가 나타나며 파과형에서는 심한 치매를 보인다. 단순(單純) 치매(dementia simplex), 또는 단순형 정신분열병(simple schizophrenia)은 분명한 분열병 증상은 두드러지지 않으면서 서서히 경과하는 정신분열병의 한 유형이다. Diem O.(1903)은 이 유형의 특징을, ㉮ 사춘기부터 서서히 발병하며, 자극에 예민하고 타인과 협조성이 부족하다. ㉯ 성격의 변화와 작업 능력이 저하되어 제대로 일을 해내지 못하고, 생각은 한쪽으로 치우쳐 판단이 결여된다. ㉰ 자제력과 참을성을 잃고, 더구나 자신의 문제점을 인정하지 않기에 꾸준히 직장 일을 하지 못한다. ㉱ 그러나 환각 · 망상과 조울병에서 보이는 감정 장애나 긴장병 증상, 도덕적 품행 장애는 나타나지 않는다. ㉲ 증상은 급격히 악화되지도 않고 수년 후에는 치매를 초래하여 고정 상태로 된다고 하였다. Bleuler E.(1911)는 정신분열병의 주요 증상(연상의 이완, 감정 장애, 양가성, 자폐증)이 이 병의 전체 경과를 통해서 지배적으로 나타나며 환각이나 망상 같은 부차적인 증상은 없는 유형으로 기재한 바 있다. 이 유형을 ICD-10에서는 인정하나 DSM-IV에서는 부록의 기타 정신병적 장애에 넣었다. DSM-5와 ICD-11에서는 이전에 있던 아형을 진단상에 안정성이 부족하다는 이유로 모두 제외시켰다. 그러나 아직 임상에서는 사용하고 있다(대한신경정신의학회, 2017).

파과형 정신분열병은 DSM-IV에서는 지리멸렬사고와 감정둔마를 주증세로 하는 정신분열병 와해형(295.10)에 해당된다. 파과병(破瓜病, hebephrenia)[53]은 Kahlbaum K. L.의 paraphrenia hebetica㉡를 Hecker E.(1871)가 독립시켜 상세히 기재한 질환이다. 사춘기에 발병하여 멜랑콜리, 조증, 착란을 차례로, 혹은 교대로 경과하고 급속히 황폐화에 이른다. 불안정한 기분, 변동이 심한 망상관념, 작화, 충동행위를 보이고 병의 초기부터 특유의 우스꽝스러운 모습(absurd)을 보이다가 결국 고도의 치매로 이행된다. Kraepelin E.는 교과서 4판에 파과병으로 기재하고 6판에서는 조발성 치매의 아형으로 하였다. 교과서 8판에서는 조발성 치매 유형 중에 '어린애같이 멍청한' 치매화 유형에 포함시켰다. Schneider K.는 연령의 의미가 포함된 파과병이란 명칭에 반대하고 이를 단순형에 포함시켰다.

유(類)파과병(heboidophrenia, Kahlbaum K.L., 1890)은 욕동의 이상을 위주로 하는 청년기 정신병이다. 유전성이 큰 것으로 추정한다. 환각 · 망상 등의 분명한 정신증상을 보이지는 않고, 기분의 변화와 함께 사회와 가족에 대해 반항하고 치우친 생각으로 생활 전반에 장애가 있다. 일부는 범죄도 저지른다. 병에 대한 자각은 있으며 황폐화되지는 않는다. 초기(1884)에는 도덕(道德) 정신병(moral illness)의 한 유형(類型)으로 제창되었으나, 그 후 청년기에 발병하는 정신병 속에 파과병과 비슷한 특별한 유형으로 취급되었다. 정신분열병의 단순형이나 인격 장애, 또는 경계선 장애와도 관련된다.

53) 파과(破瓜)는 파과지년(破瓜之年)에서 유래하였다. 과(瓜)를 파자(破字)하면 八八로서 2,8 청춘, 즉 여자 나이 16세, 또는 사춘기를 의미한다.

제15장 자아(自我)체험의 이상

제15장 자아(自我)체험의 이상

1. 자아와 자기

자아(自我, ego)[1]란 지각, 사고(思考), 의지(意志), 행위 등 모든 정신 기능을 관리 통합하는 주체(主體)이다. 프로이트(Freud S., 1928)는 심적 구조론에서, 자아란 초자아와 이드 사이에서 이들의 요구와 비판을 조정하고, 방어 기제를 작동시켜 내적(內的) 세계의 평형을 유지시키는 기능이라고 하였다. 즉, 자아는 외부 세계를 인식, 판단하고 주체를 현실에 적응하는 행동으로 향하게 하는 심적 기능이다.

자아 이상(自我理想, ego ideal, 프로이트, 1914)은 초자아의 기대에 부응하기 위해 자신이 갖추어야 할 모범적이고도 이상적인 상(像)이고, 이상적(理想的) 자아(ideal ego)는 유아기 자기애로부터 형성된 전지전능감(全知全能感, feeling of omnipotence)을 지닌 자기상이다. 욕동과 표상(表象)을 자아가 받아들이는 것은 자아(自我) 친화성(親和性, ego-syntonic)이고, 수용되기 어려운 것은 자아 이화성(異和性, ego-alien)[2]이다[3]. 보통 우세(優勢) 관념의 내용은 자아 친화성이고 강박 관념은 자아 이화성이다.

자아 정체성(ego identity, Erikson E.H.)이란, 자신이 사회 속에서 인정된다는 긍정적

1) 자아(自我)는 I(IchⒹ)의 역어이고 자기(自己)는 self(selbstⒹ)의 역어이다.

2) 이질성이란 성질이 다르다는 의미보다는 '생각이 맞지 않는', '서로 용납되지 않는'의 의미로 이화작용(異化作用)의 준말인 이화(異化)가 뜻에 적합한 것으로 사료된다.

3) Jones E.(1938)는 자기의 규범(規範)에 조화롭게 공존(共存)하는가, 그렇지 않은가에 따라 자아 친화성과 자아 이질성(異質性, ego-dystonic)을 구분하였다.

인 자기상(自己象)이고, 정체성 위기(identity crisis)는 주체와 환경의 변화로 자아가 위협을 받는 것을 말한다.

(정신분석적) 자아 심리학이란 프로이트가 만년에 강조한 자아의 개념을 발전시켜, 모든 심리 현상을 자아와 관련지어 이해하려고 한 Hartmann H.과 Erikson E.H. 등에 의한 심리학이다.

자아 정신병(ego psychosis, Kleist K., 1928)은 자아(自我) 의식이 장애된 비정형(非定型) 정신병의 한 유형이다. 표상이 공상적이고 과대적 작화증과 자신을 과소평가하는 건강염려증을 포함한다. 이와 비슷한 용어인 자아병(EgopathieⒹ)은 소극적이고 약한 자아 구조를 가진 청년에게 모친의 과보호와 같은 상황이 더해져 역동적으로 생기는 정신분열병을 지칭하는 Kisker K.P.(1964)의 개념인데, 이는 인격의 황폐에 이르지 않고 회복될 수 있다고 했다.

체험 주체인 자아에 대응되고 체험의 대상이 되는 객체(客体)를 자기(自己, self)라 한다. 자기 관찰이란 자아가 자기의 체험과 의식 상태를 관찰하는 것이다. 이러한 관찰은 주객(主客)의 분리를 전제로 하는데, 이 경우에는 양자가 동일 의식 속에서 나타나므로 어느 쪽이라도 무게가 실리게 되어, 기울어져 균형을 유지하기는 어렵다.

'자기'는 '자신의 것'이라고 부를 수 있는 모든 것이다. 여기에는 세 가지가 있다. ① 물질적 자기(material self)로서 의복, 가족, 집, 소유물 등, ② 정신적 자기(spiritual self)로서, 이는 '자기'의 핵심 부분이고 반성(反省)의 결과 '느껴짐'으로 발견된다. ③ 순수자아(pure ego)로서 개인 정체성을 구성하는 것이다. 오늘날 자아 개념이 인지에 편중되어 있지만 앞으로는 정서적으로 체험되는 '자기'의 개념이 커질 것이다(민경환, 2002).

이러한 '자기'가 발달하는 데에는 자기 지각, 자기의식, 그리고 자기 영속성의 세 가지의 요소가 있다. 자기 지각(self-perception)은 자신이 다른 사물이나 다른 사람과 분리되어 존재한다는 의식이다. 이를 실존적 자기(existential self)라고도 한다. 자기의식(self-consciousness)은 자신을 돌이켜 바라볼 수 있는 능력이다. 범주적 자기categorical self)라고도 한다. 그리고 자기영속성(self-permanence) 의식은 자기가 시공간에 걸쳐 지속된다는 의식이다.

자아의식(自我意識, ego-consciousness)은 대상의식(對象意識)에 상대되는 것이다[4]. 자아의식은 자아체험이라고도 부르는데, 이는 의식이란 단어가 의식의 명료함이나 혼탁이라는 의미와 혼동되기에 체험이라고 쓰는 것이다. 자아의식은 자신의 존재와 정신 활동을 의식하는 것이고, 자기의식(自己意識, self-consciousness)은 자신에 관한 가치 판단까지 포함하는 것이다. 자아체험은 자아가 자기 자신을 체험하는 것으로서 주체인 자기에 대한 의식이며, 자기반성(自己反省)이 가능한 경우이기도 하다.

자아의식의 발달은 유아기로부터 형성된다. 유아는 스스로의 감각과 그 감각이 유래하는 대상물을 구별할 수 없다. 자기 지각은 생후 3개월경부터 생겨난다. 대상(對象) 영속성의 발달과 더불어서 '자기'의 감각을 갖게 되는데, 3~18개월 사이에 지각된 '자기'의 감각이 발달하고, 이것은 자신의 신체가 상황에 걸쳐 연속된다는 것을 알게 된다. 지각기능이 성숙하면서 불쾌함과 유쾌한 기억의 흔적이 뇌 속에 남겨지고, 이로써 처음으로 대상이 자기와 구별된다. 이것이 대상표상(對象表象)인 것이다. 대상표상이 형성되면 이어서 자기표상(自己表象)이 형성된다[5]. 형성 초기에는 자기표상과 대상표상은 미분화 상태이고, 특히 유아의 욕구가 충족되어 긴장이 해소되면 융합된다(Jacobson E., 1964)[6]. 자아와 타아(他我)의 구별이 불분명하던 것이 점차 자

4) 자아의식의 원어는 IchbewußtseinⒹ이고 자기의식의 원어는 selbstbewußtseinⒹ이다. 자아는 의식하는 작용의 주체(主体)이고, 자기는 의식되는 객체로서 현상적 자기(自己, phenomenological self), 혹은 자기의식(self consciousness)이라 한다. 그러나 자기의식과 자아의식은 혼용되고 있다.

5) Piaget J.(1936)는 생후 16개월이 되어서야 안정된 표상이 형성된다고 하였다.

6) 자기표상과 대상표상의 분화에 대해서, Kernberg O.(1975)는 정신분열병에서는 자기표상과 대상표상의 분화가 이루어지지 않고, 경계선 인격 구조에서는 양자의 분리는 완료되어 있기 때문에 여러 표상에 있어서 좋은 부분표상과 싫은 부분표상과의 통합이 되어 있지 않다고 하였다. Kohut H.(1971)는 자기애성 인격 장애인에서 자기표상이 과대한 상태로서 과대 자기(誇大自己, grandiose self)이며, 현실과 접

신의 신체를 의지대로 움직이는 것과, 외부세계로부터 자기의 의지와는 달리 움직여지지 않는 것을 구별하기 시작하면서, 행동의 주체이며 독립된 주체라는 자아의식이 생긴다. 자신의 행동과 인식을 자기의 내부에서 반성하고 평가하는 능력이 커지면서, 또 자신의 의지에 따라 행동하는 것이 가능하게 되면서 자기와 타인을 분명히 인식하게 된다. 이것은 생후 15개월경부터 거울을 보고 '자기'라고 재인(再認)하는지를 알아보는 것으로 객관적으로 파악할 수 있다. 동시에 이 시기에는 자신과 타인을 구분하는 언어를 사용하기 시작하고, 당혹감, 자부심, 수치심 등의 자기 의식적인 감정이 출현한다(Lewis M.D., 1990). 이로써 자아의식(혹은 자아체험)은 의식하는 자아와 의식되는 자아, 즉 '주체적인 나'와 '객체적인 나'로 나뉜다[7]. 이것은 인지적 능력이 필요한 것으로서 인간과 침팬지 등의 영장류에서만 가능하다.

자신의 정신생활을 바라보는 반성 의식(反省意識, reflective consciousness)은 자신감 부족, 건강염려증, 강박증, 무기력 망상에서 과도해지고 자신이 어떤 기준에 미치지 못한다는 부족함으로 고민한다. 자기 관찰로써 내용을 알려고 하는 것을 자기반성(反省), 또는 내성(內省, introspection)이라 한다.

Jung C.G.(1875~1961)는 '자기'를 무의식 속에 있으며 상징적으로 파악되는 자아의 원형(原型, prototype)으로 보고, 그 발전 과정을 개성화(individuation) 또는 자기실현(self realization)이라 불렀다. '자기'는 성격의 핵심으로서, 이것과 다른 요소가 잘 통합되어 통일감, 조화, 전체감을 가질 수 있다고 하였다. Horney K.(1950)는 자기실현이란 인간에게 공통적으로 내재하는 진실한 자기(real self)의 성장을 의미하고, 신경증의 치료란 이것을 촉진시키고자 하는 것이라고 하였다.

자기 보존욕구(self keeping drive)[8]는 배고픔 등의 생명을 유지하는 생물 본질적 욕

축해서 자존감(self-esteem)이 불안정하다고 하였다.

7) 자아와 자기가 주체와 객체로 구분되는데, 자아의식은 다시 주체와 객체로 나뉜다고 하여 용어의 혼란이 생긴다. 그러나 의식한다는 의미 속에서 주체와 객체로 나뉘는 것으로 이해하면 될 것이다.

동으로서, 프로이트(1910)는 성(性) 욕동과 대립하고, 갈등을 초래해서 신경증의 기반이 된다고 했다. 자아 욕동(ego drive)이라고도 한다.

자기애(自己愛, narcissism)는 자신을 사랑하는 것이다. 프로이트(1914)는 리비도가 자기에게 향하는 상태라 하였고, 자타(自他)의 구별이 형성되기 전에 보이는 1차적인 자기애와 그 이후에 나타나는 2차적인 것으로 나누었다. 리비도 발달의 가설에 따르면, 자신의 신체 부위에 의해 만족을 얻는 자기 신체애(身體愛, autoerotism)로부터 대상애(對象愛) 쪽으로 이행하는 중간 단계에 해당한다. 자기애 신경증은 전이를 일으키지 않는 정신분열병이나 우울증 등을 지칭한 것이다(프로이트, 1891).

이기주의(利己主義, egoism)는 자신을 우선적으로 생각하고 타인을 고려하지 않는 것이다. 이기주의의 반대는 이타주의(利他主義, altruism)[9]이다. 이는 자기희생의 극단적 형태이다. 병적(病的) 이타주의(Genil-Perrin, 1926)란 동기와 목적이 정도를 넘어서는 박애(博愛), 애타(愛他)주의를 말하며, 이러한 현상은 편집증 환자와 열정적 이상주의자(理想主義者)에서 볼 수 있다. 자기 중심주의(egocentricism)는 Piaget J.(1923)가 유아의 인지 행동의 특성으로 사용한 용어로서 주관과 객관이 구별되지 않고, 보는 방식을 바꿀 수 없는 것이다. 정신분열병 초기에 온갖 것이 자신을 중심으로 움직인다고 느끼는 역회전(逆回轉, Anastrophé, Conrad K., 1958)[10]이라는 의미도 있다.

타인의 언행을 자신의 관점으로 해석하는 것은 자기 중심적 판정(egocentric predicament)으로서 편집증(paranoia)에서 볼 수 있다.

자기(自己) 심리학(self psychology)은 자기애성(自己愛性) 인격 장애(narcissistic person-

---

8) 원어는 selbsterhaltungstrieb Ⓓ임.

9) 어원 alter: 타인의.

10) Conrad K.(1958)는 아포페니(ApophänieⒹ)에서 그동안 자신이 수동적인 세계 속에 있었지만, 이제는 이와는 반대로 자신이 세계를 향하여 능동적으로 영향을 주는 방향으로 역회전(逆回轉)하는 것을 아나스트로페(AnastrophéⒹ)라 부르고, 이와 같이 자신이 세계의 중심으로 전환하는 것을 프톨레마이오스적 전환이라고 하였다.

ality)의 지견을 기초로 한 Kohut H.(1979)의 심리학이다. 그는 개체가 타인을 자신의 한 부분으로 체험하는 현상을 지칭하기 위해 자기대상(自己對象, self object)이란 용어를 고안하였다. 개체는 자신의 경험을 반영해주거나 동일시할 수 있는 대상이 필요하고, 이러할 때만이 자기 자신을 응집력 있는 단위로 체험할 수 있는데, 그 대상이 자기대상인 것이다.

2. 신체에 대한 인식과 자기

경험하는 것의 기반이 되는 것은 자신의 몸과 주변 세계를 구분하는 것이다. 내 몸인 것과 아닌 것에 대한 지식은 배워서 일생 지속된다. 손가락이 마비된 사람은 이것을 만졌을 때 자신 몸의 일부가 아닌 외부 대상으로 느낀다. 치과 마취로 인하여 입술이 마비된 경우도 같은 현상이다(Casey P. & Kelly B., 2007).

'자기'를 알아차리는 것은 몸의 도식(圖式, schema)과 기억의 연속성, 통합성, 그리고 심리적 기능이 어우러져야 가능하다. 뇌질환으로 인하여 신체상(body image)의 장애가 나타나는데, 이때 자기상(self-image)에 대한 인식도 장애된다. 자기상은 자기 표상(self-representation)이라고도 한다. 이것은 우리가 의식적으로 눈앞에 떠올릴 수 있는 자신의 모습을 말한다. 자기 신체표상(body-representation)이기도 하지만, 이것 외에 자기의 충동이나 소원, 감정, 사고, 태도 등과 관련해서도 표상이 만들어진다. 자기 표상도 신체감각으로 직접 알 수 있지만, 대개는 간접적으로 자기를 하나의 대상으로서 지각하고 내성(內省)함으로써 알 수 있다.

신체상의 장애는 다양하다. 입면시(入眠時)나 정신분열병, 기질성 장애, 우울증 일부에서 자신의 얼굴이 흉해졌다고 호소한다. 정신분열병에서는 자기와 환경의 경계가 허물어진 모습으로 나타난다. 급성기에는 자신의 행동이 마치 외부의 것처럼 낯설어 보이고 자신의 행동이 의지와는 상관없이 자동적으로 된다고 호소한다. 내 것 같지 않은 낯섦(alienation)은 무언가 외부의 힘에 의해(예: 전자파나 인터넷) 조절된다고 느낀다.

Jaspers K.(1948)는 자아가 자기를 의식하는 양식을 네 개의 표지(標識)로 나누었다. ① 능동성 의식, ② 단일성 의식, ③ 동일성 의식, ④ 자신은 외부세계나 타인(他人)과 구별된다는 의식이다. 이것이 장애되면 자아의 체험이 자신과 분리되거나 자타(自他)의 경계가 불분명하게 되는 등, 자아체험의 이상으로 나타난다. 각 표지에 따른 장애는 다음과 같다.

1) 능동성 의식의 이상

능동성(能動性) 의식은 지각하고 느끼며 생각하는 자신의 행위가 '내 것'이라고 느끼는 자기 소속감, 또는 존재의식(存在意識)이며 자신이 행하고 있다는 실행(實行)의식이다(existence and activity of the self). 이것이 장애되면 이인증이나 '시켜지는 체험', 빙의(憑依) 체험으로 나타난다.

(1) 이인증(離人症, depersonalization)

이는 존재 의식의 변화이고, 자기 자신을 정상적이고도 자연적인 자신이라고 느끼지 못하고 자신의 모습이 변화된 느낌(변모감, 變貌感), 또는 외부세계가 변화된 비현실감(derealization)으로 호소한다. 이런 변모감은 고통을 느끼는 자아와 함께 이것을 체험하는 이중(二重, mental diplopia)이란 점이 특징이다.

이것을 처음 경험하는 사람은 자신이 미치는 증상은 아닌가 하고 매우 놀란다. 이후 시간이 가면서 적응하게 된다. 이인증에서는 대개 자신이 느끼는 폭이 감소되거나 소실되었다고 호소한다. 그러나 주위에서 보기에는 주변 상황에 대한 행동과 감정반응이 적절하다. 이것은 '나는 존재하지 않는다, 살아있지 않다'든지 '세상이 존재하지 않는다'는 등의 허무망상과는 다르다. ICD-11과 DSM-5에서는 해리성 장애 항목의 '이인증장애/비현실감장애'에 해당한다.

의사가 관심을 갖고 물어보면 많은 환자에서 이인증을 경험한다는 것을 알 수 있다. 젊은이의 30~70%에서 있으며(Freeman C.P.L., 1996) 여성에서, 또 무기력 성격자에서 많다. 피곤할 때에도 나타나고 정신분열병, 우울증, 기질성 뇌질환, 경계선 장애, 뇌전증, 각성제, 물질남용(LSD) 시에 볼 수 있다(Sims A., 1995). 특히 우울증인 경우에 호소하는 증상이 이상하다고 해서 정신분열병으로 오진할 수 있으므로 주의해야 한다.

감정의 낯섦(소원감, 疏遠感, alienation, 또는 estrangement)[11]은 자아의 능동의식이 약해진 나머지 감정의 능동적 느낌이 저하된 것으로, 대상을 마치 베일을 통해서 보는 듯한 불완전 지각감(知覺感)(sense of incomplete perception)을 말한다. 환자는 자신이 로봇과 같이 감정이 없는 존재로 변하고, 주변의 일과 현상이 생생히 살아있다는 느낌을 잃은 나머지 '무엇을 보아도 느낌이 없다, 감동되지 않는다', '무언가 동떨어진 느낌이다'라고 호소한다. 감정 상실의 감정(Schneider K.)[12]이나 슬픔 느끼기 불능(Schulte W.)[13]도 비슷한 용어이다. 이것이 정신분열병의 감정둔마와 다른 점은 스스로 감정의 이상을 자각한다는 것이다. 우울증에서는 이인증의 내용이 기분과 일치한다. 기분저하와 함께 공감력이 저하되어 환자는 '아무런 느낌이 없다'고 호소한다. 이런

11) 낯선 느낌, 또는 소격감(疏隔感)이라고도 한다. 원어는 EntfremdungsgefühlⒹ이다. 법정신의학에서는 mental alienation을 정신질환이라는 의미로 쓴다(대한신경정신의학회 용어집, 2005).

12) 원어는 Gefühl der GefühllosigkeitⒹ임.

13) 원어는 NichttraurigseinkönnenⒹ임.

자연스러운 느낌의 부족은 주위의 사랑하는 사람에게 두드러져 나타나므로 느낌의 상실로 인한 환자 자신의 죄책감이 더욱 커진다.

낯섦 우울증(Petrilowitsch N., 1956)은 특이한 공허감을 겉모습으로 하는 내인성 우울증이다. 환자는 기뻐도 슬퍼 보이고, 웃거나 눈물을 흘리지도 않는다. 모든 것에 낯선 느낌을 갖는다. 낯섦 정신병은 외부세계와 신체에 대해서 낯선 체험을 주요 징후로 하는 Kleist K.의 관계 · 기지(旣知)[14]정신병의 한 유형이다.

Wernicke C.(1881)는 체험의식을 자신에 관한 내적세계 의식(內的世界意識)[15], 외부와 타인에 관한 외적세계 의식[16], 신체에 관한 신체 의식(身體意識)[17]의 세 가지로 나눈 바 있으며, Haug K.(1939)는 이것을 기초로 하여 이인증(離人症)을 셋으로 구분하였다. 외계의식의 이인증은 외부 세계의 대상이 생생하게 살아있다고 느껴지지 않는 비현실감, 또는 지각계의 낯섦으로 나타나고, 내적세계 의식의 이인증은 자신의 체험과 행동에서 능동감이 소실되고 낯선 느낌을 가져 자기 자신의 실재감(實在感)을 잃는다. 신체의식의 이인증은 자신의 팔다리 등 신체가 자신의 것이라고 느껴지지 않는 자기소속감의 장애이다. 공복감, 만복감, 충실감 같은 신체 감각이 낯설게 느껴지고 시간 · 공간 체험이 장애되거나 기시감(旣視感)과 미시감(未視感)이 생기기도 한다. 이인증에는 정도의 차이가 있어도 이들 증상이 포함되어 있다.

사춘기 망상증과 건강염려증, 정신분열병의 초기나 급성 증상의 쇠퇴기에 자기 관찰과 내성(內省)이 과도해지기도 한다. '나에게 무언가 결여된 것은 아닐까?', '내 잘못은 아닐까?', '남들이 나쁘다고 보지나 않을까?' 하면서 자책감이 있는 강박적 색채를 띤다. 위기에 빠진 자신에 대한 방어, 혹은 반성(反省) 의식의 과도한 표현으로

14) 기지(旣知): 이미 알고 있는.

15) 자기정신(自己精神, AutopsycheⒹ)이라고도 한다.

16) 외계의식(AllopsycheⒹ)이다.

17) 신체정신(身體精神, SomatopsycheⒹ)이라고도 한다.

보이기도 한다. 정신분열병에서 냉정하게 객관적으로 자기 자신을 관찰하는 것을 내성형(內省型, Wirsch J., 1940)이라고 불렀다. 자기냄새 공포와 추형(醜形) 공포는 일종의 신체자아의 장애에 속한다.

(2) 시켜지는 체험, 또는 작위 체험(作爲體驗)

영어권의 수동감(受動感, passivity feeling)과 작위감('made' feeling)도 이것과 비슷하다. 작위 체험(made experience)[18]은 자아의 통제 영역 내의 심적 생활에 생기는 것이기 때문에 주로 사고, 의지 · 욕동의 증상으로 표현된다. 생각에서 일어나면 시켜지는 사고, 또는 사고 간섭이다(10장. 사고의 장애 참조). 이는 생각이 취입(吹入)되거나 빼앗기는(탈취, 奪取) 등의 사고 장애를 동반할 때가 많다. 시마자키(島崎敏樹, 1950)는 작위(作爲) 체험을 인격의 자율성이 장애된 타율(他律) 체험이라 부르고, 자아의 활동이 부족할 뿐만 아니라 외부로부터의 지배도 분명하지 않은 단계인 규율부재 체험(規律不在 體驗, Anom-ErlebnisⒹ)이 있고, 여기에는 자생(自生) 사고, 이인증, 언어성 정신운동 환각 등이 포함된다고 하였다.

'동작을 강요당한다', '몸에 전기를 통하게 한다'는 등 신체의 운동, 감각 면에 미치는 피영향 체험[19]은 자아의 신체적인 면(신체 자아)의 장애로 나타나고 신체감(身體感)의 이상과 물리적 피해망상과 결부되기 쉽다. 이것은 실행의식의 이상이다. 자아가 정신활동의 주체성을 잃고, 외부로부터 억눌림 당하고 누군가로부터 지배된다고 느끼는 현상이다.

프랑스에서 가성(假性) 환각은 자동증과 간섭 · 피영향 요소를 동시에 가지며, 지

18) 아포페니 경험(apophenous experience)과 같은 의미이다. 즉, 자기 주변의 모든 사건이 자신을 위한 것으로 느낀다. 기질성 장애 외에 정신분열병에서 보인다.

19) 피영향 현상, 또는 자기 소속 박탈감(Lévy-Valensi J.)이라고도 한다.

각, 사고, 기억, 의지(意志)·욕동의 영역에까지 미치는 미분화된 자아 장애로 본다.

신경 심리학에서는 외부의 자극에 의해 도구의 사용과 습관적인 동작을 상동적으로 행하는 것을 피(被)영향 증상이라든가 환경 의존 증후군(environmental dependency syndrome, Lhermitte F., 1986)이라고 부른다.

지배감(支配感, 또는 수용감收容感, sentiment d'emprise(F), Janet P.)은 누군가가 자신의 옆에 있어서 자신의 언행을 속박하는 것같이 느끼는 것이다. 존재감의 입장에서 보면 실체적 의식성에 가깝지만 관찰을 당하거나, 강제, 탈취, 침입 등의 요소를 포함한다. 어떤 사람은 '자신이기도 하고 타인이기도 하다'라고 호소하고, 또 일방적인 속박 외에도 대화를 통해 교류하기도 한다. 판단하기 애매한 일을 결정하는 등, 자신 쪽에서 작동하는 것도 있다.

매개(媒介) 체험이란 신령(神靈)과 같은 미지(未知)의 존재와 마음이 통하는 초자연적인 체험이다. 계시(啓示), 빙의(憑依), 영감(靈感), 방언(方言), 일체감 등과 같이 종교적 체험에서 보이고, 히스테리나 정신분열병에서도 볼 수 있다.

외래(外來) 현상(phénomène xénopathique(F))은 의식이 침범되어 자아가 이질감을 갖는 체험이다(Guiraud P., 1929). 가성(假性) 환각, 정신운동 환각, 병적(病的) 표상, 사고 간섭, 사고 취입(吹入), 신비체험 등이 포함된다. 외래 사고(外來思考)란 이름으로 사고 영역에 기재되기도 했지만 일부는 환각에 속하기도 한다. 외부 작용, 혹은 영향 망상(影響妄想) 증후군(Claude H., 1924)도 이와 유사한 것이다. 이것은 망상 환자가 불분명한 누구로부터 영향이나 간섭을 받는다는 일련의 증상으로서 환각과 망상적 해석이 이에 포함된다.

2) 단일성(單一性, singleness)[20] 의식의 장애

어느 순간에 자신은 일정한 방향을 가진 통합된 존재인 하나(한 사람)라는 의식이다(being a unity at any given point in time). 이 의식이 변화하면 자기가 분열되어 두 사람이라는 이중(二重)자아(double ego)[21]체험을 한다. 두 개의 인격이 각각 고유의 체험을 하거나, 때로는 서로 대립하는 체험을 하며, 자신이 별개(別個)의 자신으로부터 간섭을 받는 이중화(二重化) 체험으로도 나타난다. 이중신(二重身, Doppelgänger Ⓓ)[22]은 외부세계에서 자신의 모습을 보거나(자기상 환시, 自己像幻視, autoscopy)[23] 자신의 존재를 느끼는 것이다. 이는 신체(身體)의식의 장애이다. 이들은 후술하는 이중인격과 구별이 어렵다. 환자는 자신이 마치 두 사람인 듯하다고 말한다. 관심을 끌려는 성격이나 학습 장애자, 빙의망상 환자에서 볼 수 있다. 정신분열병에서는 드물다.

자아 분열(Freud S., 1938)은 여성물건 기호증(fetishism)[24]과 정신병에서 자아의 내부에 현실을 인식하는 태도와 이를 부인하고 욕망의 대체물과 망상(妄想)을 형성하는 두 가지의 태도가 공존하는 현상이다. Bleuler E.(1911)의 분열(splitting)은 정신분열병의 1차 증상으로서의 연상의 이완과 2차 증상으로서의 모든 심적 기능의 해리, 콤플렉스의 독립 · 공존 등의 양면을 포함한다.

20) 원어는 Einfachheit Ⓓ임.

21) 원어는 Doppel-Ich Ⓓ임.

22) 분신(double)이라고도 한다.

23) Heautoscopy나 phantom mirror images도 동의어이다. 자기상 환시(혹은 자기 환영, autoscopy)를 Sims A.(2003)는 자아 단일성의 장애에 포함시켰다. Damas M. 등(1980)은 자신의 자아가 중복되어 존재하는 것을 경험하는 것을 자기 환영이라 하고, 형태로서 자기 환영적 이인증, 자기 환영적 환각, 자기 환영적 망상으로 나누었다(김용식 등, 2006)(9장. 지각의 장애 참조).

24) 성애(性愛) 대상의 이상(異常)이다.

3) 동일성(同一性) 의식의 장애

과거로부터 현재에 이르는 시간 경과 속에서 자신은 동일하다는 것이 동일성(同一性) 의식이다(continuity of identity over a period of time). 이것이 장애되면 현재의 자신이 과거의 자신이 아니라 타인으로 체험하는 지속성 이중인격(二重人格, double personality) 또는 이중의식(二重意識, double consciousness)이 생긴다. 교대인격(交代人格, alternating personality), 혹은 교대 의식이라고도 한다. 전형적으로는 어느 시점에 제1인격에서 제2인격으로 이행하고, 일정 기간 계속되다가 원래의 인격으로 되돌아오는 때에는 제2의 인격에서 있었던 언행에 대해서는 알아차리지 못하는, 각각의 단일성은 보존되어 있는 경우이다. 그러나 제2인격이 제1인격에 기생(寄生)하는(덮어씌운)[25] 상태에서는 어느 정도 기억되기도 한다. 이때 빙의(憑依) 망상을 보이는 경우도 있다. 히스테리와 뇌전증의 몽롱 상태, 심인성 몽롱 상태에서 보인다. 드물게 다중인격이 있다고도 하지만 그 존재에 대해서는 논란이 있다. 이는 ICD-11과 DSM-5에서 해리성 장애 항목의 '해리성 주체장애'에 해당한다.

정신분열병에서 환자는 병전의 사람과 자신은 다른 사람이라고 말하기도 한다. 변화된 느낌으로 표현하지만 '원래 나는 죽고 새 사람으로 생명을 부여받았다'고 한다. 이는 마치 신앙의 영향으로 '내가 다시 태어났다'고 하는 종교적 체험인 것처럼 표현한다[26]. 정신분열병 환자가 자신의 과거 병적 체험에 대해 병식이 없는 것도 일종의 동일성 자아(自我)의식의 장애라고 할 수 있다.

25) 덮어씌운: 빙의(憑依) 상태이다.

26) 이런 현상은 단기 순환형 양극성 장애, 경계성 인격 장애, 꾀병, 복합 부분 발작 등에서도 나타날 수 있으므로 감별해야 한다.

4) 외부세계, 타인(他人)과 구별된다는(자아 경계) 의식

자기와 주위 환경을 경계짓거나, 자기와 타인을 구별하는(being separate from the environment)[27] 의식이다. 특히 타인은 자기와는 별도로 존재한다는 의식이다. 이것이 장애되면 외부세계를 자기와 동일시하고, 자기와 타인의 구별이 불분명해진 나머지 자신과 타인이 공존하거나, 타인이 나에게 들어와 바뀌거나 한 몸이 되기도 한다. 자아 경계의 상실은 환청, 환각 증상 형성의 주요 기제가 된다. 자아를 인지하지 못하거나 다른 세상으로 떨어져나가 자아를 인식하기도 한다. 이는 뇌 기능의 일부 손상을 시사한다.

여기서 자아 경계(自我境界, ego boundary, Federn P., 1953)[28]란 자아와 비(非)자아와의 사이에 있는 역동적 경계 면을 지칭하는 것으로, 지각 자극의 자기 소속성 유무를 식별하는 기능이 있다고 한다. 심적(心的)에너지[29]가 부족해지면 자아 경계가 유지될 수 없고, 이로 인하여 이인증이나 환각 · 망상이 생긴다. 자아 경계(自我境界) 상실 증후군(ego boundaries lost syndrome)은 정신분열병에서 자타의 경계가 불분명하게 된다는 Tausk V.(1919)의 개념이다.

환자는 '친한 사람 모두 내가 생각하는 것을 알고 있다'고 말하는데, 이는 마치 유아기의 발달 단계로 퇴행한 것처럼 보인다. 또 다른 형태는 내 생각이나 행동이 내 주위에 영향을 미친다고 느끼는 것이다. 소변을 보면 타인에게 불행한 일이 생긴다고 느낀다. 사고 전파도 자기 경계의 파괴에 따른 것이다.

자아 누설(自我漏洩) 증상(egorrhea symptoms, 藤縄, 1972)은 '나 자신으로부터 무언가가 밖으로 흘러나간다'는 증상으로서 대인(對人) 공포, 강박, 망상 체험 등의 표현과 자

27) 혹은 자아경계의 인식(awareness of ego boundary)이라고도 한다.

28) 원어는 Ichgrenze(D)임.

29) 자아 준비 공급(ego cathexis)이라고도 한다.

기 냄새 공포, 자기 시선(視線) 공포, 추형(醜形) 공포, 사고 전파(思考傳播)[30], 침대 말 망상[31], 혼잣말 망상 등을 포함한다. 이것은 밖에서 안으로 침입한다는 피영향 현상과는 정반대에 해당하며 신체감(身體感)의 이상을 동반하기 쉽다. 망상의 주제는 죄책감이고 대개 체계화되어 있지는 않다. 정신분열병, 신경증, 경계선 장애에서 보인다. 단일 증후군으로 경과하는 것과 증상이 다양하게 변화되기도 한다.

3. 간주관성과 마음의 가설

간주관성(間主觀性, intersubjectivity)[32]은 타인도 나와 마찬가지로 주관적으로 존재한다는 것을 아는 일이다. 이것은 객관적인 세계상(世界象) 성립에 중요하다. 객관적인 세계가 존재한다는 감각은 '나'에 의해 존재하는 듯한 세계가 '타인'에게도 동시에 존재한다는 사실을 이해한다는 의미이다. 후설(Husserl E.)은 의식이 어떻게 타아(他我)의 존재를 이해하게 되는가를 밝히려 했다. 그는 기본적으로 자아가 타인의 자아를 인식하는 과정으로서 신체가 큰 역할을 하고 있다고 보았다. 즉 자아는 '자기투입'을 통하여, 타인의 신체를 단순한 사물이 아닌, 자기가 갖고 있는 신체와 마찬가지라는 것을 이해하게 된다는 것이다. 정신분열병의 기본 장애와 망상, 소아의 심적 발달 이해에 사용하는 개념이다.

후설과 메를로퐁티의 간주관성(間主觀性)과 상통하는 것으로서, 상황에 대한 판단과 타인과의 상호 이해를 가능케 하는 선험적(先驗的, apriori)인 공통 감각과 비슷한 자

30) 전하여 널리 퍼뜨림.

31) 자는 중에 무심코 무슨 말이나 한 것은 아닐까 하는 어긋난 확신.

32) 상호(相互) 주관성, 또는 공동(共同) 주관성이라고도 한다.

연적 자명성(自明性)(naturalistic selfunderstandability, Blankenburg W., 1971)의 개념이 있다. 정신분열병 환자는 이것이 상실되기 때문에 경험의 연속성과 행동·판단의 자발성이 장애된다고 본다. 파과형(破瓜型)이나 단순형 정신분열병 환자에서 당돌한 일탈(逸脫) 행위나 둔감함은 환자 자신에게조차 이해되지 않는 부자연스러운 자명성인 것이다(濱田秀伯, 2001).

'마음의 준비(mental attitude)'[33]란 하나의 사고 범주로부터 별개의 사고 범주로 움직이고, 초점이 되는 목표(目標)의 틀을 변경시키는 태도를 말한다. Grünthal E.(1924)은 뇌종양환자의 예에서, 마음의 준비에 장애가 생긴 나머지 하나의 생각에 머물러 버려 입장을 변환시킬 수 없게 되었다고 하였다. 이와 비슷한 개념인 '바꾸어 타기(transcended)'[34]는 관련계(關聯系)를 임의로 변화시키고 관점을 움직여 다른 입장에서 사물을 보는 일을 지칭한다는 Conrad K.(1958)의 개념이다. 정신분열병 환자에서는 이것이 되지 않게 되기 때문에, 모든 것이 자기를 중심으로 돌아가고 모든 것에 의미가 있다고 느끼는 체험을 갖게 된다고 했다(송지영, 2004).

근래에 관심을 많이 끌고 있는 개념으로 마음의 가설(theory of mind)이 있다. 이는 자신이 타인에 대해 공감할 수 있는 능력과 타인의 입장을 조망하는 능력이다. 이것은 간주관성과 유사한 점도 있으나, 마음의 가설은 이러한 정신 능력을 수행하기 위해 필요한 추상적 사고력, 인지적 융통성, 정서적 지각, 사회 인지 등을 포함하는 메타 인지(metacognition)[35]로 사료된다. Premack D.와 Woodruff F.(1978)가 침팬지를 대상으로 이들이 사람의 행동을 예측하는 능력이 있는지를 알아보기 위해 연구하면서 사용한 개념이다. 자기를 경험하는 장애는 동시에 상황에 걸맞게 타인의 입장에서 타인의 심적 상태를 이해하는 힘도 부족해진다. 마음의 가설의 결손(theory-of-mind

33) 원어는 Einstellung(D)임.

34) 원어는 Überstieg임.

35) 메타 인지(認知): 자신의 인지활동을 자각하고 정보 처리 활동을 평가·제어하는 기능이다.

deficit)은 자폐증에서 특징적으로 보이며(Baron-Cohen S. 등, 1993) 편집 정신병에서 보이기도 한다. 그러나 편집증(paranoia)에서는 부족함을 볼 수 없었다(Langdon R. 등, 1997). 정신분열병에서는 대부분 부족함이 발견되며(McCabe R. 등, 2004), 정신분열병이 근본적으로는 자기를 알아차리는 능력의 장애, 즉 자기 장애(self-disorder)라는 관점도 있다. 최근에는 전망(展望)하는 능력이 부족한 어린이가 나중에 분열 스펙트럼 장애로 이행되는 것으로 보아 장애의 전구 현상으로 추정하고 있다(Schiffman J. 등, 2004).

제16장 신체 인식의 장애

1. 건강염려증
2. 해리와 히스테리(전환 장애)
3. 신체 혐오
4. 섭식 장애와 신체상의 이상
5. 신체상의 문화특이성 장애

제16장 신체 인식의 장애

환자가 호소하는 신체증세에 대해서 합당한 신체적 원인이 없으며, 자신의 신체 인식의 이상을 보이는 장애로 건강염려증, 해리와 히스테리(전환 장애), 자신의 신체에 대한 혐오, 섭식과 관련된 신체상의 이상, 그리고 문화 특성에 따른 신체상의 이상이 있다.

1. 건강염려증

건강염려증 환자는 심신(心身)의 사소한 부조(不調)[1]에 관심이 지나치고, 호소하는 증상에 대해 전문적인 의학적 진찰과 검사 결과 합당한 소견을 발견할 수 없음에도 불구하고, 자신의 신체 이상에 집착하고 심한 질병은 아닐까 두려워한다. 또 이러한 두려움을 타인에게 집요하게 호소한다.

신체에 대한 염려는 인간의 근원적 불안에 있다는 인간학적인 학설은 아직 유효하다. 그러나 건강한 사람은 자신의 건강상태에 대해 일시적으로 걱정할 수는 있지만 그 염려가 장기간 지속되고, 이로 인해 일상생활에 지장을 초래할 정도가 되지는

1) 고르지 못함.

않는다. 일반인이 자신의 건강에 대해 어느 정도의 걱정과 이에 따른 행동(보약이나 건강 보조 식품 먹기, 병원 방문 등)은 정상 범위에 속한다. 이러한 염려가 지나치면 강박증의 하나로, 혹은 공포감이 커져서 신경증적 상태가 되고 망상에 이르기까지 한다. 일반인의 경우와 심한 정도와의 경계가 모호하지만 병 공포의 정도와 행동의 심한 정도로 구분한다. 흔히 신경증의 하나로 사용되지만, 단일 병적 상태라기보다는 증상이나 징후로 파악하기도 한다(Kenyon F.E., 1976). 정신분열병이나 우울증 등 여러 정신 장애에서 볼 수 있다. 주로 일차 의사가 주로 보게 되고 정신과 의사에게까지 오는 경우는 드물다. 이러한 경우라면 대부분 중증이다.

건강과 질병에 대한 관념과 사회문화적 특성이 건강 염려증을 유발시키거나 증상을 강화시킨다. 의사가 각종 검사를 지나치게 많이 한다든지 매스컴(TV, 드라마, 신문)에서 건강과 질병 관련 보도가 지나쳐도 건강염려증이 고조된다. 정신역동설로는 자신에게로 향하는 공격이거나 억압된 분노와 상처받은 자존심의 표현일 수 있다. 또는 정신분열성 혼란 상태에 대항하는 방어책으로도 본다. 근래의 정신 생리적 관점으로는, 정상적인 신체 감각을 증폭시켜 지각하거나(amplify), 불쾌한 감정에 의해 야기되는 정상적인 신체 생리적 변화(자율 신경계)를 잘못 해석하여 생긴다는 인지적 오류(誤謬)로 보기도 한다(Kellner R., 1985; Oyebode F., 2008).

1) 증상 특성

건강염려증(hypochondriasis)의 어원을 보면, 히포크라테스가 hypochondria를 계륵부(季肋部)라는 해부학 용어로 썼고, 갈레노스(Galenos)가 morbus hypochondriacus라는 병명을 쓴 바 있는데, 이는 갈비밑부위에 담낭이 있고, 당시의 4 체액설과 연관시켜 흑담즙이 모여서 생겨난다고 생각한 멜랑콜리가 바로 이 부위와 관계된다는 것에 따른 것이다. 그 후 Beard G.M.는 질병공포 신경쇠약이라는 명칭을 썼고, Freud

S.는 건강염려증을 자기애적 현실신경증으로 보고 파라프레니아(paraphrenia)[2]와 연관된다고 보았다. 또 체질과 연관시켜 무기력형 정신병질과의 관련성을 말하기도 하였다. 이후에 조발성 치매와 정신분열병 개념이 나오면서 건강염려증을 중요한 병태(病態)로 보고 정신분열병과 우울증이 관련된다고 보았다.

호소하는 증상은 매우 다양하다. 신체증상으로 두통, 머리 무거움, 지속적인 어지럼증과 동요감, 불면, 감각 과민, 통증, 어깨 결림, 눈 피로, 가슴 뜀, 부정맥, 발한, 떨림증, 식욕 부진, 변비, 설사, 빈뇨(頻尿), 성욕 감퇴 등이며, 정신증상으로는 쉬 피로함, 주의 집중 곤란, 불안, 초조, 기억과 판단력 저하, 무기력 등이다.

이러한 건강염려증 증상의 특성은 ① 병에 걸렸다는 생각에 사로잡힘, ② 질병 공포, ③ 심신의 사소한 이상에 대한 지나친 관심, ④ 이러한 점을 타인에게 반복 호소하는 점이다. 이러한 현상은 여러 장애에서 일부, 혹은 다수가 동시에 나타날 수 있다. '병에 사로잡힘'의 요소가 강하면 건강 염려망상으로 되고, 신체의 사소한 부조(不調)에 대한 관심이 두드러지면 신체감 이상증(身體感異常症)과 비슷하다. 질병 공포(illness phobia)는 세균에 감염된다든가, 암에 걸린 것 같은 두려움이 특징적이며, 스스로 생각하지 않으려 해도 집요하게 반복되는 강박적 반추의 성질을 띤다. 질병 공포가 두드러지면 불안 장애로 된다. 타인에게 자신의 신체 이상감에 대한 호소가 전면에 나타나면 마치 히스테리성(히스테리성 성격에 따른 행동)으로 보인다. 환자는 자신의 신체 이상을 확인하기 위해서 병원을 전전하며 의사를 찾아다니고, 의사에게 검사를 반복 요구한다. 의사에게 도움을 청하지만 자신의 신체 상태와 검사 결과에 아무런 이상이 없다는 사실을 말해주어도 쉬 납득하지 않는다. 이러면서 주위 사람에게

2) 파라프레니아(ParaphrenieⒹ): Kraepelin E.(1921)이 사용한 용어이다. 정신분열병과는 달리 환각이나 정신병적 증상, 인격의 붕괴가 없다고 했다. 여러 가지의 뚜렷한 망상을 보이는 편집성 정신병이다. 정서 증상과 사고 장애는 있다고 해도 두드러지지 않고 인격기능은 제대로 유지되어 있다. 퇴행기 편집상태(involutional paranoid state)와 만발성 파라프레니아(late paraphrenia)가 이에 속한다.

는 자신이 염려하는 바에 대해 똑같은 호소를 반복한다. 그리고 자신의 신체 이상 상태를 자세히 관찰하여 상세히 기록해 놓거나, 자신의 건강에 관한 의학 서적이나 인터넷 건강 사이트를 지나치게 찾아보기도 한다.

2) 비정상 질환행동

질병을 받아들이는 양식은 사람마다 각기 다르고, 이에 따른 의료 추구 행동도 다르다. 병을 두려워하거나 의료기관에 지나치게 의존하는 것, 병을 부정하고 치료를 거부하는 행위 등으로 나타난다. 그리고 환자의 건강상태에 대해서 환자의 교육, 나이, 사회문화적인 점을 고려해서 적절하게 설명해주었음에도 불구하고 환자는 지속적으로 자신의 행동을 고수한다. 이렇게 부적절하고도 비적응적인 방식으로 자신의 병을 수용, 평가, 행동하는 것을 비정상 질환행동(illness behavior)이라 한다. 종류로는, 의식적인 경우는 꾀병이나 가장성 장애(factitious disorder)가 포함되고, 무의식적인 것은 신체화 장애, 전환 장애를 포함한 신체형 장애가 해당된다(DSM-5에서 신체증상 및 관련 장애에 해당). 또 정신증에서는 정신증적 질환행동(psychotic illness behavior)이 있고 신체화 장애나 건강염려증에서는 신경증적 질환행동(neurotic illness behavior)이, 그리고 만성통증 증후군이나 암환자에서는 특이한 질환행동이 있다(Russell G.F.M. & Hersov L., 1985). 비정상 질환행동을 이용하여 전환 장애의 진단, 통증 환자나 비기질성 환자의 감별진단, 치료 순응도와 치료 효과도 판정, 그리고 만성 통증의 진단과 치료 등에 이용한다(송지영, 1996).

한국인의 질환 행동 특성을 보면 ① 신경증 환자는 정신과로 오기 전에 비전문적 치료 기관을 많이 찾는다. 이러한 치료 추구 행동에는 전통문화와 사회 가치관이 기반이 된다. ② 신체증상에 매달린다. 이는 샤머니즘과 한방적 질병개념, 그리고 감정 표현이 수용되지 못하는 문화적 특성에 기인한다. ③ 불합리적인 의료제도가 영향을 미친다. ④ 가족이 환자의 증상을 어떻게 심각하게 보는지, 가족 내 핵심인물의 결정이 치료에 결정적인 영향을 준다(김석현과 김이영, 1995).

3) 건강염려증의 발현

다양한 신경증적 장애에서 건강염려증을 볼 수 있다. Sheehan D.V.(1980)는 불안 장애의 자연 경과를 공황 발작, 건강염려증, 광장 공포, 2차성 우울증의 각 단계를 거쳐서 진전해간다는 가설을 세웠다. 정신분열병에서는 초기에 건강 염려 증후군이 나타나며, 급성기에는 이상한 내용의 건강 염려 망상이나 신체감 이상증(身體感異常症, cenestopathy)이 보일 수 있다. 이들 환자의 건강염려증은 이를 통해서 마치 타인과의 교류를 원하는 방어 기제로서의 의미가 있는 것 같다. 환자는 숨쉬기나 걷는 행동처럼 지극히 지속적이면서도 자연스러운 동작을 일일이 의식하는 나머지 이러한 행동이 어색하고 부자유스러우며, 때로는 속박감을 호소하기도 한다. 결함 상태에서도 건강염려 증상이 있다. 건강염려성 파과병(hypochondriacal hebephrenia)은 건강염려증 상태가 전면에 나타나는 파과형 정신분열병을 지칭한다(Meyer-Gross W., 1922). 우울증에서는 질병 공포의 모습을 띤 건강 염려 증상, 또는 보다 병적인 색채가 강한 건강 염려 망상이 있다. 이런 증상은 때로는 심화되어 불멸불사(不滅不死)망상이 되기도 한다. 기질성 정신병과 증상 정신병의 신경 쇠약 상태에서도 건강염려증이 나타난다.

과거에는 신체감 이상증과 물리적인 피해 망상 등도 건강염려증에 포함시켰다. 건강염려증이 전면에 두드러진 신경증은 건강염려성 신경증(hypochondriacal neurosis)이라 불렀다. ICD-10에는 신체형 장애 속에 건강염려증성 장애(hypochondriacal disorder)로 포함시키고(F45.2), DSM-IV에서는 신체형 장애 속에 건강염려증(hypochondriasis)(300.7)이란 이름으로 하였다. 최근 진단 분류상에 변화가 있었다. DSM-5(2013년)

에서는 '신체증상 및 관련 장애' 속에 신체 증상이 없는 경우에는 질병불안장애(illness anxiety disorder)로 하고, 신체증상이 있으면 신체증상장애에 포함시켰다. 그리고 ICD-11(2018년)에서는 강박증 및 관련 장애에 포함시켰다.

4) 건강염려증 관련 장애

① **건강염려성 망상**(hypochondriacal delusion)은 자신이 심각한 불치의 병에 걸려 있다고 확신하는 망상이다. 실제로 몸에는 이상이 없다는 점이 분명함에도 교정되지 않는다. 망상의 주제는 '암에 걸렸다'는 경우가 많다. 드물게 '뇌가 녹아 없어진다', '장이 썩는다'는 등의 신체감 이상증을 동반한다. 내인성 우울병에서 주로 보이며 정신분열병에서도 있다. 질병 망상(delusion of ill)과 동의어로 쓴다.

② **Cotard 증후군**(Cotard J., 1880)은 초로기 우울병에서 부정망상(否定妄想, delusion of negation)[3]을 중심 증상으로 하는 특이한 증후군이다. 초기에 강한 우울감을 배경으로 건강 염려 호소와 신체감의 이상이 계속된다. '몸이 썩어간다', '귀신의 소행이다', '벌을 받고 있다'고 호소한다. 더 나아가 부정(否定)의 단계가 되면서 독특한 거대(巨大)망상이 동반되어 '나는 이미 살아 있는 것이 아니고, 따라서 죽을 수도 없다', '나는 초인간적인 운명에 맡겨져 있기에 이 고통은 영원히 계속된다'라며 한탄한다. 이러한 불멸불사(不滅不死)의 관념(idea of immortality)은 너무나도 심한 고통이기에 이로부터 도망치려고 자살을 시도하기도 한다[4].

③ **신체감 이상증**(身體感異常症, cenestopathy): 신체감(身體感, cenesthesia)이란 자신의 몸 상태에 관한 전반적인 느낌이다(body feeling). 이것은 일반 감각과 신체 감정을 포함

3) 배우자의 정숙하지 못함을 의미하는 부정(不貞)이 아니다.

4) 통증 감각이 저하되거나 상실된 나머지 자살이나 자해(自害)를 하기도 한다.

한 넓은 개념으로 사용되었다[5]. 오관(五官)에 의한 외부 감각(exteroceptive)과 구별되고 내장으로부터 비롯된 감각(interoceptive) 전체를 의미한다. 부분적인 것으로는 목마름, 기아, 통증, 무거움 등이 있고, 전반적인 것으로는 몸의 부조화, 긴장, 활기 등이 있다. 이것에 유쾌함, 불쾌함과 같은 두 개의 극성(極性)의 요소가 덧붙여지면 신체 감정(身體感情, body emotion)이 된다. 신체감은 신체감각, 신체감정, 신체에 대한 상태 의식을 모두 아우르는 막연한 현상이다[6]. 건강할 때에는 '컨디션이 좋다, 상쾌하다'고 하고 건강하지 못할 때는 '왠지 몸이 찌뿌듯하여 안 좋다, 가슴이 뻐근하다'라고 표현한다. 정신의학에서는 '표현하기 어려운(difficult-to-describe)' 비정상적 신체감각을 의미하는 용어로 쓴다. 신체감 이상증(cenestopathy)은 전체적인 느낌이 아니라 신체인식의 일부분이 왜곡된 것으로 '내 손이 젤리처럼 변했다'라고 호소하는 경우다. 신체 의식(身體意識, body consciousness)이란 신체의 존재를 자신의 것으로 의식하는 신체 인식(somatognosis)이다. 신체에 이상이 있는 경우에는 '신체가 변했다', '내 자신의 것이 아니다', '무언가 다른 사람의 것 같다', '없어졌다'라고 말한다.

Glatzel J.(1969)는 신체감정의 장애를 동질성과 이질성으로 나누고, 또 정동과 관계되는 1차성과 심적인 내용과 연관되어 이해가 가능한 2차성으로 나누었다. 그는 2차성 동질성 신체감정 장애에는 건강염려증을, 1차성 이질성 신체감정 장애에는 신체감 이상증을 포함시켰다. 건강 염려증과 우울증에서 신체감의 이상이 많이 나타난다. 이는 우울증의 신체증상이나 생기감정(生氣感情)[7]의 저하일 수 있고, 또는 환자의 심적 작용에 따른 건강염려 증상이라고 할 수 있다. 정신분열병에서는 '외부로

5) 어원은 koinos(공통)와 aisthésis(감각)가 합쳐진 것이다.

6) 병감(病感, feeling of sick)은 환자가 품는 '나는 어딘가 이상하다'라는 막연한 인상을 말한다. Schulte W.(1958)는 병 느낌을 일반 감정으로, 병식은 자각(自覺, reflection)에 속하는 것이라 하여, 이 둘을 서로 다른 체험으로 보았다. 정신분열병에서는 병식이 있다 하여도 진정한 병식은 얻기 어렵다고 했다. 병 느낌이 강하면 건강염려증으로 된다.

7) 생기감정은 생기(生氣) 신체 감각(vital body feeling)과 거의 같은 것이다.

부터 시켜지는' 이상 체험이 특이하다.

신체감 이상증 환자는 '머릿속이 끈적끈적하다', '뇌가 딱딱하게 굳어 돌같이 되었다', '뇌가 부분적으로 꽉 조인다', '위장에 구멍이 난 느낌이다', '등뼈가 헐렁헐렁해져 무너져 내리는 느낌이다', '성기(性器)에 무언가 들어 있는 느낌이다', '배 속에 벌레가 여러 마리 들어 있는 느낌이다' 등 이상한 신체감을 호소한다.

Dupré와 Camus(1907)는 신체감의 이상과 신체감 환각을 주 증상으로 하는 신체감 이상증(cénesthésieⒻ)을 하나의 정신 장애로 규정하였다[8]. 프랑스에서는 신체감의 이상을 중요시하고 독일어권보다 넓은 의미로 쓰면서 질병단위로 삼지 않았다. 신체감 이상증은 한 개의 신체감 이상을 뜻하지는 않고, 괴상한 신체감의 이상과 신체감 환각(幻覺)을 주 증상으로 하고, 기타의 정신증상이 거의 보이지 않는다. 그리고 장기간에 걸쳐 만성적인 경과를 취하는, 마치 단일 질환 같은 인상을 주는 정신 이상으로 사용되었다. 그러나 단일 질환으로는 볼 수 없는 경우도 있다. 이 증상은 히스테리성 신경증이나 기질성 장애, 혹은 Capgras 증후군에서 망상적 착오의 일차적 원인으로 보기도 하고, 편두통이나 다발성경색증(multiple sclerosis) 등과 연관된 것으로 보았다(Jenkins G. & Röhricht F., 2007). Huber G.(1957)는 오직 신체감의 이상만 상당 기간(평균 5년) 계속되면서, 이어서 정신분열병 증상이 분명한 증례를 신체감 이상형(身體感異常型) 분열병(cenestopathic schizophrenia)이라 하여 이를 정신분열병의 아형으로 보기도 했다. 증상으로는 경직(硬直), 압박, 동요(動搖), 공허감 같은 기묘한 체감, 장기(臟器) 감각의 이상과 구토, 설사, 발한, 체온과 수면의 변화 등의 자율신경 증상을 특징으로 한다. 병 전반부에서는 이들 이상 체험에 상응하는 활발한 감정 변화를 보이다가 후반으로 갈수록 환자는 점점 더 무관심하고 부적절한 감정 변화를 보인다. 30세 전후에 발병하여, 서서히 진행하여 평균 5년이 지나서야 진단된다. 뇌 영상 검사

8) 이것은 비현실감, 낯선 느낌(sense of stranger), 공허감을 주 증상으로 한 정신 이상을 프랑스에서는 이인증(離人症, depersonalization)이라고 하는 것과 같은 경향이다.

상 기저핵(基底核)의 위축이 있기도 하여 정신분열병의 기질성 원인의 일면을 보여준다. 식물신경성(植物神經性) 정신분열병(vegetative schizophrenia, Rosenfeld M., 1939)도 이것과 비슷한 것이다. 이것은 20세 전후에 발병하는 것으로, 내인성(內因性) 청소년 무기력(無氣力) 부전(不全)[9] 증후군(endogenous juvenile asthenic failure syndrome)이란 개념도 있다. 이것은 내인성(內因性) 정신병의 유전적 부하(負荷)가 있으며 남자에서 주로 생긴다. 신체감의 이상, 이인증, 사고 장애를 수반하는 신경쇠약 상태를 보이고 작업능력이 감퇴된다.

이처럼 정신분열병의 신체감 이상이나 체감 환각은 신체감 이상증과 질적으로 같은 경우도 많다. 수년이 경과해도 치료 효과도 없고 신체감 이상증 이외에는 진단을 할 수 없는 예도 있고, 신체감 이상증이 쇠퇴해 가면서는 전혀 정신의 이상을 보이지 않는 예도 있어서(Jenkins G. & Röhricht F., 2007) 신체감 이상증의 본질에 대해 불분명한 부분이 많다. 독일과 일본에서는 신체감 이상증을 질병으로 보지 않고 정신분열병, 우울증, 신경증 등에서 보이는 이상 체험의 의미로 쓴다.

④ 건강염려증과 유사하여 구별이 쉽지 않은 것으로 **단일 증상성 건강염려 정신병**(monosymptomatic hypochondriacal psychosis, Reilly T.M., 1977)이 있다. 이것은 하나의 망상적 건강염려 증상을 호소하는 경우로서, 신체감의 이상을 보이는 경우와 신체상(身體像)의 장애를 주요 징후로 하는 것으로 나눈다. 전자는 피부·장내에 기생충이 기어 다닌다는 망상이나 자기 냄새 공포, 신체감 이상증이 포함되고, 후자에는 자신의 외모가 변화되고 신체의 결함을 느끼는 신체추형(醜形) 공포증과 신경성 무(無)식욕증(anorexia nervosa)이 포함된다. 이는 정신분열병이나 망상장애에 속할 수 있으며 독립 질환의 가능성도 논의되고 있다.

9) 부전(不全): 온전하지 않음.

⑤ **건강염려·신경쇠약형 신경질**(神經質)은 모리타(森田正馬, 1920)가 제창한 신경증의 한 유형이다. 그는 신경증을 히스테리와 신경질(nervousness)로 나누고, 신경질은 다시 보통신경질, 강박관념, 발작성 신경증으로 나누었다[10]. 건강염려성의 기반(基盤)이 되는 성격은 내성(內省)과 함께 완전해지려는 욕구가 강하여 자신의 몸과 마음의 미세한 변화를 포착하기 쉽다. 주의(注意)와 감각이 함께 작용하여 감각은 더욱 과민해지고[11], 기대감과 현실이 일치되지 않는 갈등과 반복되는 유발 요인에 의해 진전된다(加藤正明 등, 2001).

⑥ **신경쇠약**(神經衰弱, neurasthenia, Beard G.M., 1868)은 심신의 피로, 급성·만성질환, 지속성 스트레스 등으로부터 생긴 신경의 자극성 쇠약상태를 말한다. 자극에 민감하여 쉬 피로해지고 주의집중을 하기 어렵다. 불안증과 함께 다양한 자율신경 증상을 동반한다. 기질성 질환은 없고 휴식으로 회복된다. ICD-10에는 기타 신경증 장애(F48) 속에 피로증후군(fatigue syndrome), 이인증, 정신쇠약증을 함께 포함시켰다.

이는 ICD-11의 '신체고통 혹은 신체경험 장애(disorders of bodily distress or bodily experience)', 또는 DSM-5의 '신체증상 및 관련 장애'에 해당된다고 할 수 있다.

만성(慢性) 피로 증후군(chronic fatigue syndrome)은 일상생활에 곤란을 초래할 정도의 전신 권태, 피로를 주요 증상으로 하는 신경 쇠약 상태이다. 미열, 임파절 종창, 인두(咽頭)염, 눈부심증, 암점(暗點), 사고 집중력 저하, 우울, 수면 장애를 동반한다. 1985년에 보고된 이래 바이러스 감염이나 면역의 이상이 추정되고, 정신 면역학과의 연관에 주목하고 있다. ICD-10에는 virus 감염 후 피로 증후군(G93.3)에 포함된다.

정신 쇠약(psychasthenia)이란 Janet P.(1902)가 불안, 공포, 강박, 건강염려, 이인증,

10) 성격 특징과 혼동을 피하기 위해 신경질증(神經質症)이라고도 하고 건강한 심리 기제를 포함한 넓은 의미로서 모리타 신경질이라고도 부른다.

11) 정신 상호작용(精神相互作用)이라 한다.

틱, 자기 불완전 느낌, 무력감 등을 나타내는 신경증의 하나라고 기술한 것이다. 그는 일종의 생물 심리학적 에너지인 심적(心的) 힘(psychologic force)에 의해 지탱되는 자아의 통합 기능인 심적 긴장(psychologic tension)을 잃은 나머지 현실에 적응하지 못하고, 보다 낮은 단계의 심적 기능이 동떨어져 나와 무의미하게 활동하는 심적 자동증(心的自動症, psychologic automatism)으로 생긴다고 하였다. 그는 신경증을 정신쇠약과 히스테리로 나누고, 히스테리는 심적 긴장이 부분적으로 저하된 상태로 보았다. 그 당시의 정신쇠약은 오늘날의 강박 장애, 이인증, 공포증 등을 포함하고, 일부는 정신분열병도 포함하는 개념이다.

⑦ **의원성 신경증**(医原性神經症, iatrogenic neurosis)은 의사의 말과 태도에 의한 환자의 반응으로 불안, 건강염려증, 우울감의 증상을 말한다. 근래에는 수술과 약물 투여 등의 광범위한 의료 행위와 연관되어 생기는 신경증으로 본다.

이와는 반대로 병원이나 의사의 부당한 치료와 검사에 대해서 보상을 요구하거나, 병원 시스템을 개혁해야 한다고 투쟁을 일삼는 열정성 정신병의 하나로 건강 염려성 가해자(加害者)(persécuteur hypochondriaqueⒻ)가 있다. 이는 Gatian de Clérambault G.(1923)의 '고소를 일삼는 건강 염려성 망상'과 같은 것이다.

2. 해리와 히스테리(전환 장애)

해리현상과 전환 장애는 진단 분류상 구별하지만 근원에 공통점이 있어서 이것을 증상의 하나로 보아야 할지 질병단위로 할지 불분명하다. 앞으로 개념의 정리가 필요한 부분이다.

1) 해리(解離, dissociation)

해리란 정신적인 내용물 사이의 연결이 끊어지는 것이다. 해리 경험은 의식의 구획화(區劃化, compartmentalization)가 특징이다. 정신 기능은 사고, 감정, 운동, 감각, 기억, 자아정체감이 통합된 기능으로서 함께 작동되어야 하는데, 이런 기능이 분리 단절되어 의식에 접근하지 못하거나 기억을 되살리지 못하는 것이다.

Janet P.(1889)는 히스테리 환자에서 여러 개의 자아가 각각 독립되어 행동하고 각각의 기억체계를 갖는 현상을 보고, 마음의 구성 요소로 분해된다는 의미의 'désagrégationⒻ'이란 용어를 사용하였다[12]. 이것은 전체가 부분으로 나뉜 것이 아니라 서로 다른 자아가 합쳐져 전체를 형성하는 것으로 본 것이다, 즉 전체 경험이 분리되는 것이 아니라 경험이 각각의 자아에 할당(割當, assigning), 혹은 연합(聯合, association)된다는 것이다. 이러한 현상은 마음의 통합능력(synthesizing power)이 약해질 때 생기는 것으로, 그는 해리를 병적(病的)인 것으로 보았다. 이러한 관점은 오늘날의 해리 개념과 거의 같다(이정식, 2006).

2) 해리의 개념 변화

DSM-III(APA, 1980)에서는 해리를 의식, 주체성, 행동의 통합된 기능이 갑자기 일시적으로 변화된 상태로 보았다. 주요 정신병리를 주체성의 장애로 보고 이인 장애를 해리 장애에 포함시켰다. DSM-III-R(APA, 1987)에서는 해리장애의 주요 증상을 의식, 주체성, 그리고 기억의 장애로 보았다. 행동변화 대신 기억 상실을 넣은 이유

12) 평상시의 의식 상태와 최면을 통해 드러나는 서로 다른 두 개의 의식상태(double consciousness)인 이중인격이 발표된 것이 1790년대이다. 그리고 désagrégationⒻ이란 용어는 disaggregation이 아닌 dissociation으로 번역되어 일부 의미가 변화된 채 널리 사용되었다.

는 심인성 기억 상실과 심인성 둔주, 다중 인격 장애에서 기억상실을 주된 병리로 보았기 때문이다. DSM-IV(APA, 1994)에서는 의식, 주체성, 기억, 그리고 자기 자신에 대한 지각을 중심 병리로 보았다. 이인성 장애는 자기 자신에 대한 지각 장애로 보고, 해리성 주체성 장애(다중 인격 장애 포함)와 해리성 둔주만을 주체성 장애로 보았다. 그리고 히스테리성이나 심인성이란 용어 대신 해리성으로 기재하였다(최병무, 1995).

ICD-10의 해리성(전환) 장애(F44) 속에는 전환성 히스테리아(conversion hysteria), 전환반응(conversion reaction), 히스테리아(hystria), 히스테리성 정신병(hysterical psychosis)이 포함된다. ICD-10의 동작과 감각의 해리성 장애는 DSM-IV의 전환 장애에 해당되며, DSM-IV의 해리성 주체성 장애는 ICD-10에서 기타 해리성 장애 속의 다중 인격 장애로 되어 있다. DSM-IV의 이인성 장애는 ICD-10에서 기타 신경증적 장애(F48) 속에 포함시켰다. 그리고 DSM-IV의 기타 해리성 장애에는 비현실감, 해리성 황홀경(dissociative tans state), 간서(Ganser) 증후군이 포함된다.

ICD-11과 DSM-5에서는 두 분류 체계가 비슷해졌다. 과거 ICD-10의 동작과 감각 해리성 장애는 해리성 신경학적 장애로 명칭이 변하고, 트랜스장애에서 양자가 약간 차이가 있는 정도이다(표 16-1 참조).

표 16-1: 해리성 장애의 ICD-11과 DSM-5 분류 비교

ICD-11	DSM-5
해리성 장애	해리성 장애
해리성 주체장애 해리성 기억상실 이인증 장애/비현실감 장애 해리성 신경학적 증상장애 트랜스장애: 트랜스장애 빙의트랜스장애	해리성 주체장애 해리성 기억상실 이인증 장애/비현실감 장애 기타: 해리성 트랜스(황홀경)장애 회복기억증후군 간서증후군

근래 해리현상을 자아의 단일성(unity of self), 즉 '자기' 체계에 속해 있던 종속적인 하부 체계가 드러난 것이라는 체계이론적 접근(Erdelyi M.H., 1994)이나 인지 모델로 보려하거나(Foa E.B. & Hearst Ideka D., 1996) 정신적 충격으로 인한 사실을 기억해내면 압도되고 불쾌할 것이기 때문에 시도하는 정신적 회피로 보기도 한다. 이런 정신역동적 관점보다는 신경전달물질의 변화 같은 생물학적 기제로 보기도 한다(Demitrack M.A. 등, 1993).

해리성 기억 상실은 대개 부분적이고도 선택적인 기억 상실이며, 각성상태에서는 기억의 내용을 회상할 수 없다. 전반적인 기억 상실은 둔주(遁走, fugue)에서 볼 수 있다. 최면의 도움으로 기억이 회복될 수 있고 스트레스 상황이 해소되면 회복되는 특성이 있다.

이인성 장애는 정상인에서 수면 부족, 감각박탈, 낯선 곳으로 여행하였을 때 생길 수 있으며 근사(近死)경험과도 비슷하다. 그리고 정신분열병의 주요 증상인 Schneider K.의 일급증상(一級症狀, first rank symptoms)은 주로 해리현상의 결과이며, 정신분열병에서보다는 다중 인격 장애에서 더 많이 나타난다고 한다(최병무, 1995).

3) 히스테리(전환 장애)

히스테리(hysteria)란 히스테리 성격을 기반으로 하여 생기는 심인(心因)반응이나 신경증을 말한다. 심적(心的) 갈등이 신체증상으로 전환되는 전환히스테리(conversion hysteria)와 의식의 일부가 해리되어 인격의 통일을 상실하는 해리 히스테리(dissociative hysteria)로 나누었다. DSM-IIIR(1987)에서 전자는 신체형 장애에, 후자는 해리성 장애에 각각 포함시켰다.

ICD-10에서는 ICD-9의 히스테리 범주에 속하는 10개(마비, 가성간질, 감각상실, 보행장애 등) 모두를 해리(전환) 장애(F44)에 포함시켰는데 오직 이인증만은 제외되었다.

그 이유는 이인증이 개인적 주체성 변화만 있고 기억이나 감각, 동작 능력의 상실은 없기 때문이다. 이들은 DSM-IV에서 신체형 장애 속의 전환 장애에 해당되며, 해리성 장애는 따로 구분하였다. 전환장애는 ICD-11에서 없어지고, 이는 '신체고통 혹은 신체경험 장애'와 해리성 신경학적 증상 장애(dissociative neurological symptom disorder)에 해당된다. DSM-5에서는 '신체증상 및 관련 장애' 항목 내의 전환장애(기능적 신경학적 증상 장애, functional neurological symptom disorder)란 이름으로 변경되었다.

필자는 전환 장애와 과거에 사용하던 해리 히스테리를 히스테리(전환 장애)로 통일하여 기술하고자 한다.

히스테리(전환 장애) 환자는 마비(痲痺)나 통각 상실(痛覺喪失) 같은 증상을 호소하거나 Romberg 징후 검사[13] 시에 과장된 반응을 보이거나 연극적인 태도를 나타낸다. 환자는 증상 형성과 관련된 잠재적인 소망은 있어도 스스로 거짓되게 하는(꾸미는) 자각(自覺)은 없다. 질병으로의 도피(逃避) 의지가 있다는 관점도 있다(Bonhoeffer K.).

히스테리의 증상은 다음과 같이 다양하다.

① 신체증상: 탈력(脫力), 마비, 후궁반장(後弓反張, opisthotonus), 서지 못함(astasia), 걷지 못함(abasia), 목소리 상실, 경련[14] 등의 운동 장애와 감각 둔마(鈍痲), 통증, 압통(흉골통, 유방통, 난소통), 히스테리 구(球), 시야 협착(동심성이나 나선형) 등의 감각 장애, 호흡곤란, 구토, 발열 등의 자율신경계 증상[15]이 있다.

② 정신증상: 건망, 몽롱 상태, 혼미, 간서(Ganser) 증후군, 다중(多重)인격 등 환자가 호소하는 증상은 다채롭고 변화되기 쉽다.

13) 평형기능 검사로서 서 있는 상태, 혹은 일직선 위를 걷게 하여 자세, 균형, 팔다리의 움직임을 관찰한다.

14) 손으로 눌러서 히스테리 발작이 생기는 부위를 히스테리 유발대(誘發帶, hysterogenic zone)라 하였다(Charcot J-M.). 이는 실제로는 암시에 의한 것이기 때문에 어느 곳이라도 유발될 수 있었던 것이다. Freud S.(1905)는 이것을 성감대와 연관시켰다.

15) DSM-IV에서는 수의(隨意) 운동, 또는 감각 장애로 한정하고 자율신경 증상은 제외시켰다. 이 점이 정신신체 장애와 구별되는 부분이다.

그런데 정신과 외래환자 중에는 여러 가지 심신 상태에 집착하고 집요하게 호소하거나, 질병의 공포, 불안, 이인증(離人症), 강박증상(强迫症狀)을 보일 때가 많다. 이 경우 신체형 장애라는 포괄적인 의미의 병명으로 일괄하기도 하지만 만족스럽지 못하다[16]. 이들이 호소하는 애매한 내용의 신체증상과 정신증상은 위의 증상과 같은 것도 아니다. '머리가 무겁다, 띵하다, 가슴이 뜨겁다, 등에서 한기(寒氣)가 난다, 어지럽다, 가슴이 두근거린다, 숨이 답답하다, 밥맛을 모른다, 소변을 자주 본다, 소변에 거품이 난다, 잠을 자도 잔 것 같지 않다, 몸이 무겁다, 몸이 찌뿌듯하다, 생각이 잡히질 않는다, 주의 집중이 안 된다' 등이다. 이들 증상은 반복되면서 장기간 지속된다. 환자는 증상 호소와 함께 강한 감정을 동반하며, 미간(眉間)을 찡그리면서 고통스러운 표정을 보인다. 대부분 여성 환자이다. 이러한 장애를 이해, 진단하기 위해서는 사회문화적인 면도 고려해서 좀더 세분화된 진단 기준이 마련되어야 할 것이다.

히스테리(전환 장애)는 가장성 장애나 꾀병과 구별되어야 한다. 그러나 감별은 쉽지 않다. 신체형 장애를 포함한 전환 장애에는 결의(決意, volitional) 요소가 없다. 이는 정서적 갈등이 무의식적 기제에 의해 신체증상으로 전환되기 때문인 것으로 설명한다. 그러나 무의식적 과정을 몇 차례의 면담으로 파악하기란 어렵기 때문에 외적인 상황과의 관련성을 중요시한다. 이들 환자는 의식적으로 보상(補償)을 기대하고 있지 않다. 가장성(假裝性) 장애(factitious disorder)는 현실적인 이득에 대한 욕구는 없으면서 심적(心的) 필요성에 의해 병자(病者) 역할을 한다. 스스로 환자가 되려 하고 자신을 위험한 상황에 처하도록 한다. 이러한 행위는 대부분 무의식적이다. 즉, 의도적인 행위를 스스로 인식하고는 있지만 행위의 동기는 무의식적인 것이다. 이에 반해서 꾀병은 분명한 현실적인 목적이 있고 의식적이라는 점에서 구별된다(송지영, 2004; 5장. 표정과 행동의 이상 참조).

16) 이는 ICD-11의 '신체고통 혹은 신체경험 장애', 또는 DSM-5의 '신체증상 및 관련 장애'라고 할 수 있다.

히스테리 증상이 심인성(心因性)인지 신체 원인에 의한 것인지 약물이 원인인지 불분명한 경우가 있다. 신체질환에서조차 원인이 모두 설명되는 것이 아니기 때문에 객관적인 소견이 충분치 않은 상황에서는 쉽게 히스테리로 단정해서는 안 된다.

4) 히스테리 관련 장애

① 브리케(Briquet) 증후군은 Briquet P.(1859)가 히스테리아 환자가 호소하는 다양한 신체증상과 함께 여러 의사를 찾아다니면서 과도한 검사, 입원과 수술을 반복하는 특성을 기재한 것을 Guze S.B. 등(1972)이 이를 기반으로 '히스테리아(hysteria)'란 명칭의 증후군으로 삼았다. ICD-10과 DSM-IV에서는 주로 35세 미만의 여성에서 기질적 원인 없이 다수의 신체증상을 호소하는 것을 특징으로 하는 신체화 장애(somatization disorder)란 독립된 명칭이 되었다. 히스테리(전환 장애)나 히스테리 신경증과는 구별되는 증상 기준을 세워놓았으나 히스테리아라는 이름으로 용어 사용에 혼란이 있다. 신체화 장애나 브리케 증후군이란 명칭이 혼란을 피할 수 있을 것이다. 이들 장애의 일부는 DSM-5의 '신체증상 및 관련 장애' 항목과 해리장애에 해당되고, ICD-11에서는 '신체 고통 혹은 신체경험 장애'와 해리장애에 속한다.

② 히스테리 성격(hysteric character, Abraham K., 1920)은 연극적이고(演劇的, theatrical) 자기(自己) 중심적이며, 피암시성이 높고 의존적이다. 그리고 감정이 미숙하고 동요가 큰 성격 경향을 말한다. 슈나이더의 과시형(egotistic)에 해당한다.

③ pithiatismeⒻ은 Babinski J.(1901)가 제창한 히스테리의 별명(別名)이다. 그는 히스테리를 자기암시(自己暗示)를 기반으로 한 정신 상태로서 좁게 한정하고, 암시로 재현(再現)시켜서 설득(역逆암시)하여 증상이 소실되는 1차 장애와 이것에 부수적으로 나타나는 2차 장애로 나누었다.

④ 히스테리성 간질(hyteroepilepsy, Landouzy H., 1848)은 간질인지 히스테리와 간질이 합해진 것인지 애매한 표현이므로 더 이상 사용되지 않는 용어다. 과거에는 히스테리 발작을 의미하였다. Charcot J-M.이 말하는 히스테리 발작(hystéro-épilepsieⒻ)은 유(類)간질[17], 대(大)운동 발작, 열정적인 태도, 섬망의 네 단계를 거치는 것으로 큰 히스테리(grande hystérieⒻ)라고도 불렀다.

⑤ 히스테리성 정신병(hysterical insanity)은 히스테리에서 생기는 정신병 비슷한 상태, 또는 히스테리 증상을 겉모습으로 하는 정신병이다. Griesinger W.(1895)가 히스테리성 편집광(hysterical insaneness)으로 처음 기재했다. 병의 모습(病像)이 다채롭고 변화가 풍부한 정신 장애를 뜻하였으나 애매한 표현이어서 한동안 사라진 병명이었다. 근래 히스테리 성격 위에 흥분을 수반하여 급속히 발병하고 급속히 회복하는 한 무리의 환각 · 망상 상태를 히스테리성 정신증(hysterical psychosis)이라 하여 다시 거론되었다(Hollender M.H. & Hirsch S.J., 1960)[18]. Falret J-P.(1866)이 기재한 히스테리성 정신병(folie hystériqueⒻ)은 기분 변동이 크고 반항, 충동성이며 거짓말과 몽상(夢想)경향, 가정 내 폭력 등을 보이는 성격 장애를 지칭한 것으로, 이는 오늘날의 경계선 장애와 비슷한 것이다. 정신 장애 위에 히스테리 증상이 가미되면 히스테리 가중(加重, hysterical superimposition)이다.

⑥ 히스테리성 성흔(聖痕, Stigmata hystericaⓁ)[19]은 히스테리구(球)나 피부의 감각 상

17) 간질에 딸린 무리.

18) 임상특징을 보면, 10세 후반~30세 전반의 여성에서 호발하고 대개 3개월 이내의 급성으로 발병한다. 급성기에는 정신분열병과 비슷하고 본질은 의식의 변화를 동반한 착란상태이다. 다수에서 부친이 알코올중독증으로 이에 따른 아동학대나 성적학대로 정신충격을 받은 경력이 있다. 급성기를 전후해서 히스테리 증상이 있으며 유발인자가 발견된다. 경과는 급성기 상태에 대한 건망을 남기고 완전히 호전된다. 분류상 정신분열병이나 심인 반응으로 보지만 일치된 의견은 없다.

19) StigmataⓁ는 원래 그리스도 신자에게 나타나는 성흔(聖痕)을 뜻한다. 최면의 암시에 의해 생기는 것은 성흔의 각인(刻印, stigmatization)이라고 부른다.

실 같은 특이한 전환 증상을 말한다. 자율 신경계의 흥분을 보이는 식물성(植物性) 스티그마(Stigmata VegetativaⓁ), 신경쇠약 상태에서 보이는 신경쇠약 스티그마(Stigmata neurasthenicaⓁ)라는 용어도 있다.

⑦ 구금반응(arrest reaction)이란 형무소 등에 구금(拘禁)으로 인하여 자유를 잃고, 장래에 대한 불안이나 원하지 않는 집단생활로 인하여 생기는 정신 장애이다. 히스테리 증상이나 폭발 반응, 단락 반응[20] 같은 원시(原始) 반응을 나타내며, 신경증, 인격반응(호소好訴, 우울, 자폐 등), 정신병적 증상(구금 정신병)을 나타낸다. 구금에서 해방되면 나아지나 재발하기도 한다.

3. 신체 혐오

자신의 신체에 대하여 불만족감이 지나치고 혐오감을 갖기도 한다. 객관적으로 보기에 정상 범위의 외모임에도 불구하고 자신은 신체에 결함이 있다고 느낀다. 이를 신체추형 공포증(身體醜形恐怖症, body dysmorphophobia)이라 한다. 추형 공포는 착각과 비슷하다. 자신의 모습이 전과 달라졌다든지 입술이나 얼굴, 팔다리가 가늘어졌다는 지각 변모(變貌) 내지는 신체감(身體感)의 이상을 호소한다.

20) 단락(短絡) 반응: 두 개의 사건이 간단히 신속하게 연관되어 반응함. 즉각 반응과 비슷하다.

4. 섭식 장애와 신체상의 이상

근래 식사 행동에서 과식(過食), 폭식(暴食), 거식(拒食)이 사회적으로 문제가 될 뿐만 아니라 정신과 영역에서도 큰 비중을 차지한다. 특히 젊은 여성과 청소년에서 문제가 심각하다. 섭식(攝食)장애(eating disorders)는 음식을 먹는 데 현저한 문제가 있는 것으로, 신경성 식욕부진증, 신경성폭식증, 폭식증, 급식(給食)장애가 있다. DSM-5와 ICD-11에서는 '급식 및 섭식장애' 항목 하에 아래의 내용으로 분류하였다.

심리적 원인, 대인 관계, 사회 문화적 영향, 유전적 성향, 가정불화 등 여러 요소가 관련되어 섭식장애가 생긴다. 특히 날씬한 체형을 선호하고 비만을 싫어하는 외모에 치우친 현대 사회의 문화적인 특성, 자존감 저하, 사회생활의 실패 등이 영향을 준다. 섭식장애로 인하여 당사자는 물론 가족에게도 미치는 영향이 크다.

신경성식욕부진증과 폭식증 환자는 자신의 체형(體型)과 체중이 자존감에 매우 큰 요소가 되어 체중 증가를 공포로 인식한다. 또한 자신에 대한 신체 이미지(신체상, body image)가 왜곡되어 있어서, 객관적으로 보아 심하게 마른 체격인데도 스스로 '나는 살이 쪘다.'고 인식한다. 이는 식사 거부나 과식 후에 억지로 체중 줄이려는 이상 행동으로 이어진다. 즉 야위고 싶은 희망(pursuit of thinness)이 크고 동시에 살찌는 것에 대한 공포(fear of fatness)가 큰 것이다. 이런 행동의 근저에는 강박증이나 망상적 믿음을 추정할 수 있다. 그러나 가치관에 의한 믿음이 너무 커서 이에 따른 강한 열망이 이상행동을 초래한다는 의견도 있다(김율리, 2012). 섭식장애는 이러한 인지기능의 변화뿐만 아니라 충동성이 연관된 복잡한 장애라고 할 수 있다.

① 신경성 식욕부진증(anorexia nervosa)

체중 증가에 대한 심한 불안으로 음식을 먹지 않는 자기파괴적인 행동을 한다. 여기에 더해서 식욕을 누르고 체중 감소를 목적으로 지나치게 운동을 하고, 반복적인 구토, 이뇨제나 설사시키는 약을 먹는 등 부적절한 보상행동[21]이 겹치기도 한다. 이로 인해 체중 감소가 심하고 변비, 복통, 어지럼, 탈모, 생리불순, 골밀도 감소, 저혈압 등 여러 신체 문제가 동반된다. 약 1/3에서는 폭식이 동반된다. 자신의 병적 행동에 대한 병식은 없다. 뇌신경 도파민계, 세로토닌계, 옥시토신이 병리와 관련되리라 보고 있다.

② **신경성 폭식증**(Bulimia nervosa)

단시간에 비정상적으로 많은 양의 음식을 먹는데, 음식 먹기를 참지 못하거나 한 번 먹으면 멈출 수 없는 조절력 상실 상태라면 폭식 삽화(binge eating)[22]이다. 이러한 이상(異常) 식사행동이 반복되며, 여기에 신경성식욕부진에서와 같이 체중 감소 목적으로 부적절한 보상행동인 제거행동이 겹치고, 이것이 주 1회 이상 3개월 이상 지속되면 신경성 폭식증이라 한다. 신경성 식욕부진증에 비해 흔하다. 환자는 자신의 병적인 행동을 감추려 하고 주위의 눈을 피해 행동한다. 폭식 후에는 자책하고 우울감이 따른다. 체중은 대개 정상이고 영양실조는 드물다. 우울장애 외에 양극성 장애나 불안장애가 동반되기도 한다.

③ **급식**(給食)**장애**(feeding disorder)

아이에게 음식을 먹이는데 식사를 거부하거나 편식하는 행동 문제를 말한다.

④ **이식증 및 되새김장애**

먹을 수 없는 물질(흙, 종이 등)을 반복하여 먹는 것이 이식증(異食症, pica)이고, 삼킨 음

21) 정화(淨化)행동(purging behavior)라고도 한다.

22) 일정시간 동안(보통 2시간 이내)에 일반인이 유사한 상황에서 먹는 것보다 분명히 많은 양의 음식을 먹는 경우이다.

식을 게워내어 다시 씹거나 뱉는 행위를 반복하는 경우를 되새김장애(rumination regurgitation disorder)라 한다. 1달 이상 지속되는 경우로 정하였다.

5. 신체상(身體像)의 문화특이성 장애(culture bound disorders of body image)

특정 문화권에 국한되어 나타나며 히스테리 반응으로 추정되는(Langness L.L., 1967) 원인 불명의 신경증적 장애를 문화 결합 증후군(culturebound syndrome, Yap P.M., 1969)이라고도 한다. 문화나 지역(地域) 요인이 강한 심인 반응이다. 여기에는 자위나 몽정, 성행위로 정액이 소실되면 몸이 허약해져 성기능 장애와 꿈이 많아지고 불면, 허약, 피로, 어지럼증이 생기는 중국의 ShenK'uei나 인도의 Dhat 증후군, 음경(陰莖)이 배속으로 움츠러들어 결국 죽게 되리라는 공포를 보이는 말레이시아인의 Koro가 있다. 그리고 말레이시아나 자바의 여성에서 보이는 급성 반향언어와 반향동작, 해리상태, 자동복종 등을 특징으로 한 Latah, 중남미 라틴계 사람에서 볼 수 있는 것으로, 정신적 충격 후 영혼이 신체를 떠난 결과 우울, 과수면, 통증을 보이는 Susto 등이 있다. 그리고 한국의 무병(巫病)과 화병(火病)이 이에 속한다(민성길 등, 1989). 이들 장애는 타 문화권에서는 이해하기 어렵지만 망상이라고 할 수는 없는 장애들이다. 브리케 증후군과 정신쇠약, 심인성 기절도 이들 장애 속에 포함될 수 있다.

제17장 통증의 정신병리

1. 통증이란
2. 급성 통증과 만성 통증
3. 만성 통증의 중요성과 대상 질환
4. 통증과 연관된 정신 장애
5. 기질성 통증과 비기질성 통증
6. 통증 적응과 대처

제17장 통증의 정신병리

1. 통증이란

통증 경험은 다른 어떤 증상보다 현상학적 측면에서 파악하기 좋은 대상이다. 그럼에도 불구하고 정립된 내용은 매우 부족하다. 이는 통증이 의식에서 일어나는 주관적 경험이기 때문이다.

통증(痛症)은 '실제 조직의 손상, 혹은 그럴 가능성이 있는 것과 관련된 언짢은 감각적, 정서적 경험이거나, 또는 조직이 손상된 것과 같은 말로 표현하는 경우'로 정의된다(IASP, 1986). 신체손상과 관련된 경우에는 통증의 기전을 어느 정도 알 수 있으나, 신체 손상이 없이 나타나는 통증에 대해서는 그 기전을 아직 잘 모르고 있다. 통증의 정의에서 보듯이 통증이 반드시 신체손상이나 장애가 있어야만 나타나는 것은 아니다. 특정 심리상태에서 마치 신체손상에서 나타나는 것과 똑같은 통증이 있을 수 있다. 구심로 차단성(求心路遮斷性) 통증(deafferentation pain)의 예를 보면, 원심성 신경의 큰 섬유(lager fiber)가 손상됨으로써 척추의 후삭신경(dorsal horn neurone)이 저절로 활성화되며, 이후 아주 작은 자극에도 쉽게 통증을 호소하게 된다. 이것은 자극의 정도와 통증의 정도가 비례하지 않을 뿐만 아니라 물리화학적 자극이 없이도 통증이 유발될 수 있다는 점을 보여주는 것이다(송지영, 1991; Wall P.D. & Woolf C.J., 1984). 통증을 이와 같이 물리적 현상의 결과로만 생각하지 않고 심리적 상태로 이해하는 이유는 통증이 전적으로 개인적 체험에 따른 것이기 때문이다. 그렇기 때문에 환자가 마치 조직이 손상된 듯한 통증으로 표현하면 이를 통증이라 하는 것이다. 그러나 비록 통증을 심리적 상태로 이해해야 한다 해도, 통증과 심적 상태와의 관계에서는 역시 물리적 변화가 관여되리라 보고 있다. 즉, 동반된 사고나 감정은 뇌의 생화학적 변화를 초래하고 이것은 나아가 말초신경에도 영향을 미쳐서 통증을 유발하는 것으로 추정한다. 더욱이 만성 통증을 이해하기 위해서는 생물학적인 영역뿐만 아니라 심리, 사회, 문화적인 부분도 동시에 평가해야 한다. 여기에는 인지, 정서 측면뿐만 아니라 행동 측면을 포함한다. 현재 통증과 관계가 깊다고 알려진 부분은 집중력의 문제, 감정상태, 정신 장애와의 관련, 인격 장애와 통증, 과거의 경험, 그리고 스트레스와의 관련이다.

통증은 여러 요인에 의해서 강화되거나 감소된다. 통증 감지에는 물리적 자극과는 무관하게 심리적 요인이 영향을 미친다. 최면하에 있는 경우나 자연분만 시의 극심한 고통 속에서도 5~10%는 통증을 느끼지 못하며(Bonica J.J., 1994), LSD 등의 환각제나 비타민 B1(thiamine)의 부족 시에는 통증에 민감해진다. 알코올이나 아편 투여 시에는 통증이 감소되며, 전쟁터와 같이 흥분된 상황에서 주의력이 변화되어 통증을 전혀 느끼지 못하기도 한다. 그 외에 위약(僞藥, placebo) 투여나 침(針)자극에 의해서 통증은 감소된다(Ulett G.A., 1981). 근래 통증의 정서적인 요소가 뇌신경의 일정 부위의 기능과 연관된다는 것이 양전자 방출 단층촬영(PET) 검사로 밝혀졌다. 즉, 정상인을 대상으로 지속적으로 손에 통증자극을 주면서 최면상태하에서 기분 나쁜 암시의 정도를 점차로 높여 갔더니 일차 신체감각 피질부(primary somatosensory cortex)에서는 아무런 변화를 보이지 않았지만, 앞띠이랑(anterior cingulate gyrus) 부위에 혈류량이 뚜렷이 증가되고 대사율이 항진되었다(Rainville P. 등, 1997).

2. 급성 통증과 만성 통증

통증은 기간에 따라 급성(急性)과 만성(慢性) 통증으로 나눈다. 급성 통증은 유해자극에 의한 신체 손상으로 생긴 통증으로, 급격히 발생하여 수일에서 수주일 내에 회복된다. 만성 통증은 정확한 기준이 아직 없지만 신체 장애에 따른 정상적인 회복기간이 지나서도 통증이 지속되는 경우나, 혹은 낫지 않고 장기간 계속되는 경우로서 통상 6개월 이상을 말한다(Merskey H., 1988). 그러나 대부분에서 신체 장애의 정상 회복 기간이 각기 다르기 때문에, 그리고 일시적으로 나타나는 통증이 장기간에 걸쳐서 간헐적으로 있는 경우도 있기 때문에 단지 기간만으로 구분하기는 어렵다(France R.D. & Krishnan K.R.R.R., 1988). 급성 통증은 만성 통증과 몇 가지 점에서 구별된다. 급성 통증에서는 불안 증세가 크고 암시와 위약에 효과가 크다. 그러나 만성 통증에서는 불안보다 우울증이 흔하고, 암시와 위약에 별로 반응이 없다. 통증이 만성화되면 만성 경과를 거치면서 신체와 생리적인 면에서 변화가 생긴다. 정신 면에서 우울과 분노감이 두드러지고, 통증 조절에 실패했다는 좌절감과 함께 신체화 경향이 커진다. 행동 면에서는 사회적으로 위축되고(social withdrawal), 이곳저곳 병원을 찾아다닌다든지 지속적인 병자 역할이나 법적(法的) 투쟁, 보상(補償)에 집착하는 태도를 보인다. 더불어서 결혼과 직업상 어려움이나 파탄, 그리고 가족 내의 불화가 겹친다(France R.D. & Krishnan K.R.R.R., 1988). 이러한 행동상의 특징은 대부분 비정상 질환행동(abnormal illness behavior)으로서 치료를 복잡하고도 어렵게 만드는 요인이 된다.

3. 만성 통증의 중요성과 대상 질환

정신의학에서 통증이 중요시되는 이유는, 첫째, 전체 인구의 1/3이 한 개 이상의 만성 통증에 시달리는 등 그 대상자가 많고, 둘째, 이렇게 많은 환자가 의료기관을 이용하는 결과, 의료 경비의 지출이 클 뿐만 아니라 작업 능률이 감소하는 등 경제적 손실이 크다. 셋째, 통증을 호소하는 상당수의 환자들 중에서 기질적 원인이 밝혀지지 않고 심리적 요인이 크게 작용하는 경우가 많다. 예로서, 위장 내과 환자의 75%가 통증을 갖고 있으며, 복통 호소자의 85%에서 기질적 원인 없이 심리적 원인으로 밝혀졌다(Devine R. & Merskey H., 1965). 넷째, 통증은 일반 비정신과 병원에서 가장 흔히 접하는 증상이며, 정신과 환자들에서도 두 번째로 흔한 증상이다(Merskey H., 1988). 외국의 경우, 입원 환자의 약 38%, 외래 방문 환자의 40~60%가 만성통증을 호소하며(Spear F.G., 1964), 국내에서 송지영 등(1999)이 정신과 외래환자 총 843명을 대상으로 한 조사에서, 정신과 외래환자의 38~54%가 통증이 주된 문제였으며, 이들 중 43~81%는 6개월 이상 지속되는 만성 통증 장애군에 해당되었다. 더욱이 이들 중에 25~40%는 중등도 이상의 심한 정도의 통증을 호소하였다. 다섯째, 만성통증 환자에서 우울증과 불안 장애가 흔하고, 그 외 신체화 장애[1], 건강염려증, 인위성 장애 등의 많은 정신 장애가 동반된다. 또한 통증클리닉 환자의 50%가 정신적인 문제가 겹쳐있었다. 이러한 점에서 만성 통증 환자의 진단과 치료에 정신의학적 개입이 필요한 것이다.

정신과에서 다루는 만성 통증은 다음과 같은 것이 있다. 첫째, 두통이다. 정신과 환자가 호소하는 신체증상 중에서 두통은 비특이적이면서도 가장 많은 증상이다(송지영 등, 1999). 둘째, 정신과 자문 시에 흔히 겪는 문제로서, 당뇨병 합병증으로 인한 말초 신경염성 통증이나 감각 이상, 암 환자에서의 통증 조절과 우울, 불안의

1) DSM-5의 신체증상 장애에 해당된다.

문제, 그리고 정형외과 환자에서의 환지통(幻肢痛) 등이 있다. 셋째, 아직 원인뿐만 아니라 치료법도 알려지지 않은 애매한 질환으로서 섬유근통 증후군(fibromyalgia syndrome)이 있다(Song J. 등, 1998). 이것은 신체 여러 부위의 심한 통증과 압통, 수면 장애, 피로, 무기력증이 만성적으로 지속된다. 많은 수에서 스트레스와 관련되고 우울, 불안증 등의 정신 장애가 동반된다. 이것은 검사상 이상소견을 보이지 않아서 과거에 심인성 류마티즘(psychogenic rheumatism)이나 심인성 근골격 증후군으로 부르기도 했다(이영호 등, 1996). 이들 외에 측두하악 통증 증후군(temporomandibular pain & dysfunction syndrome)이나 만성 피로 증후군(chronic fatigue syndrome), 복합 화학물질성 증후군(multiple chemical syndrome) 등에서도 원인 모를 만성 통증이 계속된다.

4. 통증과 연관된 정신 장애

통증은 불안이나 우울이 동반되거나 여러 정신 장애에서 증상의 하나로 나타난다. 치료에 반응하지 않는 통증 환자의 약 30%에서 불안이 발견되며(APA, 2000), 불안이나 우울, 정신분열병, 성격 이상 등의 정신 장애는 통증을 유발하거나 호전 악화시킨다. 암이나 수술 후에 불안이 동반되면 병소(病巢)에 상당하는 통증보다 더 심한 통증을 호소한다. 불안은 생리적 변화, 즉 교감신경계의 항진을 유도하여 신체 여러 부위에 영향을 미쳐 통증은 증강(增强)된다. 이 경우 여러 가지 방법으로 불안을 감소시켜 주면 통증이 감소되는데, 그 기전은 중뇌와 수관주위 회백질(periaqueductal gray mater), 연수의 후배부(retroventral medula), 뇌교피개의 측부(lateral and dorsolateral pontine tegmentum)와 연관된 하행통로의 영향에 의한다(Fields H.L., 1987).

불안이나 우울 감정은 근육을 수축시키고 수축은 혈류를 감소시키며, 이로써 통증이 유발된다. 이런 통증은 다시 불안을 높혀 악순환에 빠지게 된다.

통증은 우울증, 정신분열병, 그리고 신경증에서 주요 증상의 하나가 된다. 우울증은 특히 통증과 관련이 큰 장애이다. 내인성 우울증에서 46~84%가 통증을 호소할 정도로 병발 빈도가 높다(Dworkin S.F., 1990). 이때 환자가 호소하는 통증은 우울에 따른 이차적인 것이 아니라 우울과 통증이 동시에 있는 것이다. 우울증에서 통각에 대한 민감성이 증가되고, morphine 길항제인 naloxone의 효과가 정상인보다 뚜렷하며, 또 dexamethasone 억제검사의 양성률이 높은 것을 보아 아편계나 세로토닌(serotonin) 수용체의 기능 저하와 관련된다고 추정한다(노재영과 김명정, 1986; 박제민과 김명정, 1986).

신체형 장애에서는 신체증상을 과장하고, 신체증상에 대해 불안과 공포감를 갖는다. 그리고 만성 통증 환자의 5~15%가 신체형 환자였다(Bouckoms A.J. & Haeckett T.P., 1991). 이 중에 심적 갈등이 전환되어 의도적인 운동의 장애나 특수 감각계의 기능 상실로 나타나는 전환 장애에서는 통증이나 감각의 이상, 쇠약감이 주요 증상이었다(Weintraub M.I., 1992).

건강염려증이나 꾀병에서도 만성 통증이 문제가 되며, 매우 드물지만 부인의 임신, 출산 시 남편이 부인과 유사한 복통을 나타내는 Couvade 증후군도 이에 속한다.

정신분열병에서는 통증 호소가 드물다. 그러나 정신분열병 초기에 애매한 신체증상의 하나로 통증을 나타내기도 하며, 드물지만 환각증상의 하나로서, 더구나 그것도 이해하기 어려운 괴상한 내용의 통증을 호소하기도 한다. 정신분열병의 아형(亞型)과 만성화된 경우에는 통증보다 오히려 통증 둔화현상(pain insensitivity: PI)을 보인다. 이들은 신체의 심각한 손상이나 질환에 대해서 무감각하다(Dworkin S.F., 1990). 그 예로서 심근경색을 앓아도 환자의 18%만이 통증을 호소하였으며, 위궤양에 의한 천공이 있어도 통증을 호소하지 않았다. 이러한 PI는 생명에 심각한 위해(危害)를 초래한다. 현재 PI는 음성증상에 따른 감정 둔화현상으로서, 전두엽 기능의 저하와 밀접한 관계가 있을 것으로 추정한다. 이들은 통증에 대한 역치(閾値)와 인내력(tolerance)이 상승되어 있었다(Hooley J.M. & Delgado M.L., 2001; 송지영과 이장호, 2000).

특정 성격과 통증이 관련 되는지에 대해서는 아직 불명하다. 편두통 환자의 일부는 완벽(完璧) 추구형으로 지능은 높고 분노를 표현하지 못하며, 후회가 많은 성격의 소유자라고 알려진 바가 있었다. 그러나 후에 이러한 특징은 연구 대상자들의 선택요인(selection factor)이 크게 작용하였던 것으로 밝혀졌다. 즉, 그러한 경향의 사람들이 병원이나 특수 클리닉으로 모이므로 해서 나타난 결과이지, 특정 성격이 통증과 관련된다고 볼 수 없다는 것이다(Woodforde J.M. & Merskey H., 1972). 통증클리닉의 환자들이 일반인보다 더 많이, 그리고 더 오래 통증을 호소하고, 우울증이나 법적문제, 약물남용 등의 문제가 많다는 사실은 이러한 특징을 가진 환자가 특정 클리닉에 모이는 결과에 따른 것이다(Merskey H., 1988). 이는 소수의 특수 환경에 있는 환자군의 특징을 일반화시키는 것에 보다 신중해야 한다는 점을 보여준다.

5. 기질성 통증과 비기질성 통증

기질성 통증질환에는 위궤양, 관절염과 같은 말초성 통증질환이나 두부손상, 시상증후군(視床症候群, thalamic syndrome)과 같은 중추성 통증질환이 있다. 그리고 당뇨병성 통증이나 환지통(幻肢痛, phantom limb pain), 작열통(灼熱痛, causalgia)과 같은 복합성(複合性) 통증이 있다. 이러한 기질성 질환에 따른 통증의 경우라 하더라도, 그 증상이 6개월 이상 지속되어 만성화되면 환자가 호소하는 통증에 대한 기질적 원인 배경을 찾기가 어렵고, 객관적인 검사와 증상은 더 이상 일치되지 않는다. 환자는 통증에 더욱 몰두되고 각종 치료에 완강해진다(Merskey H., 1984).

기질성과 비기질성 통증은 부위와 지속성, 배경, 그리고 호소 내용 면에서 차이가 있다(Trethowan W.H., 1988). 즉, ① 정신질환과 관련된 통증은 좀더 광범위한 부위에 있으며 시간이 가면서 그 범위는 넓어진다. 통증 호소의 부위가 뚜렷하지 않으며, 해부학적 부위와 일치하지 않는다. ② 통증 호소는 나아질 때가 없이 지속적이며, 유발요인이 발견된다. ③ 심인성 통증은 배후에 기분변화를 동반하며 이러한 기분의 변화와 통증이 인과관계(因果關係)가 있다. ④ 비기질성, 또는 심인성 통증에서는 호소하는 통증의 내용을 명확히 기술하기 어려울 때가 많다.

국내에서는 교통사고로 인한 만성 통증이 그 수도 많을 뿐만 아니라 평가와 치료에서 정신-신체-사회적 문제가 복잡하게 얽혀 있어 정신과 의사의 역할이 중요시되고 있다. 이들 환자의 다수는 통증 외에도 경제적 압박, 직업 문제, 가정불화, 사회적응 장애의 문제로 고통받는다. 교통사고뿐만 아니라 산업재해나 직업병과 연관된 보상 문제는 그 해결이 쉽지 않다. 과거에 보상성(報償性) 신경증으로 명명하고, 이들 환자의 근본적인 문제를 마음에 기인하는 것으로 보아, 돈 욕심에 사로잡혀 있기 때문에 법적 판결이 내려지면 나아진다(Miller H.G., 1961)는 견해가 많았다. 이러한 견해는 기질적 병변이 없는 일부 환자에서는 옳다. 그러나 추적조사 결과, 이들 상당수의 환자는 법적문제가 해결된 이후에도 계속 통증으로 고생하고 있었다(Mendelson G., 1982). 특히, 경추 염좌 증후군(cervical sprain syndrome)이나 요통에서는 신체변화가 많았으며, 경미한 두부손상 환자도 장기간에 걸쳐 두통과 현기증으로 고통받고 있었다. 이는, 법적 문제가 걸린 만성 통증 환자에서 '이들의 증상은 보상받으면 나아질 것이다'라고 단정해서는 안 된다는 점을 보여 준다. 이들은 법적 문제가 해결되면 법적 투쟁 중에 있었던 경제적 압박이나 불안, 우울감은 어느 정도 나아지지만, 근본 문제인 통증과 이에 따른 이차적 정서 장애는 나아지지 않는다. 그리고 보상과 관련된 사람들이 그렇지 않은 이들과 비교해서 신경증이 더 많지는 않았다(Levitt F. 등, 1982; Melzack R. 등, 1985)는 점은 만성 통증 환자들을 단지 보상의 차원에서 이해하려

해서는 안 되며, 근본적인 기질적 요인과 연관된 사회심리학적 통합적 접근이 필요하다는 점을 보여 준다. 이는 여러 가지 요소가 서로 뒤엉켜있고 환자의 동기(動機, motivation)와 현실적인 문제가 겹쳐 있기 때문이다(송지영, 1999). 만일 만성통증이나 감각의 이상에 대하여 이에 합당한 기질적 원인이 발견되지 않는다면, 쉽게 심리적 원인이나 정신적 장애로 단정해서는 안 된다. 심인성 통증이라고 진단 내리려면 정신과적 치료에 반응하고, 원인으로 증명되는 분명한 정신적 요소가 있어야 한다. 만일 이 점이 분명하지 않다면 진단을 유보(留保)하는 것이 옳은 태도이다(Merskey H., 1988).

뚜렷한 기질적 원인이 밝혀지지 않는다고 해서 과거에 정신적인 원인에 의한 위장 장애로 생각했던 것으로 과민성 장증후군(irritable bowel syndrome)이 있다. 이는 불안이나 우울증이 다른 위장관 장애보다 두드러지며 특징적 성격이 있다는 이유 때문이었다. 실제로 많은 내과 방문 환자 중에는 많은 수에서 기질적 원인이 밝혀지지 않는다. 이들은 상당수가 기능성 장애로 취급된다. 특히 소화기 내과 방문 환자의 20~50%에서 증상에 부합하는 기질성 원인이 밝혀지지 않는 기능성 위장 장애(functional gastrointestinal disorder)에 해당된다. 이 중에 과민성 장증후군은 가장 많은 부분을 차지한다. 이러한 기능성 위장관 장애의 원인으로는 유전적 요인과 함께 중추와 말초 신경계 기능의 변화, 염증, 내장 내 공기 운반의 변화, 장관 내벽의 이상 등이 알려져 있다(Azpiroz F. 등, 2007). 이러한 기능성 위장관 장애 중에 기능성 복통 증후군(functional abdominal pain syndrome)이 있다. 이것은 음식 섭취나 배변과는 무관하며 정신 장애가 보다 많이 동반된다는 점에서 다른 기능성 위장관 장애와 구별된다. 이러한 복통은 내인성 통증조절계(endogenous pain modulation system)의 변화나 말초 신경원성 통증기전(peripheral neuropathic pain mechanism)의 변화에 따른 것으로 추정하고 있다(Clouse R.E. 등, 2006). 즉 이들 장애는 심적 요인에 따른 신체질환이거나 정신신체 장애라기보다는 신경계와 신체 상호 관계의 관점에서 보아야 할 장애이다. 그러므로 기능성 복통증후군을 포함한 각종의 기능성 위장 장애와 섬유근육통(fibromyalgia), 측두 하악 관절 장애(temporomandibular joint disorder), 사이질 방광염(interstitial cystitis), 그리고 신체적 · 정신적 충격 후 스트레스 장애(PTSD) 등에 대해서는 정신의학적 측면과 함께 통증의학, 생리학, 유전학, 신경과학, 그리고 소화기과학이 함께 접근해야 한다는 것이 최근의 경향이다.

6. 통증 적응과 대처

일반인 중에서는 상당수가 통증을 자주 경험하지만 계속해서 병원을 찾는 경우는 일부분에 불과하다. 그러므로 만성 통증이라고 해서 반드시 장애라든가 우울증 같은 정신 장애가 뒤따른다고 할 수 없다. 만성 통증 환자의 수는 매우 많다. 그러나 이들 환자들 중에는 잘 적응하는 이와 적응을 잘하지 못하는 이가 있다(Keefe F.J. 등, 1992).

스트레스와 대처(對處, coping) 모델은 만성 통증 환자군에서 환자 개인마다 다양하게 적응하는 현상을 설명하는 데 유용한 도구이다(Jensen M.P. 등, 1994).

대처란, 행동 지향성과 내적(內的) 심리적인 노력으로서, 각종 스트레스에 대해 부정적인 영향을 줄이려는 개인의 노력이라고 할 수 있다(Keefe F.J. & Williams D.A., 1989). 이때, 자동적이고 노력에 의거하지 않는 것은 그것이 비록 적응적인 것이라 하더라도 대처반응에 포함시키지 않는다. 대처 전략, 혹은 대처 행동은 몇 개의 관점에 따라 구분된다. Lazarus R.S.와 Folkman S.(1984)는 대처전략을 크게 두 가지 형태로 나누었다. 문제를 해결하거나 완화시키는 문제 중심(問題中心)의 대처(problem-focused coping)와 스트레스와 연관된 부정적인 감정을 조절하는 정서 중심(情緒中心)

대처(emotion-focused coping)이다. 그리고 만성 통증에 대한 대처 노력을 적극성과 수동성 측면으로 나누기도 한다(Brown G.K.와 Nicassio P.M., 1987). 적극 대처란, 운동 같은 통증을 조절하려는 도구적 활동반응이고, 수동 전략이란 외부 힘이나 요소를 조절하는 것으로 위축, 포기하는 것(쉬고, 약 먹기)을 말한다.

이러한 인지적 행동은 통증의 악화와 감소, 유지, 통증 행동, 정서적 고통, 부적응 등에 영향을 준다. 적응에는 적응적 대처와 부적응적 대처가 있다. 부적응적 대처에는 통증 조절에 대한 자기 효능감의 결여, 통증과 연관된 사건 해석에 있어서 왜곡하는 것, 병에 대한 확신, 신체에 몰입, 재앙적 사고(災殃的 思考)[2] 등이 속한다(Lawson K. 등, 1990).

통증 대처 전략은 인지행동 면에서의 평가뿐만 아니라, 치료의 효과도 측정에도 이용된다. 적응적인 통증 대처 전략을 증가시키고, 비적응적인 대처 전략을 줄이는 치료는 통증을 감소시키며, 자기 효능감(self-efficacy)과 신체기능을 향상시킨다. 그리고 대처 전략은 치료의 선택과 치료의 순응도와도 관련될 것으로 보고 있다(Williams D.A. & Keefe F.J., 1991). 이러한 대처 전략과 믿는 능력(ability of beliefs)은 만성 통증에 얼마만큼 잘 적응하는가를 예견할 수 있는 요소로도 알려져 있다. 즉 스트레스, 믿음, 대처, 적응의 요소가 만성 통증 환자의 적응을 이해하는 데 중요한 개념이 된다.

2) 파국적 사고와 동의어임(catastrophic thought).

제18장 의지 · 욕동의 장애

제18장 의지 · 욕동의 장애

의지(意志, will)는 독립된 기능으로서[1] 모든 정신기능을 추진하는 힘이다. 이것은 19세기까지 철학과 심리학, 정신의학에서 중요한 부분을 차지하였다. 정신건강은 의지가 자유롭게 활동하는 경우이며 그러하지 못하면 장애로 보았다(Maimon, 1792). 의지의 약화(akarasia)로 이성적이지 못하면 정신이 파멸되고 파괴적인 행동을 하며(Heinroth J.C., 1817), 의지의 장애는 충동(impulse)의 많고 적음에 따른다고 보았다(Ribot Th., 1915). 충동이 부족하면 의지력 결여(aboulia), 광장공포증(agoraphobia)[2], 의심증(folie du douteⒻ)[3]이 되고, 충동이 과도하거나 지능 부족으로 인하여 도벽(盜癖, kleptomania), 방화벽(放火癖, pyromania), 자살벽(suicidal mania)이 된다고 보았다. 1차 세계대전 이후에는 반(反)합리주의(anti-rationalism)와 비관론적(pessimism) 시류와 함께, 운동 장애에 대한 기계론적 기전과 신경학적 설명[4], 실험심리학, 그리고 정신분석학의 반결의적 관점(反決意, anti-voluntaristic aspect)과 행동주의의 발전으로 의지(will)에 대한 관심은 줄었다. 이로써 '결의의 영역(domain of the voluntary)'은 사라지고 이것 대신에 본능(instinct), 욕동(drive), 동기(motivation), 결정하기(decision-making)로 대치되었

1) 성 아우구스티누스(St. Augustine)가 한 말이다. 그는 4세기 알제리와 이태리에서 활동한 신학자로서 철학에 큰 영향을 주었다. 『고백록』의 저자이다.

2) 두려움에서 비롯된 의지의 약화를 말한다.

3) 의지의 주저함과 무능이 극도에 이른 것으로, 이를 정신적 마비(psychical paralysis), 또는 의도적으로 움직일 수 없는(inertia of the motor images) 것이라고도 했다.

4) 틱(tic), 강요된 행동, 상동증, 뇌염 후 장애 등이 예가 된다.

으며 전두엽 실행기능(frontal lobe executive function)에 대한 관심이 커졌다.

근래에 의지와 관련된 개념은 '행위(action)의 철학(White A.R., 1968; Moya C.J., 1990)'과 운동 의도성(motor intention, Jeannerod M., 1994) 연구로 계속되고 있다.

오늘날 의지의 힘(strength of will)이라든지 자기 조절(self-control), 자기 원칙(self-discipline)과 같은 용어 사용은 줄었다. 그러나 우리는 여전히 '외부에 의하지 않고 나 자신의 내부로부터 비롯된 나의 행동을 어떻게 알 수 있는가?' 하는 문제와 '어떻게 나 자신이 병으로부터 나아지려고 하는가, 또는 자신을 드높이려 하는가?' 하는 의지(意志)의 문제에 당면한다. Ashworth P. 등(1999)은 특정 행위에 감정과 결의(決意, volition), 정보처리 과정에서 믿음(belief)이 큰 영향을 미친다고 하였다. 의지의 문제는 행동 장애의 영역, 특히 운동 장애와 성격 장애, 만성피로증후군에서 여전히 중요한 개념이며, 법(法)정신의학에서 결의(volition)와 의도(意圖, intention)의 문제는 난폭한 행동의 조절과 예측에서 중요하다(Williams C. & Sims A., 1995).

의지와 욕동의 개념은 인간 행동을 이해하는 데 기본적인 개념일 뿐 아니라, 비록 그 개념이 불명하다 하더라도 임상에서는 흔히 사용하고 있는 용어이다. 인간이 행동하는 원동력이나 에너지, 혹은 에너지 양(量)으로 측정되는 것을 의미하는 용어로는 본능, 욕동, 동인, 욕구 등이 있다. 그러나 용어의 정의는 각 분야에서 연구의 역사를 반영하며, 의미 또한 조금씩 다르다. 여기서는 인간 행동의 원동력이 되는 의지(will)와 욕동(drive)을 중심으로 살펴본다.

1. 의지 · 욕동 관련용어

1) 본능

인간의 행동은 이성적인 것이고 동물에서는 본능 행동만 있다고 생각해 오다가 19세기에 진화론의 영향으로 인간과 동물 사이에 질적인 차이의 벽은 허물어졌다. 각 생물의 여러 행위가 본능(本能)으로 분류되었으며, 인간 행동의 근원에 목적 추구의 충동인 본능을 가정하게 되었다. 본능(本能, instinct)이란 생물의 종(種)에서 볼 수 있는 고유한 행동양식으로서 유전적으로 부여받아 계승되고, 개인 간의 차이는 없다. 이것은 학습과 환경의 영향을 받지 않고 일정한 목적으로 향한다. 욕동과 겹치기는 하지만 본능은 생물학적인 의미가 보다 더 강하다.

McDougall W.(1908)은 이 본능이 반사적인 것만은 아니고 정동(情動)과 인지(認知)를 포함하는 전체적인 것으로 생각했다. 그는 본능 리스트로서 도주, 거부, 기호, 투쟁, 비하(卑下), 자기 과시, 양육, 생식, 기아, 무리지어 삶, 획득, 구성의 12개 본능을 상정하였다. 그러나 이후에 이러한 개별적인 본능의 다수는 선천적이라기보다는 후천적(後天的)으로 습득되는 것으로 밝혀졌다.

2) 동인과 욕구, 동기

동인(動因, drive)은 생물이 행동을 일으키는 내적(內的) 자극 내지는 상태를 의미한다. 행동하도록 하는 에너지라는 의미로 Woodworth R.S.(1869~1962)가 제창한 용어이다. 통상, 배고픔, 목마름 등 생리적 요구에 근본을 둔 1차 동인(primary drive)과 학습에 기반을 둔 2차 동인(secondary drive)으로 나눈다. 이것은 특정한 목표로 향하거나 회피하는 경향을 의미하고, 분명한 조작적(操作的) 정의를 할 수 있기 때문에 실험 심리학에서 주로 이용되는 용어이다.

욕구(慾求, need)는 동인(drive) 형성의 전제인 생리적, 심리적 상태를 말한다. 즉, 욕구에 의해 생체의 내적 긴장인 동인이 일어나고, 동인에 의해서 행동이 일어나는 것이다. 이는 생체가 자신의 부족함을 채우려는 욕망의 형태로 나타난다. 여기에는 생물적인 것부터 사회적인 것까지 다양하며 성취 욕구(achievement need), 권력 욕구(power need), 존재 욕구(being need) 등이 있다. 욕구 이론(need theory)에서는, 욕구 대상의 유발성에 대응하여 긴장을 갖기 때문에 환경에서 역학적 안정이 무너져 행동을 일으킨다고 설명한다. Lewin K.이 말하는 준욕구(準欲求)에는 의도(意圖)와 결의(決意)가 포함되어 있다. 욕구 불만이나 욕구 좌절(挫折, frustration)[5]은 방해를 받아 욕구가 저지되는 것으로, Freud S.(1917)가 불만으로 끝나버린 성적 흥분이라고 부른 것이 처음이었다. 이것으로부터 공격성(aggression)과 퇴행(退行, regression)의 개념이 생겼다.

행동을 불러일으키는 외적 자극을 유인(誘因, incentive)이라 부른다. 이것은 동인(動因)과 구별하기 어렵다. 이 두 가지를 합해서 동기(動機, motive)라 부른다. 동기는 어떤 행동을 특정 방향으로 시작하고 계속하도록 유지해 주는 내적인 과정을 의미한다. 이는 행동에 연관되는 모든 조건을 나타내는 것으로 가설적인 활성화 요인(hypothetical activating factor)이라고 할 수 있다(김용식 등, 2006). 동기 부여(動機附與, motivation)도 이것과 거의 같은 의미로 사용하지만 특정의 동기와 방향의 의미는 없다.

이와는 반대로, 동기가 없거나, 혹은 동기 상실(動機喪失) 증후군(amotivational syndrome)이 있다. 이것은 마리화나나 유기(有機) 활성용제 남용으로 인하여 무관심, 의욕 감퇴, 밋밋한 감정, 기억력 저하, 주의 집중 곤란 등의 증상이 나타나는 것이다. 수개월간 지속하며, 환자는 수동적으로 된다. 변연계의 기능 장애로 추정하고 있다.

5) 어원 frustro: 속이다.

3) 정신 에너지

정신 현상이나 증상을 설명하는 데 많은 학자들이 정신적인 힘(力)을 가정하였다. 정신 활동의 배후에는 물리적인 에너지와 비슷한 정신적 에너지(psychic energy)라는 양적(量的)인 개념을 가정할 수 있다. 정신적 힘(psychologic force)은 Janet P.가 생각한 정신적 에너지로서[6], 모든 정신 활동을 일으킴과 동시에, 이들을 집중·통합하는 정신적 긴장(緊張)(psychologic tension)을 유지하는 데 관여한다고 보았다. 그는 정신적 긴장이 저하되면, 현실에 맞게 통일된 행동을 할 수 있는 현실 기능을 잃어버리고, 이로 인하여 현실로부터 떨어져나간 공상이 생겨 저차원(低次元)의 습관적 행동이라는 심적(心的) 자동증(psychologic automatism)이 나타난다고 하였다. Janet P.는 심적 긴장이 부분적으로 저하되면 히스테리가 되고, 전반적으로 저하되면 정신쇠약(psychasthénieⒻ)이 된다고 했다.

Freud S.(1894)는 본능 에너지를 의미하는 리비도(libido)의 개념을 제창하였다. 그

6) 심리적 긴장과 함께 Janet P.(1859~1947)의 정신 병리학 체계의 기본 개념이다. 배경은 맨드비랑(Maine de Biran, 1766~1824)의 '노력'과 베르그송(Bergson H., 1859~1941)의 '생(生)에의 관심'이라는 프랑스 심리주의적 철학 사상이 깔려 있다. Maine de Biran은 인간의 본래의 창조적 활동은 본태적, 습관적인 반복 행동과는 달리 정신의 노력과 긴장을 필요로 하고, 그 노력의 근저에는 '어떤 유기체적인 힘'이 존재한다고 생각했다. 또 베르그송은 생(生)에 대한 관심 집중이 인간을 닫혀진 고정적 세계로부터 열린 유동적인 세계로 비약시켜 가는 것이고, 이 비약은 élan vitalⒻ이라는 정신력이 필요하다. 이 élan이 인류를 지금까지 이끌어 온 것이라고 생각했다. Janet의 '심리적인 힘'은 이와 같은 초(超)유기적 힘 내지는 élan vital의 개념에 영향을 받은 것으로, 이들보다 훨씬 더 심리 생물학적 에너지 개념이다. 즉 높은 심리학 긴장을 유지하기 위한 심리적 힘과, 정신활동의 에너지원(原)으로서 심리적 힘을 같은 성질이라고 생각하였다. 이 에너지원론으로부터 그의 '심리적 긴장의 정도와 동요에 따라 움직이는 심리적 힘의 활동 양상'에 따른 정신증상론과 증상 경과의 이론이 나온 것이다. 예로서, 심리적 긴장이 급격히 저하되면, 이제까지 높은 심리적 긴장을 유지하기 위해서 잠재하고 있던 심리적 힘이 급격히 개방되기 때문에, 이 심리적 힘이 낮은 심리적 긴장 상태에 있어서 오히려 과잉으로 된다. Janet가 말하는 파생(派生) 현상도 심리적 힘의 과잉에 기반을 둔 무의미한 저급(低級)한 정신활동의 과잉을 의미하는 것이다. 그는 이러한 견지에서 의학 심리학적 치료도 생각했다. 즉 정신의학적 치료의 근본은 심리적 힘의 무의미한 소비를 억제하고 그 축적을 도모하며, 이것을 심리적 긴장의 상승으로, 더 나아가서 정상적인 정신 활동의 회복으로 일으켜 세우는 것이라고 하였다(加藤正明 등, 2001).

는 인간의 발달에 상응하여 리비도는 성숙하고, 각각의 발달 단계에 특유한 목표와 대상을 갖는다고 하였다. 생후 얼마간 1차 과정에서의 리비도는 쾌락(快樂) 원칙에 따라 자유로이 방출되지만, 곧 현실 원칙(reality principle)에 맞는 2차 과정이 운영되면 방출은 억제되거나 연기된다. 발달 도중에 어떤 단계에서 조직화(組織化)되어 고착(固着, fixation)을 남기고, 이후 발달이 계속된 후에 욕구 불만을 계기로 고착점(fixation point)의 정신 수준으로 퇴행(退行)한다고 하였다. 리비도가 표상(表象)이나 신체, 대상 등에 결부되는 것을 카텍시스(cathexis, investment)라 하고, 자기에게로 향하면 자기애(自己愛), 대상에게로 향하면 대상애(對象愛)로 된다. 리비도는 대상을 얻어 목표를 성취하면 해소되지만 만족하지(채우지) 못하면 내향화(內向化, introversion)하여 억압되고 무의식화 된다. 리비도의 퇴행과 억압에 의한 갈등이 신경증과 성격 형성에 관련된다고 보았다. 역(逆)카텍시스(counter cathexis)란 억압을 유지하고, 욕동과 표상을 무의식 내부에 머물게 하는 에너지이다.

자아 카텍시스란 자아 경계를 유지하는 에너지이고(Federn P.), Jung C.G.가 말하는 리비도는 행동의 기초가 되는 비특이적인 총량(總量) 불변의 심적(心的) 에너지를 의미한다.

베르그송이 제창한 생(生)의 비약(飛躍)(élan vitalⒻ)[7)]이나 von Monakow C.와 Mourgue R.이 제창한 오르메(Hormé)도 일종의 생명 에너지이다.

정신의 흐름(PsychokymⒹ)은 정신 과정을 생리적으로 생각한 Bleuler E.의 개념으로서, 중추 신경계의 에너지와 유사한 것이다. 이것은 정신의 진행 과정(psychic process)이 중추 신경계를 통해 흐르고, 이것이 정신적 과정의 기초가 된다고 보는 것

7) 생의 비약(도약)이란, 모든 생명의 다양한 진화나 변화의 밑바닥에 존재해서, 도약을 꾀하는 근원적인 힘이자 끊임없이 유동하는 생명의 분출이다. 베르그송은 저서 『창조적 진화』(1907)에서 인간은 생의 비약을 통해 창조적으로 진화해 간다고 말했다. 이것은 그가 제창한 생(生)의 철학의 바탕을 이루는 개념이다.

이다[8].

생명의 에너지와 유사한 것으로 엔텔레히(Entelechy)가 있다. 이는 생체(生體)로부터 나와서 스스로 자신을 완성으로 이끄는 생명 에너지이다. 아리스토텔레스(Aristoteles)가 말하는, 세계는 질료(質料)가 형상을 실현(實現)하는 과정으로 보는 목적론(目的論, telelogy)에서 유래한 것으로, 심리학에서는 Wund W.가, 그리고 생물학에서는 Driesch H. 등이 거론한 바 있다.

죽음의 본능에 속하는 에너지는 모르티도(mortido, Federn P., 1932), 또는 destrudo(Weiss E., 1930)라고 한다.

4) 욕동

욕동(欲動, drive)[9]은 정신 활동의 기초가 되는 힘(力)이다. 사람은 이것에 의거하여 행위를 한다. 정신의 수동적인 측면은 지각과 감정이고, 능동적인 면은 욕동과 시행(施行, conation)이다(McDougall W.). 욕동은 식욕, 성욕 등 신체적인 것과 권력, 재물(富), 미(美) 등을 추구하는 정신적인 것(psychological)이 구별되지만, 어느 범위까지 욕동에 포함되는지는 논란이 있다. 신체적, 생물적인 것일수록 본능에 가깝다고 본다(濱田秀伯, 2005). 욕동은 감정(feeling)이 동반되는 것으로 이 둘을 구분하기는 어렵다. 욕동이 능동적인 것이라면, 감정은 수동적으로 체험된 자아의 상태를 의미한다. 그러나 넓은 의미의 감정에는 정동(情動, affect)이라 하여 능동성을 갖는 것도 있다.

8) Bleuler E.의 Textbook of Psychiatry(1930)에서 인용함.

9) 행동주의 학파에서는 drive를 동인(動因)으로 표현하고 프로이트의 정신분석에서는 이와는 조금 다른 의미로 썼기 때문에 욕동으로 번역하여 쓰고 있다. 그리고 욕구와 욕동의 개념이 비슷하기 때문에 욕구, 욕동, 동인의 용어가 혼란스러울 수밖에 없다. instinctual drive를 본능적 동인이라는 용어보다는 본능적 욕구로 쓰는데, 이와 같이 학파에 따라 용어의 내용이 다르다고 할 수 있다.

욕동 이론(drive theory)은 욕동의 대립을 중심에 둔 프로이트의 이론이다. 그의 정신분석적인 개념으로 보면, 욕동은 인간 내부에 욕구와 긴장을 가져오는 본능적인 힘이며 정신생활에 표현되는 신체적인 욕구라고 하였다. 프로이트는 기본적인 욕동을 자기 보존에 관한 자아(自我) 욕동(ego drive) 내지는 성욕(性慾)으로 보았다. 후년에는 분화, 조직화된 유기적인 상태를 형성하고 유지하려는 생(生)의 욕동(life drive)과 이를 파괴하고 미분화된 무기적 상태(그 자체가 생활 기능이 없는)로 환원시키려는 죽음(死)의 욕동(death drive)으로 나누었다.

5) 충동

19세기까지 충동(衝動, impulse)은 발작적(發作的), 상동적, 혹은 불수의적 행위를 의미하였다. Dagonet H.(1870)는 충동정신병(impulsive insanity) 속에 공포증(phobia), 타인 상해(傷害), 자살, 조증 행동, 건강염려, 간질 발작을 포함시키고, 어떠한 정신병 환자도 억제할 수 없는 충동성이 있으며 이것은 결국 의지(will)의 실패를 초래한다고 하였다. 그는 강박병도 의지의 실패로 보고, '생각을 없애려 해도 떠오르고, 기분을 지우려하면 더욱 강해진다'고 기술하였다. Bourdin V.(1896)은 '충동은 대뇌 활동에 따른 것으로 의지가 막을 수 없다' 하고, 이를 네 가지로 나누었다. 즉 의식적인 것(강박의 이차적인 것), 생각이 떠돌다가 기억에는 없는 무의식적인 것, 망상과 환각에 따른 행동화로서 가짜(false)인 것, 그리고 혼합된 것으로서 히스테리 정신병(hysterical insanity)을 들었다. 그는 '충동은 도덕성이 결여되고 억제할 수 없어 결국 정신 장애와 관련된다'고 하였다.

충동[10]은 욕동의 가장 원시적인 것으로서, 의식적 혹은 이성적인 통제를 받지 않고 심적 가공(加工)이나 꾸밈이 없이 일어나는 힘이다. 욕동에 비하여 생물학적인 의

10) 원어는 AntriebⒹ: 발동성(發動性)으로도 해석된다.

미가 강하다. 의지의 억제력이 약해지고, 이로 인하여 나타나는 행동을 충동 행위(impulse action)라 한다. 욕동 행위(drive action)와 동의어로 쓰이지만, 독일어권에서는 욕동이 인격에 의해 어느 정도 억제를 받아서 방출되는 욕동 행위와 제어가 전혀 이루어지지 않고 나타나는 충동 행위를 구별하였다.

6) 일차 욕동과 이차 욕동

이와 같이 욕동에는 원시적이고 저차원적인 것부터 심적 꾸밈과 가공을 받는 고차원적인 것까지 있다. 저차원적인 것은 선천적이고 생리적(生理的)인 것으로, 생명(生命)과 종(種)의 존속(存續)을 담당하여 일차(一次) 욕동[11]이라고 한다. 가장 저차원적인 것은 반사 행동(反射行動)과 자동 행동(自動行動)으로서, 여기에는 욕동의 존재를 가정할 필요가 없다. 그 다음의 충동 행위(衝動行爲)와 정동성 행위는 저차원적인 욕동이 그대로 드러나는 행동이다. 좀더 고차원적인 욕동에 따른 일반적인 행위는 의지적 행동, 또는 이성적 행동(理性的 行動)이다. 이것은 사회생활 속에서 꾸며지고 변형되는 금전, 지위, 명예 등에 관한 욕동이다. 이를 이차(二次) 욕동이라 한다. 그러나 개체 측의 욕동이 있어도 이것에 상응하는 환경 자극이 없거나, 환경 자극이 있어도 개체 측의 욕동이 없으면 행동은 일어나지 않는다. 즉 행동에는 환경 요인에 의해서 강하게 지배되는 행동과 개체의 욕동에 따른 행동이 있다.

7) 욕망과 소망

욕망(慾望, desire)은 부족함을 느껴서 채우려는 마음이고, 소망(所望, wish)[12]은 동경

11) 의미로 보면 욕구(need)와 비슷하다.

(憧憬)해도 달성할 어떠한 수단을 갖지 못한 것이다[13]. Lacan J.(1957)은 대상으로부터 만족을 얻는 욕구(besoinⒻ)와 타인에게 말로써 호소하는 요구(demandeⒻ), 부족함을 타인으로부터 인정받으려는 환상으로 가득 찬 소망(désirⒻ)을 각각 구별하였다.

소망 충족(wish-fulfillment)은 소망을 공상으로 달성하는 심리작용으로, 꿈과 신경증 증상의 일부로 표현된다. 각성 상태에서 소망 충족의 공상에 푹 빠지면 각성몽(覺醒夢), 또는 백일몽(白日夢, daydream)이 된다. 이때는 내용이 상징화되지 않은 채 그대로의 모습으로 나타난다. 달성되지 않는 것을 이룰 수 있을 것처럼 예상하는 것은 소망적 사고(wishful thinking)이다. 과대 망상과 공상(空想) 망상[14]의 주제는 소망 충족으로 나타나는 경우가 많다. 소망 파라노이아(wish paranoia, Kretschmer E., 1918)는 발생학적으로 미분화된 정신적 심층구조를 가진 원시 성격자(原始性格者)에서 자폐적인 소망 충족으로부터 생기는 연애(戀愛) 망상과 사면(赦免) 망상을 의미한다.

8) 갈등

이러한 욕동이 서로 부딪치고, 또 욕구와 외적(外的) 상황이, 그리고 상반된 감정들이 대립하는 상황을 갈등(葛藤, conflict)이라 부른다. 정신분석에서는 신경증 형성에 정신 내적(精神內的) 갈등(psychic conflict)을 중요시한다. 내적 갈등 반응이라고 하면 Schneider K.가 말하는 신경증을 뜻한다.

12) 바람, 소원, 희생의 의미도 있다.
13) 불어에서는 욕망과 소망 모두 désirⒻ로 쓴다.
14) 10장. 사고의 장애 중 과대망상군 참조.

9) 의지

인간의 활동은 언제나 목적 실현의 과정이며, 이러한 활동을 의지활동이라 하고 그 활동의 근거가 되는 것이 의지(意志, will)이다. 의지에는 동기와 목적이 있다. 의지는 욕동의 상위(上位)에서 일정한 목표를 세우고, 수단을 선택하여 전체 인격과 관계된 의식적인 행동으로 이끌어 가는 것이다. 즉 의지는 욕동이 고차적으로 발달한 것이고, 욕동을 통제하는 힘이다. 좁은 의미로는 의식적 · 계획적, 또는 자발적 · 자유선택적인 행동의 근거를 말한다. 일반적으로 인간정신은 지식 · 감정 · 의지의 세 가지 기본요소로 이루어진다고 보는데, 이 중 의지가 그 근본이고 지식과 감정은 그 상부기능이다.

욕동과 의지(意志)를 합하여 의욕(意慾)이라 부른다. 우울증에서는 의욕이 떨어져 보이고 조증 상태에서는 의욕이 넘치는 상태 즉, 무엇을 하고자 하는 목표를 향해 의지가 적극적으로 작용하는 마음의 상태인 것이다.

의지를 갖고 목표로 향하면 노력(努力, strive)이 되고, 어떤 행위를 하려 해도 되지 않고 억제되는 것은 반(反)의지적 작용(negative act of volition, Messer A.W., 1914)[15]이다.

권력에의 의지(will to power)는 Adler A.가 제창한 것으로, 우월감을 얻으려는 욕구를 말한다. 열등감을 방어하는 것이 과도하면 질병으로 도피하든지 보상을 얻으려 권력 투쟁을 하든지의 어떤 쪽으로 된다고 하였다. 의미(意味)에의 의지(will to meaning)는 자유와 책임을 가진 다양한 가치를 실현시키려는 욕구를 지칭한 실존 분석(實存分析)의 용어(Frankle V.E.)이다. 이것이 저지되면 실존적 욕구 불만에 빠져 발병한다고 했다. 의지(意志)의 자유(freedom of will)란 자신의 의지를 자유로이 결정할 수 있는 것으로, 도덕과 행위의 책임과 관련된다. 이를 긍정하면 비(非)결정론(indeterminism)이고, 부정(否定)하면 결정론(determinism)이 된다.

15) 원어는 negativer WillensaktⒹ임.

10) 결의

의지와 동의어로 쓰인다. 의지력(willpower)은 일반 용어이고 결의(volition)는 과학 용어이다. 결의(決意, volition)란 의지의 작용으로, 결단(決斷)하는 일이다. 결의 행위(volitional act)는 두 개의 요소를 가진다. 즉, 시작할 힘이 없는 의식 상태와 힘을 갖고 무엇인가를 시작할 수 있는 상태이다(Ribot Th., 1915). 결의 과정(volitional process)은 의식적이거나 시간이 가면서 자동화될 수 있다(Kuhl J., 1985; Gollwitzer P.M., 1990).

철학에서는 의지의 기능을 마음속에 있는 것으로 보고, 적극적인 심적 활동을 결의로 본다. 신체 운동(걷기, 말하기)을 할 때, 우선 적극적인 심적(心的) 사건(active mental event)인 결의(volition)가 생긴다. 이것은 내적(內的)으로 무언가 하는 것(doing)으로서 우리 마음속에서 일어나는 것이고 생각으로 떠오르는 것이다. 이어서 내적(內的) 정신사건(interior mental event)이 몸의 운동계를 활성화시킨다. 이로써 뇌(腦)로부터 시작하여 원하는 몸의 움직임이 일어난다. 이 움직임이 결의된 의지(will)인 것이다[16]. 이러한 결의와 의지에 따른 행동 개념은 행동주의 이론의 영향(1935~1965년경)으로 형이상학적 창조물로 평가되었다.

법의학(法醫學)에서 결의의 개념은 위험한 행동이나 반사회적 행동과 관련되어 있다. 결의의 정도에 따라 마음의 상태를 의도적(intention), 부주의(recklessness), 태만과 무관심(negligence), 그리고 단순 실수(blameless inadvertence)의 네 가지로 나누며, 그 정도에 따라 죄(罪)의 무게를 달리한다.

16) 이것은 데카르트적(Cartesian) 관점으로서 이원론적이다. 쇼펜하우어는 이들 운동을 하나의 동일한 사건으로 보고, 의지적인 심적 사건과 동일한 것으로 보았다.

11) 자발성

자발성(自發性, initiative, spontaneity)[17]이란 목적을 향해서, 의지로서 현실에 맞게 욕동을 일으키는 것이다. 정신분열병에서 정신적 에너지 자체가 저하되어 보이지는 않는데도 현실로 향하는 힘이 위축된 인상을 준다. 이를 자발성의 결핍, 혹은 무기력 상태라고 표현한다. 자발성이 더욱 떨어져 현실에 걸맞은 행위를 하지 못하면 의욕 상실(abulia)이 된다. 이것은 의지와 욕동이 병적으로 결여되어 스스로 나서서 어떠한 행위도 일으키지 못하는 것이다. 일반적으로 환자는 감정이 둔화되고, 주위의 움직임에 관심이 없고 게으른 생활을 계속한다. Janet P.는 결단력이 없어 행위에 이르지 못하는 것을 aboulieⒻ라고 했는데, 프랑스에서는 광범위한 무능력감, 결단 불능의 의미로서 우울증과 정신쇠약의 한 증상으로 쓰인다.

Erikson E.H.(1901~1980)가 말한 자발성(initiative)이란 청년기의 정체성(identity)에 해당되는 유아기의 자기표현을 의미한다. 또 정신연극(精神演劇, psychodrama)에서는 주역(主役)이 종래의 방법으로는 해결되지 않는 위기를 뛰어넘어 창조적인 힘이 생기는 것을 자발성이라고 한다(Moreno J.L., 1889~1974). 의욕상실 무동(無動)증후군(abulic- akinetic syndrome, Flügel F. 등, 1956)은 항정신병 약물 투여 시에 의욕과 관심이 저하되고, 멍청한 표정이 되며 동작이 굼뜨게 되는 것을 말한다.

12) 그 외 의지와 관련된 용어

자율성(自律性, autonomy)이란 외부로부터 영향을 받지 않고 자신의 의지로 결정하

17) 주도성(主導性), 혹은 추진력으로 번역될 수 있다. 예컨대 정신분열병 환자가 직장을 가져 돈을 벌어야겠다는 의욕을 보여 계획을 세워보지만, 결국 계획을 수행하지 못하는 경우라면 추진력이 상실되었다는 표현이 적절할 것이다.

고 행동하는 것이다. 토마스 아퀴나스[18]의 용어로, 자신이 독립성과 자유를 갖고 자기 통제가 가능한 상태를 말한다. 이와 반대로 타율성(他律性, heteronomy)은 외부의 의지에 좌우되어 행동하게 되는 체험이다. Kant I.의 AutonomieⒹ란 의지가 감성과 인과법칙으로부터 해방되어, 내적(內的) 도덕률(道德律)에 따라서 자신을 규정하는 것을 의미한다.

내부로부터 지배되어 자유를 잃거나 억제당하는 것은 속박(束縛), 혹은 강박(强迫)이다. 일반 시스템 이론(general system theory, von Bertalanffy L., 1945)에 의하면, 유기체(有機體)는 유동 평형(流動平衡)을 간직한 개방(開放) 시스템을 이루고 있고, 행동의 본질은 외부 자극에 대한 반응과 욕구의 만족, 긴장의 완화뿐만 아니라, 시스템 속에 갖추어진 능동성과 자율성에 있다고 하였다.

지향(志向, intention)은 지각과 사고가 어떤 곳으로 향해 있는 것이고, 지향성(志向性)은 체험하는 중에 의식하는 일을 지칭하는 현상학의 용어이다. 지향성 약화(weakness of intention)는 Mundt C.(1984)가 말한 정신분열병의 기본 장애로서, 병전 성격으로부터 급성기를 지나 잔류상태까지 여러 수준으로 일관해서 나타난다고 했다. 지향궁(志向弓, intentional bending)[19]은 Beringer K.[20]의 개념으로, 정신분열병의 사고 장애를 이것의 확산 저하로 설명하였다. 지향(志向) 정신병(intention psychosis)은 광장 공포(廣場 恐怖)와 같이, 하고자 하는 행위가 이루어지지 않는 정신질환을 말한다. 지향 신경증(intentional neurosis)은 목적을 달성하려고 병으로 되는 목적성 반응(purpose reaction)을 말한다.

의존(依存, dependence)이란 사람과 물건에 감정적으로 의지하고 자신의 행동이 제

18) Thomas Aquinas(1225~1274): 중세 이탈리아의 철학자.

19) 궁(弓)은 기울다, 혹은 휜다는 의미로 사료된다.

20) Beringer K.(1893~1949): 독일의 정신의학자. 정신분열병의 정신병리학 연구에서 사고 장애에 주목하고 지향궁(intentionaler BogenⒹ)설을 제창하였다.

한되는 것이다. 의존형 인격 장애는 혼자로서는 무력하여 생활 전반을 타인에 의존하고, 상대에게 복종하는 행동 양식을 특징으로 하는 인격 장애이다. 의존 우울증(anaclitic depression, Spitz R.A. 1951)은 모친(母親)이란 대상을 상실한 이후에 생기는 유아(幼兒)의 병적 반응이다. 생후 6~8개월경 그간 모친과 좋은 관계를 체험하던 유아가 갑자기 모친이 분리되고 대리모가 없는 상태에서, 울고 무표정해지다가 그 후 2~3개월이 지나면 체중 감소와 함께 감염이 쉽고 발달이 저해되며, 울지도 않으며 주위 상황에 무반응, 무기력 상태에 빠지는 것이다.

2. 의지 · 욕동의 이상

앞에서 본 바와 같이 욕동에는 충동에서 의지(意志)에 이르는, 저차원에서부터 고차원까지의 단계가 있고, 고차의 것이 저차의 것에 대항하는, 통제적으로 움직이는 것이 있다. 따라서 이 욕동의 단계설(段階說)에 따른 욕동의 이상(異常)은 두 가지로 나눈다. 즉 첫째, 원시 욕동인 일차(一次) 욕구의 항진이나 감소에 따른 생명력의 활발성 항진과 감소(減少) 상태, 둘째, 고차 욕동인 의지(意志)의 이상에 따른 저차 욕동에 대한 통제 장애에 의한 행동 이상이다.

1) 욕동의 항진과 감퇴

욕동이 커져서 활동이 증가하는 것은 의욕 증진(hyperbulia)이다. 이로써 행동 과다(hyperactivity)가 나타나고, 기분의 고양(高揚)과 자극민감성(irritability)을 동반하기 쉽다. 조증(躁症) 상태에서는 원시적인 생명 에너지가 고양되고, 각 욕동 간에 조화를 이루고 있음을 알 수 있다. 경조증인 경우에는 '컨디션이 좋다'고 하면서 생명감이 가득하고 적극적으로 일을 한다. 지각(知覺), 사고, 기억의 모든 면에서 활발해진다. 연상은 빠르고 말이 많아지며 식욕과 성욕이 항진되고 사회적 욕망도 커진다. 조증이 심해지면 생각의 연결이 느슨해지고 사고 비약(飛躍)(flight of idea)이 된다. 이곳저곳으로 전화하거나 분주해지고 타인의 생각을 무시하기도 한다. 돈을 낭비하거나, 쓰기 읽기도 많이 한다. 잠을 자지 않고도 걱정하지 않는다. 이렇게 활동이 늘어나고 행동을 많이 하면서도 마무리가 잘 되지 않는 것을 정신 운동성 흥분(psychomotor excitement)[21]이라 한다. 이때 개개의 행동을 보면 적절해 보이지만 전체적으로 보면 충동적이고 성급하게 행동하는 행위 성급(zest for action)이다[22].

반면에 의욕 감퇴(hypobulia)는 욕동이 감소하고 활동성이 저하되어 결단을 내리지 못해 우왕좌왕하며 행동이 감퇴(underactivity)되고 제지(制止)된다. 우울증에서는 생명 에너지가 고갈된 상태로 '생기(生氣)가 없다', '무엇을 할 기분이 아니다', '끈기를 잃었다', '하려고 해도 몸이 말을 듣지 않는다'라고 호소하여 원시적 욕동의 결핍을 시

21) 정신운동성(精神運動性, psychomotor)이란 Wernicke C.가 실어증 이론으로부터 도출한 정신적 반사궁(反射弓)의 운동 요소로서, 긴장증은 이 부위의 기능 장애 때문이라고 설명하였다. 오늘날에는 정신 활동이 표정, 행동과 같은 운동 면에 반영되는 것을 의미한다. 정동(情動)과 이상(異常) 체험에 의하여 생기는 흥분을 정신운동 흥분(psychomotor excitement)이라 하고, 행동으로 이행되지 않는 억제(抑制) 상태는 정신운동 제지(制止)(psychomotor inhibition)라고 한다. 이것과 비슷한 단어인 psychokinesis는 정신력으로 물건을 움직이는 초능력(超能力)을 말한다. 정신운동 발작(psychomotor seizure)은 정신 발작과 복합 부분 발작을 한데 묶은 편의상의 용어로서 측두엽 뇌전증에 많다. 언어성 정신운동 환각(verbal psychomotor hallucination)은 운동 요소가 강한 가성 환각으로서 Séglas L.J.E.의 용어이다.
그리고 정신적 반사궁은 신경계통을 구심성(감각성)전도, 중추 과정, 해당 기관으로 향하는 원심성(운동성)전도의 세 부분으로 이루어진 반사궁(reflex arc)으로 보듯이, 이 도식을 정신생활에 대입시키면 중추(中樞)과정에 속하는 것은 정신 과정이고, 감각 자극에 속하는 것은 떠올린 이미지(상기상想起像), 운동 표상은 운동성 흥분의 세 부분으로 이루어진 것이라고 할 수 있다.

22) 마음 성급(性急)은 목표가 정해지지 않은 욕동을 말한다. 행동이 제대로 정리되지 못하는 것에 대해서 운동(運動) 성급(zest for motion), 행위(行爲) 성급(zest for action), 작업(作業) 성급(zest for occupation)으로 각기 구별한다.

사한다. 즉, 우울증에서는 의지보다는 동기 자체가 장애된다(김용식 등, 2006). 지각, 사고, 기억의 활발성도 잃고 연상도 늦어진다. 이러한 활동성의 감퇴를 정신운동 제지(制止)(psychomotor inhibition)라고 한다. 우울증이 더욱 심해지게 되면 의식은 있지만 말 없이 누워 있고, 식사도 하려 하지 않고 외부 자극에도 반응하지 않는 혼미(昏迷, stupor)에 이른다. 우울성 혼미이다. 혼우(昏愚, stupiditéⒻ, Georget E., 1820)도 지적(知的) 활동이 둔하게 억제된 상태를 지칭하는 과거의 용어인데, 이는 혼미와 몽롱(朦朧) 상태를 포함하는 듯하다. Kretschmer E.의 hypobulischⒹ는 원시적인 하층(下層)의식으로서, 병이 되어 상층(上層)이 분리되어 떨어져 나가면 이것이 나타나는 것이라고 설명하였다.

일반적으로 우울증에서는 정신운동 억제나 단순히 제지(inhibition)라 하지만, 정신분열병에서는 자발성 결핍(lack of spontaneity)이나 자발성 소실(aspontaneity)이라는 용어를 쓴다[23].

정신분열병이 만성, 황폐화된 상태에서는 부자연스럽고, 흥분 시에도 기분의 고양(高揚)이 없고 웃어도 우습거나 즐겁지 않다. 이야기 내용은 이해되지 않는 공허한 느낌을 주고, 행동은 전반적으로 짜임새가 없다. 이때 짜임새가 없는 성급한 행동은 조증에서 행위 성급이라 한 것과 구별하여 운동 성급(zest for motion)이라고 한다. 활동성이 감퇴되어 이야기 도중에 침묵을 보이거나 행동이 중단되고, 생각이 중단되기도 한다. 이러한 활동의 불연속성을 보이는 억제를 도절(途切, blocking)이라 한다[24]. 활동이 극단적으로 억제되면 자발성도 없고 자극에 대한 반응도 보이지 않는 긴장병성 혼미(catatonic stupor)에 이른다. 이는 우울성 혼미와는 달리 주위에 대한 반응이 전혀 없고, 비애감 등의 감정 표출도 없는 완전 무반응 상태이다. 때로는 자극

23) 활동 상실(apragmatismeⒻ)은 욕동을 잃어 활동이 생기지 않는 것으로 프랑스에서는 정신분열병과 우울증 모두에서 사용한다.

24) 사고 단절은 '10장. 사고의 장애' 참조.

에 거역하는 듯한 반응을 보이는데, 이는 원시적인 욕동의 감소라기보다는 교차되는 욕구가 있거나 의지가 왜곡되기 때문인 것으로 보인다.

정신분열병에서 만성 경과로 인해 전반적인 활동이 줄고 자발성이 감퇴되며[25], 쉬 피로감과 집중 곤란을 호소한다. 사고의 유연성이 부족해져서 세부 사항에 얽매이기 쉽고, 장래의 사소한 일을 염려하면서 강박적으로 반추한다. 여러 개의 과제를 동시에 진행시키기 곤란해진다.

인격의 황폐(荒廢)를 보이면 결함상태(defect state)라고 한다. 이는 우울증에서의 원시 욕동의 감소로는 설명할 수 없고, Bleuler E.의 연상이완이나 자폐성, Minkowski E.의 '현실과 생생한 접촉의 상실' 개념, 또는 Stransky E.(1940)의 내부 실조(內部失調) 개념[26]으로 설명할 수 있다. 즉 인격이 밋밋해지고 지적(知的), 감정적, 의욕의 모든 부분이 단순해진다. 대인 접촉에서 소통성이 없어지고 극히 표면적이고 사회생활의 범위가 좁아진다. 극단적으로 되면 고립된 자신만의 세계 속에서 살아간다. 외부 세계에 무관심해지고, 의욕의 상실로 누워 지내고 이상스러운 말이나 상동적 행동을 한다. 이렇게 전반적으로 활동성과 적극성이 감퇴되어 살다가 때때로 충동적 행동이나 집요한 상동적 행위, 매너리즘(mannerism)[27]을 보이는데, 어디에서 이러한 에너

25) 의지결여(abulia)이다. 이는 의지와 욕동이 병적을 결여된 상태로서, 자발성저하와 함께 진행한 정신분열병의 증상의 하나이다. 치매나 전두엽장애 시에 보이는 경우에는 발동성(impulse) 저하라고 한다.

26) 정신 내 실조(精神內失調, intrapsychic ataxia)란 지성정신(知性精神, NoopsycheⒹ)과 정성정신(情性精神, ThymopsycheⒹ)이 각기 독립적으로 작동하여 상호 균형을 갖지 못하는 상태를 의미한다. Stransky E.는 이를 정신분열병의 기본 장애로 보았다. 지성정신은 계통 발생학적으로 신뇌(新腦)에 있는 정신생활의 지적(知的)인 측면을 나타내고, 정성정신(情性精神)은 고뇌(古腦, 혹은 뇌간腦幹)에 있는 감정적 측면을 말한다. 이것은 Chaslin P.(1912)의 각각의 증상이 독립적으로 나타나서 '증상의 샐러드 상태(salade des symptômesⒻ)'가 되어 조화를 잃은 부조화(discordance)와 비슷한 개념이다.

27) 말하기, 글쓰기, 복장, 몸 움직임, 태도 등이 일부러 꾸민 듯이 부자연스럽고 괴상한 것을 말한다. 예로서, 눈썹과 머리털을 뽑아내거나, 오른발과 오른팔을, 왼발과 왼팔을 동시에 들면서 걷고, 방안에 들어갈 때 한 다리를 버쩍 들거나 천천히 움직이며 들어간다. 주로 긴장형 정신분열병에서 보인다. 현기증(衒奇症)이라고도 한다.

지가 나오는 것인지는 이해하기 어렵다. 이는 단순히 욕동의 항진이나 감소가 아닌, 고차적인 욕동, 욕구, 의지의 통제 장애에 의한다고 할 수 있다.

Conrad K.(1958)는 정신분열병에서 심적(心的) 에너지가 전반적으로 저하되어 의욕, 흥미, 지향(志向)을 잃은 것을 에너지 포텐셜의 감퇴(減退)라고 한 바 있는데, 이는 오늘날의 정신분열병의 잔류상태에 해당한다. Janzarik W.(1959)의 역동성 공허화(力動性 空虛化, dynamic deflation)와 Huber G.(1966)의 순수 결함(純粹缺陷, pure defect)도 비슷한 용어이다.

• 기질성 · 신체질환과 욕동의 이상

파킨슨 병, Wilson 병과 같은 피질하(下) 치매와, 전두엽 손상이나 점액 수종 등의 기질성 · 신체질환에서는 정신 활동이 전반적으로 늦어지고 반응이 둔해지는 정신 완만(緩慢)(bradyphrenia)을 보인다. 정신 지체에서는 지둔성(遲鈍性, torpid)[28]이라고 표현한다.

외상과 종양 등으로 전두엽이 손상 받아 생기는 기질성 질환에서는 충동성 약화(weakness of impulse)[29]라고 하여, 정신분열병에서 정의(情意) 둔마와 의욕 상실 상태를 표현하는 자발성 결핍과 구별한다. 전두엽 증상은 손상 부위에 따라서 증상의 차이가 있다. 전두엽의 철면(凸面)이 손상되면 충동성이 부족해지고, 밑부분인 안와부(眼窩部)가 손상되면 감정과 성격의 변화가 두드러진다. 그리고 클리버 부쉬(Klüver-Bucy) 증후군에서는 욕동의 이상으로 공격성과 감정 반응의 결여, 식욕과 성욕의 항진을 나타내며(13장. 기억의 장애 참조), 알츠하이머형 치매나 전두측두엽 치매에서도 자제력

28) 어원 torpidus: 움직이지 않음.

29) 충동, 혹은 원시적 욕동의 의미임.

이 상실되고 충동적인 행동과 활동성이 증가되면서 무관심과 의욕 상실을 보인다. 간뇌(間腦) 병변 시에는 충동성의 변화가 전두엽의 경우와는 달리, 경과가 단순하지 않고 주기성을 가지며 자율신경 이상 증상과 정동의 이상을 동반하는 경우가 많다. 심한 기질성 뇌질환으로 나타나는 무동성 함구증(akinetic mutism)과 실외투 증후군(apallic syndrome)에서도 욕동의 이상을 보인다. 이 외에 알코올, 모르핀 등의 마약, 각성제나 최면제 투여 시에는 욕동의 항진이나 감퇴가 생긴다.

호르몬의 이상이 정신 기능에 영향을 주어 충동 행위를 유발한다. 갑상선 기능 항진 시에는 전반적인 정신활동이 항진되고, 갑상선 기능 저하 시에는 감소된다. Cushing 병(hyperadrenocorticism)에서는 경도의 지능 저하와 함께 욕동의 변화를 보여 성욕이나 식욕이 감퇴되며, 우울증과 의욕저하, 기분 언짢음이 나타난다. 성선(性腺)과 관련해서는, 사춘기에 성욕이 증진되어 전반적인 욕동이 항진되고, 갱년기에는 욕동이 전반적으로 감소하고 우울증을 보인다. 이것을 과거에는 퇴행기 우울증이라 했다. 부갑상선 기능이 항진되거나 저하함에 따라서 욕동이 감퇴되거나 항진되기도 한다. 뇌하수체 전엽 기능이 항진(말단비대증, acromegaly) 시에 의욕이 저하되어 무기력하고, 쉽게 예민해지거나 흥분, 식욕 증진이나 다음증(多飮症)이 나타난다. 뇌하수체 전엽 기능이 저하되는 Simmon 병에서도 극도로 쇠약해지고, 의욕 저하, 무관심, 우울증 등 욕동의 저하를 나타낸다.

2) 의지(意志)와 욕구의 이상

욕동이 의지(意志)에 의해 억제되면 욕동 제지(欲動制止, inhibition of drive)이다. 이것이 강해지면 금욕주의(禁慾主義, asceticism)가 되는데, 이는 흔히 인생관이나 종교적 신조(信條)로 되기도 한다. 욕동 제지는 인격 이상, 성도착(性倒錯), 섭식 장애, 경계선 장애, 그리고 긴장병에서 볼 수 있다. 억압이 제대로 되지 않으면 억제 소실이나 탈(脫)

억제(disinhibition), 혹은 충동성(impulsiveness)으로 된다.

정신분열병 환자나 정신병질자(psychopath)의 이상(異常) 행위 중에는 과도한 의지 작용을 보이기도 해서 극심한 고통을 참거나 자해 행위를 하기도 한다. 반대로 의지의 결여(lack of will)로 능동성이 감소하는 다양한 증상을 보인다. 긴장병 환자는 의사의 지시와 명령에 비판 없이 자동적으로 응하는 자동 복종(自動服從, automatic obedience)을 보인다. 환자는 의사의 말이나 표정, 동작을 반사적으로 모방하는 언어 반향, 반향 감정, 반향 동작과 같은 반향 증상(反響症狀, echosymptom)을 나타내거나, 이와 반대로 외부로부터의 압력을 모두 반사적으로 거부하는 거절증(拒絶症, negativism)으로도 나타난다. 거절증에서는 주어진 자극을 거부하거나 반대하는 태도를 취하고, 밥을 먹지 않거나 말을 하지 않는 무언증(無言症)을 보이는데, 이는 의지의 이상에 따른 것이다. 강경증(强硬症, catalepsy)에서는 수동적으로 주어진 부자연스러운 자세를 장시간 지속한다[30]. 이들 요소는 모여서 긴장병 증후군을 형성한다.

피(被)영향성(interference)도 일부 의지의 장애가 보이는 것이다. 이는 자신의 생각이나 의지가 여타의 힘에 대해 좌우된다고 느끼는 자아의식의 장애로서 '시켜지는' 사역(使役) 현상, 또는 피(被)영향 체험인 것이다(15장. 자아체험의 이상 참조).

(1) 의지 제지와 단절

의지 제지(意志制止, inhibition of will)는 의지 결정과 결단이 되지 않는 것으로 우울증

30) 강경증(强硬症, catalepsy)은 근육의 긴장이 높아져서 외부로부터 주어진 부자연스러운 자세를 장시간 계속하고, 자신의 의지로 이를 되돌릴 수 없는 증상이다. 극단적인 증상은 납굴증이다. 강경증과 비슷한 발음을 가진 cataplexy(탈력 발작)는 기면발작(嗜眠發作, narcolepsy)의 한 증상으로서 근육의 긴장 소실이나 탈력(脫力) 발작을 보이는 경우이다. 기면증에서는 굳은 얼굴, 부동의 자세, 운동에 저항을 보이거나 자발성 저하, 거절증 등을 보인다. 강경증은 긴장형 정신분열병, 뇌전증, 히스테리 등에서 나타난다.

에서 흔히 보인다. 의지 박약(意志薄弱, weakness of will)은 지속적인 의지 저하로서 주위의 영향을 받기 쉬운 상태이다. 의지 결여(意志缺如, lack of will)도 동의어다. 의지 결여형 정신병질자(psychopath, Schneider K.)는 상대방이 하는 말에 감동하기 쉬운 정신병질로서 경범죄(輕犯罪)를 저지르기 쉽다.

의지 단절(stoppage of will)은 의지에 의거한 행위가 갑자기 중단되고 의지가 사라지는 현상이다. 정신분열병에서 보인다.

활동 착오(perverted functioning)는 Kraepelin E.이 정신분열병에서 사용한 용어로서, 자신의 의지와는 다른 의지가 작동되어 별도의 행위를 일으키는 것이다[31]. 혀를 내밀라고 지시하면 눈을 감는 식의 꾸미는 듯한 행동처럼 보인다.

(2) 충동 행위

충동 행위(impulse act)는 욕동이 의지의 통제를 받지 않고, 즉시 행위로 이행되는 것으로 욕동 행위(drive action)라고도 한다. 주기성 음주광(飮酒狂, dipsomania)[32]과 폭식증(bulimia)은 욕동이 억제되지 않고 충동적인 음주나 충동적인 식사 행동을 보이는 것이다. 충동 조절 장애(impulse control disorder)는 충동으로 긴장이 고조되고, 이것을 해소하기 위해 행동으로 표출되는 것을 말한다. 정신분열병, 경계선 장애, 사춘기 망상증 등에서도 나타나고, Kleinefelter 증후군과 XYY 남성 등, 성(性)염색체 이상의 일부에서 욕동의 조절이 약해져 범죄를 반복하기도 한다.

욕동인(欲動人, TriebmenschⒹ, Kraepelin E.)은 아무에게나 무슨 일을 저지르고 싶은 것으로, 기분 변동을 동반하는 경우가 많은 정신병질자가 방랑(放浪)[33], 음주, 도벽

31) Meyer A.(1908)가 말한 parergasia는 정신분열병에서 보이는 활동 착오를 말한다.

32) 갈주증(渴酒症)이라고 한다(대한신경정신의학회, 2005).

33) 배회벽(徘徊癖, poriomania)은 갑자기 가출하여 목적도 없이 이리저리 돌아다니는 행동을 말한다. 방

(盜癖), 그리고 성적(性的)으로 어긋난 행동을 보인다. 병으로 나타나면 충동 정신병(impulsive illness, Kraepelin E.)이다.

홍분이나 기분 변동, 몽롱 상태, 병적 명정(酩酊: 술취함) 등에서 폭행, 살인에 이르기도 하고, 망상을 가진 환자가 가상(假想)의 가해자에게 난폭한 행동을 하기도 한다. 쾌락 살인(sex murder)은 살인 자체가 성적인 만족을 갖는 가학증의 일종이다. 시체에 손을 대는 사체 손괘(死體損壞)나 인육을 먹는 인육식(人肉食, cannibalism)을 동반하는 연속살인에 이르는 것도 있다.

그런데 모든 정신 장애자는 폭력이나 살인 등의 범죄를 저지를 가능성이 클 것이라는 편견 내지는 낙인(烙印)이 우리 사회에서 여전히 존재한다. 전체 폭력 범죄 중에 정신질환자로 진단받은 사람은 0.6~3%였으며, 정신분열병 환자가 살인 등의 폭력 행위를 할 위험도는 일반인에 비해서 3~8배 정도 높다(Angermeyer M.C., 2000). 그러나 물질 사용 환자나 인격 장애에서는 그 위험성이 이보다 더 높다. 정신분열병 환자의 폭력은 자신이 조종당한다는 망상의 강도나 횟수와 관련이 깊다고 한다(정재열 등, 2007).

(3) 강박욕동

강박 욕동(compulsive drive)은 욕동이 의지에 반해서 반복해 일어나고, 어떤 일을 해버리려는 상태를 말한다. 내용으로는 누구를 해치고 싶다거나, 신성한 물건을 파괴하고 싶은 욕구, 혹은 성적(性的) 일탈 같은 공격적이고, 비도덕적, 신성 모독적인 것이다. 환자 자신은 이러한 불합리한 생각에 괴로워 불안해지지만 스스로 일리가 있다고도 생각한다. 이와 같이 욕동과 의지의 내적 항쟁(內的抗爭, lutte intérieureⒻ) 상황

랑벽(dromomania)의 모습을 띠거나 발작적으로 나타나는 둔주(遁走, fugue)의 모습도 있다. 소년이나 인격 이상, 정신분열병, 뇌전증, 해리성 히스테리, 치매에서 볼 수 있다.

은 마음의 심층(深層)에서 동시에 일어나는 것으로 양가(兩價) 경향과 비슷하고, 마치 이중 자아(二重自我)로 보일수도 있다. 강박 장애 증상의 하나이지만 정신분열병에서도 보이는 현상이다.

계산(計算) 강박(metering compulsion)은 눈에 띄는 물체(자동차, 전신주)나 자신의 동작(걸음걸이, 눈 깜박임)의 횟수를 세지 않으면 안 되는 것이다. 강박 욕동으로 인한 계산벽(arithmomania)이라고도 한다. 실제 행동으로 옮겨지면 강박 행위가 되지만 욕동에 따라 행동하는 경우와, 이를 막으려고 또 다른 행위를 하기도 한다.

이것과 비슷한 것으로서 의욕 착오(意慾錯誤, parabulia)가 있다. 이는 어느 욕동이 생긴 직후에 별도의 반사적인 욕동이 생기는 병적 현상이다. 그리고 양가(兩價) 경향(ambitendency, Bleuler E., 1910)은 의욕 착오의 일종으로 두 가지의 상반된 욕동이 동시에 생기기 때문에 행동이 되지도 않거니와 심지어는 중단되는 것으로, 의지 영역에서의 양가성(兩價性, ambivalence)이다.

(4) 암시와 피암시성

암시(暗示, suggestion)와 피암시성은 개인의 의지와 자발성에 영향을 미친다. 암시는 정신 활동에 직접적으로는 알아차리지 못하도록 하면서 영향을 미치는 것이다[34]. 자신과 타인과의 사이에서 생기는 것은 타인(他人) 암시(heterosuggestion)이고, 의식된 자기와 무의식의 자기와의 사이에서 생기는 것은 자기 암시(autosuggestion)이다. 자기 암시가 다수에서 일어나면 집단 암시(mass suggestion)가 된다. 피(被)암시성(suggestibility)은 암시에 걸리기 쉬운 상태로서, 외부로부터 자극을 비판 없이 받아들

34) 최면과 자율 훈련, 위약(placebo)도 일종의 암시 현상이다. 각성 상태에서 주는 암시는 각성 암시이고, 마취 분석 시에 주는 암시는 마취 암시(narcosuggestion), 최면 시에 각성된 후부터 취하는 행동에 대하여 암시를 주는 것은 최면 후 암시(post-hypnotic suggestion)이다.

여 따라가기 때문에 정신과 신체 면에서 다양한 반응을 보인다. 소아(小兒)와 정신 지체, 히스테리, 최면(催眠)에서 피암시성은 높다. 최면 시에 피암시성이 특별히 높아진 의식 상태를 트랑스(trance)라 한다.

제 Ⅲ 부

정신 장애 진단 분류와 정신병리학의 과제

제19장 정신 장애 진단 분류체계의 변천

제19장 정신 장애 진단 분류체계의 변천

정신 장애의 원인을 규명하고 치료와 임상 교육의 토대가 되는 것은 정신 장애의 분류이다[1]. 이를 통해서 정신 장애에 대한 진단에 이르면 치료의 방향 설정뿐만 아니라 예후까지 추정이 가능하다. 그러나 아직 정신 장애에 대한 원인은 몇 개의 유전적 요인이 밝혀진 것 외에 대부분 불명한 상태에 있다.

정신질환에 대한 기재가 오래전부터 있어 왔지만 정신증상을 상세히 기술하고 분류하기 시작한 것은 18세기 유럽에서 시작되었다. 지금 우리가 사용하는 정신 장애에 대한 분류는 근대 정신분류학 창시자인 Kraepelin E.(1856~1926)의 업적에 기인한 것이다. 현재 사용 중인 DSM-5(2013)와 ICD-10(1992)은 수차례 개정되어 온 결과이다. 그럼에도 불구하고 진단 분류체계가 실제 임상과 괴리되는 부분이 적지 않다고 많은 의사가 공감하고 있는 것도 사실이다.

이번 장(章)에서는 현재 정신 장애 진단 분류에 이르기까지의 간략한 변천사를 살

1) 정신과 진단 분류는 다음과 같은 목적에서 반드시 필요한 것이다. ① 의사소통을 위하여: 진단 범주와 진단명을 정하여 의견교환을 한다. 예로서 중등도 우울삽화(ICD-10의 F32.1)라면 이는 첫 삽화로서 과거에 조증이나 복합삽화가 없으며 정신증적 증상이나 물질남용이 없다는 것을 시사하는 것이다. ② 정신 장애를 조절하기 위하여: 정신증이라면 항정신병약물을 투여하게 된다. ③ 정신 장애에 대한 이해를 위하여: 비록 정신 장애의 원인은 모르지만 병의 내용을 이해하기 위하여, ④ 의료비 지출의 기준 근거로서, ⑤ 범죄와 관련하여 법적 문제에 대한 판단 기준으로서, ⑥ 정확한 정신 장애에 대한 진단, 기준이 없으면 잘못하여 사회적으로 낙인을 찍는 경우가 생길 수 있으므로 이를 피하기 위하여: 과거 소련이나 중국에서 정치범에게 정신 장애라고 하여 수용소에 감금하였던 예가 있다. ⑦ 진단 원칙이 없으면 정신의학 관련 전문가에 대한 신뢰감이 떨어질 수 있으므로(Dalal P.K. & Sivakumar T., 2009) 등이다.

펴보아 향후 진단 분류 방향에 대한 새로운 안목을 갖추고자 한다.

사실 그간의 전반적인 정신의학의 역사는 정신분열병에 대한 역사라고도 할 수 있다(Gruhle H., 1880~1958). 본서(本書)에서는 정신분열병과 조울병, 우울증에 대한 진단 분류의 변화 모습이 주된 내용이 되겠지만 신경증의 용어 변천에 대해서도 일부 포함될 것이다.

1. 18세기 이전

유럽에서 정신과라는 전문분야와 정신과 의사[2]라고 할 수 있는 것이 생겨난 것은 18세기 말경부터이다. 이때까지 미친병(melancholia)은 히포크라테스 이후 지속해 오던 흑담즙(black bile juice)의 과잉설을 믿었다.

이 당시에는 정신 장애를 흥분된 광기는 마니아(mania)로, 조용한 광기는 멜랑콜리아(melancholia)[3]로 기재하고, 정신 장애를 해부학적 부위에 따라 머리 부위 중에서 눈과 목 부위 사이에 각기 배치시켰다. 이와 함께 편두통, 현훈(vertigo), 카타렙시(catalepsy)[4], 혼미(stupor), 혼수(coma), 뇌졸중(apoplexy), 마비(palsy), 쓰러지는 병(epilepsy), 정신없음(dementia), 경축(cramp), 악몽 등을 단순히 나열식으로 기재해 놓았

2) 당시 정신의 이상은 mental alienation로, 이를 치료하는 의사는 alienist로 불렀다.

3) 당시의 증례를 지금의 진단 기준으로 보면 134명의 증례 중에 오직 4명만 정신증에 해당되었다(Wallace E.R. & Gach J., 2008).

4) 강경증(强硬症, catalepsy)이다. 근육의 긴장이 높아져 외부에서 주어지는 부자연스러운 팔다리의 자세를 계속해서 유지한다. 자발성이 상실되어 수동적(受動的)이 된다는 의미도 있다. 그리스·로마 시대에는 이를 뇌전증의 일부로 보기도 했다. 19세기 초에 의식 장애를 동반하는 자세·동작 증상을 겉모습으로 하는 하나의 임상 단위로 분류되기 시작하면서 catatonia와 stupor로 구별하였다.

다(Barrough, 1583).

17세기 당시에는 멜랑콜리아가 매우 흔한 병이었으며[5], 환자 자신이 몰두된 사항을 병의 설명으로 삼았다. 애정(愛情) 멜랑콜리(erotomania)가 당시 매우 흔했으며 종교적인 것과 히포콘드리아성(멜랑콜리아의 일종으로서)이 많았다. 이후 측두엽 뇌전증에 의한 것으로 알려진 무동성(akinetic), 강경증(catalepsy), 기면발작(narcoleptic attack) 등이 기재되었다. 특히 발작이 여자에게 많은 것을 생물학적으로 출산기능과 관계된 것으로 보았는데, 이는 배에서 목이나 머리로 치받아 오르는 공황느낌(panic feeling)과 관련된다고 생각했다. 이로써 움직이는 자궁(wandering uterus)증후군 혹은 히스테리아(hysteria)[6]가 자주 진단되었다(Jorden E., 1603).

이후 멜랑콜리아가 구분된다는 견해가 나타났다. Bright T.(1551~1615)는 심적으로 불안한 자연적(natural)[7]인 것과 체액과 관련된 신체질환이 더 심한 비자연적(unnatural)인 것을 구분하였다. 이것은 오늘날 우울증을 파악한 것과 유사하다.

17세기 중반에는 이제까지 지배논리이던 체액설에서부터 뇌의 해부에 대해 기술하면서 새로운 신경계 장애가 기재되기 시작하였는데, Willis T.(1664)는 마비(paralysis)나 치매가 뇌의 병소와 관련된다고 보고 이를 'neurologie'(신경학)로 칭하였다. 이로써 새로운 학문이 생겨나기 시작하였다.

18세기의 의학편람(醫學便覽)에는 광기(狂氣)를 신경이 과도한 자극을 받아 생기는 것으로 기재하였으며, 정신 장애(mental maladies)는 언어 압박(literal tension)과 신경섬

5) Burton R.(1621)의 '멜랑콜리의 해부'(Anatomy of melancholy)의 기재에 의한다. 1차 세계 대전(1914~1918) 이전까지 멜랑콜리아(melancholia)는 우울기분의 의미로도 쓰였으나 주로 '광기(狂氣)'라는 의미로 사용했다.

6) 히스테리아(hysteria)란 용어는 어원이 고대 그리스시기까지로 거슬러가지만 의학에서는 17세기경부터 쓰였다. 19세기 프랑스의 Louyer-Villermay가 히스테리아(hysteria)로부터 히포콘드리아(hypochondria)를 구별해내는 에세이를 발표(1802)하면서, 그는 젊은 여성에서 보이는 다양한 증상을 히스테리아(hysteria)라고 하였다.

7) 마음의 불안(apprehension)이라 해서 이것은 지금의 반응성 우울증에 해당한다고 할 수 있다.

유(neural fiber)의 이완(relaxation)으로 설명하였다(Robinson, 1729). 히포콘드리아(hypochondria)와 히스테리성 장애 또한 체액설에 의거한 것이 아닌 신경계 장애라는 의미의 신경병(neuropathies)으로 불렀다(Flemyng M., 1740).

광기(madness)를 근원성(original)과 결과(consequential)로 나타나는 것으로 이분(二分)한 Battie(1758)의 견해는 오늘날 정신증(psychoses)을 기능성, 혹은 내인성과 기질성으로 나누는 것과 비슷하다. 당시에는 대부분의 정신병을 근원성으로 추정하였는데 이는 대부분의 병의 원인을 몰랐기 때문이다. 그의 분류는 손상, 중독, 발열, 졸중(卒中, stroke), 정신병 가계(家系)에 한정된 것이었다.

18세기 중반에 정신증상의 기재와 분류에 업적이 큰 학자는 Cullen W.(1710~1790, 스코틀랜드)이다(그림 19-1 참조). 그는 그때까지 멜랑콜리아가 흑담즙(blackbile)과 연관된다는 체액설 대신에 분명한 신체 병소 없이 생기는 중추신경계의 병이라는 의미로서 신경증(neuroses)이라는 용어를 사용하였다. 이를 계기로 정신질환과 신경계 질환에 대한 새로운 분류가 시작되었다. 그는 de Sauvages F.B.(1706~1767)의 분류법과 같은 방식을 이용하여 제8종(種, class)에 광기(folie)를 배치하고 여러 개의 신경계 이상을 포함시켰다. 당시의 신경증은 열(熱)이나 국소 병적 소견이 없는 병을 의미하

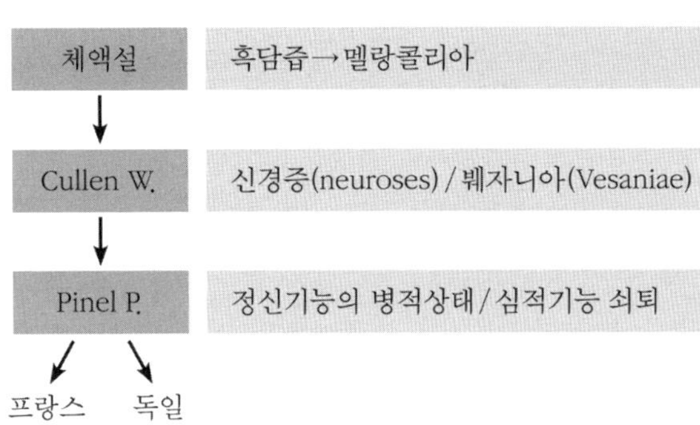

그림 19-1: 18세기의 정신질환 분류 흐름

였다. 신경증은 세분화되어 ① Comato(지금의 뇌졸중 유사) ② Asynamiae(불수의적 혹은 자율신경의 변화) ③ Spasmi(수의근육의 이상, 경련 등) ④ Vesaniae(지적인 결함)로 하였다. 붸자니아는 다시 아멘치아(amentia: 판단력 결핍), 멜랑콜리아(부분적인 정신이상), 마니아(전반적인 정신이상[8])), 그리고 oneirodynia(수면중에 흥분하거나 상상력 장애)로 나누었다. 즉 정신질환(Vesaniae)을 신경증(neuroses)의 하위군에 배치시킴으로써 정신질환이 중추신경계의 질환임을 시사한 것으로 볼 수 있다. 이러한 분류 체계는 훗날 근대 정신의학의 효시로 불리는 Pine P.에 큰 영향을 미쳤다.

이 당시(18세기) 유럽에서는 정신병 외에 오늘날의 불안이나 우울, 강박과 같은 비교적 가볍고 소소한 장애를 모두 신경계의 이상으로 보고 신경계 질환(nervous illness)으로 불렀다. 당시 흔한 병명으로는 히스테리아, 히포콘드리아(hypochondria)[9], 울증(spleen)[10]이었다.

이렇게 Cullen이 명명한 신경증(neuroses)이란 용어와는 달리, 19세기 중반부터 심리적 요인에 의한 모든 병을 정신증(psychosis)이라 불렀다. 이는 psychosis가 정신증이라는 오늘날의 의미와는 다른 것이다. psychosis(정신증)는 오스트리아의 첫 정신과 의사인 Feuchtersleben E.(1845)가 '정신 현상이 비정상적인 정신병의 근거는 마음

8) universal insanityⒺ.

9) 지금의 건강염려증이 아니라 당시에는 광기(狂氣)의 의미로 사용되었다. 히포콘드리아(hypochondria)는 고대(古代) 그리스에서부터 사용된 용어였다. 18세기까지 제11, 12 늑연골이 있는 갈비밑부위(계륵부鷄肋部)가 비장과 관련될 것이므로 멜랑콜리아의 일종인 것으로 보고, 이를 hypochondriacal melancholia란 용어로도 썼다. 흉통이나 심계항진, 숨 답답증, 피로 어지러움증, 현기증, 상복부 통증 등의 증상에 대하여 Sydenham T.(1681)은 당시 그가 보던 만성환자 중의 반이 히스테리아와 히포콘드리아라고 할 정도로 이들 질환은 당시에 주요 질환으로 간주되었던 것이다. 19세기 후반에는 히포콘드리아 환자의 심리적인 면에 주목하여 Falret J-P.(1822)은 건강에 대해 병적으로 받아들이는 것이라 하였고 Romberg M.H.(1851)는 정신적 과민증이라고 했다. Schneider K.(1949)는 이를 '무력성 정신병질'로 기재하고 환자는 항상 자신의 신체를 주시하고 과도하게 신체변화를 살피며 걱정하고 불안해하며 자기불확실성이 특징이라 하였다.

10) spleen: 마음이나 우울의 관용어적 표현이다. 18세기까지 당시 체액이론상 멜랑콜리아를 유발하는 흑담즙은 비장에서 생산된다고 생각하였다(최보문 역, 2009).

(mind)속에 있는데 이것은 뇌를 통해서 나온다. 즉 바로 몸에 뿌리를 두고 있다. 그러므로 모든 정신의 병은 정신증(psychosis)이고, 이는 동시에 뇌신경 병(neurosis)이기도 하다.'라고 했다[11]. 이후 신경증(neuroses)[12]과 정신증(psychosis) 두 개의 용어는 별 근거도 없는 상태에서 부가된 많은 가설에 의거하여 지난 100년간이나 사용되었다.

Reil J.C.(1803)은 뇌가 자체 에너지(energy)를 갖고 있는데 이 에너지가 적으면 둔한 상태이고 많아지면 흥분 상태라는, 즉 균형 상실로 인해 광기(madness)가 생긴다고 하였다. 그리고 정신병에는 정신의 전반적인 뒤죽박죽 무질서(derangement) 상태인 마니아(mania)와 부분적인 멜랑콜리아(melancholia)(우울 포함)의 두 가지가 있다고 믿었다.

당시에는 정신병의 형태보다는 내용을 중시하였는데, 내용은 사고의 연상(associations)에 의한 것이었다. 망상, 환각, 착각은 모두 정신병의 형태이지만, 이들에 대한 구분은 19세기에 들어와서야 가능했다.

11) 그러나 모든 neuroses는 동시에 psychosis가 아니다. 이것은 psychosis가 마음(mind)과 연관된 것이지만 neuroses는 오직 뇌와 관련된 것으로 보았기(Feuchtersleben E., 1845) 때문이다.

12) 이후에 von Krafft Ebing R.(1872)은 뇌가 정상인 상태에서 개인적으로 장애를 주어 생기는 정신질환을 의미하는 것으로 정신신경증(psychoneuroses)과 정신적 변성(psychic degeneration)을 구분하였는데, 나중에 프로이트는 정신신경증(psychoneurosis)을 실제 생활 사건에 의한 경우(actual neuroses)와는 다른 무의식적 갈등으로부터 생기는 것으로 설명하였다. 이는 프로이트의 책 『신경증 원인으로서의 성(性)』에 기재되었다. 프로이트 이후에 신경증(neurosis)은 주로 정신분석적 관점에서 사용되었으며, 신경과에서는 기능성(functional) 혹은 병소가 발견되지 않는 증상과 동의어로 쓰이게 되었다. DSM-IV(1990)에서부터 신경증(neuroses)이란 용어는 제외되었다.

2. 정신증후학의 기반 확립

정신의학의 탄생은 18세기 후반에 이르러서 이루어졌다. 이로써 18세기 말~19세기 초에 프랑스와 독일에서 질병(질환)분류학(nosology)과 함께 정신증후학이 확립되기 시작하였다. 이를 프랑스와 독일의 경우로 나누어 살펴보기로 한다.

1) 프랑스의 흐름

정신 장애의 분류는 근대 정신의학의 선구자인 Pinel P.(1745~1826)에서 그 원류(原流)를 찾을 수 있다. 그는 다수의 환자를 관찰하여, 있는 대로 증상을 기재하고 식물의 품종을 구별하듯이 임상분류를 하였다(그림 19-2). 즉, Linné C의 식물분류를 모방한 카테고리(구분) 모델에 따라 강(綱, class), 목(目, ordre), 속(屬, genre), 종(種, espéce) 순으로 분류하였다[13]. 광기(정신 장애)는 열이 나지 않는 뇌의 병으로 보고 겉으로 두드러진 병 모습에 의거하여 마니아(manie), 멜랑콜리아(mélancolie), 데멘치아(démence)[14], 백치(idiotisme)[15]로 나누었는데, 이는 délire(지능, 사고와 정신 전반에서 병적인 것)와 심적 기능 쇠퇴를 기준으로 삼았다. 즉 오성(지각, 사고, 기억, 판단 등)이 전반적으로 손상된 정신병(délire)[16]은 마니아이고 부분적으로 장애가 있는 정신병은 멜랑콜리아로 칭

13) 예로서 시베리아 호랑이를 분류해 보면 동물 계(界, kingdom: 생물분류 중 가장 큰 단위) → 척추동물문(門, phylum: 동물에서는 배엽의 형성방법을 포함한 발생에 따른 구분) → 포유 강(綱, class: 공통된 뚜렷한 특징인 것으로 척추동물분속에는 포유류, 조류, 양서류, 파충류가 이 강에 속한다) → 식육 목(目, order: 몸의 기본구조가 같은 것끼리 모아 분류한 것) → 고양이 과(科, family: 몇 개의 속이 생태학적으로 비슷한 것을 묶은 것) → 고양이 속(屬, genus: 친척관계에 있는 것을 묶은 것) → 호랑이이다.

14) 영역(英譯)은 abolition of thought(생각의 상실)이다. 오늘날과는 달리 과거에는 지능과 감정기능의 저하를 의미하였다.

15) 지능과 감정 능력이 심하게 저하된 상태의 의미임.

16) 프랑스에서 délireⒻ는 delirium, delusion, compulsion(강제) 등 여러 가지 의미로 쓰인다.

제IV강(綱) 신경증(neurosis)

제2목(目) 뇌신경증

아목(目) 붸자니아(vésanies)

속(屬) 정신병(① 마니아 ② 멜랑콜리아 ③ 데멘치아 ④ 백치), 건강염려증, 몽유증, 공수병

그림 19-2: Pinel P.의 광질(狂疾, folie)* 분류(1798)

* 광질(狂疾, folie): 정신병(aliénalion mentale)과 같은 의미이다.

하였다. 데멘치아와 백치는 심적기능 쇠퇴의 정도에 따라 구분한 것으로 데멘치아보다 백치는 그 정도가 심한 것을 의미하였다(그림 19-2 참조).

지금의 정신분열병은 마니아와 멜랑콜리아 둘 중 어느 것에나 속하는 것으로 된다. 이 둘은 Cullen W.이 신경증(neurosis)이라고 명명한 이래, 염증과 열이 없고 뇌의 국소 병변이 없으면서 뇌기능의 이상에 따른 감정, 운동 장애에 해당하는 것이었다(保崎秀夫, 1978). 그는 정신병의 배경에 뇌의 기질적 병변으로부터 유전, 감정 작용까지 광범위한 원인을 상정(想定)했다. 그리고 정신증이 있는 광기와 없는 광기를 구분하고, 정신증이 없는 광기를 감정 정신병(emotional insanity, 1801)이라 하여, 이는 이성이 손상되지 않은 것으로서 단지 감정상의 장애를 지칭하였다.

이렇게 ① 지적 기능에 문제가 생기는 광기(manie sans délire[17])와, ② 단지 감정과 동기에만 문제가 있는 감정 정신병으로 나누는 경향은 프랑스에서 훗날 Farlet J.P.외 대부분의 의사가 이에 따랐다. 그러나 독일은 감정이나 동기만 침범하고 지적 기능에 영향 없는 병소란 있을 수 없다는 상반된 견해를 갖고 단일(單一)정신증(unitary psychosis)의 개념으로 나아갔다. 이를 기점으로 이후에 영국, 프랑스, 독일에서는 각기 다른 질환 개념으로 나뉘는 계기가 되었다.

17) manie sans délire란 광기(狂氣)나 성격 장애를 의미한다.

Pinel P.은 침범된 심리 기능에 대응하는 모습으로 지워진 상태상(狀態像) 자체가 질환이 되는 것이라 보았다. 이때까지 증후학은 아직 경과와 병인적 요소를 포함하고 있지 않았던 것이다.

스승 Pinel P.의 분류를 계승하고 부분(部分)정신병인 멜랑콜리아(mélancholieⒻ)를 세분화한 것은 Esquirol J.E.D.(1772~1840)이었다. 그는(1820) 멜랑콜리아를 우울성의 lypémanieⒻ(비애)와 고양성(高揚性)의 모노마니아(monomanieⒻ)[18]로 나누었다. 전자는 감정이 주요 장애되는 것으로서 담즙(bile)과 연관된 것으로 보았으며, 이는 훗날 우울병으로 발전되고[19], 후자는 편집증(paranoia)으로 발전하게 된다. 그가 말한 모노마니아는 뇌 전체 기능의 장애가 아니라 지능은 보전되면서, 하나의 생각이 과도한 가치로서 망상, 특정한 행동양식이나 경향을 가진 부분적인 정신병이었다. 이것은 침범된 심리기능에 의거하여 지성, 감정, 본능 모노마니아로 나누고, 또 내용에 따라 색정(色情), 주정(酒酊), 방화, 살인 모노마니아 등으로 기재하였다(그림 19-3 참조). 그가 말한 본능 모노마니아는 오늘날의 강박 장애의 초기 기재에 해당된다[20]

18) 단일광(單一狂)이란 역어도 가능하다.

19) 이 당시 멜랑콜리아는 지금의 우울증(depression)이 아니라 오히려 기분저하증(dysphoria)과 미분화된 광기(정신병)에 해당한다. 19세기 중반 이전까지는 오늘날의 '우울증'에 해당하는 명칭은 'Vapours'나 'hysterical fit'였다. 'Vapours'란 오랫동안 고통 속에서 참고 지낸 결과 화가 쌓이고 심한 멜랑콜리아(deep melancholy)로 되며 항상 당혹해하거나 두려움이 있다(Purcell J., 1707)고 기재되었다. 그리고 히스테리성 사람에서 멜랑콜리(melancholy)는 쉽게 나아지지만 뿌리가 깊으면 어렵다고 했다. depression(de=down, premere=to press)이 기분 장애를 의미한 것은 17세기부터이지만 영국의사 Whytt R.(1765)은 마음(mind)의 'depression'은 히포콘드리아(hypochondriasis)와 기분부전(dysphoria)과 연관되며, 월경, 치질로 인해 억제되면 정신기능이 저하된다고 하였다. 억제된 것은 방출되어야하고 부족한 것은 채워져야 하는데 사혈(瀉血)이 가장 좋은 방법이라고 하였다. 'depression'이란 용어를 처음 기술한 정신과 의사는 Heinroth J.C.A.(1773~1843)였다. 오늘날 의미의 우울증(depression)은 19세기 중반에 Jacobi K.W.M.가 기재하였다(1844). 마귀(evil)가 사람에게 영향을 미치는 방식이 긍정적/부정적 혹은 정신이 멍해짐/마비의 상반된 형태라 하고 긍정적인 영향을 받으면 흥분 상태로, 반대쪽이면 우울로 된다고 했다(Shorter E., 2005).

20) 그는 강박사고나 행위에 대해서 기재하였다.

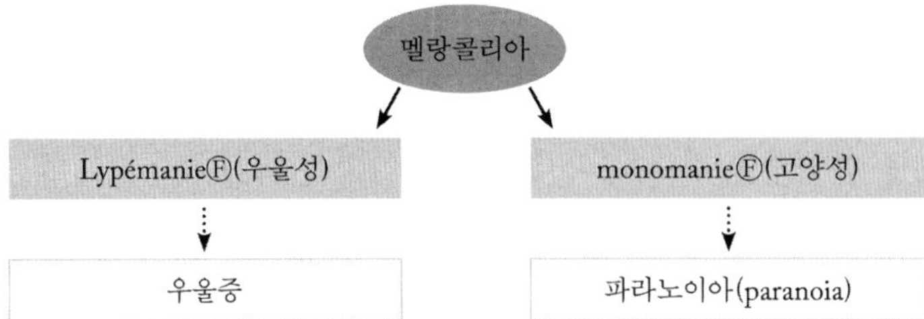

그림 19-3: Esquirol J.E.D.의 분류(1820)

(Wallace E.R. & Gach J., 2008). 그는 정신질환의 원인이 대뇌피질에 숨어 있다고 믿었으며, 정신병에 정열(情熱)을 강조하는 낭만주의 정신의학[21]의 경향을 가졌다. 또 외부 자극이 없는 지각을 환각(hallucinations)이라 하고 이를 정신병 증상으로 사용하기도 했다.

Esquirol J.E.D. 이후에 식물의 변종이나 새로운 품종을 기재하듯이 횡단적인 병상의 관찰을 자세히 하여 증후학은 더욱더 세련되고 분류는 복잡·세분화되었다.

Esquirol J.E.D.의 제자 Georget E.(1795~1828)는 뇌 기질 질환에 의한 정신 장애와 원인 불명의 협의의 정신병을 대비시켜, 형태로 구별하는 좀 더 근대적인 관점을 도입했다. 즉 신체 원인으로 생기는 급성 정신병(délire aigu)과 내인성의 광질(狂疾, folie)을 구별하였다. 이것은 근대의 심신이원론(心身二元論)에 입각한 것이었다[22]. Georget E.는 병 증상을 자세히 관찰하여 기술하고 모노마니아(monomanieⒻ)를 모습에 따라 다양하게 구분하였으며, 한 환자에게도 시기에 따라 다양한 모노마니아가 있는 것을 알게 되었다[23].

21) 661쪽 독일의 낭만주의 정신의학 참조.

22) 이러한 심신이원론의 방식은 원래 데카르트(dẽcartes R., 1596~1650)가 시작한 것인데 정신의학의 영역에서는 이후 프랑스의 Parchappe du Vinayn J-B.(1596~1650), Baillarger J.(1909~90), 독일의 Kahlbaum K.J. 등에게 이어져 오늘날까지 계승되고 있다.

23) 이는 오늘날의 동반질병(comorbidity)의 개념과 비슷한 것이다.

이후 정신 장애의 경과(經過)가 중요시되면서 병의 현상 전체가 나타내는 자연형(natural type)을 생각한 것은 Falret J-P.(1794~1870)였다. 그는 초기에는 병리해부를 통하여 정신병을 규명하려 노력하였으나 만년에 이르러서는 이를 모두 버리고, 증상을 이론화하지 않고 병의 전체적인 모습을 치우치지 않은 자세로 잘 관찰하는 '전체'로서 파악하려 했다. 밖으로 나타난 화려한 망상뿐 아니라 그 배후의 감정에도 주의를 기울이고, 병의 경과, 이를 꿰뚫는 몇 개의 병기(病期)와 이것들의 동요(動搖)와 변천(變遷)을 보려 했다. 그는 무엇보다도 임상 경과를 중요시하였다. 이로써 광질(folie) 또는 만성 정신병(délire chronique)에서 ① 전구기(前驅期) 혹은 형성기, ② 체계기(體系期), ③ 최종기 또는 만성기의 세 병기(病期)를 구별하고 이들은 순서대로 경과한다고 했다.

또 마니아, 멜랑콜리아, 모노마니아, 데멘치아 등은 일시적인 상태를 나타내는 것으로서, 이들을 독립된 질환으로 보는 Pinel-Esquirol의 분류를 비판하고, 모노마니아의 존재 자체를 부정했다. 또 이들 상태상으로부터 정신, 신체 현상 전체와 앞서서 예측되는 전개 양식에 따라서 질환의 자연형(natural type)[24]또는 자연종(自然種)을 도출해 내려 했다.

자연형의 모델이 되었던 매독성 진행마비는 이미 Bayle A-L.(1799~1858)에 의해 자세히 기재된 바 있었다. Falret J-P.(1822)은 매독에 의한 미만성 뇌척수염으로 진행마비가 생긴다고 했다. 병리해부가 정신 장애의 본체 규명에 중요하다는 점을 강조하고, 진행성 마비가 임상적으로 ① 과대망상을 갖는 모노마니아, ② 마니아, ③ 치매라는 세 단계의 병기(病期)를 순차적으로 경과한다고 하였다. 이런 관찰을 넓혀서 대부분은 수막(髓膜)에서 발생하여 만성 염증(phlegmasieⒻ)에 따른 증상이라 주장

24) 독립된 질환 단위를 의미한다. Farlet J-P.은 간질 광질, 알코올에 의한 급 · 만성 망상, 순환광질(folie circulaire)—이것은 후에 조울병이 되었다—등을 거론하고, 자연형을 기초로 새로운 분류를 제창하였다.

하였다. 이러한 견해는 당시의 임상병상에 따른 분류를 정면으로 부정하는 것이었기에 Pinel-Esquirol 학파의 심한 비판을 받았다. 그러나 그의 생각은 정신증상과 신경증상이 함께 동일한 병변에 기초한다는 새로운 심신일원론(心身一元論)에 입각한 것이었으며, 또 임상적으로는 다른 병에서 보이는 것이 사실은 하나의 질환의 일면에 지나지 않는다는 점에서, 이후 질환 단위 개념의 길을 열었다. 병의 시간 경과에 따른 그의 분류는 이후에 Lasègue E.C.(1816~1883)의 피해망상병, Magnan V.(1815~1916)의 만성망상병으로 이어지고, 나아가서 Kahlbaum K.L.의 병형(病型)과 Kraepelin E.의 질환 단위 개념에 영향을 미쳤다. 그의 업적은 이후 생물학적 정신의학의 큰 발자취가 되었다.

Falret J-P.의 제자인 Morel B-A.(1809~1873)은 정신 장애를 그 원인으로부터 분류하려 했으며, 과학, 종교, 사회적 요소를 아우르는 독특한 입장에서 변질(變質, dégénérescenceⒻ)의 개념을 세웠다. 정신병인 마니아와 멜랑콜리아를 변질의 결과로 보고(1857) 독성에 노출된 조상으로부터 기인하여 그 결과 유전 경향을 띤 것으로 보았다. 변질이란 완벽한 원형으로부터 창조된 정상적 인간의 병적 편향을 나타내는 것으로 세대를 걸쳐 변질의 징후가 보이고 결국은 불임이 되는데, 즉 변질가족의 1대에는 신경질(神經質), 2대에서는 신경증 경향, 3대에 정신병, 4대에 백치로 되어 끝났다고 했다. 변질의 증거는 환자들의 특징(cachet in their physiognomy)에서 볼 수 있다고 하였다. 신체(머리의 비대칭, 귓바퀴 이상), 정신(행동과 감정의 변화)의 징후(StigmataⓁ)가 보이고, 이를 발견하는 것이 증후학의 목적이 되었다[25].

25) 당시 유명하였던 Séglas L.J.E.(1856~1939)의 책『증후학』(1903)에는 전체의 15%에 달하는 30페이지가 변질 징후에 관한 기술이었다. 정신질환의 유전적 요인과 이에 의거하여 세대를 통해 유전되어 이러한 가계에 속한 사람은 점차 퇴행하여 종국에는 인구 전체가 퇴행에 이른다고 주장하였다. 이러한 변질 이론은 1차대전이 발발한 1910년경 즈음에 사라졌다. 그러나 후에 독일의 나치가 유태인 학살을 정당화하는 데 이 이론을 적용하였다(최보문 역, 2009). 오늘날의 견해로는 이것은 정신병의 유전 부하가 있는 가족의 발병준비성, 또는 유전자를 가졌으나 발병하지 않은 무증상의 증후학이라 할 수 있다.

변질 이론은 프랑스에서 Magnan V. 등이 계승 발전시켰고, 19세기 후반부터 20세기 초에 유럽전체를 휩쓸고 독일의 Griesinger W., Schüle H.(1940~1916)와 Krafft-Ebing R.v.(1840~1902), Kraepelin E., 영국의 Mousley H.(1835~1918), 이태리의 Lombroso C.(1836~1909) 등에 두루 영향을 미쳤다. 이러한 배경에는 Bayle A-L. 이후 정신 장애의 원인 해명에 기대를 걸고 병리 해부학적 연구 결과가 답보상태에 있었으며, 더불어 다윈의 종의 기원(1859)이 출판되어 진화론의 영향이 크게 작용했기 때문이다.

이런 흐름을 통합하고 질환의 경과와 변질이론을 조합시켜 분류체계를 만들어낸

A. 유전소질이 있어 생기는 정신병

1. 변질이 없는 것(단순, 요소 정신병)
    - a. 마니아(mania), 멜랑콜리아(melancholia)
    - b. 계통적 내지 진행적 경과를 갖는 만성 망상병
    - c. 간헐적 광질(folie)
2. 변질을 수반하는 것(변질상태)
    - a. 정상, 기본적 정신상태[백치(白痴, idiot), 치우(癡愚, imbecile), 경우(輕愚, débiles), 불균형자]
    - b. 삽화증후군(의심벽, 불결공포)
    - c. 이성적 마니아, 가해적 피해자
    - d. 망상상태
        - i) 돌발망상
        - ii) 변질자의 계통망상

B. 정상인에서 생기는 우발(偶發) 정신병

1. 신경증성 광기(délire)(간질, 히스테리)
2. 기질성 치매(진행마비, 동맥경화, 뇌경색, 뇌종양)
3. 중독 광기(알코올, 코카인 급성광기, 자가 중독)

그림 19-4: Magnan V.의 분류(1886)

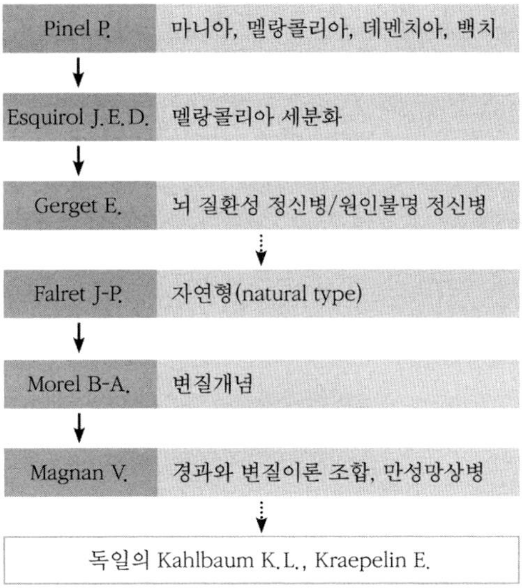

그림 19-5: 프랑스(18~19세기)의 정신증후학 계보

19세기 말 프랑스를 대표하는 학자는 마냥(Magnan V., 1835~1916)이다. 그는 질환을 우선 소질(predisposition)과 변질의 유무로 나누고 아래와 같은 2분법적 분류를 하였다.

그는 Lasègue E.C.가 말한 변질이 없는 피해 망상병은 진행성으로서, 수십 년의 경과를 통해서 다수의 환자가 잠복기, 불안정기(inquietude-hallucination), 피해기(persecution), 과대 관념기(manic-grandeur), 치매기(dementia)의 4개 단계(stage)를 규칙적으로 경과하고 계통적[26] 혹은 진행성 경과를 갖는다고 하면서, 이를 만성조직화 된 망상장애(Chronic systematized delusional disorder)라고 발표하였다(1886)[27]. 이와 같이 병의 질서를 추출해서 얻은 것은 고전 정신병리학의 큰 성과였다(그림 19-4 참조).

26) 일정한 체계에 따라 관련되어 통일된.

27) 그가 기재한 만성 망상장애는 오늘날의 망상형 정신분열병에 해당한다. Magnan V.은 변질의 유무로 병 모습은 각기 전혀 다르고 양쪽으로의 이행은 없다고 하였다.

이렇게 만성 악화성인 것과는 반대의 형태로서, 변질에 의하기는 하지만 망상이 단일하고 고정되지만 규칙성이 없이 급성으로 발병하여 돌연 치료되는 일과성 망상성 정신증, 혹은 돌발망상이 제시되었다. 급성 맹렬정신병(bouffée délirante Ⓕ)이라고도 부르는 이것은 Magnan V.의 제자인 Saury H.와 Legrain P-M.이 기재한 것으로 프랑스에서는 지금도 널리 쓰이고 있다.

프랑스에서 정신증의 중심 증상은 망상이라는 것이 오랜 전통이다. 이것은 Magnan V.의 업적과 영향에 따른 것이다. 이에 반해서 독일에서는 정신분열병(근래의 용어로 볼 때)을 정서의 평탄함 등 감정 장애를 중시하는 경향이 있다(그림 19-5 참조).

2) 독일의 흐름

Kant I.(1724~1804)는 정신 장애에 흥미를 갖고 만년에 정신병에 대한 분류를 시도하였다. 그는 광기를 공통심성(共通心性)이 상실되고 사적(私的)심성으로 교환된 것으로 이해하였다. 19세기 전반에 Heinroth J.C.A.(1773~1843)와 Ideler K.C.(1795~1860) 등의 낭만주의 정신의학(romantic psychiatry)[28]은 정신 장애의 본질을 종교나 도덕적 결함에 의한 영혼의 부자유로 보고 신체 기질론에 대립하였다. 이것은 훗날에 역동정신의학의 선구가 되었다.

앞서 살펴본 바와 같이, 독일은 프랑스의 견해와는 달리 정신병을 감정이나 동기와 함께 지능이 모두 침범된다는 단일 정신병을 견지하였다. von Zeyer E.A.(1804~1877)는 멜랑콜리아, 광조(狂躁), 광기(Tollheit Ⓓ, madness), 편집광, 데멘치아가 한 개 질

28) 정신병이 신경계의 이상에 기인한다는 견해와는 반대의 입장에서 개인의 역사, 사회 환경을 중시하는 이론이다. 아직 정신의학이 형성되기 이전의 시기에 질병과 도덕, 정열 속에서 정신병을 보려고 한 경향으로서 훗날 낭만주의 정신의학이라 부르게 된 것이다. 독일의 Heinroth J.C.A.가 주요 인물이었다. 그는 심적 과정을 본능, 자아, 양심의 3개 기능으로 나누었다. 예전에 프로이트는 어떤 비판자가 그의 경향을 과거의 낭만주의 정신의학이라고 지칭한 것에 몹시 화를 냈다고 한다(Shorter E., 2005).

환의 경과에 불과하다 하여 단일 정신병의 개념을 주장하였고, Neumann H.(1814~1884)도 정신 이상을 감각이 의식에 작용하는 변형(metamorphosis)의 과잉 내지 소실로 생긴다고 했다. 이는 병적 산물의 생산 → 표상 연상의 이완 → 정신 황폐의 순서로 진행되고, 소위 정신병은 이것에 대응하여 멜랑콜리아, 광기(WahnsinnⒹ, madness), 편집광, 데멘치아의 단계를 경과한다고 하였다. 이것은 일종의 차원(次元) 모델이라고 할 수 있다.

벨기에의 Guislain J.(1797~1860)은 정신병을 감정 장애를 동반하는 정신의 고통(phrénalgieⒹ)[29]에 대응하는 일종의 심리반응으로 보고, 멜랑콜리아, extase(혼미와 유사), 마니아(mania), 광질(folie)[30], delire(사고의 이상), 데멘치아(dementia) 등을 기재하였다. 그리고 임상에서는 질환의 순수형태는 드물고 결합형이 많다고 하면서, 순수형의 비교로부터 질병 분류를 할 뿐이라고 하였다.

이러한 단일(單一)정신병과 Guislain J.의 생각을 결합하고, 독일 정신의학의 자연과학적인 기초를 세운 학자는 Griesinger W.(1817~1868)[31]이다. 그의 "정신병은 신체의 병이다(Geisteskrankheiten sind Gehirmkrankenheiten.)"라는 명제는 이후 50년간 뇌병리학과 정신의학발전의 주제가 되었다. 그는 정신병 연구를 철학적 사변(思辨)[32]으로부터 벗어나 오직 자연과학에 기반을 두고 의학의 대상으로 삼아야 한다고 했다. 그는 뇌를 척수(脊髓)반사궁이 분화한 반사중추로 생각하고, 이 반사작용의 혼란으로부터 표상, 의지, 의식 등의 정신 장애가 생긴다고 보았다. 즉 광기란 뇌의 각종 이상상태가 나타나는 증상군이라고 하였다. 그러나 뇌병리학을 통한 규명은 발전을

29) 그는 이것을 phrénopathie라고 기재하였다.

30) 의지의 이상으로 Esquirol J.E.D.의 본능 모노마니아에 해당한다.

31) Mynert T.(1833~1892)와 함께 1세대 생물정신의학의 대표적인 학자로 알려져 있다. 그리고 대학병원 정신과의 근대적 모델을 확립하였다.

32) 경험에 의하지 않고 순수한 논리적 사고만으로 현실 또는 사물을 인식하려는 일.

기다릴 수밖에 없는 것이고, 그 전까지는 단지 정신 장애를 외부로 나타낸 증상의 공통성과 특징에 따라 증후군으로서 구별해야 한다고 했다. 그리고 정신병의 여러 상태상은 단지 하나의 질환이 여러 과정을 거치는 단계에 불과하다고 보았다. 그의 정신병의 분류는 감정 장애를 특징으로 하는 1차성으로 병소가 없는 멜랑콜리아와 조폭(躁暴, Tobsucht Ⓓ), 2차성으로 병소가 고정적인 파라노이아(paranoia), 착란, 데멘치아로 나누었다[33]. 그는 망상(delusion)과 환각은 정신병의 '일차성 형태'(primary form)로서 흔히 피해사고가 보인다고 했으며, 망상의 원인은 뇌의 질환으로서 대뇌 회질의 신경절 세포(神經節細胞, ganglion cell)가 문제라고 했다,

망상과 환각 환자는 멜랑콜리아(melancholia)와는 달리 자존심이 항진되어 있고 마니아(mania)도 사고분일과 조증이 없는 것으로 보아 이들은 구별된다고 본 것은 Snell L.D.C.(1817~1892)이다. 그는 망상과 환각을 모노마니아(monomania)로 부르는 것이 적절다고 했다. 마니아(Mania)와 멜랑콜리아(melancholia)는 결국 악화되어 여러 정신기능이 쇠퇴되지만 모노마니아는 그렇지 않다는 점에서 일차성(primary)이라고 했다(Shorter E., 2005).

오늘날의 정신분열병 개념의 시발은 Kahlbaum K.L.(1828~1899)이라고 할 수 있다. 그의 업적은 병의 경과를 보아서 각기 다른 병이란 것을 구분한 점이다. 이는 신경매독(진행마비)을 모델로 한 것이다[34]. 분류는 우선 신체질환에 의한 것과 신체질

33) 편집광에 대해서 그는 1867년에 1차성의 유형을 인정하였다. 감정 장애를 결여하고 만성적으로 경과하여 치매로 되지 않는 원발성 편집광은 오늘날 편집증(paranoia)의 원형이다.

34) 19세기에 크게 증가된 질환으로는 신경매독과 알코올 관련 장애가 있다. 이들 환자 대부분 수용소에 수용되었다. 수용소는 18세기에 영국에서 처음 생겼으며 19세기에 유럽 각지에서 생겨났다. 19세기 당시 수용소 정신과는 대학병원 정신과보다 영향력이 컸다고 한다. 신경매독(neurosyphilis)은 정신증상 뿐만 아니라 마비, 경련 등 매우 다양한 증상을 보인다. 이 병으로 많은 환자는 수용소에서 생활하였으며—당시 남자 병상의 1/2을 차지했다고 한다—정신과 의사가 이들의 치료를 담당하였다. 매독에 대해서는 중세 유럽에서도 있었다는 기재가 있으나 1780년 이후에 중추신경계 침범례가 보고되기 시작하였고, 진행마비라는 명칭은 19세기 초부터(1814) 있었다. 당시 인구의 5~20%의 유병률을 보였으며 이 중 6% 정도가 신경매독으로 진행된 것으로 보고되었다(최보문, 2009). 이 병은 세균이 중추신경계를

환에 의거하지 않는 협의의 정신병을 나누고—이것은 치매와 파과병의 혼동이 있기는 하다—이어서 후자는 발전 경과하여 말기에는 치매에 이르는 것과, 장애가 부분적으로 정리 고정되어 치매로 되지 않는 것으로 2분한 것이 특징이다. 즉 종말기에 분명한 정신쇠퇴를 나타낸다는 Griesinger W.의 편집광은 치매를 나타내지 않는 계통적 망상질환과 구분하였다. 이러한 견해는 후에 Kraepelin E.의 견해와 거의 비슷하다. 그는 제자 Hecker E.(1843~1909)와 함께 젊은이의 급성 분열병을 관찰하여, 전형적 정신병(typical insanity; Vesania typicaⓛ)를 구분해 내고, 이것이 지속적인 변성 과정을 거쳐(degenerating progress) 치매에 이른다는 점을 알았다.

그는 정신질환의 시간적 경과와 결과를 중시하고, 증상의 규칙적 발전의 배후에 병형(病型, type)의 개념을 세웠다. 정신병을 5가지의 형태(Vesania, Vecordia, Dyzphrenia, Neophrenia, Paraphrenia)로 나누었다. ① 붸자니아는 인격 전체를 침범한 단일정신병의 경과를 취하는 특발성 정신 장애를 말한다. 정형(定型) 붸자니아의 특수 형태로 기재된 이완(弛緩) 멜랑콜리아는 나중에 긴장병으로 발전했다. ② 붸코르디아(Vecordia)[35]는 지속적인 경과를 갖는 인격의 부분 장애로서 Esquirol J.E.D.이 말한 모노마니아

침투하여 정신증상과 함께 진행성 마비(progressive paralysis)를 보인다. 이것은 뇌가 손상되어 일어나는 것으로 일찍부터 추정하였으며, 그 침범 형태에 대해서는 Esquirol J.E.D.과 동료였던 Bayle A.L.(1822)이 함께 기재한 바 있다. 이것은 그 후에 나타난 단일 정신병(unitary psychosis)의 초기 개념이라고 할 수 있다. 매독균의 발견은 많은 시간이 흐른 뒤 1905년에야 가능하였으며, 뇌침범에 따른 진행성 마비 증상이 매독의 한 형태라는 것을 뇌에서 발견한 것은 1913년이었다. 그리고 매독 치료는 Ehrlich P.가 살발산(Salvarsan)을 소개한 것이 효시였다(1909). 그러나 이는 혈관-뇌방어벽에 의해 뇌로 침투되지 못하였다. 그 후 von Jauregg J.W.(1917)가 말라리아 열 치료법을 고안하여 뇌매독 치료의 새로운 장(章)을 열었다. 이어서 항생제 페니실린(1944년)치료 이후에는 진행성 마비가 급격히 감소하였다.

35) 그는 정신병적 멜랑콜리아(psychotic melancholy)를 Cullen W.가 기재한 Vesania라고 기술하였으며, 비정신병적 기분저하증(nonpsychotic dysthymia)은 부분 정신 이상으로 Vecordia라고 기재하였다. 그의 업적은 이 둘을 구분한 것이다. Vecordia는 오늘날의 감정 장애에 해당한다. 이것 중에 파라노이아(paranoia)는 지능의 장애였으며 망상장애는 paranoia가 아닌 DiastrephiaⒹ라고 기재하였다. 또한 그는 부분 정신병으로서 dysthymia와 paranoia를 말하고 이 경우 인격은 건재하다고 하였다. 그러나 Vesaniae에서는 인격이 손상된다고 했다(Shorter E., 2005).

(monomania)에 해당된다. 장애된 부위에 따라 감정면의 Dyzthymia Ⓓ(dysthymia)[36], 지능면의 파라노이아(paranoia), 의지면의 배덕광(背德狂, DiastrephiaⒹ; folie morale)로 나뉜다. ③ DyzphreniaⒹ는 신체질환에 근거한 기질성, 증후성의 정신 장애를 모두 포함하는 것이고, 그 경과는 일정하지 않다. ④ 파라프레니아(paraphrenia)는 생물학적으로 큰 변화기인 사춘기와 노년기에 발병하여 급속히 치매로 빠지는 정신 장애를 지칭하였다. 노년기의 것은 노년 치매이지만 사춘기형(型)은 훗날 제자인 Hecker E.가 파과병(破瓜病, hebephrenia)으로 독립시켰다.

Kahlbaum K.L.과 Hecker E.(1882)는 비교적 경도의 조울병인 감정순환증(cyclothymia)을 기술한 바 있는데, 이는 기분저하증(dysthymia)과 경조증의 혼합상태로서 오늘날 DSM-IV의 양극성 II형 장애(bipolar II disorder)과 기분순환증(cyclothymia)으로 이어졌다. 이러한 Kahlbaum K.L.의 업적은 후에 Morel S-A.과 Kraepelin E.이 뒤따르게 된다.

Meynert T.(1890)는 급성 착란(sudden-onset confusion)이면서 환각 같은 정신증적 증상이 없는 것을 아멘치아(amentia)라고 불렀다. 아멘치아는 정신과에서 상당기간 주요 질환(major illness)의 하나였다[37]. 그는 아멘치아를 사고 장애로 보고 인격의 황폐인 치매(dementia)와는 구분하였다. 아멘치아의 증상은 흥분에서 혼미(stupor)까지 다양하고 재발도 되며 가끔 황폐화(deterioration)에 이르는데, 이는 전두엽과 기타 부위와의 연합 섬유의 장애에 의한다고 주장하였다[38]. 그는 착란(confusion, amentia)을 열성(熱性) 정신병(febrile delire)과 비슷한 것으로 보았다.

이러한 흐름 위에서 Kraepelin E.(1856~1926)은 각 정신질환이 고유의 원인, 증상,

36) 혹자는 그의 견해가 내인성 우울증을 제시한 첫 기술이라고 한다.

37) 그러나 영국에서 Cullen W.의 선천성 아멘치아(amentia congenita, 1785)의 개념에 의거하여 많은 학자가 아멘치아를 지능지체의 의미로 사용하였다.

38) 그가 말한 연결의 상실(deficit in association)은 훗날 Bleuler E.의 '연상의 이완' 개념과 유사하다.

결과를 갖는 질환단위(Krankheitseinheit Ⓓ)의 개념을 제창하였으며, 상태상의 전개와 최종(最終)의 모습을 근거로 분류체계를 세웠다. 이러한 견해는 처음 조발성 치매의 이름이 등장하는 교과서 4판(1893)부터 나타났으며, 5판(1896)에서는 황폐화(deterioration) 개념을 폐기하고[39] 조발성 치매를 대사성 장애로 바꾸어 갑상선 정신병, 신경매독 다음에 배치하였다. 이는 원인에 의거한 것이 아니라 예후를 통해서 이해하는 방식이었다[40]. 이로써 그는 분명히 상태상으로부터 질환단위로서의 분류를 새롭게 하였으며, 이러한 분류는 조발성 치매, 조울병, 파라노이아(paranoia)를 독립적으로 나열한 6판(1899)에서 정점에 도달하였다. 그의 6판 교과서의 내용은 미국 진단통계 편람(Diagnostic and Statistical Manual)의 근간이 되었다. 근대 정신분류학 창시자라고 할 수 있는 그는 Flechsig P.와 Wundt W.의 제자로서 Kahlbaum K.L.의 개념을 좀 더 분명히 하고 발전시킨 것이다. 물론 이러한 생각의 원점은 프랑스의 Falret J-P.에 있다고 할 수 있다. 그가 간행한 교과서 최후판인 제8판(1909~1915)의 분류는 [그림 19-6]과 같다.

1~7은 외인성, 11~17은 대사 · 체질성의 질환군이고, 8~10은 원인불명이었다가 후에 자가중독에 의한 외인 체질이 어느 정도 관련되는 것으로 보았다. 이후에 그 기준을 충분히 만족시키지 않는 증례가 생긴 나머지 판을 거듭하면서 분류가 복잡해지고, 한편은 임상적으로 비교적 균일한 의식 장애와 치매가 병인에 따라서 다른 항으로 분산되는 문제가 생겨났다.

크래펠린의 업적은 질환단위(Krankheitseinheit Ⓓ)의 개념을 제창하고, 잡다한 정신병을 모아 놓은 파라노이아(paranoia)를 축소시키고, 혼재한 증상군 속에서 조발성 치

39) 그는 이것보다는 사고 진행의 이탈에 대해서 관심을 가졌다고 한다.

40) 그는 해부학이 중요하지 않다고까지 말하였다. 더 이상 현미경을 통해서는 정신병의 원인을 찾을 수 없었기 때문이다. 나아가 그의 제자 Nissle F.(1860~1919, 독일의 신경병리학자)과 Alzheimer A.(1864~1915)는 정신질환의 근거가 뇌에 있을 것이라는 견해를 포기하였다.

1	외상에 의한 정신병	2	뇌 질환에 의한 정신병	3	중독정신병
4	감염정신병	5	매독성 정신 장애	6	진행마비
7	노년, 초로기정신병	8	갑상샘 정신병	9	노년, 초로기정신병 (a) 조발성 치매 (b) 파라프레니아(paraphrenia)
10	간질 정신병	11	조울병[41]		
12	심인성질환	13	히스테리아(HysterieⒹ)	14	파라노이아(paranoia)
15	생태적 병적상태	16	정신병질인격	17	정신발달 지연

그림 19-6: Kraepelin E. 교과서 8판(1909~1915)의 분류

매와 조울병이라는 두 개의 내인성 정신병을 분리 확립한 것이다. 이는 다양한 모습을 띠는 정신병을 그 최종의 모습을 근거로 해서 나눈 것이다. 이러한 개념은 지금도 이어져 오고 있다. 그는 정신의학을 자연과학 속에 놓는 입장이었다. 1970년대 이후에 정신의학이 다시 의학 모델로 돌아가려는 분위기를 신(新)크래펠린주의라고 부른 것은 그가 말한 기본적인 자세로 돌아간다는 의미였다(濱田秀伯, 2005).

크래펠린이 주장한 조발성 치매(Dementia Praecox)가 단일 질환군이란 점에 반대한 학자가 있었다. Bonhoeffer K.C.(1868~1948)는 뇌에서 다른 원인이 작용하여도 비특이적인 외인반응형의 병상을 보인다고 하여 비판하였으며, Hoche A.E.(1864~1943) 또한 비판적인 입장이었다. 그는 조발성 치매를 병으로 보기보다는 증상복합체 혹

41) 크래펠린 교과서 5판(1896)에서 멜랑콜리아(melancholia)를 중년(퇴행기)에 생기는 것, 다른 마니아(mania) 형태, 우울, 순환성정신병(이는 체질성) 등으로 나누었다. 크래펠린은 멜랑콜리아보다는 'depression'이란 용어를 주로 사용하였다. depression이란 용어는 19세기에 들어서서부터 그전까지 사용하던 멜랑콜리아라는 용어 대신에 쓰기 시작하고, 이는 기분의 장애를 지칭한 것이었다. 그의 교과서 8판에서는 퇴행성 멜랑콜리아를 제외시켰다. 이는 Dreyfus G.L.(1907)가 모든 퇴행기 멜랑콜리아가 조울병의 늦게 나타난 형태라는 견해를 받아들였기 때문이다(Shorter E, 2005). 미국에서는 Meyer A.(1881~1929)에 의해 멜랑콜리아 대신 depression이란 용어를 사용하였다.

I. 심적 본성의 이상변이(異常變異)	II. 질병의 여러 결과(심리학적 계열)
이상(異常) 지능소질 이상 인격 이상 체험반응	급성: 의식혼탁 만성: 인격퇴조와 치매 순환정감병 정신분열병

그림 19-8: 슈나이더의 정신이상 분류(1950)(이부영과 한오수, 1996)

대전 후에 이들을 계승한 Schneider K.(1887~1967)는 경험이원론을 세우고 '임상병리학'(1950)을 저술하였다. 그는 이론에 따르지 않고, 임상면에서 명쾌하고도 간결한 체계를 세웠다. 정신이상을 심적 본성(本性)의 이상변이와 정신병으로 나누고, 전자(前者)에 이상 지능 소질, 이상 인격, 이상체험 반응을 넣었다. 정신병이란 신체질환의 결과이고, 여기에 신체에 기초를 둔 정신병과 정신분열병, 순환병(조울병)을 포함시켰다(그림 19-8 참조).

정신병을 특징으로 하는 소견으로는 생명 발전의 통합 정리, 의미 규칙성, 의미 연속성의 단절(斷絶)을 들었다. 또 진단에 유용한 것은 환자의 체험 양식이라 하고, 그 형식과 내용을 구별하고, 질환의 경과보다 상태상을 중시하는 입장을 가졌다. 그는 이것으로부터 정신분열병의 일급(一級) 증상과 망상 지각의 분절성(分節性)을 기재하였다. 그리고 내인성/반응성 우울증을 구분하였다. 내인성 우울증(endogenous depression)[45]은 크래펠린 교과서 8판에 기재된 것을 빌려온 것으로, 그는 저절로 발생된 신체의 '생기 느낌(vital)'의 장애를 의미한다고 보았고[46] 반응성 우울은 정신적 관점(mental plane), 즉 외적 문제에 의한 것이라 하였다(그림 19-9 참조).

45) 그가 기재한 생기 우울증(vital depression)과 동의어이다. 그러나 이것은 외적 사건의 반응으로 생길 수 있다. 내/외 우울증상은 각기 다른 감정층(emotional layer)에서 생긴다고 했다. 그의 견해는 유럽에 크게 영향을 미쳤으며 DSM-III에도 포함되었다. 생기 우울증은 후에 우울증의 신체 기능(낮밤)의 변화, 체중, 생리적 변화 등의 신체증상으로 이해되고 있다.

46) 쉘러의 '생의 생기감'(vital feeling of life)의 개념을 빌려온 것이다.

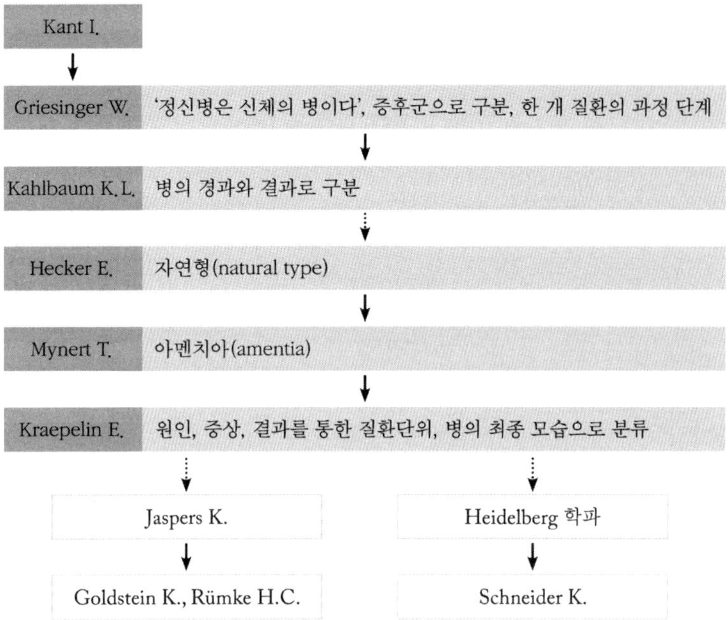

그림 19-9: 독일의(18~19세기) 정신 장애 분류 학자들 계보

3. 20세기의 흐름

1) Gatian de Clérambault G.(1872~1934)[47]

프랑스의 Gatian de Clérambault G.(1872~1934)는 정신 장애의 증상 전개와 경과에 중요한 개념을 제공하였으며, 정신자동증(mental automatism, 1920)을 제창하였다.

47) 이렇게 긴 것은 이름이 아니라 그의 성(性)이다. 이름은 Gaétan-Henri Alfred Edouard Léon Marie이다. 그는 감정적 확신으로 전 생애를 지배하는 '열정 정신증'(passional psychosis 혹은 클레랑보 증후군)을 제창하기도 했다.

이는 신경매독의 경우와 같은 기전으로서 기질성 원인, 즉 뇌의 장애로 인하여 망상이나 환각 등이 자동적으로 생긴다는 것이다. 정신자동증은 지금의 정신분열병 증상에 해당한다. 환자의 정신에 갑자기 자동적으로 강요되는 사고화성(思考化聲)이 대표증상이다. 소(小)정신자동증이라 부르는 초기의 가성환각이나 간섭형태[48]가 점차로 감각성과 주체성을 띤[49] 대(大)정신자동증으로 진전된다. 이것의 원인으로 감염이나 중독 등의 뇌의 기질적 과정을 가정하고, 연령과 병변의 넓이에 의거하여 백치나 조발성 치매를 거쳐 만성 환각정신병에 이르는 연속되는 임상형을 생각했다. 이는 개인의 생활은 무시하고 역동적인 입장은 배제된 것이었다(濱田秀伯, 2005).

20세기 초 프랑스에서는 분열병의 범위를 여타의 나라처럼 확대하지 않고, 과거 크레펠린이 5판에서 기재했던 조발치매에 한정하고, 만성의 망상질환은 독립시켰다. 그리고 이것의 발병 기반이 되는 병적체질과 망상형성의 기전과는 달리 기계론적으로 파악하려 했다. 이러한 것에 속하는 것은 Sériux P.와 Capgras J.(1909)의 '만성 비환각성 망상상태'(imaginative psychosis, 1910), Dupré E.와 Logre J.(1910)의 '공상망상', Ballet G.(1911)의 '만성 환각성 정신병' 등이 있다. 이들은 프랑스 특유의 일련의 만성 망상병이다. 비록 이러한 진단에 대하여 논란이 있지만 프랑스에서는 아직도 사용하고 있다.

48) 주제가 결여된 사고중단, 사고탈취, 자신의 머릿속을 읽는 체험, 기억을 바꾸어 읽기, 사고화성 등

49) 세 종류의 환청으로서 관념 언어성, 감각성, 운동성 환청이 있다. 이렇게 증상은 중립적이고도 추상적인 것으로부터 주제가 있고 구체적인 것으로 진전한다. 망상은 개개인의 환자의 지적, 감정적인 성격 경향을 반영하고, 가성환각을 가공, 설명하는 형태로서 2차적으로 생긴다고 하였다. 여기서 중립이란 사고가 이중화(二重化)하는 단계에 해당된다.

2) Kretschmer E.와 Gaupp R.

튀빙겐의 Kretschmer E.와 Gaupp R.(1914)는 정신분열병의 증상으로서가 아닌 어떤 종류의 망상은 성격과 상황으로부터 생긴다고 하였다. 즉, 뇌 질환의 기반 없이 병전에 민감성 성격자에서 망상이 생긴다는 것이다[50]. 이와 같이 정신이상은 체질, 성격, 환경, 체험이 상호 연결된 결과로부터 생긴다고 보았다. Kretschmer E.는 정신병 모습 속에 포함된 모든 인자들(뇌의 기질적 인자, 성격, 체험, 환경인자 등)의 상호작용을 면밀히 살펴보는 구조분석을 행하는 다차원 진단(Multi dimensional diagnosis)을 고안하였으며(1919)[51] 이를 통해 환자를 살아있는 개인으로서 파악하는 인간학적 관점과 발병 상황론에 부합되면서, 또 한편 망상질환에 대한 정신치료의 가능성을 보여주었다[52]. 또한 그는(1921) 신체 체형(體型)과 성격, 정신질환 사이를 통합된 이론으로 구축하려 했다. 세 개의 기본 신체 체형을 설정하고 각각에 정신분열병, 조울병을 배당하였다. 그러나 건강인에서도 이러한 체격형을 나눌 수 있으며 그들은 병적이지는 않다는 비판을 면할 수 없었다(1929). 그의 가설에는 그 후에도 많은 연구가 뒤따랐으며, 특히 Schneider K.(1932)는 그의 업적이야말로 크래펠린 이후 가장 커다란 것이라고 칭찬하였다. 근래에 이르러서야 그의 책이 영어로 번역되고(1966) 그 업적이 재평가되었다.

3) Wimmer A.(1892~1937, 덴마크)

Wimmer A.는 반응성(심인성) 정신증을 발표하였다. 심적 충격 후에 생기는 것으

50) 그의 책 『민감관계망상』(1918)에서, 이는 발달성과 진행성의 중간 단계의 형태라고 하였다.

51) 동시대 독일의 Birnbaum K.C.의 구조분석(1919)도 이와 비슷하다.

52) 다수의 학자는 당시의 증례가 실제로는 정신분열병이라고 추정하였다.

로, 삽화로서 속히 회복되는 점이 특징이라고 했다. Magnan V.의 급성 맹렬 정신병(bouffée délirante Ⓕ)의 개념에 영향을 받은 것으로서—사실 Magnan V.는 변질(變質)을 더 중시하였다—큰 반향을 일으켰다. 나중에 Strömgren E.(1968)이 그의 개념을 재평가하고 이것을 심인성 정신증(psychogenic psychoses)이라 불렀다. 이것은 좁은 의미의 심인성으로서 다시 정서적 반응, 의식의 장애, 편집상태(paranoid state)의 3군으로 나누었다. 오늘날 이러한 장애는 덴마크의 정신병원 입원자의 10%에 이른다고 한다(Shorter E., 2005).

4) Rolf Gjessing R.(1932, 노르웨이)

Rolf Gjessing R.은 일생 동안 정신증의 주기성 형태에 대해서 연구하였다. 주기성 긴장증(periodic catatonia)은 nitrgen 균형의 이상으로 생겨나는 것으로 갑상샘 호르몬으로 치료된다고 했다. 이는 처음으로 정신분열병 증상과 생물학적 신체 변화와의 관계를 성공적으로 추구한 것으로 그 업적을 크게 인정받고 있다.

4. 정신분석 및 역동정신의학의 영향

19세기 전반까지 정신의학의 대상은 사회로부터의 격리를 필요로 하는 중증 기질성 정신병과 내인성 정신병이었다. 비교적 가벼운 정신 장애의 진단과 치료는 내과나 일반 의사에 의해 행해졌다. 유럽에서 2차 대전 전까지 많은 신경증 환자는 주로 온천에서 요양 치료하였다. 영국의 빅토리아 시대[53]에는 의학적으로 설명되

53) 영국의 빅토리아 여왕이 통치하던 1837년부터 1901년까지의 기간이다.

지 않는 것은 모두 히스테리성 징후나 증상으로 부르는 경향이있었다.

히스테리에 대해서 연구한 Briquet P.(1796~1881)도 파리 대학의 일반 의사였다. 정신의학에서 신경증에 관심을 갖기 시작한 것은 1880년경부터였고, 신경학자 Charcot J-M.(1825~1893)가 일련의 히스테리 연구를 시작한 것이 1887년이었다. 그는 다양한 증상의 신경증을 히스테리아로 명명하였는데, 이는 당시 의원 정신과(office psychiatry)의 주된 환자가 신경증 환자였기 때문이고, '신경성'(nerves)이라고 이름 붙인 이유는 다분히 환자를 위한 배려에서였다. 이 당시 히포콘드리아(hypochondria)란 지금의 의미와는 달리 광기의 의미였기 때문에 이와 연관된 멜랑콜리아란 병명은 제외시키고, 환자들에게는 대신 신경과민증으로 바꾸려는 움직임에 따른 것이다. 이는 정신병을 뇌척수 등의 신경계 질환으로 믿고, 각종 신경증 또한 신경계의 이상으로 보고자 한 것이다. 당시에는 정신과와 신경과의 구분이 없이, 수용소의 정신질환은 정신과 의사의 몫이고 일반 의사는 신경증을 담당하였다. 이로써 신경증은 신경과로 편향(偏向)되었다.

Freud S.에 의해 발전한 정신분석은 1890년경에 시작되어 1960년대에 전성기를 맞이하였다. 그는 정신증을 리비도의 철수로 이해하려는 리비도설로 설명하였다[54]. 편집증(paranoia)과 조발성 치매는 다른 무의식 기제가 있으리라 생각하였다. 그는 크레펠린과 블로일러의 견해를 수용했으나 용어는 수용하지 않았고 파라프레니아(ParaphreniaⒹ)라는 용어를 선호했다. 정신분석의 영향을 받은 미국은 이로 인하여 정신증보다는 신경증이 주요 관심 부분이 되었다.

정신분석의 영향을 받은 스위스의 Bleuler E.(1857~1939)는 정신분열병 개념을 정신기능의 분리와 현실로부터의 위축으로 보고 긴장증의 현상을 갈등, 콤플렉스

54) 야스퍼스는 초월론적인 차원의 것을 경험적 차원으로 환원하여 인과적으로 파악하려는 것은 '그런 것 같은 이해'(als-ob-Verstehen)라 하고, 프로이트가 무의식적인 것을 이해하려는 것은 이것에 해당된다면서 비판하였다.

상징, 환상이라는 관점으로 설명하는 심리적 관점으로 돌려놓았다. 그는 무동증(akinesis)을 자폐로, 강경증(cataleptic attack)을 사고단절로, 거절증(negativism)은 양가감정으로 보았다[55]. 그의 책 『조발치매 또는 정신분열병군』(1911)에서 정신분열병의 증상군에 특징적인 기본증상으로서 사고연합과 정동의 분리, 양가성, 자폐, 그리고 비특이적인 부수증상으로서 환각, 망상을 거론하고, 사고 연합 장애는 질환과정으로부터 직접 생기는 1차 증상으로, 이것 이외의 증상은 환자의 심성의 반응에 의한 2차 증상으로 보았다. 즉 발병 그 자체뿐 아니라 증상 형성에서 심리·역동적 설명을 가하고, 진단에는 경과와 종말의 모습보다는 병 모습의 횡단면을 중시하였던 것이다(Hunter R., 1973). 이러한 견해로부터 일과성 정신분열병이라는 개념이 생겨났으며, 정상과는 구별하기 어려운 잠복성 분열병이란 개념이 나타났다. 이러한 정신분열병의 개념은 2차 세계대전 후에 미국에서 널리 퍼졌다.

5. 기계론(機械論)[56] · 국소론(局所論)

19세기 후반부터 20세기 전반까지 40여 년간은 대뇌(大腦)국소론이 융성했던 시기이다.

55) 이것 외에도 흉내내기 상실(amimicry)은 정동결핍으로, 연관 운동 장애는 정신적 경직(rigidity)으로, 상체 불수의적 구부림을 외부세계로부터 접촉을 줄이려는 시도로서, 혼미(stupor)는 모든 것을 배제하는 것으로 규정했다. 또 언어 장애의 최상층은 사고 장애가 되고, 안구운동발작(oculogyric crisis)은 황홀상태로 보았다. 측두엽뇌전증 시의 자율신경계 장애는 신체 환각으로 보고, 특히 성적(性的)인 것으로 간주하기도 하였는데, 이는 전조 시에 몸하부에서 상부로 퍼져 올라가는 느낌이 있다는 것을 이유로 삼았다(Hunter R., 1973).

56) 사상(事象)을 오직 인과관계로 설명하려는 입장으로서 좁은 의미로는 역학적인 개념이나 법칙으로 환원하여 설명하는 것이다.

골상학적(phrenology)학설에 속하는 것으로서, Broca C.(1861)가 뇌의 운동 영역과 언어에 관한 부위를 발견하여 새로운 길을 제시하였다. 이어서 Jackson H.(1863)은 운동피질의 영역을 구분하고 뇌전증 증상학을 기술하였다. 이로써 정신의학으로부터 신경학이 파생되고 독립적으로 마비나 뇌전증에 대한 특정 영역이 탐구되기 시작했다. 특히 대뇌피질에 대한 관심으로 신경학이 탄생하였던 것이다[57]. Séglas J.(1888)에 의한 언어성 정신운동 환각도 Charcot J-M.의 실어증 도식으로부터 고안해 낸 기계론적인 증후학이다.

이러한 기계론적 설명은 동시대에 활약한 Claude H.(1869~1945) 등의 역동론과는 대립관계에 있었다. 프랑스로 정신분석을 도입한 그는(1926) 정신분열병을 기질성의 조발치매와 병적체질(病的體質)로부터 심인성, 반응성으로 생기는 분열정신병(schizoseⒻ)으로 나누었다. Claude H.의 제자 Ey H.(1900~1977)는 기계론적 관념에 대해서 ① 증후학의 원자론적 세분화이고, ② 기계적 발생론에 의한 정신병리 상태의 설명이며, ③ 임상단위에 의한 질병론의 발전이라고 비판하였다.

한편 Kraepelin E.은 조수 Alzheimer A.에게 조발성 치매의 신경병리를 규명토록 하여 그는 이제껏 모르던 치매의 뇌조직 소견을 발견했다(1907). 이로써 정신과 영역에 초로성 치매(presenile dementia)라는 새로운 질병군(群)이 생기게 되었다.

그러나 뇌피질 연구에서 더 이상 소득이 없자 뇌는 정신증(psychosis)의 영역이 아니라 보았는데, 적어도 세포수준은 아니라고 추정하였다. 생화학자는 분자 수준에서 중독(intoxication)의 가능성을 보고 탐구하였다. 그 결과 정신과 의사는 점차 의학으로부터 동떨어지게 되고 다시 마음(mind)의 영역으로 돌아갔다. 이는 정신분석 및 정신 역동학파의 영향에 따른 것이었다.

20세기 초에는 정신병원 장기 입원자는 정신분열병으로서, 이는 뇌염(腦炎)으로

57) 새롭게 신경과가 독립한 것은 미국이 1875년, 독일에서는 1907년이었다. 히스테리를 연구한 Charcot J-M., Janet P., Freud S. 모두 신경학자였다.

간주되었다. 이들 중 60~70%는 정신증상과 함께 추체외로(錐體外路) 운동이상이 있었다(Jones & Hunter, 1969). 이상한 자세 등의 운동 장애와 정신 장애가 동반된다는 점은 오래 전부터 관찰 기재되었는데, '팔을 교차시키고(crossed), 눈썹은 구부러지고, 눈은 고정되었으며 발은 천천히 걷는다'고 기재된 것(Churchill, 1761)은 멜랑콜리아에 관한 기재였다. Kahlbaum K.L.(1874)은 이를 긴장증(catatonia)이라고 하여 그 중요성을 강조한 바 있다. 한때는 이것이 신경계의 문제라고 하기 전에 비정상적인 정신이나 감정 상태에 의한 신체적 표현으로 간주했다. 신경과 의사 역시 대뇌 피질상 이상 소견이 없고, 피질하 기능에 대해서는 아직 모르는 상태였으므로 이를 마음의 문제로 간주하였다. 파킨슨병의 떨림을 Gowers W.R.(1893)는 놀람으로 보고 지속된 불안과 정서 쇼크가 원인이라 할 정도였다. 그 후 1차 세계대전 당시 기면성 뇌염(lethargic encephalitis)의 증례를 통해 기저핵, 시상하부, 중뇌, 뇌간이 정신, 운동, 자율신경, 내분비기능에 중요하다는 점이 밝혀지면서(von Economo, 1918 & 1929) 정신의학과 신경의학이 다시 합쳐지는 계기가 되었다(Hunter R, 1973).

베르니케 - 클라이스트 - 레온하르트 계파(Wernicke-Kleist-Leonhard pathway)

병의 성과(outcome)에 의거한 크래펠린의 견해와는 달리, 정신병형 장애는 신경계 장애에 의거한다는 설과 가족력을 기반으로 하는 Wernicke-Kleist-Leonhard의 일련의 학자 계파가 알려져 있다. 이들은 정신분열병의 진단을 좀 더 좁게 설정하고 이것과 정신분열병 유사 장애를 구별하였다.

Wernicke C.(1848~1905)는 Neumann H.의 제자로서 Griesinger W.의 견해를 발전시키고 신경연합의 이상(sejunction) 가설(1900)과 측두엽의 감각계 언어중추에 대한 연구로 유명하다. 실어증 이론을 기초로 하여, 원인보다는 국소 부위를 중시한 뇌병리학적인 분류를 시도하였으며, 행동을 이해하는 데 신경계의 근거를 규명한 업

① 외계 정신병(Allopsychosis): 외부세계의 착오를 수반함.

② 자동 정신병(autopsychosis): 자동성과 연관된 표상의 착오를 동반함.

③ 신체 정신병(Somatopsychosis): 신체자아의 장애를 동반함.

④ 운동 정신병(motility psychosis): 관념과 운동 통로의 분리에 의함.

그림 19-10: Wernicke C.의 정신병 분류(1900)

적이 매우 크다. 정신질환의 뇌 기제에 대한 가설로서는 신경연합 이상(sejunction), 즉 신경 연결 섬유의 연속성의 이완(loosening of the continuity of the association fiber)을 정신병의 근본 요인으로 보았다. 이는 기질적인 손상을 의미하는 것으로, 이에 따라서 모든 정신증의 공통되는 증상은 지남력의 이상(disorientation)이며 환자가 호소하는 당혹(當惑, perplexity)이 진단에 중요하다고 하였다. 정신증상은 Meynert T.C.가 말한 심적 반사궁의 3요소[58], 세 개의 기능 장애(과잉, 저하, 변용) 그리고 세 개의 관념 내용(자동, 외계, 신체)을 각각 조합시켜서 4가지로 분류하였다(그림 19-10 참조).

Kleist K.(1879~1960)는 Wernicke C.의 조수로 잠시 일한 바 있으며, 전쟁시 뇌 손상자를 연구하였다. 정신병체계(psychiatric disease system)라는 개념을 이용하여 Edinger L., Alzheimer A.와 함께 연구하였는데, 주로 만성 정신증을 체계적으로 연구하였다. 그는 Wernicke C.와 마찬가지로 주로 신경학적 관점으로 추구하였다. 그는 크래펠린의 조발성 치매와 조울병의 구분을 비판하고 이들 중간에 있는 상태(grey area)를 규명하려고 노력했다. Kleist는 이 두 장애를 모두 뇌의 이상에 따른 것으로 보고, 국소론의 입장에서 정신 장애를 외인(外因), 신체원인, 신경원인으로 나누었다. 신경원인성에는 유전변질 질환으로서의 정신분열병 이외에 저절로 호전 악화를 보

58) 정신감각, 정신운동, 정신내계(內界)를 포함한다.

이는 조울병, 불안정신병, 착란정신병, 운동정신병 등이 포함되고, 뇌간의 손상이 추정된다고 하였다. 그는 운동성의 증가와 감소(hyperkinetic, akinetic motility psychosis)[59]란 용어를 사용하였으며, 재발성으로 갑자기 발병하는 분명한 체질성 정신병(autochthone Konstitutionelle PsychosenⒹ)을 기재하고 이는 조울병과는 다른 군으로 보았다. 이것은 퇴행이 없고 안정된 임상경과를 보이며, 주기적으로 조증과 멜랑콜리아(melancholia)를 보인다고 하였다. 그는 변성(degeneration)을 체질성이면서 소인이 되는 것으로 생각하였는데 이들 환자 대다수에서 유전적으로 나타난다고 보았다. 그리고 유(類)순환성 변성 정신증(cycloid degeneration psychosis)을 발표하고(1926) 여기에는 착란성 정신증(confusional psychosis)과 운동성 정신증(motility psychosis)의 2가지 종류가 있다고 하였다.

Kleist K.의 제자 Neele E.는 모든 환자를 유순환성 정신증(cycloid psychosis)으로 보았다. 그는 Alzheimer A.에 의한 습관성(habituation) 개념을 계승하고 Kleist K.의 단극(單極, one-pole)과 양극(兩極, two-pole) 개념을 사용하였는데(1953), 이는 후에 DSM 진단 분류에서 단극과 양극성 개념으로 포함되었다.

Leonhard K.(1904~1988)는 그의 『내인성 정신병의 분류』라는 책을 통하여 크래펠린의 조울병과 조발성 치매의 구분은 너무 단순화된 것이라 비판하였다. 대신 그는 Kleist K.를 계승하고 그가 말한 예후가 좋은 정신증을 구별해 내려고 애썼다. 긴장증(catatonia), 유순환성 정신증(cycloid psychosis), 망상성 정신분열병에 대한 유전연구를 통해서(1937) 양극성(bipolar)과 정신증성(psychotic) 현상을 융합하려 노력했다. Kleist K.와 Leonhard K.는 26개 이상의 다양한 형태를 기술한 바 있다. 정신분열병을 유전성의 신경변성질환으로 보는 계통 정신분열병과 내분비, 대사 장애 등에 의한 비계통 정신분열병으로 나누고, 후자를 순환 환경정신병과 비슷한 것으로 보았

59) motility는 운동(motor) 증상을 의미하였다.

다. 이로써 소위 비정형 정신병의 개념을 확립했다. 그가 말한 내인성 정신병(endogenous psychosis)에는 3가지가 포함된다[60]. 즉 ① 정동 병상성(病相性, phasic) 정신증을 통해서 양극성(bipolar)과 단극성(monopolar)을 구분하고[61], ② 운동성 정신증(motility psychosis)을 포함하는 유순환성 정신증(cycloid psychoses), ③ 정신분열성 정신증(schizophrenic psychoses)이 그것이다. 그리고 순수 우울증과는 다른 순수 멜랑콜리아(pure melancholia)라는 명칭을 사용하였다. 그의 계통성 정신증(systematic psychoses)에는 계통성 파라프레니아(systematic paraphrenia), 파과성(破瓜性, hebephrenic), 계통성 긴장증(systematic catatonia)이 있고, 비계통성(nonsystematic)에는 감정이 동반된 파라프레니아(affect-laden paraphrenia)[62], 긴장성 언어(cataphasia)[63], 주기성 긴장증(periodic catatonia)이 포함된다고 하였다.

위 세 명의 학자 중 Kleist K.가 정신병의 저변(底邊)에 신경계 결손이 있다는 점을 가장 강하게 주장하였다. Wernicke C.는 뇌신경의 연결(communication)에 관심을 가졌으며 Leonhard K.는 유전에 좀 더 중점을 두었다고 할 수 있다.

이들 계파의 업적은 DSM 체계를 가진 미국 정신의학에는 거의 영향을 주지 못하

60) 그는 책 『내인성 정신병의 분류』(1957)에서 '순수 멜랑콜리'란 용어를 쓰면서 과거의 용어를 부활시켰다. 이것은 병상성(病相性)정신병(phasic psychosis)이라고 불렀는데 지금의 양극성 장애(bipolar disorder)에 해당된다. DSM-II(1968)에서 멜랑콜리아(melancholia)란 용어는 더 이상 쓰지 않게 되었으며 대신 퇴행성 멜랑콜리아(involutional melancholia)—원래 크래펠린이 명명한 진단명이었지만 나중에 그는 이것을 제외시켰다—로서 남게 되었다. DSM-III판(1980)에서 멜랑콜리아는 주요 우울증의 아형으로 되어 조작적 진단 기준을 갖추게 되었으며 DSM-III-R(1987)에서는 증상의 위계에서 9개 증상 중에 5개가 진단에 필요하다고 규정하였다. DSM-IV에서는 다시 DSM-III에서처럼 즐거움의 상실, 반응성 부족을 포함하여 6개 중 3개 증상을 진단 충족 조건으로 하여 과거의 관점으로 되돌아갔다. DSM-5에서는 주요우울장애의 명시자(specifier)로서 멜랑콜리 양상 동반(with melancholic feature)으로 기재되었다.

61) 병상(phase)이란 조증(manic) 혹은 우울증(depression)을 의미한다.

62) 영화 '뷰티풀 마인드'의 주인공이 이에 해당될 수 있다.

63) 한때 Leonhard K.가 정신분열병(schizophrenia)이라 하던 것이다. 후에 언어가 와해되지만 그 외의 행동은 이성적인 점이 특징이다.

였고, 대신 유럽학계의 영향을 받은 ICD-10에 포함되었다. '정신분열증 증상을 동반하지 않은 급성 다형 정신증성 장애'(acute polymorphic psychotic disorder without schizophrenic symptoms)나 Magnan V.의 급성 맹렬 정신병(bouffée délirante)과 비정신분열성 유순환성 정신증(non-schizophrenic cycloid psychosis)이 그것이다.

기계론 · 국소론은 근대 신경 심리학 영역에서 Geschwind N.(1926~1984)의 이단(裡斷)증후군(disconnection syndrome)[64] 등의 모습으로 부활하였다.

6. 현대

20세기 중반에 들어서면서 우울증(depression)의 진단명 사용이 크게 늘어났다. 이제껏 관심을 끌던 히스테리아(hysteria)[65]나, 신경쇠약증(neurasthenia), 신경과민(nervousness)이란 병명은 점차 사라져 갔다. 정신분석이 일반화되면서 신경성 우울증과 우울성 신경증이 진단명으로 되었으며, 이로써 모든 병명의 1/2을 우울증이 차지하기에 이르렀다.

역동정신의학에 의해 제기된 생활사가 중요시되고, 이로 인해 내인정신병의 이해범위가 넓어졌다. 이는 발병 상황론(SituagenieⒹ)의 관점에 의거한 것이다. '상황이란 정지된 생활사다.'(von Baeyer W., 1966)라는 말이 이를 잘 설명해준다. Schulte W.

64) 뇌의 기능이 분화된 영역 간에 연결이 단절된 나머지 고차적인 기능의 장애가 생긴다는 설이다. Sperry R.W.의 분리뇌(split brain) 연구로부터 발전된 것이다.

65) 19세기 이후, 히스테리아는 ① 이해할 수 없고 여성의 행동에 대해 남자 의사가 사용하는 상투어 ② 기능성 경련 장애와 동의어로서 가성간질(pseudoepilepsy) ③ 정신신체 장애와 동의어, 기능성 질환, 간혹 전환 장애, 전환 증상 등의 다양한 의미로 사용되었다. 1980년 들어서서는 여성에게 낙인이 된다는 견해에 따라 DSM-II(1980)에서 제외시키면서 공식적으로 더 이상 사용하지 않는 용어가 되었다.

(1951)의 '부담 감소 우울증'이나 Bürger-Prinz H.(1950)의 '절대적 상실 우울증' 등[66], 일련의 유발 우울병이 이들 예에 속한다. 이런 견해는 내인 우울증과 우울 신경증과의 경계를 없애는 것이다. 우울병의 경우에 이를 연속적인 차원모델(dimensional model)로 보는가, 아니면 불연속인 범주모델(categorical medel)로 분류해야 하는가에 대한 논쟁이 영국의 런던(Kendell R.E. 등)과 뉴캐슬(Roth M. 등)의 두 학파에 의해 오랫동안 계속되었다. 이어서 Tellenbach H.(1914~1994)는 멜랑콜리 친화형 성격을 제창하고, 병전성격과 유발 상황을 포괄적으로 파악한 우울병 상황론을 전개하였으며, Blankenburg W.(1928~)는 상황의 판단과 타자와의 상호이해가 가능한 선험적 자연적인 자명성(自明性)을 제창하고, 정신분열병에서는 이것을 상실하기에 경험의 연속성과 행동의 자발성이 장해된다고 하였다(濱田秀伯, 2001).

20세기 초부터 정신병에 대한 새로운 생물학적 치료법이 계속해서 나타났다. 진행성 마비에 대한 말라리아 요법(Wagner von Jauregg J., 1917)을 시작으로 인슐린 쇼크요법(Sakel M.J., 1933), 카디졸을 이용한 경련요법(Meduna L.J., 1935), 뇌절제술(Lobotomy, Moniz E., 1936), 전기경련요법(Cerletti, U., 1938), 그리고 향정신약물(Delay J., 1952) 치료법이 개발되었다. 특히 정신약물학에 의해서 정신병 환자들의 사회복귀가 촉진되고, 치료 형태는 정신과 병실 입원 위주에서 통원 내지는 지역사회 의료시스템으로 전환되기 시작한 것은 1970년대 후반부터였다. 이로써 정신의학은 다시

66) 부담 감소(負擔減少) 우울증(depression after the relief of the strain, Schulte W, 1951)은 전쟁이나 포로 생활로부터 귀환(歸還)하여, 그간의 고통스럽고 부담되었던 상황으로부터 압박이 풀려 긴장의 평형이 깨져 발병하는 우울증이다. 절대적(絶對的) 상실 우울증(rootlessness depression, Bürger-Prinz H, 1950)은 패전이나 민족적으로 박해를 받거나 추방과 같은, 인생의 목표와 생활 기반 모두가 무(無)로 돌아갔을 때 생기는 우울증이다. 처음에는 반응성으로 보이다가, 곧 내인성 우울증의 특성을 띤다. 그 외에 승진(昇進)우울증(promotion depression)이나 빈 둥지 우울증(empty nest depression)이 있다. 이들은 현실 상황이 자신의 역할이 변화되기를 요구함에도 불구하고 끈질기게 기존의 역할에 집착하려 한다. Von Zerssen(1991)은 이것을 '자신의 역할을 꽁꽁 묶어두는 것'으로 묘사하였다(濱田秀伯,2005).

금 의학화(remedicalitation)로 방향이 전환되었다.

이러한 발전에도 불구하고 20세기 중반까지 정신 장애(mental disorders) 혹은 질환들(diseases)에 대한 진단 및 분류는 표준화된 체계가 없었다. 미국의 경우, 1940년경까지는 주요 정신 장애에 대해서는 어느 정도 일치하는 정도였으나, 그 외 것은 공공정신병원(公共精神病院)마다 다른 기준을 갖고 진단하는 실정이었다.

처음 정신 장애에 대한 진단 체계는 2차 세계대전이 끝난 1952년에 미국정신의학회가 제정한 진단과 통계 지침 1판(DSM-I)이 시작점이다. 그 계기는 미국 군의관들이 전투(戰鬪)와 전장에서 발견된 비정신병적 장애를 접하고 나서부터이다. 이들 군의관들 다수는 정신과 의사가 되어 치료를 하였는데, 이들 장애는 생(生)의 경험 속에서 심적 반응이 위주인 것을 발견하고 주로 심리적 치료, 즉 정신치료를 하였다. 이 당시 유럽에서 이주해 온 많은 분석가에 의해 정신분석의 영향이 클 수밖에 없었다. 이로써 정신분석가설에 의거한 내용이 DSM-I에 주로 반영되었다. 특히 정신신경 장애는 프로이트의 이론이 그대로 반영되었다. 동시에 Meyer A.의 영향으로 기질성 뇌질환과 정신 부족(deficiency, 지금의 정신 지체)만은 예외로 하고, 그 외 모든 정신장애는 '반응(反應)'으로 표현하였다. '정동 반응', '정신분열성 반응'에서 반응이란 '뇌 속에서 구조적 변화나 분명한 신체적인 원인이 있거나 혹은 없거나' 일어날 수 있는 것으로서, 이는 그 당시 주류 개념이던 심리주의(心理主義)에 따른 것이었다[67].

개정판 DSM-Ⅱ(1968)는 WHO의 국제질병분류 8판(ICD-8)의 영향하에 만들어졌다. 두 개의 내용 또한 거의 비슷하였다. 이 당시까지도 미국정신의학의 주류는 여전히 정신분석학파였다. 따라서 정신 장애의 증상 분류보다는 가설에 따른 정신역동

67) Meyer A.(1866~1950)는 개인을 생물 · 심리 · 사회적 요소의 통합체로 보고 정신생물학의 입장에서 정신 장애를 과거의 생활사로부터 일어나는 'ergasiology'(정신생물학psychobiology이라는 의미)로 보고 질환단위로 보는 것에 반대하였다. 즉 환자 자신의 문제에 대한 반응(reaction)으로서 정신증상은 실패한 적응양식이라고 보았다.

적 인과(因果)를 임상 관찰과 개인의 증례를 중심으로 개인탐구(ideographic approach)를 통해 확인하는 것이 주된 흐름이었다. 이후에 점차 과학적인 근거의 가치가 커지면서 경험적 연구(empirical research)에 대한 회의(懷疑)가 커졌으며 이러한 점들이 DSM-II에 반영되었다. 이전까지 사용하던 반응(反應)이란 용어 대신에 신경증(neurosis), 정신증(psychosis) 또는 장애(disorder)[68]라고 명명하였다. 정신신경증은 신경증(neurosis)으로 개칭되었다. 그러나 아직 진단의 기준이 명확하지 않아서 정신분열증과 조증의 감별조차 없는 상태였다. 정신신체 장애는 정신생리성 장애로 바뀌고 자율신경병이나 내장성(內臟性)이란 용어도 쓰지 않게 되었다. 정신분석에 대한 의문이 점차 커지고, 정신 장애에 대한 신경과학이 발달하면서 좀 더 과학적인(scientific) 관점의 연구 결과가 쌓였으며, 증거에 의거한 진단과 치료 방향으로 나아갔다. 그 방향은 주로 신경생물학적인 관점이었다(Rief W. & Rojas G., 2007).

정신분석 등의 심리학이 배제된 것은 아니었지만 '오쉐로프' 사례[69]를 통해서 정신분석 치료의 효과가 입증되지 못하면서 의사로부터 정신분석치료는 점차 신뢰를 잃기 시작하였다. 효과 면에서 약물치료와 비교가 되지 않았기 때문이다. 이는 1987년 출시된 항우울제 프로작을 필두로 제2차 정신약물학의 혁명에 기인한 것이다. 이것을 기화로 뇌연구를 포함한 뇌과학이 크게 성장하게 되었다.

Spitzer R. 등이 새로운 분류 체계를 제정하면서(1978) 정신장애 분류에 획기적인 전기가 마련되었다[70]. 이는 이미 St. Louise 그룹[71]이 만든 진단 기준에 영향을 받은

68) 장애(disorder)란 특정 증상의 조합으로 임상적으로 의미가 있는 증후군(syndrome)과 원인병리를 갖고 있는 질환(disease)과의 사이에 위치하는 개념이다.

69) 1979년 비뇨기과 의사였던 Dr. Rafael Osheroff가 7개월간 정신과에 입원하여 우울증이 아니라 성격장애라는 진단하에 정신치료만 받아온 결과, 그의 건강뿐만 아니라 직업적인 기능도 상실하였다고 하여 법적 공방이 치열했던 사례이다. 그 결과 그동안 신뢰받던 정신치료의 효과에 대해서 회의적 시각이 커졌으며 상대적으로 정신약물 치료법이 크게 부각되기 시작했다.

70) 25개의 주요 진단영역으로 구성되고, 이 안에 주요 우울 장애는 11개 아형이 포함되었다.

71) Robins E., Guze S., Winokur G. 등이 주도한 세인트루이스 학파(St. Louis school)는 대규모로 정동 장

것이었다. Spitzer R. 등이 제정한 Research Diagnostic Criteria(RDC)는 그대로 DSM-III에 적용되기에 이르렀다. 이때까지의 질병분류는 Morel B-A.의 변질이론 이래, Kraepelin E.의 질환단위 개념에 따라서 해오다가 Jaspers K.의 과정(진행)개념, 그리고 병인론적 가설에 근거로 분류한 것이었다. DSM-III(1980)에서는 이러한 병인론적 요소를 배제하는 것을 기본으로 하였다. 정신분석 이론의 영향이 줄고 대신 생물학적 관점이 대거 적용되기 시작하였다. 전체적인 진단틀도 크게 바뀌었다. ① 그 전까지 사용하던 '상태'를 '장애'로 부르고 원인론을 중립적인 것으로 하였다(그럼에도 불구하고 여러 장애에서 생물학적인 편견이 있었던 것이 사실이었다). ② 특정 진단 기준 항목들은 규정하였다. ③ 진단 분류의 기초를 기술적인 증후학에 두고, 신체, 심리, 사회적 요인의 정보를 보충하기 위해서 다축(多軸) 시스템을 채용하였다. ④ 위계(位階, hierarchy)를 통하여 진단 체계를 세우고 배제 진단을 포함하였다[72]. ⑤ 평가척도와 컴퓨터 진단의 요소를 도입하고 실용적인 조작적 진단 기준을 설정하였다(Möller H-J., 2008). 이로써 DSM-III는 ICD 분류와는 큰 차이점을 갖게 되었다.

점차로 과거에 중시되던 증후학과 정신 분류학이 다시금 관심을 갖게 되었다. 이런 점에서 DSM-III는 Kraepelin E.를 부활시킨 것이라 말할 수도 있지만, 병의 원인은 고려하지 않고 증후학에 철저하려는 의미에서는 오히려 Esquirol J.E.D.에 가깝다고 할 수 있다. 실제 DSM-III에 사용한 비정형 정신병을 종단적으로 진단하려면

애에 대한 정신생물학적 연구를 통해 일차성과 이차성을 구분하고, 진단 기준을 명시한 Feighner Diagnostic Criteria를 만들었다(1972). 이를 계기로 이후 미국정신의학은 생물학적 관점으로 방향이 크게 전환되었다. 훗날 정신생물학을 이끌어간 Cloninger C.R., Clayton P.J., Woodroff Jr.R.A. 등 여러 학자가 이 학파에서 나왔다.

72) 정통적인 위계적 분류체계는 야스퍼스의 층(層)법칙(layers rule)에 의거한 것이었다. 중요하고도 중심이 되는 증상에 무게를 두어 한 환자에게 하나의 진단이 내려지는 것이다. 그러나 ICD-10과 DSM-III, IV에서는 이것이 조작적 진단 기준에 의거하여 진단하는 것으로 바뀌고, 이에 따라서 한 환자에게 동시에 여러 개의 진단이 내려졌다. 이러한 공존진단은 횡단면에서 뿐만 아니라 종단면에서도 나타날 수 있은 것이므로 전체적인 관점에서 진단과 일치하지 않는 문제가 생긴다. 이러한 역치하 장애에 대한 문제도 해결해야 할 문제이다. 다축(多軸)체계를 통하여 일부 해결되는 부분이 있으나 아직 부족하다.

이미 모노마니아(monomania)에서 나타났던 것과 비슷한 곤란함이 생긴다. 그리고 다축 시스템에는 인격 장애, 정신지체, 동반하는 의학적 상태, 스트레스 요인들, 생활기능의 정도를 포함하는데, 이는 역동적 틀 속에서 심리생물학적, 사회성 요인들을 모두 포함한 것이다. 그러나 이런 시스템은 그 복잡성으로 인하여 의사에게 실익(實益)이 별로 없었다.

개정된 DSM-IV(1994)는 이전의 진단 틀에서 크게 바뀌지는 않았다. 단지 경험적 자료(empirical data)에 의거하여 진단 기준이 좀 더 새로워지고 부분적으로만 첨가 혹은 삭제되었다. DSM-IV가 조작적(操作的) 진단 기준을 적용하여 임상 실기나 연구에도 많이 이용되고 있는 것은 사실이지만 지나치게 정형화되고 개인의 사정이 무시된다는 점이 계속 지적되었다.

ICD-10는 영국, 아일랜드를 포함하여 유럽 대부분, 그리고 우리나라에서 공식적으로 사용하고 있다. 임상에 주안점을 두고 있으며 진단 기준이 완고하지 않고 임상가의 판단을 존중한다는 점에서 DSM 분류체계와는 대비된다. 그러나 이러한 점 때문에 연구에 활용하는 데에는 약점이 되었다. 이러한 단점을 보완하기 위하여 ICD-10 연구용(1993)이 개발되기도 했다.

DSM-IV, ICD-10 진단 분류가 이전에 비해서 월등히 진보된 것은 부인할 수 없다. 좀 더 상세히 진단 기준이 마련되고 연구를 통한 증거중심의 판단을 강조하고 있기 때문이다. 이러한 변화는 Kraepelin E.의 관점으로 되돌아간 것이고 19세기의 실증주의 원칙에 입각한 과학으로 돌아간 것이라 할 수 있다.

그러나 정신 장애의 분류학은 분지(分枝)하기보다는 총괄적으로 묶는 압축이 전통이라 할 수 있는데, DSM-I에서 진단명이 106개, DSM-II는 180개이던 것이 DSM-III에서는 265개의 병명으로 늘었으며, DSM-IV(1994)에서는 297개, DSM-IV-TR에서는 무려 365개로 계속 늘어났다[73]. 과연 이렇게 많은 장애가 실용적인 것인가,

그리고 미국이나 유럽인에게 적합한 진단 기준이 여타의 민족이나 문화권에서도 동일하게 적용될 수 있는가 하는 문제가 제기되었다. 더욱이 일부 장애는 정치적인 영향으로 인하여 포함된 진단도 있는 것이 사실이다. 베트남 전쟁 이후 생겨난 외상후 스트레스 장애나 동성애 등이 그 예가 된다.

DSM-5가 2013년에 개정되어 현재 임상에서 쓰이고 있고, ICD-11이 2018년에 개정 발표 되었으나 아직 적극적으로 사용하고 있지 않다. ICD-11이 공식적으로 적용하는 시기는 2022년이다. 변화된 내용을 간략히 알아본다. 우선 DSM-5의 진단상의 변화를 보면 아래와 같다.

1) 다축체계가 삭제되었다. 과거 Axis-III의 일부는 독립 진단으로 되었다.
2) 차원적 개념[74]이 도입되었다. 이는 정상과 이상행동을 부적응 정도의 차이로 볼 뿐 질적인 차이가 아니라는 관점이다(예: 자폐스펙트럼장애, 강박관련장애).
3) 심각도를 측정한다(예: 알코올사용장애).
4) 문화적 차이와 환자의 인권을 존중하는 방향으로 진단명을 일부 변경하였다(예: 말더듬을 유창성장애로, 정신지체는 지적장애로 바꿈).
5) 각 장애에서의 변화를 보면,
   ① 기분장애란 용어를 쓰지 않고 기분장애의 하위 유형이었던 우울장애, 양극성 및 관련 장애를 분리시켜 독립시켰다. 양극성 및 관련 장애에서 증상의 심각도에 따라 차원적으로 평가하고, 삽화 지속기간이나 주요우울장애의

73) 그리고 정신분열병을 진단하는 데에는 100개 이상의 증상 복합이 이용되고 있다.

74) 진단 분류시에 여전히 제기되는 문제는 범주(categorical)모델이냐 차원(dimensional)모델이냐 하는 것이다. 차원모델은 기간, 경과, 원인 및 치료 성과 확인 면에서 유용하다. 현재 진단체계에서는 이 점이 부족하다. 일부 장애(멜랑콜리아나 식사 장애 등)에서는 범주모델이 좋을 것 같고, 우울증과 전반적 불안, 외상후 스트레스 장애 등에서는 차원모델을 적용하는 것이 좋다. 향후에는 이러한 다양한 모델을 적용할 수도 있을 것이다(Haslam N.,2003).

과거력 등 진단기준에 속하지 않는 사람을 '달리 명시된 양극성 및 관련장애'로 진단 할 수 있도록 하였다. 기분저하증(dysthymia)이 지속성우울장애로 변경되고, DSM-IV의 부록에 있던 월경전 불쾌장애가 정식 진단명으로 되었다. 파괴적 기분조절부전장애(disruptive mood dysregulation disorder)가 추가되고, 주요우울장애에 사별반응이 포함되었다.

② 조현병에서 슈나이더 1급 환청 기준이 축소되고, 망상장애 진단 기준이 넓어졌다.

③ 불안장애의 하위 유형이었던 강박장애와 외상 및 스트레스 관련 장애가 독립되었다.

④ 물질 관련 장애는 물질 관련 및 중독장애로 확장되었고, 병적 도박이 도박장애로 명칭이 변경되었다.

한편, ICD-11의 정신, 행동, 신경발달장애 항목에서의 변화를 보면,

1) 성(性) 건강에 관련된 상태와 수면-각성 장애의 새로운 챕터 2개가 신설되었다.
2) 신설된 장애로는 신체통합불쾌감(body integrity dysphoria), 게임이용 장애, 월경전 불쾌장애가 있고, 지연성애도와 복합 외상후 스트레스장애(complex posttraumatic stress disorder)가 공식진단명으로 되었다.
3) 강박적 성행동장애는 통상 성중독으로 부르던 것인데, 이를 중독장애가 아닌 충동조절장애에 포함시켰다.

후각관계장애(olfactory reference disorder), 피부벗기기장애, 신체추형장애, 건강염려증을 강박장애에 포함시키고, 이전의 신체형장애, 신경쇠약 등은 신체고통 및 신체적 경험의 장애 항목으로 넣었다.

우울장애의 진단기준은 DSM-5와 거의 같아졌다. 양극성II형 장애는 한 번

의 주요 우울증과 한번 이상의 경조증 삽화가 있는 경우로 정하였다. 조현병의 아형은 예후 타당성이 떨어진다는 이유로 삭제하고, 슈나이더 1급증상의 중요도를 축소하였다. 그리고 신경인지장애 속에 치매와 함께 경도 신경인지장애가 포함되었다.

그리고 성주체성장애는 성별(性別)불일치(gender incongruence)로 이름을 바꾸고 정신장애에 포함되지 않는다.

4) 성격장애는 크게 바뀌었다. 6개의 성향영역을 통하여 차원에 따른 분류를 새로이 하였다.

이상의 내용을 보면, 전체적으로 차원적 개념이 도입되고, 두 개의 진단체계는 많이 접근하였다. 그리고 심각도를 평가하고, 양극성 장애, 강박장애, 섭식장애가 독립된 영역으로 되거나 확대되었으며, 몇 개의 새로운 장애가 추가되었다고 할 수 있다(표 19-1 참조).

표 19-1: DSM-5와 ICD-11의 정신장애 영역에서 개정된 부분(간략)

	DSM-5(2013년)	ICD-11(2018년)
개념	차원적: 자폐스펙트럼장애 강박증 및 관련 장애 양극성 및 관련 장애	차원적 접근
신설된 병명	월경전 불쾌장애 파괴적 기분조절장애	수면-각성장애 신체통합불쾌감 게임이용 장애
변화	강박증, 스트레스 관련 장애는 독립. 조현병에서 슈나이더 1급 증상 축소. 양극성 장애의 기준 확대	강박장애에 신체추형장애, 후각관계장애, 건강염려증을 포함시킴. 성격장애를 6개 성향으로 차원적 구분. 경도인지장애를 신경인지장애 속에 포함

향후에 예측되는 문제점으로는, 세부 증상이 다양하고, 경도에서 심각단계까지 다루다보니 진단 포함이 넓어지는 과잉진단의 문제가 있을 수 있고, 성격장애에 대한 차원평가의 어려움이 예상된다. 그리고 '강박증 및 관련 장애'가 확대되었는데, 예로서, 신체추형장애, 건강염려증의 경우에 과연 한국에서도 이렇게 적용할 수 있는 것인지에 대한 연구 검토가 필요하다. 향후에는 문화의 변화에 따라서 새로운 진단명도 계속 생겨날 것이다. 수면-각성장애, 섭식장애, 중독장애 분야는 더욱 확대될 것이고, 자아 관련 장애와 지각의 이상에 관한 새로운 장애가 나타날 것으로 추정된다.

1980년대 이후부터 지금까지 뇌신경 연구 업적은 엄청나게 많이 쌓였다. 그러나 아직도 정신질환의 생의학적 패러다임에서의 병의 본질은 오리무중이다. 향후에도 정신질환의 원인뿐만 아니라 치료 면에서 생물학적 요인의 역할이 계속 증대되는 점은 부인할 수 없다. 최근에 신경생물학적 연구결과를 바탕으로 새로운 분류체계를 세우려는 노력이 있다. 기능성 정신병리학(functional psychopathology)[75](van Praag H.M., 2010)이나 이와 비슷한 모듈 체계(modular system)[76]라든가 유전물질에 의한 증후군 분류, 그리고 내적 표현형(endophenotype)[77]을 통한 분류, 더 나아가서 개인 정신의학(personal psychiatry)[78]이 거론되기도 한다.

75) 강박 장애는 불안 장애와 같은 범주에 들어 있다. 이 둘은 임상상은 비슷하지만 신경생물학적으로는 다르다고 밝혀졌다. 이와 같이 강박 장애나 공격성(aggression)의 경우, 세로토닌에 의거하는 사실로 보아 이러한 신경전달물질로서 정신 장애를 구분하려는 것이다. 그러나 이 경우 세로토닌 외에도 도파민이나 그 외 많은 뇌신경물질이 작용하므로 이를 적용하기에는 아직 무리가 많다.

76) 모듈: 뇌에서 특정 기능을 하는 신경계 시스템의 단위.

77) Gottesman I.I.(2007)에 의하면, ① 유전적 영향의 증거가 있으며, ② 질환과 동반되고, ③ 질병이 발현되기 전에도 존재해야 하며, ④ 이환되지 않은 친척한테도 나타나야 한다. 행동과 정신병리와의 관련 시에는 내적 표현형과 특정 행동에 인과적 연관이 있어야 한다.

78) 표의적(表意的)개념(ideographic concept)과 동의어로서 정신역동-전기적(傳記的)(psychodynamic-biographical)관점으로 상태를 파악하려는 것이다.

그리고 오늘날 정신의학에서 무엇보다도 문제가 되는 것은, 비록 의도한 것이 아니었으나 DSM-III 이후에 조작적 진단 기준이 적용되면서 임상의사들이 환자의 문제를 정신병리학적 도구를 통하여 전체적으로 꼼꼼히 살펴보지 않고 평가하는 경향에 대해서 '현상학의 죽음'이 되었다(Andreason N.C., 2007)고 염려하는 것도 충분히 공감이 간다. 심도 있는 진단 분류를 위해서는 신경생물학적 지식과 함께 과거에 우수하였던 정신의학 지식이 충분히 이해되고 활용되지 않으면 안 된다. 지금의 정신병리학의 임무는 이것이 가능해지도록 노력하는 것이다. Jackson H.의 진화구조론, Gatian de Clérambault G.의 정신자동론, Birnbaum K.C.의 구조분석, Kretschmer E.의 다차원진단, Ey H.의 기질역동론, Janzarik W.의 구조역동론, Huber G.의 순수결합론은 물론 야스퍼스나 슈나이더, 블로일러의 업적들을 충분히 소화해 내고 다시금 진단 분류에 적용할 수 있도록 해야 할 것이다(古茶大樹, 針間博彦, 2010).

이로써 앞으로는 환자가 "나는 지난 40년 동안 진단 기준의 변화로 인하여 각기 다른 병명이 서너 개나 되었다."는 황당한 상황이 발생하지 않도록 노력해야 할 것이다

제20장 정신병리학의 쟁점 및 향후 과제

제20장 정신병리학의 쟁점 및 향후 과제[1)]

정신병리학이 그동안 발전되어 온 과정과 각 분야의 다양한 관점을 통합 분석하는 것이나, 더욱이 그것을 옳고 그르다거나 부족한 점을 지적하는 일은 저자의 지식과 능력의 범위를 넘어서는 것이다. 그러나 이제 이 책의 마지막 부분에 이르러서, 오늘날 정신병리학에서 논의되고 있는 쟁점, 혹은 중요하게 생각하고 있는 부분은 무엇이며, 향후 정신병리학이 정신의학 발전에 어떻게 기여할지에 대한 방법을 묻는 것은 당연한 일이다. 모든 의학이 그러하듯이 정신의학도 결국 정신의 이상(異常) 현상이나 이에 따른 이상 행위(abnormal behavior)의 원인을 밝혀, 이를 교정·치료하는 것이 궁극의 목표이다. 이러한 목표를 생각하면서, 지금 정신병리학이 안고 있는 문제의 몇 가지를 거론하고, 한국의 정신병리학이 나가야 할 방향 몇 가지를 제시하고자 한다.

1) 이 장의 내용은 저자의 논문(송지영: 정신병리학의 쟁점 및 과제. 정신병리학 2014:22(1);11-20)을 수정 보완한 것임.

1. 정신질환에 대한 생물학적 연구 결과

최근 수십 년간에 걸쳐 생물학적 정신의학과 신경과학 연구는 눈부시게 발전하였다. 많은 과학적 연구 결과가 축적되었으며 금일에도 많은 연구 업적이 발표되고 있다. 서둘러 결론을 말하자면, 21세기가 지나도록 줄기차게 희망을 갖고 노력해왔음에도 불구하고, 정신병에 관한 생물학적 연구의 성적표는 기대에 훨씬 미치지 못하였다. 정신장애의 많은 부분은 여전히 미지(未知)의 상태이다(Musalek M. 등, 2010).

1) 유전 연구

진단분류를 통해서 정신장애에 대한 치료 반응과 경과, 치료의 귀결을 예측할 수 있다. 조현병에서 위험 유전 인자와의 연관성을 살펴보면, 이들 인자는 양극성 장애와 중첩되는 소견을 보인다. 이는 이 두 장애가 공통된 생물학적 근거를 갖고 있다는 사실을 보여주는 것이다. 더 나아가 알츠하이머병에서 보이는 정신병적 증상이 neuroregulin-1-genotype과 관련되는 점에서—비록 이 유전인자가 아직은 더 많은 대상으로 한 근거를 쌓아야 하겠지만— 향후에 정신병적 증상 발현의 위험 유전인자가 될 가능성이 있다. 이어서 진단분류에도 영향을 미치리라 기대된다(Keri S. 등, 2009). 정신증과 연관된 유전자 연구 결과는 수천 개의 위험유전자가 관련되기 때문에 정신증을 다른 장애와 구분할 수 있는 인자는 아직도 밝혀지지 않고 있다.

2) 뇌신경 영상(映像) 연구

영상의학의 기술 발달에 힘입어 많은 뇌신경 연구가 계속되고 있다. 그럼에도 불구하고 아직 영상 특징을 보아 정신증을 구분할 수 있는 소견은 없다. 조현병과 양극성 장애를 구분하는 몇 개의 연구 결과가 있으나, 동일한 소견이 다른 정신증에서도 발견되고 있어 변별력은 낮다. 최근에 일부 뇌영상 소견이 조현병과 조울병의 발병과 경과의 위험인자가 될 가능성이 크다는 점을 토대로 영상학적 연구가 지속적으로 이루어지고 있다(Koutsouleris N. 등, 2009).

3) 신경생리적 연구

유발전위와 뇌파검사를 포함한 여타의 신경생리검사를 통하여, 기존 진단에 도움이 될 만한 특징적인 이상 소견은 발견하지 못하였다(Galderisi S. 등, 2009). 단지 P50 억압 감소 비율과 내적표현형의 연관성을 보아 진단 구분에 일부 도움 될 정도이다(Martin L.F. 등, 2007). 그리고 뇌신경 연결망(networks)의 복잡성 중에서 모듈(modules)과 모듈 간의 연결 특성과 전체적인 뇌의 기능 특성을 통해 진단 상 구별되는 점을 찾아내려 노력하고 있다. 또한 성장과 노화, 조현병과 알츠하이머병에서 뇌의 변화를 통해서 고위험군을 찾아내려고 노력하고 있다(Zielasek J. 등, 2008). 이러한 연구 결과는 향후 진단에 영향을 미칠 수 있다.

2. 정신병리학에서의 난제(難題)

과거 정신병리학에서 논란이 되었던 아래와 같은 문제점들은 오늘날에도 여전히 풀기 어려운 문제이다. 아마 영원한 숙제일지도 모른다.

난제 1) '정신'이라는 대상

정신병리학에서 처음 부딪치는 근본적인 문제는 정신의 병적인 변화에 대해서, 과연 과학적으로 접근할 수 있는가? 하는 것이다. 문제는, 정신을 대상으로 하여 과학적으로 추구할 방법이 없다는 데 있다. 정신과 영혼은 대상이 될 수 없고 검증될 수도 없는 것이기 때문이다. 정신, 혹은 심리적인 것은 '존재의 상태'로서, 이를 대상화시킨 과정에서 나타나며 단지 추정되는 대상으로밖에는 추구할 길이 없다. 정신은 물건이 아니다. 세계 속의 존재이다. 그리고 정신은 최종적으로 결정된 상태가 아니라 무엇으로 되어가는, 생각하는, 발전해가는 그 무엇이다. 정신에 표현된 모든 정신적인 존재들은 의미의 관점에서만 파악될 수 있다(카를 야스퍼스, 2014).

난제 2) 자연(自然)과 인간

정신병리학에서는 항상 '자연적으로 주어진 것'(donatum, natural given)과 '인간 자체'(construct, factum)의 양극단의 사이에 놓인다. 자연적으로 주어진 것은 지각을 통해 그것이 전체라고 단정하게 되는데, 실제로 우리 자신에게 순수하게 자연적으로 주어지는 것은 없다. 반대로 순수한 인간 자체는 오직 가설을 통해서만 접근 가능하다. 임상 영역에서 모든 정신병리적 사실은 오직 자연이 우리에게 주어진 것에 기반으로 하고 있다. 정신병리학 연구는 자연이 주는 극단에 두는지, 순수 인간 자체 쪽에 두는지에 따라서 그 성질이 달라진다. 그러므로 모든 정신병리학은 에포케(epoche)[2]에 기반을 둔다. 전통적인 현상학과 인류학적 정신병리학은 주어진 자연 쪽으로 근접해갔으며, 정신분석학적 정신병리학은 가설을 기반으로 인간 자체의 극

2) 판단중지.

단으로 치우쳤다. 실험 정신병리학의 접근 방식을 가진 기능적 정신병리학(functional psychopathology)은 이 둘 사이에 위치한다(Musalek M. 등, 2010). 그간의 발전 과정을 보건대, 이 양극 사이에서 오가는 것은 불가피해 보인다.

난제 3) 과학으로서의 정신의학

정신병리학에서 정신의 이상(異常)에 대해서 과학으로 접근하는 데 문제가 있다는 비판은 이미 오래전부터 있었다. 정신의 비정상과 정신 질환에 대한 개념 설정이 불분명하므로, 이를 해결하는 방법으로 이상(異常) 정신 상태나 정신질환 자체보다는 행동상의 이상(異常)으로 보아야 한다는 주장은 일리가 있다. Glatzel J. 등(2008)은 '행동'을 심리적 법칙에 따라서 환경 속에서 나타나는 행동(behavioral environment)의 어떠한 변화라고 보고, 행동을 인간표현의 모든 가능한 형태라고 한다면 언어와 비언어는 모두 행동이라고 하였다. 그는 정신병리학을 정상적인 인간 자체의 모습과 본성, 본질특징(human nature)으로부터 이탈(deviation)된 것에 관한 과학이라고 하면서, 인간 성질의 결여, 부적합성, 그리고 예외적인 형태나 표현 등을 병태인류학적 관점으로 접근했던 것이다.

난제 4) 정신장애의 진단상의 어려움

정신장애의 진단은 여전히 낮은 타당도를 보이고 있다. 정신장애의 원인이 뇌의 다양한 기전 위에 많은 요인이 작용하여 서로 겹치기 때문에, 각각의 병을 구분하기 어렵다. 생물학적 지표가 없는 상태에서 진단은 임상적 현상학에 의거하고 있다.

기존의 DSM 진단 체계는 임상과 일치되지 못한다는 문제가 계속 제기되었다. DSM-IV(American Psychiatric Association, 1994)에서 적용한 범주적 구분은 특징적인 임상 증상들을 미리 정해 놓은 장애의 범주에 넣는 것이다. 이 정신장애 각각의 범주는 '서로 구분되는 경계를 가진 별개의 것으로서, 정신장애가 단일의 구분되는 현상'이다. 그런데 이렇게 정해 놓은 범주는 특정 가설이나 경험적 기반을 기초로 한 것이 아니라, 다분히 정책적인 방향에 합당한 합의(合意)에 따른 것이었다. 이후 여러 문제점이 아래와 같이 제기되었다.

첫째, 이것은 자연적인 것이 아닌 인공적인 것으로서, 실제 임상에서 보는 정신과 환자의 현상과는 거리가 있다. 둘째, 정해 놓은 범주에 해당하는 집단이 균질(均質) 집단이 되지 못하고 공존질환(co-morbidity)이 증가하였다. 이로써 변별력이 떨어졌다(Kasper S., 2012). 예로서, 우울장애와 불안장애 사이에 겹치는 경우가 많고, 조현병이나 중독(addiction)의 경우에도 마찬가지였다. 물질 의존 장애는 대부분의 경우에 우울, 불안, 인격장애, 기질성, 기능성 정신증이 공존하였다. 셋째, 뚜렷한 정신장애와 단지 정신적인으로 문제가 있는 정도, 그리고 정신사회적 위기(psychosocial crisis) 사이에 구분이 불명하다. 넷째, 병의 경과에 따라서 증상의 심각한 정도가 변화된다. 즉, 미약한 감정 상태에서부터 분명한 장애라고 규정할 수 있는 일련의 단계가 있다. 이러한 여러 문제점은 1980년 초부터 거론되기 시작하였으며, 이후 진단을 범주로 한정시키는 것은 적절치 못하다고 판단하였다. 알고리듬(algorithm) 또한 지나치게 인위적이라는 이유로 폐기되었다. 이후에 범주적 접근에서 차원적 접근으로 변화되어 갔다. 그렇다고 2013년에 수정된 DSM-5(American Psychiatric Association, 2013)가 DSM-IV에서 적용한 범주적 접근을 모두 없앤 것은 아니다. 차원적인 부분을 도입하였으나 아직도 많은 부분은 현재 증상의 유 · 무에 따라 분류한다. 문화적인 요소를 수용하고 인권존중을 토대로 병명을 순화한 점은 특기할 만하다. 2018년에 발표된 ICD-11에서는 DSM-5와 내용면에서 많이 비슷해졌다.

3. 정신병리학의 향후 과제

정신병리학뿐만 아니라 생물정신의학 연구에서조차, 연구의 방향 설정과 연구 방법론에 대한 철저한 검증과 이에 대한 지식이 필요하다. 그럼에도 불구하고 정신병리학에서 근본적인 개념을 많이 잃어버렸을 뿐만 아니라, 여러 영역은 심리학이나 사회과학(social science), 의학 인간학(medical hummanities)에 넘겨준 셈이 되었다. 현재 정신의학의 연구 영역뿐만 아니라 임상 영역에서 요구되는 점은 우리가 무엇을 잃어버리고 있고 무엇이 근본적으로 중요한 부분인가를 다시금 인식하는 일이다.

이미 오래전에 Andreasen N.J.(1998)은 '고도의 기술을 발달시킨 과학자는 조만간에 침묵의 봄을 맞이할 것이다. 현명한 임상가와 긴밀한 협조가 없이, 단지 기술만으로는 결코 열매를 얻을 수 없다.'고 말한 바 있다. 이러한 문제점을 이미 일찍이 간파하고 연구에 골몰하였던 학자는 많았다. 그러나 이들의 견해는 오랫동안 관심을 받지 못하였다. 정신병리학을 통합 정리하고 과학적인 방법론의 기반을 구축한 Esquirol J-E.(1898)을 위시해서 Emminghaus H.(1878), Krafft-Ebing R.von.(1879), Stoerring G.E.(1900) 등이 그들이다(Musalek M. 등, 2010). 이들이 이룩해 놓은 정신병리학의 기반은 굳건하였다. 그런데 이러한 기반을 통해서 방법론적으로 명료하게 하면서 정신병리학을 통합 완수한 학자는 야스퍼스(Jaspers K.)이다. 그는 책『정신병리학 총론』(*General psychopathology*, 1913 초판, 1959년 7판)에서 철저한 분석을 통해서 정신과학 연구의 방법론에 대한 문제점을 지적하고, 냉정한 자세로 정신의학의 근본적인 문제에 대한 해결 방법을 모색하였다. 그러나 야스퍼스의 정교하면서도 간절한 외침은 관심을 받지 못하였다. 최근에 야스퍼스의 견해가 새롭게 조명되는 것은 매우 반가운 일이다(Telles-Correia D., 등, 2018; Park S-C, 2020).

정신병리학이 향후 나아가야 할 방향과 과제에 대해서 간략히 살펴보고자 한다.

1) 증상과 개인에 집중

정신병리학의 네 가지 주요 과제는, 첫째, 변화된 행동이나 이상 행동을 있는 대로 제대로 기술하고 그 형성 과정을 기재하는 것이다. 둘째, 이들 증상이 어떻게 형성되었는지를 설명하는 것이다. 즉, 원인 연구와 이상행동이 발전되어온 근거를 규명하는 것이다. 셋째는, 행동상의 이상을 이해하고, 환자가 주관적으로 이를 어떻게 해석하고 설명하는지를 이해하는 것이다. 넷째는, 이로써 나타난 것에 대해서 철학적이고도 분류학적인 근거를 규명하는 일이다.

환자가 표현된 것을 그대로 들어내 보일 수 있다면 증상에 대한 이해가 커질 것이다. 그리고 정확한 기재는 상호 소통의 근간이 되며, 나아가서 다른 문화권과 상호 교류가 가능해진다. 그리고 정상적인 심리적 존재나 경험으로부터 이탈된 존재 상태(nature)와 발전되어 가는 모습을 구분할 수 있게 된다. 이것은 증상론(symptomatology)에 해당한다. 이를 토대로 정신의학은 뇌신경과학의 연구를 활용하여 과학적인 추구를 계속해야 할 것이다. 이는 생물학적, 환원주의적 관점이다. 그러나 정신의학이 갖는 여러 문제는, 과학으로서는 해명되지 않는 개개 인간에게 있는 그 무엇인가가 남겨져 있다. 이것은 개별적인 것이면서, 동시에 적어도 자연 과학과는 다른 방식으로 탐구해 나가지 않으면 안 된다. 이런 탐구는 의사의 인간성과 조력자로서의 역할을 통해 이루어진다. 이것은 비생물학적 관점에 해당한다.

이제까지의 연구 결과에서 드러났듯이, 뚜렷한 생물학적 근거가 부족한 정신증적 장애인 조현병과 기분장애 연구 시에는 각각의 증상에 더욱더 초점을 두어야 할 것이다. 뇌의 몇 가지 변화가 외적으로는 무수히 많은 표현형으로 나타난다는 과거 크레펠린의 견해는 다시금 음미해 볼 필요가 있다. Garety와 Freeman(2013)은 조현병의 치료가 지난 10년 이상 답보상태였다고 하면서, 이 병이 과연 단일(單一) 질환인지에 대해서조차 의문이라 하였다. 그는 망상의 추론 연구(reasoning studies)를 통해서 정신과 의사가 특정 증상에 더욱 집중해야 한다고 강조한 바 있다. 정신증적 증상군을 결코 독립된 질환으로 구분하기 어렵기 때문에, 그는 망상을 중점적으로 연구하고 망상의 인지심리적 측면과 감정의 개입, 방어로서의 망상 등 심리적 임상적 관점에서 망상을 파악하고자 노력하였다.

그리고 정신과 의사는 마주하는 각각의 증례를, 발달하고 있는 하나의 전체 인간의 관점에서 바라보아야 한다. 즉, 정신의 병을 가진 한 개인이 발달 과정에 있다는, 그 개인 특성에 입각한 원인적 이해(ideographic-causal understanding)가 필요하다. 정신병리학은 이들 환자의 정상 심리적 측면과 병적인 것 모두를 다루는, 즉 개체로서의 인간 존재 전체(全體)를 다루는 것이어야 한다(Scharfetter C., 1991). 이때 정신병리학은 환자 개인의 독특한 인과관계를 가진 경험을 토대로 정신병리적 과정의 일반적인 측면을 탐구하는 것이 주요 과제가 된다.

2) 기술(記述)에서 기능(機能)으로

향후 지속될 정신의학의 과학적 연구는 정신병리학과 융합을 필요로 한다. 그러기 위해서는 기존의 기술(記述) 정신병리학 이상(以上)의 새로운 방식이 필요하다.

변화된 행동이나 행동상의 이상을 제대로 상세히 잘 기술하는 것은 기술(記述) 정신병리학의 기본 목표이다. 증상에 대한 기술을 더욱더 철저히 해야 함은 물론, 더 나아가서 기능 측면과의 연합이 필요하다. 이러한 기능적 정신병리학을 통해서 개인 정신병리 현상을 넘어선 기능상의 기반을 알아야 한다. 여기에는 신경-정신 모듈(neuro-mental module)이 주요 역할을 한다고 알려졌다. 이는 신경·인지, 지각, 사회인지(social cognition), 감정(느끼는 상태), 정동(표현), 행동, 자기개념 등이 뇌기능계와 어떻게 연결 구성되는지를 규명하려 한다(Keri S. 등, 2009). 여기서 모듈이란 전체 기능체계의 하위 단위(sub-unit)이다. 이 하위 기능이 뇌의 특정 부위와 일치되기보다는 뇌의 여러 특정 부위와 연결된 신경 연합(neuronal networks)과 더 밀접히 관련되리라 보고 있다(Musalek M. 등, 2010).

이러한 기능적 정신병리학은 초기에는 진화 가설에 영향을 많이 받았다. 특히 정신병적 현상을 신경기능의 후퇴로 인한 탈억제로 풀려나오는 것이라고 보았다. 이런 생각은 잭슨의 층(層)가설(Jackson J.H., 1932)과 크레펠린(Kraepelin E.)의 '인간 기제의 이미 형성된 기제'(preformed mechanism), 그리고 하인리히(Heinrich K., 1965)의 견해에 따른 것이다. 병태(病態)원인적 기본 공식에 의거하여 고도로 발달해 조직화된 기능이 피폐(deterioration)해지거나 뇌기능이 저하되면, 이는 퇴행을 유도하여 고(高)기능계(뇌간과 인접된 구조와 연관됨)가 활성화되어 정신증의 정신병리적 임상 현상을 유발한다고 설명한다(Musalek M. 등, 2010). 이러한 고(古)정신병리적 가설(paleopsychopathological theory)은 경험적 정신 생리학, 기능-국소 지리학적, 신경해부학 연구로 지지받고 있다.

3) 새로운 개념의 적용

새로운 개념은 접근 방식의 변화를 가져오고 새로운 진단분류 체계에 영향을 준다(Kring A.M., 2010). 각 진단은 범주 간에 중첩되는 부분이 분명히 있고, 서로 다르다면 과연 어떻게 구분되는지에 대한 근거가 있어야 한다. 감정과 인지의 정신병리가 행동이나 신경계 영상과 연관되는 연구 가설 중에 최근에 제기된 이론 하나를 예로 들어 본다. Barret L.F.(2006)에 의한 감정가설이 그것이다. 그는 정신생활이란 세 가지 유입원(流入源)으로 구성된다고 하였다. ① 세상으로부터 들어오는 감각 정보, ② 몸으로부터 유입되는 감각 정보, ③ 그리고 선험적인 것에 의거하여 경험하는 바를 감정, 인지, 지각으로서 '이것은 무엇이다'라고 꼬리표를 붙이는 것이다. 감정에 꼬리표를 붙이기 위해서는 핵심 감정(즉, 경험의 강도와 각성의 정도), 감정 범주에서 선험적인 개념상의 지식, 감각 정보에 집중하기, 그리고 과거 어느 때 이미 경험했던 것 등이 관련된다. 그는 이러한 가설을 통해서 감정이 정신병리적으로 어떻게 잘못되어 가는지를 이해할 수 있다고 했다. 예로서, 감정 결핍 상태를 조사하면 정신생활의 어떠한 기본적인 구성요소나 재료가 근본적으로 부족한 것인지가 드러난다. 더욱이 서로 다른 재료들이 합해져서 다른 모습의 장애로 변모해간다. 기분장애와 불안장애 환자에서 집중력 저하를 보이는데, 이러한 점은 주어진 감각을 즉각 유해한 것으로 해석해버리고, 과거에 경험했던 것 중에서 오직 특정한 부분만을 꺼내서 고조된 불안과 우울감에 결합시킨다. 사회공포증에서는 타인의 특정한 유발조건에만 집중하고 '거부당함'의 영역으로 집어넣고, 자신의 신체감각은 공포나 부끄럼으로 해석하면서, 이전에 거부당한 경험을 더욱 키운다(Barret L.F., 2006). 이러한 개념적 행위모델로서의 감정모델은 향후 정신병리학 연구에 자극이 될 만하다.

내과에서 맥박이나 심장 박출이 객관화할 수 있는 생물학적 지표라면, 정신장애에서는 행동이 지표가 된다. 정신의학에서는 병리생리학, 특히 유전자나 신경과학의 연구를 통해서 미래에 진단분류 틀을 세울 수 있으리라는 기대로 연구가 계속되고 있다(Insel T. 등, 2010). 이는 연구 도메인 기준(research domain criteria: RDoC)의 구성이 어떻게 뇌 연결의 장애와 이어지는지를 보아 정신장애를 구분하려는 것이다. 뇌의 기능성 영상기법을 통해서 정신질환의 특징적인 이상을 가려낼 수 있으리라 기대한다. 유전자 검사와 임상적 신경과학을 통해서 임상 영역에서도 유용한 생물학적 지표를 산출해 낼 수 있을 것으로 기대하고 있다. 이러한 노력은 어느 정도는 성과를 얻을 것이다. 그러나 여기에는 몇 가지 문제가 있다. ① 임상의사는 단순한 방식을 필요로 한다. 그러나 RDoC는 너무 복잡하다. ② 불안민감성같은 내적표현형(endophenotype)의 생물학은 정신장애 자체의 생물학보다 결코 덜 복잡한 것이 아니다. ③ 정신장애가 복합적(heterogeneity)이고, 근저의 기전이 복잡한데, 생물학적 지표가 민감성과 특이성이 있을지는 의문이다. 이러한 점을 보아 RDoC을 통한 현실 적용의 가능성은 기대보다는 적을 수밖에 없다. 단지 개인의 정신장애에 대한 취약성 확인에는 매우 유용한 결과를 보일 것으로 기대된다.

조현병의 주요 증상인 망상에 대해서 보면, 아직도 생물학적 근거는 불분명하다. 그러나 지금까지 가설을 통한 연구 결과에 결실도 있었다. 망상의 인지심리학적 연구에서, 망상 추론(reasoning)에서는 성급한 결론내기(jumping to conclusion: JTC)와 마음 이론(Theory of mind: ToM)의 부족함이 중요한 가설이다. 그러나 이 이론을 적용한 실험 결과는, JTC가 정신증뿐만 아니라 일반인에서도 적지 않게 발견되었으며(약 1/5에서 나타났다) JTC는 조현병의 특정 증상이라기보다는 망상으로 발전되는 소질(trait)인 것 같다. 그리고 ToM은 음성증상, 와해증상과 관련되지만 망상에서의 역할은 근거가 부족하다(Garety P.A.와 Freeman D., 2013). 향후에 망상이 감정과의 관련, 방어로서의 현상, 생물학적 소견과의 연합을 통해 그 기전이 밝혀질 것이다.

4) 과거의 관점을 통해서 새로운 개념과 모델 만들기

(1) 슈나이더(Schneider K.)와 크레펠린의 견해

슈나이더는 그의 저서 『임상정신병리(*clinical psychopathology*)』에서 임상단위로서의 정신이상은 정신병리학적 증상론임과 동시에 진단학이라고 했다(쿠르트 슈나이더, 1996). 슈나이더가 기술병리학에 대해서 말한 내용은 위에서 제기된 진단상의 문제점들에 대해 시사하는 바가 있다고 생각한다. 그의 견해를 간략히 살펴보면 아래와 같다(針間博彦, 2013).

〈슈나이더의 견해〉

① 임상정신의학의 특징은 현상학적 기술과 발생적 이해라는 방법을 지키면서, 임상에서는 그 한계를 자각해야 한다.

② 현상학적 기술(記述)에는 그것이 실제로 체험한 것과 일치하는지의 여부를 나중에 확인해야 한다.

③ 비정신병성 장애에서도 발생적 이해로 체험될 수 없는 영역이 있다는 한계가 있다. 이는 내인성이지만 질환(疾患)[3]은 아니라는 점이다. 이런 점은 정신치료적 접근의 근거가 된다.

④ 1급 증상을 확인하여 진단에 사용하는 것은, 그것이 1차성이라는 체험 양식의 특징을 파악하는 것이 우선되어야 한다. 이를 위해서는 발생적 이해를 이용한 분석적 기술(記述) 방법을 잘 알아야 한다.

⑤ 내인성 정신병이 질환(疾患)이라고 하는 것은 단지 작업가설[4]에 의한 것이다. 이런 상정을 통해서만이 의학적(생물학적) 연구의 근거가 된다. 그리고 내인성 정신병에서의 감별진단은 감별유형학에 지나지 않는다는 점을 자각해야 하고, 진단에 보다 신중하고도 겸허해야 한다.

그리고 슈나이더는 내인성 정신병의 진단에, ⓐ 내인성 정신병의 Dasein[5]이 발생적 이해가 불가능하고, 생활의 의미연속성이 단절된다는 점, ⓑ 기술현상학적 방법을 통해 Sosein[6]이 형식과 양식은 발생적으로 이해 불가능하다, 그러나 주제나 내용

3) 슈나이더는 의학으로서의 정신의학이라는 입장을 견지(堅持)하였다.

4) 작업가설(作業假說, working hypothesis): 연구를 손쉽게 진행하기 위한 수단으로 세우는 가설. 이는 실험과 관찰로 검증하여 보다 고도의 이론으로 발전한다.

5) dasein(현존재現存在, 혹은 정재定在): '거기 있음'이다. 사람과 사물과 사태가 일정한 시공간적 장소(Da)를 점하는 방식으로 존재하는 것을 의미한다. 칸트의 현존재는 실존재, 현실성과 같은 뜻이고, 하이데거는 현존재를 특별히 인간에게만 한정하였다.

6) Sosein(상존재, 相存在): '이렇게 있음', '그러함', 즉 존재 상태이다. 일반적으로 시간과 공간 속에 일정하게 규정되어 있는 사물 또는 존재를 말한다. 이는 사물의 규정성을 표현하고 정신의 안과 밖에서 동시에 지향적 존재로서 인식 가능한 것이다. 이에 반해, 현존재(실재적 존재)는 저항으로서 체험되는 만큼 정신의 밖에 의식을 초월해 있어 지식의 대상이 되는 것은 아니라고 주장한다.

은 분석이 가능하고 이해 가능한 부분이 있다는 점을 이용하여 진단에 이른다고 했다.

조현병의 경우, 크레펠린은 각기 다른 장애가 유사한 임상상(臨床像)을 보이고 있어, 이를 분열병적 장애라는 이름으로 군집할 수 있다고 했다. 슈나이더의 견해와 크레펠린의 분류 개념이 섞여서 ICD-10의 정신분열병이 규정되었다. 그러나 이러한 비빔밥식(式)의 진단 체계와 개념으로 인해서 엄밀한 분류학적 접근법은 퇴보한 셈이 되었다. 그럼에도 불구하고 한편으로는 원인론적 정신병리학적 연구의 필요성이 대두되는 계기가 되고, 정신병리학의 중요성이 더욱 커졌다(Musalek M.과 Scheibenbogen O., 2008).

(2) 야스퍼스의 견해

야스퍼스가 100년 전에 강조한 바 있는 과학연구의 영향력에 대한 비판은 아직도 유효하다. 책『정신병리학 총론』에서 그는 정신병리학 연구의 대상인 환자를, 병을 앓고 있는 전체로서 바라보아야 하며 '영혼을 가진 개체'라고 했다(카를 야스퍼스, 2014). 그가 강조한 바 있는 현상학적 직관(phenomenological intuition)을 갖고 환자에게 접근해야 한다는 점과, '인간 질병으로서의 정신병리'가 아닌 '병을 가진 인간 그 개체의 정신병리'라는 관점과 태도는, 오늘날 단지 병의 특징을 나열 조합하여 특정 체계도식에 의거하여 진단하는 자세에 경각심을 주고 있다. 이는 단순히 공감적 개입(empathetic engagement)을 뛰어넘는 것이고, 환자를 단순히 치료를 받는 대상이 아닌, 동등한 가치를 갖고 상호 마주하여 전 치료과정에 참여하는 '살아있는 서로 친절한 상태'인 것이다. 이러한 자세는 푸코(Foucault M.)가 정신의학에 대해서 비판한 바 있는, 정신과 의사의 전문적인 일인(一人) 역할(役割)이 아니라, 상호성에 기반을 둔 치료적 의견 교환으로 바뀌는 것을 의미한다(Musalek M., 2013).

최근에 정신약물 치료학의 영향이 커진 것에 비례해서 정신병리학에 대한 연구와 관심은 줄어들었으며, 기계적인 조작적 진단(operational diagnosis)[7]에 익숙해진 나머지 인간이 소외된다는 우려가 적지 않다. 이제 다시금 인간을 중심으로 다가가야 한다는 목소리가 커지고 있다. 야스퍼스의 관점은 오늘날 인간 중심의 정신의학(human-based psychiatry)과 맥을 같이 하고 있으며, 이는 정신의학의 진정한 모습을 세우는 데 지표가 될 것이다. 이러한 인간 중심적 정신의학은 더 이상 정신장애를 소멸시키고자 하는 동기로서의 의미가 아니라, 환자를 자유의지를 가진 자율적 존재로 보고, 가능한 한 행복한 삶을 영위하도록 돕는 것이다.

야스퍼스를 통해서 정신의학 연구에서 음미해야 할 바는, 과학에 대한 맹신은 금물이며, 가설에 입각한 연구 결과에 대한 한계성을 분명히 인식해야 할 뿐만 아니라, 연구자는 단지 인간이라는 궁극적으로 파악이 어려운 대상의 어느 한 면을 보는 것일 뿐이라는 겸허한 태도를 견지해야 한다는 점이다. 인간은 자유의지를 갖고 있는 독특한 존재로서 그 성장, 발달 혹은 개선의 가능성이 있다는 점을 유념해야 한다.

(3) 과거 개념의 재활용

이미 문헌에서나 볼 수 있는 개념이나 가설이 오늘의 상황에서 새롭게 조명되고 적용될 수 있다. 근래 노인 인구가 급격히 늘어나면서, 이제껏 접해보지 못한 정신증상과 행동을 목격하게 된다. 과거의 개념이었지만 다시 음미할 가치가 있는 것은

7) 조작적 정의로 구성된 진단은 평가자 간의 신뢰도를 높이고자 하고, 1980년에 DSM-III가 개정될 즈음, 당시 현저히 발달하던 약물치료에 대한 목표 증후군을 정의할 필요가 있었기 때문이다. 당시에 정신장애는 배타적이고도 불연속성의 질병이라는 관점에서 제정되었다. 이는 일반 의학적인 배경을 가진 의사에게는 친숙하였으며 유용성은 높아 보였다. 그러나 '달리 분류되지 않는; NOS(not otherwise specified)'의 영역이 남용되고 공존질환의 경우가 증가되었다. 이렇게 변화되는 진단 체계를 보면, 당시의 사회 의학적 상황을 배경으로 편리하게 짜 맞추는 식으로 되어왔다는 점도 부정할 수 없는 사실이다.

발굴하여 활용해야 할 것이다. 접촉 결핍성 환각, 만발성(晩發性) 파라프레니아, 조발성 치매 등은 그 예가 된다. 이들 장애의 증상 형성에는 '고립'이 중요한 조건이 된다. 과거에 여성 노인의 만발성 파라프레니아의 개념은 오늘날 노인에서 나타나는 병리 현상을 이해하는 데 도움이 될 수 있다. Kojo K.(2010)는 노인성 편집성 증후군을 연령이나 뇌혈관장애, 치매 등의 기질적 요인과 연관시키는 것 이외에, 살아가는 환경에 관심을 가져야 한다고 주장하면서, 현재 삶의 형태가 '고립'된 나머지 병으로 진전한다고 했다. 접촉결핍성 환각증은 Janzarik W.(1973)가 소개한 개념인데, 이는 60세 이후에 보이는 정신분열성 증후군으로서, 증상이 불안정한 정신병적인 것이라 했다. 만발성 파라프레니아의 개념은 과거 하이델베르크학파의 영향을 받은 Roth M.(1955)가 제창한 것이다. 이러한 개념은 기질적 원인 탐구의 일방적인 관점이 아니라 기질성 요인에 부가된 심리적인 문제에 대한 이해로서 정신·신체 상호 영향력에 의한 정신장애 발생과 진전이라는 개념에도 합당하다. 동시에 이런 개념은 환자 치료 시에도 유용하다. 최근에는 이와 더불어 백 년 전에 인구(人口)에 회자(膾炙)되던 '조발성 치매'라는 용어와 개념도 다시 나타나고 있다(Hojaij C.R., 2000). 이는 단순히 복고가 아니라 개념 틀의 확대라는 점에서 바람직한 현상이라고 생각한다.

과거의 개념뿐만 아니라, 과거의 증상에 대해서도 관심을 가질 필요가 있다. 문헌에서 볼 수 있는 과거에 있었던 증상이 왜 오늘날에는 볼 수 없는가? 하는 의문을 갖게 된다. 이런 현상을 규명하는 작업은 인간 정신의 특성을 이해하는 데 귀중한 단서가 되리라 생각한다. 예로서, 과거 불과 30~40년 전에 흔했던 히스테리성 마비(여성의 급성 손 꼬임이나 마비증상 등), 극적인 전환증상, 급성 해리반응, 납굴증을 포함한 긴장형 정신분열병은 요즈음 거의 볼 수 없게 되었다. 책에서나 겨우 찾아볼 수 있게 되었다. 이러한 증상 소멸 혹은 변환 현상에 대하여 저자는 진화적 뇌신경부조화 반응가설(송지영, 2016)을 제시한 바 있다. 즉, 인간의 증상 표현이 달라지는 데에는 시대 변화에 따른 뇌기능의 변화와 관련되리라는 것이다. 그렇다면 지금 우리 눈앞에 나타난 환자의 증상도 시간이 가면서 달라지거나 사라질 수 있다. 이런 점으로 보아 우리는 끊임없이 변화하는 그 중간에 있다는 인식이 필요하고, 동시에 변화하는 겉 모습이 아니라 변화의 근저에 있는 조건을 규명하는 일에 집중해야 할 것이다.

5) 진단 체계와 임상 현실을 일치시킬 방안

DSM-5에서 범주체계를 차원체계로 일부 전환한 것은 많은 과학적인 연구 결과에 기반을 두고 있다. 그런데 그간의 DSM 진단 분류 체계를 경직된 범주체계를 적용한 결과 임상 실제상황과 상충되었다는 비판이 있었다. 이는 단지 진단 기준상의 잘못된 문제에 기인하기보다는 지나치게 단순화된 의학적 모델에 따르는 것이 더 큰 문제이다. 내과 질환인 울혈성 심부전증의 예를 보더라도, 원인은 여러 가지이며 나타나는 증상 또한 다양하다. 하물며 정신장애에서 특정한 원인과 생물학적 지표를 가정하여 별개의 구별되는 장애로 규정하기란 무리가 있을 수밖에 없다(Stein D.J. 등, 2013).

차원체계는 근본적으로 질병-지향적이 아니라 증상과 경과, 병인론(pathogenesis) 지향이다. 시발점으로서는 단일현상을 선택하여, 이러한 현상이 되기까지 여러 병적형성 특징과 원인에 대하여 탐구하고, 하나의 병리현상이 어떻게 병적으로 되는지에 대한 근거를 찾으려 한다.

환자의 질병이 무엇인가가 아니라 환자는 무엇으로 고통받고 있는가, 어떻게 고통을 벗어날 수 있을까에 대한 것을 묻게 된다. 예로서, 조현병의 경우 조현병이라는 진단에 이르는 증상의 조건을 요구하는 것이 아니라 환각, 사고의 각 현상에 집중하고, 이어서 이들 각각 증상의 상호 연관성과 유발요인, 취약한 요소, 증상 유지 요소 등을 보아 진단에 이르는 것이다. 이러한 점은 차원 체계의 장점이긴 하다. 그러나 이는 장애 내용의 구분이 불명해진다는 문제가 있다. 차원이나 범주의 어느 한쪽으로 치우치면 설명되지 않는 영역이 생긴다. 그렇다면, 아직 특정 병인이 밝혀지지 않은 상태에서 우리는 이들 양쪽을 오가면서 고민할 수밖에 없다.

그리고 지금의 진단 체계는 앞으로, 보다 크게 묶는 것이 좋다고 생각한다. 슈나이더의 간략한 분류는 예가 될 수 있다[8]. 생물학적 원인이 규명되면 큰 틀 속에 있던 것이 하나씩 빠져나갈 것이다.

지금은 정신과 영역에서 새로운 활로를 찾는 데 분주한 상태라고 할 수 있다. 새로운 방향은, 정신과 의사가 환자를 인간 전체로 보고자 하는 견고한 방향성 확립과 이에 따른 노력을 통해서 발견될 것이다.

6) 철학적 성찰의 필요성

정신병리학에서 향후 인간 존재에 대한 철학적 숙고가 필요하다. 이는 정신병리학과 철학자와의 교류를 통해서 가능해질 것이다. 특히 의식, 책임성, 정신과 신체의 개념, 행위 등에 대한 내용이 그 주제가 될 것이다.

니체는 그의 회색 과학론(Fröhliche Wissenschaft, The Gray Science)에서 '자연은 어떠한 형태나 개념을 갖지 않는다. 따라서 어떠한 종류(genres)나 범주가 없다. 고로 인간이 만들어 놓은 진단상의 범위를 따를 수 없다.'라고 하였다(Keri S. 등, 2009). 그의 비판은 많은 정신의학자에게 영향을 미쳤다. 만일 이러한 견해에 좀 더 귀담아들었더라면 DSM 진단 체계에서 나타난 문제점의 상당 부분은 미리 예측하여 시행착오를 줄일 수 있었으리라 사료된다.

치료에 합당한 차원적 진단은 한 개인이 가진 증상에 대한 현상학적인 특성과 함

8) 슈나이더는 경험적 이원론의 분류로서, I. 심적본성의 이상변이: 이상지능소질, 이상인격, 이상체험반응, II. 질병의 여러 결과: 신체론적(원인론적) 계열, 심리학적(증후학적) 계열, 이렇게 크게 나누었다(쿠르트 슈나이더, 1996).

께 병인론적(pathogenesis), 주변 환경과의 상호 관계, 그 상태로 초래된 이차적인 반응, 병적인 과정과 경과, 그리고 그 개인이 가진 질병의 의미를 통해 가능해진다. 단지 장애(disorder) 자체가 아니라 장애로 고통받는 인간에 집중해야 한다. 또한 정신적인 부분뿐만 아니라 사회적, 영적(靈的)인 면에서 환자가 갖고 있는 긍정적인 역량(positive potential)을 파악해야 한다. 이는 치료 계획 수립 시에 중요하다. 그렇다고 해서 부족한 상태를 무시하는 것은 아니다. 능력과 한계성을 동시에 파악하는 것이다. 인간은 저마다 다른 역량을 갖고 있으며 인간 성장의 기회는 한정되어 있지 않은 것이다. 삶의 역사, 신체적인 조건, 사회적 구조 등은 이러한 역량에 영향을 미치며, 스스로 이러한 환경이나 조건, 주어진 것의 한계와 압박을 인식하고 있다. 다행스럽게도 이러한 견해는 최근에 개정된 DSM-5에 어느 정도 포함되었다.

하이데거(Heidgger M.)는 그의 책 『존재와 시간(*Sein und Zeit*)』에서 "인간은 세상으로 던져진 존재이다. 이렇게 '던져진 것'이 우리 존재의 상황이고, 우리의 능력과 부족함은 한정된 것이다. 이러한 상황에 대해서 우리가 영향을 미치거나 변화시킬 수는 없다. 이것은 주어진 것이다. 우리가 할 수 있는 최선은 단지 주어진 것을 사용할 뿐이다. 그러나 분명히 우리는 주어진 조건 내에서 새로 디자인할 수 있다."(Musalek M. 등, 2010)고 말한다. 이와 같이 인간 존재의 특성에 대한 철학적 성찰은 정신장애의 진단에 도움이 될 것으로 생각한다.

7) 새로운 통합의 길에서 정신병리학의 역할

앞으로의 정신의학은 인간과 신경과학, 정신병리학 모두가 통합하는 방향으로 나아가야 한다. 인간학적, 신경생리적 연구가 통합되기 위해서는 안정적인 협조 모델이 필요하다. 단지 같이 일을 한다는 것이 아니라, 공동의 목표를 향해서 상호 긴밀한 소통을 통한 상호 도움이 되는 협조적인 연구가 되어야 한다. 이렇게 되기 위해서는 선행 조건이 필요하다. 즉, ① 서로 흥미 갖는 부분이 공유되고, ② 공통의 목표를 설정하고, ③ 상호 신뢰를 바탕으로 이해하고 협조하며, ④ 상호 균등한 관계를 유지해야 한다.

현대 과학계는 같은 주제에 대해서도 여러 전문 영역에서 나름대로의 언어로 저마다 연구를 진행하고 있다. 동일한 내용이 다른 용어로 사용되고 있다. 각자의 특정한 언어로 소통한 나머지 상호 소통 불능이라는 문제를 야기했다. 원만한 소통을 통해서만이 상호 이해가 가능하고 협력 연구가 가능해진다. 여기서 개념적인 분석이 주요 작업이 되는 가설적 정신병리학(theoretical psychopathology)을 통해서 정신병리학과 타(他)영역 간에 상호 중간자 역할이나 통역자(translator) 역할이 가능해질 것이다. 예로서, 앞서 제시하였던 저자의 '진화적 뇌신경부조화 반응가설'을 지속적으로 규명하는 데에는, 이와 연관된 유전학, 뇌신경학, 사회학, 진화인류학, 도시공학, 생태학 등의 지식을 가진 학자와 공동연구가 필요할 것이다.

정신병리학자는 이러한 전체적인 틀 속에서 상호 협조가 잘 이루어지도록 중심 역할을 해야 한다. 그 방법에는 두 가지 길이 있다. 첫째, 과학적 원칙을 가진 연구자들에게 굳건한 현상학적 구조를 제공하며, 둘째, 전혀 다른 연구 원칙을 가진 사람들 사이에서, 중간자 역할을 통해 상호 지속적으로 협력하게 하는 것이다. 정신병리학자는 가설적 기초 연구와 함께 임상에서 과학적 원칙을 적용해 가도록 리더십을 갖고 추진해나가고, 이런 방법을 통해서만이 각기 다른 원칙을 가진 분야가 정신의학 연구에 공헌할 수 있을 것이다.

8) 한국 정신병리학의 나아갈 길

국내에서는 정신병리학에 대한 관심이 크지 않은 것이 현실이다. 그리고 병리현상에 대해서는 단발적인 연구에 그치는 경우가 많다. 우리 정신병리학의 방향을 다음의 몇 가지로 제시해 본다.

첫째, 지속적으로 추구할 일로서, 우리말에 의한 정신증상학의 확립이다. 각각의 증상에 대해서 심도 있게 연구해 나가는 것이야말로 진정 우리가 마주하는 환자의 증상을 제대로 이해할 수 있게 한다. 영어로 환자의 상태를 연역하고 증상을 조합하여 진단에 이르는 식의 태도는 최소화해야 한다. 연구에서도 환자가 표현하는 증상을 몇 개의 영어로 번역된 용어로 한정시키는 일은 가급적 피해야 할 것이다, 달리 방도가 없는 경우라면 그 한계성을 알고 적용해야 한다. 국제적으로 널리 이용되는 정신증상검사 도구의 경우에도 해석과 적용의 한계성을 잘 이해해야 할 것이다 (Koutsouleris N. 등, 2009)[9].

둘째, 저자가 지난 20년을 뒤돌아보아, 과거에 비해 뚜렷이 늘어난 정신장애는 장년과 노년층에서 공황장애, 우울증, 불면증, 치매, 젊은 층에서는 우울증, 수면-각성리듬 장애, 동성애, 신경성폭식증, 자해, 문신(文身) 등이다. 무엇보다도 많은 이들이 먹고 자는 근본적인 부분이 심각하게 침해되고 있다. 특히 젊은이들의 수면장애, 식이장애, 자해를 동반하는 우울증 문제는 우리의 미래를 위해서도 모든 역량을 집중해야 할 것이다. 여기에는 가정의 의미와 중요성, 기능 확립의 방책, 자기 존재에 대한 성찰 등 철학과 윤리관이 확립되어야 할 것이다.

셋째, 정신장애의 진단이 제대로 이루어지려면, 우선 단일 병리 현상에 대한 이해가 필요하다. 이는 기능적 영상의학 소견과의 관련 연구를 통해 발전될 것이다. 문제는 생물학적 검사 기법의 발달보다 선행되어야 할 것은 정신병리 현상에 대한 정확한 기술(記述)이다. 이는 결코 급히 이루어질 수 있는 일이 아니다. 의사와 환자와의 상호 협조를 통해서, 그리고 정신 증상에 대한 정확한 정의(定義)를 잘 알고 있어야

9) 필자는 DSM-5를 위시한 여타의 구미에서 개발되고 적용되는 많은 진단 검사 도구가 단지 미국인에게만 적용될 만한 것이라고는 생각하지 않는다. 그러나 적어도 이것이 한국인을 대상으로 한국인이 개발한 것은 아니므로 적용에 있어 제한점이 있음을 인식해야 할 것이다.

하고, 이를 기반으로 의사와 환자의 언어 수준에서 일치되어야만 가능한 일이기 때문이다. 이것이 정신병리학의 기초 확립이 필요한 이유이다.

넷째, 한국 독자적인 정신병리학 가설이 제시되고, 새로운 증상군도 과감할 정도로 발표되어야 할 것이다. 이 책에는 과거의 많은 학자들이 제시했던 병명과 증후군, 가설이 담겨있다. 비록 당시에 크게 관심을 받지 못하다가 나중에 재(再)음미된 경우도 있고, 영영 사라진 내용도 있다. 우리가 이 부분을 무시하지 않고 음미해야 하는 이유는, 그것이 그 시대의 산물이었다는 점뿐만 아니라, 이것이 우리 인간의 정신에 내재된 그 무엇이기 때문이다. 이러한 역사적인 배경 위에서만이 새로운 것이 창출될 수 있다.

우리는 선진국의 연구를 추시하던 지점에서 이제 새로운 정신병리학적 소견을 제시하고 이끌어나가는 변화의 시점에 있다.

맺는말

오늘날 우리 사회문화는 아주 빠르게 변화하고 있다. 그 변화 내용은 이제까지와는 아주 다른 형태가 될 것이다. 청각보다는 시각 위주의 삶의 방식으로, 그리고 통신 매체와 소통방식의 변화로 인해 타인과의 관계 틀이 변화되고 자기체험이 변화될 것이다. 이러한 외적 환경의 변화는 한국인의 뇌기능에 영향을 미치고 이에 따라 정신현상도 변화될 것이다. 이로써, 자아 관련 장애, 지각의 이상 등의 문제가 새로이 대두될 것으로 생각한다. 자아 개념의 변화는 삶의 근원적이 부분과 연관되므로 심각한 문제로 대두될 것이다. 이에 따라 자아의식, 시간과 공간 개념 변화에 대한 새로운 정신병리학적 개념과 철학적 근거가 필요하다. 정신병리학에 맡겨진 숙제가 무겁다. 이제 이 방향으로 매진할 일만 남았다.

참고문헌

1. 전체 공통 문헌

김용식 · 김임렬 · 정성훈: 『마음의 증상과 징후』, 중앙문화사, 서울, 2006.

민성길 등: 『최신정신의학』 제5판, 일조각, 서울, 2006.

송지영 역: 『정신분열병의 시작』, Klaus Conrad 저. 중앙문화사, 서울, 2004.

이부영 · 한오수 역: 『임상정신병리학』, 쿠르트 슈나이더 저. 일조각, 서울, 1996.

加藤正明 등: 『精神醫學 事典』, 弘文堂, 東京, 2001.

濱田秀伯: 『精神症狀學』, 弘文堂, 東京, 2001.

濱田秀伯: 『精神病理學 臨床講義』, 弘文堂, 東京, 2005.

American Psychiatric Association: *Diagnostic & Statistical Manual of Mental Disorders*, 4th ed. Washington, D.C., American Psychiatric Association Press, 1994.

Campbell R.J.: *Psychiatric Dictionary*, 7th edition. Oxford University Press, New York, 1996.

Jaspers K.: *General Psychopathology*, Translated by Hoenig J. & Hamilton M.W., Manchester University Press, 1972.

Sims A.: *Symptoms in the Mind*, 3rd ed. Saunders, London, 2003.

2. 각 장의 참고문헌

제1장 정신병리학의 발전

송지영 역: 『정신분열병의 시작』, Klaus Conrad 저. 중앙문화사, 서울, 2004.

송지영 역: 『의식 장애의 진단법』, 하라다 겐이치 저. 하나의학사, 서울, 1999.

송지영 · 김린 · 송하석 · 홍성광 · 이재황 · 윤순식 · 양태규 · 홍성기 옮김 및 주해: 『정신병리학 총론』, 카를 야스퍼스 저. 아카넷, 서울, 2014.
유범희 역: 『정신병리학의 기초』, 네마이어 J.C. 저. 민음사, 서울, 1992.
이병윤: 『정신의학 사전』, 일조각, 서울, 1990.
이부영 역: 『ICD-10 정신 및 행태 장애』, 일조각, 서울, 1998.
이부영 · 한오수 역: 『임상정신병리학』, 쿠르트 슈나이더 저. 일조각, 서울, 1996.
新福尙武 · 島薗安雄: 『精神醫學書』, 金原出版株式會社, 東京, 1980.
Andreasen N.C.: "DSM and the death of phenomenology in America: an example of unintended consequences", *Schizophr Bull* 2007; 33: 108-112.
Fink M. & Taylor M.A.: "The medical evidence-based model for psychiatric syndromes: return to a classical paradigm", *Acta Psychiatr Scand* 2008; 117: 81-84.
Mullen P.E.: "A modest proposal for another phenomenological approach to psychopathology", *Schizophr Bull* 2007; 33: 113-121.

제2장 정상과 이상, 정신증상과 증후군

정민: 『다산 어록 청상』, 푸르메, 서울, 2007.
조용헌: "조용헌칼럼", 『조선일보』 2006년 7월 23일.
新福尙武 · 島薗安雄: 『精神醫學書』, 金原出版株式會社, 東京, 1980.
原田憲一: 『精神症狀の 把握と理解』, 中山書店, 東京, 2008.
Pichot P. · 中島宏: "精神障碍分類에 대한 一試案", 『精神醫學』 1960; 2: 257.

제3장 정신질환의 경과

대한신경정신의학회: 『신경정신의학』, 중앙문화사, 서울, 2005.
이부영 역: 『ICD-10 정신 및 행태 장애』, 일조각, 서울, 1998.
황복진 · 김태 · 이달선 · 송지영 · 조아랑 · 최봉근 등: "한국판 결핍증후군 진단지침의 표준화 연구", 『생물치료정신의학』 2007; 13: 245-258.
高川壽亮 · 神庭重信: 『精神科診察診斷學』, 醫學書院, 東京, 2004.
Clark D.M., Salkovskis P.M., Hackmann A., et al.: "A comparison of cognitive therapy, applied relaxation and impairment in he treatment of panic disorder", *Br J Psychiatry*

1994; 164: 759-769.

Crow T.J., MacMillan J.F., Johnson A.L., et al.: "The Northwick Park study of first episodes of schizophrenia. II. A randomized controlled trial of prophylactic neuroleptic treatment", *Br J Psychiatry* 1986; 148: 120-127.

Frank E., Prien R., Jarrett R.B., et al.: "Conceptualization and rationale for consensus definitions of terms in major depressive disorder", *Arch Gen psychiatry* 1991; 48: 851-855.

Goodwin F.K., Jamison K.R.: *Manic Depressive Illness*, 2nd ed. New York, Oxford University Press Inc., 2007.

Jaspers K.: *General Psychopathology*(Translated by Hoenig J. & Hamilton W.), Manchester, Manchester University Press, 1972.

Kay S.R., Fiszbein A., Opler L.A.: "The Positive and Negative Syndrome Scale for schizophrenia", *Schizophr Bull* 1987; 13: 261-276.

Keitner G.I., Solomon D.A., Ryan C.E., et al.: "Prodromal and residual symptoms in bipolar I disorder", *Comprehensive psychiatry* 1996; 37: 362-367.

Keller M.B., Yonkers K.A., Warshaw M.G., et al.: "Remission and relapse in subjects with panic disorder and panic with agoraphobia: a prospective, short-interval naturalistic follow-up", *J Nerv Ment Dis* 1994; 182: 290-296.

Keller M.B., Lavori P.W., Mueller T.I., Endicott J., Coryell W., Hirschfeld R.M.A., Shea T.: "Time to recovery, chronicity, and levels of psychopathology in major depression", *Arch Gen Psychiatry* 1992; 49: 809-816.

Kupfer D.J.: "Long-term treatment of depression", *J Clin Psychiatry* 1991; 52(suppl): 28-34.

Lieberman J., Jody D., Geisler S., et al.: "Time-course and biologic correlates of treatment response in first-episode schizophrenia", *Arch Gen Psychiatry* 1993; 50: 369-376.

Pollack M.H., Otto M.W., Rosenbaum J.F., et al.: "Longitudinal course of panic disorder: findings from the Massachusetts General Hospital Naturalistic Study", *J Clin Psychiatry* 1991; 51(Suppl A): 12-16.

Sadock B.J., Sadock V.A.: *Synopsis of Psychiatry*, 10th ed. Philadelphia, Lippincott Williams

& Wilkins, 2007.

Schooler N., Rabinowitz J., Davidson M., et al.: "Risperidone and haloperidol in first psychosis: a long-term randomized trial", *Am J Psychiatry* 2005; 162: 947-953.

Tohen M., Strakowski S.M., Zarate C., et al.: "The McLean-Harvard first-episode project: 6 month symptomatic and functional outcome in affective and nonaffective psychosis", *Biol Psychiatry* 2000; 48: 467-476.

Tsuang M.T., Woolson R.F., Fleming J.A.: "Long-term outcome of major psychosis. I.: Schizophrenia an affective disorders compared with psychiatrically symptom free surgical controls", *Arch Gen Psychiatry* 1979; 36: 1295-1301.

제4장 성격, 인격과 체질

강병조: "인격과 인격 장애의 생물학", 『생물치료정신의학』 1: 57-69, 1995.

고경봉: 『스트레스와 정신신체의학』, 일조각, 서울, 2002.

민경환: 『성격심리학』, 법문사, 서울, 2002.

박아청: 『성격심리학』, 교육과학사, 서울, 2001.

박진균 · 김지웅 · 기선완 · 신의진: "한국판 학령전기 기질성격검사(K-psTCD)의 신뢰도 및 타당도 검사", 『신경정신의학』 2004; 43: 425-434.

송지영 · 박병관 · 고병희 · 이정호 · 장환일 · 전성일: "신체형 장애의 신체증상에 대한 이제마(李濟馬)의 사상체질의학 이론의 적용에 관한 연구", 『신경정신의학』 1993; 32: 863-885.

신기철 등: 『새우리말사전』, 삼성출판사, 서울, 1989.

장원석 · 홍성도 · 정유숙: "주의력 결핍 과잉행동 장애 환아들의 기질 및 성격특성", 『신경정신의학』 2006; 45: 77-82.

최선미 · 지상은 · 홍정미 · 안규석 · 고병희: "사상체질분류검사지(QSCC II)에 의해 사상체질에 분류된 대학생의 식품 기호도 조사 연구", 『한국한의학연구원논문집』 2001; 7: 105-114.

홍성도 · 최성구 · 김지혜 · 김의정: "아동기질에 대한 부모 설문지의 한글 표준화 연구(II)", 『신경정신의학』 2002; 42: 96-115.

American Psychiatric Association: *Diagnostic and Statistical Manual of Mental Disorders*, 4th ed. Text revision(DSM-IV-TR), American Psychiatric Association, Washington, D.C., 2000.

Edens J.F., Kelley S.E., Lilienfeld S.O., Skeem J.L., Douglas K.S.: "DSM-5 antisocial personality disorder: predictive validity in a prison sample", *Law Hum Behav* 2015; 39(2): 123-129.

Hare R.D.: The Hare Psychopathy Checklist- Revised. Toronto(ON): Multi-Health Systems, Ine; 1991.

Myers I. & McCauley M.: *A guide to the development and use of the Myers-Briggs Type Indicator,* Consulting Psychologists Press, Palo Alto, CA., 1985.

Sheldon W.H.: "Constitutional psychiatry", In: *Theories of Psychopathology and Personality,* ed. by Millon T., 2nd ed., W.B. Saunders Company, Philadelphia, 1973, pp. 39-53.

Strelau J.: *Temperament: a psychological perspective*, New York, Plenum Press, 1998.

Rutter M.: "Temperament, personality and personality disorders", *Br J Psychiatry* 1987; 150: 443-458.

제5장 표정과 행동의 이상

김석주: "불면장애 진단과 치료의 최신 지견", 『신경정신의학』 2020; 59: 1; 2-13.

남윤영 · 이홍식 · 김찬형: "정신분열병과 자살", 『정신분열병 클리닉』 2003; 6: 12-18.

대한신경정신의학회: 『신경정신의학』, 중앙문화사, 서울, 2005.

대한신경정신의학회: 『신경정신의학』 3판, 중앙문화사, 서울, 2017.

『세계일보』 2007년 7월 14일자 "만성불면증 호소 환자" 기사.

송지영 · 김기태 · 이서경 · 김용희 · 노준호 · 김종우 · 장환일 · 반건호 · 강원섭: "병식 평가 척도 - 한국판(SUMD-K)의 신뢰도와 타당도 검증", 『신경정신의학』 2006; 45: 307-315.

송지영: "꾀병 감별법: 감각 및 운동 이상을 중심으로", 『정신신체의학』 2004; 12: 103-121.

신영철: "현대인의 성격장애와 충동성", 『정신병리학』 2002: 11: 30-35.

양창국 · 유승윤 · 주영희 · 한홍무: "부산광역시 일 지역 65 - 84세 노인인구에서 수면습관 및 수면 장애에 대한 조사", 『수면 - 정신생리학회지』 1997; 4: 66-76.

이병윤:『현대정신의학』, 일조각, 1981.

이부영 역:『ICD-10 정신 및 행태 장애』, 일조각, 서울, 1998.

이인혜: "기능적 충동성과 역기능적 충동성의 성격적 및 인지적 특징",『한국심리학회지』(일반) 2002; 21: 67-89.

이태준:「청춘무성」,『이태준 문학전집 14』, 깊은 샘, 서울, 2001.

한국정신병리-진단분류학회 춘계 연수강좌 초록, 2014.

新福尙武·島薗安雄:『精神醫學書』, 金原出版株式會社, 東京, 1980.

Amador X.F., Flaum M., Andreasen N.C., Strauss D.H., Yale S.A., Clark S.C., et al.: "Awareness of illness in schizophrenia and schizoaffective and mood disorders", *Arch Gen Psychiatry* 1994; 51: 826-836.

American Academy of Sleep Medicine: *International Classification of Sleep Disorders*, 3rd ed, American Academy of Sleep Medicine, Darien, IL 2014.

American Psychiatric Association: *Diagnostic & Statistical Manual of Mental Disorders*, 4th ed. Washington, D.C., American Psychiatric Association Press, 1994.

American Psychiatric Association: *Diagnostic and Statistical Manual of Mental Disorders*, 4th ed. Text revision(DSM-IV-TR), American Psychiatric Association, Washington, D.C., 2000.

Auger R.R.: "Sleep-Related Eating Disorders", *Psychiatry(Edgmont)* 2006; 3(11): 64-70.

Cuesta M.J., Peralta V., Zarzuela A.: "Reappraising insight in psychosis", *Br J Psychiatry* 2000; 177: 233-240.

Denis D., Poerio G.L., Derveeuw S., Badini I., Gregory A.M.: "Associations Between Exploding Head Syndrome and Measures of Sleep Quality and Experiences, Dissociation, and Well-Being", *Sleep J* 2019; 42(2): 1-11.

Farina B., Ceccarelli M., Giannantonia M.D.: "Henri Ey's neojancksonism and the psychopathology of disintegrated mind", *Psychopathology* 2005; 38: 285-290.

Fishbain D.A., Cutler R., Rosomoff H.L., Rosomoff R.S.: "Chronic pain disability exaggeration/malingering and submaximal effort research", *Clin J Pain* 1999; 15: 244-274.

Fultz N.E., Bonmassar G., Setsompop K., et al.: "Affiliations expand Coupled

Electrophysiological, Hemodynamic, and Cerebrospinal Fluid Oscillations in Human Sleep", *Science* 2019 Nov 1; 366(6465): 628-631.

Katzman M.A., Bilkey T.S., Chokka P.R., Fallu A., Klassen L.J.: "Adult ADHD and comorbid disorders: clinical implications of a dimensional approach", *BMC Psychiatry* 2017; 17(1): 302.

McCann H, et al.: "A-Synucleinopathy phenotypes", *Parkinsonism & Related Disorders* 2014; 20(Suppl 1: S62-7).

Moeller F.G., Barratt E.S., Dougherty D.M., et al.: "Psychiatric aspect of impulsivity", *Am J Psychiatry* 2001; 158: 1783-1793.

Namnyak M., Tufton N., Szekely R., Toal M., Worboys S., Sampson E.L.: "'Stockholm syndrome': psychiatric diagnosis or urban myth?", *Acta Psychiatrica Scand* 2008; 117: 4-11.

Resnick P.J.: "Malingering of post-traumatic disorders", In: Rogers R. ed. *Clinical Assessment of Malingering and Deception*, New York, Guildford, 1997.

Tayler M.A., Fink M.: "Catatonia in psychiatric classification: a home of its own", *Am J Psyshciatry* 2003; 160: 1233-1241.

제6장 신체의 이상과 정신 장애

고경봉: 『스트레스와 정신신체의학』, 일조각, 서울, 2002.

대한신경정신의학회: 『신경정신의학』 3판, 중앙문화사, 서울, 2017.

이진경: 『철학과 굴뚝청소부』, 그린비, 서울, 2006.

홍원식: "한의학에서 보는 정신과 신체의 관계", 『정신신체의학』 1994; 2: 52-58.

Mayou R.M., Kirmayer L., Simon G., Kroenke K., Sharpe M.: "Somatoform disorders: time for a new approach in DSM-V", *Am J Psychiatry* 2005; 162: 847-855.

Shorter E.: *A Historical Dictionary of Psychiatry*, Oxford University Press, Inc., New York, 2005.

제7장 가정과 사회

김광일 · 고복자: "아동구타의 발생률 조사", 『정신건강연구』 1987; 6: 66-81.

김현우: "사회정신의학적 측면에서 보는 패륜", 『대한의학협회지』 1995; 38: 1165-1169.

남정현: "가정폭력 - 의사의 조기발견과 의무", 『대한의사협회지』 1999; 42: 1083-1088.

이병윤 · 서광윤 · 신동균: 『현대정신의학』, 일지사, 서울, 1981.

Brenner M.: "Harvey patterns of psychiatric hospitalization among different socioeconomic groups in response to economic stress", *J Nerv Ment Dis* 1969; 148: 31-38.

Fisher S. and Reason J.(eds.): *Handbook of Life Stress, Cognition and Health*, John Wiley & Sons, New York, 1988.

Fromm-Reichmann F.: "Notes on the development of treatment of schizophrenics by psychoanalysis and psychotherapy", *Psychiatry* 1948; 11: 263-273.

Hollingshead A.B., Redlich F.C.: *Social Class and Mental Illness*, New York, Wiley, 1958.

Lidz T., Alice R., Cornelison A.R., Fleck S., Terry D.: "The intrafamilial environment of shcizophrenic patients: II. marital schism and marital skew", *Am J Psychiatry* 1957; 114: 241-248.

Sadock B.J., Sadock V.A.: *Synopsis of Psychiatry*, 10th ed. Lippincott Williams & Wilkins, Philadelphia, 2007.

Sterling P.: "Principles of allostasis: optimal design, predictive regulation, pathophysiology and rational therapeutics", In: *Allostasis, Homeostasis, and the Cost of Adaptation*. ed. by Schulkin J. Cambridge University Press, 2004.

Sterling P., Eyre J.: "Allostasis: a new paradigm to explain arousal pathology", In: Fisher S. and Reason J.(eds.): *Handbook of Life Stress, Cognition and Health*, John Wiley & Sons, New York, 1988.

제8장 의식의 장애

대한신경정신의학회: 『신경정신과학 용어집』, 대한신경정신의학회, 1997.

송지영 역: 『의식 장애의 진단법』, 原田憲一 저. 하나의학사, 서울, 1999.

유재학 · 하지현: "꿈과 무의식", 『정신분석』 2007; 18: 103-111.

이무석: “비의식의 발견”, 『정신분석』 2006; 17: 3-11.

최재천: 『최재천의 인간과 동물』, 궁리, 서울, 2007.

하규섭: “주요 정신 장애에서의 주의력 장애”, 『수면정신생리학회지』 1998; 5: 155-169.

古川壽亮 · 神庭重信: 『精神科診察診斷學』, 醫學書院, 東京, 2004.

原田憲一: “症狀精神病の症候學への一寄與 - 輕い意識混濁について”, 『精神經誌』 1967; 69: 309.

Beckmann H. 등: “Prognostic validity of the cycloid psychoses. A prospective follow-up study”, *Psychopathology*, 1990; 23: 205-211.

Berrios G.E.: *The History of Mental Symptoms: Descriptive Psychopathology since the Nineteenth Century*, Cambridge, Cambridge University Press, 1996.

Crocq M-A.: “French perspectives on psychiatric classification”, *Dialogues Clin Neurosci* 2015; 17(1): 51-57.

Green M.F.: *Schizophrenia from a Neurocognitive Perspective*, Boston, Allyn and Bacon, 1998.

Pillmann F., Haring A., Balzuweit S., Blöink R., Marros A.: “Bouffée délirante and ICD-10 acute and transient psychoses: a comparative study”, *Aus New Zealand J Psychiatry* 2003; 37: 327-333.

제9장 지각의 장애

김광일 · 장량공 · 육명강 · 박강규 · 박용천 · 김대호: “정신분열병 환각의 횡문화적 연구”, 『신경정신의학』 2001; 40: 767-776.

김용식 · 장재승: “정신의학에서 환각 개념의 변화”, 『용인정신의학보』 2004; 11: 51-59.

장현갑 · 이정모 · 윤진 · 정찬섭 · 오경자 · 조긍호: 『심리학』, 대한교과서주식회사, 서울, 1993.

Aziz M.A., Razik G.N., Donn J.E.: “Dangerousness and management of delusional misidentification syndrome”, *Psyhcopathology* 2005; 38: 97-102.

Berrios G.E.: “A theory of hallucination”, *Hist Psychiatry* 1990; 1: 145-150.

Buchanan J.: “Burning mouth syndrome”, *Oral Dis* 2006; 12(Suppl 1): 4.

Lepore F.E.: "Spontaneous visual phenomena with visual loss: 104 patients with lesions of retinal and neural afferent pathways", *Neurology* 1990; 40: 444-447.

MacCallum W.A.G.: "A syndrome of misinterpretating role changes as changes of person", *Br J Psychiatry* 1984; 144: 649-650.

Rössneer V.: "A new classification of the delusional misidentification syndrome", *Psychopathology* 2002; 35: 3-7.

Sims A.: *Symptoms in the Mind*, 3rd ed., Saunders, London, 2003.

Slade P.D.: "Sensory deprivation and clinical psychiatry", *Br J Hosp Med* 1984; 32: 256-260.

Tien A.Y.: "Distribution of hallucinations in the population", *Soc Psychiatr Epidelmiol* 1991; 26: 287-292.

제10장 사고의 장애

김계현 · 유성경: 『고등학교 심리학』, 교학사, 서울, 2007.

김길락 등: 『고등학교 철학』, 대한교과서주식회사, 서울, 1993.

김양태 · 임효덕: "시대에 따른 청소년 망상의 변화", 『신경정신의학』 2001; 40(2): 292-300.

양병환 · 홍성기: "망상의 정신병리 - Karl Jaspers의 관점", 『정신병리학』 1996; 5: 15-26.

이부영: "분석심리학적 입장에서 본 망상의 정신병리", 『정신병리학』 1996; 5: 27-34.

이병윤 · 서광윤 · 신동균: 『현대정신의학 - 총론』, 일조각, 서울, 1981.

이죽내: 『정신분석과 현존재분석』, 하나의학사, 서울, 2003.

이죽내: "망상의 정신병리 - Ludwig Binswaner의 관점", 『정신병리학』 1996; 5: 3-9.

이진경: 『철학과 굴뚝청소부』, 그린비, 서울, 2006.

어호근 · 김광일: "정신분열증의 망상: 과거 10년간의 변화", 『정신의학』 1994; 19: 77-84.

임진수 역: 『정신분석 사전』, 장 라플랑슈와 장베르트랑 퐁탈리스 저. 열린책들, 서울, 2005.

정민: 『살아있는 한자 교과서(생활과 한자)』, 휴머니스트, 서울, 2004.

진교훈 · 심재룡 · 이종권: 『고등학교 철학』, 교학사, 서울, 2003.

濱田秀伯: "パラフレニ - トフランスの 慢性妄想病", 『精神醫學』 1985; 27: 256-265.

Andreasen N.C.: "Thought, language, and communication disorders. I. Clinical

Assessment, Definition of Terms, and Evaluation of Their Reliability", *Arch Gen Psychiatry* 1979; 36(12): 1315-1321.

Arieti S.: *Interpretation of Schizophrenia*, 2nd ed. Basic Books, Inc., Publishers, New York, 1974.

Bürgy M.: "Psychopathology of obsessive-compulsive disorder: phenomenological approach", *Psychopathology* 2005; 38: 291-300.

Fish F.: *Clinical psychopathology: sign and symptoms in psychiatry*. Bristol, John Wright & Sons. 1967.

Jaspers K.: *General Psychopathology*, Translated by Hoenig J. & Hamilton M.W., Manchester University Press, 1972.

Mellor C.S.: "Delusional perception", *Br J Psychiatr* 1991; 159(Suppl. 4): 104-107.

제11장 언어와 말하기의 이상

김희진: "Language assessment in dementia", 『대한신경과학회 2017년도 제36차 춘계학술대회 강의록』, pp. 55-60.

이승환 · 서광윤: "환청의 기전과 신경해부학", 『수면 · 정신생리』 2001; 8: 98-106.

정인원 · 정성훈 · 김임열 · 윤탁 · 김세현 · 김용식: "조현병환자에서 보이는 혼잣말 증상의 이해", 『신경정신의학』 2015; 55(4): 310-320.

한덕현 · 오세만 · 남범우 등: 『The Clinical Interview 임상적 면담』, 새론출판사, 서울, 2007.

홍성기: "자폐증의 언어철학적 접근", 대한신경정신의학회 2008년도 춘계학술대회, 2008.

Andreasen N.C.: "Thought, language, and communication disorders. II. Diagnostic significance", *Arch Gen Psychiatry* 1979; 36: 1325-1330.

Baars B.: *Experimental slips and human error: Exploring the architecture of volition,* New York, Plenum, 1992.

Greene J.D., Patterson K., Xuereb J., Hodges J.R.: "Alzheimer disease and nonfluent progressive aphasia", *Arch Neurol* 1996; 53: 1072-1078.

King K., Fraser W., Thomas P., et al.: "Re-examination of the language of psychotic subjects", *Br J Psychiatry* 1990; 156: 211-215.

Morice R.: "Language impairments and executive dysfunction in schizophrenia", In: Sims A.: *Speech and Language disorders in Psychiatry*, Gaskell, London, 1995.

Mortimer A.: "Thought, speech and language disorder and semantic memory in schizophrenia", In: Sims A.: *Speech and Language disorders in Psychiatry*, Gaskell, London, 1995.

Sims A.: *Speech and Language disorders in Psychiatry*, Gaskell, London, 1995.

제12장 감정의 장애

김진영 · 최승미 · 서국희 · 조성진 · 김장규 · 조맹제: "한국인 우울증상 표현의 횡문화적 차이", 『정신병리학』 2000; 9: 78-87.

대한신경정신의학회: 『신경정신의학』, 중앙문화사, 서울, 2005.

대한신경정신의학회: "정신의학 용어", 대한신경정신의학회 홈페이지(www.knpa.or.kr), 2005.

대한신경정신의학회: 『의료행동과학』, 대한신경정신의학회, 중앙문화사, 서울, 2004.

박영남: "절망감 우울증: 의미 있는 우울증의 아형인가?", 『신경정신의학』 2005; 44: 425-431.

송지영 · 박병관 · 고병희 · 이정호 · 장환일 · 전성일: "신체형 장애의 신체증상에 대한 이제마(李濟馬)의 사상체질의학 이론의 적용에 관한 연구", 『신경정신의학』 1993; 32: 863-885.

윤사순: "퇴계의 성선관 - 그의 사칠설을 중심으로", 『퇴계학보』 45, 1985.

이부영 역: 『ICD-10 정신 및 행태 장애』, 서울, 일조각, 1998.

이시형 · 정광설: "사회공포증에 관한 임상적 고찰", 『신경정신의학』 1984; 23: 111-118.

전진숙: "생식정신의학: 폐경기 주변기 및 폐경기", 『신경정신의학』 2003; 42: 46-53.

지규용 · 안규석: "<동의수세보원사단론> 중 四情의 작용기전 및 병리변화에 대한 고찰", 『동의병리학회지』 1991; 6: 199-205.

홍창희 · 박제민 · 정영인 · 김명정: "한국어판 Irritability Depression Anxiety Scale의 신뢰도 및 타당도에 관한 연구", 『부산정신의학』 1994; 3: 57-70.

笠原嘉: “退却神経症一無気力・無関心・無快楽の克服”, 『講談社現代新書』, 東京, 1988.

Alexopouloss G.S., Meyers B.S., Young B.C., Campbell S., Silbersweig D., Charlson M.: “‘Vascular depression’ hypothesis”, *Arch Gen Psychiatry* 1997; 54: 915-922.

American Psychiatric Association: *Diagnostic and Statistical Manual of Mental Disorders*(Fifth ed.). Arlington, VA: American Psychiatric Publishing, 2013.

American Psychiatric Association: *Diagnostic and Statistical Manual of Mental Disorders*, 4th ed. Text revision(DSM-IV-TR), American Psychiatric Association, Washington, D.C., 2000.

Andreasen N.C.: “Negative symptoms in schizophrenia. Definition and reliability”, *Arch Gen Psychiatry* 1982; 39: 784-788.

Angst J.: “The course of affective disorders. II. Typology of bipolar manic-depressive illness”, *Arch Psychiatr Nervenkr* 1978; 226(1): 65-73.

Berrios G.E.: *The History of Mental Symptoms*, Cambridge University Press, Cambridge, 1996, pp. 299-301.

Brown G.W., Birley J.L.T., Wing J.K.: “Influence of Family Life on the Course of Schizophrenic Disorders: A Replication”, *Br J Psychiatry* 1972; 121: 241-258.

Brown J.H., Paraskevas F.: “Cancer and depression: Cancer presenting with depressive illness: An autoimmune disease?”, *Br J Psychiatry* 1982; 141: 227-232.

Bryant R.A.: “Is pathological grief lasting more than 12 months grief or depression?”, *Curr Opin Psychiatry* 2013; 26: 41-46.

Casey P., Kelly B.: *Fish's Clinical psychopathology*, 3rd Edition, Royal College of Psychiatrists, 2007.

Cole J., McGuffin P., Farmer A.E.: “The classification of depression: are we still confused?”, *Br J Psychiatry* 2008; 192: 83-85.

Colom F., Vieta E., Daban C., Pacchiarotti I., Sánchez-Moreno J.: “Clinical and therapeutic implications of predominant polarity in bipolar disorder”, *J Affect Disorder* 2006; 93(1-3): 13-17.

Cummings J.L., Arciniegas D.B., Brooks B.R., et al.: “Defining and diagnosing involuntary emotional expression disorder”, *CNS Spectrums* 2006; 11: 1-7.

Goodwin F.K., Jamison K.R.: *Manic Depressive Illness*, 2nd edition, Oxford University Press, Inc., New York, 2007.

Holland J.C., Rowland J.H.: *Handbook of Psychooncology*, Oxford University Press, New York, 1990.

Hwang, Joon-yon: "Neo-Confucian Scholars of Chosun Dynasty and the Problems of Spiritual Cultivation in Case of the 'Four-Seven Debate'", 『동양철학연구』 25: 217-234.

Lauterbach E.C., Cummings J.L., Kuppuswamy P.S.: "Toward a more precise, clinically-informed pathophysiology of pathological laughing and crying", *Neurosci Biobehav Rev* 2013; 37(8): 1893-1916.

Mahler M.S.: "On the first three subphases of the separation-individuation process", *Int J Psychoanalysis* 1972; 53: 333-338.

Margaret S., Mahler M.S.: "A Study of the separation-individuation process - and its possible application to borderline phenomena in the psychoanalytic situation", *Psychoanalytic Study of the Child* 1971; 26: 403-424.

McGlashan T.H., Carpenter W.T. Jr.: "Postpsychotic depression in schizophrenia", *Arch Gen Psychiatry* 1976; 33: 231-239.

McMakin D., Olino T., Porta G., et al.: "Anhedonia Predicts Poorer Recovery Among Youth With Selective Serotonin Reuptake Inhibitor Treatment-Resistant Depression", *J Am Acad Child Adolesc Psychiatry* 2012; 51(4): 404-411.

Mundt Ch., Goldstein M.J., Jaklweg K., Fiedler P.: *Interpersonal factors in the origin and course of affective disorders*, PCPsych Publications, London, 1996. p. 32.

Ostergaard S.D., Jensen S., Bech P.: "The Heterogeneity of the Depressive Syndrome: When Numbers Get Serious", *Arch Gen Psychiatr* 2011; 123(6): 495-496.

Paelecke-Habermann Y.1., Pohl J., Leplow B.: "Attention and executive functions in remitted major depression patients", *J Affect Disord* 2005; 89(1-3): 125-135.

Robinson R.G., Lipsey J.R., Pearlson G.D.: "The occurrence and treatment of poststroke mood disorders", *Compr Ther* 1984; 10: 19-24.

Rosenthal N.E., Sack D.A., Gillin J.C., Lewy A.J., Goodwin F.K., Davenport Y., Mueller

P.S., Newsome D.A., Wehr T.A.: "Seasonal affective disorder. A description of the syndrome and preliminary findings with light therapy", *Arch Gen Psychiatry*, 1984; 41: 72-80.

Sadock B.J. and Sadock V.A.: *Synopsis and Psychiatry*, 10th ed. Lippincott Williams & Wilkins, Philadelphia, 2007, p. 544.

Shear M.K., Simon N., Wall M., et al.: "Complicated grief and related bereavement issues for DSM-5", *Depress Anxiety* 2011; 28: 103-117.

Snaith P.: *Clinical Neurosis*, 2nd edition. Oxford University Press, Oxford, 1991.

Snaith R.P., Taylor C.M.: "Irritability: Definition, Assessment and associated factors", *Br J psychiatry* 1985; 147: 127-136.

Stone J., Smyth R., Carson A., Warlow C., Sharpe M.: "La belle indifférence in conversion symptoms and hysteria: systematic review", *Br J Psychiatry* 2006; 188: 204-209.

Szanto K.1., Shear M.K., Houck P.R., Reynolds C.F. 3rd, Frank E., Caroff K., Silowash R.: "Indirect self-destructive behavior and overt suicidality in patients with complicated grief", *J Clin Psychiatry* 2006; 67(2): 233-239.

Vieta E., Berk M., Wang W., Colom F., Tohen M., Baldessarini R.J.: "Predominant previous polarity as an outcome predictor in a controlled treatment trial for depression in bipolar I disorder patients", *J Affect Disord* 2009; 119(1-3): 22-27.

Vlaeyen J.W.S., Crombez G.: "Fear and pain", Pain Clinical Updates 2007; XV, Issue 6.

제13장 기억의 장애

이민규: "기억의 신경심리학", 『수면정신생리학회지』 1997; 4: 1-14.

Baddeley A.: "The episodic buffer: a new component of working memory?", *Trends Cogn Sci* 2000: 4: 417-423.

Baddeley A.: "Working memory", *Science* 1992; 255: 556-559.

Baddeley A.D. and Hitch G.: "Working memory", In: *Attention and performance VI*. ed. by Bower G.A., Hillsdale. N.J., Erlbaum, 1974.

Berrios G.E., Hodges J.R.: *Memory Disorder in Psychiatric Practices*, Cambridge University Press, Cambridge, 2000.

Miller G.A.: "The magical number seven, plus or minus two: some limits on our capacity for processing information", *Psychol Rev* 1956; 63: 81-97.

Morris R.G.: "Short-term forgetting in senile dementia of the Alzheimer 's type", *Con Neuropsychol* 1986; 3: 77-97.

Squire L.R.: *Memory and Brain*, New York, Oxford University Press, 1987.

Tulving E.: "Episodic and semantic memory", In: *Organization and memory*, ed. by Tulving E. and Donaldson W., New York, Academic Press, 1972, pp. 381-403.

Zangwill O.L.: "The Grünthal-Strörring case of amnestic syndrome", *Br J Psychiatr* 1967; 113: 113-127.

제14장 지능의 이상

김은주 · 구본대 · 나덕렬: "의미치매", *Dementia & Neurocognitive Disorders* 2005; 4: 10-13.

대한노인정신의학회: 『노인정신의학』, 중앙문화사, 서울, 2004.

대한신경정신의학회: 『신경정신의학』 3판. 중앙문화사, 서울, 2017.

박기정 · 윤수진 · 나덕렬: "전두측두엽 치매의 개관", *Dementia & Neurocognitive Disorders* 2005; 4: 1-5.

안창일 · 박기환 · 오상우 등: 『임상 심리학』 제3판. 서울: 시그마프레스, 2010년.

윤종철 · 이원혜 · 최종배: "한국판 치매행동평가 척도(BRSD-K)와 한국판 Neuropsychiatric Inventory(NPI-K)의 도구적 특성 비교", 『정신병리학』 2008; 16/17권(1/2호): 40-48.

이부영 · 우종인 · 이철 옮김: 『ICD-10 정신 및 행태장애 -임상기술과 진단 지침』. 서울: 일조각, 1994.

전병선 · 박준혁: "전두측두엽 치매", *Korean J Biol Psychiatry* 2016; 23(3): 69-79.

新福尙武 · 島薗安雄: 『精神醫學書』, 金原出版株式會社, 東京, 1980.

Aleman A., Hijman R., de Haan E.H.F., Kahn R.S.: "Memory impairment in schizophrenia: a meta-analysis", *Am J Psychiatry* 1999; 156: 1358-1366.

American Psychiatric Association: *Diagnostic and Statistical Manual of Mental Disorders*, 4th edition text revision(DSM-IV-TR). Washington D.C., American Psychiatric Association Press, 2000.

American Psychiatric Association: *Diagnostic and Statistical Manual of Mental Disorders*, 5th edition. Washington DC., American Psychiatric Association Press, 2013.

Banich M.T.: *Cognitive Neuroscience and Neuropsychology*, 2nd edition. Boston, Houghton Mifflin, 2004.

Chen T-Y, Huang S-Y, et al.: "Reversible Godot Syndrome in an Elderly Patient With Frontal Lobe Meningioma", *JAMA* 2016; 351: 215-216.

Hodges J.R.: *Cognitive Assessment for Clinicians*(2nd edition). New York, Oxford University Press, 2007.

Lezak M.D., Howieson D.B., Loring D.W.: *Neuropsychological Assessment* 5th edition. New York, Oxford University Press, 2012.

Petersen R. C.: "Mild cognitive impairment as a diagnostic entity", *J Int Med* 2004; 256: 183-194.

Ruiza J.C., Solerb M.J., Fuentesc I., Tomásd P.: "Intellectual functioning and memory deficits in schizophrenia", *Comprehensive Psychiatry* 2007; 48: 276-282.

제15장 자아체험의 이상

대한신경정신의학회: "정신의학 용어", 대한신경정신의학회 홈페이지(www.knpa.or.kr), 2005.

민경환: 『성격심리학』, 법문사, 서울, 2002.

박아청: 『성격심리학』, 교육과학사, 서울, 2001.

Baron-Cohen S., Tager-Flusberg H., Cohen D.J.: *Understanding Other Minds: Perspective from Autism*, Oxford, Oxford University Press, 1993.

Casey P., Kelly B.: *Fish's Clinical psychopathology*, 3rd edition, Royal College of Psychiatrists, 2007.

Langdon R., Michie P., Ward P.B., et al.: "Defective self and/or other mentalizing in schizophrenia: a cognitive neuropsychological approach", *Cognitive Neuropsychiatry* 1997; 2: 167-193.

McCabe R., Leudar I., Antaki C.: "Do people with schizophrenia display theory of mind deficits in clinical interactions?", *Psychological Medicine* 2004; 34: 401-412.

Premack D., Woodruff F.: "Does the chimpanzee have a theory of mind", *Behavioral and*

Brain Science 1978; 4: 515-526.

Schiffman J., Lam C.W., Jiwatram T., et al.: "Perspective-taking deficits in people with schizophrenia spectrum disorders: a prospective investigation", *Psychological Medicine* 2004; 34: 1581-1586.

제16장 신체 인식의 장애

김석현 · 김이영: "신경증환자의 치료 후의 행동", 『신경정신의학』 1995; 34: 780-798.

김율리 · 조소현 · 문정준: "섭식장애 및 비만의 중독적 측면", 『신경정신의학』 2012; 51: 36-44.

민성길: "화병의 개념에 관한 연구", 『신경정신의학』 1989; 28: 604-616.

송지영: "꾀병 감별법: 감각 및 운동 이상을 중심으로", 『정신신체의학』 2004; 12: 103-121.

송지영: "비정상 질병행동", 『정신신체의학』 1996; 4: 138-145.

이정식: "해리의 개념", 『용인정신의학보』 2006: 13: 24-33.

조맹제: "보건복지부 학술연구 용역사업 보고서 2011년도 정신질환실태 역학조사", 2011.

최병무: "해리의 정의와 기념의 변천", 『정신신체의학』 1995; 4: 3-8.

황준원 · 유한익 · 김붕년 · 신민섭 · 조수철: "지역사회 아동에서의 과체중 및 비만의 정신병리", 『신경정신의학』 2005; 44: 247-252.

American Psychiatric Association: *Diagnostic and Statistical Manual of Mental Disorders*, 4th ed. Text revision(DSM-IV-TR), American Psychiatric Association, Washington, D.C., 2000.

Gardner R.M., Bockenkamp E.D.: "The role of sensory and nonsensory factors in body size estimations of eating disorder subjects", *J Clin psychol* 1996; 52: 3-15.

Jenkins G., Röhricht F.: "From cenesthesias to cenesthopathic schizophrenia: A historical and phenomenological review", 2007; 40: 361-368.

Kellner R.: "Functional somatic symptoms and hypochondriasis", *Arch Gen Psychiatry* 1985; 42: 821-833.

Kenyon F.E.: "Hypochondriacal states", *Br J Psychiat* 1976; 129: 1-14.

Langness L.L.: "Hysterical psychosis: the cross-cultural evidence", *Am J Psychiatry* 1967;

124: 143-152.

Oyebode F.: *Sims' Symptoms in the Mind*, Saunders, Philadelphia, 2008.

Russell G.F.M., Hersov L.: *Handbook of psychiatry*, Cambridge, Cambridge University Press, 1985.

제17장 통증의 정신병리

노재영 · 김명정: "여성 주요우울증 환자에서의 통증예민도와 혈장 b-endorphine양 면역 반응치", 『신경정신의학』 1986; 25: 12-20.

박제민 · 김명정: "소동통 우울증과 다동통 우울증간의 통각 내성치에 대한 Naloxone효과의 차이", 『신경정신의학』 1986; 25: 388-400.

송지영: "만성동통의 정신의학적 관점", 『대한의학협회지』 1991; 34: 723-728.

송지영: "만성통증 환자 치료의 중요성", 『정신신체의학』 1999; 7: 252-255.

송지영 · 박진철 · 박종학 · 오동재 · 손형석 · 정근재: "정신과를 방문하는 환자의 통증호소의 빈도 및 특성", 『신경정신의학』 1999; 38: 1402-1411.

송지영 · 이장호: "정신분열병 환자의 통증 감지력 둔화와 압통역치", 『신경정신의학』 2000; 39: 14-22.

송지영 · 김태 · 윤현상 · 김청송 · 염태호: "한국판 대처 전략 질문지(K-CSQ)를 이용한 만성 통증 환자의 통증 대처 특성", 『정신신체의학』 2002; 10: 110-119.

이부영 역: 『ICD-10 정신 및 행태 장애』, 일조각, 서울, 1998.

이영호 · 이윤우 · 고대관 · 한기석 · 정영조 · 박영수 · 정성광 · 김재윤: "섬유근통증후군(fibromyalgia syndrome)의 정신의학적 특징에 대한 연구 - 우울 장애 대 신체형 장애", 『신경정신의학』 1996; 35: 849-860.

Azipiroz F., Bouin M., Camilleri M., et al.: "Mechanisms of hypersensitivity in IBS and functional disorders", Neurogastroenterology & Motility 2007; 19: 62-88.

Bonica J.J.: "Labour pain", In Wall P.D. and Melzack R.(eds.), *Textbook of Pain*, 3rd ed., Edinburgh, Churchill Livingstone, 1994.

Brown G.K., Nicassio P.M.: "Development of a questionnaire for the assessment of active and passive coping strategies in chronic pain patients", *Pain* 1987; 31: 53-64.

Clouse R.E., Mayer E.A., Aziz Q., et al.: "Functional abdominal pain syndrome", *Gastroenterology* 2006; 130: 1492-1497.

Cook A.J., Woolf C.J., Wall P.D., et al.: "Dynamic receptive field plasticity in rat spinal cord dorsal horn following c-primary afferent input", *Nature* 1987; 325: 151-153.

Devine R., Merskey H.: "The description of pain in psychiatric and general medical patients", *J Psychosom Res* 1965; 9: 311-316.

Dworkin S.F., Von Korff M., LeResche L.: "Multiple pains and psychiatric disturbance. An epidemiologic investigation", *Arch Gen Psychiatry* 1990; 47: 239-244.

Fields H.L.: *Pain*, McGraw-Hill, Inc., New York, 1987.

France R.D., Krishnan K.R.R.R.: *Chronic pain*, American Psychiatric Press, Inc., Washington, 1988.

Hooley J.M., Delgado M.L.: "Pain insensitivity in the relatives of schizophrenic patients", *Schizophrenia Res* 2001; 47: 265-173.

International Association for the Study of Pain(Subcommittee on Taxonomy); "Classification of chronic pain: description of chronic pain syndromes and definitions of pain terms", In: Merskey H.(ed,), *Pain supplement* 3, Elsevier, Amsterdam, 1986.

Jensen M.P., Turner J.A., Romano J.M.: "Correlates of improvement in multidisciplinary treatment of chronic pain", *J Consul Clin Psychol* 1994; 62: 172-179.

Keefe F.J., Williams D.A.: "New directions in pain assessment and treatment", *ClinPsychol Rev* 1989; 9: 549-568.

Keefe F.J., Salley, Jr. A.N., Lefebre J.C.: "Coping with pain: conceptual concerns and future directions", *Pain* 1992; 51: 131-134.

Lawson K., Reesor K.A., Keefe F.J., Turner J.A.: "Dimensions of pain-related cognitive coping: cross-validation of the factor structure of the Coping Strategy Questionnaire", *Pain* 1990; 43: 195-204.

Lazarus R.S., Folkman S.: *Stress, Appraisal and Coping*, Springer Publishing Company, Inc., New York, 1984.

Leavitt F., Carron D.C., McNeill T.W., et al.: "Organic status, psychological disturbance, and pain report characteristics in low-back-pain patients on compensation", *Spine* 1982; 7: 398-402.

Melzack R., Katz J., Jeans M.J.: "The role of compensation in chronic pain: analysis using a new method of scoring the McGill pain Questionnaire", *Pain* 1985; 23: 101-112.

Mendelson G.: "Not "cured by a verdict" Effect of legal settlement on compensation claimants", *Med J Australia* 1982; 2: 132-134.

Merskey H.: "Psychological approaches to the treatment of chronic pain", *Postrgraduate Med J* 1984; 60: 886-892.

Merskey H.: "Regional pain is rarely hysterical", *Arch Neurol* 1988; 45: 915-918.

Merskey H.: "Chronic pain syndromes and their treatment", In: *Recent Advance in Clinical Neurology*, ed. by Kennard C., Edinburgh, Churchill Livingstone, 1988.

Miller H.G.: "Accident neurosis", *Br Med J* 1061; *i*: 992-998.

Rainville P., Duncan G.H., Price D.D., Carrier B., Bushnell M.C.: "Pain affect encoded in human anterior cingulate but not somatosensory cortex", *Science* 1997; 277: 968-971.

Song J., Noh S., Harth M., Merskey H.: "Relationship between pressure pain threshold and coping strategies in patients with fibromyalgia", *Pain Res Manage* 1998; 3: 23-32.

Spear F.G.: "A study of pain as a symptom in psychiatric illness", M.D. Thesis, Bristol University, 1964.

Trethowan W.H.: "Pain as a psychiatric symptom", In: Hall P. and Stonier P.D.(eds.), *Perspectives in Psychiatry*, Chichester, John Wiley, 1988.

Ulett G.A.: "Acupuncture treatment for pain relief", *JAMA* 1981; 245: 768-769.

Wall P.D., Woolf C.J.: "Muscle but cutaneous c-afferent input produces prolonged increases in the excitability of the flexion reflex in the rat", *J Physiology* 1984; 356: 443-458.

Williams D.A., Keefe F.J.: "Pain beliefs and the use of cognitive-behavioral coping strategies", *Pain* 1991; 46: 185-190.

Woodforde J.M., Merskey H.: "Personality traits of patients with chronic pain", *J Psychosom Res* 1972; 16: 167-172.

제18장 의지·욕동의 장애

대한신경정신의학회: "정신의학 용어", 대한신경정신의학회 홈페이지(www.knpa.or.kr), 2005.

정재열·정석훈·문필성·김창윤·홍진표: "정신분열병환자의 살인행동과 관련된 기질 및 성격 특성", 『사회정신의학』 2007; 12: 87-95.

Angermeyer M.C.: "Schizophrenia and violence", *Acta Psychiatr Scand* 2000; 102 (Suppl. 407): 63-67.

Ashworth P., Williams C., Blackburn I-M.: "What becomes of cognitive therapy trainees? A survey of trainees' opinions and current clinical practice after postgraduate cognitive therapy training", *Behav Cognitive Psychotherapy* 1999; 27: 267-277.

Spitz R.A.: "The Psychogenic Diseases in Infancy-An Attempt at their Etiologic Classification", *Psychoanalytic Study of the Child,* 1951; 6: 255-275.

Williams C., Sims A.: "Disorder of volition and action in psychiatry", 6th Leeds Psychopathology Symposium, May, 1995.

제19장 정신 장애 진단 분류체계의 변천

이부영·한오수 역: 『임상정신병리학』, 쿠르트 슈나이더(저), 일조각, 서울, 1996.

은홍배 역: 『의학적 심리학사(정신의학사)』, 하나의학사, 서울, 1997.

최보문 역: 『정신의학의 역사』, 에드워드쇼터 지음, 바다출판사, 서울, 2009.

濱田秀伯: 『精神症狀學』, 弘文堂, 東京, 2001.

濱田秀伯:『精神病理學 臨床講義』, 弘文堂, 東京, 2005.

古茶大樹, 針間博彥: "病の「種」と「類型」,「階層原則」—精神障害の分類の原則について", 『精神病理學』, 2010; 31: 7-18.

Alexander F.G., Selesnick S.T: *The History of Psychiatry*, Harper & Row Publisher, New York, 1966.

American Psychiatric Association: *Diagnostic and statistical manual of mental disorders*, 5th ed. Arlington: American Psychiatric Association, 2013.

Andreason N.C.: "DSM and the death of phenomenology in America: An example of unintended consequences", *Schizophr Bull*, 2007; 33: 108-112.

Braff D.L., Freedman R., Schork N.J., Gottesman I.I.: "Deconstructing schizophrenia: an overview of the use of endophenotypes in order to understand a complex disorder", *Schizophr Bull*, 2007; 33: 21-32.

Craighhead W.E, Miklowitz DJ, Craighhead LW: *Psychopathology*, John Wiley & Son, New Jersey, 2008.

Dalal P.K, Sivakumar T: "moving towards ICD-11 and DSM-V: concept and evolution of psychiatric classification", *Indian J Psychiatry* 2009; 51: 310-319.

Darrel A Regier, Emily A Kuhl, David J Kupfer: "The DSM-5: Classification and criteria changes", *World Psychiatry* 2013; 12(2): 92-98.

Dorfman W.: "Hypochondriasis-revisited", *Psychosomatics* 1975; 16: 14-16.

Gaebel W., Kerst A.: "ICD-11 Mental, behavioural or neurodevelopmental disorders: innovations and managing implementation", *Arch Psychiatr Psychotherapy* 2019; 3: 7-12.

Gaebel W., Stricker J., Kerst A.: "Changes from ICD-10 to ICD-11 and future directions in psychiatric classification", *DIALOGUES IN CLINICAL NEUROSCIENCE* 2020; 22(No.1): 7-15.

Haefner H.: "Ernst Kretschmer 1888-1964", *Psychol Med* 1990; 20: 487-492.

Hare E: "The history of 'nervous disorders' from 1600 to 1840, and a comparison with modern views", *Br J Psychiatry* 1991; 159: 37-45.

Haslam N.: "Categorical versus dimensional models of mental disorder: The taxometric evidence", *Aust N Z J Psychiatry*, 2003; 37: 696-704.

Hunter R.: "Psychiatry and Neurology", *Proc Roy Soc Med*, 1973; 66: 17-22.

Jaspers K.: *General Psychopathology*, Translated by Hoenig J. and Hamilton M.W., Manchester Univ. Press, Manchester, 1973.

Millon T., Krueger R.F., Simonsen E.: *Contemporary Directions in Psychopathology*, Guilford Press, New York, 2010.

Möller H-J: "Development of DSM-V and ICD-11: tendencies and potential of new classifications in psychiatry at the current state of knowledge", *Psychiatry Clin*

Neuroscience 2009; 63: 595-612.

Möller H-J: "The forthcoming revision of the diagnostic and classificatory system: perspectives based on the european psychiatric tradition", *Eur Arch Psychiatry Cli Neurosci* 2008; 258(suppl 5): 7-17.

Reed G.M., First M.B., Kogan C.S. et al.: "Innovations and Changes in the ICD-11 Classification of Mental and Behavioral Neurodevelopmental Disorders", *World Psychiatry* 2019; 18(1): 3-19.

Rief W. & Rojas G.: "Stability of somatoform symptoms-implications for classification", *Psychosomatic Med* 2007; 69: 864-869.

Shorter E.: *A Historical Dictionary of Psychiatry*, Oxford Univ Press, New York, 2005.

Van Praag H.M.: "No functional psychopharmacology without functional psychopathology", *Acta Psychiatr Scand* 2010; 122: 438-439.

Wallace E.R., Gach J.: *History of Psychiatry and Medical Psychology*, Springer, New York, 2008.

제20장 정신병리학의 쟁점 및 향후 과제

문은수 · 사공정규 · 정성원 · 성형보 · 이준엽 · 구본훈 등: "우울증의 진단 및 평가지침 개발: 진단 지침을 중심으로", 『신경정신의학』 2014; 53: 15-23.

송지영: "히스테리아(전환장애)의 소실과 진화적 뇌신경부조화 반응가설", 『정신신체의학』 2016; 24(1): 28-42.

카를 야스퍼스 저, 송지영 등 번역: 『정신병리학 총론』, 서울: 아카넷; 2014.

쿠르트 슈나이더 저, 이부영, 한오수 공역: 『임상정신병리학』 제14판. 서울: 일조각; 1996.

針間博彥: "Schneider, K.の 記述精神病理學の 今日的意義", 『臨床精神病理』 2013; 34: 35-49.

American Psychiatric Association: *Diagnostic and statistical manual of mental disorders*, 4th ed. Washington: American Psychiatric Association;1994.

American Psychiatric Association: *Diagnostic and statistical manual of mental disorders*, 5th ed. Washington: American Psychiatric Association; 2013.

Andreasen N.J.: "Understanding schizophrenia: A silent spring?", *Am J Psychiatry* 1998; 155(12): 1657-1659.

Barret L.F.: "Solving the emotion paradox: categorization and the experience of emotion", *Personal Soc psychol Rev* 2006; 10: 20-46.

Galderisi S., Mucci A., Volpe U., Boutros N.: "Evidence-based medicine and electrophysiology in schizophrenia", *Clin EEG Neurosci* 2009; 40: 62-77.

Garety P.A., Freeman D.: "The past and future of delusions research: from the inexplicable to the treatable", *Br J Psychiat* 2013; 203: 327-333.

Glatzel J.: *Spezielle Psychopathologie*. Stuttgart: Enke;1981.

Hojaij C.R.: "Reappraisal of dementia praecox: focus on clinical psychopathology", *World J Biol Psychiatry* 2000; 1: 43-54.

Insel T., Cuthbert B., Garvey M., et al.: "Research domain criteria(RDoC): toward a new classification framework for research on mental disorders", *Am J Psychiatry* 2010; 167: 748-751.

Janzarik W.: "Über das Kontaktmangelparanoid des höheren alters und den Syndromcharackter schizophrene Krankseins", *Nervernarzt* 1973; 44: 515-526.

Kasper S.: "Depression and anxiety: separate or continuum", *World J Biol Psychiatry* 2012: 162-163.

Keri S., Kiss I., Kelemen O.: "Effects of a neuroregulin 1 variant on conversion to schizophreniform disorder in people at high risk for psychosis", *Mol Psychiatr* 2009; 14: 118-119.

Kojo K.: "Late-onset schizophrenic syndromes in socially isolated situations: A comparison of Janzarik's "Kontaktmangelparanoid" and late paraphrenia", *Psychogeriatrics* 2010; 10: 83-89.

Koutsouleris N., Meisenzahl E.M., Davatzikos C., Bottlender R., Fridl T., Scheuerecker J., et al.: "Use of neuroanatomical pattern classification to identify subjects in at-risk mental statues of psychosis and predict disease transition," *Arch Gen Psychiatry* 2009; 66: 700-712.

Kring A.M.: "The future of emotion research in the study of psychopathology," *Emotion*

Review 2010; 2: 225-228.

Martin L.F., Hall M.H., Ross R.G., Zerbe F., Freedman R., Olincy A.: "Physiology of schizophrenia, bipolar disorder, and schizoaffective disorder," *Am J Psychiatr* 2007; 164: 1900-1906.

Musalek M., Scheibenbogen O.: "From categorical to dimensional diagnostics: deficiency-oriented versus person-centered diagnostics," *Eur Arch Psychiatry Clin Neurosci* 2008; 258 Suppl 5: 18-21.

Musalek M., Larach-Walters V., Lépine J-P., Millet B., Gaebel W.: "Psychopathology in the 21st century," *World J Biol Psychiatry* 2010; 11: 844-851.

Musalek M.: "Karl Jaspers and human-based psychiatry-reflection," *Br J Psychiatr* 2013; 202: 306.

Park S-C.: "Karl Jaspers' General Psychopathology (Allgemeine Psychopathologie) and Its Implication for the Current Psychiatry," *Psychiatry Investigation* 2019;16(2):99-108.

Roth M.: "The natural history of mental disorder in old age," *J Ment Sci* 1955; 101: 281-301.

Scharfetter C.: *Allgemeine Psychopathologie*. 3 Aufl . Stuttgart: Thieme; 1991.

Stein D.J., Lund C., Messe R.M.: "Classification systems in psychiatry: diagnosis and global mental health in the era of DSM-5 and ICD-11," *Curr Opin Psychiatry* 2013; 26: 493-497.

Telles-Correia D., Saraiva S., Marques J.G.: "Jaspers' Phenomenology," *Folia Med* 2018: 60(3): 373-380.

Zielasek J., Gaebel W.: "Modern modularity and the road towards a modular psychiatry," *Eur Arch Pshychiatry Clin Neurosci* 2008; 258(Suppl. 5): 60-65.

찾아보기

(ㄴ)

(ㄷ)

(ㄹ)

(ㅁ)

(ㅂ)

(ㅅ)

(ㅇ)

(ㅍ)

(ㅎ)

(A)

(B)

(C)

(D)

(E)

(F)

(G)

(H)

(I)

(N)

(O)

(P)

(R)

(S)

(U)

(V)

(W)

(Z)